普及类古籍整理图书

专项资助项目

中医必读典籍白话译注丛书

# 黄帝内经素问译注

注 译　牛兵占　孙士江　胡国强

中医古籍出版社
Publishing House of Ancient Chinese Medical Books

**图书在版编目（CIP）数据**

黄帝内经素问译注／牛兵占，孙士江，胡国强注译. 北京：中医古籍出版社，2024. 11. ——（中医必读典籍白话译注丛书）. ——ISBN 978－7－5152－1547－1

Ⅰ. R221. 1

中国国家版本馆 CIP 数据核字第 2024NW7870 号

中医必读典籍白话译注丛书

**黄帝内经素问译注**

牛兵占　孙士江　胡国强　注译

---

责任编辑　郑　蓉

文字编辑　王安琪

封面设计　杨　宇

出版发行　中医古籍出版社

社　　址　北京市东城区东直门内南小街 16 号（100700）

电　　话　010－64089446（总编室）　010－64002949（发行部）

网　　址　www. zhongyiguji. com. cn

印　　刷　北京市泰锐印刷有限责任公司

开　　本　710mm × 1000mm　1/16

印　　张　38. 5

字　　数　752 千字

版　　次　2024 年 11 月第 1 版　2024 年 11 月第 1 次印刷

书　　号　ISBN　978－7－5152－1547－1

定　　价　148. 00 元

# 前　言

《黄帝内经》是我国文化遗产医学典籍中最重要的文献。它存世久远，内容丰富，理论完备，并全面总结了汉代以前的医学成就，成功地运用我国古典哲学中阴阳五行学说为思想指导，广泛汲取古代天文、地理、气象、物候以及社会伦理学等相关学科的知识，开创并建立了中国医药学自然与人事相参同的医学科学体系，为后世中医学的发展奠定了理论基础。

《黄帝内经》简称《内经》，由《素问》与《灵枢》共同组成。成编后迎合当时的崇古之风，被冠以上古人文始祖黄帝之名以取重于世。原本《素问》《灵枢》，各九卷八十一篇，历代大多单行传世而独立成书。就内容而论，《灵枢》以经络灸刺、谈天象合人事见长；《素问》以论天地阴阳、脏腑诊治、病因病证、运气摄生为胜。因为此书全面系统地记述了中医基本理论的最高学术成就，一直有效地指导着中医临床实践，故历代治学中医者，均视《黄帝内经》为必读书。所以上下数千年，虽战乱频仍，枭雄焚书，《黄帝内经》终未绝传。其根本原因在于以《黄帝内经》为圭臬发展起来的中医学，在中华民族几千年的医疗保健，以及对邻邦医学的发展，乃至对世界医学的影响中，都起到了举足轻重的作用。更令人惊叹的是，作为古典科学的中医学，在当今高科技时代仍能作为实用科学存世，其生命力之顽强，可以想见。故《黄帝内经》作为中医学的宗法渊源，其经典地位是无可取代的。历代医家虽流派纷争，但师承《黄帝内经》，则无异议。尤其是《黄帝内经》所倡导的人与自然的统一性和人体内部整体协调的思想观念，以及《黄帝内经》所载述的针刺技术和针刺理论，已为当今世界医学领域所瞩目。中华传统医药学为世界文化遗产的一部分，《黄帝内经》则是其中的一颗明珠。

## 一、《黄帝内经》的成书年代及作者

在相当长的一段历史时期，《黄帝内经》在人们的观念中被天经地义地认作是“三坟”之书，出自上古圣人黄帝之手。唐宋以后，随着辨伪之学的出现和盛行，人们的史学观念开始理性化和科学化，对于历史上诸多文化典籍的出处均采用考据学的方法重新认定。《黄帝内经》也不例外。宋时学者开始对其著者问题提出质疑，动摇了黄帝著《黄帝内经》的说法。提出《黄帝内经》非黄帝所著的首先是北宋早期的两个重要人物：一是经学家邵雍，一是史学家司马光。宋代是一个辨伪之学盛行的时期，理学家程颢依据《黄帝内经》中的文字气象考证认为："《素问》书出战国之末。"聂吉甫把《素问》文字与《淮南子》相比较，径指《素问》一书"断然以为淮南王之作"。其后明人方孝孺、胡应麟，清人魏荔彤均提出否定黄帝著《黄帝内经》的观点。随着史学科学的发展，这种观点已被现代学界普遍认同。

《黄帝内经》既非黄帝所著，其产生的年代及著者就必然是人们研究和考证的重要课题。经多方考证和研究，对《黄帝内经》的成书年代有这样几种观点：一是出自春秋战国时期；一是认为是战国时文；有说是秦汉；有说是两汉；还有认为不是出自一时一人之手，而是战国、秦汉间相当长的历史时期内，各医学家们经验的总结汇编。这些说法都没有直接的证据，但有一个共同的特点，就是把成书年代放在一个宽泛的时限之内。得出这样一个结论的方法是把《黄帝内经》的文字气象，学术渊源和倾向，哲学观点和整个文化特点进行梳理，然后把它放在一个与之相同的历史背景中去。"《内经》非出于一时"，这一度是很流行的说法，认为《黄帝内经》的内容是在一个漫长的历史时期中由少到多逐渐增缀而成，所以把它划定在"战国、秦汉间"。但这种说法毕竟过于宽泛笼统。《黄帝内经》中虽然收载或取材了大量春秋战国及秦汉的医篇、医论，或诸多医书的内容，但这些素材毕竟不能算作是《黄帝内经》。我们所认定的成书年代，应当是冠以《黄帝内经》书名的这部著作的面世时代。随时代要求，人们对《黄帝内经》的成书需要一个更确切的说法。其成书年代的下限，有直接的依据可以划定，那就是首载《黄帝内经》书名的《汉书·艺文志》。该书又是班固撮取《七略》而成。《七略》则是西汉后期成帝时代的一次重大文化建设的产物，它是由刘向与其子刘歆奉诏校定皇家与民间所搜集的大量篇籍时所编纂的我国第一部图书分类目录书。此书的成书年代在汉成帝河平三年，即公元前 26 年，这就是我们现在所能追溯到的《黄帝内经》成书年代下限较可靠的依据。《黄帝内经》成书年代的上限，近年有一个更合理的说法是不早于《史记》。理由是《史记》记载了上自黄帝下迄汉武帝长达三千余年的历史，书中对各时代的重要历史事件以及科学文化的发展和建设均有重笔书写，对先秦诸子及其著作均进行了介绍，并专为扁鹊、仓公等医家作传。在《仓公传》部分，记载了多种医书书名。仓公淳于意于高后八年从师公乘阳庆，并受得禁方书多种，计有《黄帝扁鹊脉书》《上下经》《五色诊》《奇咳术》《揆度阴阳外变》《药论》《石神》《接阴阳禁书》等，但未见《黄帝内经》书名。在《史记》的其他部分，包括“十表”“八书”，均未提及《黄帝内经》。推测可知，当时《黄帝内经》如果成书并广泛流传，作为太史令的司马迁遍览朝廷藏书，游历国中名胜，其书应该有机会得见，在《史记》开篇第一“黄帝本纪”中无论站在什么角度上都应书上一笔。再一点，现行《黄帝内经》共计十四万余字，除去后人增益的内容，在汉以前亦可称为巨著，这样一部巨著的存在，应该是惹人注目的事，《史记》以前的任何典籍均未提及，说明《黄帝内经》成书于《史记》之后。《史记》成书大概在汉武帝征和二年（公元前 91 年），《七略》成书于汉成帝河平三年（公元前 26 年），其间共计约 65 年，这大概即是《黄帝内经》的成书年限。

关于《黄帝内经》的著者，黄帝被否定后，认为是集体所著者居多。“非出自一人之手”，而由多人合作而成。具备这个条件的在汉以前必须是能够“养士”的豪门。有人曾想到吕不韦，聂吉甫直指淮南王刘安。但他们均早于司马迁，可能性很小。我们从深层次去思考，能完成像《黄帝内经》这样一部高水平、跨学科的医学巨著，必须具备几个条件：其一是技术上必须是医中国手，其二是具有丰富的医学理论知识，其三是要具有医学之外高水准的科学文化素养，其四是必须占有大量资料并能驾驭它们。基于这几点，集体合作汇编成册的可能性很大。而以个人的行为能力具备这些条件者，有人首先想到仓公淳于意。但司马迁为仓公作传，其资料甚详，淳于意如有著作传世，《史记》至少有所记略。因此，到目前为止，《黄帝内经》的著者仍没有相关资料可以确认，只能寄希望于将来地藏出土加以佐证。还有值得探讨的一点是，晋代皇甫谧在《针灸甲乙经》自序中谈道：“比按《仓公传》，其学皆出于《素问》，论病精微。”这个结论是皇甫谧依据《史记·仓公传》中淳于意所论述的大量医案医论与《素问》的内容相比较而提出的。在皇甫谧的观念中，是“黄帝咨岐伯、伯高、少俞之徒”而撰著《黄帝内经》，而仓公淳于意是师承《素问》才得以达到“论病精微”的水平。皇甫谧的这一论点似乎是本末倒置。在《史记·仓公传》中记载了淳于意大量医案、医论和脉法，这些资料来源于淳于意的诊籍：“今臣意所诊者，皆有诊籍。所以别之者，臣意所受师方适成，师死，以故表籍所诊，期决死生，观所失所得者合脉法，以故至今知之。”这说明淳于意为了验证先师所授脉法，把临证所得所失均记录在案。司马迁肯定得到了这批相关资料，才使得《仓公传》如此翔实。而其后《黄帝内经》的作者或作者们又收集这批资料和其他医书，使之成为撰著《黄帝内经》的素材的一部分。皇甫谧认为“比按《仓公传》，其学皆出于《素问》”，确实有“源”“流”不分之疑，但它是一条非常重要的线索，即淳于意的诊籍以及他收藏的大量医书，有很大可能成为《黄帝内经》成编的重要资料依据。

## 二、《黄帝内经》的书名及历代沿革

撮取于《七略》的《汉书·艺文志》是史书中的图书目录志，分类收藏当时所流传的各种书籍。其中记载了《黄帝内经》十八卷、《黄帝外经》三十七卷。说明当时除传有十八卷《黄帝内经》之外，尚有三十七卷《黄帝外经》存世。其后不久，除《黄帝内经》之外，《汉书·艺文志》记载的《黄帝外经》等其他医经均散佚。这是我们现在所看到的最早的记载《黄帝内经》的文献资料，但其中并未提及《黄帝内经》就是《素问》和《灵枢》的合称。东汉末年张仲景在自序《伤寒杂病论》时列出了自己在著述过程中的参考书目：“撰用《素问》《九卷》《八十一难》《阴阳大论》《胎胪药录》。”人们一般认定其中的《素问》和《九卷》就是《汉书·艺文志》中所载的《黄帝内经》。从《七略》至《伤寒杂病论》，历经二百余年，其间有关《黄帝内经》的流传情况，无资料可查证。至皇甫谧著《针灸甲乙经》，其序言说：“按《七略》《艺文志》，《黄帝内经》十八卷。今有《针经》九卷、《素问》九卷，二九十八卷，即《内经》也。”这一说法，把当时流传于世的《素问》《针经》与此前仅见史志记载书名的《黄帝内经》紧紧捆绑在一起，历传之下，竟成定论。其实，皇甫谧此说，未出任何论据，仅以二书卷数之和，与史志中记述的《黄帝内经》卷数，均为十八，即作此结论，显然难避妄断之嫌。但此说既为历代医家和文献学家所认同，这个结论便也成为医家的常识了。只不过有可能为考证实传之书《素问》与《针经》（即《灵枢》）的真实成书年代造成一定困难罢了。唐代中期王冰整理注次《素问》，其序云：“《黄帝内经》十八卷，《素问》即其经之九卷也，兼《灵枢》九卷，乃其数焉。”自《汉书·艺文志》以后的岁月里，《黄帝内经》其中的九卷定名《素问》，而另外九卷则仍以卷数代其名。这是张仲景时代前后名称。至皇甫谧时代，另外九卷已称为《针经》。至唐代王冰时《针经》又称为《灵枢》。此后两部分方稳定流传。

关于《针经》之名，可能是在流传过程中人们依据书的内容而约定俗成的称谓。而《灵枢》之名则染有浓郁道家气息。关于《素问》之名，可能是其特定环境下特殊意义的命名，人们依据字面有不同说法。现在人们有倾向性的看法是宋代林亿等《新校正》的解释："是则《素问》之名，著于《隋志》，上见于汉代也。自仲景以前，无文可见，莫得而知。据今世所存之书，则《素问》之名，起汉世也。所以名《素问》之义，全元起有说云：'素者，本也。问者，黄帝问岐伯也。方陈性情之源，五行之本，故曰《素问》。'元起虽有此解，义未甚明。按《乾凿度》云：'夫有形者生于无形，故有太易，有太初，有太始，有太素。太易者，未见气也。太初者，气之始也。太始者，形之始也。太素者，质之始也。'气形质具而痾瘵由是萌生。故黄帝问此太素，质之始也。《素问》之名，义或由此。"林亿等人用"《素问》之名，义或由此"这样的疑似口吻，认为《素问》可能受《乾凿度》影响而取义命名。但这只是一种揣测，其真实含义仍不得而知。

关于《素问》的流传，其书名虽首见于张仲景的《伤寒杂病论》序，但张氏之书真正引述的《素问》原文则微乎其微。故后汉以前《素问》的面貌并无载体可见。晋代皇甫谧著《针灸甲乙经》，主要取材于《针经》《素问》和《明堂孔穴针灸治要》，虽然皇甫谧已发现《素问》等书"亦有所亡失"，但《针灸甲乙经》仍是现在能够窥及的晋及晋以前收载《素问》文字最多的书籍。《素问》自晋以后的流传情况，史书中已经有明确记载。《隋书·经籍志》录有"黄帝素问九卷"，但注云"梁八卷"。这说明《素问》在南北朝时期已经散佚一卷。《唐书·艺文志》中录有"《素问》全元起注八卷"。至唐代天宝年间王冰在着手整理《素问》时，所流传的《素问》亦是八卷本，缺其中的第七卷，其他卷篇也有不同程度的残缺。

我们现在所看到的《素问》，是经王冰整理以后的面貌。《黄帝内经》成书后至唐代中叶，历经千年，已经散乱不全，其间辗转传抄，不免讹误缺漏，其原貌无法窥及。其中《素问》部分更是面目皆非，并缺失了其中的第七卷，共九篇。王冰在这种情况下，于唐玄宗天宝九年开始着手搜集、整理、编次、补缀并注释《黄帝内经》的《素问》部分，至唐代宗宝应元年告竣。在这次整理过程中，王氏称："时于先生郭子斋堂，受得先师张公秘本，文字昭晰，义理环周，一以参详，群疑冰释。"依王冰的说法，自己在"先生郭子斋堂"，觅得了较完善的《素问》版本，并以此补充了前已遗失的第七卷中的七篇，即《天元纪大论》等七篇"运气学说"的内容。但一般认为，此七篇大论不与原《素问》文字相类。疑王冰从古医书《阴阳大论》中摘取而补入《素问》。然而随时间的推移，“运气七篇”成为《素问》不可分割的内容，已被后人所认同。王冰在整理《素问》的过程中，对其中的篇目名称和次序作了较大的调整。所以王冰整理后的《素问》比之较早的全元起《素问训解》，其篇目次序有较大的出入。王氏在订正过程中，对其中的误字、错字、错简、脱讹、衍文等均进行了悉心勘定。王冰整理、编次、注释后，《素问》面目为之一新，这部散乱的医书形成一个较系统、较完整的典籍。至宋代嘉祐年间，高保衡、林亿等人受朝廷之任，重新校订王冰本《素问》。此次纠正王冰注本错字六千余字，增加注文两千余条，保留了全元起《素问训解》的全部篇目，并收录了全元起的部分注文，定名为《重广补注黄帝内经素问》，其中林亿等人的校语称为《新校正》。重新校正后，以政府名义刊行。此后，《素问》这部千古名著才一字不漏地流传至今。

### 三、《素问》的主要内容

现行《素问》，就其文献源流而论可分为三部分。第一部分是王冰整理以前所流传的内容，即“运气七篇”及“遗篇”之外的篇目。这部分大体是依全元起的《素问训解》所沿袭而来的篇章，仍是现存《素问》的主体内容，共七十二篇。主要论述阴阳五行学说、藏象学说、病因病机、病证、诊法、论治、摄生、灸刺以及医学伦理学等。

第二部分是运气七篇。这部分内容是王冰在整理《素问》时补入的。因为《素问》在南北朝时即已缺卷，而王冰自称“时于先生郭子斋堂，受得先师张公秘本，文字昭晰，义理环周，一以参详，群疑冰释。恐散于末学，绝彼师资，因而撰注，用传不朽，兼旧藏之卷，合八十一篇二十四卷，勒成一部”。这就是说，王冰是用“张公秘本”而补录了原来《素问》所缺遗的部分。但林亿等人却认为王冰所补的七篇大论取自《阴阳大论》，对于王冰所称用“张公秘本”“兼旧藏之卷”而“勒成一部”持怀疑态度。林亿等在《新校正》中考辨说：“详《素问》第七卷，亡已久矣。按皇甫士安，晋人也，序《甲乙经》云亦有亡失。《隋书·经籍志》载梁《七录》亦云止存八卷。全元起，隋人，所注本乃无第七。王冰，唐宝应中人，上至晋皇甫谧甘露中，已六百余年，而冰自谓得旧藏之卷，今窃疑之。仍观《天元纪大论》《五运行论》《六微旨论》《气交变论》《五常政论》《六元正纪论》《至真要论》七篇，居今《素问》四卷，篇卷浩大，不与《素问》前后篇卷等。又且所载之事，与《素问》余篇略不相通。窃疑此七篇乃《阴阳大论》之文，王氏取以补所亡之卷。犹《周官》亡《冬官》，以《考工记》补之之类也。又按汉张仲景《伤寒论》序云‘撰用《素问》《九卷》《八十一难》《阴阳大论》’，是《素问》与《阴阳大论》两书甚明，乃王氏并《阴阳大论》于《素问》中也。要之，《阴阳大论》亦古医经，终非《素问》第七矣。”这是林亿等人的推测。我们依据“窃疑此七篇乃《阴阳大论》之文”中的“窃疑”二字来看，林亿等人也没能看到《阴阳大论》一书。所以，王冰的七篇大论取自何篇籍，仍是不得而知。还有人怀疑七篇大论是王冰本人的创作，伪托强窜《素问》。此说亦非，有一点可以证明，就是王冰对七篇大论所作的注释，有部分内容的理解有明显的错误。如《至真要大论》中的“南北政”问题，本来是年支现象，而王冰则以年干作解，与经文大相径庭。所以事实上排除了七篇大论是王冰所作的可能。七篇大论主要论述了“五运六气学说”。这一学说的基本内容和思想内涵是以阴阳五行学说的理论为基础，以干支演绎为推导方法，用以说明自然界气候的变化对人类万物的影响。它实际上是古人所创立的一种医学历法。因为这种历法是以“干支”来推演，又把一种超自然的东西赋予“干支”，所以“运气”的方法论体现的是人为的东西。就其实用价值而言，这种医学历法的科学性远不如我国古代依据天体运行规律而创立的农事历法。农事历法体现的是天象周期规律，而“五运六气”则依据“干支”与“五行”人为的配对，及在此基础上序列所需要的周期。所以，自古至今，具有科学头脑的医家均对其持批判态度。五运六气学说抛开它的方法论不言，其自然观以及自然气候的变化对人类万物产生影响的医学思想大有可取之处。除此之外，运气七篇中也有许多关于病机、治则等重要医学理论的阐述。所以运气七篇仍不失为具有重要价值的篇章。在此也应当指出，王冰所补入的这七篇大论，无论采自何书，客观上都起到了保存这部分文献的重要作用。

第三部分是《素问》的两篇遗论，即《刺法论第七十二》及《本病论第七十三》。此两篇文字在王冰整理《素问》时就已缺失。只在《六元正纪大论第七十一》之后保留了两篇篇名，并在篇名之后注明“亡”。另外王冰在注释《病能论篇第四十六》时，发现本篇最后一段文字，上下不相连属，即“所谓深之细者，其中手如针也，摩之切之，聚者坚也，博者大也。《上经》者，言气之通天也。《下经》者，言病之变化也。《金匮》者，决死生也。《揆度》者，切度之也。《奇恒》者，言奇病也。所谓奇者，使奇病不得以四时死也。恒者，得以四时死也。所谓揆者，方切求之也，言切求其脉理也。度者，得其病处，以四时度之也”。王冰对以上文字的注释是：“凡言所谓者，皆释未了义。今此所谓，寻前后经文，悉不与此篇义相接。似今数句少成文义者，终是别释经文，世本既阙第七二篇，应彼阙经错简文也。古文断裂，缪续于此。”王冰的本意是，此段经文上下不相接续，不能独立成义，或许是所缺的第七二篇的断裂之文，错简谬续在《病能论》之后。至宋时林亿等校正《素问》时，又发现了流传的《刺法论》《本病论》两篇及《昭明隐旨论》。林亿等对此则持不屑态度，认为是王冰之后的伪托之作，文辞粗劣，没有可取之处，其云：“详此二篇，亡在王注之前。按《病能论》篇末王冰注云‘世本既阙第七二篇’，谓此二篇也。而今世有《素问》亡篇及《昭明隐旨论》，以谓此三篇，仍托名王冰为注，辞理鄙陋，无足取者。”但纵观两篇内容，仍是以阐述“五运六气”为主。但其理论与原七篇大论亦有所不同，如刚柔二干的上下配合问题。然而遗篇的作者也结合了当时的医学成就和实践，用以论证运气学说，丰富了“五运六气”的临床资料。遗篇中对于疫疠传染的认识，已超出了《黄帝内经》原来固有文献的水平。虽然林亿等人认为其文“辞理鄙陋”，又反映出浓郁的道教气息，部分文辞已近诡谲，但文中也不乏有价值的东西，如《刺法论》中“正气存内，邪不可干”，已成经典之论。并详细记载了小金丹的组成和配制方法。由此而论，《素问》遗篇仍不失为有价值的文献。

## 四、《素问》现存重要版本和主要注本

现存《素问》，隋唐以后以两种文献形式流传。其一是隋唐间杨上善编著的《黄帝内经太素》。此书是杨上善将《素问》《灵枢》两书内容融为一体后再分类编次注解。这也是我们现在看到的最早的《黄帝内经》的面貌，其文字与现在流传的《素问》与《灵枢》单行本稍有出入。《黄帝内经太素》元以后在国内失传，清末在日本发现后又重新在国内刊行。其二是《素问》以单行本流传，唐以前的各种古本均散佚。现在所看到的《素问》，是唐代天宝、宝应年间王冰所整理注释后留下来的唯一传本，世称王冰本。后人研究注释《素问》均以此为祖本。此本至宋代经林亿等人重新校正，在王注本的基础上，增加了林亿等人的校语，并收录了全元起《素问训解》的部分注文，定名为《重广补注黄帝内经素问》，又称“王注林校本”，简称“王林本”。此书是现存《素问》最珍贵的注本。

王林本《素问》现存最早的刻本为宋刻本。另有金刻二十四卷残卷；元代古林书堂刻十二卷本；明代正统道藏五十卷本，熊宗立种德书堂仿元本重

刻十二卷本，嘉靖年间赵简王朱厚煜居敬堂刻十二卷本，嘉靖二十九年武陵顾从德翻刻宋刻二十四卷本，万历十二年刻本；清代咸丰二年金山钱熙祚守山阁本等等。这其中以顾从德本最为精善，又因顾从德本为翻刻的业已散佚的宋刻二十四卷本，其价值也最为珍贵。

《黄帝内经》文字古奥，医理精微，历代医家在注释、校勘、专题研究等多方面做了大量有益工作。尤其是《素问》部分，历史上出现了不下几百家注本，其中重要注家亦不下几十家。注解《素问》最早的，当推齐梁时代的全元起，其著有《素问训解》。该书在宋以后散佚，现在仅可在宋代林亿等人的《新校正》中看到少量内容。

隋唐时杨上善著《黄帝内经太素》，此书体例是将《素问》与《灵枢》揉为一体，打破原来篇章次第，重新分类注解。唐玄宗天宝九年，太仆令王冰鉴于《素问》散乱不全的现状，开始着手搜集、补缀、订正、编次和注释《素问》的工作，历时十二年，至唐代宗宝应元年完成。这就是现行《素问》的通行本。《素问》能比较完整地流传至今，王冰的整理工作功不可没。又因王冰具备高超的医技和文化素养，其注释也是上乘之作。

宋仁宗嘉祐年间，朝廷敕诏高保衡、林亿等人对王冰本《素问》进行校正。这次校正因为是集中国家力量，人员配备均为国手，工作又十分严谨，林亿等校《素问》的序文里有言："采汉唐书录古医经之存于世者，得数十家，叙而考证焉。贯穿错综，磅礴会通，或端本以寻支，或溯流而讨源，定其可知，次以旧目，正缪误者六千余字，增注义者二千余条。一言去取，必有稽考。舛文疑义，于是详明。"这样，经林亿等人整理校正后的王冰本《素问》，其质量大有提高。加之印刷术的发展和皇家的财力，这次刊行其规模和质量是空前的，此次工作对于《素问》的普及和流传起到了极其重要的作用，是前代无可比拟的。

明万历年间，马莳著《黄帝内经注证发微》。马氏是依篇次通注《素问》《灵枢》的第一人。其工作浩繁，但从质量而论，马氏是精于《灵枢》，而疏于《素问》的。万历年间的另一注家是吴昆，著《素问吴注》。吴氏以王冰二十四卷本为底本，依篇次注，间有阐发。但吴氏对待经文常有轻擅之举，即他认为经文有错简或讹误之处，在没有依据和书证的情况下，径改原文，只在注释中加以说明，这被视为整理古籍文献的大忌。故吴氏此举常遭后人诟病。明天启年间张景岳著《类经》，张氏的体例是分类注解《素问》《灵枢》，首先"合二为一"，然后"分为十二类"，依类次注。张氏对经文的解释比较深刻切题，是继王冰之后，注释比较精当的一家。明崇祯年间李中梓著《内经知要》，此书体例是先对《黄帝内经》经文进行选择，然后分类注解。李氏将经文内容共分为八类，后世中医基础理论著作的章节基本上依据李氏的分类法。李氏对于普及《黄帝内经》做了很好的工作。

清康熙年间张志聪集聚同学及门人集体编著《黄帝内经灵枢素问集注》，这是继马莳之后依篇次通注《灵枢》《素问》者。张氏集众人之智慧，对经文的领悟贴近临床，释义注重阴阳、脏腑气血的气化学说。其缺陷是对经文的解释常流于以经解经，又因其训诂学知识不足，故缺乏有深度的见解。注语又过于冗长，使人难以终篇。继张志聪之后，高士宗著《素问直解》。高士宗为张志聪门人，曾参从张志聪编著《集注》，但认为《集注》“义意艰深，其失也晦”，因而自己“不得已而更注之”。这是高氏另起炉灶编著《直解》的动机。高氏的特点是先将每篇经文分为数节，眉目清晰，注解要言不烦，并能切中义题，往往能使经旨一目了然，确能体现出“直解”的特点。高氏的《素问直解》是清代较好的注本。清康熙年间的另一重要注家为汪昂，编注《素问灵枢类纂约注》。汪氏首先节选《黄帝内经》重点内容，分类编纂并加以注释。汪氏的注文，多采用王冰、马莳、吴昆、张志聪之说。选注严谨精当，在此基础上间有发挥，敷畅经旨。注释简捷明快，由博而约，这是他命名“约注”的意义所在。汪氏对经文文字不甚明了者，亦不强解。汪氏治学严谨，对其他注家的评判也客观公允。此书撮要类注，评骘诸家，价值颇高。清康熙八年，姚止庵著成《素问经注节解》。姚氏以王冰本为底本，删节了部分原文，一改王冰原来的顺序，去掉卷数及篇章次第而分为内外篇。此书主要在王冰注的基础上，阐发经旨，并订正王冰注之讹误，发挥自己的见解。清乾隆十九年，黄元御著《素问悬解》。黄氏共收集整理八十一篇目，分为十大类别。黄氏治经，以“错简”立论。将《素问》中许多篇目及内容迁移补缀，进行了大幅度调整，并将调整后的八十一篇内容再进行分类注释。后世对黄氏的这种处理方法均持非议。《四库全书提要》对其评价说：“以己意改古书”而“出自独断”。黄氏的注释间有发挥，而最突出的见解是对《至真要大论》中“南北政”的解释。黄氏认为“南北政”是以地支纪气为基础，南北政各六年。黄氏的解释为揭示“南北政”之谜提供了确切的依据。清道光年间张琦著《素问释义》，本书只采用了王冰本《素问》的篇次，但对王冰注文多不顾及。张氏认为王冰“托言藏本，多所改窜”，所以“冰之注得不偿失”。张氏的注文中异常崇信林亿等人《新校正》的校语，几乎全被采纳。张琦在释义方面基本上是抑王扬林，自己亦有发挥。

民国十二年（1923 年）张骥著《内经药瀹》。本书用选择归类的方法，摘取《黄帝内经》部分原文归纳为十类。然后附上历代注家如王冰、林亿、马莳、张介宾、张志聪等之注释，张骥自加按语，发皇经义。此书为民国间为数不多的几家注本之一。

中华人民共和国成立后，对《黄帝内经》的整理注释工作受到政府和学者们的高度重视，先后编著刊行了多种优秀版本。山东中医学院编著《黄帝内经素问白话解》，南京中医学院编著《黄帝内经素问译释》，两书汇集诸家注释之精要，并将原文译为白话。《黄帝内经素问校释》是由山东、河北一批学院精英张灿玾、宗全和等主笔完成的大部头校注语译本。此书占有资料之丰富和研究领域之广泛都是空前的，为《素问》注本的上乘之作。1981 年，郭霭春编著的《黄帝内经素问校注语译》问世。郭氏长于文字训诂之学，校注颇精详。1982 年，由程士德、王洪图、鲁兆麟编著的《素问注释汇粹》出版，首录原文，然后精选并汇集历代名家重要之注，以昭彰经旨，后加按语点评经文精要，为研讨《素问》提供了翔实资料。

## 五、专题研究《黄帝内经》的成就

所谓专题研究，是指对《黄帝内经》中某个问题或多个问题进行深入细致的探讨，不仅仅停留在文字的校勘、训诂、注解和译释方面。一部《红楼梦》问世，不但赢得了几个世纪世界范围的读者，而且在上层研究领域出现了“红学”，并且涌现出了一批“红学家”。一部《黄帝内经》的问世，不但奠定了中华医学的根基，也对邻邦乃至世界医疗领域产生了重大影响。其关键是《黄帝内经》中的丰富内涵。为探索和研究其中的内蕴，千百年来学者们孜孜以求，锲而不舍。可以说，远在唐宋时期，“黄学”就出现了。深入研究《黄帝内经》专题者，仍然追溯到王冰。在所注《素问》序言中，王氏称“词理秘密，难粗论述者，别撰《玄珠》，以陈其道”。由此可知，《玄珠》乃是王氏详加阐释《素问》中难以简捷说明的高深微妙内容的辅助性著作。这肯定是王冰研究《素问》的心血之作。可惜《玄珠》至宋初林亿等人校正《素问》时，已不存世。林亿《新校正》云：“详王氏《玄珠》，世无传者，今有《玄珠》十卷，《昭明隐旨》三卷，盖后人附托之文也。”现存《玄珠密语》为十七卷，其序言多涉荒诞不经之辞，非王冰真迹，已作定论。《四库全书提要》云：“然考冰所注《素问》，义蕴宏深，文词典雅，不似此书之迂怪，且序末称传之非人，殃堕九祖，乃粗野道流之言。”

宋哲宗元符二年，刘温舒著《素问入式运气论奥》。这是一部较早全面系统研究《素问》“五运六气”学说的著作。单阅《素问》的“七篇大论”，读者对“五运六气”学说披会、研习甚难。刘氏将“五运六气”学说全面系统地加以总结、概括、归纳，运用较浅显的语言并加图示，把“五运六气”归纳为三十一论，图二十九幅，昭示于读者，对后世运气学说的流传和发展起到了重要作用。后人研究“五运六气”者，首先从刘温舒的三十一论二十九图入手。

金大定十二年，刘完素著《素问玄机原病式》。本书是刘氏专题研究发挥《素问·至真要大论》中“病机十九条”的论著。刘氏以“病机十九条”为依据，将常见病的病因病机进行分析，然后以“五运”“六气”为纲把各种常见病证系统归类，并加以阐发补充。又以自己丰富的临床经验为基础，以《素问》“亢则害，承乃制”为理论依据，探讨了病因与病状之间的内在联系和疾病的发展变化规律。刘氏依据“病机十九条”所反映的病理特点，首创“六气皆从火化”的理论，独辟“主火论”之蹊径，创立了以辛凉解表和泻火养阴为治疗热性病原则的“寒凉派”，在理论和实践上为后世温病学派的形成起到了先导作用。刘氏兼通《易》学，以《易》释医在此书中体现得比较合理和完美。书中并对五运六气学说作了浅近和形象的解释。约金大定二十六年，刘完素撰写、马宗素重编的《图解素问要旨论》问世。这是一部刘、马二氏共同研究《素问》“五运六气”的论著。书中将五运六气的概念、演变原理、推演方法、变化规律以及与疾病的关系逐一阐发。本书除文字论述外，并绘制五运客图、五气经天图、天符岁会图等三十四幅图形图表，这样以图配论，使晦涩的运气学说较形象地展现出来，为后人深入探讨《素问》的这部分内容留下了一份珍贵资料。

明天启四年，张介宾的《类经图翼》刊行，此书本是《类经》的辅助性著作，也是张氏对《黄帝内经》诸多问题深入研究的结晶。张氏在撰著工程浩大的《类经》工作的同时，对于其中意义深奥、文理晦涩、言不尽意之处，则详加图解以示意，再附翼说以尽理。首先是对“运气”诸多问题的研究一并作了详尽的阐述，绘制图形、图表四十八幅，对太虚太极、斗纲星宿、九宫分野、干支花甲、运气主客、司天在泉、天符岁会以及时令节气等进行了细致探讨。次为脏腑、骨度、经气流注、经穴部位等绘图七十九幅。次为“医易”内容，绘制“河图”“洛书”“伏羲八卦”“文王八卦”等图八幅，阐发“医易同源”“医易相通”的观点。次为“律原”，介绍古代音律理论与医学的关系，此节另有“五量所起”，介绍当时的度量衡知识。张氏又辟“求正录”四个条目进行研究探讨，阐发自己的医学观点，即“三焦包络命门辨，附子宫血室”“大宝论”“真阴论”“十二脏脉候部位论”。这些均为张氏研究《黄帝内经》后阐述自己学术观点和见解的代表作。

清道光三十年，俞曲园刊行《内经辨言》。俞曲园为道光间进士，曾任翰林院编修，是清末著名学者。俞氏终生业儒，仕途通达，其并非医者，亦不谙医道，毕生深攻经史百子之书，且精通文字、训诂、音韵之学。俞氏将多年的读书札记汇集为《读书余录》，而《内经辨言》是此书中的一部分。俞氏共摘取《黄帝内经》中四十八条有疑问的经文，运用文字考证、训诂学、音韵学方法等来校正其中的纰漏，判断经文正误、注家得失、文字讹误、语句脱衍等疑点难点，并且引证经、史、子、集等诸子百家之说，作为勘误的论据。经俞氏勘定后，部分经文义理昭然。清同治十一年胡澍著《内经素问校义》。胡氏官至户部郎中，是清末学者。此书是继俞曲园的《内经辨言》之后，运用文字、训诂、音韵之学校勘《素问》的专著。胡氏摘取《素问》三十二条有疑问的字句，精心校勘厘定，成为一部有价值的《素问》校勘训诂书。清光绪十九年孙诒让著《素问王冰注校》，孙氏为清末著名经学家兼文字学家。本书共摘取《素问》十三条经文进行校勘，其主要针对王冰注勘正其中的谬误。此书篇幅较短，但说理有据，广征博引，其研究《黄帝内经》的方法，可补医家之短。

恽铁樵于 1922 年刊行《内经纲要》，又称《群经见智录》或《内经讲义》。恽铁樵是民国年间著名的中医改革论者，也是杰出的中医理论家。恽氏《内经纲要》的问世，有着深刻的历史和社会背景。其一，此书的成编是恽氏潜心研究《黄帝内经》学术理论的结果。其二，恽铁樵是民国年间曾轰动一时的有关中医存亡论争中积极捍卫并主张改革中医的代表人物之一。恽氏撰著此书的动机，意在反驳当时的中医取消派代表人物余云岫。余云岫为从理论上否定中医从而取消中医，曾著《灵素商兑》。余氏深知中医理论源于《黄帝内经》，于是依据自己所学的当时的西医知识和当时的其他自然科学知识来验证和批判《黄帝内经》的理论，从而达到“塞其本源”，彻底否定中医的目的。恽氏为从理论上维护《黄帝内经》合理内核的地位，首先站在近代高度，科学地解释《黄帝内经》体系。恽氏从三方面研究探讨《黄帝内经》学术体系的思想主旨。其一是《黄帝内经》全书的关键在于《玉版论要》中所论“揆度奇恒，道在于一。神转不回，回则不转，乃失其机”。意思是人体脏腑气机必须遵循天地自然规律，才能恒常如一而无病。其二是阐发《黄帝内经》与《易经》的关系。认为《黄帝内经》与《易经》都是在阐发天地四时的阴阳动变。从自然哲学而论，阴阳动变，是它们共同的思想基础。其三，《黄帝内经》的五行学说意在阐发四时的正常变化和异常变化，与巫祝术数家所言阴阳五行不可同日而语。恽氏也最早指出：“《内经》之五脏，非血肉之五脏，乃四时的五脏。”这是从方法论高度指出中西两种医学的区别。《内经纲要》是中西论争的争鸣之作，它的问世具有划时代意义。恽氏对《黄帝内经》的研究也运用了新的方法，并提出了新的观点，为后来研究《黄帝内经》者起到了重要的启示作用。1933 年，杨则民撰文《〈内经〉之哲学的检讨》，刊发于《浙江中医专门学校校刊》，1935 年连载于《国医公报》，1942 年连载于《国医砥柱》，1948 年此文被收入汪浩权汇编的《中国医药论文选》。因为此文是最早自觉地运用辩证唯物主义思想方法较系统地研究《黄帝内经》的文章，故此文一经刊行，一度受到学术界的高度重视。任教于浙江中医专门学校的杨则民，兼通中西两种医学，对于数理、中外哲学无不精通。他又是中医界最早接受马克思主义哲学的学者，所以他研究《黄帝内经》哲学的立足点别人无法企及。杨氏悉心研读了余云岫的《灵素商兑》和恽铁樵的《内经纲要》，继承、完善并发展了恽铁樵的学术观点，针对余云岫《灵素商兑》中方法论上的缺陷，立论辩驳。杨氏研究《黄帝内经》最突出的贡献是：《黄帝内经》的最高理论是以辩证法思想为指导，研讨《黄帝内经》应从哲学思想入手。杨氏的这种观点和方法开创了研究《黄帝内经》的新纪元，影响了几代人。

1990 年，雷顺群主编出版《〈内经〉多学科研究》一书，本书共分十九个章节，主要是用现代科学的方法和手段研究探讨《黄帝内经》的丰富内涵。主要研究题目是：《内经》的哲学思想、《内经》的医学心理学思想、《内经》所孕育的信息理论、《内经》的控制论原理、《内经》的系统观、从耗散结构理论分析《内经》、《内经》突出了协同论思想、泛系分析与《内经》、《内经》中的数学、《内经》数术思想研究、《内经》包含了现代物理学的重要理论、《内经》的天文历法体系、《内经》的医学气象思想研究、《内经》的物候学思想研究、《内经》中的医学地理学思想研究、《内经》的时间生物学思想研究、从分子生物学研究《内经》、《内经》与激光、《内经》与电子计算机。

## 六、此次出版注释说明

这次出版以人民卫生出版社1963年1月整理出版的明嘉靖年间顾从德本为底本。编写体例，依底本首录原文，次加注释，注释博采历代诸家之长，兼取当代研究考据之新成果，编者之见，亦抒之其中，以求昭明经旨。在注释过程中，对本书进行了适当勘定，其校勘宗旨是：各本互有出入，但无伤大义者，则依底本不校。底本义长者不校。无版本可据者，则依经文意趣理校。校语与注释揉为一体，原文基本保持原貌。对生僻字及难解字词，作了注音、训诂和词义阐释，以使经旨昭彰。对某些疑难或悬而未决的问题，进行了深入研究考据，提出了新的见解，并肯定了某些注家的认识，以阐发经文要旨。注释力求论据充足，据理不确或无以为解者，不妄加注说，以存疑待考。次为经文语译，译文是直译与意译相结合，以期信、达、雅。但原文辞语尚无确切解释者，为使文义顺达，则姑且译之。最后为著者评介，以阐发经文要旨。评述褒贬其中，取其精粹，弃其糠秕。但据理不确者，不妄加评论。

关于原文中的文字处理，“脏”“腑”二字，仍沿用“藏”与“府”，注释语译中则用“脏”与“腑”。原文中“腧”“输”“俞”互用，仍依原貌未作改动。注释语译中五输穴用其“输”字，背俞穴用其“俞”字，普通腧穴用其“腧”字，以示区别。原文中“趾”“指”通用，仍依原貌。原文中其他繁体字、异体字一般改为现行规范简化字；古字、通假字基本保持原貌，在注释中加以说明。

关于《素问》中《刺法论》及《本病论》两遗篇问题，因其为伪托之作，诸书或不作收录，或附于诸篇之后。这次出版仍对此两篇作了简注和语译，并置于原位，以全璧《内经》。编者疏陋，谬误难免其中，有待高贤赐正。

牛兵占

# 重广补注黄帝内经素问序

臣闻安不忘危，存不忘亡者，往圣之先务；求民之瘼，恤民之隐者，上主之深仁。在昔黄帝之御极也，以理身绪余治天下，坐于明堂之上，临观八极，考建五常。以谓人之生也，负阴而抱阳，食味而被色，外有寒暑之相荡，内有喜怒之交侵，夭昏札瘥，国家代有。将欲敛时五福，以敷锡厥庶民，乃与岐伯上穷天纪，下极地理，远取诸物，近取诸身，更相问难，垂法以福万世。于是雷公之伦，授业传之，而《内经》作矣。历代宝之，未有失坠。苍周之兴，秦和述六气之论，具明于《左史》。厥后越人得其一二，演而述《难经》。西汉仓公传其旧学，东汉仲景撰其遗论，晋·皇甫谧刺而为《甲乙》，及隋杨上善纂而为《太素》。时则有全元起者，始为之训解，阙第七一通。迄唐宝应中，太仆王冰笃好之，得先师所藏之卷，大为次注，犹是三皇遗文，烂然可观。惜乎唐令列之医学，付之执技之流，而荐绅先生罕言之，去圣已远，其术晻昧，是以文注纷错，义理混淆。殊不知三坟之余，帝王之高致，圣贤之能事，唐尧之授四时，虞舜之齐七政，神禹修六府以兴帝功，文王推六子以叙卦气，伊尹调五味以致君，箕子陈五行以佐世，其致一也。奈何以至精至微之道，传之以至下至浅之人，其不废绝，为已幸矣。

顷在嘉祐中，仁宗念圣祖之遗事，将坠于地，乃诏通知其学者，俾之是正。臣等承乏典校，伏念旬岁。遂乃搜访中外，裒集众本，浸寻其义，正其讹舛，十得其三四，余不能具。窃谓未足以称明诏，副圣意，而又采汉唐书录古医经之存于世者，得数十家，叙而考正焉。贯穿错综，磅礴会通，或端本以寻支，或溯流而讨源，定其可知，次以旧目，正缪误者六千余字，增注义者二千余条。一言去取，必有稽考。舛文疑义，于是详明。以之治身，可以消患于未兆，施于有政，可以广生于无穷。恭惟皇帝抚大同之运，拥无疆之休，述先志以奉成，兴微学而永正。则和气可召，灾害不生，陶一世之民，同跻于寿域矣。

国子博士臣高保衡<br>光禄卿直秘阁臣林亿 等谨上

# 重广补注黄帝内经素问序

## 启玄子王冰撰

新校正云：按《唐人物志》，冰仕唐为太仆令，年八十余以寿终。

夫释缚脱艰，全真导气，拯黎元于仁寿，济羸劣以获安者，非三圣道则不能致之矣。孔安国序《尚书》曰："伏羲、神农、黄帝之书，谓之三坟，言大道也。"班固《汉书·艺文志》曰："《黄帝内经》十八卷。"《素问》即其经之九卷也，兼《灵枢》九卷，乃其数焉。虽复年移代革，而授学犹存，惧非其人，而时有所隐。故第七一卷，师氏藏之，今之奉行，惟八卷尔。然而其文简，其意博，其理奥，其趣深。天地之象分，阴阳之候列，变化之由表，死生之兆彰。不谋而遐迩自同，勿约而幽明斯契。稽其言有征，验之事不忒，诚可谓至道之宗，奉生之始矣。

假若天机迅发，妙识玄通，蒇谋虽属乎生知，标格亦资于诂训，未尝有行不由径，出不由户者也。然刻意研精，探微索隐，或识契真要，则目牛无全。故动则有成，犹鬼神幽赞。而命世奇杰，时时间出焉。则周有秦公，汉有淳于公，魏有张公、华公，皆得斯妙道者也。咸日新其用，大济蒸人，华叶递荣，声实相副。盖教之著矣，亦天之假也。

冰弱龄慕道，夙好养生，幸遇真经，式为龟镜。而世本纰缪，篇目重迭，前后不伦，文义悬隔，施行不易，披会亦难，岁月既淹，袭以成弊。或一篇重出，而别立二名；或两论并吞，而都为一目；或问答未已，别树篇题；或脱简不书，而云世阙。重《经合》而冠《针服》，并《方宜》而为《咳篇》；隔《虚实》而为《逆从》，合《经络》而为《论要》；节《皮部》为《经络》，退《至教》以先《针》。诸如此流，不可胜数。且将升岱岳，非径奚为？欲诣扶桑，无舟莫适。乃精勤博访，而并有其人。历十二年，方臻理要，询谋得失，深遂夙心。时于先生郭子斋堂，受得先师张公秘本。文字昭晰，义理环周，一以参详，群疑冰释。恐散于末学，绝彼师资，因而撰注，用传不朽。兼旧藏之卷，合八十一篇二十四卷，勒成一部。冀乎究尾明首，寻注会经，开发童蒙，宣扬至理而已。其中简脱文断，义不相接者，搜求经论所有，迁移以补其处。篇目坠缺，指事不明者，量其意趣，加字以昭其义；篇论吞并，义不相涉，阙漏名目者，区分事类，别目以冠篇首；君臣请问，礼仪乖失者，考校尊卑，增益以光其意；错简碎文，前后重迭者，详其指趣，削去繁杂，以存其要；辞理秘密，难粗论述者，别撰《玄珠》，以陈其道。凡所加字，皆朱书其文，使今古必分，字不杂糅。庶厥昭彰圣旨，敷畅玄言，有如列宿高悬，奎张不乱。深泉净滢，鳞介咸分。君臣无夭枉之期，夷夏有延龄之望。俾工徒勿误，学者惟明，至道流行，徽音累属，千载之后，方知大圣之慈惠无穷。时大唐宝应元年岁次壬寅序。

将仕郎守殿中丞孙兆重改误

朝奉郎守国子博士同校正医书上骑都尉赐绯鱼袋高保衡

朝奉郎守尚书屯田郎中同校正医书骑都尉赐绯鱼袋孙奇

朝散大夫守光禄卿直秘阁判登闻检院上护军林亿

# 目　录

# 卷 第 一

## 上古天真论篇第一

**【原文】**

昔在黄帝[1]，生而神灵[2]，弱而能言，幼而徇齐[3]，长而敦敏[4]，成而登天[5]。乃问于天师[6]曰：余闻上古之人，春秋[7]皆度百岁，而动作不衰；今时之人，年半百而动作皆衰者，时世异耶？人将失之耶[8]？岐伯[9]对曰：上古之人，其知道[10]者，法于阴阳，和于术数[11]，食饮有节，起居有常，不妄作劳[12]，故能形与神俱[13]，而尽终其天年[14]，度百岁乃去。今时之人不然也，以酒为浆[15]，以妄为常[16]，醉以入房，以欲竭其精，以耗散其真[17]，不知持满[18]，不时御神[19]，务快其心，逆于生乐[20]，起居无节，故半百而衰也。

夫上古圣人[21]之教下也，皆谓之[22]虚邪贼风[23]，避之有时，恬惔虚无[24]，真气从之[25]，精神内守[26]，病安从来。是以志闲[27]而少欲，心安而不惧[28]，形劳而不倦，气从以顺[29]，各从其欲，皆得所愿。故美其食，任其服，乐其俗[30]，高下不相慕[31]，其民故曰朴[32]。是以嗜欲不能劳其目，淫邪不能惑其心，愚智贤不肖不惧于物[33]，故合于道[34]。所以能年皆度百岁而动作不衰者，以其德全不危也[35]。

帝曰：人年老而无子[36]者，材力尽邪[37]？将天数然也[38]？岐伯曰：女子七岁[39]，肾气盛，齿更发长。二七而天癸[40]至，任脉通，太冲脉盛，月事以时下，故有子[41]。三七，肾气平均[42]，故真牙生而长极[43]。四七，筋骨坚，发长极，身体盛壮。五七，阳明脉衰，面始焦，发始堕[44]。六七，三阳脉衰于上，面皆焦，发始白[45]。七七，任脉虚，太冲脉衰少，天癸竭，地道不通[46]，故形坏[47]而无子也。丈夫八岁，肾气实[48]，发长齿更。二八，肾气盛，天癸至，精气溢泻[49]，阴阳和[50]，故能有子。三八，肾气平均，筋骨劲强，故真牙生而长极。四八，筋骨隆盛，肌肉满壮。五八，肾气衰，发堕齿槁。六八，阳气[51]衰竭于上，面焦，发鬓颁白。七八，肝气衰，筋不能动，天癸竭，精少，肾藏衰，形体皆极[52]。八八，则齿发去。肾者主水[53]，受五藏六府之精而藏之，故五藏盛，乃能泻[54]。今五藏皆衰，筋骨解堕[55]，天癸尽矣。故发鬓白，身体重，行步不正，而无子耳。帝曰：有其年已老而有子者何也？岐伯曰：此其天寿过度[56]，气脉常通，而肾气有余也。此虽有子，男不过尽八八，女不过尽七七，而天地之精气皆竭矣[57]。帝曰：夫道者[58]年皆百数，能有子乎？岐伯曰：夫道者能却老而全形[59]，身年虽寿，能生子也。

黄帝曰：余闻上古有真人[60]者，提挈天地，把握阴阳[61]，呼吸精气[62]，独立守神[63]，肌肉若一[64]，故能寿敝天地，无有终时[65]，此其道生[66]。中古之时，有至人[67]者，淳德全道[68]，和于阴阳，调于四时[69]，去世离俗，积精全神[70]，游行天地之间，视听八达之外[71]，此盖益其寿命而强者也，亦归于真人。其次有圣人者，处天地之和，从八风之理[72]，适嗜欲于世俗之间，无恚嗔之心[73]，行不欲离于世[74]，被服章[75]，举不欲观于俗，外不劳形于事，内无思想之患，以恬愉为务，以自得为功[76]，形体不敝[77]，精神不散，亦可以百数[78]。其次有贤人[79]者，法则天地，象似日月，辩列星辰，逆从阴阳，分别四时[80]，将从上古合同于道，亦可使益寿而有极时。

**【注释】**

[1]黄帝：传说为古代帝王。据《史记》记载，黄帝姓公孙，为有熊国少典之子，建都于轩辕之丘，故又称轩辕黄帝。《中国通史》："古代学者承认黄帝为华族始祖，因而一切文物制度都推源到黄帝。"本书托名黄帝，以上古圣人取重于世。《淮南子·修务训》："世俗之人，多尊古而贱今，故为道者，必托之于神农、黄帝而后能入说。"战国及秦汉间，盛行托古之风，学者常借圣人而说事，假炎黄以入道。

[2]神灵：张景岳云"聪明之至也"。

[3]徇齐：徇，疾也。齐，速也。徇齐，此指思维敏捷，反应迅速。

［4］敦敏：敦，敦厚也，即忠厚诚实。敏，敏达之意，亦作勤勉解。《礼·中庸》："人道敏政。"朱熹曰："犹勉也。"

［5］登天：登天子之位。

［6］天师：对岐伯之尊称。

［7］春秋：年龄。

［8］人将失之耶：《千金要方》作"将人失之耶"，与下文"将天数然也"句式相同，故从之。将，抑或也，即还是之义。

［9］岐伯：传说中的黄帝之臣。

［10］知道：知，懂也，通晓之义。道，养生之道。

［11］法于阴阳，和于术数：法，取法也，引申为遵循、顺应之义。阴阳，自然界的变化规律。和，调和也。术数，张景岳："修性养生之法。"术，技术。数，方法。

［12］劳：指劳神、劳力和房劳。

［13］形与神俱：形神统一。

［14］天年：人的自然寿命。

［15］以酒为浆：指饮酒过度。浆，汤饮之类。

［16］以妄为常：妄，妄动或妄为，指不正常的生活方式。常，正常、习惯。

［17］以欲竭其精，以耗散其真：耗，《新校正》："按《甲乙经》作好。"从之。好，嗜好，与欲同义。精、真，同指精气，即真气。此二句为互文。

［18］持满：原指持盈满之器，引申为小心谨慎。此指保持精气的充满。

［19］不时御神：指不善于驾驭精神。张琦："时，善也。"

［20］务快其心，逆于生乐：务，图也。生乐，一说指生命长久之乐。一说指养生之乐趣。此二说似欠妥，似解为求人生乐趣，于义为切。逆于生乐，指在违背自然规律中求其快乐。

［21］圣人：智慧超常之人，此指精通养生之道的人。

［22］夫上古圣人之教下也，皆谓之：《新校正》："按全元起注本云：上古圣人之教也，下皆为之。《太素》《千金》同。"从之。教，教导。

［23］虚邪贼风：泛指一切外来致病因素。高士宗："凡四时不正之气，皆谓之虚邪贼风。"因外邪常乘虚偷袭人体，故曰虚邪贼风。

［24］恬惔虚无：恬，安静。惔，淡泊。虚无，无任何杂念。恬惔虚无，指思想安静，没有杂念。

［25］真气从之：真气，人身之元气。从，顺从调和。

［26］精神内守：指精与神统一，精气固守于内而不妄泄，神气守持于内

而无邪念。

[27]志闲：思想清闲，心境泰然恬静。

[28]不惧：惧，焦虑不安。《荀子·解蔽》："故有知非以虑是，则谓之惧。"

[29]气从以顺：气，真气。从、顺，同义，即顺从调和。

[30]美其食，任其服，乐其俗：美，甘美。任，随便。服，服饰。乐，安乐。俗，风俗习惯。全句即为食不择其精粗，吃什么食物都觉得甘美；衣不择其美恶，穿什么衣服都感到满足；地不择其生熟，到什么地方都能入乡随俗。

[31]高下不相慕：高下，指人们的社会地位之高低。不相慕，指互相不攀慕。

[32]其民故曰朴：即这样的人方称为朴实之人。朴，质朴。

[33]愚智贤不肖不惧于物：愚，愚笨之人。智，聪慧之人。贤，有德行之人。不肖，无德行之人。惧，动心。不惧于物，不因物而动心。

[34]道：养生之道。

[35]德全不危也：指掌握了养生之道并赋予行动，就不会受到早衰的危害。德，道也。全，具备、掌握之义。危，早衰的危害。马莳："盖修道而有得于心，则德全矣。危者，即动作之衰也。"《庄子》："执道者德全，德全者形全，形全者圣人之道也。"

[36]无子：指丧失生殖能力。

[37]材力尽邪：张景岳云"材力，精力也"。尽，竭也。邪，同耶，疑问词。

[38]将天数然也：将，还是。天数，张景岳："天赋之限数也。"即自然赋予人体生长壮老的生理限数。实质是指生命过程中各种生理现象、过程、机制的大限。或者是生命过程中各种生理机制内在自然程序的最大值。

[39]七岁：七岁，与后文男子"八岁"，是古人根据男女两性生长发育过程的不同总结出来的生理约数。

[40]天癸：是由肾中精气所产生的具有促进生殖机能成熟作用的一种物质。

[41]任脉通，太冲脉盛，月事以时下，故有子：任脉、太冲脉，均为奇经八脉之一，皆起于胞中，与妇人的月事、生殖有密切的关系。月事，月经。以时下，按时来潮。有子，指具有生殖能力。

[42]平均：张景岳："充满之谓。"此指肾精达到高峰并处于稳定状态。

[43]真牙生而长极：真牙，智齿，指生长最迟的第三臼齿，俗称尽根牙，

尽头牙。长极，指牙齿长全、生长发育成熟并达到极限。

[44]阳明脉衰，面始焦，发始堕：焦，同憔。堕，脱落。高士宗："阳明之脉行于面，衰则面始焦。阳明多血多气，衰则血气不充溢于毛窍，故发始堕。"

[45]三阳脉衰于上，面皆焦，发始白：王冰："三阳之脉，尽上于头，故三阳衰，而面皆焦，发始白。"

[46]地道不通：指妇人绝经。王冰："经水绝止，是为地道不通。"

[47]形坏：指形体衰老，丧失生殖能力。

[48]实：充实。

[49]溢泻：溢，盈满。泻，外泄。此指男子青春期的正常遗精现象。

[50]阴阳和：一说指男女两性交媾。一说指阴阳气血调和。姑且从前说。

[51]阳气：手足三阳经脉之气。

[52]天癸竭，精少，肾藏衰，形体皆极：此十二字，丹波元坚认为当移至"八八"之下，方能与女子七七天癸竭相对。从之。极，疲也，尽也，此指形体衰老。

[53]肾者主水：此处指肾藏精的功能。张景岳："肾为水脏，精即水也。"

[54]五藏盛，乃能泻：一说指五脏之精气盛，乃能泻藏于肾。王冰："五脏六腑，精气淫溢，而渗灌于肾，肾脏乃受而藏之。"一说五脏精气盛，肾乃能泻精。张景岳："五脏六腑之精，皆藏于肾……故五脏盛，则肾乃能泻。"二说似异，实质相同，即五脏精气盛，肾才有所藏，肾有所藏才能外泄。故二说于义皆通。

[55]解堕：同懈惰，即倦怠乏力。

[56]天寿过度：天寿，自然寿命。过度，超常。

[57]天地之精气皆竭矣：天地，指代阴阳。精气，此指天癸。竭，竭绝也。

[58]道者：指掌握养生之道的人。

[59]却老而全形：却，去也，引申为推迟之义。却老，即推迟衰老。全形，保全身形。

[60]真人：养生水平最高之人。

[61]提挈天地，把握阴阳：互文，指掌握自然界阴阳变化的规律。提挈，提举。李中梓："提挈，把握也。"天地，自然界。

[62]呼吸精气：《春秋繁露·通国身》："气之清为精。"此指呼吸自然界最精纯的清气。

［63］独立守神：独立，超凡脱俗，自我驾驭。守神，精神自我调控。

［64］肌肉若一：肌肉，指形体。若一，如一。此句意为形体始终保持健壮而不衰老。

［65］寿敝天地，无有终时：敝，尽也。《汉书·枚乘传》：“敝无穷之乐。”注：“敝，尽也。”此句是对真人养生效果的夸张描述，指长生不老，与天地共存。

［66］道生：指养生之道产生的效果。

［67］至人：《庄子·天下》：“不离于真，谓之至人。”即修养与真人相似的人。

［68］淳德全道：张景岳：“淳，厚也。至极之人，其德厚，其道全也。”即指具有高尚道德修养，能全面地掌握养生之道。

［69］和于阴阳，调于四时：互文，指顺应自然界四时阴阳变化规律。张景岳：“和，合也，合阴阳之变化。调，顺也，顺时令之往来。”

［70］去世离俗，积精全神：去世离俗，高士宗：“身居世俗之内，心超世俗之外。”全句即指脱离世俗，保全精神。王冰：“心远世纷，身离俗染，故能积精而复全神。”

［71］游行天地之间，视听八达之外：属调神方法之一，与上文独立守神方法不同。此指使神志开放，驰骋于广阔的自然，使视觉、听觉的注意力集中于遥远的八方之外。八达，八方之远也。

［72］处天地之和，从八风之理：安居于正常的自然环境之中，顺应八风之变化规律。处，安居。和，淳和之气。从，顺从。八风，指东、西、南、北、东南、西南、西北、东北八方之风。理，规律。

［73］适嗜欲于世俗之间，无恚嗔之心：指使嗜欲适应于世俗，没有恼怒和怨恨。恚，音会，怒也、恨也。嗔，音抻，生气、发怒。

［74］行不欲离于世：与后文“举不欲观于俗”，指一般行为外表不脱离世俗，但待事处物之举止又不同于世俗。

［75］被服章：《新校正》：“详被服章三字疑衍，此三字上下文不属。”从之。

［76］以恬愉为务，以自得为功：指以安静乐观为目的，安然自得为满足。恬，安静。愉，悦也。务，追求、谋求。《韩非子·五蠹》：“糟糠不饱者，不务粱肉。”自得，安然自得。功，事也。

［77］形体不敝：张景岳：“敝，坏也。外不劳形则身安，故形体不敝也。”

［78］百数：指寿以百数。

［79］贤人：次于圣人但德才兼备之人。

[80]法则天地，象似日月，辩列星辰，逆从阴阳，分别四时：指依照天地之变化，日月之升降，星辰之位次，以顺从阴阳消长和四时之变迁。即顺应自然界的变化规律。法则，取法。象似，效仿。辩，同辨。列，排列。逆从，偏义复词，指从，即顺从。

**【语译】**

往昔的黄帝，生来就天资聪颖，幼年已善言辞，少年时代就很敏慧通达，青年时忠厚诚实而又机智，成年后则登天子之位。

登位后即向天师岐伯讨论医学问题，首先问道：我听说上古时代的人，年龄都能超过百岁而仍没有衰老的现象，而现在的人，刚到五十岁，动作就显出了衰老。是因为时代世道不同吗？还是人们违背了养生规律呢？岐伯回答说：上古时代的人，注重养生之道，能取法于天地阴阳，遵循养生的方法和技术，饮食有节制，作息有常规，操劳有度，所以形体与精神相协调，都能尽享自然寿命；现今人们不是这样，贪酒如水浆，以妄为作为常事，酗酒行房事，因贪肉欲而竭绝精气，因嗜好而耗散真元，不懂得保持精力充沛，不善于调摄精神，务求一时之快，与正常生命乐趣背道而驰，生活也没有规律，因而五十岁左右就出现了衰老。

上古那些高度修养的哲人们，在养生方面对人们的教诲是：对于四时不正之气，要适当防避，内心保持恬静而无求无欲，真元之气和顺，精气与神气守持于内，疾病才无从侵害。所以，情志安闲而少奢望，心境安然而无忧患，形体劳作而不疲倦，气机平和顺调，在此基础上顺从欲望，并以此为满足，以常食为美味，衣着任便，习俗随遇而安，互相之间不攀慕，民风自然淳朴。这样，不正当的嗜好和色欲才不会诱惑人们的视听，淫乱邪事不能迷惑人们的心志，各色人等不为身外之物所累，这才合乎养生之道。他们能享天年之寿而无衰竭之象的根本原因，是德行周备全面而不涉危殆之事。

黄帝问道：人年老后不再有生育能力，是人的精力完结，还是天地自然赋予生命的限数使他这样呢？岐伯回答说：按生理过程的一般规律而言，女性到了七岁，肾气开始充盛，这一阶段的特征是开始换恒牙，毛发也趋于茂盛。到十四岁，一种能促进人体发育和生殖的称为“天癸”的物质形成，促使任脉通畅，太冲脉充盈，女性月经按时来潮，所以具备了生殖能力。二十一岁时，肾气恒定和平，智齿生出后身量也长到极限。二十八岁，筋骨坚强，毛发也长到极限，身体也到壮盛期。到三十五岁时，会聚于头面的阳明脉开始衰微，面部出现憔悴，头发也开始脱落。到四十二岁，终始于头部的手足三阳脉就衰退了，面部出现枯容，头发变白。到了四十九岁，任脉空虚，太冲脉也衰微，天癸这种物质在人体也趋于枯竭，生殖之道不通，月经闭绝，所以形体老化衰疲，生殖能力也就消失了。

男性到八岁时，肾气开始充盈，毛发茂盛，更换恒牙。十六岁时，天癸出现，生殖之精成熟，男女媾精，就可以生育。到二十四岁，肾气平和恒定，筋骨矫健，智齿生出后身高也达到极限。到三十二岁，筋骨肌肉强壮，形体壮盛。到了四十岁，肾气开始衰退，出现了脱发，牙齿也松动枯槁。四十八岁后，头面的三阳经气衰微，面容憔悴，发鬓斑白了。五十六岁时，肝气衰微，筋脉迟缓而运动不便，天癸也趋于枯槁，生殖之精也不充足了，肾脏的功能也相继衰微，形体各部位均出现衰疲之象。到了六十四岁时，牙齿头发脱落。人体的肾脏主一身之水，并受纳贮备五脏六腑的精气，所以五脏机能旺盛，肾脏才能有充足的精气排泄。进入老年后，五脏功能全部衰退，筋骨疲惫，天癸竭绝，所以头发变白，身体沉重，行步不稳，不能再生育了。

黄帝问道：有的人年纪已老，但仍有生殖能力，这是为什么？岐伯回答说：是因为这些人的自然寿限超过一般人，其先天禀赋也超常，气血经脉常通而且充盈，肾气也格外充足，这种人虽然进入老年仍能生育，但对于一般人来说，是男性不超过六十四岁，女性不超过四十九岁，自然所赋予人的生殖能力就消失了。

黄帝说道：我听说上古时有一类称得上真人的，能自如地运用自然，把握阴阳机化，呼吸吐纳天地之精气，主动地守持神气并能与形体协调统一，所以寿命能与天地共存而没有终时，达到了与道俱生的地步。中古时代有一类归为至人的，他们道德淳厚而具有全面的养生方法，顺应阴阳变化，协调四时气候的冷暖，避开世俗的烦扰，聚精会神，漫游于天地之间，视听于八方之外，这就是他们益寿延年而保持形体强健的方法，也应归于真人一类。其次有一类归于圣人的，能安处自然之和，顺从八节八方之风的内在规律，协调嗜好与世俗的关系，无烦恼而保持愉悦的心情，行为不脱离时世，举动又不仿效低俗，外在形体不为琐事所劳，内在思想无患得患失之累，心境以恬静愉悦为要务，以安然自得为己功，形体不凋敝，精神不涣散，寿命也可达到百岁。其次还有称得上贤人的一类，遵循天地规律，取法日月精华，辨别区分星辰逆从运动，顺从阴阳变化，适应四时寒温，他们要遵从上古真人的养生之道，也可以益寿延年但有寿限。

## 【评介】

上古，远古。天真，此指远古之人纯真质朴的自然属性。本篇主旨是倡导人们应返璞归真，复返自然，以摒除由社会因素而导致的各种疾病，复保天真以防病延年，故以此名篇。

本篇阐明了养生的目的在于抗衰防病，益寿延年。以天人相应，形神并养，重视精气为论点，从正反两方面的具体例证，论述了养生学的基本理论。为后世中医养生学的发展，奠定了思想和理论基础。

本篇提出了“虚邪贼风，避之有时”和“恬惔虚无”“精神内守”的养生原则，并提出了调养精神、顺应自然、锻炼身体、节制饮食、起居有常、劳逸适度等具体养生方法。尤其以大段的内容，强调调神的重要意义，揭示调神最终要做到“恬惔虚无”。这些调神内容集中体现了道家的无为思想。在现实生活中，应汲取其积极的一面，从而调适情志。

本篇关于人体生长壮老的生命过程与肾中精气盛衰关系的系统描述，对中医养生学、基础理论以及临床医学等学科均产生了深远影响，至今仍有很高的科学价值。在养生学方面，揭示了身体能否强健、寿命能否延长，主要取决于肾中的精气是否充盈，以示养生的关键在于固护肾中的精气，从而揭示了中医养生学的生理基础。在基础理论方面，有关肾藏精、主持人体的生长发育与生殖，以及肾气和骨、齿、发的关系的描述，均为藏象学说的重要内容。在临床医学方面，关于肾中精气促进人体生长发育的描述，为临床上治疗五迟、五软、五虚等病证提示了方向。另外，滋养肾精，对于延长青壮期以及抗衰老方面均取得了可喜疗效。其中关于肾中精气决定人体性机能和生殖能力的论述，成为治疗阳痿、遗精、不育、不孕、胞宫发育不全等病证的重要理论依据。有关肾气与冲任、月经关系的论述，为后世妇科学的发展指明了理论依据。

篇末以四种养生学家为例，说明掌握养生之道的程度不同，其却病延年的效果亦不同，以示人们要全面掌握养生之道，选择最佳养生方法，方能达到满意的效果。文中所言的真人、至人、圣人、贤人以及上古之人，均属一种理想的模式，示人养生当以此为准。

本篇是《内经》论述养生学的重要篇章，它揭示了《内经》预防医学和保健医学的基本思想。篇中所强调的真气，实质上主要指肾中之精气。

## 四气调神大论篇第二

**【原文】**

春三月，此谓发陈[1]，天地俱生，万物以荣[2]，夜卧早起，广步于庭[3]，被发缓形，以使志生[4]，生而勿杀，予而勿夺，赏而勿罚，此春气之应，养生之道也[5]。逆之则伤肝，夏为寒变，奉长者少[6]。

夏三月，此谓蕃秀[7]，天地气交，万物华实[8]，夜卧早起，无厌于日[9]，使志无怒，使华英成秀[10]，使气得泄[11]，若所爱在外[12]，此夏气之应，养长之道也[13]。逆之则伤心，秋为痎疟[14]，奉收者少[15]，冬至重病[16]。

秋三月，此谓容平[17]，天气以急，地气以明[18]，早卧早起，与鸡俱兴[19]，使志安宁，以缓秋刑[20]，收敛神气，使秋气平，无外其志，使肺气清，此秋气之应，养收之道也[21]。逆之则伤肺，冬为飧泄[22]，奉藏者少[23]。

冬三月，此谓闭藏[24]，水冰地坼[25]，无扰乎阳[26]，早卧晚起，必待日光，使志若伏若匿，若有私意，若已有得[27]，去寒就温，无泄皮肤，使气亟夺[28]，此冬气之应，养藏之道也[29]。逆之则伤肾，春为痿厥[30]，奉生者少[31]。

天气，清净光明者也，藏德不止[32]，故不下也[33]。天明则日月不明，邪害空窍[34]，阳气者闭塞，地气者冒明[35]，云雾不精，则上应白露不下[36]。交通不表，万物命故不施，不施则名木多死[37]。恶气不发[38]，风雨不节，白露不下，则菀槁[39]不荣。贼风数至，暴雨数起，天地四时不相保[40]，与道相失，则未央绝灭[41]。唯圣人从之，故身无奇病[42]，万物不失[43]，生气不竭[44]。逆春气，则少阳[45]不生，肝气内变[46]。逆夏气，则太阳[45]不长，心气内洞[47]。逆秋气，则太阴[45]不收，肺气焦满[48]。逆冬气，则少阴[45]不藏，肾气独沉[49]。

夫四时阴阳者，万物之根本也，所以圣人春夏养阳，秋冬养阴[50]，以从其根[51]，故与万物沉浮于生长之门[52]。逆其根，则伐其本[53]，坏其真[54]矣。故阴阳四时者，万物之终始也，死生之本也，逆之则灾害生，从之则苛疾不起，是谓得道[55]。道者，圣人行之，愚者佩[56]之。从阴阳则生，逆之则死，从之则治，逆之则乱[57]。反顺为逆，是谓内格[58]。

是故圣人不治已病治未病，不治已乱治未乱，此之谓也。夫病已成而后药之，乱已成而后治之，譬犹渴而穿井，斗而铸锥[59]，不亦晚乎！

## 【注释】

［1］春三月，此谓发陈：春三月，马莳："正二三月，春之三月也。"发，生发。陈，敷布。王冰："春阳上升，气潜发散，生育庶物，陈其姿容，故曰发陈也。"

［2］天地俱生，万物以荣：指自然界充满生机，万物欣欣向荣。天地，自然界。生，生发。荣，欣欣向荣。

［3］广步于庭：广步，指放大步子，缓慢行走。庭，庭院。

［4］被发缓形，以使志生：被，同披。形，形体。生，此作条达舒畅解。全句意为头发不束，使之披散，宽松衣带，使形体舒缓，调摄精神应春阳生发之气，使情志条达舒畅。马莳："被发而无所束，缓形而无所拘，使志意于此而发生。"

［5］养生之道也：即调养春生之气的方法。

［6］逆之则伤肝，夏为寒变，奉长者少：逆，违背。之，指春生发之气。寒变，指寒性病变。奉，姚止庵："奉者，自下而上，从此达彼之辞。天地之气，生发于春，长养于夏，收敛于秋，归藏于冬，缺一不可，倒置不可。冬之藏，秋所奉也；秋之收，夏所奉也；夏之长，春所奉也；春之生，冬所奉也。苟不能应春，而反逆其生发之气，至夏自违其融和之气，是所奉者少。"此谓春生以冬藏为条件，冬藏以秋收为条件，秋收以夏长为条件，夏长以春生为条件。全句意为若违背了春天生发之气，就会伤肝，夏季易生寒性病变，其原因是春生之气受伤，奉养夏季长养之气减少。下文奉收、奉藏、奉生之句皆仿此。

［7］夏三月，此谓蕃秀：夏三月，马莳："四五六月，夏之三月也。"蕃，茂也，盛也。秀，华也，美也。蕃秀，形容万物生长繁茂的状态。

［8］天地气交，万物华实：指天地阴阳之气上下交合，各种植物开花结果。华，同花，开花。实，果实。王冰："夏至四十五日，阴气微上，阳气微下，由是则天地气交也。然阳气施化，阴气结成，成化相合，故万物华实也。"

［9］无厌于日：指不要厌恶夏季的昼长天热。

［10］使华英成秀：《尔雅》："木谓之华，草谓之荣；不荣而实者谓之秀，荣而不实者谓之英。"此句意为夏季应促使草木之花成实以顺应夏气。

［11］使气得泄：即使阳气得以宣泄。

［12］若所爱在外：爱，精神意志也。在外，显露于外。

［13］养长之道也：调养夏长之气的方法。

［14］逆之则伤心，秋为痎疟：张景岳："心伤则暑气乘之，至秋而金气收敛，暑邪内郁，于是阴欲入而阳拒之，故为寒，火欲出而阴束之，故为热，金火相争，故寒热往来而为痎疟。"马莳："痎疟者，疟之总称也。"

［15］奉收者少：即奉养秋收之气不足。

［16］冬至重病：丹波元简："据前后文例，四字恐剩文。"从之。

［17］秋三月，此谓容平：秋三月，马莳："七八九月，秋之三月也。"容，容貌。平，平定。王冰："万物夏长，华实已成，容状至秋，平而定也。"即指自然万物容貌形态已经成熟，不再生长。

［18］天气以急，地气以明：张景岳："风气劲疾曰急，物色清肃曰明。"即指秋天天空风气劲急，地面景象清肃。

［19］与鸡俱兴：指鸡鸣即起。兴，起也。

［20］以缓秋刑：缓，缓和。秋刑，指秋季的肃杀之气。

［21］养收之道也：即调养秋收之气的法则。

［22］逆之则伤肺，冬为飧泄：张景岳："肺属金，王于秋，秋失所养故伤肺，肺伤则肾水失其所生，故当冬令而为肾虚飧泄。飧泄者，水谷不分而为寒泄也。"

［23］奉藏者少：即奉养冬藏之气不足。

［24］冬三月，此谓闭藏：冬三月，马莳："十、十一、十二月，冬之三月也。"闭藏，生机潜伏，阳气内藏。马莳："阳气已伏，万物潜藏，故气象谓之闭藏也。"

［25］水冰地坼：即水结冰，地坼裂。坼，音彻，裂开之义。

［26］无扰乎阳：即不要烦扰体内阳气，以违背冬藏之气。王冰："扰，谓烦也，劳也。"

［27］使志若伏若匿，若有私意，若已有得：张志聪："若伏若匿，使志无外也；若有私意，若已有得，神气内藏也。"已，道藏本作"己"。

［28］去寒就温，无泄皮肤，使气亟夺：即冬季虽然要保温去寒，但不要温暖太过，使皮肤开泄多汗，否则就会使阳气频繁夺失。无，勿也。气，阳气。亟，频繁。夺，失也。

［29］养藏之道也：即调养冬藏之气的法则。

［30］逆之则伤肾，春为痿厥：张景岳："肾主水，王于冬，冬失所养，故伤肾。肾伤则肝木失其所生；肝主筋，故当春令而筋病为痿。阳欲藏，故冬不能藏则阳虚为厥。"痿，四肢软弱无力。厥，四肢厥冷。

［31］奉生者少：即奉养春生之气不足。

［32］藏德不止：藏，蓄也、隐藏不露也。德，《庄子·天地》："物得以

生谓之德。”《管子·心术》：“化育万物谓之德。”即指推动自然界万物运动变化、生生不息的力量。全句意为自然界蕴藏着促进万物运动变化的力量，在其作用下，万物运动变化生生不息，永无休止。张景岳：“天德不露，故曰藏德；健运不息，故曰不止。”

[33]故不下也：下，去也。不下，不去，即永恒之义。指自然界运动变化是永恒的。

[34]天明则日月不明，邪害空窍：天明之“明”，通萌。《经籍纂诂》：“萌之为言，盲也。”盲，昏暗。天萌，即天气昏暗。空窍，此指天地之间。全句意为天气昏暗，阴霾四布，日月失去光明，此乃天气反常，邪气充满天地之间的缘故。

[35]阳气者闭塞，地气者冒明：高士宗：“邪害天之空窍，则所谓阳气者，闭塞于上而不下降矣；邪害地之空窍，则所谓地气者，昏冒其明而不上承矣。”冒明，不明。

[36]云雾不精，则上应白露不下：精，通晴。《史记·天官书》：“天精而景星见。”注：“精即晴。”《前汉书·京房传》：“阴雾不精。”注：“精，谓日光清明。”云雾不晴，即云雾弥漫，天气不晴。白露，此泛指雨露。张志聪：“地气升而为云为雾，天气降而为雨为露，云雾不精，是地气不升也。地气不升，则天气不降，是以上应白露不下。”即全句意为地气不升，天气不降。

[37]交通不表，万物命故不施，不施则名木多死：交通，指天地阴阳之气升降相交。表，呈现。施，音异，延也。《诗经·大雅·皇矣》：“施于孙子。”注：“延及子孙也。”名木，高大的树木。胡澍：“名，大也。名木，木之大者。”全句意为天地阴阳之气不能上下交通，万物的生命不得延续，生命不延，即使是高大的树木亦多死亡。

[38]恶气不发：《黄帝内经太素》无“不”字，即作“恶气发”。多数注家从之。然据上下文例，此“不”字当有。发，散也。即恶气不散。此句似当解为邪气没有消散。

[39]菀槁：菀，茂盛也。槁，禾秆，此泛指禾苗。菀槁，即茂盛的禾苗。张志聪：“菀，茂木也。槁，禾秆也……四时失序，茂木嘉禾亦不能荣秀也。”

[40]天地四时不相保：指天地之气的升降，四时寒暑的更替，不能循守正常的发展规律。保，循守、保持之义。

[41]与道相失，则未央绝灭：指违背了四时的养生之道，就不能尽终其天年，而过早夭亡。央，尽也。曹丕《燕歌行》：“星汉西流夜未央。”注：“央，尽也。”又，央，中半也，于义亦通。

[42]奇病：张琦："奇当作苛，字形相近而误。"从之。苛病，苛疾，疾病也。

[43]万物不失：指不违背自然万物运动变化的规律。

[44]生气不竭：即生机不会竭绝。

[45]少阳、太阳、太阴、少阴：此指一年四季阴阳消长盛衰之变化。丹波元简："以太阳、少阳例推之，此以时令而言之，乃太阴、少阴疑互误。"按四时阴阳消长言之，秋当为少阴，冬当为太阴，故丹波元简注为是。即春夏为阳，秋冬为阴，以少阳代表春之阳气，以太阳代表夏之阳气，以少阴代表秋之阴气，以太阴代表冬之阴气。

[46]变：病变。

[47]洞：中空，此作虚解。

[48]焦满：焦，同憔，憔悴也。满，胀满。

[49]沉：下陷。

[50]春夏养阳，秋冬养阴：指春夏养阳以应万物之生长，秋冬养阴以应万物之收藏。即春养生、夏养长、秋养收、冬养藏。养，调理、调养之义。

[51]以从其根：即顺从四时阴阳变化这个万物赖以生存的根本。

[52]沉浮于生长之门：沉浮，顺应。生长之门，指自然界生长收藏的生命规律。

[53]本：生命之根本。

[54]真：真元之气。

[55]得道：符合养生之道。

[56]佩：通背，违背也。

[57]从之则治，逆之则乱：治，正常无病。乱，反常有病。

[58]内格：指人体的内环境与自然界的外环境相互格拒，不能通应。格，格拒、阻抗之义。

[59]锥：此泛指兵器，《黄帝内经太素》"锥"作"兵"，《说文解字》："兵，械也。"古时兵作军械解。

## 【语译】

春三月，万物复苏，称为发陈。天地间一派生机，万物向荣。人们应当夜卧早起，在庭院里散步，披散头发，舒缓形体，以便使神志舒畅。春天万物萌始，应促使其生长，而不要杀伐，以适应春天生养的法则，违背了这个法则，那就会伤肝，到了夏天，就要得寒变的病。这是因为春天生养不足，进而供给夏季长养的物质基础也就少了。

夏三月，是万物繁盛的季节，称为蕃秀。天地阴阳之气相交，一切植物都开花结果。人们应该夜卧早起，不要厌恶日光，要使心中没有郁怒，促使英花成秀，并使腠理宣通，卫气疏泄，就好像所爱在外。这就是适应夏天长养的道理，如果违反了这个道理，心会受伤，到了秋天，就会得疟疾，供给秋天收养的精力就少了。

秋三月，是万物成实的季节，称为容平。西风渐起，天气劲急，地气清明。在这个季节，应该早卧早起，与鸡俱兴，使意志保持安定，以舒缓秋天清肃之气。精神内守不急不躁，使秋天肃杀之气得以和平；不使意志外越，使肺气清平。这就是适应秋天收养的方法。如果违背了，肺会受伤，到了冬天，就要患完谷不化的飧泄病，供给冬天贮藏的精气也就少了。

冬三月，万物潜伏，称为闭藏。水结冰地冻裂。这时节，人们不要扰动阳气，应该早卧晚起，等待日光。使志意如伏似藏，像有私意，又像有所获得。还应该避寒就温，不要让皮肤开泄出汗，从而使阳敛藏。这就是适应冬天伏藏的方法。如果违反了这个道理，肾会受伤，到了春天，就要得痿厥病，供给春季生养的精气也就少了。

苍天之气是清净光明的，蕴藏着化育万物之德，永远无尽，所以长存而不衰。如果天气阴霾晦暗，则日月失光，天地阻隔，邪乘虚而入，酿成灾害。阳气闭塞不通地气沉浊，云雾不晴，地气就不得上应天气，雨露不能下降。甘露不降，草木枯槁。再加上贼风和暴雨的不断袭击，天地四时失度，与正常的规律相违背，这样的话，万物不得终时。只有圣人能够顺应自然变化，注意养生，所以身体没有重病。要是万物都能不失保养之道，那它的生气是不会衰竭的。如果与春天之气相违逆，那么少阳之气就不能生发，从而使肝气内郁而生病变。如果与夏天之气相违逆，那么太阳之气就不能生长，就会发生心虚的病。如果与秋天之气相违逆，那么少阴之气就不能收敛，就会使肺胀满。如果与冬天之气相违逆，那么太阴之气不能潜藏，就会使肾气下陷而功能衰减。

阴阳四时，是万物生长收藏的根本。所以圣人顺从这个规律，在春夏养阳，秋冬养阴，与万物共同顺应四时生发长养规律。违反了这个根本原则，便会摧残本元，损坏身体。所以说四时阴阳，是万物的终始，死生的本源。违反了它，就要发生灾害；顺从着它，就不会得重病。这样才可谓符合养生之道。这种养生之道圣人因循奉行，愚者却违背它。能顺从阴阳则生，违背阴阳则死；顺从它就平调，违背它就会逆乱。如果不顺从阴阳四时之气而违逆它，就会生病，病名叫内格。

所以圣人不治已发生的疾病而治疗未萌之病；不治已形成的动乱，而在未乱之前就加以治理。假如病形成以后再去治疗，动乱形成以后再去平治，这就好像口渴了才去掘井，临战才去铸造兵器，那不是太晚了吗？

## 【评介】

四气，指春夏秋冬四时之气候。调，调摄、调理之义。神，神明，指精气意志。本篇重点讨论了顺应四时气候之变化，调摄精神，使人体适应自然界生长收藏规律，从而达到养生防病的目的，故篇名曰《四气调神大论》。

本篇以“四时五脏阴阳”的整体观，揭示了养生必须顺应自然界四时阴阳变化这一重要原则，并通过“阴阳四时者，万物之终始也，死生之本也，逆之则灾害生，从之则苛疾不起”的具体例证论述了这一原则的重要意义。又根据春为发陈、夏为蕃秀、秋为容平、冬为闭藏的四时特点，提出了春养生气、夏养长气、秋养收气、冬养藏气的调理形体和精神的具体养生方法，这些都是中医养生学的重要内容。其中顺应并促使万物春生夏长秋收冬藏的思想，说明古人已具备了积极的生态意识。

关于篇中“春夏养阳，秋冬养阴”的四时养生原则，历代注说不一。具有代表性的有以下几家。王冰把养解为制，认为春夏阳盛，宜食寒凉制其盛阳，秋冬阴盛，宜食温热制其盛阴。注云：“春食凉，夏食寒，以养于阳；秋食温，冬食热，以养于阴。”张景岳认为春夏养阳是为了养秋冬之阴，秋冬养阴是为了养春夏之阳。注云：“春夏则养阳，以为秋冬之地；秋冬则养阴，以为春夏之地。皆所以从其根也。”马莳认为是春夏当顺其生长之气，以养阳气；秋冬当顺其收藏之气，以养阴气。注云：“所以圣人于春夏而有养生养长之道者，养阳气也；秋冬而有养收养藏之道者，养阴气也。”张志聪认为春夏阳盛于外而虚于内，故当养其内虚之阳，秋冬阴盛于外而虚于内，故当养其内虚之阴。注云：“春夏之时，阳盛于外而虚于内，秋冬之时阴盛于外而虚于内，故圣人春夏养阳，秋冬养阴，以从其根而培养也。”诸注均有道理，然除马莳之说与经旨相近，余恐皆非经旨。“春夏养阳，秋冬养阴”实际上是对“春三月，此谓发陈……春为痿厥，奉生者少”此段原文的具体养生原则的高度概括。此处之阴阳，非指人体内具体的阴气和阳气，在此阳指生发，阴指收藏，养指调节。“春夏养阳”是指春夏之季人当调节精神与人体的各种生理活动，使其生长以应自然界的生长之机。“秋冬养阴”是指秋冬之季人当调节精神与人体的各种生理活动，使其收藏以应自然界的收藏之机。即“春夏养阳”就是春养生，夏养长；“秋冬养阴”就是秋养收，冬养藏。这一原则不仅用于养生，对后世的临床治疗学亦有很大的启发。如《本草纲目》云：“春月宜加辛温之药，香薷、生姜之类，以顺夏浮之气；长夏宜加甘苦辛温之药，人参、白术、苍术、黄柏之类，以顺化成之气；秋月宜加酸温之药，芍药、乌梅之类，以顺秋降之气；冬月宜加苦寒之药，黄芩、知母之类，以顺冬沉之气。所谓顺四时而养天和也。”

篇末以比拟的手法论述了未病先防的重要性，提出了“治未病”的重要原则，为后世预防医学奠定了思想基础。在此启发下，“治未病”这一预防原则的内容得到了进一步的充实和发展。今之“治未病”包括未病先防和既病防变两个方面。

本篇“天气，清净光明者也……生气不竭”一百二十四字，丹波元简认为：“与四气调神之义不相干，且文意不顺承，疑他篇错简也。”可参。

## 生气通天论篇第三

### 【原文】

黄帝曰：夫自古通天[1]者生之本[2]，本于阴阳。天地之间，六合[3]之内，其气九州、九窍[4]、五藏、十二节[5]，皆通乎天气[6]。其生五，其气三[7]，数犯此者[8]，则邪气伤人，此寿命之本也。苍天之气，清净[9]则志意治，顺之则阳气固，虽有贼邪，弗能害也，此因时之序[10]。故圣人传精神[11]，服天气[12]，而通神明[13]。失之则内闭九窍，外壅肌肉，卫气散解[14]，此谓自伤，气之削也[15]。阳气者若天与日[16]，失其所则折寿而不彰[17]，故天运当以日光明[18]。是故阳因而上，卫外者也[19]。因于寒，欲如运枢[20]，起居如惊[21]，神气乃浮[22]。因于暑，汗[23]，烦则喘喝，静[24]则多言，体若燔炭，汗出而散[25]。因于湿，首如裹[26]，湿热不攘[27]，大筋緛短，小筋弛长[28]，緛短为拘，弛长为痿[29]。因于气[30]，为肿，四维相代[31]，阳气乃竭。阳气者，烦劳则张[32]，精绝，辟积[33]于夏，使人煎厥[34]。目盲不可以视，耳闭不可以听，溃溃乎若坏都[35]，汩汩乎不可止[36]。阳气者，大怒则形气绝[37]，而血菀[38]于上，使人薄厥[39]。有伤于筋，纵[40]，其若不容[41]，汗出偏沮[42]，使人偏枯[43]。汗出见湿，乃生痤疿[44]。高梁[45]之变，足生大丁[46]，受如持虚[47]。劳汗当风，寒薄为皶[48]，郁乃痤。阳气者，精则养神，柔则养筋[49]。开阖不得，寒气从之，乃生大偻[50]。陷脉为瘘[51]，留连肉腠。俞气化薄[52]，传为善畏，及为惊骇。营气不从，逆于肉理，乃生痈肿。魄汗[53]未尽，形弱而气烁，穴俞以闭，发为风疟。故风者，百病之始也，清净则肉腠闭拒[54]，虽有大风苛毒，弗之能害，此因时之序也。故病久则传化，上下不并[55]，良医弗为。故阳畜[56]积病死，而阳气当[57]隔，隔者当泻，不亟正治[58]，粗乃败之[59]。故阳气者，一日而主外，平旦[60]人气生，日中而阳气隆，日西而阳气已虚，气门[61]乃闭。是故暮而收拒[62]，无[63]扰筋骨，无见雾露，反此三时[64]，形乃困薄[65]。

岐伯曰：阴者，藏精而起亟也；阳者，卫外而为固也[66]。阴不胜其阳，则脉流薄疾[67]，并[68]乃狂。阳不胜其阴，则五藏气争[69]，九窍不通。是以圣人陈[70]阴阳，筋脉和同，骨髓坚固，气血皆从。如是则内外调和，邪不能害，耳目聪明，气立如故[71]。风客淫气，精乃亡，邪伤肝也。因而饱食，筋脉横解[72]，肠澼为痔[73]。因而大饮，则气逆。因而强力[74]，肾气乃伤，高骨[75]乃坏。凡阴阳之要，阳密乃固[76]，两者不和，若春无秋，若冬无夏，因而和之，是谓圣度[77]。故阳强不能密，阴气乃绝[78]，阴平阳秘[79]，精神乃治，阴阳离决，精气乃绝。因于露风[80]，乃生寒热。是以春伤于风，邪气留连，乃为洞泄[81]。夏伤于暑，秋为痎疟[82]。秋伤于湿，上逆而咳，发为痿厥[83]。冬伤于寒，春必温病。四时之气，更伤五藏。阴之所生，本在五味[84]，阴之五宫[85]，伤在五味。是故味过于酸，肝气以津[86]，脾气乃绝。味过于咸，大骨气劳，短肌，心气抑[87]。味过于甘，心气喘满[88]，色黑，肾气不衡。味过于苦，脾气不濡，胃气乃厚[89]。味过于辛，筋脉沮弛，精神乃央[90]。是故谨和五味，骨正筋柔，气血以流，腠理以密，如是则骨气以精[91]。谨道如法[92]，长有天命[93]。

## 【注释】

[1]通天：指人的生命活动与自然界息息相通。天，指自然界。

[2]生之本：即生命的根本。

[3]六合：王冰："谓四方上下也。"

[4]九州、九窍：俞樾："此云九州，不必更言九窍，九窍二字，疑即古

注之误入正文者……《六节藏象论》与此同误。”

［5］十二节：指四肢腕、肘、肩、踝、膝、髋十二个大关节。

［6］皆通乎天气：即皆通于自然界阴阳二气。

［7］其生五，其气三：其，指自然界。生，化生。五，指木火土金水五行。气，阴阳二气。三，即分为太阴、少阴、厥阴三阴和太阳、阳明、少阳三阳。《天元纪大论》：“阴阳二气，各有多少，故曰三阴三阳也。”

［8］数犯此者：数，频繁、经常之义。犯，违背。此，指人与自然界相通的规律。

［9］净：《黄帝内经太素》作“静”。可从。

［10］因时之序：即顺应四时的次序。张景岳：“因四时之序，如四气调神之谓是也。”序，顺序、第次之义。

［11］传精神：胡澍：“传，当为抟字之误也。”从之。抟，聚也。抟精神，即聚精神，意为精神专一。

［12］服天气：即顺从自然界阴阳之变化。服，顺也，从也。

［13］通神明：即使人体之阴阳变化与自然界之阴阳变化协调统一。通，协调统一。神明，阴阳之变化。

［14］散解：耗散解离之义。

［15］气之削也：指正气削减。削，削减、削弱之意。

［16］阳气者若天与日：指阳气如同天空中的太阳。

［17］失其所则折寿而不彰：所，场所、位次之义，此指阳气运行的规律。失其所，指阳气运行失常。折寿而不彰，指寿命夭折而不彰昭于人世，即夭折不在人世。折，减也、损也。彰，显著。

［18］故天运当以日光明：指天体运转是借助太阳的光明。另，天运，指自然气数，即宇宙间的生生化化等各种运作规律。

［19］阳因而上，卫外者也：指人体之阳气凭借天体之太阳向上向外，起着保卫机体的作用。因，此作凭借或顺应解。

［20］欲如运枢：欲，应该之义。运，运转。枢，一解为户枢，一解为天枢，即北斗第一星。二说均有运转有序、运行不息之义，并通。全句意为阳气在人体的活动，应当井然有序，运行不止。

［21］起居如惊：指生活没有规律。起居，泛指生活作息。惊，妄动、不慎之义。

［22］神气乃浮：神气，此指阳气。浮，浮越、耗散之义。又，吴昆将“欲如运枢，起居如惊，神气乃浮”十二字，移至“卫外者也”之下，据上下文义，吴说当从之。

[23]汗：此指汗出不止。

[24]静：此指神昏嗜睡。

[25]体若燔炭，汗出而散：吴昆将此八字，移至“因于寒”之下。从之。此句意为患者身发高热，像炭火焚烧一样，但经发汗，热随汗而散退。

[26]首如裹：即头重如被物裹。

[27]攘：除也。

[28]大筋緛短，小筋弛长：互文，大小筋緛短或弛长，緛，收缩。弛，松弛。

[29]緛短为拘，弛长为痿：拘，拘挛，即挛缩不伸。痿，痿弱，即弛缓无力。

[30]气：此处指风邪。

[31]四维相代：指四时寒暑湿风外邪，循时序而更替侵犯人体。四，指四时的寒、暑、湿、风四种邪气。维，维系不离，即连续。相，相互也。代，更代、更替。

[32]烦劳则张：指阳气过劳而鸱张于外。烦，通繁。张，鸱张、亢盛。

[33]辟积：意为重复积累，反复发生。辟，通襞，衣裙之褶，引申为重复。

[34]煎厥：病名。指阳气亢盛，煎熬阴精，而致气逆昏厥的一种病证。

[35]溃溃乎若坏都：溃溃，水流奔腾之貌。都，堤坝。坏都，指崩溃的堤坝。此句形容煎厥病来势凶猛犹如堤坝崩毁，洪水泛滥。

[36]汩汩乎不可止：汩汩，水流疾速之貌。汩，音骨。此句形容煎厥病发展迅速，犹如水流疾速不可遏止。

[37]形气绝：形，形体。此指脏腑经络。绝，阻绝不通。

[38]菀：音义同郁。

[39]薄厥：病名。薄，通暴。薄厥，即暴厥，因大怒而迫使气血上逆所致的昏厥病证。一说薄通迫。

[40]纵：弛缓不收。

[41]其若不容：若，乃也。容，用也。此句即言筋脉弛缓不用。

[42]汗出偏沮：沮，止也，此指半身汗不得出。此句即言半身有汗，半身无汗。

[43]偏枯：半身不遂。

[44]痤疿：痤，小疖。疿，汗疹，俗称痱子。

[45]高梁：通膏粱。膏，脂膏类食物。粱，精细谷物。膏粱，指肥甘厚腻之品。

[46]足生大丁：足，足以、能够之义。丁，通疔，即疔疮。

［47］受如持虚：如持空虚之器以受物。喻得病容易。

［48］皶：音渣，粉刺。生于鼻者，名酒皶鼻。

［49］精则养神，柔则养筋：此二句均为倒装句，即养神则精，养筋则柔。精，精明、聪慧、清爽之义。柔，柔和、柔韧之义。

［50］偻：音吕，曲背。指脊背弯曲。

［51］陷脉为瘘：陷脉，邪陷经脉。瘘，瘘管。指经常化脓，久不收口形成的瘘管。

［52］俞气化薄：指邪气从腧穴传入内迫五脏。俞，腧穴。气，寒气。化，传化。薄，同迫。

［53］魄汗：魄，此指身体。《礼记·祭义》疏："魄，体也。"魄汗，即身汗。

［54］闭拒：闭，固密。拒，抵御。

［55］上下不并：指上下不通，阴阳隔阻。

［56］畜：同蓄。

［57］当：同挡。

［58］不亟正治：亟，此义音同急。此句言不迅速正确治疗。

［59］粗乃败之：粗，粗工，即医疗水平低劣的医生。败之，指病转危笃。

［60］平旦：指早晨。

［61］气门：汗孔。

［62］暮而收拒：指阳气日落收敛内藏以保持抗邪的能力。

［63］无：勿也。

［64］三时：指平旦、日中、日西三时。

［65］困薄：困，困竭、疲困之义。薄，衰薄、衰弱之义。

［66］阴者，藏精而起亟也；阳者，卫外而为固也：起，扶持。《国语·晋语》："世相起也。"韦注："起，扶持也。"亟，音气，频繁。《广韵》《集韵》均释为："频数也。"全句意为阴精藏于内不断地扶持阳气，阳气卫护于外固密阴精。

［67］薄疾：薄，迫也，搏也。疾，急速。

［68］并：合并。

［69］争：高士宗："彼此不和也。"

［70］陈：陈列、等比之义，引申为协调平衡。

［71］气立如故：指气行如常。立，此作行解。《吕氏春秋·贵因》："如秦者，立而至，有车也。"高诱注："立，犹行也。"如故，如常。

［72］筋脉横解：横，放纵。解，同懈。横解，弛缓不收。

[73]肠澼为痔：肠澼，痢疾之古称。痔，痔疮。

[74]强力：指强力入房和过度用力。

[75]高骨：指腰间脊骨。

[76]阳密乃固：指阳气致密，阴精才能固守于内。

[77]圣度：指圣人调养阴阳的法度。即最佳的养生保健方法。

[78]阳强不能密，阴气乃绝：张景岳："强，亢也。孤阳独用，不能固密，则阴气耗而竭绝矣。"

[79]阴平阳秘："平"与"阳"二字误倒，当为"阴阳平秘"，与下文"阴阳离决"为对。平，平和也。秘，固秘。平秘，平和协调之义。

[80]露风：泛指外邪。

[81]洞泄：水谷不化，下利无度的重度泄泻。丹波元简："水谷不化，如空洞无底，故谓之洞泄。"

[82]痎疟：疟疾的总称。

[83]痿厥：病名。即痿证，指肢体痿弱不用的病证。王肯堂："足痿软而不收谓痿厥。"厥，逆也。

[84]阴之所生，本在五味：阴，阴精。五味，酸、苦、甘、辛、咸，泛指药物或食物。全句即谓阴精的产生，本源于饮食五味。

[85]阴之五宫：五宫，五脏。宫，居室。因阴精贮藏于五脏，故曰阴之五宫。

[86]津：淫溢，即过盛。

[87]大骨气劳，短肌，心气抑：大骨，泛指全身的骨骼。气劳，骨气劳伤。短肌，肌肉短缩萎弱。气抑，气郁也。

[88]味过于甘，心气喘满：甘，《黄帝内经太素》作"苦"。从之。因苦入心，味过苦必伤心。喘，此指心跳急促。满，通懑，烦闷。

[89]味过于苦，脾气不濡，胃气乃厚：苦，《黄帝内经太素》作"甘"。从之。因甘入脾，味过于甘必伤脾。不濡，《黄帝内经太素》无"不"字。从之。濡，湿也。厚，张景岳："厚者，胀满之谓也。"即壅滞胀满。

[90]味过于辛，筋脉沮弛，精神乃央：张景岳："沮，坏也。弛，纵也。央、殃同。辛入肺，过于辛则肺气乘肝，肝主筋，故筋脉沮弛。辛散气则精神耗伤，故曰乃央。"

[91]骨气以精：骨气，代指上文骨、筋、气、血、腠理等。精，精壮、强盛之义。

[92]谨道如法：道，法，皆指上文谨和五味等养生法则。此句即言严格地按照谨和五味等养生法则去做。

［93］天命：自然寿命。

【语译】

黄帝说：自古以来，人类万物与自然界密切相关联，这是生命的根本，本于自然界的阴阳。天地之间，六合之内，化育之气充满九州大地。而人体九窍、五脏、十二节，都是和自然之气相通的。所谓“生气”，首先生化五行，又化为三阴三阳。如果人不善于调养，而经常违反它，那么邪气就会伤害人体。因此说，阴阳是寿命的根本。

所以苍天之气清净，那么人的意志就平和爽慧。顺应它能使阳气固护，即便有贼风虚邪，也不能侵害人体。所以圣人抟聚精神，顺应天阳之气，而通阴阳的变化。如果不是这样，在内就会九窍闭塞，在外就会发生肌肉壅滞的病变，阳气就消散了，这是自我伤害，而使生气受到削弱。

人体有阳气，像天有太阳一样。太阳失其正常运行，万物就不能生存，人体的阳气失其运行，寿命就会折损而不彰明。所以，自然气数以日光为本。而人体阳气凭借着自然之阳而上升保卫身体外围。

人若受寒气的侵袭，则阳气奋起抗邪，起居不宁，神气浮越。夏季被暑气所伤，就会多汗、烦躁，甚至喘促，呼呼有声，气静而多言，身体像烧炭，必须出汗，热才能退。如果伤于湿邪，就会头部沉重，好像有东西裹着一样昏蒙不清，如果湿热不能及时排除，就会出现大筋缩而不伸、小筋弛而无力的症状，缩而不伸的为拘急之证，弛而无力的为痿证。倘若气被风邪所迫，会发为风水证，如果四时邪气交替侵犯人体，就会导致阳气衰竭。

人的阳气，在烦劳的情况下，就会充盛外张，因而导致阴精耗竭。如病积久，到了夏天，暑气上炎，就可能发生煎厥证。它的主要症状是：耳朵闭塞听不见，眼睛昏蒙看不清。病势危急，正像洪水溃决，水流湍急，不可遏止。人身的阳气，在大怒时，会出现形气隔绝，血就会郁于头部，可能发生薄厥证。伤于筋的，肌肉无所约束，会变松弛，肢体行动就不能自如。汗出偏于半身的，将来可发生偏枯半身不遂。汗出后，如果受到湿邪侵袭，就会生痤疿。肥肉精米厚味所致的灾变，能生大痈疽。这时人体受邪，如虚器受物。如果劳作之后，汗出当风，寒气逼于皮肤，每每发生粉刺，郁积久了，便成为痤疮。

人体阳气，养神则精，养筋则柔。如果腠理开阖失时，寒邪乘机袭入，就要生大病。寒气深入血脉之中，可能成为疮瘘，留滞在肌腠。邪气从背俞侵入到脏腑，会出现善畏和惊骇的症状。营气流行，如果寒气入于经脉，营气阻滞在肌肉之中，就会发生痈肿。汗出不透，形弱气消，俞穴闭塞，致使邪气留在体内，寒热交迫，就会发为风疟之病。

风邪常是百病的起始原因，只要意志静谧，就能使腠理闭拒，阳气能够卫外，纵然有大风苛毒，也很难侵入人体，关键就在于能够顺应四时之序，调适寒热温凉。

得的病时间长了，往往会变生他病，若上下之气不能相通，虽有良医，亦难为法。人的阳气过分蓄积，也会致死。此为阴阳阻隔，应该用通泻法，不抓紧治疗，疏忽可致死亡。人身的阳气，白天都是趋于外部。早晨，人的阳气活跃；中午，阳气最旺盛；到了日落的时候，阳气衰退，汗孔也就随着闭合了。这时候，就应当休息，阳气收藏了，就能阻拒邪气。不要扰动筋骨，不要冒犯雾露。如果违反了平旦、日中、日暮的动静规律，就会使形体困厄。

岐伯说：阴蓄藏精气而及时地扶持阳气，阳气保卫人体外部而固护腠理。假如阴不胜阳，那么脉搏疾有力，会导致发狂；如果阳不胜阴，那么五脏之气就会交争，以致九窍不通。所以圣人协调阴阳，而筋脉柔和，骨髓坚固，气血畅通，这样就能够内外调和，不受邪气的伤害，耳聪目明，气机运行也就能始终如常了。

风邪侵入人体，泛滥滋漫，精气就要耗损，这是邪气伤害肝的缘故。在这种情况下，如果吃得过饱，胃肠间筋脉横满解裂，就会下泻脓血和形成痔疮；如果饮酒过度，肝气就会上逆；如果强力入房，就会损伤肾气，骨骼受到损坏。

凡阴阳的关键，在于阳气致密阴精才能固守于内。如果阴阳失去平衡协调，那就像一年之中，只有春天而没有秋天，只有冬天而没有夏天一样。因此说，使阴阳调和，才是至上的法度。如果是阳气过强，不能密藏，那阴气就要耗竭；阴气和平，阳气密藏，精神就会旺盛；如果阴阳离决，那精气也就随之而竭绝了。

如果冒受风露之邪，就会发生寒热病证。所以，春天伤于风邪，邪气留滞不去，到了夏天就会发生洞泄的病。夏天伤于暑邪，潜藏于内，到了秋天，就会发生疟疾。秋天伤于湿邪，到了冬天，就会随之气逆而喘咳，以致形成痿厥这样的重病。冬天被寒邪所伤害，到了春天，就会发生温热病。因此说，风寒暑湿这些四时的邪气，常会交替伤害五脏的。

阴精的产生，源于饮食五味；但是，贮藏精血的五脏，又可因为过食五味而受伤害。过食酸的东西，会使肝气亢盛，脾气受到克制。过食咸的东西，会使骨气受伤，肌肉枯槁，心气也就郁滞了。过食苦味的东西，会使心气悸动，肾气也就衰弱了。过食甘味的东西，会使脾气濡腻，胃气厚滞。过食辛味的东西，会使筋脉渐渐衰败，精神萎靡。所以把五味调和得适当，使得骨骼正直，筋脉柔和，气血流通，腠理固密，这样，就骨气健强。要是能够严格谨慎地遵循养生的法则，就可以享尽天年之寿。

【评介】

生气，指人的生命活动。通，通应之义。天，指自然界。本篇运用阴阳五行学说观点及类比的方法，从生理、病理、养生等方面论述人的生命活动与自然界息息相通，故篇名曰《生气通天论》。

本篇以“阳气者若天与日”立论，通过对阳气生理功能和因外感风寒暑湿等邪气以及情志不遂、起居失常、饮食不节、劳倦过度引起阳气功能失常等各种病证的详尽论述，强调了阳气在人体生命活动中的重要作用，突出了《内经》重视阳气的观点。这一观点对后世重视阳气医学流派的形成和发展，产生了深远的影响。如明代张景岳对本篇重阳观点，提出了独到的见解，他说：“天之阳气，惟日为本，天无此日，则昼夜无分，四时失序，万物不彰矣。其在于人，则自表自里，自上自下，亦惟此阳气而已。人而无阳，犹天之无日，欲保天年，其可得乎？《内经》一百六十二篇，天人大义，此其最要者也，不可不详察之。”在此重阳观点指导下，张景岳结合自己的临床实践撰出了《大宝论》，进一步揭示人体阳气的重要性，并提出了“阳非有余”的论点，以此指导临床实践，丰富了中医学的内容。本篇重阳的观点，不仅对养生，而且对临床的辨证论治均有重要的指导意义，至今仍有效地指导着临床。例如临床上根据自然界和人体阳气运行消长的规律，进行针灸、用药，常可获得显著的疗效。

篇中“阴者，藏精而起亟也；阳者，卫外而为固也”“阳强不能密，阴气乃绝，阴平阳秘，精神乃治，阴阳离决，精气乃绝”等论述，阐明阴阳互根互用的关系，强调了阳气在阴阳关系中的主导作用，并揭示了阴阳协调平衡是维持生理机能的必要条件，二者失调或离决，就会发生疾病或死亡。这是阴阳学说领域中的具体运用，也是中医生理、病理理论的基本观点。

篇中“风者，百病之始”，阐明了风邪为六淫致病的先导。此为后世“风为六淫之首”观点的理论渊源。“阳气当隔，隔者当泻”，为后世治疗热盛阳郁病证予以开泄，奠定了理论基础。“冬伤于寒，春必温病”，为后世“伏邪”病因学的形成，作了理论上的启蒙。“阴之所生，本在五味，阴之五宫，伤在五味”的具体论述，不仅对指导养生、分析病机有一定的价值，而且对临床用药有重要的指导意义。

关于文中“秋伤于湿”之秋，是言初秋湿气未尽之时。张志聪：“长夏湿土主气，是以四之气大暑、立秋、处暑、白露，乃太阴所主。”可见为初秋。

若以五季而论，当属长夏。

文中“传精神，服天气，而通神明”的养生原则与《上古天真论》《四气调神大论》的养生原则是一脉相承的。

文中“湿热不攘，大筋緛短，小筋弛长，緛短为拘，弛长为痿”，是对湿热导致的拘挛性或缓纵性痿证病因病机的论述，成为后世探讨湿热易致痿证的主要理论根据之一。

## 金匮真言论篇第四

### 【原文】

黄帝问曰：天有八风[1]，经有五风[2]，何谓？岐伯对曰：八风发邪，以为经风，触五藏，邪气发病[3]。所谓得四时之胜[4]者，春胜长夏，长夏胜冬，冬胜夏，夏胜秋，秋胜春，所谓四时之胜也。东风生于春，病在肝，俞[5]在颈项；南风生于夏，病在心，俞在胸胁；西风生于秋，病在肺，俞在肩背；北风生于冬，病在肾，俞在腰股；中央为土，病在脾，俞在脊。故春气者病在头，夏气者病在藏[6]，秋气者病在肩背，冬气者病在四支[7]。故春善病鼽衄[8]，仲夏善病胸胁，长夏善病洞泄寒中[9]，秋善病风疟，冬善病痹厥[10]。故冬不按跷[11]，春不鼽衄，春[12]不病颈项，仲夏不病胸胁，长夏不病洞泄寒中，秋不病风疟，冬不病痹厥，飧泄[13]，而汗出也。夫精者，身之本也。故藏于精者，春不病温。夏暑汗不出者，秋成风疟。此平人脉法也[14]。

故曰：阴中有阴，阳中有阳。平旦至日中[15]，天之阳，阳中之阳也；日中至黄昏[16]，天之阳，阳中之阴也；合夜至鸡鸣[17]，天之阴，阴中之阴也；鸡鸣至平旦[18]，天之阴，阴中之阳也。故人亦应之。夫言人之阴阳，则外为阳，内为阴。言人身之阴阳，则背为阳，腹为阴。言人身之藏府中阴阳，则藏者为阴，府者为阳，肝心脾肺肾五藏皆为阴，胆胃大肠小肠膀胱三焦六府皆为阳。所以欲知阴中之阴阳中之阳者何也？为冬病在阴，夏病在阳，春病在阴，秋病在阳[19]，皆视其所在，为施针石也。故背为阳，阳中之阳，心也；背为阳，阳中之阴，肺也；腹为阴，阴中之阴，肾也；腹为阴，阴中之阳，肝也；腹为阴，阴中之至阴，脾也。此皆阴阳表里内外雌雄相输应[20]也，故以应天之阴阳也。

帝曰：五藏应四时，各有收受[21]乎？岐伯曰：有。东方青色，入通于肝，开窍于目，藏精于肝，其病发惊骇，其味酸，其类草木，其畜鸡，其谷麦，其应四时，上为岁星[22]，是以春气在头也，其音角[23]，其数八[24]，是以知病之在筋也，其臭臊[25]。南方赤色，入通于心，开窍于耳[26]，藏精于心，故病在五藏，其味苦，其类火，其畜羊，其谷黍，其应四时，上为荧惑星[22]，是以知病之在脉也，其音徵[23]，其数七[24]，其臭焦[25]。中央黄色，入通于脾，开窍于口，藏精于脾，故病在舌本，其味甘，其类土，其畜牛，其谷稷，其应四时，上为镇星[22]，是以知病之在肉也，其音宫[23]，其数五[24]，其臭香[25]。西方白色，入通于肺，开窍于鼻，藏精于肺，故病在背，其味辛，其类金，其畜马，其谷稻，其应四时，上为太白星[22]，是以知病之在皮毛也，其音商[23]，其数九[24]，其臭腥[25]。北方黑色，入通于肾，开窍于二阴，藏精于肾，故病在溪[27]，其味咸，其类水，其畜彘[28]，其谷豆，其应四时，上为辰星[22]，是以知病之在骨也，其音羽[23]，其数六[24]，其臭腐[25]。故善为脉[29]者，谨察五藏六府，一逆一从，阴阳、表里、雌雄之纪，藏之心意，合心于精[30]，非其人勿教，非其真勿授，是谓得道。

**【注释】**

[1]八风：指东、南、西、北、东南、西南、西北、东北八方之风。《灵枢·九宫八风》：“风从南方来，名曰大弱风……风从西南方来，名曰谋风……风从西方来，名曰刚风……风从西北方来，名曰折风……风从北方来，名曰大刚风……风从东北方来，名曰凶风……风从东方来，名曰婴儿风……风从东南方来，名曰弱风……此八风皆从其虚之乡来，乃能病人。”此八方之风若依时而至，气候正常，生化万物，此谓实风；若不依时而至，必成邪风，伤人必病，此谓虚风。

[2]经有五风：张景岳：“经，经脉也。五风，五脏之风也。”即指外风侵入经脉，伤人五脏后，分别称为肝风、脾风、心风、肺风、肾风。

[3]八风发邪，以为经风，触五藏，邪气发病：发，发生。邪，病患。发邪，致病。经风，经脉感受风邪。触，触犯。王冰：“原其所起，则谓八风发

邪，经脉受之，则循经而触于五脏，以邪干正，故发病也……”

[4]胜：克制。

[5]俞：腧穴，是经气输注之处，也是邪气侵入的门户。

[6]藏：此指心脏。

[7]支：同肢。

[8]鼽衄：鼽，音求，鼻塞。衄，鼻中出血也。

[9]寒中：寒邪直中于里。

[10]痹厥：痹，痹证，此处指寒痹。厥，厥证，此处指四肢逆冷的寒厥证。吴昆：“痹厥不同，此所谓痹，寒痹也；此所谓厥，寒厥也。”

[11]按跷：王冰：“按，谓按摩。跷，谓如跷捷者之举动手足，是所谓导引也。”张志聪：“按跷者，按摩导引，引阳气之通畅于四肢也。”

[12]春：吴昆将此字删去。从之。

[13]飧泄：指泄泻清稀，完谷不化。

[14]此平人脉法也：脉法，此指诊法。《新校正》：“详此下义，与上文不相接。”疑衍。

[15]平旦至日中：指早晨卯时至中午午时。

[16]日中至黄昏：指中午午时至日落酉时。

[17]合夜至鸡鸣：指日落酉时至夜半子时。

[18]鸡鸣至平旦：指夜半子时至早晨卯时。

[19]冬病在阴，夏病在阳，春病在阴，秋病在阳：张志聪：“冬病在肾，肾为阴中之阴，故冬病在阴；夏病在心，心为阳中之阳，故夏病在阳；春病在肝，肝为阴中之阳，故春病在阴；秋病在肺，肺为阳中之阴，故秋病在阳。”冬病在阴，阴，指肾，肾居膈下属阴。夏病在阳，阳，指心，心居膈上属阳。春病在阴，阴，指肝，肝居膈下属阴。秋病在阳，阳，指肺，肺居膈上属阳。

[20]输应：输，联系。应，对应。

[21]收受：此处指通应。张景岳：“收受者，言同气相求，各有所归也。”

[22]岁星、荧惑星、镇星、太白星、辰星：分别指木星、火星、土星、金星、水星。

[23]角、徵、宫、商、羽：古代五音的名称。

[24]八、七、五、九、六：古代以数表示五行的生成，其生数为水一、火二、木三、金四、土五。土为万物之母，五行非土不成，即五行生数只有加上土的生数五，五行才可以成，这样五行的成数便为水六、火七、木八、金九、土十。因五行以土而成，故文中木、火、金、水均言其成数八、七、

九、六，唯土言其生数五。

［25］臊、焦、香、腥、腐：此称五臭，亦称五气，实指五种气味。

［26］开窍于耳：王冰：“舌为心之官，当言于舌，舌用非窍，故云耳也，《缪刺论》曰手少阴之络会于耳中，义取此也。”

［27］溪：《气穴论》：“肉之小会为溪。”亦指腕、肘、踝、膝关节。

［28］彘：音志，猪也。

［29］脉：此指诊法。吴昆：“脉，犹言诊也。”

［30］藏之心意，合心于精：高士宗：“藏之心意，谓其理至微，难以语人也。合心于精，谓之心意，合心而归于精密也。”精，精深也。此句意为将此精深的道理牢牢地记在心中。

【语译】

黄帝说：天有八方之风，人的经脉有五脏之风，为什么？岐伯说：八方不正常的气候，形成了致病因素；由于五经的风邪，触动人的五脏，因而发病。依五行相克的规律，春胜长夏之气，长夏胜冬，冬胜夏，夏胜秋，秋胜春，这就是四时相胜的情况。东风生于春季，病变常发生在肝经，侵入的门户常在于颈项。南风生于夏季，病变常发生在心经，侵入的门户常在于胸胁。西风生于秋季，病变常发生在肺经，而侵入的门户常在于肩背。北风生于冬季，病变常发生在肾经，侵入的门户常在于腰股。中央属土，病变常发生在脾经，侵入的门户常在于脊背。

所以春天邪气为病，病多在头部；夏气为病，病多在内脏；秋气为病，病多在肩背；冬气为病，病多在四肢。

所以春天好发生鼽衄之病，夏天好发生在胸胁之病，长夏好发生洞泄之病，秋天好发生风疟之病，而冬天好发生痹病。

所以冬天只要不扰动筋骨，春天就不会发生鼽衄之疾，也不会得颈项之病，夏天就不会得胸胁部疾病，长夏就不会得洞泄和内寒的疾病，秋天就不会得风疟病，冬天也就不会得痹证。

精在人体，是生命的根本。所以冬季善于保养精气，春天就不易生温病。夏天应阳气外散，如果应该出汗而不出的，到了秋天就会得风疟病。

所以说，阴中有阴，阳中有阳。从平旦到中午这段时间，是自然界的阳中之阳。从中午到黄昏这段时间，是自然界的阳中之阴。从黄昏到鸡鸣这段时间，是自然界的阴中之阴。从鸡鸣到平旦这段时间，是自然界的阴中之阳。自然界的阴阳之气是这样，人体的阴阳升降也是这样上下波动。

人体的阴阳，外部为阳，内部为阴。背部为阳，腹部为阴。五脏属阴，六腑属阳。了解阴中之阴，阳中之阳的道理，是为了什么呢？就因为冬病发生在阴，夏病发生在阳，春病发生在阴，秋病发生在阳，是为了按照疾病所在的部位来进行针刺或砭石治疗的缘故。所以说：背部为阳，阳中之阳为心。背部为阳，阳中之阴为肺。腹部为阴，阴中之阴为肾。腹部为阴，阴中之阳为肝。腹部为阴，阴中之至阴为脾。以上所说的都是人体的阴阳表里、内外雌雄经输相连相对应关系，它们与自然界四时昼夜的阴阳变化，是相适应的。

黄帝说：五脏与四时，都各有通应吗？岐伯说：有。东方青色，入通于人体的肝脏。肝开窍于目，精华藏在肝中，它发病多表现为惊恐抽搐。在五味中为酸，性类草木，在五畜中为鸡，在五谷中为麦，在四时中上应岁星，所以春天气机常在头部。在五音中为角，在五行生成数中为八，在气中为臊。

南方赤色，和人体的心相应。心开窍于舌，精华藏于心中，它发病多在五脏。在五味中为苦味，在五行里为火，在五畜中为羊，在五谷中为黍，在四时中上应荧惑星，心有病会发生在血脉方面。在五音中为徵，在五行生成数中为七，在气为焦味。

中央黄色，与人体的脾相应。脾开窍于口，精华藏在脾中，它发病多在舌根。在五味中为甘味，在五行中为土，在五畜中为牛，在五谷中为稷，上应镇星，所以脾有病会发生在肌肉方面。在五音中为宫，在五行生成数中为五，在气中为香。

西方白色，与人体的肺相应。肺开窍于鼻，精华藏在肺中，它发病多在背部。在五味中为辛味，在五行中为金，在五畜中为马，在五谷中为稻，在四时中上应太白星，所以有病会发生在皮毛方面。在五音中为商，在五行生成数中为九，在气中为腥。

北方黑色，与人体的肾相应。肾开窍于二阴，精华藏在肾中，它发病多在四肢关节。在五味中为咸，在五行中为水，在五畜中为猪，在五谷中为豆，在四时中上应辰星，有病会发生在骨。在五音中为羽，在五行生成数中为六，在气中为腐味。

所以善于诊脉的人，必须审慎地察验五脏六腑的气血逆顺以及阴阳、表里、雌雄纲纪，经过深思熟虑，以达到精微地步。但不要传授给不适宜的人，这才是得人间正道。

## 【评介】

金匮，吴昆：“金匮，帝王藏书者也，范金为之。”张志聪：“金匮，古帝王藏书之器。”故可解为收藏珍贵典籍的书柜。真言，极其重要的理论。作者认为本篇的内容，非常重要而珍贵，当视为可藏于金匮流传万世的真言，故篇名曰《金匮真言论》。

本篇以天人相应的观点，运用阴阳五行学说的理论，从生理、病理等方面较为系统地论述了人体生命活动与自然界息息相应的内在关系，并将人体脏腑组织结构进行了阴阳属性划分，同时又应用五行归类方法把自然界的多种事物和现象与人体的五脏系统进行普遍联系。所以本篇是《内经》中阐发阴阳五行学说较为系统的一篇，也是阴阳五行学说在医学领域中运用较为突出的一篇。因此说本篇是《内经》“四时五脏阴阳”系统理论的重要篇章之一。把本篇与《四气调神大论》《阴阳应象大论》等篇章结合起来，就可以较为完整地认识《内经》中的“四时五脏阴阳”系统理论。

本篇论述了疾病发生与季节气候相关的规律，指出了每个季节都有不同的气候特点，对人体会产生不同的影响，从而会造成不同的疾病并出现季节性多发病和流行病，并以具体病变例证给予论证。虽然文中所论之季节性多发病和流行病并不是固定不变的，但是它们揭示了四时气候与疾病的发生有着密切的内在联系。有关四时气候与疾病发生的关系，在《内经》许多篇章中均有论及，如《生气通天论》《阴阳应象大论》以及运气七篇大论等篇中都作了详细论述，这为后世中医发病学的发展奠定了理论基础。关于自然气候对人体的影响以及气象变迁与疾病关系的研究，今天作为一门新型的边缘学科已在兴起。可见《内经》这一学术观点至今仍有非常重要的科学价值。

篇中“阴中有阴……故人亦应之”，一方面说明了阴阳是相对的，阴阳之中又分阴阳；另一方面又说明了昼夜阴阳运行消长的规律，从而揭示了人的生命活动不仅受着四时气候阴阳变化的影响，而且亦受着昼夜晨昏阴阳变化的影响，正常时人的生命活动与此相应。这些都是中医整体观念的重要内容。现代的时间生物学通过对人体体温、血压、神经、内分泌等情况进行测定，发现它们均受到时间的影响而发生节律性变化，包括每日节律和每月、每年四季的改变，这充分证明《内经》这一观点的科学性。

本篇“冬不按跷，春不鼽衄……夫精者，身之本也。故藏于精者，春不病温”的论述，特别揭示了冬季保养精气在发病学中的重要意义。因肾应冬而藏精，故文中之精是指肾精。此与《上古天真论》保养真气以及后世重视先天之本的意义是一致的。

本篇自“所谓得四时之胜”以下三十二字，丹波元简认为：“文义不顺承，恐他篇错简。此一节，又见《六节藏象论》，王氏补文中。”此说可参。

# 卷第二

## 阴阳应象大论篇第五

**【原文】**

黄帝曰：阴阳[1]者，天地之道也[2]，万物之纲纪[3]，变化之父母[4]，生杀之本始[5]，神明之府也[6]，治病必求于本[7]。故积阳为天，积阴为地。阴静阳躁，阳生阴长，阳杀阴藏[8]。阳化气，阴成形[9]。寒极生热，热极生寒。寒气生浊，热气生清[10]。清气在下，则生飧泄；浊气在上，则生䐜胀[11]。此阴阳反作[12]，病之逆从[13]也。故清阳为天，浊阴为地；地气上为云，天气下为雨；雨出地气，云出天气[14]。故清阳出上窍，浊阴出下窍[15]；清阳发腠理，浊阴走五藏[16]；清阳实四支，浊阴归六府[17]。水为阴，火为阳，阳为气，阴为味[18]。味归形，形归气[19]，气归精，精归化[20]，精食气，形食味[21]，化生精，气生形[22]，味伤形，气伤精[23]，精化为气，气伤于味[24]。阴味出下窍，阳气出上窍。味厚者为阴，薄为阴之阳。气厚者为阳，薄为阳之阴。味厚则泄，薄则通。气薄则发泄，厚则发热。壮火之气衰，少火之气壮[25]。壮火食气，气食少火[26]。壮火散[27]气，少火生气。气味，辛甘发散为阳，酸苦涌泄为阴。阴胜则阳病，阳胜则阴病[28]。阳胜则热，阴胜则寒。重寒则热，重热则寒[29]。寒伤形，热伤气[30]。气伤痛，形伤肿。故先痛而后肿者，气伤形也[31]；先肿而后痛者，形伤气也[32]。风胜则动[33]，热胜则肿[34]，燥胜则干[35]，寒胜则浮[36]，湿胜则濡泻[37]。天有四时五行，以生长收藏，以生寒暑燥湿风。人有五藏，化五气[38]，以生喜怒悲忧恐。故喜怒伤气，寒暑伤形[39]。暴怒伤阴，暴喜伤阳。厥气上行，满脉去形[40]。喜怒不节，寒暑过度，生乃不固[41]。故重阴必阳，重阳必阴。故曰：冬伤于寒，春必温病；春伤于风，夏生飧泄；夏伤于暑，秋必痎疟；秋伤于湿，冬生咳嗽。

帝曰：余闻上古圣人，论理人形[42]，列别藏府，端络经脉[43]，会通六合[44]，各从其经[45]，气穴[46]所发，各有处名，溪谷属骨[47]，皆有所起，分部逆从，各有条理[48]，四时阴阳，尽有经纪[49]，外内之应，皆有表里，其信然乎？

岐伯对曰：东方生风，风生木，木生酸，酸生肝，肝生筋，筋生心，肝主目。其在天为玄[50]，在人为道[51]，在地为化[52]。化生五味，道生智[53]，玄生神[54]，神在天为风，在地为木，在体为筋，在藏为肝，在色为苍，在音为角，在声为呼[55]，在变动为握[56]，在窍为目，在味为酸，在志为怒。怒伤肝，悲胜怒；风伤筋，燥胜风；酸伤筋，辛胜酸。

南方生热，热生火，火生苦，苦生心，心生血，血生脾，心主舌。其在天为热，在地为火，在体为脉，在藏为心，在色为赤，在音为徵，在声为笑[55]，在变动为忧[57]，在窍为舌，在味为苦，在志为喜。喜伤心，恐胜喜；热伤气[58]，寒胜热；苦伤气[59]，咸胜苦。

中央生湿，湿生土，土生甘，甘生脾，脾生肉，肉生肺，脾主口。其在天为湿，在地为土，在体为肉，在藏为脾，在色为黄，在音为宫，在声为歌[55]，在变动为哕，在窍为口，在味为甘，在志为思。思伤脾，怒胜思；湿伤肉，风胜湿；甘伤肉，酸胜甘。

西方生燥，燥生金，金生辛，辛生肺，肺生皮毛，皮毛生肾，肺主鼻。其在天为燥，在地为金，在体为皮毛，在藏为肺，在色为白，在音为商，在声为哭[55]，在变动为咳，在窍为鼻，在味为辛，在志为忧。忧伤肺，喜胜忧；热伤皮毛，寒胜热[60]；辛伤皮毛，苦胜辛。

北方生寒，寒生水，水生咸，咸生肾，肾生骨髓，髓生肝，肾主耳。其在天为寒，在地为水，在体为骨，在藏为肾，在色为黑，在音为羽，在声为呻[55]，在变动为栗，在窍为耳，在味为咸，在志为恐。恐伤肾，思胜恐；寒伤血[61]，燥胜寒[62]；咸伤血[63]，甘胜咸。

故曰：天地者，万物之上下也；阴阳者，血气之[64]男女也；左右者，阴阳之道路也[65]；水火者，阴阳之征兆也；阴阳者，万物之能始[66]也。故曰：阴在内，阳之守也；阳在外，阴之使也[67]。

帝曰：法阴阳奈何？岐伯曰：阳胜则身热，腠理闭，喘粗为之俯仰，汗不出而热，齿干以烦冤[68]，腹满死，能[69]冬不能夏。阴胜则身寒汗出，身常清[70]，数栗[71]而寒，寒则厥[72]，厥则腹满死，能[69]夏不能[69]冬。此阴阳更胜之变，病之形能[73]也。帝曰：调此二者奈何？岐伯曰：能知七损八益[74]，则二者可调，不知用此，则早衰之节[75]也。年四十，而阴气[76]自半也，起居衰矣。年五十，体重，耳目不聪明矣。年六十，阴痿[77]，气大衰，九窍不利，下虚上实，涕泣俱出矣。故曰：知之[78]则强，不知则老，故同出而名异耳[79]。智者察同，愚者察异[80]，愚者不足，智者有余，有余则耳目聪明，身体轻强，老者复壮，壮者益治。是以圣人为无为之事[81]，乐恬憺之能[73]，从欲快志于虚无之守[82]，故寿命无穷，与天地终，此圣人之治身也。

天不足西北，故西北方阴也[83]，而人右耳目不如左明也。地不满东南，故东南方阳也[84]，而人左手足不如右强也。帝曰：何以然？岐伯曰：东方阳也，阳者其精并于上，并于上则上明而下虚，故使耳目聪明而手足不便也[85]。西方阴也，阴者其精并于下，并于下则下盛而上虚，故其耳目不聪明而手足便也[86]。故俱感于邪，其在上则右甚，在下则左甚，此天地阴阳所不能全也，故邪居之。故天有精[87]，地有形，天有八纪[88]，地有五里[89]，故能为万物之父母。清阳上天，浊阴归地，是故天地之动静，神明[90]为之纲纪，故能以生长收藏，终而复始。惟贤人上配天以养头，下象地以养足，中傍人事以养五藏[91]。天气通于肺，地气通于嗌[92]，风气通于肝，雷气通于心，谷气通于脾，雨气通于肾。六经为川，肠胃为海，九窍为水注之气[93]。以天地为之阴阳，阳之汗[94]，以天地之雨名之；阳之气[95]，以天地之疾风名之。暴气[96]象雷，逆气象阳。故治不法天之纪，不用地之理，则灾害至矣。

故邪风[97]之至，疾风如雨，故善治者治皮毛，其次治肌肤，其次治筋脉，其次治六府，其次治五藏。治五藏者，半死半生也。故天之邪气，感则害人五藏；水谷之寒热，感则害于六府；地之湿气，感则害皮肉筋脉。故善用针者，从阴引阳，从阳引阴[98]，以右治左，以左治右[99]，以我知彼[100]，以表知里，以观过与不及之理，见微得过[101]，用之不殆[102]。善诊者，察色按脉，先别阴阳；审清浊，而知部分[103]；视喘息[104]，听音声，而知所苦[105]；观权衡规矩，而知病所主[106]。按尺寸[107]，观浮沉滑涩，而知病所生，以治无过，以诊则不失矣。故曰：病之始起也，可刺而已；其盛，可待衰而已[108]。故因其轻而扬之[109]，因其重而减之[110]，因其衰而彰之[111]。形不足者，温之以气；精不足者，补之以味[112]。其高者，因而越之[113]；其下者，引而竭之[114]；中满者，泻之于内[115]；其有邪者，渍形以为汗[116]；其在皮者，汗而发之[117]；其慓悍者，按而收之[118]；其实者，散而泻之[119]。审其阴阳，以别柔刚[120]，阳病治阴，阴病治阳[121]，定其血气，各守其乡[122]，血实宜决之[123]，气虚宜掣引之[124]。

**【注释】**

[1]阴阳：是对自然界相互关联的事物和现象对立双方的概括，即含有对立统一的概念。它既代表相互联系而又相互对立的两种事物或现象，又代表同一事物或现象内部存在的相互对立的两个方面。它是属于中国古代哲学的一对范畴，是古代哲学家对自然界事物规律认识的科学抽象。

[2]天地之道也：是自然界的普遍规律。天地，指自然界。道，规律。

[3]万物之纲纪：自然界一切事物和现象归类的纲领。纲纪，纲领。

[4]变化之父母：自然界一切事物和现象发展变化的起源。父母，起源。

[5]生杀之本始：自然界一切事物和现象产生与消亡的根源。生，产生。杀，消亡。本始，本源、根本，与上文“父母”义同。

[6]神明之府也：神，事物的内部变化。明，事物内部变化表现于外的征象。吴昆：“阴阳不测谓之神，神之昭昭谓之明。”神明，此处指自然界万物运动变化的内在动力。《淮南子·泰族训》：“其生物也，莫见其所养而物长，其杀物也，莫见其所丧而物亡，此之谓神明。”府，居藏之处也。

[7]本：根本，此指阴阳。

[8]阳生阴长，阳杀阴藏：张景岳：“阳之和者为发生，阴之和者为成实，故曰阳生阴长；阳之亢者为焦枯，阴之凝者为固闭，故曰阳杀阴藏。”此句是对上“变化之父母，生杀之本始”的进一步说明。即言阴阳既可以生化万物，又可以杀灭万物；既可以长养万物，又可以收藏万物。另说此句是春生夏长，秋收冬藏。于义亦通。参之。

[9]阳化气，阴成形：张景岳：“阳动而散，故化气；阴静而凝，故成

形。”即阳促进万物气化，阴促进万物成形。

［10］寒气生浊，热气生清：张景岳：“寒气凝滞，故生浊阴。热气升散，故生清阳。”

［11］䐜胀：䐜，音嗔，饱胀。䐜胀，胸腹胀满。

［12］反作：反常。

［13］逆从：偏义复词，逆也。吴昆：“逆从，不顺也。”即言飧泄、䐜胀皆因阴阳不顺而致。

［14］雨出地气，云出天气：指雨的产生要靠地阴之气凝结，云的产生要靠天阳之气的升腾。

［15］清阳出上窍，浊阴出下窍：清阳，指发声、视觉、听觉、味觉、嗅觉等功能赖以发挥作用的精微物质和呼吸之清气。上窍，指头面五官七窍。浊阴，此指饮食物经过消化吸收后产生的糟粕和代谢后的尿液。下窍，指前后二阴。

［16］清阳发腠理，浊阴走五藏：清阳，卫阳之气。发，布达。浊阴，指阴精，即精、血、津液等。走，运行、贮藏之义。

［17］清阳实四支，浊阴归六府：清阳，指充实于四肢的水谷精气。浊阴，指饮食物以及消化吸收后的糟粕和代谢后的尿液。

［18］阳为气，阴为味：张景岳：“气无形而升，故为阳，味有质而降，故为阴。”

［19］味归形，形归气：味，药食之味。归，同馈，以食与人也。《论语·阳货》：“归孔子豚。”引申为滋养，此有生成、转化之义。形，形体。气，元气。全句意为药食之味可滋养形体，形体得到滋养可生成元气。

［20］气归精，精归化：气，药食之气。精，阴精。化，气化。全句意为药食之气可生成阴精，阴精又产生气化功能。

［21］精食气，形食味：此二句是对“气归精”“味归形”的解释。张景岳：“食，如子食母乳之义。气归精，故精食气，味归形，故形食味。”食，消耗也。全句意为阴精的产生要消耗药食之气，形体的活动要消耗药食之味。

［22］化生精，气生形：此二句是对“精归化”“形归气”的补充说明。全句意为气化可以产生阴精，元气可以充养形体。

［23］味伤形，气伤精：指药食之味用之不当可以伤人形体，药食之气用之不当可以伤人阴精。

［24］精化为气，气伤于味：指阴精可以产生元气，元气又可因药食之味用之不当而伤，即药食之味用之不当不但可以伤人形体，亦可伤人元气。

［25］壮火之气衰，少火之气壮：壮火，此指气味纯厚的药食。少火，指

气味温和的药食。马莳："气味太厚者，火之壮也……气味之温者，火之少也。"全句意为气味纯厚的药食用之不当易致正气虚弱，气味温和的药食用之可使人正气渐尔生旺。

[26]壮火食气，气食少火：前一"食"字是销蚀之义，后一"食"字是取食之义。

[27]散：耗散。

[28]阴胜则阳病，阳胜则阴病：胜，亢盛。病，虚也。

[29]重寒则热，重热则寒：即寒极生热、热极生寒。重，极也。

[30]寒伤形，热伤气：寒、热，指寒热之邪。形，形体。气，气机。

[31]气伤形也：指气机先受伤而后影响到形体。

[32]形伤气也：指形体先受伤而后影响到气机。

[33]动：指形体动摇、振颤、抽搐之病证。

[34]肿：指疮痈肿痛之病证。

[35]干：指津液干涸之病证。

[36]浮：指阳气不行的胀满浮肿之病证。

[37]濡泻：指大便清稀如水之泄泻病证。又称水泻、湿泻。

[38]五气：五脏之气也。

[39]故喜怒伤气，寒暑伤形：喜怒，泛指七情。气，气机。寒暑，泛指六淫。形，形体。

[40]厥气上行，满脉去形：厥气，上逆之气。去，离也。满脉去形，指逆气壅塞经脉，神气将要脱离形体。王冰："厥，气逆也。逆气上行，满于经络，则神气浮越，去离形骸矣。"另说，满脉去形，指脉象浮大无根，于义亦通。两说一言病机、一言脉象，但意义相同，故并存。

[41]生乃不固：生，生命。固，坚固。

[42]论理人形：论理，讨论、推理之义。形，形体。

[43]列别藏府，端络经脉：列，陈列。别，辨别。端络，此作动词，有寻找、综合、整理之义。全句意为辨别脏腑性能加以归类、综合经络内容加以条理。

[44]会通六合：会通，融会贯通。六合，指十二经脉表里相合，手足三阴三阳，共计六合。

[45]各从其经：从，依从。此句意为依照经脉的循行及所属脏腑，推究它们之间的内在联系。

[46]气穴：腧穴。是经气所注之孔穴，故曰气穴，又称经穴。

[47]溪谷属骨：溪谷，《气穴论》云"肉之大会为谷，肉之小会为溪"。

属，连属。溪谷属骨，即大小肌肉与骨节相连属。

[48]分部逆从，各有条理：张志聪："分部者，皮之分部也。皮部中之浮络，分三阴三阳，有顺有逆，各有条理。"

[49]经纪：规律。

[50]其在天为玄：其，指阴阳的变化。天，指自然界。玄，《说文解字》："幽远也。"即深奥微妙之义。

[51]在人为道：指人的生命活动亦应阴阳变化的规律。道，规律。

[52]在地为化：指阴阳的变化在地能化生万物。化，生化。

[53]道生智：道，阴阳变化的规律。智，智能。

[54]玄生神：神，《天元纪大论》云"阴阳不测谓之神"。指莫测的阴阳变化。玄生神，即自然界深奥微妙的变化产生于莫测的阴阳变化。

[55]呼、笑、歌、哭、呻：分别配属于肝、心、脾、肺、肾五脏，称为五脏之声。

[56]在变动为握：变动，指肢体运动。握，摄握动作。

[57]在变动为忧：张景岳："心藏神，神有余则笑，不足则忧。"

[58]热伤气：据上下文例此当作"热伤脉"为是。

[59]苦伤气：据上下文例此当作"苦伤脉"为是。

[60]热伤皮毛，寒胜热：《新校正》："按《太素》作燥伤皮毛，热胜燥。"

[61]寒伤血：《新校正》："按《太素》血作骨。"即寒伤骨。

[62]燥胜寒：《新校正》："按《太素》燥作湿。"即湿胜寒。

[63]咸伤血：《新校正》："按《太素》血作骨。"即咸伤骨。

[64]之：与、和之义。

[65]左右者，阴阳之道路也：古代浑天说认为天体运转是自东向西旋转，称为右旋。张志聪："在天地六合，东南为左，西北为右，阴阳二气，于上下四旁，昼夜循环，故左右为阴阳之道路。"正是由于日月星辰不断地自左向右旋转，才有昼夜、四时之变迁，《内经》受此影响，认为左右为阴阳升降的道路。张景岳："阳左而升，阴右而降。"

[66]能始：能，音义同胎。胎始，本源。

[67]阴在内，阳之守也；阳在外，阴之使也：王冰："阴静，故为阳之镇守，阳动，故为阴之役使。"全句意为阴精镇守于内，不断地支助阳气，阳气运行于外，牢牢地固护着阴精，此句即言阴阳互根互用的关系。另，守为守持之义，引申为内在依据。使，为役使之义，引申为外在作用。

[68]悗：音义同闷。

［69］能：音义同耐。

［70］凊：《正韵》："与清同，寒也。"

［71］数栗：频繁战栗。

［72］厥：四肢厥冷。

［73］能：音义同态。

［74］七损八益：历代注家众说不一。据马王堆汉墓竹简《养生方·天下至道谈》记载，七损八益，纯系古代房中术。即：八益，一曰致气、二曰致沫、三曰知时、四曰蓄气、五曰和沫、六曰窃气、七曰待嬴、八曰定倾；七损，一曰闭、二曰泄、三曰竭、四曰勿、五曰烦、六曰绝、七曰费。

［75］节：节次、时间。据下文，十年为一节。

［76］阴气：此指肾气。

［77］阴痿：系指性功能减退。

［78］之：指七损八益。

［79］同出而名异耳：指人同以天地阴阳之气生，而有寿、夭的差异。出，生也。《易经·说卦》："万物出于震。"名，功也。《国语·周语》："勤百姓以为己名。"注："名，功也。"此引申为结果。

［80］智者察同，愚者察异：指聪明的人察觉的是人之阴阳与自然界之阴阳是相应的，以此养生可却病延年的同一道理；愚笨的人察觉的只是壮、老、夭、寿的不同现象。

［81］无为之事：无求无欲。即不以物劳形，不以欲劳心。志闲而少欲，心安而不惧，形劳而不倦等皆属无为之事。无为是道家的思想宗旨。

［82］守：疑"宇"字之误。《广雅》："宇，居也。"在此引申为境界。

［83］天不足西北，故西北方阴也：张景岳："天为阳，西北阴方，故天不足西北。"

［84］地不满东南，故东南方阳也：张景岳："地为阴，东南阳方，故地不满东南。"

［85］耳目聪明而手足不便也：耳目，指左耳目。手足，指左手足。

［86］耳目不聪明而手足便也：耳目，指右耳目。手足，指右手足。

［87］精：《春秋繁露》："气之清者，为精。"

［88］八纪：指立春、春分、立夏、夏至、立秋、秋分、立冬、冬至八个节气。

［89］五里：指东西南北中。

［90］神明：指阴阳之变化。

［91］上配天以养头，下象地以养足，中傍人事以养五藏：配、象，皆为

顺应、取法之义。上、下，指身体之上下。中，指身之中部。傍，依附。人事，指人与人的社会关系。此三句即谓上顺应天以养头，使头脑像天一样清明；下顺应地以养足，使足像大地一样；中和人事以和调五脏。此三句当综合理解，因为人既属于自然，又属于社会，所以人既要顺应自然，又要适应社会，此为养生之道。

［92］嗌：咽也。

［93］水注之气：张景岳："水注之气，言水气之注也。"

［94］阳之汗：阳加于阴则为汗，故曰阳之汗。

［95］阳之气：指阳所化之气。

［96］暴气：刚暴愤怒之气也。

［97］邪风：泛指各种外感致病因素。

［98］从阴引阳，从阳引阴：据阴阳对立统一原理，治疗时诱导阴分以治阳分病、诱导阳分以治阴分病。引，诱导也。即指针刺时，诱导针感而得气，达到治疗的目的。阴阳，此泛指人体组织结构的阴阳属性。

［99］以右治左，以左治右：据经脉左右交叉循行，针刺时，刺右侧以治左侧病，刺左侧以治右侧病。此称为缪刺法。

［100］以我知彼：我，指正常人。彼，指病人。

［101］见微得过：指以微小的征象，断其病变之所在。

［102］殆：危险。

［103］审清浊，而知部分：清浊，指色泽的明暗、分泌物排泄物的稀稠、声音的清晰含混等。部分，指病变之部位。

［104］喘息：此指呼吸。

［105］苦：病痛之苦。

［106］观权衡规矩，而知病所主：指诊察四时脉象是否正常，以测知疾病发生在何脏。权衡规矩，指四时正常的脉象。所主，所属。

［107］按尺寸：按，察也。尺，尺肤。寸，寸口脉。

［108］其盛，可待衰而已：王冰："病盛取之，毁伤真气，故其盛者，必可待衰。"杨上善："病盛不可疗者，如堂堂之阵，不可即击，待其衰时，然后疗者，易得去之。"已，指病愈。

［109］故因其轻而扬之：轻，指病初邪轻在表。扬，轻扬宣散之义。张景岳："轻者浮于表，故宜扬之，扬者散也。"

［110］因其重而减之：重，指病邪深重在里。减，指攻泻之法。张景岳："重者实于内，故宜减之。减者泻也。"

［111］因其衰而彰之：衰，正气虚衰。彰，指补益之法。张景岳："衰者，

气血虚，故宜彰之。彰者，补之益之而使气血复彰也。”

［112］形不足者，温之以气；精不足者，补之以味：李中梓：“此彰之之法也，阳气衰微，则形不足，温之以气，则形渐复也。阴髓枯竭，则精不足，补之以味，则精神旺也。”

［113］其高者，因而越之：指病邪在上焦的，用发越邪气之法。如吐法。

［114］其下者，引而竭之：指病邪在下焦的，用通利二便之法。竭之，此指通利二便。

［115］中满者，泻之于内：中满，中焦壅塞胀满。泻之于内，指消法和下法。

［116］渍形以为汗：指用汤液浸渍皮肤或以汤液之蒸汽熏渍皮肤使其出汗。

［117］其在皮者，汗而发之：指邪在皮肤者，用发汗之法。

［118］其慓悍者，按而收之：慓悍，指病势急疾。按，抑制。收，收敛。按而收之，指收敛制伏。

［119］其实者，散而泻之：吴昆：“表实则散，里实则泻。”

［120］柔刚：柔属阴，刚属阳。柔刚，在此乃指阴阳。

［121］阳病治阴，阴病治阳：吴昆：“刺法有从阴引阳，从阳引阴；汤液有阳盛养阴，阴盛养阳，皆谓之阳病治阴，阴病治阳。”

［122］定其血气，各守其乡：意为确定其病在气还是在血，谨守其病所而施治。乡，此指病位。

［123］血实宜决之：血实，指瘀血壅滞。决之，指逐瘀、放血之法。

［124］掣引之：掣，通挈，提也。挈引，指益气提升之法。

**【语译】**

黄帝说：阴阳是天地自然的法则，是一切事物的纲领，是变化的起源，是生长、毁灭的根本，是化育万物生机的府舍。治病必须从阴阳这个根本上去加以考虑。故此，清阳之气，积聚而上升，就成为天；浊阴之气，凝聚而下降，就成为地。阳主萌动，阴主成长，阳主杀机，阴主收藏。阳能化生功能，阴能构成形体。寒到极点会生热，热到极点会生寒。寒气能产生浊阴，热气能产生清阳。清气在下，如不得上升，就会发生飧泄之病；如浊气在上而不下降，就会发生胀满的病。这就违反了阴阳运行规律，是疾病的逆态机制。

清阳之气变为天，浊阴之气变作地；地气上升就成为云，天气下降就变成雨；雨又化为地之气，云化为天之气。所以，清阳出于上窍，浊阴出于下窍。清阳从腠理发泄，浊阴从五脏运行。清阳充实四肢，浊阴归行六腑。

水属于阴，火属于阳。阳是无形的气，而阴是有形的味。饮食五味滋养了形体，形体又使正气得到充实。在气作用下产生精，而精又产生化育机制。精是仰赖于真气而产生的，形体是仰赖于五味而形成的。饮食经过生化变成精，经气化作用而生成形体。然而饮食不节，又能够伤害形体，气偏亢盛，也可损伤于精。精血充足的话，又能够化而为气。五味过用，气也受到伤害。

属阴的味从下窍排泄，属阳的气从上窍发散。药食五味之中，味厚的属于阴，味薄的属于阴中之阳；药食的挥发之气之中，气厚的属于阳，气薄的属于阳中之阴。味厚有使人泄泻的作用，味薄的有通利作用，气厚的有助阳发热的作用，气薄的有宣泄作用。亢阳会促使元气衰弱，而和阳却能使元气旺盛。亢阳侵蚀元气，元气赖于和阳的煦养。亢阳耗散元气，和阳却使元气增强。气味之中，辛甘而有发散作用的属于阳，酸苦而有通泄作用的属于阴。

如果阴气偏胜了，那么阳气必然受损害。若阳气偏胜了，阴气也必然受损害。阳气偏胜就会生热，阴气偏胜就会生寒。寒到极点，又会出现热象；热到极点，又会出现寒象。寒邪会损伤人形体，热邪会损伤人的气机。气机受伤，使人感到疼痛；形体受伤，就会发生肿胀。所以凡是先痛后肿的，是因为气病而波及形体；若是先肿后痛的，则是因为形伤而累及气机。风邪伤人，就会发生以动为主的证候；邪热太过，就会发生红肿；燥气太过，津液就会枯涸；寒气太过，就会发生浮肿；湿气太过，就会发生泄泻。

天有四时的推移，五行的衍化，形成了生长收藏的规律，又产生了寒暑燥湿风的气候。人有五脏化生出五气，产生喜、怒、悲、忧、恐这些不同的情志，所以，情志不节，可以损伤气机。寒暑外侵，则会损伤形体。大怒会伤阴气，大喜会伤阳气。逆气上冲，就会使血液漫溢脉外，神气离决于形体。因此说，喜怒如不加以节制，寒暑不善于调适，就有伤害生命的危险。因此，阴气至极就一定要走向它的反面，同样阳气至极也要走向它的反面。所以说冬季感受重寒，到了春季就容易发生热性病；春季感受风邪，到了夏季就容易发生飧泄；夏季受了暑气，到了秋季就容易发生疟疾；秋季感受了湿气，到了冬季就容易发生咳嗽。

黄帝问道：我听说古代圣人讨论人体的形态，分别脏腑，审察经脉表里的联系，使得会通六阴六阳，各按其有关经络循行；气穴所发的部位，各有它的名称；肌肉及骨骼相连属的部位，都有它们的起点；皮部浮络顺逆，各有条理；四时阴阳的变化，有它一定的经纬纲纪；外在环境与人体内部的对应关系，也都有表有里。是否真的是这样呢？

岐伯回答说：东方属春，阳气上升而生风，风能滋养木气，木气能生酸味，酸味能够养肝，肝血能够养筋，木能生火，又能养心，肝气上通于目。

春风生发之气，在天为玄妙机制，在人表现为生命法则，在地为化育机制而化生五味，人的生命法则产生智能，天的玄妙机制产生万物神明，春风所化生的木气，在人体中为筋，在五脏中为肝，在五色中为苍，在五音中为角，在五声中为呼，在人体的变动是为握，在七窍中是为目，在五味中是为酸，在情志中是为怒。怒能够伤肝，但悲伤能够抑制怒；风气能够伤筋，但燥能够抑制风；过食酸味能够伤筋，但辛味能够抑制酸味。

南方属夏而生热，热能使火气兴旺，火生苦味，苦味能够养心，心能够生血，血足能够养脾，心主于舌。它的变化在天表现为热，在地是为五行里的火，在人体是为血脉，在五脏是为心，在五色是为赤，在五音是为徵，在五声是为笑，在人体的变动是为忧，在七窍是为舌，在五味是为苦，在情志的变动上是为喜。过喜能伤心气，但恐可以抑制喜；热能伤气，但寒水可以抑制热；苦味能伤气，但咸味可以抑制苦味。

中央属长夏而生湿，湿能助土气生长，土能产生甘味，甘味能够滋养脾气，脾气能够滋养肌肉，肌肉强壮能使肺气充实，脾主于口。它的变化在天是为湿，在地是为土，在人体是为肌肉，在五脏是为脾，在五色是为黄，在五音是为宫，在五声是为歌，在人体的变动是为哕，在七窍是为口，在五味是为甘，在情志变动上是为思。思虑可以伤脾，但怒气可以抑制思虑；湿气能伤肌肉，但风气可以抑制湿气；过食甘味能伤肌肉，但酸味可以抑制甘味。

西方属秋而生燥，燥能使金气旺盛，金能产生辛味，辛味能够滋养肺气，肺气能够滋养皮毛，皮毛滋润又能滋生肾水，肺主于鼻。它的变化在天是为燥，在地是为金，在人体是为皮毛，在五脏是为肺，在五色是为白，在五音是为商，在五声是为哭，在人体的变动上是为咳，在七窍是为鼻，在五味是为辛，在情志变动上是为忧。忧能伤肺，但喜可以抑制忧；热能伤皮毛，但寒可以抑制热；辛味能伤皮毛，但苦味可以抑制辛味。

北方属于冬而生寒，寒气能够使水气旺盛，水气能产生咸味，咸味能滋养肾气，肾气能滋长骨髓，骨髓充实，又能养肝，肾主于耳。它的变化在天是为寒，在地是为水，在人体是为骨髓，在五脏是为肾，在五色是为黑，在五音是为羽，在五声是为呻吟，在人体的变动是为战栗，在七窍中是为耳，在五味是为咸，在情志变动上是为恐。恐能伤肾，但思可以抑制恐；寒能伤骨，但燥可以抑制寒；咸能伤骨，但甘味可以抑制咸。

所以说：天覆地载，万物居其中，阴阳是生化人体血与气的根源。左右是阴阳升降的道路，而水火则是阴阳的事物体现。总之，阴阳的变化，是一切事物生成的本始。所以说，阴在事物内部，是阳的内在依据；阳表现在事物的外部，是在阴的基础上发挥的作用。

黄帝说：人怎样遵循阴阳的规律呢？岐伯回答说：阳气太过，身体就会发热，如果腠理紧闭，阳气不能散越，就会喘息气粗急迫，俯仰躁动。汗不出而且发热，牙齿干燥，心中烦闷，如果再有腹部胀满膨隆，就是死证。因为这是属于阳性的病，所以患者能耐受冬天，而不能耐受夏天。阴气太盛，身体就会畏寒，出冷汗，身上时常觉冷，而频频战栗，如果出现手足厥冷的现象，再有腹部胀满，就是死证。因为这是属于阴性的病，所以患者能耐受夏天，而不能耐受冬天。这就是阴阳偏胜，失去平衡，所引起的疾病证候和表现。

黄帝问：那么，怎样能使阴阳得以调和呢？岐伯回答说：能够知道七损八益的道理，就可以做到阴阳调和；否则，就会早衰。就一般人说，年到四十岁，阴精已经减半，起居动作，就显得衰退了；到了五十岁，就身体沉重、耳不聪、目不明了；到了六十岁，阴痿，气大衰，九窍功能减退，阴虚于下，阳实于上，流鼻涕、淌眼泪等衰老现象就都出现了。所以说，懂得调养的人，身体就强健；不懂得调养的人，身体就容易衰老。所以同得天地之气，同禀父母之精，但寿夭各不相同。聪明的人，就能够注意摄生；愚蠢的人，在发病危及生命的时候，才悔然省悟。愚蠢的人，常感到精力不足；聪明的人，却感到精力有余。精力有余，就会耳聪目明，身轻体壮。即使到了老年，仍有壮容；本来就强壮的人，就更加强健了。所以圣人以不妄为为能事，以泊然恬静为乐趣，守持清虚的信念和情操，因而能顺其欲望，快其情志，因此他的寿命就无终无穷，与天地共存。这就是圣人的养生法则。

天在西北方是不足的，所以西北方属阴，而人右边的耳目也就不如左边的聪明。地在东南方是不满的，所以东南方属阳，而人左边的手足也就不如右边的灵便。黄帝说：这是什么道理？岐伯说：东方属阳，就阳气来说，它的精气聚合在上部，上部旺盛，下部相对虚弱，所以就会表现为耳聪目明，而手足不便利。西方属阴，就阴气来说，它的精气聚合在下部，下部旺盛，上部就相对虚弱，所以就会表现为耳目不聪明，而手足便利。所以同样是感受了外邪，如果在上部，身体右侧较重，如果在下部，身体左侧较重。这就是天地阴阳之气在局部的虚实差异，邪气因而会乘势寄留在虚的部位。

所以天有精气，地有形质；天有八节的时序，地有五行五方之理。因此，天地能成为万物之父母。阳气清轻而升于天，阴气重浊而降于地，天地的运动和静止，是由阴阳的神妙变化来决定的。因而能使万物春生、夏长、秋收、冬藏，循环往复，永不停息。只有那些贤明的人，上顺应天气来养护头颅，下顺应地气来养护双足，中则依傍人事来养护五脏。天之气与肺相通，地之气与咽相通，风之气与肝相通，雷火之气通于心，五谷之气通于脾，雨气通于肾。六经好像大河，肠胃好像大海，九窍好像泉水之流。如果以天地的阴阳来比喻人身的阴阳，那么人的汗，就好像天地间的雨；人之气，就好像天地间的风；人的暴怒之气，就好像雷霆；人的逆气，就好像天阳亢盛。所以养生如不取法于天地之理，疾病灾害就产生了。

邪风的到来，有如急风暴雨。善治病者，治皮毛，其次治肌肤，其次治筋脉，其次治六腑，其次治五脏。如果病邪已经侵入到五脏，再去治疗，那就生死参半了。所以如果感受了天的邪气，就会使五脏发病；如果感受了饮食的寒热不适，就会使六腑发病；如果感受了土地之湿气，就会使皮肉筋脉受到伤害。

所以善于运用针法治疗的人，要善于从阴经诱导阳经的经气，从阳经诱导阴经的经气；取右边以治左边的病，取左边以治右边的病；用自己的正常状态来比较病人的异常状态，从在表的症状探知在里的病变，来观察病的虚和实的原因，发现轻微的迹象，就诊得疾病所在，再给人治疗疾病，就不会失败了。

善于诊断者，观察病人的色泽，切按病人的脉搏，首先要辨明病属阴还是属阳。审察病人的声音、分泌物的清浊，而知发病部位；看病人喘息的情况，并听其声音，从而知道病人的痛苦所在；看四时不同的脉象，从而知道疾病生于哪一脏腑；诊察尺肤的滑涩和寸口的浮沉，从而得知疾病所在的部位。这样，在治疗上，就不会有失误，在诊断上就没有错误。

所以说：病在初起的时候，用刺法就可以治愈；若在邪气方盛时，就须等邪气稍衰再去治疗。依据病势，在它轻的时候，可以扬散宣泄；在它重的时候，要逐步清泻；如正气衰微要补益它。对于病人来说，形体羸弱的，应用甘温的药品补之；精气不足的，应用饮食之味调养。如病在膈上，可用吐法发越；病在下焦，可用导泻之法驱尽其邪；病胸腹胀满的，可攻泻内邪；如冒风寒的，可用辛温药浴发其汗；如邪在皮毛的，可用发汗法；病情剧烈急促，可用抑收法；病为实证，可用散法或泻法。观察病在阴在阳，来辨别病性的柔刚。病在阳的，也可治其阴；病在阴的，也可治其阳。辨明气分和血分，把握发病部位，血实的就用泻血法，气虚的就用补益法。

## 【评介】

阴阳，指人体之阴阳与自然界之阴阳。应，相应、通应之义。象，征象也。本篇论述了人体之阴阳与自然界之阴阳，其象相应，故篇名曰《阴阳应象大论》。正如马莳所说：“此篇以天地之阴阳，合于人身之阴阳，其象相应，故名篇。”

本篇首先阐明了阴阳的基本概念，继而又系统地论述了阴阳五行学说的基本内容以及阴阳五行学说在中医学的生理、病理、诊断、治疗、养生等各方面中的具体应用，以此进一步论证了人的生命活动与自然界的密切关系。内容极其丰富广泛，是《内经》中论述阴阳五行学说至为重要而又较为系统完整的一篇，故曰“大论”。所以说本篇的内容，为中医学理论体系的确立和发展起到了奠基作用。

篇首“阴阳者，天地之道也……神明之府也”，阐明阴阳的基本概念以及阴阳学说的基本观点，指出阴阳的对立统一运动是自然界根本规律，是自然界一切事物发生、发展、运动、变化、消亡的根源。反映了朴素的唯物辩证法思想。其“治病必求于本”成为中医辨证论治的基本原则，至今仍指导着临床实践。

“故清阳为天……浊阴归六府”，是以天地云雨的形成和人体的新陈代谢阐明阴阳的升降出入运动，对后世医学的发展产生了深远的影响。例如临床上治疗耳目不聪，用益气升阳法；治疗肠胃积滞，用攻下法；治疗水肿病，用利水或逐水法等。李杲的脾胃升降理论、黄元御的五脏升降理论等，都是在这些理论的启发下，在临床实践中发展而成的。

“阳为气，阴为味……酸苦涌泄为阴”，论述了药食气味的阴阳属性以及性能和对人体的影响，为中药学理论体系的形成和发展奠定了基础。文中又以味、形、气、精相互转化的反复论述，概括地说明了人体物质与功能之间的辩证关系，从而解释阴阳互根互用、相互转化的道理。文中“壮火”与“少火”本指药食气味之厚薄，然后世医家将其引申，少火是指生理之火，壮火是指病理之火，给壮火、少火又赋予新的含义。

“阴胜则阳病，阳胜则阴病。阳胜则热，阴胜则寒。重寒则热，重热则寒”，成为中医病理学论述寒热证的基本病机，亦是诊治寒热病证的基本依据。关于“寒伤形，热伤气。气伤痛，形伤肿”的论述，揭示了不同的病因可引起不同的病变，然其具体证候非一成不变，故不可拘泥于文字之说。篇中“风胜则动……湿胜则濡泻”，不仅揭示病因辨证要点，而且为后世病因病机学的丰富和发展奠定了基础。如后世将动摇震颤的症状视为内风之象、将津液干涸的表现归为内燥等，皆为本文的发展。刘完素补充《素问》病机十九条，而提出“诸涩枯涸，干劲皴揭，皆属于燥”的理论，就是对本文“燥胜则干”的论述。本文对临床治疗，亦有重要的指导。例如临床治疗泄泻，无不从湿入手，或芳香化湿，或苦温燥湿，或淡渗利湿，或补阳以化寒湿，或苦寒以清热利湿等治法，皆源于“湿胜则濡泻”之论。篇中“冬伤于寒，春必温病……冬生咳嗽”一段，《生气通天论》亦有所论，文义基本一致，均为后世“伏邪”病因学的理论根据。

“上古圣人……咸伤血，甘胜咸”的论述，主要是运用了五行学说的理论，采取“取象比类”的方法，将人体的脏腑组织与和自然界有关的事物和现象进行了有机地联系，勾画出了以五脏为中心的人与自然相应的五个功能活动系统，并以五行的生克规律阐明了这五大功能系统之间相互资生、相互制约的关系，从而揭示了“四时五脏阴阳”的理论体系结构，体现了人是一个有机的整体以及人与自然密切相关的整体观念。这种“四时五脏阴阳”的理论体系结构，是《内经》理论体系中的主要内容，也是“藏象学说”的中心内容。本段的论述是五行学说在医学领域中的具体运用。

“阴在内，阳之守也；阳在外，阴之使也”，是运用阴阳互根互用理论对人体生命活动的高度概括，此段论述对病理的分析和临床实践，都有重要的指导意义。

“圣人为无为之事，乐恬憺之能，从欲快志于虚无之守”的养生之道，与《上古天真论》的“恬惔虚无”的养生思想，是一脉相承的，充分反映了《内经》养生学中的道家无为思想。

篇中“天不足西北”“地不满东南”是古代原始的宇宙理论，即“盖天说”的内容。而本篇主要指自然气候，因地域不同，阴阳盛衰有异。篇中所论与我国的气候特点基本上是相符的。而又以“阴阳应象”观点认为人体也存在着左右阴阳盛衰不同的情况，因而反映为左右手足耳目功能上出现差异的现象。这种说法是否正确，尚有待于进一步研究。篇中“惟贤人上配天以养头，下象地以养足，中傍人事以养五藏”的论述，说明《内经》的作者已认识到人既属于自然，也属于社会，所以人的生命活动不仅受着自然的影响，而且亦受着社会的影响，因而提出了既要顺应自然，又要适应社会的养生原则。可见“中傍人事以养五藏”一说与调神养生以及七情致病的思想是一致的。而今天现代医学刚刚从生物医学模式易名为生物－心理－社会医学模式。由此足以说明《内经》的思想内容可贵之处。

篇中以“治不法天之纪，不用地之理，则灾害至矣”的反面论证，揭示《内经》因时、因地制宜的治疗原则。

“故邪风之至……半死半生也”，体现了中医学早期诊断、早期治疗、预防为主的思想。同时亦指出了外感邪气的传变规律和外感病的发展过程。篇中所论的针刺方法属缪刺法的范围，至今临床仍在用之，具体刺法见《缪刺论》。篇中“善诊者……而知病所生”，强调了诊断疾病首当辨其阴阳属性，同时又指出必须诸诊合参而辨之，这样才能“以治无过，以诊则不失矣”。

篇末提出的治疗原则和治疗方法，不仅一直有效地指导着临床实践，而且对后世治疗学的发展，给予了很大的启发。

## 阴阳离合论篇第六

**【原文】**

黄帝问曰：余闻天为阳，地为阴，日为阳，月为阴，大小月三百六十日成一岁，人亦应之。今三阴三阳，不应阴阳[1]，其故何也？岐伯对曰：阴阳者，数之可十，推[2]之可百，数之可千，推之可万，万之大不可胜数，然其要一也[3]。天覆地载，万物方生，未出地者，命曰阴处[4]，名曰阴中之阴；则出地者，命曰阴中之阳。阳予之正，阴为之主[5]。故生因春[6]，长因夏，收因秋，藏因冬，失常则天地四塞[7]。阴阳之变，其在人者，亦数之可数[8]。帝曰：愿闻三阴三阳之离合也。岐伯曰：圣人南面[9]而立，前曰广明[10]，后曰太冲[11]，太冲之地，名曰少阴，少阴之上，名曰太阳，太阳根起于至阴，结于命门[12]，名曰阴中之阳。中身[13]而上，名曰广明，广明之下，名曰太阴，太阴之前，名曰阳明，阳明根起于厉兑[14]，名曰阴中之阳。厥阴之表，名曰少阳，少阳根起于窍阴[15]，名曰阴中之少阳。是故三阳之离合也，太阳为开，阳明为阖，少阳为枢[16]。三经者，不得相失也，搏而勿浮，命曰一阳[17]。帝曰：愿闻三阴。岐伯曰：外者为阳，内者为阴，然则中为阴，其冲在下[18]，名曰太阴，太阴根起于隐白[19]，名曰阴中之阴。太阴之后，名曰少阴，少阴根起于涌泉[20]，名曰阴中之少阴。少阴之前，名曰厥阴，厥阴根起于大敦[21]，阴之绝阳[22]，名曰阴之绝阴[23]。是故三阴之离合也，太阴为开，厥阴为阖，少阴为枢[24]。三经者，不得相失也，搏而勿沉，名曰一阴[25]。阴阳𩅦𩅦[26]，积传为一周[27]，气里形表而为相成也[28]。

**【注释】**

[1]不应阴阳：指不与天地一阴一阳之数相符。

[2]推：推广、演绎之义。

[3]其要一也：指阴阳虽然无限可分，然总不离阴阳的变化规律。吴昆：

“言阴阳之道始于一，推之则十百千万不可胜数，然其要则本于一阴一阳也。”张仲景：“阴阳之道，合之则一，散之则十百千万，亦无非阴阳之变化。”

［4］阴处：地属阴，万物未长出地面，还伏处于地下，故为阴处。王冰：“处阴之中，故曰阴处。”

［5］阳予之正，阴为之主：指阴阳二气在万物生长形成中的作用，即阳主万物之发生，阴主万物之形成。正与主义同，为互词。王冰：“阳施正气，万物方生，阴为主持，群形乃立。”

［6］生因春：指万物之生依赖春天的温暖。因，有依赖、凭借之义。下文仿此。

［7］天地四塞：指自然界春生、夏长、秋收、冬藏的变化受阻。塞，阻碍之义。

［8］数之可数：可以推测之意。

［9］南面：面向南方之意。

［10］广明：广，大也。明，阳也。广明，即阳气盛大之意。

［11］太冲：张志聪：“背北为阴，故曰太冲。”太冲是指属阴的部位。

［12］太阳根起于至阴，结于命门：根，经脉的下端。下文亦同。至阴，为足太阳经最下端的腧穴。位于足小趾外侧趾甲角旁。命门，此指目，《灵枢·根结》篇：“命门者，目也。”

［13］中身：张景岳：“中身，身之中半也。”

［14］厉兑：穴名，为足阳明经最下端的腧穴，位于足第二趾外侧趾甲角旁。

［15］窍阴：为足少阳经最下端的腧穴，位于足第四趾外侧趾甲角旁。

［16］太阳为开，阳明为阖，少阳为枢：吴昆：“太阳在表，敷畅阳气，谓之开；阳明在里，受纳阳气，谓之阖；少阳在于表里之间，转输阳气，犹枢轴焉，谓之枢。”张景岳：“太阳为开，谓阳气发于外，为三阳之表也。阳明为阖，谓阳气蓄于内，为三阳之里也。少阳为枢，谓阳气在表里之间，可出可入，如枢机也。”吴张二注皆通，可从。

［17］搏而勿浮，命曰一阳：指阳经之脉象多浮，但不能浮之太过，当为搏指有力而不至过浮，乃三阳协调，合而为一之征，故曰一阳。搏，指三经之脉搏击于指。张景岳：“其为脉也，虽三阳各有其体，然阳脉多浮，若纯于浮，则为病矣。故但欲搏手有力，得其阳和之象，而勿至过浮，是为三阳合一之道，故命曰一阳，此三阳脉之离合也。”

［18］其冲在下：王冰：“冲脉在脾之下，故言其冲在下也。”

［19］隐白：穴名，为足太阴经最下端的腧穴，位于足大趾内侧趾甲角旁。

[20]涌泉：穴名，为足少阴经最下端的腧穴，位于足底中、足趾跖屈时呈凹陷处。

[21]大敦：穴名，为足厥阴经最下端的腧穴，位于足大趾外侧趾甲角上丛毛处。

[22]阴之绝阳：高士宗："阴之绝阳，言纯阴而绝无阳也。"

[23]阴之绝阴：王冰："阴气至此而尽，故名曰阴之绝阴。"绝，尽也。

[24]太阴为开，厥阴为阖，少阴为枢：张景岳："此总三阴为言，亦有内外之分也。太阴为开，居阴分之表也。厥阴为阖，居阴分之里也。少阴为枢，居阴分之中也。开者主出，阖者主入，枢者主出入之间，亦与三阳之义同。"

[25]搏而勿沉，名曰一阴：指阴经之脉象多沉，但不能沉之太过，当为搏指有力而不至过沉，乃三阴协调、合而为一之征，故曰一阴。张景岳："三经皆阴，阴脉皆沉，不得相失也。若过于沉，则为病矣。故但宜沉搏有神，各得其阴脉中和之体，是为三阴合一之道，故名曰一阴，此三阴脉之离合也。"

[26]䨲：音钟，运行不息之意。张介宾："言阴阳之气，运动无已也。"

[27]积传为一周：积，聚也。传，经脉气血流传。张介宾："积传为一周，言诸经流传相积，昼夜五十荣而为一周也。"

[28]气里形表而为相成也：指阴阳之气由里出表，由表出里，相辅相成。张景岳："形以气而成，气以形而聚，故气运于里，形立于表，交相为用，此阴阳表里离合相成之道也。"

## 【语译】

黄帝问道：我听说天属阳，地属阴，日属阳，月属阴，由于日月的运转，经过三百六十五天，成为一年。人体也与之相对应。但是现在人体的三阴三阳和天地的阴阳不相符合，这是什么原因呢？岐伯回答说：阴阳的变化是无穷的，一可数到十，十又可推到百，百可数为千，由千可推到万，由万再推演下去，是数不尽的。但是，它的根本规律却同于一。

天覆地载，万物方有生长之机。当它们还未出生于地面的时候，叫作阴处，称为阴中之阴；生出地面的时候，叫作阴中之阳。阳气给万物以生机而使之正立，阴气给万物精气以主形。所以万物的发生，是借着春气的温暖；万物的滋长，是借着夏气的炎热；万物的收获，是借着秋气的清肃；万物的收藏，是借着冬气的潜敛。如果违逆了这个规律，则天地闭塞，阴阳灾变，就人体来讲，也是一样，也是数之无穷无尽的。

黄帝说：我希望听你讲一下三阴三阳经脉离合的情况。岐伯说：圣人面南而立，前方名叫广明，后方名叫太冲，太冲所在的地方，叫作少阴，少阴经之上，是太阳经，太阳经的下端根于足部的至阴穴，上结于面部的睛明穴。所以叫作阴中之阳。半身以上也叫作广明，广明的下边，叫作太阴，太阴的前面，叫作阳明，阳明经脉的下端根于足部的厉兑穴。所以叫作阴中之阳。厥阴之表，叫作少阳，少阳经脉的下端根于足部窍阴穴。所以叫作阴中之少阳。因此三阳经离合的情况是：太阳主表为开，阳明主里为阖，少阳介乎表里之间为枢。三者之间，不得失调。脉搏跳动有力而不浮越，叫作一阳。

黄帝说：我希望再听你讲讲三阴的离合情况。岐伯说：在外的属阳，在内的属阴，然而内为阴，冲脉又在下，叫作太阴。太阴脉根于足大趾端隐白穴，叫作阴中之阴。太阴的后面，叫作少阴，少阴脉根于足心的涌泉穴，叫作阴中之少阴。少阴的前面，叫作厥阴，厥阴脉根于足大趾端的大敦穴，此为纯阴无阳，叫作阴之绝阴。三阴离合的情况是：太阴是三阴之表为开，厥阴是三阴之里为阖，少阴在表里之间为枢，但三者之间不得失调，脉搏跳动有力而不偏沉，所以叫作一阴。

阴阳之气，冲冲往来，一日一夜行遍周天五十度，周而复始，气里形表之间是相辅相成的。

## 【评介】

本篇主要论述了自然界的阴阳虽然千变万化，但总不离一阴一阳之理。人身的经络虽有太阴、少阴、厥阴三阴和阳明、太阳、少阳三阳之分，但总归为一阴一阳之所化。故篇名曰《阴阳离合论》。离，分也。

“阴阳者，数之可十……然其要一也”，是本篇的主要论点，篇中并结合四时的生长收藏规律以及人体经络阴阳属性的划分和相互间的关系，给予了具体的论证，说明了阴阳是无限可分的，阴阳之中可以再分阴阳，揭示了阴阳的相对性和广泛性。事物的阴阳虽然千变万化，无限可分，但总不离阴阳。揭示了客观世界无论多么错综复杂，都不会脱离阴阳的对立统一运动规律。可见本篇是对《阴阳应象大论》内容的补充，也是对“阴阳者，天地之道也，万物之纲纪”的进一步说明。所以本篇也是《内经》论述阴阳学说的重要篇章之一。

文中提出了“阳予之正，阴为之主”的论点，并以四时万物生长收藏的具体例证加以论证。此与《四气调神大论》“夫四时阴阳者，万物之根本也”及《阴阳应象大论》“阴阳者，万物之能始也”等观点是一致的。本篇提出六经开、阖、枢理论，对后世临床辨证论治有很大的启发。如张仲景提出六经病的辨证论治，无不与此有关。所以这一理论亦成为后世注解《伤寒论》

的理论依据。

本篇再论三阴三阳之端时，仅太阳有“结于命门”之说，其余五经皆无“结于”之说。疑有脱简。据《灵枢·根结》及《黄帝内经太素》，阳明有“结于颡大”，少阳有“结于窗笼”，太阴有“结于太仓”，少阴有“结于廉泉”，厥阴有“结于玉英”的记载。

## 阴阳别论篇第七

### 【原文】

黄帝问曰：人有四经[1]十二从[2]，何谓？岐伯对曰：四经应四时，十二从应十二月[3]，十二月应十二脉[4]。脉有阴阳，知阳者知阴，知阴者知阳[5]。凡阳有五[6]，五五二十五阳[7]。所谓阴者，真藏[8]也，见则为败，败必死也。所谓阳者，胃脘之阳也[9]。别于阳者，知病处也；别于阴者，知死生之期[10]。三阳在头，三阴在手，所谓一也[11]。别于阳者，知病忌时[12]；别于阴者，知死生之期。谨熟阴阳，无与众谋[13]。所谓阴阳者，去者为阴，至者为阳[14]；静者为阴，动者为阳；迟者为阴，数者为阳。凡持真脉之藏脉者，肝至悬绝急[15]，十八日死；心至悬绝，九日死；肺至悬绝，十二日死；肾至悬绝，七日死；脾至悬绝，四日死。曰：二阳之病发心脾[16]，有不得隐曲[17]，女子不月[18]；其传为风消[19]，其传为息贲[20]者，死不治[21]。曰：三阳为病发寒热，下为痈肿，及为痿厥腨痟[22]；其传为索泽[23]，其传为颓疝[24]。曰：一阳[25]发病，少气善咳善泄；其传为心掣[26]，其传为隔[27]。二阳一阴[28]发病，主惊骇背痛，善噫[29]善欠[30]，名曰风厥[31]。二阴[32]一阳发病，善胀心满善气[33]。三阳三阴[34]发病，为偏枯痿易[35]，四支不举。鼓一阳曰钩[36]，鼓一阴曰毛[37]，鼓阳胜急曰弦[38]，鼓阳至而绝曰石[39]，阴阳相过曰溜[40]。阴争于内，阳扰于外[41]，魄汗未藏，四逆而起[42]，起则熏肺，使人喘鸣[43]。阴之所生，和本曰和[44]。是故刚与刚[45]，阳气破散，阴气乃消亡。淖则刚柔不和[46]，经气乃绝。死阴之属，不过三日而死；生阳之属，不过四日而死[47]。所谓生阳死阴者，肝之[48]心谓之生阳，心之肺谓之死阴，肺之肾谓之重阴[49]，肾之脾谓之辟阴，死不治[50]。结阳者，肿四支[51]。结阴者，便血一升，再结二升，三结三升[52]。阴阳结斜[53]，多阴少阳曰石水[54]，少腹肿。二阳结谓之消[55]，三阳结谓之隔[56]，三阴结谓之水[57]，一阴一阳结谓之喉痹[58]。阴搏阳别[59]谓之有子。阴阳虚肠辟[60]死。阳加于阴谓之汗。阴虚阳搏谓之崩[61]。三阴俱搏[62]，二十日夜半死。二阴俱搏，十三日夕时死。一阴俱搏，十日死。三阳俱搏且鼓，三日死。三阴三阳俱搏，心腹满，发尽不得隐曲[63]，五日死。二阳俱搏，其病温，死不治，不过十日死。

【注释】

[1]四经：吴昆："四经，肝木、心火、肺金、肾水也。不言五经者，土贯五行，寄王于四经也。"王冰："经，谓经脉。春脉弦，夏脉洪，秋脉沉，冬脉浮，谓四时之经脉也。"可见四经是指肝、心、肺、肾四脏与四时相应的弦、洪、浮、沉四种正常的脉象。

[2]十二从：此指十二辰，即子、丑、寅、卯、辰、巳、午、未、申、酉、戌、亥十二地支。王冰："从，谓天气顺行十二辰之分。"

[3]十二从应十二月：指正月应寅，二月应卯，三月应辰，四月应巳，五月应午，六月应未，七月应申，八月应酉，九月应戌，十月应亥，十一月应子，十二月应丑。

[4]十二月应十二脉：张志聪："手太阴应正月寅，手阳明应二月卯，足阳明应三月辰，足太阴应四月巳，手少阴应五月午，手太阳应六月未，足太阳应七月申，足少阴应八月酉，手厥阴应九月戌，手少阳应十月亥，足少阳应十一月子，足厥阴应十二月丑。"

[5]脉有阴阳，知阳者知阴，知阴者知阳：阴阳，指脉体有阴阳。张景岳："脉有阴阳，最当详辨，必知阳脉之体，而后能察阴脉；必知阴脉之体，而后能察阳脉。"

[6]凡阳有五：阳，下文云："所谓阳者，胃脘之阳也。"胃脘之阳，即胃气，故阳指有胃气之脉。五脏皆禀气于胃，故五脏正常脉象皆有胃气，即"凡阳有五"之意。

[7]五五二十五阳：指春、夏、长夏、秋、冬五时各有五脏之常脉，即每时均有五脏常脉应之，五时共计二十五种。高士宗："肝脉应春，心脉应夏，

脾脉应长夏，肺脉应秋，肾脉应冬。春时，而肝、心、脾、肺、肾之脉皆有微弦之胃脉；夏时，皆有微钩之胃脉；长夏，皆有微缓之胃脉；秋时，皆有微毛之胃脉；冬时，皆有微石之胃脉，是五五二十五阳。”

[8]真藏：指真脏脉，即无胃气之脉。脏腑败坏，真气将绝之征。

[9]胃脘之阳也：张景岳：“胃脘之阳，言胃中阳和之气，即胃气也。”

[10]别于阳者，知病处也；别于阴者，知死生之期：阳，有胃气之脉。阴，无胃气之脉，即真脏脉。张景岳：“能别阳和之胃气，则一有不和，便可知疾病之所。能别纯阴之真脏，则凡遇生克，便可知死生之期也。”

[11]三阳在头，三阴在手，所谓一也：指三阳经的虚实可从人迎脉测知，三阴经的虚实可从寸口脉测知，诊脉部位虽然不同，然诊脉的道理是相同的，有胃气则病轻，无胃气则病重。头，指人迎脉。手，指寸口脉。

[12]忌时：指脏病所忌之时，以五行相克之理推之。如肝病忌庚辛日或秋季，肺病忌丙丁日或夏季等。

[13]谨熟阴阳，无与众谋：王冰：“谨量气候，精熟阴阳，病忌之准可知，生死之疑自决，正行无惑，何用众谋议也。”

[14]去者为阴，至者为阳：此以脉搏起落分阴阳。脉落为去属阴，脉起为至属阳。

[15]悬绝急：悬，无所依附也。绝，断绝也。急，观下文心肺肾脾但云“悬绝”而无“急”字，《黄帝内经太素》亦无“急”字，故从《黄帝内经太素》。悬绝，指脉来孤悬将绝，乃胃气衰败之象。

[16]二阳之病发心脾：二阳，即阳明，指胃与大肠，但此处偏重于胃。此句即指胃有病多发于心脾。另《黄帝内经太素》“脾”作“痹”，似是。

[17]不得隐曲：指性机能障碍。张景岳：“不得隐曲，阳道病也。”隐曲，男性前阴。《唐书·安禄山传》：“隐曲常疮。”即指前阴处生疮。

[18]不月：指月经闭止。

[19]风消：病名。指精血耗损，虚热生风，消烁肌肉以致形体枯瘦之病。

[20]息贲：贲，音奔，气逆迫急也。息贲，病名，指呼吸气逆喘急之病。

[21]死不治：句读似欠妥，当为“死，不治。”下文此句，皆当如此读之。

[22]腨痛：腨音揣，亦称腓，即腓肠肌，俗称小腿肚。痛，音渊，王冰：“酸痛也。”

[23]索泽：王冰：“热甚则精血枯涸，故皮肤润泽之气皆散尽也。”楼英注：“索泽，即仲景所谓皮肤甲错也。”即皮肤失去润泽而干枯。索，此处有

缺乏、丧失之意。

［24］颓疝：病名，即癞疝，症见睾丸下坠，阴囊胀大，或胀，或痛。

［25］一阳：即少阳。王冰：“一阳，谓少阳胆及三焦之脉也。”

［26］心掣：心胸牵引作痛。

［27］隔：阻隔不通。此指胸膈阻塞，饮食不下之证。

［28］二阳一阴：二阳即阳明，指足阳明胃和手阳明大肠经。一阴，即厥阴，指足厥阴肝和手厥阴心包二经。

［29］噫：指嗳气。

［30］欠：指呵欠。

［31］风厥：病名。此处是指惊骇、背痛、善噫、善欠诸证的综合和概括。系风木犯胃，肝胃气逆所致，故曰风厥。

［32］二阴：即少阴，指足少阴肾和手少阴心二经。

［33］心满善气：满，同懑，闷也。心满即心闷不舒。善气，即太息，俗谓叹息。

［34］三阳三阴：三阳，即太阳，指足太阳膀胱和手太阳小肠二经。三阴，即太阴，指足太阴脾和手太阴肺二经。

［35］偏枯痿易：偏枯，即半身不遂。易，通弛。痿易，即痿弱、弛缓之意。

［36］鼓一阳曰钩：鼓，鼓动、搏动之意，下文皆同。一阳，初生之阳。钩，张志聪作“弦”，注云：“钩当作弦，弦当作钩（此指下文‘阳胜急曰弦’之弦）。此论四经之脉，以应四时也。鼓，动也。一阳之气初升，故其脉如弦之端直，以应春生之气也。”

［37］鼓一阴曰毛：一阴，初生之阴。张志聪：“一阴之气初生，故其脉如毛之轻柔，以应秋阴之气也。”

［38］鼓阳胜急曰弦：弦，张志聪作“钩”。注云：“阳气正盛，故其脉来盛去悠，如钩之急，以应夏热之气也。”即阳气已盛，脉搏洪大明显。

［39］鼓阳至而绝曰石：张志聪：“至者为阳，阳气伏藏，故脉虽鼓至而断绝，以应冬藏之气也。”滑寿注：“当作鼓阴至而绝。”丹波元简云：“鼓阳作鼓阴，近似。”滑注当从。此句即言阴气已盛，阳气潜藏，脉搏沉伏不显，犹如石之沉也。

［40］阴阳相过曰溜：相过，相交也，此有柔和协调之意。溜，同流，滑利流畅之意。此句即言阴阳协调，脉现冲和滑利之象。张志聪：“溜，滑也。阴阳相过，其脉则滑。长夏之时，阳气微下，阴气微上，阴阳相过，故脉滑

也。此言人有四经，以应四时之气也。”

[41]阴争于内，阳扰于外：此言阴阳失调。争，争夺。扰，扰乱。均为不和之象。张志聪：“阴阳相贯，外内循环，如阴不得阳气以和之，则阴争于内矣；阳不得阴气以和之，则阳扰于外矣。”

[42]魄汗未藏，四逆而起：魄汗，指身体汗出。张景岳：“皮毛腠理也，肺魄所主，故汗出腠理，名魄汗也。藏，犹闭也。”马莳：“肺经内主藏魄，外主皮毛，魄汗外泄，未能闭藏。”四逆，指四肢逆冷。阳扰于外，则汗出不止而卫表不固，谓之“四逆而起”。

[43]起则熏肺，使人喘鸣：《黄帝内经太素》“起则熏肺”作“起则动肺”，从之。动，此有扰动、侵犯之义。此句即言阴阳失调，扰动于肺，肺失宣降，气逆于上，使人喘息有声。张景岳：“魄汗未藏者，表不固也；四逆而起者，阳内竭也；甚至正不胜邪，则上熏及肺，令人气喘声鸣。此以营卫下竭，孤阳独浮，其不能免矣。”

[44]阴之所生，和本曰和：指阴气的生化不息，根源于阴阳的调和。高士宗：“独阳不生，独阴不长，阴之所生，和本曰和，言阴之所以能生万物者，以阴和而复本于阳和也。”和，前者谓调和之义，后者是正常之谓。本，阴阳也。

[45]刚与刚：刚属阳。刚与刚，言以阳济阳，则阳气独盛，不与阴和，以致孤阳不生。张景岳：“此言偏阳之为害也，刚与刚，阳之极也。以火济火，盛极必衰，故阳气反为之破散。”高士宗：“此刚与刚，则为独阳，而阴阳不和也。”

[46]淖则刚柔不和：淖，音闹，湿润也，此处指阴气偏盛。刚柔，即阴阳。高士宗：“淖者，柔与柔相合也。故淖则刚柔不和。经气借阳和以运行，今惟阴无阳，则经气乃绝。此柔与柔则为独阴，而阴阳不和也。”

[47]死阴之属，不过三日而死；生阳之属，不过四日而死：死阴、生阳，指病邪在五脏的五行生克传变规律。张志聪：“五脏相克而结，谓之死阴；相生而传，谓之生阳。”四日而死，新校正云：“按别本作‘四日而生’，全元起注本作‘四日而已’，俱通。详上下文义，作‘死’者非。”《黄帝内经太素》作“四日而已”。故当从改。

[48]之：传也。下文义同。

[49]肺之肾谓之重阴：肺传于肾，是金水相传，为相生之传，亦属生阳，然二脏皆属阴脏，故曰重阴。张志聪：“之，往也，传也……肺之肾，亦生阳之属，因肺肾为牝脏，以阴传阴，故名重阴。”

［50］肾之脾谓之辟阴，死不治：辟，音闭，此有反悔之义。肾病传脾，是水反侮土。张景岳："辟，放辟也。土本制水，而水反侮脾，水无所畏，是为辟阴，故死不治。"其"辟阴"之谓另有一意，以别上文"重阴"而言。

［51］结阳者，肿四支：结，指气血郁结。阳，此指手足六阳脉。张琦："四支，诸阳之本。邪结阳经，营卫壅滞，故肿。"

［52］结阴者，便血一升，再结二升，三结三升：阴，此处指手足六阴脉。张琦："邪结阴经，血无所藏，离经停淤，自便而下。再结三结，言传之甚也。"

［53］阴阳结斜：斜，通邪。马莳："阴经阳经为邪所结。"

［54］石水：水肿病之一，阴寒水邪凝结下焦，以少腹肿为主症的病证。

［55］消：此指消渴病。张景岳："阳邪留结肠胃，则消渴善饥，其病曰消。"

［56］隔：此指大小便不通的病证。《黄帝内经太素》注："便溲不通也。"张琦："膀胱结则小便闭，小肠结则大便塞。"

［57］水：此指水肿病。张琦："手太阴结则水道不调，气不能化；足太阴结则水邪莫制，反侮中土，而为诸水候也。"

［58］喉痹：病名，指咽喉肿痛不利之病。张景岳："一阴，肝与心主也。一阳，胆与三焦也。肝、胆属木，心主、三焦主火，四经皆从热化，其脉并终于喉，热邪内结，故为喉痹。"

［59］阴搏阳别：王冰："阴，谓尺中也；搏，谓搏触于手也。尺脉搏击，与寸口殊别，阳气挺然，则为有妊之兆。"即尺脉为阴，寸脉为阳，尺脉搏动有力与寸脉有明显之别。又张景岳："阴，如前手少阴也，或兼足少阴而言亦可。盖心主血，肾主子宫，皆胎孕之所主也。搏，搏击于手也。阳别者，言阴脉搏手，似乎阳邪，然其鼓动滑利，本非邪脉，盖以阴中见阳而别有和调之象，是谓阴搏阳别也。"王注与临床相符，然《内经》寸口脉无寸、关、尺之分，故似以张注为是。

［60］肠辟：病名。指泻下血津之病。另，肠辟即肠澼。

［61］阴虚阳搏谓之崩：崩，病名，指血暴出而量多之病。张景岳："阴虚者，沉取不足，阳搏者，浮取有余。阳实阴虚，故为内崩失血之证。"大出血后常见芤脉，张注为是。

［62］搏：指脉来搏击于指，毫无冲和之象，此乃真脏脉也，预后不佳。下皆为是。

［63］发尽不得隐曲：发尽，吴昆："胀满之极也。"不得隐曲，此指二便

不利。

## 【语译】

黄帝问道：人体有四经十二从，这是什么意思？岐伯回答说：四经即四脏，和春夏秋冬四时相应，十二从即十二辰，它们和十二月相应，而十二月又和十二经脉相应。

脉是有阴有阳的，知道什么是阳脉，就能知道什么是阴脉，知道什么是阴脉，也就知道什么是阳脉。阳脉有五种，但五时之中五脏的阳络各不相同，因此成为二十五种阳脉。所谓阴脉就是真脏脉，如果这种脉象显现了出来，那是胃气衰败，胃气衰败必死。所谓阳脉，就是有胃气的冲和之脉。能够辨别阳脉，就可以知道病处；能够辨别阴脉，就可以判断病者的死期。要了解三阳经的虚实，须诊察头颈的人迎；要了解三阴经的虚实，须诊察手部的寸口。但这两者是统一的。能辨识人迎脉的情况，就能审知病之忌时；能辨识寸口脉，就知死生之期。严谨地熟知阴阳脉理，临证时可自行决断，不必谋求于人，就不会疑而不决了。

所谓脉象的阴阳，脉往叫作阴，脉来叫作阳；脉静叫作阴，脉动叫作阳；脉慢叫作阴，脉快叫作阳。凡诊得无胃气的真脏脉，如肝的真脏脉出现，可见脉无根蒂无所依附，绝而不至，十八天就死；心脉真脏独见，可见脉飘然无所依附，绝而不至，九天就死；肺脉真脏独见，脉虚无根，绝而不至，十二天就死；肾脉真脏独见，可见脉飘然无所依附，绝而不至，七天就死；脾脉真脏独见，脉虚无根，绝而不至，四天就死。

一般地说，阳明经脉有病变，常发于心脾，病人不得隐曲，如果是女子，就会闭经不来潮。若是病久传变了，或形体发热消瘦，或转为气逆而喘的息贲病，那就不可治疗了。

一般地说，太阳经发病，多有寒热的症状，下身痛肿疮疡，或形成手足软弱无力的痿厥病，以致腿肚酸痛。如果病久传变，或血涸肤枯，或发为阴囊肿大的颓疝病。

一般地说，少阳经发病，气虚不足，好咳嗽好泄泻。如果病久传变，或心虚掣痛，或饮食不下、隔塞不通。

阳明与厥阴经发病，它的症状表现是惊骇背痛，常常噫气呵欠，这种病叫作风厥。

少阴少阳经发病，就容易作胀，心中烦闷，又容易叹气。

太阳和太阴经发病，就会发为半身不遂的偏枯证；或筋骨痿弱无力，四肢不能举动。

脉搏指微有力，有春生之气的，叫作弦脉。脉搏指无力，有秋毫之气的，叫作毛脉。脉搏指有力，来盛去衰，有夏洪之气的，叫作钩脉。脉搏指无力，轻按不足，有冬潜之气的，叫作石脉。阴阳之气，来去流利，叫作滑脉。

阴气内争，阳气外扰，大汗出不止，四肢逆冷，这样，就会寒气伤肺，使人喘息有声。阴气所以能够生成，根本在于阴阳的调和。阳气过盛，阴气也就随之消亡。阴阳紊乱，刚柔不和，经气就会衰绝。

属于死阴的病，不过三天就会死去；属于生阳的病，不过四天可以痊愈。所谓生阳、死阴，例如肝病传心，是木生火，就叫作生阳；心病传肺，是火克金，就叫作死阴；肺病传肾，同为阴气，二阴相并，叫作重阴；肾病传脾，是肾水反来侮土，叫作辟阴，是不可治的死证。

邪气若结滞于阳经，四肢就会浮肿；阴血瘀结，就会大便下血，瘀结愈重，下血愈多。阴经阳经都瘀结了，而阴经的瘀结重的，就会发生石水之病，主要症状是少腹肿；邪气振结于胃和大肠经的，就会发生消渴病；邪气瘀结于膀胱和小肠经的，就会出现大小便不通的症状；邪气瘀结于脾肺经的，就会发生水肿的病；邪气瘀结于厥阴少阴两经的，就会发生喉痹的病。阴脉搏击于指下，与阳脉有明显的区别，这是怀孕的现象。在脉上阴阳都现虚象，再患痢疾下脓血不止，这是死证。阳脉胜于阴脉，是要出汗的。阴脉虚，阳脉搏指，是妇科的血崩证。

三阴之脉都搏击于指下，经过二十天死于夜半。二阴之脉都搏击于指下，经过十三天死于傍晚。一阴之脉都搏击于指下，经过十天死于清晨。三阳之脉都搏击于指下，并且鼓动过甚的，三天就会死亡。三阴三阳之脉都搏击于指下，心腹胀满，作痛，大小便不通，经过五天就会死亡。二阳之脉都搏击于指下，经气浮散，这已无法可治，不过十天就要死亡。

## 【评介】

本篇主要以阴阳理论，阐释了脉象和经脉发病的病证与机理，有别于它篇的阴阳之论，故篇名曰《阴阳别论》。本篇主要应用阴阳理论讨论了真脏脉的脉象与预后，六经病证的脉象与主病规律以及各种脉象的阴阳属性，并且又指出了四时的正常脉象。可见是一篇以阴阳论脉学的专论。如文中以脉象之迟数、动静、去至分阴阳，为临床诊断疾病的阴阳属性提供了依据。篇中“所谓阴者，真藏也……别于阴者，知死生之期”，强调了脉有胃气的重要性，成为后世“脉以胃气为本，有胃气则生，无胃气则死”理论渊源。篇首“四经应四时，十二从应十二月，十二月应十二经”，说明四时气候的变迁可引起经脉气血变化，其变化与四时又是相应的，成为后世脉诊与针灸子午流注的理论依据。

本篇又以阴阳理论论述了三阴三阳经脉的发病机理、临床变化、传变规律、预后等问题。所论病证不仅在经脉，更多在相应的脏腑。其中有关水肿、消渴、痿易等脉象和机理的论述，至今仍有很重要的临床价值。

关于文中真脏脉现的死期日数，与今日临床所见，不尽相符。虽王冰、马莳等有其注解，然确义难明，故此存疑待考。关于以生阳、死阴、重阴、辟阴判断五脏病之预后，虽有一定规律，但不可过于拘泥。

篇中“鼓一阳曰钩……阴阳相过曰溜”二十九字，丹波元简认为“与上下文不相顺接，是它篇错简在此尔”，可参。

纵观全篇可知本篇是阴阳学说在病理学和诊断学上的具体应用。

# 卷第三

## 灵兰秘典论篇第八

**【原文】**

黄帝问曰：愿闻十二藏[1]之相使[2]，贵贱[3]何如？岐伯对曰：悉[4]乎哉问也，请遂言[5]之。心者，君主之官也，神明出焉[6]。肺者，相傅之官，治节[7]出焉。肝者，将军之官，谋虑[8]出焉。胆者，中正[9]之官，决断[10]出焉。膻中[11]者，臣使之官，喜乐出焉[12]。脾胃者，仓廪[13]之官，五味[14]出焉。大肠者，传道[15]之官，变化[16]出焉。小肠者，受盛[17]之官，化物[18]出焉。肾者，作强[19]之官，伎巧[20]出焉。三焦者，决渎[21]之官，水道出焉。膀胱者，州都[22]之官，津液藏焉，气化[23]则能出[24]矣。凡此十二官者，不得相失[25]也。故主明[26]则下安，以此养生则寿，殁世不殆[27]，以为天下则大昌。主不明则十二官危，使道[28]闭塞而不通，形乃大伤，以此养生则殃，以为天下者，其宗[29]大危，戒之戒之！至道在微[30]，变化无穷，孰[31]知其原！窘[32]乎哉，消者瞿瞿[33]，孰知其要！闵闵之当[34]，孰者为良！恍惚之数[35]，生于毫氂[36]，毫氂之数，起于度量，千之万之，可以益大，推之大之，其形乃制[37]。黄帝曰：善哉，余闻精光[38]之道，大圣之业，而宣明大道，非斋戒[39]择吉日，不敢受也。黄帝乃择吉日良兆，而藏灵兰之室[40]，以传保[41]焉。

**【注释】**

[1]藏：此指脏腑。六脏六腑共计十二，故曰十二脏。

[2]相使：泛指古代官职。张景岳："相使者，辅相臣使之谓。"此处指十二脏腑的功能及相互关系。

[3]贵贱：指职位之高低。此处作主次分工理解。

[4]悉：详尽也。

[5]遂言：遂，尽也。遂言，全面叙述之义。

[6]神明出焉：神明，指精神意识思维活动。出，发出、产生之义，即功能活动由此产生。下文皆类此。

[7]治节：治理、调节之义。

[8]谋虑：深谋远虑之义。

[9]中正：不偏不倚之义。

[10]决断：定夺、判断之义。

[11]膻中：此指心包。

[12]喜乐出焉：张志聪："心志喜，心主代君宣布，故喜乐出焉。"

[13]仓廪：《礼记·月令》："谷藏曰仓，米藏曰廪。"即指粮食仓库。脾主运化水谷，胃主受纳腐熟水谷，为水谷之海，故为仓廪之官。

[14]五味：此指水谷精微。水谷精微由脾胃所化生，故曰五味出焉。

[15]传道：即传导。道，同导。

[16]变化：此指大肠将食物残渣变化成粪便。

[17]受盛：接受、容纳之义。盛，音成。

[18]化物：指小肠消化食物，分清别浊的功能。

[19]作强：吴昆："作强，作用强力也。"此处偏指体力。

[20]伎巧：伎，同技。吴昆："伎，多能也。巧，精巧也。"伎巧，指人的技能和智巧，包括先天本能和后天的智巧技艺。

[21]决渎：张景岳："决，通也；渎，水道也。"即疏通水道之义。

[22]州都：州，此处作聚解。《礼记·王制》："二百一十国以为州。"郑玄注："州，犹聚也。"都，同渚，聚水之处。《水经注》卷六文水注："水泽所聚谓之都，亦曰渚。"州都，即指水液积聚之义。津液聚藏于膀胱，故曰州都之官。

[23]气化：指三焦输布水液的功能以及肾的泌尿和膀胱开阖功能。

[24]出：此指尿液排出。

[25]相失：彼此失去正常协调关系之义。马莳："凡此十二官者，上下相使，彼此相济，不得相失也。"

[26]主明：君主通达明智之义。在人体主要指心的功能正常。

[27]殁世不殆：终身没有危险。殁，通没，终也。殁世，终身也。殆，《说文解字》："危也。"

[28]使道：脏腑相使之道也。即十二脏腑相互联系的通道，具体指经脉。

[29]宗：宗庙，象征国家的统治地位。

[30]至道在微：指至深的道理非常幽远微妙。

［31］孰：谁也。

［32］窘：音炯，困难也。

［33］消者瞿瞿：消，《黄帝内经太素》作“肖”，从之。肖，善也。肖者，即有能力的人。瞿瞿，王冰：“勤勤也。”全句意为有学问的人勤奋探索。

［34］闵闵之当：闵，昏暗。《史记·范雎蔡泽列传》：“窃闵然不敏。”《史记索隐》：“闵，犹昏暗也。”当，挡也。《庄子·人间世》：“汝不知夫螳螂乎，怒其臂以当车辙。”综观全句即言理论深奥玄妙，昏暗难明，如有物之遮挡。

［35］恍惚之数：王冰：“恍惚者，谓似有似无也。”此句即言难以确切说明的似有若无的数量。

［36］毫氂：极其微小之义。氂，音毛，为牦之异字，又指牦牛尾。另，氂音义同厘。

［37］其形乃制：万物成形之义。

［38］精光：精纯明彻之义。

［39］斋戒：古时的一种仪式，古人在重大庆典前先作斋戒，首先择吉日良辰，沐浴，洁衣净室，戒欲辟酒肉等。此指专心至诚之义。张志聪：“斋戒者，诚意涤虑也。”

［40］灵兰之室：黄帝藏书之所。

［41］传保：传，流传。保，同宝。

**【语译】**

黄帝说：我希望听你讲一下十二脏器在人体内的相互作用，有无主次的区别？岐伯说：你问得真详细啊！我一一得讲清。心是人体的中枢，为君主之官，人的思维活动都是心的功能作用。肺好像是宰相，主一身之气，人体内外上下的活动，都需要它来调节。肝譬如将军，谋略智虑是从它那里来的。胆似司法之官，具有决断的能力。膻中像个内臣，君主的喜乐，都由它透露。脾胃受纳水谷，好像贮粮仓库，五味对人体的营养给用，是由它那里产生的。大肠主管转输，食物的转化、排泄过程是在那完成的。小肠的功能，是接受脾胃已消化的食物，进一步起到分化清浊作用。肾是精力的源泉，能产生出智能和技巧。三焦主输通水液，主管周身行水的道路。膀胱是水液聚会的地方，经过气化作用，才能排出体外。以上十二脏器的作用，不能失去协调关系。如心的功能正常，则诸脏安和。如果依据这个道理来养生，就能长寿，就会寿终天年而无危殆。如果根据这个道理来治天下，国家就会繁荣昌盛。反之，如果心脏不健康，那么十二官就危险。而各个脏器的活动一旦失去联系，形体就会受到伤害。对于养生来说，必然出祸殃。对于治国来说，国家就有败亡的危险，实在值得警惕！

养生的道理极其微妙，变化是没有穷尽的，谁能了解它的本源呢？实在太困难了！有智者勤奋地探索，才能知道它的精要。道理深微玄妙，幽暗难明，谁能理解它的好处！最微小的物体，可以用毫厘来计算，毫厘的积累，便要用尺来度量了，然后推广扩大，形器才成法度。

黄帝说：很好。我听到了精纯明彻的大道理和圣人的事业，而这些经论至理，不是诚心斋戒，选择吉日，是不敢接受的。于是黄帝选择了吉日良辰，把这些医学至理，保存在灵兰之室，如同宝物一般，使它传流下去。

### 【评介】

灵兰，灵台兰室。相传为黄帝藏书之所。秘典，秘藏之典籍。作者认为本篇所论内容至关重要，当“藏灵兰之室，以传保焉”，故篇名曰《灵兰秘典论》。

本篇用比拟的手法论述了六脏六腑的生理功能以及脏腑之间的相互关系，这是中医藏象学说的基本内容之一，也是中医生理学关于人体生命活动规律的具体论述。

篇中以“十二藏之相使”“凡此十二官，不得相失”说明人是一个有机的整体，各脏腑组织器官的功能活动存在着既分工又合作的相互协调关系，充分体现了藏象学说的整体观念，这也是中医学理论体系的基本特点之一。文中以“主明则下安”“主不明则十二官危”说明心在人体生命活动中的主导作用。这也是藏象学说的基本观点之一。藏象学说是以五脏为中心的，而五脏又是以心为中心的，其理论渊源就在于此。

## 六节藏象论篇第九

### 【原文】

黄帝问曰：余闻天以六六之节[1]，以成一岁，人以九九制会[2]，计人亦有三百六十五节[3]以为天地[4]，久矣。不知其所谓也？岐伯对曰：昭[5]乎哉问也，请遂言之。夫六六之节，九九制会者，所以正天之度、气之数也[6]。天度者，所以制日月之行也[7]；气数者，所以纪化生之用也[8]。天为阳，地为阴；日为阳，月为阴；行有分纪，周有道理[9]，日行一度，月行十三度而有奇焉[10]，故大小月三百六十五日而成岁，积气余而盈闰矣[11]。立端于始[12]，表正于中[13]，推余于终[14]，而天度毕矣。帝曰：余已闻天度矣，愿闻气数何以合之[15]？岐伯曰：天以六六为节，地以九九制会，天有十日[16]，日六竟而周甲[17]，甲六复而终岁[18]，三百六十日法也。夫自古通天者，生之本，本于阴阳，其气九州，九窍皆通乎天气。故其生五，其气三，三而成天，三而成地，三而成人[19]，三而三之，合则为九，九分为九野[20]，九野为九藏[21]，故形藏四，神藏五[22]，合为九藏以应之也。帝曰：余已闻六六九九之会也，夫子言积气盈闰，愿闻何谓气？请夫子发蒙解惑[23]焉。岐伯曰：此上帝[24]所秘，先师[24]传之也。帝曰：请遂闻之。岐伯曰：五日谓之候[25]，三候谓之气[26]，六气谓之时[27]，四时谓之岁[28]，而各从其主治焉[29]。五运相袭[30]，而皆治之，终朞[31]之日，周而复始，时立气布[32]，如环无端，候亦同法[33]。故曰：不知年之所加，气之盛衰，虚实之所起[34]，不可以为工[35]矣。帝曰：五运之始[36]，如环无端，其太过不及[37]何如？岐伯曰：五气更立[38]，各有所胜，盛虚之变，此其常也。帝曰：平气何如？岐伯曰：无过[39]者也。帝曰：太过不及奈何？岐伯曰：在经[40]有也。帝曰：何谓所胜？岐伯曰：春胜长夏，长夏胜冬，冬胜夏，夏胜秋，秋胜春，所谓得五行时之胜，各以气命其藏[41]。帝曰：何以知其胜？岐伯曰：求其至[42]也，皆归始春[43]，未至而至[44]，此谓太过，则薄所不胜，而乘所胜[45]也，命曰气淫[46]。不分邪僻内生工不能禁[47]。至而不至[48]，此谓不及，则所胜妄行，而所生[49]受病，所不胜薄之也，命曰气迫[50]。所谓求其至者，气至之时也。谨候其时，气可与期[51]，失时反候，五治不分[52]，邪僻内生[53]，工不能禁[54]也。帝曰：有不袭[55]乎？岐伯曰：苍天之气，不得无常也。气之不袭，是谓非常，非常则变[56]矣。帝曰：非常而变奈何？岐伯曰：变至则病，所胜则微，所不胜则甚[57]，因而重感于邪，则死矣。故非其时则微，当其时则甚也[58]。帝曰：善。余闻气合而有形，因变以正名[59]。天地之运，阴阳之化，其于万物，孰少孰多，可得闻乎？

岐伯曰：悉哉问也，天至广不可度，地至大不可量，大神灵问[60]，请陈其方[61]。草生五色，五色之变，不可胜视[62]，草生五味，五味之美，不可胜极[63]，嗜欲不同，各有所通[64]。天食[65]人以五气[66]，地食人以五味。五气入鼻，藏于心肺，上使五色修明[67]，音声能彰。五味入口，藏于肠胃，味有所藏，以养五气[68]，气和而生，津液相成，神乃自生。帝曰：藏象[69]何如？岐伯曰：心者，生之本，神之变也[70]，其华在面，其充[71]在血脉，为阳中之太阳[72]，通于夏气。肺者，气之本，魄之处也，其华在毛，其充在皮，为阳中之太阴[73]，通于秋气。肾者，主蛰封藏之本[74]，精之处也，其华在发，其充在骨，为阴中之少阴[75]，通于冬气。肝者，罢极之本[76]，魂之居也，其华在爪，其充在筋，以生血气[77]，其味酸，其色苍[78]，此为阳中之少阳[79]，通于春气。脾胃大肠小肠三焦膀胱者，仓廪之本，营之居也，名曰器，能化糟粕，转味而入出者也，其华在唇四白，其充在肌，其味甘，其色黄，此至阴之类，通于土气[80]。凡十一藏，取决于胆也[81]。故人迎[82]一盛[83]病在少阳，二盛[83]病在太阳，三盛[83]病在阳明，四盛[83]已[84]上为格阳[85]。寸口[86]一盛病在厥阴，二盛病在少阴，三盛病在太阴，四盛已上为关阴[87]。人迎与寸口俱盛四倍已上为关格[88]，关格之脉羸[89]，不能极于天地之精气[90]，则死矣。

**【注释】**

[1]六六之节：六六，是六个甲子周期。节，度也，此指周期。古人以甲子纪日、纪年，即以十天干与十二地支相配纪时，干支配毕共计六十日，为一个甲子，即一节，六个六十日为一年，故称六六之节。

[2]九九制会：九九，此指人有九窍、九脏（即神脏五和形脏四，合为九脏），地有九州九野。制，正也。会，通也。此句即指人之九窍九脏，地之九州九野，以及天之六六之节之间是相互通应的。张景岳：“九九制会者，天有四方，方各九十度有奇而制其会。岁有四季，季各九十日有奇而制其会。以至地有九野，人有九脏，皆应此数。”

[3]节：此指腧穴。

[4]以为天地：指人与自然相应。

[5]昭：明也。

[6]正天之度、气之数也：正，确定之义。天之度、气之数，即下文所论

之天度、气数。天度，即周天三百六十五度（日行一度，一年三百六十五日行运整个周天）。气数，一年二十四节气之常数。张志聪："言六六之节，所以正天之度，盖岁有三百六十五日，而天有三百六十五度也。九九制会，所以纪气之数也。"高士宗："天度，周天三百六十五度也。气数，二十四气之常数也。"

［7］天度者，所以制日月之行也：制，节也、度也，此有计算、标志之义。此句意为以周天三百六十五度计算日月运行的规律。

［8］气数者，所以纪化生之用也：纪，通记，标志之义。此句意为以一年四时二十四节气之常数，标志着自然生长化收藏的规律。

［9］行有分纪，周有道理：分纪，分野纪度之义，指天体所划分的区域和度数。周，环周运行。道理，轨道规律。此两句即言日月的运行是有一定的区域、轨道和度数的。

［10］日行一度，月行十三度而有奇焉：奇，音基，余数也。太阳沿黄道转一周（三百六十五度）需要三百六十五日，平均每天运行一度，古人认为地球不动而太阳动，故曰日行一度。月亮绕地球运转一周约二十七点三二天，平均每天运行的度数为三百六十五度除以二十七点三二天，等于十三点三六度，故曰月行十三度而有奇。此为恒星月的度数。

［11］积气余而盈闰矣：气，节气。闰，谓置闰，即闰月。此句即言节气的余积，产生了闰月。中国古代历法为阴阳合历，即农历。以回归计年，即太阳在天球视运动一周的时间，分为二十四节，称太阳历，简称阳历。以朔望计月，即月亮盈亏周期。月一盈亏计二十九点五三零五日，然实计算时，尾数不便计算，故将月份分为大、小。大月三十天、小月二十九天。一年中大、小月各占六个，共十二个月象周期，总计天数为三百五十四日，此为太阴历，简称阴历。按照节气和日影推出来的回归年，即阳历年周期，一年总数为三百六十五点二四二二日，这样比十二个朔望月计算出来的阴历年周期天数多十一点二四二二日，因此就形成了月份常不足、节气常有余的结果。余气积盈二十九日左右，即置一闰月，用以解决节气与月份之间由于有余、不足所造成的偏差。约每年余十一日，十九年累计合七个朔望月。平均三十二个月置一闰月，计三年一闰，五年再闰，十九年七闰。置闰是协调阴历年周期和阳历年周期的方法。

［12］立端于始：立，确立。端，首也。立端，此指确立岁首。《左传·文公元年》："先王之正时也，履端于始，举正于中，归余于终。"注："步历者，以冬至之日为岁首。"此句意为确立冬至节为一年节气的开始。故吴昆："立端于始，谓造端为历元，所谓冬至日子之半是也。"

[13]表正于中：表，圭表，古代天文仪器。正，校正。中，中气。表正于中，指用圭表测量日影的长短位置以计算日月的运行，校正时令节气的变化。

[14]推余于终：与上文“积气余而盈闰”同义，即推算余气，确定闰月于岁终。余，余气。终，岁终。

[15]之：指天度。

[16]天有十日：天，天干。天干有十，即甲、乙、丙、丁、戊、己、庚、辛、壬、癸，用此纪日，故曰“天有十日”。

[17]日六竟而周甲：指十天干与十二地支子、丑、寅、卯、辰、巳、午、未、申、酉、戌、亥相配，天干需经过六次循环才成为甲子一周，共计六十日。日，此指十天干。竟，尽也、终也。周甲，即甲子一周。

[18]甲六复而终岁：指周甲循环六次为一年。甲，周甲。复，循环。

[19]三而成天，三而成地，三而成人：三，三阴三阳。此三句即言天、地、人皆有三阴三阳之六气。天之六气为风、寒、暑、湿、燥、火，地之六气为木、君火、相火、土、金、水，人之六气为人体脏腑经络之三阴三阳。

[20]九分为九野：指九在地分为九野。九野，即九州之分野。

[21]九野为九藏：指九在人分为九脏，地之九野与人之九脏又相通应。

[22]形藏四，神藏五：张志聪：“形脏者，藏有形之物也；神脏者，藏五脏之神也。藏有形之物者，胃与大肠小肠膀胱也。藏五脏之神者，心藏神，肝藏魂，脾藏意，肺藏魄，肾藏志也。”

[23]发蒙解惑：发，启发。蒙，昧也。惑，疑也。即启发蒙昧，解释疑惑。

[24]上帝、先师：王冰：“上帝，谓上古帝君也。先师，岐伯祖之师僦贷季，上古之理色脉者也。”

[25]五日谓之候：每日十二个时辰，五日共计六十个时辰，恰好甲子一周，此谓之一候。候，物候，气候。即万物随时令变化之情况。《礼记·月令》：“立春节，初五日，东风解冻；次五日，蛰虫始振；后五日，鱼陟负冰。”张景岳：“日行天之五度，则五日也。日有十二时，五日则六十时，是甲子一周，五行毕而气候易矣，故五日谓之候。而一岁三百六十日，共成七十二候也。”

[26]气：节气。即三候十五日谓一节气。

[27]时：季节。即六气九十日谓一季。

[28]岁：年也。即四时三百六十日谓一年。

[29]各从其主治焉：王冰：“各归从五行之一气，而为之主以王也。”即

四时各当令之五行主气。如春为木旺之时，夏为火旺之时等。其，五行也。主治，主治之气。

[30]五运相袭：五运，木、火、土、金、水五行之气的运行。袭，承袭。张景岳："此承上文而言岁时气候，皆五运相承，各治其时。"

[31]终朞：朞，音基，一周也。终朞，一周年。吴昆："终期之日，气候一周，则又复始。"

[32]时立气布：时立，指一年之中确立春、夏、秋、冬四时。气布，指四时之中分布二十四个节气。

[33]候亦同法：即言不仅岁气如此，五日一候的变化也如此。张景岳："不惟周岁之气为然，即五日为候，气亦迭更，故曰候亦同法。"另"候"字似又作测候解，姑互存。

[34]不知年之所加，气之盛衰，虚实之所起：年之所加，指各年主客加临之期。在五运六气之中每年按五运六气的运转都有固定的主气，同时亦有按五运六气的运转规律而出现的直接影响气候变化的客气，客气加在固定的主气上，谓之客主加临。盛衰、虚实，指运气之太过与不及。吴昆："当年运气，有加临，有盛衰，有虚实。详在《六元正纪》等篇。"即关于五运六气的内容详见《六元正纪》等专论运气的篇章。

[35]工：良医，即精通医理、医技精湛的医生。

[36]五运之始：指五运更迭之次序。始，终而复始。

[37]太过不及：太过，指运气盛而有余。不及，指运气衰而不足。五运的十干，各有阴阳，阳干为有余，阴干为不足。

[38]五气更立：指五运之气更迭主时。与上文"五运相袭"义同。

[39]无过：指五运之气无太过与不及，此谓之平气。过，过失也。

[40]经：古医经。

[41]各以气命其藏：气，四时五行之气。命，名也。此句即言以四时五行之气的特点命名五脏。张志聪："春木合肝，夏火合心，长夏土合脾，秋金合肺，冬水合肾，各以四时五行之气，以名其脏焉。"

[42]至：张景岳："至，气至也，如春则暖气至，夏则热气至者是也。"

[43]皆归始春：王冰："始春，谓立春之日也。春为四时之长，故候气皆归于立春前之日也。"即六气始于春季厥阴风木。候气当从初气始，大寒节为初气之始，故候气皆从立春前十五日之大寒节开始。

[44]未至而至：指时未至而气先至，即时令未到而气候已经出现。如春季未到而温暖的气候已出现。

[45]薄所不胜，而乘所胜：薄，同迫，侵犯、胁迫之义。乘，欺凌也。

王冰："凡五行之气，我克者为所胜，克我者为所不胜。"

[46]淫：太过。

[47]不分邪僻内生工不能禁：王冰："此上十字，文义不伦，应古人错简，次后'五治'下，乃其义也，今朱书之。"从之。

[48]至而不至：指时已至而气未至，即时令已到而气候未到，如春行冬令。

[49]所生：王冰："生我者为所生。"

[50]气迫：窘迫，此处指气不及。

[51]谨候其时，气可与期：谨慎地把握四时五行的变化规律，气候的到来是可以预测的。张景岳："候其时者，候四时六气之所主也。知其时，则气之至与不至，可得其期矣。"

[52]失时反候，五治不分：失，误也。反，违背。五治，五行之气当旺之时。此二句意为气候不能应期而至与时令相合，五时的寒热、温凉没有明显区别。

[53]邪僻内生：感邪生病。邪僻，即邪气。僻，不正也。

[54]禁：控制。

[55]不袭：指五运之气不相承袭。

[56]变：指反常的气候。

[57]所胜则微，所不胜则甚：即言主气与变气之间的胜负关系。如春季主气为风木，而见湿土之变气，变气为主气之所胜，故病轻。如见燥金之变气，变气为主气之所不胜，故病重。微、甚，即轻、重。

[58]非其时则微，当其时则甚也：张志聪："变易之气至，非其克我之时，为病则微；当其克我之时，为病则甚。"非其时，指非变气克主气之时；当其时，指正当变气克主气之时。

[59]因变以正名：马莳："谓万物化生各一其形，则各正其名而命之也。"正，确定、定正。此句即言因万物形态各异而定其不同的名称。

[60]大神灵问：神灵，深奥广博。问，即问题。

[61]方：即道理。《论语·雍也》："可谓仁之方也矣。"注："方，道也。"

[62]不可胜视：观之不可穷尽。

[63]五味之美，不可胜极：五味之美，尝之不尽也。

[64]嗜欲不同，各有所通：吴昆："五脏各有嗜欲，声色臭味各有所通而入五脏也。"即青色酸味通于肝，赤色苦味通于心，黄色甘味通于脾，白色辛味通于肺，黑色咸味通于肾。

［65］食：音义同饲，供给之义。

［66］五气：指风、暑、湿、燥、寒。然诸家多释为臊、焦、香、腥、腐五气，此注非也，当从前注。

［67］修明：明润也。

［68］五气：此指五脏之气。

［69］藏象：藏，泛指脏腑。象，征象。

［70］生之本，神之变也：生，生命。本，根本。变，《太素》作“处”，观下文，当从之，即神所居之处也。

［71］充：充养。

［72］阳中之太阳：前“阳”指部位，即膈上为阳，膈下为阴。后“阳”指功能特性。

［73］阳中之太阴：太阴，《新校正》：“按太阴《甲乙经》并《太素》作少阴，当作少阴。”从之。因以五脏合四时阴阳论，肺应秋收之气，故当为少阴。

［74］主蛰封藏之本：当读为“主蛰，封藏之本。”蛰，冬眠伏藏之虫，此处有闭藏之意。封藏之本，肾藏精，宜闭藏不宜妄泄，故曰封藏之本。

［75］阴中之少阴：《新校正》：“按全元起本并《甲乙经》《太素》少阴作太阴，肾在十二经虽为少阴，然在阴分之中当为太阴。”又《灵枢·阴阳系日月》：“肾为阴中之太阴。”从之。

［76］罢极之本：罢，音义同疲。《孙子兵法·军争》：“劲者先，罢者后。”极，劳也。《说文》：“燕人谓劳曰极。”罢极，疲倦劳困之义。吴昆：“动作劳甚，谓之罢极。肝主筋，筋主运动，故为罢极之本。”关于“罢”字另有数解。一说“罢”为“能”之误，能，通耐。当为耐极。一说“罢”，仍读霸音，免去、停止之义。引申为消除之义。一说“罢”当作“羆”，熊的一种。作刚勇多力解。一说“罢”当作“四”，即四极，四肢也。诸说供参。

［77］以生血气：李中梓：“肝为血海，自应生血；肝主春生，亦应生气。”

［78］其味酸，其色苍：《新校正》认为此六字和下文“其味甘，其色黄”六字均当删去。从之。

［79］阳中之少阳：《新校正》：“按全元起本并《甲乙经》《太素》作阴中之少阳，当作阴中之少阳。”《灵枢·阴阳系日月》：“肝为阴中之少阳。”从之。因肝位于膈下，当为阴中之少阳。

［80］脾胃大肠小肠三焦膀胱者……通于土气：此五十八字，滑寿《读素

问钞》认为有错简，注云："此处有错误，当云：脾者，仓廪之本，营之居也，其华在唇四白，其充在肌，此至阴之类，通于土气。胃、大肠、小肠、三焦、膀胱，名曰器，能化糟粕转味而入出者也。"从之。营，营气。唇四白，唇及四周之白肉。器，盛物之器皿。

[81]凡十一藏，取决于胆也：李东垣："胆者，少阳春生之气，春气升则万物化安，故胆气春升，则余脏从之，所以十一脏取决于胆也。"姑且从之。另，近人考之，"十一"乃古书竖版行文"土"字之讹，"十一藏"实乃"土藏"，即上文"通于土气"诸脏。

[82]人迎：指喉结两旁一寸五分处之动脉，属足阳明经。

[83]一盛、二盛、三盛、四盛：分别指脉搏比正常时大一倍、大二倍、大三倍、大四倍。盛，脉搏大也。下寸口脉义与此同。

[84]已：同以。

[85]格阳：格，阻抗、阻隔。格阳，指气盛溢于三阳，于三阴格拒不相交通，又称溢阳。张景岳："四盛已上者，以阳脉盛极而阴无以通，故曰格阳。"《灵枢·终始》："人迎四盛，且大且数，名曰溢阳，溢阳为外格。"

[86]寸口：又名气口、脉口。腕部桡动脉搏动处。属手太阴肺经。

[87]关阴：关，闭塞。关阴，指气盛溢于三阴，与三阳隔绝不相交通，又称溢阴。张景岳："四盛已上者，以阴脉盛极而阳无以交，故曰关阴。"《灵枢·终始》："脉口四盛，且大且数，名曰溢阴，溢阴为内关，内关不通，死不治。"

[88]关格：阻隔不通。此指阴阳俱盛至极而不得交通，以致生化将息之证。张景岳："阴气太盛，则阳气不能荣也，故曰关。阳气太盛，则阴气弗能荣也，故曰格，阴阳俱盛，不能相荣，故曰关格。"

[89]羸：《新校正》："详羸当作赢，脉盛四倍以上，非羸也，乃盛极也，古文赢与盈通用。"从之。羸为赢之误。赢，通盈，盛大盈余之义。

[90]不能极于天地之精气：张景岳："极，尽也。精气，天禀也。言不能尽其天年而夭折也。"

## 【语译】

黄帝问道：我听说天是以六个甲子周期为一年，地是以九九之制与天相会通，而人也有三百六十五节，与天地相合，这种数制已经是很久了，但不知这是什么道理。岐伯回答说：你问得真明确啊！我就讲讲吧。六六之节和九九之会，是确定天度和气数的。天度，是用来确定日月运行的。气数，是用来标明万物化生周期的。天为阳，地为阴，日为阳，月为阴。日月运行有一定规律，环周也有一定轨迹。每昼夜日行周天一度，而月行十三度有余，所以有大月小月，合三百六十五天为一年，而余气积累，则产生了闰月。那么怎样计算呢？首先确定一年节气的开始，用圭表测量日影的长短变化，校正一年里的时令节气，然后再推算余气于岁终。这样，天度就可全部历行完毕。

黄帝说：我已听到关于天度的道理，希望再听听气数是怎样与天度相配合的。岐伯说：天是以六六之数为节度，地是以九九之法与天相会通的。天有十个干日，六个十干叫作一个周甲，六个周甲成为一年，这是三百六十日的计算方法。从古以来，人与天道相连通，天地是生命的本源，本于天地间的阴阳。九州的地气都是与天气相通的，人体通过九窍联系着自然。所以有五行三气之说。天有三气、地有三气、人有三气，三三合而为九，在地分为九野，在人分为九脏，即四个形脏五个神脏，合为九脏，以与天的六六之数相应。黄帝说：我已听懂了六六与九九相会通的道理了，但夫子说积累余气成为闰月，那什么叫作气呢？请启发并解除我的疑惑！岐伯说：这是上古圣帝所密藏，而由先师传授给我的。黄帝说：希望全部讲给我听听。岐伯说：五天叫作一候，三候成为一个节气，六个节气为一时，四时为一年，而各有其当旺之气。五行气运相互承袭，都有主治之时。到了年终之日，再从始循环。一年分立四时，四时分立节气，如圆环一样没有端绪。时气的测候也应与天道同法度。所以说，不知道一年中当旺之气的加临，及其气的盛衰、虚实产生的原因，就不能当任医生。

黄帝说：五运终而复始，循环往复，没有端绪，那么它的太过和不及是怎样的呢？岐伯说：五行运气，更迭主时，各有其所胜，盛虚的变化，是天道常情。黄帝问：平气是怎样的？岐伯说：没有太过也没有不及。黄帝说：太过和不及的情况怎样？岐伯说：这在经书里是有记载的。黄帝问：什么叫作所胜？岐伯说：春胜长夏，长夏胜冬，冬胜夏，夏胜秋，秋胜春，这是五行之气以时相胜的情况。再以五行五季配五脏，五脏的相胜也就清楚了。黄帝说：怎样可以知道它们的所胜呢？岐伯说：推求气候到来的时间，以立春为标准。如果节令未到而相应的气候先到，就称为太过。太过就侵犯原来自己所不胜之气，而凌侮它所能胜之气，这叫作气淫。如果节令已到而相应的气候不到，就称为不及。不及则已所胜之气因无制约就要妄行，所生之气也因无所养而要受病，所不胜之气也来相迫，这叫作气迫。所谓求其至，就是在气候来到的时候，谨慎地观察与其相应的节令，看气候是否与节令相合。假如气候与时令不合，五时之间气候没有明显区别，那就表明内部邪僻之气已经生成，这样，就连医生也是力不能逮。

黄帝问道：五行气运有不相承袭的情况吗？岐伯回答说：天地自然的气

运，不能没有规律；气运失其承袭，就是反常，反常就要变而为害。黄帝道：变为害又怎样呢？岐伯说：气运反常人就会发生疾病；如属所胜，患病就轻；如属所不胜，患病就重；假若这个时候再双重感受了邪气，就会死亡。也就是说，五行气运的反常，在并非受克的时候，病比较轻，而在正值受克的时候，病就加重。

黄帝说：讲得好！我听说天地之气化合而成形体，又根据不同的形态变化来确定万物的名称，那么天气的气运和阴阳的变化，对于万物所起的作用，哪个多哪个少，你可以告诉我吗？岐伯说：你问得很详细，但天极广阔，不可测量，地极博大，也难以计算。你提出了这样一个深刻的问题，那我就说一下这其中的道理吧。草木有五种不同的颜色，这五色的变化，是多种多样的。草木有五种不同的气味，这五味的美妙也是不能穷尽的。人的嗜欲不同，各有其不同的嗜好。天供给人们五气，地供给人们五味。五气由鼻吸入，贮藏在心肺，能使肤色明润，音声洪亮。五味由口进入，藏在胃中，它的精微可养五脏之气。五气和调，就有生机，津液相辅相成，神气自然会旺盛起来。

黄帝问道：人体内脏与外在的生理征象是怎样的？岐伯说：心是生命的根本，思维活动的所在；其生理征象表现在面部，其功用是充实血脉，是阳中之太阳，与夏气相应。肺是气的根本，是藏魄的所在；其生理征象表现在毫毛，其功用是充实体表皮肤，是阳中之少阴，与秋气相应。肾主蛰藏，是封藏的根本，精气储藏的所在；其生理征象表现于头发，其功用是充实骨髓，是阴中之太阴，与冬气相应。肝是运动劳作的根本，藏魂的所在；其生理征象表现在爪甲，其功用是充实筋力，是阴中之少阳，与春气相应。脾胃大肠小肠三焦膀胱，是水谷贮藏的根本，是营气所生的地方；它们是人体的空腔脏器，能化生排泄水谷的糟粕，是转化五味而主吸收排泄的；其生理征象表现在口唇四周，其功用是充实肌肉，属于至阴一类，与长夏土气相应。凡人体的脏器取决于胆的春生之气。

人迎脉搏较常脉大一倍，病在少阳；大两倍，病在太阳；大三倍，病在阳明；大四倍以上称为格阳。寸口脉搏较常脉大一倍，病在厥阴；大两倍，病在少阴；大三倍，病在太阴；大四倍以上称为关阴。假如人迎与寸口之脉都大于常人四倍，称为关格，关格之脉衰竭，不能尽禀天地之精气，就会死亡。

## 【评介】

节，度也，即周期之义。古人用甲子纪天度，甲子一周为六十日，是为一节，六节为一年，故曰六节。藏，指藏于体内的脏腑。象，征象，指脏腑功能活动反应于外的各种征象。本篇首先以六六制节、九九制会论天之度、气之数，继之又论藏象，故篇名曰《六节藏象论》。

本篇首先根据天体的运转规律论述了气、候、时、岁的建立，以及五运之气的所胜更立，太过、不及对人体的影响。继而又论述了脏腑的生理功能、脏腑和形体组织与自然界的关系，从而说明了天人相应之理。所以本篇基本上分为两大部分，前部属运气学说的内容，后部属藏象学说的内容。篇首以"夫六六之节，九九制会者，所以正天之度、气之数也"立论，对日月运行、时岁闰置以及四时气候变化的规律，均进行了正确论证。这些都是古代天文历法及气象物候方面的内容，以示人们要想正确认识人体运动的规律，就要懂得天文和气象。所以文中曰："不知年之所加，气之盛衰，虚实之所起，不可以为工。"这种医学与天文学、气象学三者结合起来的观点，从现代科学角度看，也是非常科学的，所以现在兴起了一门新的边缘科学，即医学气象学。它是研究天气气候对人体的影响以及气象要素与疾病内在联系的一门学科。

篇中"五运之始……当其时则甚也"，讨论了五运之气的更胜规律以及太过、不及的致病规律，指出掌握运气盛衰是正确治疗疾病的前提。这对于流行病和传染病就显得更加重要。篇中的"气淫""气迫"是根据五行的生克规律推论的，说明了五脏疾病的发生受着四时气候的影响，五脏疾病的传变，有其一定规律可循。然疾病的发生、发展取决于诸多因素，故不可过于拘泥文中所言。篇中以"天食人以五气"说明了人依赖于自然而生存，揭示了人不能脱离自然而独立存在，既要受到自然的养育而生长，又要受到自然的影响而生病。

篇中"帝曰：藏象何如……凡十一藏，取决于胆也"，首先提出了"藏象"的名称，继而论述了各脏腑的功能特点以及与五体、五华和四时阴阳的关系，揭示了一个以脏腑为中心的"四时五脏阴阳"系统理论，这是藏象学说的基本内容，也是中医生理学的重要组成部分。

藏象学说，是中医理论体系的重要组成内容，是中医学辨证论治的理论基础。它的形成，是通过对人的生理、病理现象长期观察以及医疗实践的反复验证而逐步总结出来的。它突破了解剖概念的局限性，从整体的高度，把外部观察的生理、病理现象加以分析归纳，使之与各脏腑功能活动密切地联系起来，把脏腑以外的各组织与脏腑分别联系起来，把自然环境的各种因素与脏腑活动联系起来，从而形成了一个以脏腑为核心的、与四时阴阳密切相关的生理、病理理论体系，用以指导临床实践。理解本段原文对于建立藏象学说的基本概念，是非常重要的。所以说本篇是论述藏象学说的重要篇章。

篇末"故人迎一盛病在少阳……则死矣"，讨论了寸口与人迎对比诊脉的应用。此为《内经》诊脉法之一，今天临床已很少应用，但对某些疾病仍有诊断价值，故有待于进一步研究。关于本段内容，日本学者喜多村直宽认为："按以下与上文不属，疑为他篇错简。"此说可参。

篇中"夫自古通天者……其气三"三十一字，又见于《生气通天论》。疑该篇错简于此。因此段论述与上下文不顺。

篇中"三而成天……合为九藏以应之也"四十五字，又见于《三部九候论》，疑该篇错简于此。

## 五藏生成篇第十

**【原文】**

心之合[1]脉也，其荣[2]色[3]也，其主[4]肾也。肺之合皮也，其荣毛也，其主心也。肝之合筋也，其荣爪也，其主肺也。脾之合肉也，其荣唇也，其主肝也。肾之合骨也，其荣发也，其主脾也。是故多食咸，则脉凝泣[5]而变色；多食苦，则皮槁而毛拔[6]；多食辛，则筋急[7]而爪枯；多食酸，则肉胝䐢而唇揭[8]；多食甘，则骨痛而发落。此五味之所伤也。故心欲苦，肺欲辛，肝欲酸，脾欲甘，肾欲咸，此五味之所合也。五藏之气[9]，故色见青如草兹[10]者死，黄如枳实[11]者死，黑如炲[12]者死，赤如衃血[13]者死，白如枯骨者死，此五色之见死也。青如翠羽[14]者生，赤如鸡冠者生，黄如蟹腹者生，白如豕膏[15]者生，黑如乌羽[16]者生，此五色之见生也。生于心[17]，如以缟裹朱[18]；生于肺，如以缟裹红[19]；生于肝，如以缟裹绀[20]；生于脾，如以缟裹栝楼实[21]；生于肾，如以缟裹紫[22]，此五藏所生之外荣也。色味当[23]五藏：白当肺、辛，赤当心、苦，青当肝、酸，黄当脾、甘，黑当肾、咸。故白当皮，赤当脉，青当筋，黄当肉，黑当骨。

诸脉者皆属于目，诸髓者皆属[24]于脑，诸筋者皆属[24]于节，诸血者皆属[24]于心，诸气者皆属[24]于肺，此四支八溪之朝夕也[25]。故人卧血归于肝[26]，肝[27]受血而能视，足受血而能步，掌受血而能握，指受血而能摄。卧出而风吹之，血凝于肤者为痹，凝于脉者为泣，凝于足者为厥[28]，此三者，血行而不得反其空[29]，故为痹厥也。人有大谷十二分[30]，小溪三百五十四名，少十二俞[31]，此皆卫气之所留止，邪气之所客也，针石缘而去之[32]。诊病之始[33]五决为纪[34]，欲知其始，先建其母[35]。所谓五决者，五脉也。是以头痛巅疾[36]，下虚上实，过[37]在足少阴、巨阳[38]，甚则入[39]肾。徇蒙招尤[40]，目冥[41]耳聋，下实上虚，过在足少阳、厥阴，甚则入肝。腹满䐜胀，支鬲胠胁[42]，下厥上冒[43]，过在足太阴、阳明。咳嗽上气，厥[44]在胸中，过在手阳明、太阴。心烦头痛，病在鬲中，过在手巨阳、少阴。夫脉之小大滑涩浮沉，可以指别；五藏之象，可以类推[45]；五藏相音[46]，可以意识；五色微诊[47]，可以目察。能合脉色，可以万全[48]。赤脉之至也[49]，喘而坚[50]，诊曰有积气在中，时害于食，名曰心痹[51]，得之外疾[52]，思虑而心虚，故邪从之。白脉之至也，喘而浮[53]，上虚下实，惊，有积气在胸中，喘而虚[54]，名曰肺痹，寒热，得之醉而使内[55]也。青脉之至也，长而左右弹，有积气在心下支胠，名曰肝痹，得之寒湿，与疝同法，腰痛足清头痛[56]。黄脉之至也，大而虚，有积气在腹中，有厥气，名曰厥疝[57]，女子同法[58]，得之疾使四支汗出当风。黑脉之至也，上坚而大[59]，有积气在小腹与阴[60]，名曰肾痹，得之沐浴清水而卧。凡相五色之奇脉[61]，面黄目青，面黄目赤，面黄目白，面黄目黑者，皆不死也。面青目赤，面赤目白，面青目黑，面黑目白，面赤目青，皆死也。

**【注释】**

[1]合：配合。即言五脉与五体之间的内外配合关系。

[2]荣：荣华，亦作荣养解。

[3]色：此指面色。

[4]主：克我者。即此处言五脏之间的五行相克关系。

[5]泣：马莳："泣，涩同。"

[6]毛拔：毫毛脱落。

[7]急：拘挛。

[8]肉胝䐢而唇揭：胝䐢，《通雅》："胝䐢，皮肉生茧不仁也。"即皮肉粗厚之义。䐢，《集韵》："皱也。"即皮肉皱缩之义。揭，掀起。全句即言皮肉粗厚皱缩，口唇干裂掀起。

［9］五藏之气：指五脏显现于面部的气色。又《新校正》认为五脏之气连上句，当作“此五味之合五脏之气也”。可参。

［10］草兹：枯草之色。《尔雅·释器》：“兹，蓐草也。”

［11］枳实：中药，其色黯黄、干枯不泽。

［12］炲：音台，王冰：“炲谓炲煤也。”即煤烟之尘灰，其色黯黑、无光。

［13］衃血：王冰：“谓败恶凝聚之血，色赤黑也。”即死血，其色红黑不泽。

［14］翠羽：翠鸟之羽毛，其色青而明润。

［15］豕膏：即猪的脂肪，俗称猪板油，其色白而滑润光泽。

［16］乌羽：乌鸦之羽毛，其色黑而有光泽。

［17］生于心：心之有生气也。下皆仿此。

［18］如以缟裹朱：缟，音稿，指白色丝绢，其色泽明润。朱，即朱砂，其色鲜红。全句意为犹如用白色丝绢包裹朱砂一样，白里透红，即有光泽而又含蓄不露。下皆为是。

［19］红：此指浅红色。

［20］绀：青中含赤色。

［21］栝楼实：即瓜蒌实，为葫芦科多年生草质藤本植物瓜蒌的成熟果实，其皮色正黄而鲜明。亦属中药。

［22］紫：《说文解字》：“紫，帛青色赤。”即紫为青赤之色，然较绀之色深，实为黑赤相间之色。

［23］当：合也，应也，主也。

［24］属：前三个“属”字，是连属之义。后两个“属”字，是统属之义。

［25］此四支八溪之朝夕也：支，同肢。八溪，指两肘、两腋、两髀、两膝。朝夕，即潮汐，此指人身气血之往来如潮汐之有消有长。

［26］故人卧血归于肝：王冰：“肝藏血，心行之，人动则血运于诸经，人静则血归于肝脏。”张景岳：“人卧则静，静则血随气行于阴分而归于肝，以肝为藏血之脏也。”

［27］肝：《脾胃论》作“目”，从之。

［28］厥：厥冷。

［29］反其空：反，返归。空，通孔，即孔穴，气血出入之门户。

［30］人有大谷十二分：此指人有十二处大关节，上肢有肩、肘、腕关节，下肢有髋、膝、踝关节。

［31］小溪三百五十四名，少十二俞：小溪，指肉之小会，也就是络脉气血出入渗灌之俞穴。十二俞，指六脏六腑在背部的俞穴。王冰：“小络所会，谓之小溪也。然以三百六十五小络言之者，除十二俞外，则当三百五十三名，经言三百五十四者，传写行书误以三为四也。”吴昆：“十二俞，不在三百五十四名之内，故言少十二俞。”另有一说，认为“少十二俞”疑是后人旁注误入正文。可参。

［32］针石缘而去之：吴昆：“缘，因也。经云为邪气所客，针石因而取之，以去邪也。”即根据上文所言之部位用针以祛邪。缘，根据、依循。

［33］始：根本。

［34］五决为纪：王冰：“谓以五脏之脉为决生死之纲纪也。”即以五脏之脉作为判断疾病的纲领。

［35］欲知其始，先建其母：要想得知疾病的根本，必先明确致病的原因。张景岳：“建，立也。母，病之因也。”

［36］巅疾：指头部疾病。巅，巅顶。

［37］过：过失，此指病变。

［38］巨阳：太阳。

［39］入：经病入脏之义。

［40］徇蒙招尤：徇，通眴，眩之义。蒙，通朦，视物昏花不清之义。徇蒙，即眩晕。招，掉也。尤，音义同摇，动摇不定。王冰：“徇，疾也。蒙，不明也。言目暴疾而不明。招，谓掉也，摇掉不定也。尤，甚也。目疾不明，首掉尤甚，谓暴病也。目冥耳聋，谓渐病也。”可参。

［41］目冥：即目瞑也，目暗不明之义。

［42］支鬲胠胁：支，支撑。鬲，膈也。腋下为胠，胠下为胁。

［43］下厥上冒：气从下逆上也。

［44］厥：气机逆乱。《针灸甲乙经》“厥”作“病”，义亦通。

［45］五藏之象，可以类推：指五脏的生理和病理征象，可以用取象类比的方法推求。类，类比。推，推理、推求之义。

［46］五藏相音：指与肝、心、脾、肺、肾五脏相应的角、徵、宫、商、羽五音。

［47］微诊：微，微妙。微诊，指色诊是微妙的。

［48］万全：万无一失。

［49］赤脉之至也：句读欠妥，当为“赤，脉之至也”，下文“白脉之至也”“青脉之至也”“黄脉之至也”“黑脉之至也”均当仿此。赤，心之色；白，肺之色；青，肝之色；黄，脾之色；黑，肾之色。

[50]喘而坚：此指脉象。喘，有振动之义，又有急促之义，此指脉来急疾。坚，指脉象坚实有力。

[51]心痹：痹，闭也。心痹，指心气闭阻不宣。下文肺痹、肝痹、肾痹均仿此。

[52]外疾：张景岳："外疾，外邪也。"

[53]喘而浮：指脉来急疾而浮。

[54]喘而虚：此指病症，即虚喘。

[55]使内：此指入房性交。

[56]腰痛足清头痛：张琦："腰痛六字，当在肝痹之下。"从之。清，冷也。

[57]厥疝：病名。张景岳："中虚则脾不能运，故有积气在腹中。脾虚则木乘其弱，木无所畏，而肝肾之气上逆，是谓厥气。且脾肝肾三经皆结于阴器，故名曰厥疝。"

[58]女子同法：高士宗："女子无疝，肝木乘脾之法则同也。"

[59]上坚而大：指脉象。王冰："上，谓寸口也。"高士宗："上坚而大，坚大之脉上浮而不沉也。"互参。

[60]阴：前阴。

[61]凡相五色之奇脉：相，视也。之奇脉，《新校正》："按《甲乙经》无之奇脉三字。"张琦亦认为其三字属衍文。从之。

## 【语译】

心脏的外合是脉，它荣养着面部的色泽，制约心脏的是肾。肺脏的外合是皮，它荣养着毛，制约肺脏的是心。肝脏的外合是筋，它荣养着爪甲，制约肝脏的是肺。脾脏的外合是肉，它荣养着唇，制约脾脏的是肝。肾脏的外合是骨，它荣养着发，制约肾脏的是脾。

所以过多的进食咸味，会使血脉凝聚，而面色失去光泽；过多进食苦味，会使皮肤干燥而毫毛脱落；过多进食辛味，会使筋拘挛而爪甲枯槁；过多进食酸味，会使肉粗厚而唇干揭；过多进食甜味，可使骨骼疼痛而头发脱落。这是由于五味的偏嗜而受到伤害的情况。所以心喜欢苦味，肺喜欢辛味，肝喜欢酸味，脾喜欢甜味，肾喜欢咸味，这就是五味与五脏的应合情况。

面部的气色，表现出的青色如死草一样，是死证；黄色如枳实一样，是死证；黑色如烟炲，是死证；赤如凝血色，是死证；白色如枯骨一样，是死证。这是五色见死证的情况。面部的气色，如果有生气的话，必须青得像翠鸟的羽毛，赤得像鸡冠，黄得像蟹腹，白得像猪脂，黑得像乌鸦羽毛。这是五种判断生色的情况。进一步说，凡是心脏有生气的色泽，就像白绢裹着朱砂一样；肺脏有生气，就像白绢裹着粉红一样；肝脏有生气，就像白绢裹着青绀色的东西一样；脾脏有生气，就像白绢裹着瓜蒌一样；肾脏有生气，就像白绢裹着紫色的东西一样，这些是五脏有生气的表现。

五味主五脏，白色是主于肺脏和辛味，赤色主于心脏和苦味，青色主于肝脏和酸味，黄色主于脾脏和甜味，黑色主于肾脏和咸味。所以白色又主于皮，赤色又主于脉，青色又主于筋，黄色又主于肉，黑色又主于骨。

人身的经脉，都上属于目；所有精髓，都上属于脑；所有的筋，都连属于节；所有的血液，都属于心；所有的气，都属于肺。这气血筋脉像潮汐一样，灌注着四肢八大关节。

人在睡卧的时候，血就归贮于肝脏。所以肝受得了血，眼就能看东西；足受得了血就能行走；手掌受得了血就能握物；手指受得了血就能抓摄。睡起骤然来到屋外，被风所伤，则血凝结在肌表上，就要发生痹证；如果凝涩在经脉里，就会使得血行迟滞；如果凝涩在足部，就会发生下肢厥冷。这三种疾患，都是由于血液不能流回到孔窍，所以发生痹厥等病。在人身上，有大关节十二处，小肌群三百五十四处，那十二俞穴不在其内。这些都是卫气所留止的地方，也是邪气容易留止的处所，如果受了邪气的侵袭，就迅速用针刺或砭石除掉它。

开始诊病时，应当把五脏之脉，作为纲纪。若想知道某病是从哪脏里发生的，先要考察发病原因。所说的五决就是五脏之脉。

所以头痛连及巅顶的疾病，属于下虚上实，病在足少阴、太阳两经；如病势加剧，就会传入肾脏。头晕目眩，有天旋地转之感，并有耳鸣耳聋的，属于下实上虚，病在足少阳、厥阴两经；如病势加剧，就会传入肝脏。腹满而胀，胸膈胠下间有支撑感，下体厥冷，头上眩晕，病在足太阴、阳明两经。咳嗽逆喘，胸中有病，病在手阳明、太阴两经。心烦头痛，膈中不舒，病是在手太阳、少阴两经。

脉搏的大小滑涩浮沉等，可以凭借指感分别出来。五脏的外在征象，可以从取象比类中去推求。察听五脏反应出的音声，可以意会相应的病变。五色虽然微细，可以用眼来观察。在诊断中如果能够参合色、脉，就能够万无一失。如果面部出现赤色，脉搏躁数而又坚实，在诊断上来说，就是气积聚在腹中，常常妨碍饮食，这种病叫作心痹；它的致病原因，是过于思虑伤了心气，所以病邪乘虚而入。面部出现白色，同时脉搏躁数而又浮大，上虚下实，这是病气积聚在胸中，脉急疾而虚，这种病叫作肺痹；它的致病原因，是有寒热，并在醉后入房。面部出现青色，同时脉搏长而弦，并且左右搏击弹指，这是病气积在心下，两胠有支撑感，这种病叫作肝痹；它的致病原因，是受了寒湿，所以病理机转和疝气一样，并有腰痛、足冷、头痛等症状。面部出现黄色，同时脉搏上大而虚，是病气积在腹中，自觉有逆气，这种病叫作厥疝，女子同样有这种情况；它的致病原因，是四肢过劳，出汗后受了风的侵袭。面部出现黑色，同时脉坚而大，是病气积在小腹和前阴，这种病叫作肾痹；它的致病原因，是冷水沐浴后就入睡。

凡观察五色的逆顺：面黄目青，面黄目赤，面黄目白，面黄目黑的，都不是死的征象；面青目赤，面赤目白，面青目黑，面黑目白，面赤目青的，都是死的征象。

## 【评介】

本篇以五脏为中心，从生理、病理、诊断等方面，论述了五脏、五体、五脉之间的相生相克、相辅相成的关系，故篇名曰《五藏生成》。因何称篇不称论?《新校正》:“盖此篇直记五脏生成之事，而无问答论议之辞，故不云论。后不言论者，义皆仿此。”

本篇讨论的五脏所合、所荣、所主，五味入五脏以及气、血、筋、脉、髓的生理、病理等，属于中医藏象学说重要内容之一，也是中医病理学、诊断学的理论依据。其中五味之所合、五味之所伤又是中药学、病因病理学的理论基础。篇中“人卧血归于肝”之说，是阐明肝有贮藏血液、调节血量的功能。

本篇以更大篇幅论述了诊断学方面的内容。首先以五色为五脏所生之外荣立论，论述了色诊的要领。凡色光泽明润、含蓄不露为顺，晦暗枯槁、显露于外为逆。至今中医诊断学仍将此作望色诊病的基本原则。继而文中又指出了“欲知其始，先建其母”的诊治原则，并以具体的病证给予了论证。这一观点与《至真要大论》的“伏其所主，而先其所因”的原则是一致的，这一诊治理论成为后世辨证论治的基本原则，即辨证求因，审因论治。篇末又提出了“能合脉色，可以万全”这一重要的诊病原则，并以具体病证加以论证，从而强调了诊断疾病，必须色脉合参，综合分析，方能万全，并特别强调了不论脉诊、色诊，皆以胃气为本。这些都是诊法中的原则问题，对于临床实践有着极重要意义。

# 五藏别论篇第十一

## 【原文】

黄帝问曰：余闻方士[1]，或以脑髓为藏，或以肠胃为藏，或以为府，敢问更相反[2]，皆自谓是，不知其道，愿闻其说。岐伯对曰：脑髓骨脉胆女子胞，此六者地气之所生也，皆藏于阴而象于地[3]，故藏而不泻，名曰奇恒之府[4]。夫胃大肠小肠三焦膀胱，此五者，天气之所生也，其气象天[5]，故泻而不藏，此受五藏浊气[6]，名曰传化之府，此不能久留输泻者也。魄门[7]亦为五藏使，水谷不得久藏。所谓五藏者，藏精气而不泻也，故满而不能实[8]。六府者，传化物而不藏，故实而不能满[9]也。所以然者，水谷入口，则胃实而肠虚；食下，则肠实而胃虚。故曰实而不满，满而不实也。帝曰：气口[10]何以独为五藏主[11]？岐伯曰：胃者，水谷之海，六府之大源也。五味入口，藏于胃以养五藏气，气口亦太阴也[12]。是以五藏六府之气味，皆出于胃，变见于气口。故五气入鼻，藏于心肺，心肺有病，而鼻为之不利也。凡治病必察其下，适其脉，观其志意，与其病也[13]。拘于鬼神者，不可与言至德[14]。恶于针石者，不可与言至巧[15]。病不许治者，病必不治，治之无功矣。

**【注释】**

[1]方士：此处指医生。

[2]敢问更相反：敢问，自谦之词，意为冒昧地提出质问。更相反，高士宗："方士之中，更易其说，彼此相反。"

[3]藏于阴而象于地：意为贮藏阴精就像大地包纳收藏万物一样。阴，阴精。

[4]奇恒之府：贮藏阴精而不泻，与一般的传化之府不同，故名曰"奇恒之府"。高士宗："奇者，异也。恒者，常也。言异于常府。"

[5]其气象天：运化水谷、传化不已的功能像天体运转不息一样。

[6]五藏浊气：指五脏赖以化生精气的水谷和化精后余下的糟粕。

[7]魄门：肛门。

[8]满而不能实：王冰："精气为满，水谷为实。但藏精气，故满而不能实。"张景岳："精气质清，藏而不泻，故但有充满而无积实。"意为五脏贮藏精气必须保持精气充满，不能有积实。

[9]实而不能满：王冰："以不藏精气，但受水谷故也。"张景岳："水谷质浊，传化不藏，故虽有积实而不能充满。"意为六腑传化水谷必须保持虚实

更替，不能有壅满。

[10]气口：又名脉口、寸口。指双手腕部桡动脉搏动处，属于手太阴肺经所过之处，为诊脉部位。

[11]独为五藏主：意为独主五脏的生理、病理变化。主，反映。

[12]气口亦太阴也：意为气口属于手太阴肺经，但亦与足太阴脾经密切关联。

[13]必察其下，适其脉，观其志意，与其病也：《新校正》："按《太素》作必察其上下，适其脉候，观其志意，与其病能。"从之。上下，指周身上下。能，通态。

[14]至德：此指精深的医学理论。

[15]至巧：此指精湛的针石技术。

## 【语译】

黄帝问道：我从方士那里听到的脏和腑，有的把脑髓叫作脏，有的把肠胃叫作脏，但又有叫作腑的，当我冒昧相问时，他们的说法却相反，都说自己对。我不知到底谁说的正确，希望听你讲一下。

岐伯回答说：脑、髓、骨、脉、胆和女子胞，这六者，是禀受地气而生的，都能藏属于阴的精血，像大地养育万物那样。它们的作用，是藏精气以濡养机体而不泄于外，这叫作奇恒之府。像胃、大肠、小肠、三焦、膀胱，这五者，是禀受天气而生的，它们的作用，像天的阳光雨露下临一样，所以是泻而不藏，它们受纳五脏的浊气，叫作传化之府。其受纳水谷浊气以后，不能久停体内，经过分化，要把精华和糟粕分别输送和排出。所以魄门为它们发挥作用，它的作用，同样是使糟粕不能久藏在体内。我们所说的五脏，藏精而不泻，所以虽然常常饱满，却不像肠胃那样水谷充实其中。至于六腑呢，它的作用是要把食物消化、吸收、输泻出去，所以虽然水谷质地充实，却不能像五脏精气那样充满。食物入口以后，胃中充实，肠道却是空虚的，食物下排，肠中就会充实，而胃中又空了，所以说六腑是实而不满的。

黄帝问道：诊察气口之脉，为什么能够主五脏的生理病理呢？岐伯说：胃是水谷之海，六腑的源泉。凡是五味入口后，都贮藏在胃，经过脾的运化，来荣养脏腑血气。脾与肺都是太阴经而相连通，气口脉属手太阴肺经，而肺经是主朝百脉的。所以五脏六腑之脉气，都来源于胃气的充养，而其变化则表现在气口脉上，五气入鼻孔，进入肺里，而肺一有疾病，鼻的功能也失之和利。凡是在治疗疾病时，首先要察明病人上下人迎寸口的情况，观察他的情志如何，以及与疾病的关系。

拘执于鬼神思想而不能自拔的人，不可与其言谈最深奥的医学至理；厌恶针石治法并不接受治疗的人，无须与其谈论最高妙的针刺技巧。不与医者合作并拒绝治疗的人，其病必不可治，即使勉强治疗，也不会收到预期的功效。

## 【评介】

五脏，此为脏腑的统称。别论，区别于常论。本篇主要讨论了奇恒之腑和五脏六腑的概念、功能特点等问题，从而将五脏、六腑和奇恒之腑予以区别。故篇名曰《五脏别论》。

本篇亦为藏象学说的基本内容。文中许多观点给后世临床治疗学以很大启发。如"魄门亦为五藏使"之说，后人受此启发，不仅肠胃病从大便而治，其他多种五脏病证也从大便而治疗，大都收到满意的疗效。如喘咳病、癫狂病等用通泄大便之法常可得验。再如"六府者，传化物而不藏"之说，后人据此提出"六府以通为顺"的观点，以此指导临床治疗，例如近年来治疗急腹症，诸如急性阑尾炎、急性胆囊炎、急性胰腺炎、急性肠梗阻等，在此观点指导下，取得了满意效果。

关于满、实的含义，是针对精气与水谷的特性和五脏与六腑的形态结构而言的。五脏为近似实体性的器官，精气质清，所以精气是以弥漫渗透的状态存在于五脏之中，正常时必须保持盈满，故曰满，因此满含有渗透、弥漫之义。六腑为空腔器官，水谷质浊，所以水谷是以实质性状态存在于六腑之中，故曰实，因此实有充实之义。下文又以"胃实而肠虚""肠实而胃虚"对实的内涵作了进一步的说明。即此"实"是一时之实，必须与"虚"进行更替。

篇中对"气口何以独为五藏主"的论述，为后世以寸口诊脉法取代遍身诊脉法提供理论依据，成为寸口诊脉原理的理论根源。

篇末"凡治病必察其下……治之无功矣"，是诊断和治疗学的内容，说明诊病必须四诊合参，治病必须取得病人的配合。这些原则至今仍指导着临床实践。

"拘于鬼神者，不可与言至德。"这是两千年前《内经》作者的思想境界和世界观，在无神论的哲学领域，我们的先人走在了前列。

# 卷第四

## 异法方宜论篇第十二

### 【原文】

黄帝问曰：医之治病也，一病而治各不同，皆愈何也？岐伯对曰：地势[1]使然也。故东方之域，天地之所始生也[2]，鱼盐之地，海滨傍水，其民食鱼而嗜咸，皆安其处，美其食，鱼者使人热中[3]，盐者胜血[4]，故其民皆黑色疏理[5]，其病皆为痈疡，其治宜砭石[6]，故砭石者，亦从东方来。西方者，金玉之域，沙石之处，天地之所收引也[7]，其民陵居[8]而多风，水土刚强，其民不衣而褐荐[9]，其民华食而脂肥[10]，故邪不能伤其形体，其病生于内[11]，其治宜毒药[12]，故毒药者，亦从西方来。北方者，天地所闭藏之域[13]也，其地高陵居，风寒冰冽，其民乐野处而乳食[14]，藏寒生满病[15]，其治宜灸焫[16]，故灸焫者，亦从北方来。南方者，天地所长养[17]，阳之所盛处也，其地下，水土弱[18]，雾露之所聚也，其民嗜酸而食胕[19]，故其民皆致理[20]而赤色，其病挛痹[21]，其治宜微针[22]，故九针[23]者，亦从南方来。中央者，其地平以湿，天地所以生万物也众[24]，其民食杂而不劳[25]，故其病多痿厥寒热[26]，其治宜导引按跷[27]，故导引按跷者，亦从中央出也。故圣人杂合以治，各得其所宜[28]，故治所以异而病皆愈者，得病之情[29]，知治之大体也[30]。

### 【注释】

[1]地势：地理形势。

[2]天地之所始生也：张景岳："天地之气，自东而升。为阳生之始，故发生之气，始于东方。"

[3]热中：热积于体内。

[4]盐者胜血：食盐多则伤血。

［5］疏理：腠理粗疏不致密。

［6］砭石：是中国最古老的医疗器械，约源于新石器时代，将质地细腻韧度较好的石材磨制成尖石或石片，用以摩压或刺入皮肤治病。砭，《说文解字》："以石刺病也。"张景岳："砭石，石针也。"

［7］天地之所收引也：张景岳："天地之气，自西而降，故为天地之收引。"收引，收敛。

［8］陵居：依丘陵而居。

［9］褐荐：褐，毛布。荐，草席。褐荐，指穿毛布、铺草席。

［10］华食而脂肥：王冰："华，谓鲜美，酥酪骨肉之类也。以食鲜美，故人体脂肥。"

［11］病生于内：此处主要指饮食不节所伤，病从体内而生。

［12］毒药：泛指所有药物。

［13］天地所闭藏之域：马莳："天地严凝之气盛于北方，故北方者，天地闭藏之域也。"

［14］野处而乳食：野处，野外居住。乳食，以牛羊乳为主食。此句即指北方游牧人的生活方式。

［15］藏寒生满病：指内脏受寒而生胀满一类的病证。

［16］灸焫：焫，音弱，烧灼也。灸焫，指用艾火治病的灸法。

［17］天地所长养：南方阳气充足，是自然界最宜生长养育万物之地。

［18］其地下，水土弱：地下，指地势低下。水土弱，指水湿较甚，土地疏松。王冰："地下则水流归之，水多故土弱而雾露聚。"

［19］胕：通腐，此处指经过发酵制取的食物。

［20］致理：腠理致密。然张琦认为"致理"疑误，因为南方地势低，水湿盛，土质松，人当应之，故腠理疏松，当作"疏理"为切。张注可参。

［21］挛痹：挛，筋脉拘挛。痹，麻痹不仁。

［22］微针：毫针，此即指下文的九针。

［23］九针：是古代用针的种类，有镵针、员针、鍉针、锋针、铍针、员利针、毫针、长针、大针，共九种。详见《灵枢·九针十二原》。

［24］中央者，其地平以湿，天地所以生万物也众：意为中央地势平坦、气候温和而湿润，是自然界物产最丰富之地。众，丰富。

［25］食杂而不劳：食杂，食物品种繁多。不劳，指生活安逸，较少劳动。

［26］痿厥寒热：指痿弱、厥逆、寒热一类病证。

［27］导引按蹻：古代保健、治病的一种方法。王冰："导引，谓摇筋骨，动肢节。按，谓抑按皮肉。蹻，谓捷举手足。"似现在的气功、按摩等方法。

[28]杂合以治，各得其所宜：意为汇集上文所言各种治法以治病，并因地、因时、因人以施治，使各种疾病得到适宜的治疗方法。

[29]得病之情：意为全面了解病情以及与疾病有关的如天时、地理、生活习惯、体质等各种因素。

[30]知治之大体也：意为掌握治疗疾病的基本大法。体，法也。

## 【语译】

黄帝问道：医生治疗疾病，同样的病，而治法不同，都可以治愈，这是什么道理？岐伯说：这是地理气势决定的。东方地域，是自然生发之气最早发生的地方，出产鱼盐，滨海傍水，当地居民，都喜欢吃鱼类而嗜咸味，他们习惯这种居住环境和生活方式。但是鱼吃得过多，会生内热；咸味过多，会使人伤血。当地的人们，大都皮肤色黑，肌肤松疏，所发生的疾病，多是痈肿一类。在治疗上，适合用砭石，因此说，砭石疗法，是从东方发展起来的。

西方地区，出产金玉，是山陵沙漠地带，气候高寒肃敛。人们依山而居，多风沙，土强水硬。居民不穿丝绵，多用毛布和草席；在饮食上，多肉脂美食，人多肥胖。这样，虽然外邪不易侵犯，但是很容易在内脏发生疾病。在治疗上，需用峻烈药物，因此说，药物疗法，是从西方传来的。

北方地区，气势寒冷而万物闭藏，地势高寒，人们背山而居，寒风凛冽冰冻大地。该地居民，又时常游牧野居，以畜乳为食。这样，内脏常受寒邪，容易发生胀满的病，在治疗上，最宜使用灸焫，因此说，灸焫疗法，是从北方发展起来的。

南方地区，雨露充足，阳光充沛，万物茂盛，是盛阳所在的地方。地势低洼，水土潮湿，雾露多。该地的居民，喜欢吃发酵制取的食品；人们的身体，皮肤致密而带赤色，易于发生拘挛湿痹等病，在治疗上，宜于使用微针，因此说，九针疗法，是从南方发展起来的。

中央地区，地势平坦多湿，水土肥美，万物富庶，居民食物广杂，而少劳作，所以多发生痿厥寒热等病。在治疗上，应该使用导引按蹻。因此说，导引按蹻疗法，是从中原地域发展起来的。所以圣人参合各种治法，针对病情，给予恰当的治疗。所以疗法尽管不同，疾病却都能痊愈，这是由于能够全面了解病情，并掌握了治病大法的缘故。

## 【评介】

异法，指不同的治疗方法。方宜，指因地域环境不同，治疗各有所宜。

本篇主要讨论了由于人们所居住的地域不同，所患疾病各异，所以治病方法也不相同，各有其所宜。故篇名曰《异法方宜论》。

人们生活在不同的地域，必然会受到当地自然环境、生活条件、风俗习惯等因素的影响，从而形成各不相同的体质特点。正是由于以上诸多因素的影响，发生的疾病各异，所以治法亦各异，各取其所宜而治之。这是本篇所论的中心问题。以具体的例证说明了疾病的发生与自然气候、地理环境、生活条件、风俗习惯、人的体质等诸多因素有关，从而揭示了因人因地制宜、辨证论治思想。尤其是篇首提出“一病而治各不同，皆愈”，明确地指出了“同病异治”的论治原则。本篇内容对后世临床实践产生了深远的影响。

# 移精变气论篇第十三

## 【原文】

黄帝问曰：余闻古之治病，惟其移精变气[1]，可祝由[2]而已。今世治病，毒药治其内，针石治其外，或愈或不愈，何也？岐伯对曰：往古人居禽兽之间，动作以避寒，阴居[3]以避暑，内无眷慕[4]之累，外无伸宦之形[5]，此恬憺之世，邪不能深入也。故毒药不能[6]治其内，针石不能治其外，故可移精祝由而已。当今之世不然，忧患缘[7]其内，苦形伤其外，又失四时之从，逆寒暑之宜，贼风数至，虚邪朝夕，内至五藏骨髓，外伤空窍肌肤，所以小病必甚，大病必死，故祝由不能已也。帝曰：善。余欲临病人，观死生，决嫌疑[8]，欲知其要，如日月光，可得闻乎？岐伯曰：色脉者，上帝之所贵[9]也，先师之所传也。上古使僦贷季[10]，理色脉而通神明[11]，合之金木水火土四时八风六合，不离其常[12]，变化相移，以观其妙[13]，以知其要，欲知其要，则色脉是矣。色以应日，脉以应月[14]，常求其要，则其要也。夫色之变化，以应四时之脉，此上帝之所贵，以合于神明[15]也，所以远死而近生[16]。生道以长[17]，命曰圣王。中古之治病，至而治之，汤液[18]十日，以去八风五痹[19]之病，十日不已，治以草苏草荄之枝，本末为助[20]，标本已得，邪气乃服[21]。暮世[22]之治病也则不然，治不本四时，不知日月[23]，不审逆从[24]，病形已成，乃欲微针治其外，汤液治其内，粗工凶凶[25]，以为可攻，故病未已，新病复起。帝曰：愿闻要道。岐伯曰：治之要极，无失色脉，用之不惑，治之大则。逆从倒行，标本不得，亡神失国[26]。去故就新，乃得真人[27]。帝曰：余闻其要于夫子矣，夫子言不离色脉，此余之所知也。岐伯曰：治之极于一[28]。帝曰：何谓一？岐伯曰：一者因得之[29]。帝曰：奈何？岐伯曰：闭户塞牖，系之病者[30]，数问其情，以从其意，得神[31]者昌，失神者亡。帝曰：善。

**【注释】**

[1]移精变气：指转移病人的精神意识，调整改变紊乱的气机，使其恢复正常，从而达到治疗的目的。移，转移。精，精神。变，调整改变。气，气机。吴昆："移易精神，变化脏气，导引营卫，归之平调而已。"

[2]祝由：是古代的一种治病方法。即通过对神祝祷，念咒画符一类活动，达到治病的目的。施术者大多具有一定的医学知识，形式上是属于迷信活动，但在一定范围内，能起到精神治疗作用。祝，咒也。

[3]阴居：阴凉之处居住。

[4]眷慕：高士宗："眷慕，眷恋思慕也。"

[5]外无伸宦之形：在外不因追求名利而劳其形体。伸，此作追求解。伸，又通绅，绅宦，官宦名位。

[6]不能：此作不需要解。

[7]缘：缠绕。

[8]嫌疑：指疑难脉证。

[9]贵：此作重视解。

[10]僦贷季：上古的名医，传说是岐伯的世祖之师。僦，音就。

[11]理色脉而通神明：指研究色脉理论以通晓人体阴阳之变化。

[12]常：指自然界运动变化的正常规律。张景岳："色脉之应，无往不合，如五行之衰旺，四时之往来，八风之变，六合之广，消长相依，无不有常度也。"

[13]变化相移，以观其妙：吴昆："五行四时八风，互有代谢，谓之变化相移。色脉因之而变，是可以观其妙也。"

[14]色以应日，脉以应月：指色有明暗，如同太阳有晴有阴，脉有虚实如同月亮有亏有盈。张景岳："色分五行，而明晦是其变，日有十干，而阴晴是其变，故色以应日。脉有十二经，而虚实是其变，月有十二建，而盈缩是

其变，故脉以应月。”

［15］神明：此指自然界阴阳的变化规律。

［16］远死而近生：指远离死亡而保存生命。即生命长久之义。

［17］生道以长：指善用养生之道使生命长寿。

［18］汤液：古代用五谷制作的清酒，非今日之汤药。详见《汤液醪醴论》。

［19］五痹：指《痹论》所论之五体痹，即皮痹、肉痹、筋痹、骨痹、脉痹。

［20］治以草苏草荄之枝，本末为助：系指用方药治病。助，协助、协同。马莳：“苏者，叶也。荄者，根也。枝者，茎也。荄为本，枝叶为末，即后世之煎剂也。”

［21］标本已得，邪气乃服：此处标指医生，本指疾病。标本已得，意为医生的诊断和治疗与患者病情相吻合。服，制服。《汤液醪醴论》：“病为本，工为标，标本不得，邪气不服。”

［22］暮世：后世。

［23］不知日月：指不了解日月星辰的变化规律。王冰：“不知日月者，谓日有寒温明暗，月有空满亏盈也。《八正神明论》曰：凡刺之法，必候日月星辰四时八正之气，气定乃刺之……是故天寒无刺，天温无凝，月生无泻，月满无补，月郭空无治，是谓得时而调之。”

［24］不审逆从：指不审察色脉变化之逆顺。

［25］粗工凶凶：粗工，庸医。凶凶，粗鲁、草率。

［26］亡神失国：亡神，丧失生命。失国，亡国，此为比喻之词，即若逆从倒行，治病必亡神，治国必失国。

［27］去故就新，乃得真人：即抛弃旧的浅陋的知识，不断地去探索研究，获取新的知识，这样就可以使自己的医疗技术达到“真人”的水平。

［28］一：神也。

［29］因得之：此指病情由问诊而得之。

［30］闭户塞牖，系之病者：意为关闭门窗，医生注意力集中在病人身上。牖，音有，窗子。系，此处作注视解。

［31］神：指人体生命活动总的表现。

## 【语译】

黄帝问：我听说古时治病，只是转移病人的精神意识，或通过巫者祝由的方法即可治愈。现时世人治病，峻烈药物治其内，针刺砭石治其外，结果疾病还是或愈或不愈，这是什么缘故呢？

岐伯说：古时候的人们，穴居树巢，杂居禽兽之间。借着活动来驱除寒气，避阳趋阴来躲避暑热。心里没有攀慕之累，也没有仕宦忧患之形。在这个恬惔的环境里，外邪是不易侵犯人体的。因此，既不需要药物治其内，也不需要针石治其外，而只是改变病人的精神，或祈祷祝由就够了。现在就不同了，人们心里经常为忧虑所折磨，形体经常被劳累所伤，违反四时寒热的变化；这样，贼风虚邪朝夕之间不断侵袭，就会内伤五脏骨髓，外伤孔窍肌肉，所以得了小病，必然发展成为重病，而得了大病，就不免要死亡，所以靠祝由的方法，是不能把病治好的。

黄帝说：很好。我希望临证时，能够观察病人的死生，决断病情的疑似，掌握其要领时，心中就像有日月的光亮一样洞然，这样的诊法，可以告诉我吗？岐伯说：色和脉的诊察，是上古圣帝所重视，先师所传授的。上古时候，有位神医叫作僦贷季，他研究色脉之理，能通神入微，并联系到金木水火土，四时阴阳，八风六合，不脱离正常规律，并能从相互变化当中，观察它的奥妙。要想了解诊病的要领，那就谨察色脉。气色外应阳，脉息外应月亮。求其内在要领，并要遵循它。总之，色的变化跟四时脉气是相应的。这一道理，先帝是极重视的，因为它合于神明。掌握它就可以躲避死亡而达到生命的安全。生命延长了，所以人们称为圣王。中古时治病，先用汤液十天，祛除风痹病邪；如果十天病还没好，再用草药治疗。治病用草药，医生和病人也要有相应的配合，得其标本，邪气就会驱散，标本相得也就会痊愈的。至于后世医生治病就不是这样了。他们治病时，不根据四时的变化，不了解日月对色脉的影响，不辨别色脉的逆顺，等到疾病已经形成了，才想用微针治其外，汤液治疗其内，庸医鲁莽行事，自以为病能攻除。结果是原来的疾病没有治愈，又添上新的病证。

黄帝说：我希望听一听有关诊治的关键问题。岐伯说：治病最重要的，在于不脱离色脉诊察，正确地运用这样的诊法，这就是诊治的最大原则。假如认识病情时把逆顺搞颠倒了，又不能正确地审察本病与标病，这样的话，如果让他去辅佐君主，也一定会使国家灭亡的。所以治病，一定先要去掉旧病，同时急治新病，才算是得到了真医的传授。黄帝说：我从你那里听说了诊治的根本法则。即诊治不能脱离对气色和脉象的辨别，我现在已经知道了。岐伯说：诊治的极要关键，还要突出一个问题。黄帝问：是什么？岐伯说：这个关键就是问诊。黄帝说：怎样去做呢？岐伯说：关好门窗，避开他人，向病人细致地询问病情，了解他喜恶情因，并遂其心愿。得到了正确诊断就有正确的治疗，诊断失误就会败亡。黄帝说：太对了。

【评介】

移精变气，指用祝由之法，转移患者的精神，调整紊乱的气机，达到治病的目的，因本篇首论移精变气的问题，故以此名篇。

本篇指出远古治病，不用针药，惟用祝由，则病可愈的原因是，“往古人居禽兽之间，动作以避寒，阴居以避暑，内无眷慕之累，外无伸宦之形，此恬憺之世，邪不能深入也”。这一理论实质上是外避寒暑，内调精神的养生方法，此与《上古天真论》的虚邪贼风，避之有时，恬惔虚无，精神内守养生原则是同一思想基础，以此养生则可却病强身，虽有邪侵亦不能深入，故无须用针药治之，可见这种说法是有道理的，揭示了养生的意义，从这个角度看是无可非议的。但这不是远古之人治病不用针药，只用祝由的真正理由。因远古之时，医疗水平极低下，无针药可施，主要依赖祝由这种充满迷信色彩的精神疗法来治病。所以要正确理解本段原文的内涵，它揭示的是养生的意义。

本篇指出了疾病应当早期治疗的思想，即所谓病至而治，切勿“病形已成”而治，又强调了治病应当结合四时阴阳而治之，并以“治不本四时，不知日月，不审逆从”则“故病未已，新病复起”，给予了论证，体现了因时制宜的原则。

本篇以更多的篇幅讨论了诊断学方面的内容。篇中提出了色诊与脉诊必须与自然界的阴阳、五行、四时、八风、六合等结合起来，才能达到“以观其妙，以知其要”的程度。另外又提出问诊的意义和具体方法，并强调色诊、脉诊必须和问诊结合，对疾病进行全面的分析和判断，才能“用之不惑”。本篇特别强调神在人体的重要性，揭示了不论问诊还是脉诊、色诊，均当察神之得失，方可预测疾病善恶吉凶。并在篇末提出了“得神者昌，失神者亡”这一著名的中医诊断学论点。

## 汤液醪醴论篇第十四

【原文】

黄帝问曰：为五谷[1]汤液及醪醴[2]奈何？岐伯对曰：必以稻米，炊之稻薪，稻米者完[3]，稻薪者坚[4]。帝曰：何以然？岐伯曰：此得天地之和，高下之宜，故能至完，伐取得时，故能至坚也[5]。帝曰：上古圣人作汤液醪醴，为而不用何也？岐伯曰：自[6]古圣人之作汤液醪醴者，以为备耳，夫上古作汤液，故为而弗服也。中古之世，道德[7]稍衰，邪气时至，服之万全。帝曰：今之世不必已[8]何也？岐伯曰：当今之世，必齐[9]毒药攻其中，镵石[10]针艾[11]治其外也。帝曰：形弊血尽而功不立[12]者何？岐伯曰：神不使[13]也。帝曰：何谓神不使？岐伯曰：针石，道也。精神不进，志意不治，故病不可愈[14]。今精坏神去，荣卫不可复收。何者？嗜欲无穷，而忧患不止，精气弛坏[15]，荣泣卫除[16]，故神去之而病不愈也。帝曰：夫病之始生也，极微极精[17]，必先入结于皮肤。今良工皆称曰病成，名曰逆，则针石不能治，良药不能及也。今良工皆得其法，守其数[18]，亲戚兄弟远近[19]音声日闻于耳，五色日见于目，而病不愈者，亦何暇[20]不早乎？岐伯曰：病为本，工[21]为标，标本不得[22]，邪气不服，此之谓也。帝曰：其有不从毫毛而生，五藏阳以[23]竭也，津液充郭[24]，其魄独居[25]，精孤于内，气耗于外[26]，形不可与衣相保[27]，此四极急而动中[28]，是气拒于内，而形施于外[29]，治之奈何？岐伯曰：平治于权衡[30]，去宛陈莝[31]，微动四极，温衣，缪刺[32]其处，以复其形。开鬼门，洁净府[33]，精以时服[34]，五阳[35]已布，疏涤五藏[36]，故精自生，形自盛，骨肉相保[37]，巨气乃平[38]。帝曰：善。

## 【注释】

[1]五谷：指麦、黍、稷、稻、豆五种谷类。此注以《金匮真言论》所载五谷为正。

[2]汤液及醪醴：汤液与醪醴均系用五谷制成的酒类，其中味淡质清稀者称汤液，味甘质稠浊者谓醪醴。醪醴，音劳里，古人用此治病。本文所论汤液醪醴主要以糯型稻米为原料制成。

[3]完：指气味完备。

[4]坚：指质地坚韧。

[5]此得天地之和，高下之宜，故能至完，伐取得时，故能至坚也：张志聪："夫天地有四时之阴阳，五方之异域。稻得春生夏长秋收冬藏之气，具天地阴阳之和者也，为中央之土谷，得五方高下之宜，故能至完，以养五脏。天地之政令，春生秋杀，稻薪至秋而刈，故伐取得时，金曰坚成，故能至

坚也。”

［6］自：《黄帝内经太素》作“上”，从之。

［7］道德：《老子》：“是以万物莫不尊道而贵德。”王弼注：“道者，物之所由也。德者，物之所得也。由之乃得。”此处指养生之道，也指社会风尚。

［8］不必已：指服用汤液醪醴其病也未必能愈。已，愈也。

［9］必齐：孙诒让：“对镵石针艾为文，必字当为火。《史记·仓公列传》云：“引以火齐汤，火齐汤即谓和煮汤。”从之。《韩非子·喻老》：“扁鹊曰：病在腠理，汤熨之所及也。在肌肤，针石之所及也。在肠胃，火齐之所及也。”齐，通剂。

［10］镵石：镵针砭石。

［11］艾：此指灸法。

［12］形弊血尽而功不立：形，形体。弊，败坏。血，气血。尽，竭尽。功不立，治之不效，病未得愈之意。

［13］神不使：指神气衰败，不能使针药等发挥治疗作用。神，指人体精神和功能活动。

［14］精神不进，志意不治，故病不可愈：指若精神衰败，意志涣散，病就不能治愈。《针灸甲乙经》无三“不”字。《新校正》：“按全元起本云：精神进，志意定，故病可愈。《太素》云：精神越，志意散，故病不可愈。”可参。

［15］精气弛坏：指精气败坏。弛，毁坏。

［16］荣泣卫除：指营血滞涩不畅，卫气散越，失去卫外功能。泣，通涩。除，失也。

［17］极微极精：指疾病初起很轻浅单纯。张景岳：“极微者，言轻浅未深；极精者，言专一未乱。”

［18］守其数：《广雅·释言》：“数，术也。”守其数，指能够正确地把握和运用治疗方法。

［19］远近：偏义复词，言其近也。

［20］暇：《新校正》：“按别本暇一作谓。”从之。

［21］工：此指医生。

［22］标本不得：指医生的诊断和治疗与病情不吻合。

［23］以：同已。

［24］津液充郭：指水液泛滥充满于肌肤与胸腹。郭，同廓，此指形体胸腹。

［25］其魄独居：魄属阴，此处指水液。因五脏阳气已竭，阴津不得气化，

水液潴留，故曰其魄独居，即水液独居体内。

［26］精孤于内，气耗于外：指水液独盛于内，阳气耗散于外。精，指水液。

［27］相保：相称也。

［28］此四极急而动中：指四肢浮肿胀急，水湿之邪扰动内脏。四极，四肢。急，浮肿胀急。动，扰动。中，内脏。

［29］气拒于内，而形施于外：指气机阻滞于内，形体浮肿于外。拒，《广雅·释言》："拒，困也。"此作困阻解。施，音易，此指形体因浮肿而发生变易。

［30］平治于权衡：指使机体恢复阴阳平衡在于权衡病情缓急轻重，予以恰当治疗。

［31］去宛陈莝：沈祖绵："此句当作去宛莝陈，宛与菀通，去与莝是对文，均属动词。"故从沈注。宛，通郁，积郁也。莝，斩除。陈，陈腐。全句意为清除体内郁积的水湿之邪。张景岳："宛，积也。陈，久也。莝，斩草也。谓去其水气之陈积，欲如斩草而渐除之也。"

［32］缪刺：针刺方法之一，即病在左取其右，病在右取其左的刺络法。

［33］开鬼门，洁净府：鬼门，指汗孔。净府，指膀胱。开鬼门，即发汗法。洁净府，即利小便法。

［34］精以时服：指泛滥的水液得以及时地制服。精，指水液。服，制服。

［35］五阳：指五脏阳气。

［36］疏涤五藏：指疏通气机，荡涤五脏的水湿之邪。

［37］骨肉相保：指肌肉筋骨恢复常态。

［38］巨气乃平：巨气，此指邪气。平，恢复。

## 【语译】

黄帝问道：怎样用五谷来制作汤液和醪醴呢？岐伯回答说：必须用稻米来酿造，用稻秆作燃料。因为稻米之气完备，而稻秆又是很坚劲的。黄帝说：这是什么道理？岐伯说：稻谷得天地之和气，生在高下适宜的地方，所以得气最完备；又在适当的季节收割，所以稻秆最坚韧。

黄帝说：上古时代的圣人，制成了汤液醪醴，不轻易应用它，这是什么道理？岐伯说：上古圣人制作汤液醪醴，是以备万一的，所以制成了，并不轻易用它。到了中古时代，社会上讲究养生的少了，而外邪乘虚经常侵害人体，但只要适当饮用汤液醪醴，病也就会好的。黄帝说：现在人有了病，虽然服用汤液醪醴，而病不一定好，这是什么缘故呢？岐伯说：现在有病，必定要内服峻烈的药物，外用镵石针艾，然后病才能治好。黄帝说：病人形体衰败，气血竭尽，治疗不见功效，这是什么原因？岐伯说：这是因为病人的精神，已经不能发挥它应有的作用了，这叫作神不使。黄帝说：什么叫作神不使呢？岐伯说：针石治病有其内在规律，它是以病人的气血精神为基础。如果病人的神气已经失却，志意已经散乱，那病是不可治愈的。而现在病人的精神败坏，神气涣散，荣卫不可恢复。主要是由于情欲太过，精气衰败，荣血枯涩，卫气消失，所以神气就离开人体，而疾病也就不能痊愈了。

黄帝说：凡病在初起的时候，是极其轻浅而且单纯的，病邪只是寄留在皮肤。现在的医生都说是病已形成，并认为是逆证，结果针石不能治疗，汤药也不能奏效。现在的医生都固执己见，泥守成规，这样，虽然病人的亲友每天守候，各种情况都很了解，病还是不会好，这怎能说是没有抓紧治疗呢？岐伯说：病人是本，医生是标。二者必须相互配合。如果两者失宜，这也叫标本不相得，病邪同样不能驱除。说的就是这种情况。

黄帝说：有的病并不是从皮毛而生，而是五脏阳气衰竭，皮肤水肿，水液独盛，阳气外耗，衣服与形体已不相称，四肢肿胀而内脏不调，阳气格拒于内，形体变易于外，如何治疗呢？岐伯说：这要调和脏腑阴阳以期平衡，去瘀血，消积水，让病人轻微地活动四肢，使阳气渐渐布扬；温暖其衣，然后用缪刺方法，使他的形体恢复起来。再用发汗利小便的方法驱除水邪；注意观察病人情况，适时地服用药物。待五脏阳气输布，五脏郁积荡涤疏达，那么精气自然会产生，形体自然会强盛，骨骼和肌肉也就会相辅相成，正气就恢复了。黄帝说：讲得很好。

## 【评介】

因本篇首先讨论汤液醪醴的制作方法和治疗作用，故篇名曰《汤液醪醴论》。

本篇以“形弊血尽而功不立者何……神不使也”立论，对神的作用给予具体的论证。指出了治疗疾病能否得验取决于神的盛衰，神之盛衰有无决定了疾病预后的凶吉，揭示不论何种治法都必须通过神才能产生相应的治疗效应。所谓的神，实质就是指人的生命机能活动。重神是《内经》的重要学术观点之一，养生重神、诊病重神、治病重神。所以在《内经》的许多篇章之中都有论神的内容。在此观点指导下，中医学在生理、病理、诊断、治疗、养生、防病等各个领域中，都是从形与神两个方面考虑问题，从而形成了中医独特的理论体系。篇中“标本不得，邪气不服”揭示了诊治疾病一个重要原则。既要求医生诊断必须正确，治疗措施必须切中病机，又要求患者和医生必须密切配合，方能“标本相得，邪气乃服。”病人的配合在治疗中亦是非常重要的，若患者“嗜欲无穷，而忧患不止，精神弛坏，荣泣卫除”，虽有良工亦难为法。这种既要重视神气，又强调标本相得的论述，体现了中医学在治疗上既注重内因，又不忽视外因的重要学术思想。

篇末有关水肿的病因病机、临床表现、治则治法、护理方法等问题的论述，对后世水肿病的辨证论治产生了极其深远的影响。如篇中提出的“开鬼门，洁净府”的具体治疗方法，是张仲景创立的腰以上肿当发汗、腰以下肿当利小便之法的理论根据。至今发汗、利小便仍是临床上治疗水肿病的主要方法。

# 玉版论要篇第十五

## 【原文】

黄帝问曰：余闻揆度奇恒[1]，所指不同，用之奈何？岐伯对曰：揆度者，度病之浅深也[2]。奇恒者，言奇病也[3]。请言道之至数[4]，五色脉变，揆度奇恒[5]，道在于一[6]。神转不回，回则不转，乃失其机[7]，至数之要，迫近以微[8]，著之玉版，命曰合玉机[9]。容色见上下左右，各在其要[10]。其色见浅者，汤液主治，十日已。其见深者，必齐主治，二十一日已。其见大深者，醪酒主治，百日已。色夭面脱[11]，不治，百日尽已[12]。脉短气绝[13]死，病温虚甚死[14]。色见上下左右，各在其要。上为逆，下为从[15]。女子右为逆，左为从；男子左为逆，右为从[16]。易[17]，重阳死，重阴死。阴阳反他[18]，治在权衡相夺[19]，奇恒事也，揆度事也。搏脉痹躄，寒热之交[20]。脉孤为消气[21]，虚泄为夺血[22]。孤为逆，虚为从[23]。行奇恒之法，以太阴始[24]。行所不胜曰逆[25]，逆则死；行所胜曰从[26]，从则活。八风四时之胜，终而复始，逆行一过，不复可数[27]，论要毕矣。

## 【注释】

[1]揆度奇恒：揆度，音奎夺，测度也，即权衡度量之义。奇，异也。恒，常也。奇恒，不同寻常。

［2］揆度者，度病之浅深也：根据下文可知，此句意为通过审视色脉的变化来测度疾病的浅深。

［3］奇恒者，言奇病也：据下文文义，此句意为通过审视色脉的变化来判断不同于寻常的疾病。奇病，异于寻常之病。

［4］道之至数：道，此指诊病之道理。数，《老子》："数，谓理数也。"即道理。至数，指主要的道理，在此指色脉的内容。

［5］五色脉变，揆度奇恒：马莳："五色脉变，揆度奇恒，俱古经篇名。"可参。

［6］一：此指神。

［7］神转不回，回则不转，乃失其机：神，统指人体生命活动。转，运转不息。回，此作反逆解。机，生机。张景岳："神即生化之理，不息之机也。五气循环，不愆其序，是为神转不回；若却而回返，则逆其常候而不能运转，乃失生气之机矣。"全句意为神气健旺，运转不息而无反逆，则有生机，若神气反逆失常不能正常运转，则丧失生机。

［8］微：深奥微妙。

［9］玉机：指《玉机真藏论》亦有"至数之要，迫近以微，著之玉版"句。

［10］各在其要：在，此作察解。要，指色之浅深。

［11］色夭面脱：色夭，指面色枯槁无华。面脱，指面部肌肉消瘦。

［12］尽已：精气竭绝，即死亡。

［13］脉短气绝：指脉来短促无力、元气脱绝。

［14］病温虚甚死：吴昆："病温之人，精血虚甚，则无阴以胜温热，故死。"

［15］上为逆，下为从：《灵枢·五色》："其色上行者，病益甚；其色下行，如云彻散者，病方已。"此上下是言色之上下移行。即上行病势盛，故为逆；下行病势衰，故为从。从，顺也。

［16］女子右为逆，左为从；男子左为逆，右为从：女子属阴，右边为阴，故色见于右侧为逆证，即下文言"重阴死"。而见于左侧为顺证。男子属阳，左边为阳，故色见于左侧为逆证，即下文言"重阳死"。而见于右侧为顺证。

［17］易：变也。指疾病进一步发展变化，出现变证。

［18］阴阳反他：《新校正》："按《阴阳应象大论》云：阴阳反作。"张景岳亦认为"反他"是"反作"之误，并注："反作，如四气调神论所谓反顺为逆也，逆则病生矣。"从之。

［19］权衡相夺：指通过权衡揆度，予以相应的治疗，消除阴阳反作，使

之恢复平衡。夺，此作消除解。

[20]搏脉痹躄，寒热之交：搏脉，搏指强劲之脉，属奇恒之脉。痹，指肢体麻木、重着、疼痛之病证。躄，下肢痿弱不用之病证。张景岳：“上文言奇恒之色，此下言奇恒之脉。搏脉者，搏击于手也。为邪盛正衰阴阳乖乱之脉，故为痹为躄，为或寒或热之交也。”

[21]脉孤为消气：脉孤，是无胃气之脉。胃气消亡，化源已竭。元气将绝，故曰消气。

[22]虚泄为夺血：虚泄，高士宗：“虚泄，谓脉气内虚，不鼓动也。”即空虚无力之脉。夺血，指阴血受损。

[23]孤为逆，虚为从：高士宗：“脉孤而无胃气，则真元内脱，故为逆；虚泄而少血液，则血可渐生，故为从。”

[24]行奇恒之法，以太阴始：王冰：“凡揆度奇恒之法，先以气口太阴之脉，定四时之正气，然后度量奇恒之气也。”马莳：“凡欲行奇恒篇之法，自太阴始。盖气口成寸，以决死生，故当于此部而取之。”即揆度奇恒的方法，应首先从手太阴寸口脉开始研究。

[25]行所不胜曰逆：指揆度所得之脉属于病所不胜之脉则为逆证。如肝病见肺脉，肺病见心脉等，皆属危象。所不胜，克我也。

[26]行所胜曰从：指揆度所得之脉属于病所胜之脉，如肝病见脾脉，脾病见肾脉等，皆属顺证。所胜，我克也。

[27]逆行一过，不复可数：指八风四时之胜的规律一旦失常，则奇恒之病就不可胜数。吴昆：“过，差也。言四时八风之气逆常而行，一或过差，其为害有不可胜数者。”

## 【语译】

黄帝问道：我听说揆度和奇恒这两种诊断方法，各有所指，怎样联系起来运用呢？岐伯回答说：揆度是测度疾病的深浅，而奇恒是辨别那些特殊疾病。诊病的至理，就是要注意五色和脉象的变化。至于揆度和奇恒，它们的机理都建立在同一基点上。即人体的精神气血，是永远运转而不回滞的，如果回折反逆，就会失却生机。这个道理很重要，应该记录在玉版上，称为玉机。

面容色泽的变化，呈现在鼻部上下左右的不同部位，应注意它的辨别要领。病色显浅的，说明病轻，可用薄酒汤液去调理，约十天就可以好了；病色显深的，说明病重，用药物汤剂治疗，约二十一天可痊愈；那病色显露太深的，病就更严重了，必定要用醇厚药酒治疗，要经过百天左右才能痊愈。

面色枯槁无华，面容消瘦，常为不治之证。如果是面枯无华，面容脱陷，经过百天以后，精气会竭绝。除此以外，病人脉短气绝的，必死；温热病而阴血虚极的，也必死。

容色的变化，呈现在鼻部上下左右，各自的要点是：病色向上移的为逆，向下移的为顺；女子病色在右侧的为逆，在左侧的为顺；男子病色在左侧的为逆，在右侧的为顺。如果男女病色易位，阴阳反逆，那对男子来说就是重阳；对女子来说，就是重阴。而重阳、重阴，都是死证。至于阴阳和常病相反，则为奇病。应该权衡其轻重，定夺阴阳，使它恢复正常。这些奇恒揆度方面的道理，必须精心诊察。

脉搏击于指下，或为痹症，或为足不任地，或为寒热之交。如脉见孤绝，说明是阳气损耗了；如脉见虚弱，那就是脉气无力和脱血之症。凡脉见孤绝，这叫逆，预后不良；脉见虚弱，这叫从，预后较好。在诊脉时运用奇恒的方法，应该从手太阴的寸口脉来着手，如脉搏见了所不胜的脉象，叫作逆，逆就要死亡。脉搏见了所胜脉象，叫作从，从就能生存。由于八节气候失序，就不能再用常理推断了。这就是揆度奇恒诊法的全部要点。

### 【评介】

本篇主要讨论诊察色脉、揆度奇恒，以判断疾病的善恶吉凶。作者认为所论内容，极其重要，当“著之玉版”以保永存，故篇名曰《玉版论要篇》。

本篇指出通过色诊脉诊，可以揆度疾病的深浅和预后并指导治疗，并具体论述病色出现部位和主病的情况以及治疗方法。同时指出诊脉当结合自然界四时、八风的变化，来判断疾病的顺逆。尤其强调了神是诊察色脉、揆度奇恒之本，色脉贵在有神，有神则昌、无神则亡。故文中曰：“五色脉变，揆度奇恒，道在于一。”一，神也。

有关病色在男女之中，有左右逆从之别的问题，是否确切，还有待于进一步研究。

## 诊要经终论篇第十六

### 【原文】

黄帝问曰：诊要何如？岐伯对曰：正月二月，天气始方[1]，地气始发，人气在肝。三月四月，天气正方[2]，地气定发[3]，人气在脾[4]。五月六月，天气盛，地气高[5]，人气在头。七月八月，阴气始杀[6]，人气在肺。九月十月，阴气始冰，地气始闭，人气在心[7]。十一月十二月，冰复[8]，地气合，人气在肾。故春刺散俞[9]，及与分理[10]，血出而止，甚者传气，间者环也[11]。夏刺络俞[12]，见血而止，尽气闭环[13]，痛病必下[14]。秋刺皮肤，循理[15]，上下同法，神变而止[16]。冬刺俞窍于分理[17]，甚者直下[18]，间者散下[19]。春夏秋冬，各有所刺，法其所在[20]。春刺夏分[21]，脉乱气微，入淫骨髓，病不能愈，令人不嗜食，又且少气。春刺秋分，筋挛，逆气环[22]为咳嗽，病不愈，令人时惊，又且哭。春刺冬分，邪气著藏[23]，令人胀[24]，病不愈，又且欲言语[25]。夏刺春分，病不愈，令人解惰[26]。夏刺秋分，病不愈，令人心中欲无言[27]，惕惕[28]如人将捕之。夏刺冬分，病不愈，令人少气，时欲怒。秋刺春分，病不已，令人惕然[29]欲有所为，起而忘之[30]。秋刺夏分，病不已，令人益嗜卧，又且善梦[31]。秋刺冬分，病不已，令人洒洒[32]时寒。冬刺春分，病不已，令人欲卧不能眠，眠而有见[33]。冬刺夏分，病不愈，气上[34]，发为诸痹。冬刺秋分，病不已，令人善渴[35]。凡刺胸腹者，必避五藏。中心者环死[36]，中脾者五日死，中肾者七日死，中肺者五日死，中鬲者，皆为伤中，其病虽愈，不过一岁必死。刺避五藏者，知逆从也[37]。所谓从者，鬲与脾肾之处[38]，不知者反之。刺胸腹者，必以布憿著之[39]，乃从单布上刺，刺之不愈复刺。刺针必肃[40]，刺肿摇针，经刺[41]勿摇，此刺之道也。

帝曰：愿闻十二经脉之终[42]奈何？岐伯曰：太阳之脉，其终也戴眼反折瘛疭[43]，其色白，绝汗[44]乃出，出则死矣。少阳终者，耳聋百节皆纵[45]，目瞏绝系[46]，绝系一日半死，其死也色先青白，乃死矣。阳明终者，口目动作[47]，善惊妄言[48]，色黄，其上下经盛[49]，不仁[50]，则终矣。少阴终者，面黑齿长而垢[51]，腹胀闭，上下不通而终矣。太阴终者，腹胀闭不得息[52]，善噫善呕[53]，呕则逆，逆则面赤，不逆则上下不通，不通则面黑皮毛焦而终矣。厥阴终者，中热嗌干[54]，善溺[55]心烦，甚则舌卷卵[56]上缩而终矣。此十二经之所败[57]也。

## 【注释】

[1]方：通放，布散也。姚止庵："方，犹言初动。"另，方亦有刚才之义，此指天地间阳气刚刚升发。

[2]正方：正，正在，指天气正处在旺而未盛之时。张景岳："正方，谓时气正升，岁事正新也。"

[3]定发：定，通正，正在。定发，地气正在发生之义。

[4]人气在脾：此句之理，令人费解，历代医家，虽均有注，似属牵强。

[5]高：高升。

[6]杀：肃杀，收敛肃降之义。

[7]人气在心：此句之理亦颇费解，历代有注，其理难明。

[8]复：甚也。

[9]散俞：经俞也，即经脉之俞穴。《新校正》："此散俞即经脉之俞也。"

[10]分理：分肉腠理。

[11]甚者传气，间者环也：张景岳："传，布散也；环，周也。病甚者针宜久留，故必待其传气。病稍间者，但候其气，行一周于身、约二刻许，可止针也。"甚者，病重也。传气，指针刺时，宜久留针、待其经气的传布。间者，病轻也。环，循环，指针刺时，宜暂留针，经气周行于身即可。另《黄帝内经太素》"也"作"已"，似是。

[12]络俞：指络脉之腧穴。

[13]尽气闭环：尽气，邪气尽去也。闭环，指去针之后用手按闭针孔待经气循身一周而止。

[14]下：去也。

[15]循理：指循肌肉腠理。

[16]上下同法，神变而止：上下，指手足经脉。同法，刺法相同。神变而止，指刺时病人神色稍有改变即当止针。

[17]冬刺俞窍于分理：张景岳："孔穴之深者曰窍。冬气在骨髓中，故当深取俞窍于分理间也。"张志聪："俞窍，诸俞之穴窍，更深于散俞而近于筋骨者也。分理者，分肉之腠理，乃溪谷之会，溪谷属骨而外连于皮肤，是以春刺分理者，外连皮肤之腠理也。冬刺俞窍于分理者，近筋骨之腠理也。"俞窍，俞穴之深处。

[18]直下：直刺深取也。

[19]散下：张景岳："间者散下，或左右上下，散布其针而稍宜缓也。"

[20]法其所在：指根据春夏秋冬天地之气升降之规律和与之相应经气所

在部位不同，采取相应的针刺方法。法，据也。

［21］夏分：夏季的部位。下皆仿此。

［22］环：此作及解，即逆气及肺。

［23］邪气著藏：指邪气留着闭藏于内。著，通着，附也。

［24］胀：胀满。

［25］欲言语：多言。

［26］解惰：解，通懈。懈惰，倦怠无力。

［27］心中欲无言：《新校正》：“《甲乙经》欲作闷。”从之。

［28］惕惕：恐惧之貌。

［29］惕然：心神不宁。

［30］起而忘之：善忘也，即健忘。

［31］善梦：多梦。

［32］洒洒：寒冷之貌。

［33］眠而有见：张景岳：“肝藏魂，肝气受伤，则神魂散乱。故令人欲卧不能眠，或眠而有见，谓怪异等物也。”实指恶梦。

［34］气上：此作气泄解。

［35］善渴：时常口渴。

［36］环死：顷刻即死。孙诒让：“按环与还通。盖中心死最速。还死者、顷刻即死。《史记·天官书》云：殃还至。《索隐》：还音旋。旋，即也。”

［37］知逆从也：从，指知道避开五脏和膈肌而刺。逆，指不知避开五脏和膈肌而刺。

［38］鬲与脾肾之处：指知道膈与脾肾所处的位置。鬲，通膈。

［39］布憿著之：憿音矫。《说文解字》：“憿，幸也。”依文义“憿”字不可解。《新校正》：“按别本憿一作皦。”如作“皦”字，于义为得，从之。皦，《广韵》解为“胫布也”。即古人裹腿用的长布巾。此指用布巾覆于治疗部位，在布巾上行针刺，以防进针太深。皦，音矫。著，此作覆盖解。

［40］肃：严肃认真。

［41］经刺：指针刺经脉。

［42］终：尽也、绝也。

［43］戴眼反折瘛疭：戴眼，即两目上吊直视。反折，角弓反张。瘈，筋脉拘急。疭，筋脉弛缓。瘛疭则是指四肢时缩时伸，抽搐不止者。

［44］绝汗：指亡阳之汗。

［45］百节皆纵：指全身的关节弛缓。

［46］目瞏绝系：瞏音琼，王冰：“谓直视如惊貌。”绝系，目系之色竭绝。此似作“目瞏系绝”为妥。

［47］口目动作：张景岳：“手足阳明之脉，皆挟口入目，故为口目动作，而牵引歪斜也。”即口眼瞤动，牵引歪斜。

［48］善惊妄言：指时常发惊，语言错乱。

［49］上下经盛：姚止庵：“上，人迎也，在结喉旁。下，跗阳也。盛者，动而躁也。古者人将死，尝诊此以决之。”

［50］不仁：即肌肉皮肤麻木不仁。

［51］齿长而垢：因齿龈萎缩而显齿长，且多垢。

［52］不得息：指呼吸困难。

［53］善噫善呕：指时常嗳气、呕吐。噫，嗳气。

［54］嗌干：咽干。

［55］善溺：尿频。

［56］卵：指睾丸。

［57］败：王冰：“谓气终尽而败坏也。”

## 【语译】

黄帝问道：诊病的要领是什么？岐伯回答说：正月二月，天气开始升发，地气开始萌动，这时候人气在肝；三月四月，天气正在升扬，地气正在平定，这时候人气在脾；五月六月，天气荣盛，地气升高，这时候人气在头；七月八月，阴盛肃杀，这时候人气在肺；九月十月，阴气凝结，地气开始闭藏，这时候人气在心；十一月十二月，冰封大地，地气就密闭了，这时候人气在肾。

所以春天的刺法，应刺经脉散俞穴，以及肌肉分理，一出血就止针。病较重的，针刺要使经气传导；病轻的，经气周流随即就好。夏天的刺法，应刺孙络的俞穴，见血就要止针。邪气一去，穴孔合闭起来，疼痛也就消除了。秋天的刺法，应刺皮肤，并用手指循按肌肉的纹理，上下方法一致，观察病人的神色，如果神色变了，就要止针。冬天的刺法，应该深取俞窍，到达分理之间。病重者，可以垂直深入；病轻的，可以间断下针随宜而刺。总的来说春夏秋冬各有相应的刺法，而四时的针刺也各有所在的部位。

春天误用了夏天的方法和部位，就会出现脉乱气弱的情况，邪气也就会侵入骨髓之中，病就不能痊愈，使人不想吃饭，而且气虚不足。春天误用了秋天的方法，就会发为筋挛惊惧，有时想哭。春天误用了冬天的方法，邪气就会深居于内脏，使人腹胀，病就不能痊愈，使人爱多说话。

夏天误用了春天的方法，病不能愈，使人倦怠无力。夏天误用了秋天的方法，病不能愈，使人从内心不愿说话，而且惴惴不安，好像有人要来逮捕自己似的。夏天误用了冬天的方法，病不能痊愈，使人气上逆，时常要发怒。

秋天误用了春天的方法，病不能愈，使人惕然不宁，想要做事，而即刻又会遗忘。秋天误用夏天的方法，病不能愈，使人越来越贪睡，并且多梦。秋天误用冬天的方法，病不能愈，使人时常发冷。

冬天误用了春天的方法，病不能愈，使人困倦而不能安睡，即使睡了，常有梦幻。冬天误用夏天的方法，病不能愈，使人气上逆，会发为痹证和麻木不仁的病。冬天误用秋天的方法，病不能愈，使人常常口渴。

凡是在胸腹的部位用针的时候，一定要避开五脏。假如中伤了心脏，旋即就死；假如中伤了脾脏，五天就死；假如中伤了肾脏，七天就死；假如中伤了肺脏，五天就死；假如中伤了膈膜，叫作伤中，这样，虽然暂时病是好些，但由于脏器相乱，不过一年也就死亡。避开五脏的关键，是要懂得下针的顺逆。所谓顺，就是知道膈与脾肾的位置，注意避开它们；如不知其部位，不能避开，就很容易刺伤五脏，这就叫作逆。凡是刺胸腹部位的时候，应该先用布巾覆盖胸腹，然后从单布上进针。如果刺后，不见病愈，可以再刺，这样，就不会伤了五脏。在针刺时，医生要精神专注整肃；如刺中病气后，可用摇针手法，以去其邪；如刺经脉的病，就不必用摇针手法，这是针刺的要领。

黄帝说：我希望听你讲一下十二经脉气绝时的情况是怎样的？岐伯说：太阳经脉气绝的时候，病人就会两目上视不能转动，身背反张，手足抽搐，面色发白，出绝汗，绝汗一出，就要死亡的。少阳经脉气绝的时候，病人就会耳聋、遍体骨节弛缓松懈，目系断绝，两目直视，一日半就要死亡，死时病人面上先现出青白色，随即死亡。阳明经脉气绝的时候，病人口目动作抽搐，惊悸谵语，面色发黄，手足二经脉再躁盛，知觉麻木，便要死亡。少阴经脉气绝的时候，病人面黑，牙龈萎缩，齿根暴露，并积满牙垢，腹部胀闭，上下不通，便要死亡。太阴经脉气绝的时候，病人会腹胀闭塞，呼吸不利，常常呕吐，呕则气逆，气逆则面赤，假如不呕吐，就会上下不通，不通，面色发黑，皮肤汗毛非常枯干，就要死亡。厥阴经脉气绝的时候，病人胸中发热，咽喉干燥，多小便，心里烦躁，病重后，出现舌卷、睾丸上缩的情况，那就要死亡。以上就是十二经气败绝的症状。

## 【评介】

本篇首论诊治疾病之要旨，继论十二经脉气绝之病证，故篇名曰《诊要经终论》。

本篇以天人相应的整体观念，论述了一年十二个月的天地之气和人体五脏之气相互通应的规律，揭示诊治疾病必须本于四时阴阳之变化，从而提出了“春夏秋冬，各有所刺，法其所在”的针刺原则，并阐明了在这一原则指导下的具体针刺方法，继而又讨论违背这一原则造成的各种病变，进一步说明法四时的重要性。针刺必应四时的原则，是中医治疗学中“因时制宜”原则的具体体现，也是中医学的整体观念在治疗学中的具体应用。这一原则至今仍指导着临床实践。

本篇指出“凡刺胸腹者，必避五藏”，并以误刺中伤五脏造成的恶果进一步强调这一原则的重要性。刺胸腹必避五脏，至今仍是临床上针刺治病必须严格遵守的事项。至于文中刺伤五脏的死期，其理难明，故切不可拘泥。文中所论刺中五脏一节，缺少肝脏，注家多疑有脱简，可从。

篇末论述了十二经脉之气终绝的临床表现，成为后世中医病理学和经络辨证的重要理论依据。此段原文亦见于《灵枢·终始》篇。另《灵枢·经脉》篇有五阴气绝，与本段之三阴气绝之意略同，可以互参。

# 卷第五

## 脉要精微论篇第十七

**【原文】**

黄帝问曰：诊法[1]何如？岐伯对曰：诊法常以平旦[2]，阴气未动，阳气未散[3]，饮食未进，经脉未盛[4]，络脉调匀，气血未乱[5]，故乃可诊有过之脉[6]。切脉动静而视精明[7]，察五色，观五藏有余不足，六府强弱，形之盛衰，以此参伍[8]，决死生之分。夫脉者，血之府也[9]，长则气治，短则气病[10]，数则烦心[11]，大则病进[12]，上盛则气高，下盛则气胀[13]，代[14]则气衰，细[15]则气少，涩[16]则心痛，浑浑革至如涌泉[17]，病进而色弊[18]，绵绵其去如弦绝[19]，死。夫精明五色[20]者，气之华也[21]，赤欲如白裹朱，不欲如赭[22]；白欲如鹅羽，不欲如盐；青欲如苍璧[23]之泽，不欲如蓝[24]；黄欲如罗[25]裹雄黄，不欲如黄土；黑欲如重漆色，不欲如地苍[26]。五色精微象见[27]矣，其寿不久也。夫精明者，所以视万物，别白黑，审短长。以长为短，以白为黑，如是则精衰矣。五藏者，中之守也[28]，中盛藏满[29]，气胜伤恐者[30]，声如从室中言，是中气之湿也[31]。言而微，终日乃复言者，此夺气也。衣被不敛，言语善恶，不避亲疏者，此神明之乱也。仓廪不藏者，是门户不要[32]也。水泉不止[33]者，是膀胱不藏也。得守者生，失守者死[34]。夫五藏者，身之强也[35]，头者精明之府[36]，头倾视深[37]，精神将夺矣。背者胸中[38]之府，背曲肩随[39]，府将坏矣。腰者肾之府，转摇不能，肾将惫[40]矣。膝者筋之府，屈伸不能，行则偻附[41]，筋将惫矣。骨者髓之府，不能久立，行则振掉[42]，骨将惫矣。得强则生，失强则死[43]。岐伯曰：反四时者[44]，有余为精，不足为消[45]。应太过，不足为精[46]；应不足，有余为消[47]。阴阳不相应，病名曰关格[48]。

帝曰：脉其[49]四时动奈何？知病之所在奈何？知病之所变奈何？知病乍[50]在内奈何？知病乍在外奈何？请问此五者，可得闻乎？岐伯曰：请言其与天运转大[51]也。万物之外，六合之内，天地之变，阴阳之应，彼春之暖，为夏之暑，彼秋之忿，为冬之怒[52]，四变之动，脉与之上下[53]，以春应中规，夏应中矩，秋应中衡，冬应中权[54]。是故冬至四十五日，阳气微上，阴气微下；夏至四十五日，阴气微上，阳气微下。阴阳有时，与脉为期[55]，期而相失，知脉所分[56]，分之有期，故知死时[57]。微妙在脉，不可不察，察之有纪，从阴阳始，始之有经，从五行生[58]，生之有度，四时为宜，补泻勿失，与天地如一，得一之情，以知死生。是故声[59]合五音，色合五行，脉合阴阳。是知阴盛则梦涉大水恐惧，阳盛则梦大火燔灼，阴阳俱盛则梦相杀毁伤；上盛则梦飞[60]，下盛则梦堕[61]；甚饱则梦予，甚饥则梦取；肝气盛则梦怒，肺气盛则梦哭；短虫[62]多则梦聚众，长虫[63]多则梦相击毁伤。是故持脉有道，虚静为保[64]。春日浮，如鱼之游在波；夏日在肤，泛泛乎[65]万物有余；秋日下肤，蛰虫将去[66]；冬日在骨，蛰虫周密[67]，君子居室。故曰：知内者按而纪之，知外者终而始之[68]。此六者[69]，持脉之大法。心脉搏坚而长[70]，当病舌卷不能言；其耎而散者，当消环[71]自已。肺脉搏坚而长，当病唾血；其耎而散者，当病灌汗[72]，至令不复散发也。肝脉搏坚而长，色不青，当病坠若搏[73]，因血在胁下，令人喘逆；其耎而散色泽[74]者，当病溢饮，溢饮者渴暴多饮，而易入肌皮肠胃之外也。胃脉搏坚而长，其色赤，当病折髀[75]；其耎而散者，当病食痹[76]。脾脉搏坚而长，其色黄，当病少气；其耎而散色不泽[77]者，当病足骭[78]肿，若水状也。肾脉搏坚而长，其色黄而赤者，当病折腰；其耎而散者，当病少血，至令不复也。帝曰：诊得心脉而急，此为何病？病形何如？岐伯曰：病名心疝[79]，少腹当有形也。帝曰：何以言之？岐伯曰：心为牡藏[80]，小肠为之使，故曰少腹当有形也。帝曰：诊得胃脉，病形何如？岐伯曰：胃脉实则胀，虚则泄。帝曰：病成而变何谓？岐伯曰：风成为寒热[81]，瘅成为消中[82]，厥成为巅疾[83]，久风为飧泄[84]，脉风成为疠[85]，病之变化，不可胜数。帝曰：诸痈肿筋挛骨痛，此皆安生？岐伯曰：此寒气之肿，八风之变也。帝曰：治之奈何？岐伯曰：此四时之病，以其胜治之[86]愈也。

帝曰：有故病五藏发动[87]，因伤脉色，各何以知其久暴至之病乎？岐伯曰：悉乎哉问也！征[88]其脉小色不夺[89]者，新病也；征其脉不夺其色夺者，此久病也；征其脉与五色俱夺者，此久病也；征其脉与五色俱不夺者，新病也。肝与肾脉并至，其色苍赤，当病毁伤不见血，已见血，湿若中水也[90]。尺内[91]两傍[92]，则季胁也，尺外[93]以候肾，尺里[94]以候腹中[95]。附上[96]，左[97]外[98]以候肝，内[98]以候鬲；右[97]外以候胃，内以候脾。上附上[96]，右外以候肺，内以候胸中；左外以候心，内以候膻中。前以候前，后以候后[99]。上竟上者[100]，胸喉中事也；下竟下者[101]，少腹腰股膝胫足中事也。粗大[102]者，阴不足阳有余，为热中也。来疾去徐，上实下虚，为厥巅疾；来徐去疾，上虚下实，为恶风[103]也。故中恶风者，阳气受也。有脉俱沉细数者，少阴厥[104]也；沉细数散者，寒热[105]也；浮而散者为眴仆[106]。诸浮不躁者皆在阳[107]，则为热；其有躁者在手[108]。诸细而沉者皆在阴[109]，则为骨痛；其有静者在足[110]。数动一代[111]者，病在阳之脉也，泄及便脓血。诸过者切之，涩者阳气有余也，滑者阴气有余也。阳气有余为身热无汗，阴气有余为多汗身寒，阴阳有余则无汗而寒。推而外之，内而不外[112]，有心腹积也。推而内之，外而不内[113]，身有热也。推而上之，上而不下，腰足清也[114]。推而下之，下而不上，头项痛也[115]。按之至骨，脉气少者，腰脊痛而身有痹也。

【注释】

[1]诊法：泛指望、闻、问、切四诊，但此处指诊脉之法。

[2]平旦：指早晨。

[3]阴气未动，阳气未散：即平旦之时既未劳神，又未劳形，故阴气未被扰动，阳气未被耗散。

[4]经脉未盛：指经脉之气平静尚未充盛。

[5]气血未乱：指气血运行有条不紊。

[6]有过之脉：指有病之脉。过，病也。

[7]精明：此指眼睛，亦指眼神。

［8］参伍：彼此对比参照之义。即指诸诊合参。

［9］夫脉者，血之府也：王冰：“府，聚也，言血之多少皆聚见于经脉之中也。”李中梓：“营行脉中，故为血府。然行是血者，是气之为司也。《逆顺》篇曰脉之盛衰者，所以候血气之虚实。则知此举一血而气在其中，即下文气治、气病，义益见矣。”

［10］长则气治，短则气病：长，指脉体长，超过本位。气治，气血平和协调。短，指脉体短、不及本位。气病，气血不足。

［11］数则烦心：数，指数脉，即在一息五至以上之脉。数脉主热，热则烦心。另，亦指心率过频，必然出现心慌心悸而烦乱。

［12］大则病进：指脉象盛大满指，属邪气亢盛有余，病情进一步发展之象。

［13］上盛则气高，下盛则气胀：指上部脉盛者呼吸急促而喘，下部脉盛者腹部胀满。上、下是指人体的上部和下部之脉，详见《三部九候论》。气高，息促喘满。气胀，腹部胀满。

［14］代：代脉也，其脉来缓弱而有规则的间歇，间歇时间较长，主脏气虚衰。

［15］细：细脉也，其脉来细如线，但应指明显，主虚。

［16］涩：涩脉也，其脉来艰涩不畅，如轻刀刮竹，主气滞血瘀。

［17］浑浑革至如涌泉：指脉来滚滚而急，状如上涌之泉水，盛于指下。主邪盛病重。浑浑，滚滚之义，水流盛大之貌。革，音义同急，《集韵》：“急也。”

［18］色弊：气色败坏之象。

［19］绵绵其去如弦绝：绵绵，指脉来微弱虚软如绵。其去如弦绝，指脉去而不返，骤然如弓弦断绝。王冰：“绵绵，言微微似有，而甚不应手也。如弦绝者，言脉卒断，如弦之绝去也。”此句实言脉微欲绝。

［20］五色：指面色。

［21］气之华也：指五脏精气的外在表现。华，光华也。亦指精气的外荣。

［22］赤欲如白裹朱，不欲如赭：指正常面部赤色应该像薄帛包裹朱砂一样，红润含蓄，不应该像赭石那样暗红晦滞而无光泽。欲，应该之义。白，同帛，即生丝织物。赭，指代赭石。总之不论面见何色，以明润含蓄为顺，枯槁暴露为逆。

［23］苍璧：青色玉石。

［24］蓝：指蓝颜料，即蓝靛。其蓝而不泽。

［25］罗：柔软的丝织品。

［26］地苍：指青黑色土壤。张景岳：“地之苍黑，枯暗如尘。”

［27］五色精微象见：指真脏色暴露于外。吴昆：“精微象见，言真元精微

之气，化作色相，毕见于外，更无藏蓄，是真气脱也，故寿不久。”即色质浮现于外的夭然面容，为精气败绝之象。

[28]五藏者，中之守也：指五脏能使精气贮藏固守于内。

[29]中盛藏满：指腹中胀满，脾气壅塞不运。中，腹中。盛，此指胀满。脏，脾脏。满，壅塞。

[30]气盛伤恐者：指邪气盛而伤于恐志。张琦认为此五字属衍文。

[31]中气之湿也：指中焦之气被湿邪所困。

[32]门户不要：指大便泻利无度。张景岳：“要，约束也。幽门、阑门、魄门，皆仓廪之门户，门户不能固，则肠胃不能藏，所以泄利不禁，脾脏之失守也。”

[33]水泉不止：指小便失禁。水泉，指小便。张景岳：“膀胱与肾为表里，所以藏津液。水泉不止而遗溲失禁，肾脏之失守也。”

[34]得守者生，失守者死：五脏能够藏精气固守于内为得守，反之为失守。

[35]夫五藏者，身之强也：指五脏是身体强壮的基础。张景岳：“五脏气充则形体强，故五脏为身之强。”

[36]头者精明之府：精，精气。明，神明，张景岳：“五脏六腑之精气，皆上升于头，以成七窍之用，故头为精明之府。”高示宗：“人身精气，上会于头，神明上出于目，故头者精明之府。”

[37]头倾视深：头倾，头低垂不能举。视深，目陷无光。

[38]胸中：此指心肺。因心肺居于胸中。

[39]肩随：此指呼吸困难，两肩随呼吸耸动。

[40]惫：衰败。吴昆：“惫与败同，坏也。”

[41]偻附：偻音吕，指身体屈曲。附，指行走不便，需依物而行。吴昆：“偻，曲其身也；附，不能自步，附物而行也。”

[42]振掉：指行走摇摆不稳。

[43]得强则生，失强则死：得强，指五脏精气旺盛，则形体五府头、背、腰、膝、骨强健。失强，指五脏精气衰竭，则形体五府败坏。

[44]反四时者：指脉象不应四时，与四时的阴阳消长规律相反者。

[45]有余为精，不足为消：有余，指脉象呈现有余之象。精，此作甚解。不足，指脉象呈现不足之象。消，消弱，指正气消弱。

[46]应太过，不足为精：指脉象应该有余而反见不足者，是邪气太盛。

[47]应不足，有余为消：指脉象应该不足而反见有余者，是正气消弱。

[48]关格：此指脉象的变化不与四时阴阳的消长变化相应的病变。王冰：“阴阳之气不相应合，不得相营，故曰关格也。”

［49］其：《针灸甲乙经》作“有”。

［50］乍：突然之义。

［51］其与天运转大：其，此指脉象。天运转，即天体的运转。大，《黄帝内经太素》无“大”字，从之。此句即言脉象的变化与天体的运转是相应的。

［52］彼秋之忿，为冬之怒：忿、怒属于凉、寒之代词。此句即言由秋季之凉转为冬季之寒。

［53］四变之动，脉与之上下：指随着春生夏长秋收冬藏四季之变化，脉象相应地有升降浮沉之变化。

［54］春应中规，夏应中矩，秋应中衡，冬应中权：中，合也。规，作圆之器。矩，作方之器。衡，秤杆也，求平之器。权，秤锤也，计重之器。此以规矩衡权形容春夏秋冬四时之脉象。王冰：“春脉软弱，轻虚而滑，如规之象，中外皆然，故以春应中规。夏脉洪大，兼之滑数，如矩之象，可正平之，故以夏应中矩。秋脉浮毛，轻涩而散，如秤衡之象，高下必平，故以秋应中衡。冬脉如石，兼沉而滑，如秤权之象，下远于衡，故以冬应中权也。”

［55］阴阳有时，与脉为期：指四时阴阳的变化是有规律的，脉象的变化与此规律相应。时、期，均有时间、规律之义。

［56］期而相失，知脉所分：指脉象的变化与四时阴阳变化规律失去了相应的关系，则可从脉象的变化测知病变的部位。所，属也。分，此指病位，即脏腑。

［57］分之有期，故知死时：指每脏都有自己所主的时令，据此可以推断病人的死期。分，此指五脏。

［58］始之有经，从五行生：指阴阳的始生是有规律的，这个规律是在五行之气交替盛衰中产生的。经，道也，即规律。

［59］声：指呼、笑、歌、哭、呻五声。

［60］上盛则梦飞：高示宗：“上盛则气并于上，故梦飞。”

［61］下盛则梦堕：高示宗：“下盛则气并于下，故梦堕。”

［62］短虫：蛲虫。

［63］长虫：蛔虫。

［64］虚静为保：虚，虚无，心无杂念之义。静，安静，心静守神之义。保，《针灸甲乙经》作“宝”，从之。宝，重要。

［65］泛泛乎：泛，《说文解字》：“浮也。”泛泛乎，形容脉浮盛，吴昆：“泛泛然充满于指。”

［66］蛰虫将去：蛰虫，藏伏土中越冬之虫。去，此作藏解。此句形容脉象开始由浮趋沉。

[67]蛰虫周密：李中梓：“如蛰畏寒，深居密处。”

[68]知内者按而纪之，知外者终而始之：内，指脏腑。按而纪之，高示宗：“重手按脉，纪其至数。”外，指体表经脉。终而始之，吴昆：“切脉之道，有终有始，始则浮取之，终则沉取之。”此两句意为欲知脏腑与体表经脉的变化情况，在诊脉手法上必须浮取沉取，反复推敲比较，才能全面掌握病情。

[69]六者：指上文春、夏、秋、冬、内、外六个方面。张景岳：“知此四时内外六者之法。”另有一说，六者是指诊法常以平旦，四诊合参，脉应四时，脉合阴阳，虚静为保，知内知外。两说皆通。

[70]搏坚而长：指脉来搏击于指，坚挺有力而长。

[71]当消环：据下文，“当”字下应有“病”字。消环，《黄帝内经太素》《针灸甲乙经》均作“消渴”，从之。

[72]当病灌汗，至令不复散发也：张景岳：“肺虚不敛，汗出如水，故云灌汗，汗多亡阳，故不可更为发散也。”灌汗，指汗多且不止，如水灌浇。《脉经》作“漏汗”，其义更明。

[73]当病坠若搏：坠，跌坠。若，或也。搏，搏击。病坠若搏，指跌仆损伤之病证。

[74]色泽：指皮肤薄而光亮，水肿病之症状。

[75]折髀：指髀痛如折。髀，股骨部。

[76]食痹：病名，指胸膈闭阻闷痛，饮食难下之病。

[77]色不泽：指面色不泽。

[78]胻：音衡，足胫部。

[79]心疝：病名，指寒邪客于心经，传于小肠，小肠受邪，症见腹痛少腹隆起，自觉有气自脐上冲心。

[80]心为牡藏：张景岳：“牡，阳也。心属火而居于膈上，故曰牡藏。”

[81]风成为寒热：王冰：“《生气通天论》曰：因于露风，乃生寒热。故风生寒热。”即伤于风邪，而形成恶寒发热之病变。

[82]瘅成为消中：指邪热久积不去，耗伤津液，就会形成消谷善饥的中消病。瘅，指热邪。消中，指中消病，消渴病的一种。

[83]厥成为巅疾：厥，气逆于上。巅疾，指头痛眩晕等巅顶之疾。另说，巅，通癫，指癫痫病。

[84]久风为飧泄：张志聪：“风乃木邪，久则内干脾土，而成飧泄矣。”

[85]脉风成为疠：指风毒之邪客于脉形成疠风病。疠，指疠风，即麻风病。马莳：“脉中有风而成，当为疠风之证。风论云：风寒客于脉而不去，名曰疠风。又曰：疠风者，有荣气热腐，其气不清，故使鼻柱坏而色败，皮肤

疡溃。风寒客于脉而不去者是也。”

［86］以其胜治之：指按照五行相克的规律进行治疗。

［87］有故病五藏发动：指原有宿疾旧病在身，五脏又感新邪而发病。张景岳：“有故病，旧有宿病也。五藏发动，触感而发也。”

［88］征：验也。

［89］夺：衰也，败也。

［90］当病毁伤不见血，已见血，湿若中水也：指外伤不论有无出血之症，大都必见肿胀，其状犹如水湿泛滥肌肤之水肿。湿若中水也，似当作“若中水湿也”为切。

［91］尺内：指尺泽部的内侧，即尺肤部位。

［92］两傍：此指尺肤下端小指侧。

［93］尺外：此指尺肤下端拇指侧。

［94］尺里：此指尺肤下端中间处。

［95］中：此断句有误，“中”字连下读，即“中附上”为切。

［96］附上、上附上：指把尺肤分成三段，即靠腕部者为上段，靠肘部者为下段，中间部为中段。中附上为中段，上附上为上段，上文的两傍、尺外、尺里均为下段。另，附上，应作“中附上”。上句“中”字连本句。

［97］左、右：指左手、右手。下文仿此。

［98］外、内：外，指尺肤的拇指侧。内，指尺肤的小指侧。下文仿此。

［99］前以候前，后以候后：指尺肤部的前面，即臂内阴经所过的部位，以候胸腹部的病。尺肤部的后面，即臂外阳经所过的部位，以候肩背的病。

［100］上竟上者：指腕部至鱼际部。竟，尺也，尺端之义。

［101］下竟下者：指肘部及临近部位。

［102］粗大：王冰：“谓脉洪大也。”

［103］恶风：恶，音遏。此指恶疠风邪，非恶风症状。

［104］少阴厥：少阴，指足少阴肾。姚止庵：“沉细兼数，是阴虚水亏而火上逆，名曰少阴厥。厥，逆而上也。所谓阴虚火动是矣。”

［105］寒热：此指虚劳寒热病。

［106］眴仆：眴，通眩。仆，跌倒也。眴仆，指眩晕跌仆之病。

［107］阳：指足三阳经。

［108］手：指手三阳经。

［109］阴：指手三阴经。

［110］足：指足三阴经。

［111］数动一代：指动数而有间歇之脉。

[112]推而外之，内而不外：马莳："此言脉之偏于表里者，其证异也，举指于皮肤之间，推而外之，宜乎脉之浮也，但沉而不浮，则内而不外。"推，切也，取也。

[113]推而内之，外而不内：马莳："按指于筋骨之间，宜乎脉之沉也，但浮而不沉，则外而不内。"

[114]推而上之，上而不下，腰足清也：张景岳："凡推求于上部，然脉止见于上，而下部则弱，此以有升无降，上实下虚，故腰足为之清冷也。"

[115]推而下之，下而不上，头项痛也：张景岳："凡推求于下部，然脉止见于下，而上部则亏，此以有降无升，清阳不能上达，故为头项痛也。或以阳虚而阴凑之，亦为头项痛也。"

## 【语译】

黄帝问：诊法的原则是什么？岐伯说：诊脉应当在早晨进行，因为那时阳气未曾扰动，阴气还未散尽，又未用过饮食，经脉之气尚未亢盛，经络之气也很调和，气血又未受干扰，这样，才可以诊出有病的脉象。

在诊察病人脉搏的动静变化的同时，还要看他的两目神色、面部色泽，从而分辨五脏是有余，还是不足，六腑是强还是弱，形体是盛还是衰，将这几个方面加以综合考察，来判别病人的或死或生。

脉是血液聚合运行的地方，脉位长说明气机平调；脉位短说明气机有病；脉数说明心中烦；脉大的表示病势进展；若见上部脉盛，是病气塞于胸；若见下部脉盛，是病气胀于腹；代脉是元气衰；细脉是元气少；涩脉是真心痛；脉来洪盛，节律不整，脉势急促如涌泉，这是病情加重，如面容凋敝，就到了危险地步；若脉来似有似无，其去如弓弦断绝，那是必死的。

面部的五色，是精气的外荣。赤色应该像丝帛裹朱砂一样，含蓄透红而光泽，不应像赭石那样赤而滞暗；白色应该像鹅的羽毛，白而光洁，不应像盐那样的白而粗滞；青色应该像绿色玉石青而润泽，不应像蓝靛那样的青而无光；黄色应该像丝绸裹雄黄，黄中透红，不应像土那样黄而沉滞；黑色应该像重漆黑红透亮，不应像大地苍黑而枯暗。假如五色精微之象浮现在外，那么寿命也就不能长久。人的眼睛，是用来观察万物，辨别黑白，审察长短的。如果长短不分，黑白颠倒，就证明精气已衰败。

人的五脏，藏精气而为人体的内在基础。如果中气盛，藏气满，说话声音重浊，像从室中发出的一样，这是中气被湿邪所困；声音低微，说话重复，表明正气衰败；衣不遮体，言语善恶不分亲疏远近，是神气错乱；如果肠胃不能纳藏水谷，大便不禁，这是肾虚不能禁锢的关系；如果小便不禁，这是膀胱不能闭藏的关系。总之，如果五脏能够起到守内的作用，病人的健康就能恢复；否则，病人就会死亡。

五脏是人体强健的基础，而头是精明之府，如果头部低垂，眼胞内陷，说明精神要衰败了。胸背是心肺之府，如果背弯曲而肩耸，那是胸已败坏；腰是肾之府，如果腰不能转侧，那是肾气要衰竭了；膝是筋之府，如果屈伸困难，走路曲偻依附，那是筋要疲惫了；骨为髓之府，如果不能久立，行走动摇不定，那是骨已衰颓。能得五脏之强则生，否则就会死亡。

岐伯说：脉象不与四时相应，超过四时常脉为精，即邪气盛；不足于四时常脉为消，即正气虚。脉象应超常，反而不足的为邪气盛；脉象应不足反而见超常的，为正气虚。这是阴阳不相应，病名叫作关格。

黄帝问道：脉有四时的变化是怎样的？知道病的所在是怎样？疾病的变化是怎样？从诊脉知道病的忽然在内是怎样？从诊脉知道病的忽然在外是怎样？请问这五个问题，你可以把它们的道理讲给我听吗？岐伯回答说：让我说说这五者的变化与天运的协调关系吧。天地之间，万物之外，自然的变化，阴阳的反应，春天的温暖，发展成为夏天的酷热；秋天的劲急，发展成为冬天的严寒。脉搏的往来上下与这四时的变迁是相应的；春脉应合乎规的圆滑之象，夏脉应合乎矩的方盛之象，秋脉应合乎衡的游移之象，冬脉应合乎权的沉潜之象。四时阴阳的情况，冬至后四十五天，阳气微升，阴气微降；夏至后四十五天，阴气微升，阳气微降。阴阳的升降，是有一定时间规律，它与脉象的变化相一致。假如脉象和四时不相适应，就可依据脉象而知道病是属于何脏，再根据脉气的盛衰，就可以推究出病人的死期。这里的微妙都在脉象上，不可不细心地体察，而体察是有一定要领的，必须从阴阳开始。脉气有一定规律，并借着五行产生，而它的产生又是按一定的法则，即以四时的变化为其规律。诊病时就要遵循这个规律，掌握了这种联系，就可以预知死生之期。总之，人的声音是与五音相适应，而人的脉象则是与天地、四时的阴阳相适应。

所以阴气盛，就会梦见涉渡大水而恐惧；阳气盛，就会梦见大火焚烧；阴阳俱盛，就会梦见互相残杀；上部盛，就会梦见飞翔；下部盛，就会梦见向下坠落；过饱，就会梦见给人东西；过于饥饿，就会梦见索取东西；肝气盛，就会梦见发怒；肺气盛，就会梦见悲哭；腹中蛲虫多，就会梦见众人聚集；腹中蛔虫多，就会梦见与人相斗毁伤。

所以持脉有一定的法则，只有澄心静志，才是可贵的。春天脉上浮，像鱼游在波中一样；夏天脉充皮肤，浮泛有余，像万物充盛；秋天脉见微沉，似在肤下，就像蛰虫将要入地一样；冬天脉沉在骨，像蛰虫密藏洞穴，人们深居室内似的。所以说，通达脉象的内在依据，可以按察并条理它；懂得脉势的外在表现，可以根据外在脉象探测内在发病机理。这六点，就是持脉的大法。

心脉搏击有力而长，是发生了舌卷缩不语的病；如脉濡弱而散，病为消渴，常自行好转。肺脉搏击有力而长，是发生了唾血的病；假如其脉濡弱而散，汗出如洗，精气不易恢复。肝脉搏击有力而长，面色不青，这是跌伤、击伤等病，由于瘀血积在胁下，使人发喘；假如其脉濡弱而散，面色反光亮的，那是溢饮病，这是由于大渴暴饮，水气流入肌肉皮肤之间，肠胃之外而引起。胃脉搏击有力而长，面色发赤，就会髀痛如折；假如其脉濡弱而散，要发生食后阻隔的病。脾脉搏击有力而长，面色发黄，为脾气不足；假如其脉濡弱而散，面色无光泽，那就会足胫浮肿，像水气内停病。肾脉搏击有力而长，面色发黄赤，就会腰痛如折；如其脉濡弱而散，那是精血虚少。

黄帝问道：诊得心脉劲急，这是什么病？病的形态又怎样？岐伯回答说：病名叫心疝，少腹部位要出现有形的包块。黄帝问：这是什么道理？岐伯说：心是阳脏，和小肠为表里，小肠位在少腹中，所以说少腹当有包块。黄帝问：诊得胃脉有病，它的症状怎样？岐伯说：如果胃脉实，其病是腹胀满；如果胃脉虚，其病是泄利。

黄帝问道：疾病形成以后，常有什么样的发展变化？岐伯说：风病常变为寒热；热病常变为消中；气逆不已常变为巅疾；由于久风入中，内干脾土，就会变为飧泄；风邪侵入脉里，久不能去，就会变为疠风。病的变化多端，难以论尽。

黄帝问：所有痈肿筋挛骨痛，是怎样产生的？岐伯说：这是由于寒气所聚，八方贼风所侵而变成的。黄帝问：怎样治疗呢？岐伯说：这是四时之邪所引起的疾病，用五行相胜的方法治疗，就会痊愈。

黄帝说：本有旧病而五脏又出现病变，因而影响脉色，怎样区别它是久病还是新病呢？岐伯说：你问得很详细，这只要验证它的脉色，就可以区别了。如脉虽小而气色不枯夭的，那是新病；如脉气不脱陷，可是气色已枯夭的，那是久病；如脉气和五色都脱陷的，那是久病；如脉和气色都无大变的，那是新病。脉显沉弦并见的肝肾之象，皮色现出了苍赤色，这样的病，是由于击伤所致，不见血是血内瘀，已见血的，是外出血，皮肤湿润如中水邪。

尺部的内侧两旁是候季胁的。尺部外侧候肾，里侧可以候腹。尺肤的中部，左外可以候肝，左内可以候鬲；右外可以候胃，右里可以候脾。尺肤的上部，右外可以候肺，右内可以候胸中；左外可以候心，左内可以候膻中。从臂内阴经之分，可以候胸腹；从臂外阳经之分，可以候腰背。上段之尽端，是候头项胸喉部疾病的；下段之尽端，可以候少腹腰股膝胫足中部。

脉象粗大的，是阴不足而阳有余，见于内热之病。脉来急而去缓的，是上部实而下部虚，见于厥逆巅病。脉来缓而去急的，是上部虚而下部实，见于恶疠风邪病。所以感受了恶疠风邪，常使阳气受损。脉象沉细数的，是足少阴经厥逆之病。脉象沉细数散的，是寒热之病。脉象浮散的，是眩晕仆倒之病。脉象浮而不躁的，其病在足三阳，为热证；脉象浮而躁的，病在手三阳。所有脉象细而沉的，其病在阴，会发为骨节疼痛；如果细沉而静，那是病在足三阴经了。数脉而有歇止的，其病在阳之脉，要见溏泄及大便脓血的症状。切按各种病脉，脉见涩象，是阳气有余；脉见滑象，是阴气有余。阳气有余，就身热无汗；阴气有余，就多汗身冷；阴气阳气均有余，就会无汗发冷。病象表现为表证，当推求浮脉，而反见沉迟脉象，就是心腹积聚之病；病象表现为里证，当推求沉脉，而反见浮数脉象，就是内热之病。推求上部，脉只见于上，而下部则弱，就是腰足清冷之病证；推求下部，脉只见于下，而上部则虚，就是头项疼痛之病证；假如重按至骨，而脉气少的，就是腰脊痛而有寒痹之病。

## 【评介】

脉要，诊脉之要领也。精微，精深微妙。本篇讨论四诊的内容，但重点讨论了诊脉的要领，其理论至为精深微妙，故篇名曰《脉要精微论》。

本篇较为系统地讨论了脉诊的理论，阐述了脉诊的基本原理、基本原则、基本方法以及四时的正常脉象和各种病脉的病象、主病情况与临床意义，为脉学理论的发展奠定了坚实的基础。文中通过对四时正常脉象和脉反四时而为病的描述，说明人体内环境与自然规律息息相通，强调人必须顺应自然，与之保持协调统一。以示后人诊治疾病必须因时制宜，充分体现了天人相应整体观在临床实践中的指导意义。本篇在重点论述脉诊的同时，又较为详细地论述望诊、闻诊、问诊和尺肤诊法。阐述了视精明、察五色、望形态、观二便、问梦境、诊尺肤等以判断病变之所在、推测脏腑气血阴阳之盛衰的内容。并强调临床诊病必须诸诊合参，综合分析。展示了中医诊断学的初步规模。篇中指出诊脉最佳时间是平旦，其精神是强调诊脉时要尽量排除内外因素对患者肌体的干扰，使其处于安静状态，“乃可诊有过之脉”。现代临床只要把握这个要领即可，故不必拘泥于平旦。其“以此参伍，决死生之分”是中医诊断学强调四诊合参的理论渊源。篇中关于脉与气血的关系以及气血之盛衰在脉象上的反映的论述，是脉诊的基本原理。其“夫精明五色者，气之华也”揭示了望目、望色的基本原理。并以“欲”与“不欲”之词，说明了不论何色，只要光泽明润，含蓄不露即为善候，反之，枯槁晦暗，颜色外露即为恶候。《灵枢·大惑论》：“五藏六府之精气，皆上注于目为之精”，所以说本篇所论之望目，是望诊中望神的主要内容，对诊察疾病有着重要意义，特别是对危重病者，察目是决死生的重要项目。“五藏者，中之守也”，“五藏者，身之强也”，是藏象学说中人体以五脏为中心的具体说明，强调了五脏所藏精气的重要性，也是中医诊断学的生理基础，诊法的基本原理。

篇中“岐伯曰：反四时者……病名曰关格”，丹波元简认为“此一项三十九字，与前后文不相顺承，疑是它篇错简”。且“精”“消”二字，其义不明。周学海认为：“此段论脉，与上不接，疑有脱文。”两说可参。

篇中关于阴阳盛衰发生不同的梦幻，与《灵枢·淫邪发梦》有关记载相一致，但本篇少心、脾、肾三脏气盛所发之梦。《新校正》认为：“乃《灵枢》之文，误置于斯，仍少心脾肾气盛所梦”，并认为短虫、长虫二句，“亦不当出此，应他经脱简文也”。可参。本段的具体内容，是否应之临床，尚有待进一步的研究。

本篇论述了五脏与胃脉的具体脉象即搏坚而长和耎而散及其主病。文中未言诊脉部位。因为此非寸口诊脉法的脏腑分候部位，而是遍身诊法的脏腑分候部位。故当参照《三部九候论》。

有关尺肤诊法，在《内经》有较多的记载。今天临床仍在使用，主要用于外感病。欲详知诊，当与他篇相互参阅。

篇末形象地描述了各种病脉的脉象与所主的复杂病证，揭示了从脉象的变化可推测疾病之内外，邪正之虚实，阴阳之盛衰等。

## 平人气象论篇第十八

### 【原文】

黄帝问曰：平人[1]何如？岐伯对曰：人一呼脉再动[2]，一吸脉亦再动，呼吸定息脉五动[3]，闰以太息[4]，命曰平人。平人者，不病也。常以不病调病人[5]，医不病，故为病人平息[6]以调之为法。人一呼脉一动，一吸脉一动，曰少气。人一呼脉三动，一吸脉三动而躁，尺[7]热曰病温，尺不热脉滑曰病风，脉涩曰痹。人一呼脉四动以上曰死，脉绝不至曰死，乍疏乍数[8]曰死。平人之常气禀于胃，胃[9]者平人之常气也，人无胃气曰逆，逆者死。春胃[10]微弦曰平[11]，弦多胃少曰肝病，但弦无胃曰死，胃而有毛曰秋病[12]，毛甚曰今病[13]。藏真散于肝[14]，肝藏筋膜之气也。夏胃微钩曰平，钩多胃少曰心病，但钩无胃曰死，胃而有石曰冬病，石甚曰今病。藏真通于心，心藏血脉之气也。长夏胃微耎弱曰平，弱多胃少曰脾病，但代无胃曰死[15]，耎弱有石曰冬病，弱甚曰今病。藏真濡于脾，脾藏肌肉之气也。秋胃微毛曰平，毛多胃少曰肺病，但毛无胃曰死，毛而有弦曰春病，弦甚曰今病。藏真高于肺[16]，以行荣卫阴阳也。冬胃微石曰平，石多胃少曰肾病，但石无胃曰死，石而有钩曰夏病，钩甚曰今病。藏真下于肾[17]，肾藏骨髓之气也。胃之大络，名曰虚里[18]，贯鬲络肺，出于左乳下，其动应衣[19]，脉[20]宗气也。盛喘数绝者[21]，则病在中[22]；结而横[23]，有积矣；绝不至曰死。乳之下其动应衣，宗气泄也。

欲知寸口太过与不及，寸口之脉中手[24]短者，曰头痛。寸口脉中手长者，曰足胫痛。寸口脉中手促上击者，曰肩背痛。寸口脉沉而坚者，曰病在中。寸口脉浮而盛者，曰病在外。寸口脉沉而弱，曰寒热及疝瘕少腹痛。寸口脉沉而横，曰胁下有积，腹中有横积痛。寸口脉沉而喘[25]，曰寒热。脉盛滑坚者，曰病在外。脉小实而坚者，病在内。脉小弱以涩，谓之久病。脉滑浮而疾者，谓之新病。脉急者，曰疝瘕少腹痛。脉滑曰风。脉涩曰痹。缓而滑曰热中。盛而紧曰胀。脉从阴阳，病易已；脉逆阴阳，病难已。脉得四时之顺，曰病无他[26]；脉反四时及不间藏[27]，曰难已。臂多青脉，曰脱血。尺脉缓涩[28]，谓之解㑊[29]。安卧[30]脉盛，谓之脱血。尺涩脉滑，谓之多汗。尺寒脉细，谓之后泄[31]。脉尺粗常热[32]者，谓之热中。肝见庚辛死[33]，心见壬癸死，脾见甲乙死，肺见丙丁死，肾见戊己死，是谓真藏[34]见皆死。颈脉动喘疾咳，曰水[35]。目裹[36]微肿如卧蚕起之状，曰水。溺黄赤安卧者，黄疸。已食如饥者，胃疸[37]。面肿曰风。足胫肿曰水。目黄者曰黄疸。妇人手少阴脉动甚者[38]，妊子也。脉有逆从[39]四时，未有藏形[40]，春夏而脉瘦，秋冬而脉浮大，命曰逆四时也。风热而脉静，泄而脱血脉实，病在中脉虚，病在外脉涩坚者，皆难治，命曰反四时也。人以水谷为本，故人绝水谷则死，脉无胃气亦死。所谓无胃气者，但得真藏脉不得胃气也。所谓脉不得胃气者，肝不弦肾不石也。太阳[41]脉至，洪大以长；少阳[41]脉至，乍数乍疏，乍短乍长；阳明[41]脉至，浮大而短。

夫平心脉来，累累如连珠[42]，如循琅玕[43]，曰心平[44]，夏以胃气为本。病心脉来，喘喘连属，其中微曲[45]，曰心病。死心脉来，前曲后居，如操带钩[46]，曰心死。平肺脉来，厌厌聂聂，如落榆荚[47]，曰肺平，秋以胃气为本。病肺脉来，不上不下，如循鸡羽[48]，曰肺病。死肺脉来，如物之浮，如风吹毛[49]，曰肺死。平肝脉来，耎弱招招，如揭长竿末梢[50]，曰肝平，春以胃气为本。病肝脉来，盈实而滑，如循长竿[51]，曰肝病。死肝脉来，急益劲，如新张弓弦[52]，曰肝死。平脾脉来，和柔相离，如鸡践地[53]，曰脾平，长夏以胃气为本。病脾脉来，实而盈数，如鸡举足[54]，曰脾病。死脾脉来，锐坚如乌之喙，如鸟之距[55]，如屋之漏，如水之流[56]，曰脾死。平肾脉来，喘喘累累如钩[57]，按之而坚[58]，曰肾平，冬以胃气为本。病肾脉来，如引葛，按之益坚[59]，曰肾病。死肾脉来，发如夺索[60]，辟辟如弹石[61]，曰肾死。

**【注释】**

[1]平人：指健康无病之人。

[2]再动：两动，即两次搏动。

[3]呼吸定息脉五动：呼吸定息，指两次呼吸之间的间歇。张景岳："一呼一吸，总名一息……呼吸定息，谓一息既尽，而换息未起之际也。"脉五动，指一息四动，定息再一动，共计五动，非定息之时脉五动。

[4]闰以太息：张景岳："闰，余也。犹闰月之谓。言平人常息之外，间有一息甚长者，是谓闰以太息。"即在一息之余，时有延长，脉又现一动。

[5]以不病调病人：指以健康无病之人呼吸为标准衡量病人的脉搏跳动次数。调，此作衡量解。

[6]平息：指均匀平静的呼吸。

[7]尺：指尺肤。

[8]乍疏乍数：指脉跳忽慢忽快。乍，忽然之义。

[9]胃：此指胃气。

[10]胃：此指脉中的胃气，即有胃气之脉，其象为从容和缓，节律一致。下皆为是。

[11]平：指正常脉象，又称平脉。

[12]胃而有毛曰秋病：指春季脉虽有胃气但兼见秋季之毛脉者，至秋就

要发病。下文文例类此。

［13］毛甚曰今病：指春脉毛甚者，当时就要发病。今，在此指春季。下文类推。

［14］藏真散于肝：藏真，指五脏的真气。肝旺于春，所以春季五脏真气主要布散于肝。下文类此。

［15］但代无胃曰死：高士宗："代，软弱之极也。软弱极而无胃气，则曰死脉。"

［16］高于肺：上归于肺也。

［17］下于肾：下藏于肾也。

［18］虚里：指部位，在左乳下心尖搏动处。

［19］衣：《针灸甲乙经》作"手"，从之。

［20］脉：作动词，候也。

［21］盛喘数绝者：指虚里搏动亢盛数急而时有间歇。

［22］中：此指胸中。

［23］结而横：结，《难经·十八难》："结者，脉来无常数，时一止，名曰结也。"横指脉体坚硬，横于指下。另，横似指虚里之位横移。

［24］中手：应指也。

［25］喘：急促。

［26］病无他：意为虽有病但无其他危险。

［27］不间藏：传其所克也。如肝病传脾。

［28］尺脉缓涩：注较多，有单从脉象注者，认为是脉缓、脉涩，更有以此为寸、关、尺中尺脉之缓涩。亦有认为此为尺缓脉涩之误，是尺肤弛缓，脉来涩滞。然观下文，以上诸说恐皆非经旨。"尺脉缓涩"似为"尺涩脉缓"之误，即意为尺肤涩、脉象缓，皆为气血不足之征，故下文曰"解㑊"。尺，尺肤也。下皆为是。

［29］解㑊：懈惰倦怠。

［30］安卧：断句误，当连上读。嗜卧之义，气血不足之象。

［31］后泄：泄泻。

［32］脉尺粗常热：当为"脉粗尺常热。"

［33］肝见庚辛死：指肝的真脏脉出现，至庚辛日死。下文仿此类推。

［34］真藏：真脏脉。

［35］颈脉动喘疾咳，曰水：指颈脉搏动甚，且有气喘咳嗽，主水病。颈脉，人迎脉。

［36］目裹：上下眼睑。

[37]胃疸：疸，通瘅，热也。丹波元简："疸，瘅同，即前篇所谓消中，后世所谓中消渴也。"

[38]手少阴脉动甚者：王冰："手少阴脉，谓掌后陷者中，当小指动而应手者也。"即指神门穴处。动甚，搏动明显。

[39]逆从：偏义复词，指逆。

[40]藏形：指五脏应四时的正常脉象。

[41]太阳、少阳、阳明：此三阳是言月份所主之气。即太阳旺于五月、六月，少阳旺于正月、二月，阳明旺于三月、四月。其脉象与之相应。张景岳认为此只言三阳而未言三阴，疑有脱文，可从。

[42]累累如连珠：累累，连续不断。全句言脉跳连续不断，滑利如串珠。

[43]如循琅玕：形容脉象圆润柔滑如玉石。琅玕，音郎甘，《书经·禹贡传》："琅玕，石而似玉。"《说文解字》："琅玕似珠。"即石似玉，形似珠。循，按也。

[44]心平：心之平脉也。下皆仿此。

[45]喘喘连属，其中微曲：吴昆："喘喘连属，言脉来如喘人之息，急促之状也。其中微曲，则不能如琅飏之滑利矣。是失冲和之气，为心病也。"张景岳："其中微曲，即钩多胃少之义。"两说互参。另，喘喘，似作振振解，非喘息之喘。

[46]前曲后居，如操带钩：指脉象应指先曲后直，如持衣带钩，毫无冲和之感，属但钩无胃之脉。杨上善："心脉来时，指下觉初曲后直，如操捉带钩，前曲后直，曰心死脉。居，直也。"

[47]厌厌聂聂，如落榆荚：形容脉象轻浮和缓。张景岳："如落榆荚，轻浮和缓貌。"

[48]如循鸡羽：王冰："谓中央坚而两旁虚。"

[49]如物之浮，如风吹毛：张景岳："如物之浮，空虚无根也。如风吹毛，散乱无绪也。亦但毛无胃之义，故曰肺死。"

[50]耎弱招招，如揭长竿末梢：耎音义同软。张志聪："耎弱，初生柔和之气也。以手相呼曰招，招招，乍起乍伏之象，形容其初生之脉象也。"张景岳："揭，高举也。高揭长竿、梢必柔软，即和缓弦长之义，是为肝之平脉。"

[51]盈实而滑，如循长竿：张景岳："盈实而滑，弦之过盛也。如循长竿，无末梢之和软也，亦弦多胃少之义。"

[52]急益劲，如新张弓弦：张景岳："劲，强急也。如新张弓弦，弦之甚也。亦但弦无胃之义，故曰肝死。"《针灸甲乙经》《脉经》"急"下有"而"字，从之。

[53]和柔相离，如鸡践地：指脉象轻柔和缓，节律整齐，从容不迫。相离，节律分明。如鸡践地，轻柔、从容、和缓之义。

[54]实而盈数，如鸡举足：指脉象充实满硬而数急。张景岳："实而盈数，强急不和也。如鸡举足，轻疾不缓也。"

[55]如乌之喙，如鸟之距：喙，嘴也。距，爪也。

[56]如屋之漏，如水之流：张景岳："如屋之漏，点滴无伦也。如水之流，去而不返也。是皆脾气绝而怪脉见。"

[57]喘喘累累如钩：喘喘累累，形容脉象连贯滑利。张景岳："喘喘累累如心之钩，阴中藏阳，而得微石之义，是为肾之平脉。"如钩，似指肾脉沉石之中兼有钩脉之象。

[58]坚：有力也。

[59]如引葛，按之益坚：葛，为豆科多年生落叶藤本植物。如引葛，形容脉象沉紧坚硬如牵引之葛藤。张景岳："脉如引葛，坚搏牵连也，按之益坚，石甚不和也。亦石多胃少之义，故曰肾病。"

[60]发如夺索：吴昆："夺索，两人争夺其索，引长而坚劲也。"形容脉紧而坚劲如两人夺拉绳索。比脉如引葛更甚。

[61]辟辟如弹石：高士宗："辟辟，来去不伦也。如弹石，圆硬不软也。此但石无胃，故曰肾死。"王冰："辟辟如弹石，言促又坚也。"形容脉来急促而坚硬，如指弹石。

**【语译】**

黄帝问道：正常人的脉象是怎样的呢？岐伯说：正常人的脉搏，一呼脉跳动两次，一吸脉也跳动两次，一呼一吸，叫作一息。另外两息之间脉又跳动一次，共有五次搏动。但人在长呼吸时，脉搏跳动还要多，这叫闰以太息。这都叫作平人，也就是无病的人。诊脉的法则，应该以无病人的呼吸计算病人的脉搏至数。医生无病，首先把自己的呼吸调匀，以衡量病人的脉搏。

人一呼，脉跳动一次，一吸，脉也跳动一次，这是气虚的现象。若人一呼，脉有三次跳动，一吸，脉也有三次跳动，并且躁急，尺部皮肤发热，这是温热病。尺肤不热，脉搏呈滑象的，这是风病。若人一呼，脉的跳动在四次以上的必死。脉律不整，间歇太长，难以接续的必死。脉搏忽慢忽快的也是死脉。

人的正常脉气，是来源于胃的水谷精气充养，胃气就是平人脉息的正常之气，人的脉息如无胃气，叫作逆象，逆象是死证的表现。

春时的脉象，弦中带有冲和的胃气，叫作平脉。如果弦多而胃气少，就是肝病；假如但见弦脉而无冲和的胃气，就要死亡；若虽有胃气，而兼见毛脉，预示延至秋天就要生病；倘若毛脉太甚，就会立即生病。春天是脏真之气散发于肝，肝藏筋膜之气。

夏时的脉象，钩中带有冲和的胃气，叫作平脉。如果钩多而胃气少，就是心脏有病；假如但见钩脉而无冲和的胃气，就要死亡；若虽有胃气，而兼见石脉，这是夏见冬脉，预示延至冬天就要生病；倘若石脉太甚，就会立即生病的。夏天是脏真之气通于心，心藏血脉之气。

长夏的脉象，微软弱而有冲和的胃气，叫作平脉。如果弱多而胃气少，就是脾脏有病；假如但见弱脉而无冲和的胃气，就要死亡；软弱脉中，兼见石脉，预测到了冬天就要生病；倘若软弱太甚，就会立即生病。长夏的脏真之气濡润于脾，脾是主肌肉之气。

秋时的脉象，微毛而有冲和之象的，叫作平脉。如果毛多而胃气少，主肺有病；假如但见毛脉而无胃气，就要死亡；若毛脉中兼见弦脉，预示延至春天就要生病；倘若弦极，就会立即生病。秋时脏真之气高藏于肺，肺主藏皮毛之气。

冬时的脉象，沉石而有冲和之象，叫作平脉。如果石多而胃气少，就主肾有病；假如但见石脉而无胃气，就要死亡；若沉石脉兼见钩象，预示延至夏天就要生病；倘若钩脉太甚，就会立即生病。冬时脏真之气下藏于肾，肾藏骨髓之气。

胃经的大络，叫作虚里。贯膈而上络于肺，其络出于左乳下，其脉搏动应手，这是脉的宗气。倘若跳动十分剧烈，感觉动应内衣，这是病在胸中的表现；若见跳动时止，位置横移的，主病有积气；倘若脉绝不至，就要死亡。如果乳下虚里处脉搏动剧烈而振衣，则是宗气外泄的现象。

寸口的太过与不及所对应病的情况是：寸口脉应指而短，其病头痛。应指而长，其病足胫痛。短促迫疾，上击应指，主肩背痛。应指沉紧的，其病在中。应指浮盛的，其病在表。应指沉弱，主寒热及疝瘕积聚少腹痛。应指沉紧并横结而硬主胁下、腹中有横积作痛。应指沉而急促，病发寒热。脉象盛滑而紧的，病在外；脉象小实而坚的，病在内。脉来小弱而涩的，主久病；脉来浮滑而疾的，主新病。脉来绷急的，主病疝瘕少腹作痛。脉来滑利，主病风。脉来涩滞，主病痹。脉来缓滑，其病热中。脉来盛紧的，主病腹胀。脉顺阴阳，病易痊愈；脉逆阴阳，病难愈。脉与四时相应为顺，即使患病，亦无其他危险；如脉与四时相反并传之所克之脏，是难以痊愈的。臂间多青紫脉络，是失血。尺涩脉缓，主倦怠无力，喜卧。脉来盛而浮芤，主有大脱血。尺肤涩脉来滑，主多汗。尺肤寒脉来细，主大便泄泻。脉粗尺常热者，主热在里。

如果肝之真脏脉出现，至庚辛日死。心之真脏脉出现，至壬癸日死。脾之真脏脉出现，至甲乙日死。肺之真脏脉出现，至丙丁日死。肾之真脏脉出现，至戊己日死。这就是真脏脉出现死亡的日期。

颈部脉搏动明显，并见喘咳症状，主水肿。眼胞浮肿如卧蚕，也是水病。小便颜色黄赤，喜卧，是黄疸病。食后仍觉得饥饿，是胃瘅病。面部浮肿为风。足胫肿为水。眼发黄的，是黄疸。妇人手少阴心经的神门脉搏明显的，是怀孕的征象。

脉有逆四时的，就是当其时不出现所主脏的脉形，却反见它脏的脉，如春夏的脉反见瘦小，秋冬的脉反见浮大，这叫作逆四时。风热病脉反见沉静，泄泻脱血的病而反见实脉，病在内脉反见虚，病在外脉反见涩坚，这些情况病都是难治的，是因为违反了四时脉气。

人以水谷为本，所以断绝了水谷，就要死亡。脉没有胃气，也要死亡。什么是无胃气的脉象呢？就是仅见真脏脉，而没有冲和胃气在其中，即肝无弦象，肾无石象。

太阳旺于五月、六月，这时的脉来，是洪大而长的；少阳旺于正月、二月，这时的脉来，是乍密乍疏，乍短乍长的；阳明旺于三月、四月，这时的脉来，是浮大而短的。

心脉来时，连贯如串珠，如抚摩圆滑的琅玕，这是心的平脉，夏时是以胃气为本的。如果心脏有了病，脉就显出非常急数，带有微曲之象，这是病脉。如果脉来前曲后居，如执带钩一样，全无和缓之意，这是死脉。

肺脉来时，轻浮虚软，如榆荚飘然落地，这是平脉，秋季是以胃气为本的。如果脉来不上不下，如循鸡的羽毛一样，毛中含有坚劲之意，这是病脉。如果脉来如物浮在水上，如风吹毛，就是死脉。

肝脉来时，柔软而弦长，如举长竿之末稍一样柔软而长，这是肝的平脉。春天应以胃气为本，脉当柔和而微弦。有病的肝脉来时，弦长硬满而滑，如用手摸长竿一样长而硬，这是肝的病脉。将死的肝脉来时，弦急而坚劲，如新张弓弦一样绷紧强劲。

脾脉来时，和柔而节律分明，像鸡爪落地缓慢行走，这是平脉，长夏季节是以胃气为本的。如果脉来充实而数，像鸡往来急走，就是病脉。如果脉来如乌鸦之喙、如鸟之距爪，如屋漏水一样点滴无伦，如水流之速，这是死脉。

肾脉来时，连绵累累，按之坚实，这是平脉，冬时是以胃气为本的。如果脉来形如牵引葛藤，按之坚劲，这是病脉。如果脉来像夺拉绳索，又像弹石一样，促而坚硬，这是死脉。

## 【评介】

平人，健康无病之人。气，经脉之气。象，脉象。本篇主要论述了平人的脉气和脉象，以及用平人之脉气脉象与病人之脉气脉象相互对比，推断病情。故篇名曰《平人气象论》。

本篇首先指出了正常人的脉息至数，“以不病调病人”“平息以调之”的诊脉方法，以及异常脉息至数和主病。这种以医生的平息测度病者的脉跳至数的方法，一直被后世临床所沿用。继之，本篇对各种平脉、病脉以及病脉主病、机理等展开全面的讨论。其中重点讨论了四时五脏平脉、病脉、死脉的具体脉象和主病等问题，并且特别强调了四时五脏之脉均以胃气为本，指出脉有胃气为平脉，少胃气为病脉，无胃气为死脉，即真脏脉。这种脉以胃气为本，诊脉必察胃气之盛衰有无的观点，是中医诊断学的基本思想，所以对后世脉学的发展产生了极其深远的影响，至今仍为脉诊中的主要内容。另外本篇继前篇之后又讨论了四时气候对脉象的影响，以示诊脉必参合四时。篇中又对寸口部的各种病脉的脉象、主病及机理进行了较为详细的描述。说明《内经》时代已经非常重视寸口诊脉法，而且已经积累了丰富的临床经验。此为《难经》提出诊脉“独取寸口”法奠定了理论基础。今日之寸口脉诊内容已比《内经》《难经》更加丰富和完善。总之本篇是讨论脉诊的专篇，为后世脉学的发展提供了丰富的理论依据，后世论脉之著，无不以此为宗。本篇生动形象地描述了各种脉象，但多以比喻手法进行描述，故理论上很难把握其真谛，欲得其真，还需要在临床实践中细心体会，逐渐掌握。

本篇关于真脏脉见的死期，是以五行相克规律推测的。而疾病的变化与诸多因素有关，切不可过于拘泥篇中的日期。

本篇所论脉之逆从的含义是脉应四时、脉证相符谓之从，脉逆四时、脉证不符谓之逆。

脉以胃气为本是《内经》重要学术观点之一。其有无胃气之脉象许多篇章均有描述。总的来看，脉象柔和有力、从容和缓、节律分明匀调为有胃气之象，反之为无胃气之象。

篇中列举的水肿、黄疸等病的诊断要点，在临床上有很重要的参考价值，特别是水肿病的“目裹微肿如卧蚕起之状”，黄疸病的“溺黄赤安卧”“目黄”，至今仍为临床上诊断水肿病和黄疸病的重要依据。

本篇继上篇又指出尺肤诊法，当互参。另外又提出了虚里诊法，此法可测知宗气的盛衰，对诊断某些疾病轻重安危，有较为重要的价值。

# 卷第六

## 玉机真藏论篇第十九

**【原文】**

黄帝问曰：春脉如弦，何如而弦？岐伯对曰：春脉者肝也，东方木也，万物之所以始生也，故其气来，耎弱轻虚而滑，端直以长，故曰弦，反此者病。帝曰：何如而反？岐伯曰：其气来实而强，此谓太过，病在外；其气来不实而微，此谓不及，病在中。帝曰：春脉太过与不及，其病皆何如？岐伯曰：太过则令人善忘[1]，忽忽[2]眩冒而巅疾[3]；其不及则令人胸痛引背，下则两胁胠[4]满。帝曰：善。夏脉如钩，何如而钩？岐伯曰：夏脉者心也，南方火也，万物之所以盛长也，故其气来盛去衰，故曰钩，反此者病。帝曰：何如而反？岐伯曰：其气来盛去亦盛，此谓太过，病在外；其气来不盛去反盛，此谓不及，病在中。帝曰：夏脉太过与不及，其病皆何如？岐伯曰：太过则令人身热而肤痛，为浸淫[5]；其不及则令人烦心，上见咳唾，下为气泄[6]。帝曰：善。秋脉如浮，何如而浮？岐伯曰：秋脉者肺也，西方金也，万物之所以收成也，故其气来，轻虚以浮，来急去散，故曰浮，反此者病。帝曰：何如而反？岐伯曰：其气来，毛而中央坚，两傍虚，此谓太过，病在外；其气来，毛而微，此谓不及，病在中。帝曰：秋脉太过与不及，其病皆何如？岐伯曰：太过则令人逆气而背痛，愠愠然[7]；其不及则令人喘，呼吸少气而咳，上气见血[8]，下闻病音[9]。帝曰：善。冬脉如营[10]，何如而营？岐伯曰：冬脉者肾也，北方水也，万物之所以合藏也，故其气来沉以搏[11]，故曰营，反此者病。帝曰：何如而反？岐伯曰：其气来如弹石[12]者，此谓太过，病在外；其去如数[13]者，此谓不及，病在中。帝曰：冬脉太过与不及，其病皆何如？岐伯曰：太过则令人解㑊[14]，脊脉痛而少气不欲言；其不及则令人心悬如病饥[15]，眇中清[16]，脊中痛，少腹满，小便变[17]。帝曰：善。

帝曰：四时之序，逆从之变异也[18]，然脾脉独何主？岐伯曰：脾脉者土也，孤藏以灌四傍者也[19]。帝曰：然则脾善恶，可得见之乎？岐伯曰：善者不可得见，恶者可见[20]。帝曰：恶者何如可见？岐伯曰：其来如水之流者，此谓太过，病在外；如鸟之喙者，此谓不及，病在中。帝曰：夫子言脾为孤藏，中央土以灌四傍，其太过与不及，其病皆何如？岐伯曰：太过则令人四支不举；其不及，则令人九窍不通，名曰重强[21]。帝瞿然[22]而起，再拜而稽首[23]曰：善。吾得脉之大要，天下至数[24]，五色脉变，揆度奇恒，道在于一，神转不回，回则不转，乃失其机，至数之要，迫近以微，著之玉版[25]，藏之藏府[26]，每旦读之，名曰《玉机》。

五藏受气于其所生，传之于其所胜[27]，气舍于其所生[28]，死于其所不胜[29]。病之且死，必先传行至其所不胜[30]，病乃死。此言气之逆行也，故死。肝受气于心，传之于脾，气舍于肾，至肺而死。心受气于脾，传之于肺，气舍于肝，至肾而死。脾受气于肺，传之于肾，气舍于心，至肝而死。肺受气于肾，传之于肝，气舍于脾，至心而死。肾受气于肝，传之于心，气舍于肺，至脾而死。此皆逆死也。一日一夜五分之[31]，此所以占死生之早暮也[32]。黄帝曰[33]：五藏相通，移皆有次[34]，五藏有病，则各传其所胜。不治[35]，法三月若六月，若三日若六日[36]，传五藏而当死，是顺传所胜之次。故曰：别于阳者，知病从来；别于阴者，知死生之期[37]。言知至其所困而死[38]。是故风者百病之长也，今风寒客于人，使人毫毛毕直，皮肤闭而为热，当是之时，可汗而发也；或痹不仁肿痛，当是之时，可汤熨及火灸刺而去之。弗治，病入舍于肺，名曰肺痹[39]，发咳上气。弗治，肺即传而行之肝，病名曰肝痹[40]，一名曰厥[41]，胁痛出食[42]；当是之时，可按[43]若刺耳。弗治，肝传之脾，病名曰脾风[44]，发瘅[45]，腹中热，烦心出黄[46]，当此之时，可按可药可浴。弗治，脾传之肾，病名曰疝瘕[47]，少腹冤热[48]而痛，出白[49]，一名曰蛊[50]，当此之时，可按可药。弗治，肾传之心，病筋脉相引而急，病名曰瘛[51]，当此之时，可灸可药。弗治，满十日，法当死。肾因传之心，心即复反传而行之肺，发寒热，法当三岁死[52]，此病之次也。然其卒发者，不必治于传[53]，或其传化有不以次，不以次入者，忧恐悲[54]喜怒，令不得以其次，故令人有大病矣。因而喜大虚则肾气乘矣，怒则肝[55]气乘矣，悲[54]则肺[56]气乘矣，恐则脾气乘矣，忧则心气乘矣，此其道也。故病有五，五五二十五变[57]，及其传化。传，乘[58]之名也。

大骨枯槁，大肉陷下，胸中气满，喘息不便，其气动形[59]，期六月死[60]，真藏脉见，乃予之期日[61]。大骨枯槁，大肉陷下，胸中气满，喘息不便，内痛引肩项[62]，期一月死，真藏见[63]，乃予之期日。大骨枯槁，大肉陷下，胸中气满，喘息不便，内痛引肩项，身热脱肉破䐃[64]，真藏见[65]，十月[66]之内死。大骨枯槁，大肉陷下，肩髓[67]内消，动作益衰，真藏来见[68]，期一岁死，见其真藏[69]，乃予之期日。大骨枯槁，大肉陷下，胸中气满，腹内痛，心中不便，肩项[70]身热，破䐃脱肉，目眶陷；真藏见[71]，目不见人，立死，其见人者，至其所不胜之时则死。急虚身中卒至[72]，五藏绝闭，脉道不通，气不往来，譬于堕溺[73]，不可为期[74]。其脉绝不来，若人一息五六至[75]，其形肉不脱，真藏虽不见，犹死也。真肝脉至，中外急，如循刀刃责责然[76]，如按琴瑟弦，色青白不泽，毛折，乃死。真心脉至，坚而搏，如循薏苡子累累然[77]，色赤黑不泽，毛折，乃死。真肺脉至，大而虚，如以毛羽中人肤[78]，色白赤不泽，毛折，乃死。真肾脉至，搏而绝[79]，如指弹石辟辟然[80]，色黑黄不泽，毛折，乃死。真脾脉至，弱而乍数乍疏，色黄青不泽，毛折，乃死。诸真藏脉见者，皆死不治也。黄帝曰：见真藏曰死，何也？岐伯曰：五藏者皆禀气于胃，胃者五藏之本也，藏气者，不能自致于手太阴，必因于胃气，乃至于手太阴也[81]，故五藏各以其时，自为而至于手太阴也[82]。故邪气胜者，精气衰也，故病甚者，胃气不能与之俱至于手太阴，故真藏之气独见，独见者病胜藏[83]也，故曰死。帝曰：善。

黄帝曰：凡治病，察其形气色泽，脉之盛衰，病之新故，乃治之无后其时[84]。形气相得[85]，谓之可治；色泽以浮[86]，谓之易已；脉从四时，谓之可治；脉弱以滑，是有胃气，命曰易治，取之以时[87]。形气相失[88]，谓之难治；色夭不泽[89]，谓之难已；脉实以坚，谓之益甚[90]；脉逆四时，为不可治。必察四难[91]，而明告之。所谓逆四时者，春得肺脉，夏得肾脉，秋得心脉，冬得脾脉，其至皆悬绝[92]沉涩者，命曰逆四时。未有藏形[93]，于春夏而脉沉涩，秋冬而脉浮大，名曰逆四时也。病热脉静，泄而脉大，脱血而脉实，病在中脉实坚，病在外脉不实坚者，皆难治。黄帝曰：余闻虚实以决死生，愿闻其情。岐伯曰：五实死，五虚死。帝曰：愿闻五实五虚。岐伯曰：脉盛，皮热，腹胀，前后不通[94]，闷瞀[95]，此谓五实。脉细，皮寒，气少，泄利前后[96]，饮食不入，此谓五虚。帝曰：其时有生者何也？岐伯曰：浆粥入胃，泄注止，则虚者活；身汗得后利[97]，则实者活。此其候也。

## 【注释】

[1]善忘：王冰："忘当为怒。"从之。

[2]忽忽：此指精神恍惚。

[3]巅疾：一说指头部疾病，如头痛、眩晕等。一说是卒然仆倒一类的疾病，吴昆："巅疾，仆也。"

[4]胠：音区，指腋下胁肋部。

[5]浸淫：指浸淫疮。高士宗："心脉太过，则火气外浮，故令人身热而肤痛，热伤肤表，故为浸淫而成疮。"

[6]气泄：矢气。

[7]愠愠然：郁闷不舒。

[8]上气见血：气逆咳血。

[9]下闻病音：杨上善："下闻胸中喘呼气声也。"病音，喘息之声也。

[10]营：杨上善："营聚也，万物收藏归根，气亦得深搏骨，沉聚内营，故曰如营也。"吴昆："营，营垒之营，兵之守者也。冬至闭藏，脉来沉石，如营兵之守也。"《难经》"营"作"石"。据此，营指冬脉沉。

[11]沉以搏：《新校正》："《甲乙经》搏字为濡，当从《甲乙经》为濡。何以言之？脉沉而濡，濡古软字，乃冬脉之平调脉。若沉而搏击于手，则冬脉之太过脉也。故言当从《甲乙经》濡字。"有诸多注家皆从此说。然恐非经旨，《平人气象论》论肾之平脉按之沉而坚，与"沉以搏"义同。搏，有力也。沉以搏，指脉象沉而有力。

[12]如弹石：脉体坚硬，如指弹石。

[13]如数：意为非实热之数脉，乃虚热之数脉，数而无力。

[14]解㑊：懈惰倦怠。

［15］悬如病饥：心中空虚而怯，如有饥饿感。

［16］眇中清：眇，音秒，指部位。《正字通》：“眇在季胁下，挟脊两傍虚软处。肾外当眇。”清，清冷。

［17］小便变：指小便发生异常改变。

［18］逆从之变异也：马莳：“循四时之序，谓之曰从；其有过与不及而为诸病者，谓之曰逆。”吴昆：“言四时之序，脉逆其顺，则变异为病。”

［19］孤藏以灌四傍者也：张仲景：“脾属土，土为万物之本，故运行水谷，化津液以灌溉于肝心肺肾之四脏者也。土无定位，分王四季，故称为孤脏。”指脾属土居中央，旺于四时，主运化水谷精微，外养皮毛筋骨肉，内养脏腑，与其他四脏相比有独特之处，故曰“孤脏以灌四傍者也”。

［20］善者不可得见，恶者可见：善者，脾之常脉也。恶者，脾之病脉也。正常脾脉，其象柔和，体现在四时弦、钩、浮、营脉象之中，不单独出现，故曰“善者不可得见”。脾之病脉，则可单独出现，故曰“恶者可见”。

［21］重强：注说众多，确义难明，姑且从王冰注：“重，谓脏气重叠。强，谓气不和顺。”

［22］瞿然：惊悟貌。

［23］稽首：古代的一种跪拜礼。

［24］至数：指重要的道理。

［25］五色脉变……著之玉版：此段经文亦见于《玉版论要篇》，其注详见该篇。

［26］藏府：此指藏物之府，非指脏腑。此处实指藏书之库。

［27］受气于其所生，传之于其所胜：气，病气。所生，此指我生之脏，即子脏。此句即言受病气于我生之脏。传之于其所胜，指把病气传给我克之脏。如肝病传于脾。所胜，指我克之脏。

［28］气舍于其所生：指病气留舍于生我之脏。如肝病气舍于肾。舍，留止。所生，此指生我之脏。

［29］死于其所不胜：指病气传到克我之脏则死。如肝病传至肺则死。所不胜，指克我之脏。

［30］病之且死，必先传行至其所不胜：指疾病发展到将要死亡之时，一般来说病气已传到克己之脏。

［31］一日一夜五分之：把一日一夜划分为五个阶段，分别与五行、五脏相配。其划分方法有三种，包括天干划分法和地支划分法。一是朝为甲乙木属肝，昼为丙丁火属心，晡为庚辛金属肺，夜为壬癸水属肾，四季是指朝、

昼、晡、夜相交之时，为戊己土属脾，为王冰划分法。另有一说，昧旦主甲乙，昼主丙丁，日昃主戊己，暮主庚辛，夜主壬癸，为张志聪划分法。以地支划分，寅卯主平旦属肝木，巳午主日中属心火，申酉主薄暮属肺金，亥子主夜半属肾水，辰戌丑未主平旦、日中、薄暮、夜半之交属脾土。一般习惯多用十二地支来表示一昼夜十二时辰。此分法与王冰分法在意义上是一致的，姑且从此二说，张说可参。

[32]此所以占死生之早暮也：此，指一日一夜五分之。占，预测。早暮，早晚。在此指一昼夜的十二个时辰。生，《针灸甲乙经》作“者”，从之。此句即言根据一昼夜十二时辰分属五行、五脏，来预测五脏病气传其所不胜而死的时间。

[33]黄帝曰：张琦疑此三字属衍文。从之。

[34]移皆有次：一说指五脏之气的转移有一定的次序。另一说指五脏病气的传变有一定的规律。一言生理，一言病理，两说互参。

[35]不治：指不治疗，或不早治，或误治等。

[36]法三月若六月，若三日若六日：此指患病后疾病的传变过程有慢、快之别。慢者三个月或六个月传遍五脏，快者三天或六天传遍五脏。法，规律，指五脏病气各传其所胜之死期的规律。

[37]别于阳者，知病从来；别于阴者，知死生之期：阳，此指有胃气之脉。阴，此指无胃气之真脏脉。吴昆：“阳，至和之脉，有胃气者也。阴，至不和之脉，真脏偏胜无胃气者也。言能别于阳和之脉者，则一部不和便知其病之从来。别于真脏五脉者，则其死生之期可预知也。”死生，偏义复词，死也。

[38]言知至其所困而死：知，《针灸甲乙经》无此字，从之。所困，指所不胜的脏气当旺之时。张景岳：“至其所困而死，死于其所不胜也，凡年、月、日、时，其候皆然。”

[39]肺痹：痹，闭也，闭阻不通之义。下文“肝痹”义同。肺痹，指邪闭阻于肺，肺气不利而出现咳而上气的病证。

[40]肝痹：指邪闭阻于肝，肝气不疏，而出现胁痛呕吐的病证。

[41]一名曰厥：张景岳：“肝气善逆，故一名曰厥。”

[42]出食：指食入即出，呕吐。

[43]可按：张志聪：“按者，按摩导引也。木郁欲达，故可按而导之。”

[44]脾风：此指以“发瘅，腹中热，烦心出黄”为主症的疾病。

[45]发瘅：瘅，通疸，即出现黄疸。

[46]出黄：小便色黄。

［47］疝瘕：此指以“少腹冤热而痛，出白”为主症的疾病。

［48］冤热：郁闷烦热。冤，郁闷，烦懑。

［49］出白：王冰：“溲出白液也。”张景岳：“溲出白浊液也。”即指尿中有白色浊液。

［50］蛊：张景岳：“热结不散，亏损真阴，如虫之吸血，故亦名曰蛊。”另，蛊之证候据《左传·昭公元年》秦医和治晋平公疾时，诊其为蛊。论其诱因为：“近女室”“女，阳物而晦时，淫则生内热惑蛊之疾。”论其发病机理为：“淫溺惑乱之所生也。于文，皿虫为蛊。谷之飞亦为蛊。在《周易》，女惑男，风落山谓之蛊。”依据本文“少腹冤热而痛，出白”，及《左传》所论，蛊之证似是由淫欲过度而出现生殖系统疾病。

［51］瘛：音赤，同瘈，为筋脉挛缩拘急之病。

［52］三岁死：滑寿作三日。可参。

［53］不必治于传：指不必拘泥于相传的次序而进行论治。

［54］悲：张志聪作思。

［55］肝：张志聪作肺。

［56］肺：张志聪作肝。

［57］故病有五，五五二十五变：五脏自身发病，故病有五，一脏之病又传至其他四脏，故每一病变有五，故曰五五二十五变。

［58］传，乘：张景岳：“传者，以此传彼；乘者，以强凌弱。”

［59］其气动形：指喘促气急，呼吸困难，张口抬肩。

［60］期六月死：指真脏脉尚未出现，预期过六个月就会死亡。下文仿此。

［61］真藏脉见，乃予之期日：指若真脏脉出现，就可按五行的相克规律预测死亡的具体日期。下文仿此。真脏脉，指五脏真气败露之脉。此处指肺之真脏脉。

［62］内痛引肩项：杨上善：“内痛，谓是心内痛也。心腑手太阳脉从肩络心，故内痛引肩项也。”

［63］真藏见：此指心之真脏脉现。

［64］脱肉破䐃：指全身肌肉极度消瘦。䐃，王冰：“䐃者，肉之标。”指肌肉最丰厚之处，如三角肌、二头肌、腓肠肌、股四头肌等。破䐃，即肌肉破败。

［65］真藏见：此指脾之真脏脉现。

［66］十月：张景岳认为十月当为十日。从之。

［67］肩髓：张琦：“肩髓，疑当作骨髓。”从之。

［68］真藏来见：《新校正》：“按全元起本及《甲乙经》，真脏来见，作未

见。来，当作未，字之误也。”从之。

[69]真藏：此指肾之真脏脉。

[70]腹内痛，心中不便，肩项：此段经文疑有错简脱文，据上文文例，似当作“腹内痛引肩项”。

[71]真藏见：此指肝之真脏脉现。

[72]急虚身中卒至：高示宗：“急虚，正气一时暴虚也。身中，外邪陡中于身也。卒至，客邪卒至于脏也。”陡，突然。

[73]堕溺：堕，高处坠落。溺，落水被淹。

[74]不可为期：指难以预测死期。

[75]一息五六至：《新校正》：“按一息脉五六至，何得为死？必息字误，息当作呼乃是。”可参。

[76]责责然：锋利貌。形容肝之真脏脉弦细坚硬，毫无柔和之感。

[77]如循薏苡子累累然：形容心之真脏脉短而坚实，如同按循薏苡仁。累累，短促连续之貌。

[78]如以毛羽中人肤：形容肺真脏脉浮虚无力，如同羽毛着人皮肤。

[79]搏而绝：高示宗：“搏者，转索之状。搏而绝者，转索而若断也。”

[80]如指弹石辟辟然：见《平人气象论》注。

[81]藏气者，不能自至于手太阴，必因于胃气，乃至于手太阴也：张景岳：“谷气入于胃以传于肺，五脏六腑皆以受气。故脏气必因于胃气，乃得至于手太阴，而脉则见于气口，此所以五脏之脉，必赖胃气以为之主也。”手太阴，此指手太阴寸口脉。意为五脏六腑之脉气依赖胃气充养而达于手太阴。

[82]故五藏各以其时，自为而至于手太阴也：指五脏之气各自在其所主的时令，自行显现于手太阴寸口脉。张志聪：“五脏之弦钩毛石，各以其时，自为其象，而至于手太阴者，皆胃气之所资生。”

[83]病胜藏：指病气胜于脏气，即邪胜正也。

[84]治之无后其时：指及时治疗，切勿拖延。无，勿也。王冰：“欲必先时而取之。”

[85]形气相得：指形体与正气相一致。王冰：“气盛形盛，气虚形虚，是相得也。”

[86]色泽以浮：指颜色明润。张景岳：“泽，润也。浮，明也。颜色明润者，病必易已也。”

[87]取之以时：一说根据不同的时令选用不同的治法。另说此指抓住有利时机，及时治疗。两说皆通，在此后者更切。

[88]形气相失：王冰：“形盛气虚，气盛形虚，皆相失也。”

［89］色夭不泽：指颜色晦暗而不明润。王冰："夭，谓不明而恶。不泽，谓枯燥也。"

［90］益甚：指病情更加严重。

［91］四难：即指形气相失、色夭不泽、脉实而坚、脉逆四时。

［92］悬绝：指悬浮无根欲绝之脉。

［93］藏形：此指五脏应四时的脉象。

［94］前后不通：指大小便不通。

［95］闷瞀：郁闷昏眩、视物不明也。

［96］泄利前后：指大小便失禁。

［97］后利：指大便通。

【语译】

黄帝问道：春天的脉象如弦，怎样才算弦呢？岐伯说：春天是肝脉，属东方的木，具有万物始生的气象；因为它的脉气，柔弱轻虚而滑，首尾端直而长，所以叫作弦。如果与此相反，那就是病脉。黄帝问：怎样叫作相反？岐伯说：脉气来时，实而且强劲，这叫作太过，主病在外；假如脉气来时不实而且微弱，这叫作不及，主病在内。黄帝问：春脉太过与不及，发生怎样的病变呢？岐伯说：太过了，会使人多怒，恍惚眩闷头痛而昏仆；如果不及，会使胸痛牵引背部，并且两胁胀满。黄帝说：讲得好。

夏时的脉象如钩，怎样才算钩呢？岐伯说：夏脉就是心脉，属于南方的火，具有万物盛长的气象；因此脉气来时气势充盛，去时反衰，犹如钩的形象。假如与此相反，就是病脉。黄帝说：怎样才算反呢？岐伯说：其脉气来时盛去时也盛，这叫作太过，主病在外；如果脉气来时不盛，去时反而充盛，这叫作不及，主病在内。黄帝说：夏脉太过与不及，都会发生怎样的病变？岐伯说：太过会使人发热肤痛，发为浸淫疮；不及会使人心烦，在上部会发生咳唾，在下部会发生矢气。黄帝说：讲得好。

秋天的脉象如浮，怎样才算浮？岐伯说：秋脉是肺脉，属西方的金，具有万物收成的气象；因此，脉气来时，轻虚而且浮，来急去散，所以叫作浮脉。假如与此相反，就是病脉。黄帝说：怎样才算相反？岐伯说：其脉气来时毛而中央坚实，两旁是虚空的，这叫作太过，主病在外；其脉气来毛而微，这叫作不及，主病在里。黄帝说：秋脉太过和不及，会发生怎样的病变？岐伯说：太过会使人气逆，背部作痛，郁闷而不舒畅；如果不及，会使人喘逆，气短咳嗽，在上部会发生气逆出血，在下则胸部可以听到喘息的声音。黄帝说：讲得好。

冬时的脉象如石，怎样才算石？岐伯说：冬脉是肾脉，属于北方水，具有万物闭藏的气象；因此脉气来时沉而搏指，所以叫作石脉。假如与此相反，就是病脉。黄帝说：怎样才算反呢？岐伯说：其脉气来时如弹石，这叫作太过，主病在外，如果脉象数而短促，这叫作不及，主病在里。黄帝说：冬脉太过与不及发生的病变是怎样的？岐伯说：太过会使人身体倦怠，后脊痛，气短，不愿说话；不及会使人心下悬空感如饥饿一样，季胁下空软部位清冷，脊骨痛，小腹胀满，小便赤黄。黄帝说：讲得好。

黄帝说：四时的交替，是导致脉象逆顺变化的根源，但是脾脉主哪个时令呢？岐伯说：脾属土，是个孤脏，它的作用，是灌溉滋润四旁的其他脏腑。黄帝说：那么脾的正常与否，可以看得出来吗？岐伯说：正常的脾脉显现不出来，但病脉是可以显现出来的。黄帝说：那么脾的病脉是怎样的呢？岐伯说：其脉来时，如水的流动，这叫作太过，主病在外；其脉来时，如鸟之喙，这叫作不及，主病在里。黄帝说：您说脾是孤脏，位居中央属土，滋润四旁之脏；那么它的太过与不及，都会发生怎样的病变呢？岐伯说：太过会使人四肢沉重，不能举动；不及会使人九窍壅塞不通，病名叫重强。

黄帝神情肃然地站了起来，恭敬地说：很好！我已懂得了诊脉的要领和天下的至理。考察五色和脉象的变化，诊察脉的正常与异常，揆度奇恒，归结在一个基点上。内在的机妙运转不息，倘若回而不转，就失掉它的生机。至道真谦，是非常微妙的，就把它记录在玉版上，藏在内府，每天早晨诵读，把它命名为“玉机”。

五脏所受的病气来源于它所生之脏，传给它所克之脏，留止在生已之脏，死于克已之脏。当病到了要死的时候，必先传到克已之脏，病人才死，这就是病气逆行的情况。举例来说：肝受病气于心，传行到脾，其病气留止于肾，传到肺就死。心受病气于脾，传行到肺，病气留止于肝，传到肾就死。脾受病气于肺，传行到肾，病气留止于心，传到肝就死。肺受病气于肾，传行到肝，病气留止于脾，传到心就死。肾受病气于肝，传行到心，病气留止于肺，传到脾就死。这就是病气逆行的情况。以一昼夜的时辰来分属五脏，就可推测出死的大体时间。

黄帝说：五脏相通，病气转移，都有它的次序。五脏如果有病，就会传给各自所克之脏。若不及时治疗，按常规多则三个月或六个月，少则三天或六天，只要传遍五脏，就肯定要死。所以说，能够辨别有胃气之脉，就可知病在何经；能够辨别无胃气之脉，就可知死生之期。就是说某脏到了它受困的时候，就死亡。

风邪是百病之首。风寒侵入了人体，就会使人的毫毛悚立起来，皮肤闭塞而发热。在这个时候，可以用汗法发散。如果不及时治疗，就会出现麻痹不仁、肿痛等症状，此时可用热敷、火灸或针刺等方法。不及时治疗，病气就会传行并留止在肺部，这就是肺痹，发为咳嗽上气。如果还不治疗，就会从肺传行到肝，这时的病名叫作肝痹，又叫作肝厥，就会发生胁痛、吐食。在这个时候，可用按摩或针刺等方法治疗，如果仍不及时治疗，病气从肝传行到脾，这时的病名叫作脾风，就会发生黄疸、腹中热、烦心、小便黄色等症状。在这个时候，可用按摩、药物和汤浴等方法治疗。如再不及时治疗，病气从脾传行到肾，这时的病名叫作疝瘕，就会出现少腹蓄热作痛、小便白浊，又叫作蛊病。在这个时候，可用按摩、药物等方法治疗。如继续耽误病机，病气从肾传行到心，就会出现筋脉相引拘挛的症状，叫作瘛病。在这个时候，可用艾灸、药物来治疗。如仍治不好，十天以后，就会死亡。倘病邪由肾传行于心，心又反传到肺脏，并发寒热，三天就会死亡，这是疾病传行的次序。

假如是突然发病，就不必根据这个传变的次序治疗；或者有的传变也不一定完全按着这个次序。忧恐思喜怒这五种情志所致的疾病，一般不按着这个次第传变，常突然发病。如过喜伤心，克它的肾气就因而乘之。怒伤肝，肺气就因而乘之。过思伤脾，肝气就因而乘之。过恐伤肾，脾气就因而乘之。过忧伤肺，心气就因而乘之。这就是疾病不依次序传变的规律。所以病虽有五变，但能够发为五五二十五变，这和正常的传化是相反的。传，就是“乘”的别名。

大骨枯槁佝偻，极度消瘦，胸中气满，喘息不安，呼吸抬肩，像这样，大约六个月就会死亡，只要见了肺的真脏脉，就可预知死的日期。大骨枯槁，大肉陷下而极度消瘦，胸中气满，喘息不安，心痛牵动肩项，像这样，大约一个月就可死，只要见了脾的真脏脉，就可预知死期。大骨枯槁，极度消瘦，胸中气满，喘息不安，腹内痛牵引肩项，全身发热，肌肉消脱，䐃肉破败，这时如果见了真脏脉，大约十天内就会死亡。大骨枯槁，极度消瘦，骨髓内消，肉亦消脱，动作也显得衰颓，像这样，如未见肾的真脏脉，大约一年的时间就死亡；见了肾的真脏脉，就可预知死期了。大骨枯槁，极度消瘦，加上胸中气满，腹痛，心悸不安，全身发热，䐃肉破败，肌肉消脱，目眶下陷，像这样，见了肝的真脏脉，目不能见人，就会很快死亡；如果目能见人，到了它所不胜之日，也要死亡的。

正气暴虚，外邪突然侵入人体，五脏不相交通，脉道阻塞，气机已不往来，就好像跌坠溺水一样，这样的突然病变，是不可预测死期的。如果其脉绝而不至，或一呼五六至，虽然形肉不脱，也不见真脏脉，还是要死亡的。

肝脏的真脏脉来，内外劲急如同循着刀刃责责细涩，如同按琴瑟弦，面色青白而不润泽，毫毛枯损，那是要死亡的征象。心脏的真脏脉来，坚而搏指，像循摩薏苡籽，面色赤黑而不润泽，毫毛枯损，是要死亡的征象。肺脏的真脏脉来，洪大而又非常虚弱，像毛羽着人皮肤一样，面色白赤而不润泽，毫毛枯损，是要死亡的征象。肾脏的真脏脉来，坚而沉，像弹石那样，面色黑黄而不润泽，毫毛枯损，是要死亡的征象。脾脏的真脏脉来，软弱并且忽快忽慢，面色黄青而不润泽，毫毛枯损，是要死亡的征象。总而言之，凡是见了真脏脉，都是不治的死证。

黄帝说：见了真脏脉象，就要死亡，这是什么道理呢？岐伯说：五脏之气，都依赖胃中的水谷精气来营养，所以胃是五脏的根本。五脏之气，不能直接到达手太阴的寸口，必须借助于胃气的充养。五脏各自在所主的时候，以不同的脉象出现于手太阴。如果邪气盛了，精气必然衰败；所以病气严重时，胃气就不能同脏气一起到达手太阴，那真脏脉就单独出现了。独见就是病气胜了脏气，那是要死亡的征象。黄帝说：讲得好。

黄帝说：治病的一般规律，是要先诊察病人的形气和色泽，以及脉的虚实，病的新旧，然后才进行治疗，不能错过时机。病人形气相称，是可治之证；气色浮润，病是易治愈的；脉象和四时相适应，是可治之证；脉来柔弱而流利，是有胃气的现象，是易治的病。但必须及时治疗。形气不相称，是难治之证；气色晦暗不润泽，病是不易治愈的；脉实而坚，那是病证进展；如果脉象和四时不相适应，那就是不可治之证了。一定要察明这四种困难，清楚地告诉病人。

所谓脉与四时相逆，就是春得肺脉，夏得肾脉，秋得心脉，冬得脾脉，而且脉来结代而沉涩，这就叫作逆。在四时中未见本脏的生机特点，在春夏季节里，反见沉涩的脉象，在秋冬季节里，反见浮大的脉象，这都叫作逆四时。

病属热而脉清静，泄而脉反洪大，脱血而反见实脉，病在里而脉反坚实，病在外而脉反不坚实，这些都是脉证相反的情况，都不易治愈。

黄帝说：我听说根据某种虚实的情况可以预先判断死生，希望听你说一说内在的机理。岐伯说：凡有五实就是死证，凡有五虚也是死证。黄帝说：什么叫作五实五虚？岐伯说：脉来盛大，皮肤发热，腹胀满，大小便不通，烦躁闷乱，这就叫作五实。脉象极细，皮肤发冷，气短，二便不禁，食水不入，这就叫作五虚。黄帝说：五实五虚也有痊愈的，这是为什么呢？岐伯说：如果病人能够吃些浆粥，胃气渐渐恢复，泄泻停止了，五虚之证就有了生机；如果汗出热退大便又畅通了，五实之证也可以活下来。这就是根据虚实而能决死生的道理。

## 【评介】

玉机，指璇机玉衡，是古代测量天体坐标的一种天文仪器。真藏，指真脏脉。因为本篇主要论述的是诊断学方面的内容，特别是对真脏脉的脉象、机理及临床意义的论述尤为详尽，所以作者认为本篇的内容在诊断学上价值犹如天文仪器玉机窥测天象那样重要，故篇名曰《玉机真藏论》。

本篇系统地论述了四时五脏的平脉脉象、太过和不及的病脉脉象与主病。阐述五脏疾病的传变规律以及五脏真脏脉的脉象、机理和临床意义。继之又讨论形气色脉合参辨别疾病的难治与易治以及五虚、五实的生死问题。这些都是中医诊断学、病因病理学的重要内容。

关于五脏顺四时的平脉和四时的太过、不及之脉以及逆四时之脉的论述，与《脉要精微论》《平人气象论》等篇的论述是相呼应的，均表明了天人相应的整体观念，以示诊脉必须结合四时阴阳之变，才能做到诊察全面，诊断正确。这是整体观念指导临床诊断的具体体现。

本篇以“五藏相通，移皆有次，五藏有病，则各传其所胜”立论，指出五脏疾病的传变规律一般是依五行生克乘侮关系传变。又以风寒为例，说明外感病一般是由表入里依次相传的。然篇中又以“然其卒发者，不必治于传，或其传化有不以次，不以次入者，忧恐悲喜怒，令不得以其次”，说明以上所言传变规律，并非一成不变的，有许多病证并不按此而传。提示我们既要掌握传变规律，又不能过度拘泥于此，临床上当灵活掌握，要做到知常达变。关于疾病的传变规律，在《内经》的许多篇章中均有论述。如《阴阳应象大论》《热论》《标本病传论》《灵枢·病传》等篇均有所论及。总的来说，主要有表里相传、三阴三阳经络相传、五脏之间相传等，此为后世有关疾病传变的理论奠定了基础。

本篇对真脏脉的脉象作了详细的描述，既形象又生动，成为后世辨识危重病之脉的重要理论资料。在论述真脏脉机理时，本篇言“五藏者皆禀气于胃，胃者五藏之本也，藏气者，不能自至于手太阴，必因于胃气，乃至于手太阴也”，以此生理基础为依据，说明了真脏脉见，是胃气衰败所致。这与《平人气象论》等篇言真脏脉的原理相一致，进一步说明胃气在脉诊中的重要意义。

本篇以“凡治病，察其形气色泽，脉之盛衰，病之新故，乃治之无后其时”的观点说明，诊病时必须全面观察病人的形体、神气、色泽、脉象以及病之新旧等，进行综合分析，从而保证诊断的正确性，预测其病的易治难治，及早地采取相应的措施。反映了中医学全面诊病的思想。

本篇从疾病传变规律的具体论述以及全面诊察和"治之无后其时""取之以时"的观点，突出了中医学早期诊断、早期治疗的思想。

篇末论述五实、五虚的临床表现和病理机转，指出实证的机转在于邪有出路，虚证的机转在于恢复胃气，从而为虚实两证论治的切入点指出了关键的一环。

## 三部九候论篇第二十

### 【原文】

黄帝问曰：余闻九针[1]于夫子，众多博大，不可胜数。余愿闻要道，以属[2]子孙，传之后世，著之骨髓，藏之肝肺[3]，歃血[4]而受，不敢妄泄[5]，令合天道[6]，必有终始，上应天光星辰历纪[7]，下副[8]四时五行，贵贱[9]更立，冬阴夏阳，以人应之奈何？愿闻其方。岐伯对曰：妙乎哉问也！此天地之至数[10]。帝曰：愿闻天地之至数，合于人形血气，通决死生，为之奈何？岐伯曰：天地之至数，始于一，终于九焉。一者天，二者地，三者人[11]，因而三之，三三者九，以应九野[12]。故人有三部，部有三候，以决死生，以处[13]百病，以调虚实，而除邪疾。帝曰：何谓三部？岐伯曰：有下部，有中部，有上部，部各有三候，三候者，有天有地有人也[14]，必指而导之，乃以为真[15]。上部天，两额之动脉[16]；上部地，两颊之动脉[17]；上部人，耳前之动脉[18]。中部天，手太阴[19]也；中部地，手阳明[20]也；中部人，手少阴[21]也。下部天，足厥阴[22]也；下部地，足少阴[23]也；下部人，足太阴[24]也。故下部之天以候肝，地以候肾，人以候脾胃之气。帝曰：中部之候奈何？岐伯曰：亦有天，亦有地，亦有人。天以候肺，地以候胸中之气，人以候心。帝白：上部以何候之？岐伯曰：亦有天，亦有地，亦有人。天以候头角之气，地以候口齿之气，人以候耳目之气。三部者，各有天，各有地，各有人。三而成天，三而成地，三而成人。三而三之，合则为九，九分为九野，九野为九藏。故神藏五，形藏四，合为九藏[25]。五藏已败，其色必夭，夭必死矣。

帝曰：以候[26]奈何？岐伯曰：必先度其形之肥瘦，以调其气之虚实，实则泻之，虚则补之。必先去其血脉[27]而后调之，无问其病，以平为期。帝曰：决死生奈何？岐伯曰：形[28]盛脉细，少气不足以息者危。形瘦脉大，胸中多气者死。形气相得者生。参伍不调者病。三部九候皆相失者死。上下左右之脉相应如参舂[29]者病甚。上下左右相失不可数者死。中部之候虽独调，与众藏相失者死。中部之候相减者死[30]。目内陷者死。帝曰：何以知病之所在？岐伯曰：察九候独小者病，独大者病，独疾者病，独迟者病，独热者病，独寒者病[31]，独陷下者[32]病。以左手足上，上去踝五寸按之，庶右手足当踝而弹之[33]，其应[34]过五寸以上，蠕蠕然[35]者不病；其应疾，中手浑浑然[36]者病；中手徐徐然[37]者病；其应上不能至五寸，弹之不应者死。是以脱肉身不去[38]者死。中部乍疏乍数者死。其脉代而钩者[39]，病在络脉。九候之相应也，上下若一，不得相失。一候后则病，二候后则病甚，三候后则病危。所谓后者，应不俱也[40]。察其府藏，以知死生之期，必先知经脉，然后知病脉，真藏脉见者胜死[41]。足太阳气绝者，其足不可屈伸，死必戴眼[42]。帝曰：冬阴夏阳奈何？岐伯曰：九候之脉，皆沉细悬绝者为阴，主冬，故以夜半死。盛躁喘数者为阳，主夏，故以日中死。是故寒热病者，以平旦死。热中及热病者，以日中死。病风者，以日夕死。病水者，以夜半死。其脉乍疏乍数乍迟乍疾者，日乘四季死[43]。形肉已脱，九候虽调，犹死。七诊[44]虽见，九候皆从者不死。所言不死者，风气之病及经月之病[45]，似七诊之病而非也，故言不死。若有七诊之病，其脉候亦败者死矣，必发哕噫。必审问其所始病，与今之所方病[46]，而后各切循其脉，视其经络浮沉，以上下逆从循之，其脉疾者不病，其脉迟者病，脉不往来者死，皮肤著[47]者死。帝曰：其可治者奈何？岐伯曰：经病者治其经，孙络病者治其孙络血[48]，血病[49]身有痛者治其经络。其病者在奇邪[50]，奇邪之脉则缪刺[51]之。留瘦不移，节而刺之[52]。上实下虚，切而从之，索其结络脉，刺出其血，以见通之[53]。瞳子高者太阳不足，戴眼者太阳已绝，以决死生之要，不可不察也。手指及手外踝上五指留针[54]。

**【注释】**

[1]九针：似应为“九候”。

[2]属：同嘱，嘱咐。

[3]著之骨髓，藏之肝肺：意为刻骨铭心，永志不忘。

[4]歃血：歃，音杀，饮也。歃血，此指古代盟誓的一种礼仪。

[5]不敢妄泄：不敢随意泄露。

[6]令合天道：《新校正》："按全元起本云：令合天地。"可参。

[7]天光星辰历纪：指在天体中日月星辰的运转各有其规律和标志。王冰："天光，谓日月星也。历纪，谓日月行历于天二十八宿三百六十五度之分纪也。"

[8]副：合也。

[9]贵贱：此指四时五行之气，当令者为贵，非当令者为贱。

[10]至数：至为深奥的道理。数，理也。

[11]一者天，二者地，三者人：吴昆："一奇也，阳也，故应天；二偶也，阴也，故应地；三，参也，和也，故应人。"

[12]九野：吴昆："九州之分野。"

[13]处：处治。

[14]有天有地有人也：指一部又分上中下三候，以天地人喻之。

[15]必指而导之，乃以为真：张景岳："指而导之，言必受师之指授，庶得其真也。"必须受到老师的指授，才能掌握三部九候的真谛。又高士宗："必以指循切而按导之，乃为部候之真。"此说亦通，可参。

[16]两额之动脉：当两侧颔厌穴处，属足少阳胆经。另说当太阳穴处。可参。

[17]两颊之动脉：当两颊大迎穴处，属足阳明胃经。另说当巨髎穴处。可参。

[18]耳前之动脉：当耳门、巨髎穴处。均属手少阳三焦经。

[19]手太阴：指寸口之动脉，当经渠、太渊穴处。

[20]手阳明：指手大指次指歧骨间之动脉，当合谷穴处。

[21]手少阴：指腕关节小指侧锐骨端之动脉，当神门穴处。

[22]足厥阴：当大腿内侧上端五里穴处。妇人取太冲穴处，在足背部第一、二跖骨底之间凹陷中。

[23]足少阴：指足内踝与跟腱之间凹陷中之动脉，当太溪穴处。

[24]足太阴：当腿内侧前上方箕门穴处。

[25]三而成天……合为九藏：此段经文亦见于《六节藏象论》。其注见该篇。

[26]候：张志聪："候者，候三部九候之脉而刺之也。"

［27］去其血脉：指袪除脉中的瘀血。

［28］形：指形体。

［29］参舂：即以舂捣米。形容脉跳搏指有力且彼此上下，参差不齐。

［30］中部之候相减者死：张景岳："若中部之脉减于上下二部者，中气大衰也，亦死。"减，衰减。

［31］独热者病，独寒者病：丹波元简："盖热乃滑之谓，寒乃紧之谓。"

［32］独陷下者：即脉沉伏不起。

［33］以左手足上，上去踝五寸按之，庶右手足当踝而弹之：《新校正》："《甲乙经》及全元起注本并云：以左手，足上去踝五寸而按之，右手当踝而弹之。全元起注云：内踝之上，阴交之出，通于膀胱，系于肾，肾为命门，是以取之，以明吉凶。今文少一而字，多一庶字及足字。王注以手足皆取为解，殊为穿凿。当从全元起注旧本及《甲乙经》为正。"吴昆将原文改为"以左手于病者足上，上去踝五寸按之，以右取病者足，当踝而弹之。"此言诊脉之手法，故吴说其义更明。全句意为用左手按在病人足内踝上五寸的地方，用右手指弹病人的足内踝。

［34］其应：指弹踝产生的传感反应。张景岳："应，动也。"

［35］蠕蠕然：张景岳："蠕蠕，虫行貌，谓其软滑而匀和也，是为不病之脉。"

［36］其应疾，中手浑浑然：张景岳："疾，急疾也。浑浑，浊乱也。"

［37］徐徐然：张景岳："徐徐，迟缓也。"

［38］脱肉身不去：旧注指身体虚弱不能行动。王冰："去，犹行去也。"详上下文理，似指脉候，或有错讹。

［39］其脉代而钩者：代，歇止之脉。钩，浮洪之脉。

［40］应不俱也：王冰："俱，犹同也，一也。"不俱，即不调，不一致。

［41］胜死：指至其所不胜之时则死亡。如《平人气象论》云："肝见庚辛死，心见壬癸死，脾见甲乙死，肺见丙丁死，肾见戊己死。"

［42］戴眼：两目上视而不能转动。

［43］日乘四季死：乘，此作至解。四季，此指一昼夜中的辰、戌、丑、未四个时辰。

［44］七诊：吴昆："七诊，独大、独小、独迟、独疾、独寒、独热、独陷下也。"张志聪："七诊者，谓沉细悬绝、盛躁喘数、寒热、热中、病风、病水、土绝于四季也。"两注有别，然据文义，似吴注为切。

［45］经月之病：一说指月经病。一说指久病。依文理，似指病程超过一月的久病。

［46］所始病，与今之所方病：指疾病发生的原因和经过以及现在症状。方，通正，正在也。张景岳："凡诊病之道，必问其始病者，察致病之由也。求今之方病者，察现在之证也。"

［47］皮肤著：指形体极度消瘦，皮肤干枯着骨。著，同着，附着之义。

［48］血：《针灸甲乙经》《黄帝内经太素》均无"血"字。从之。另说血指刺其孙络，令其出血。可参。

［49］血病：《针灸甲乙经》无此二字。可参。

［50］奇邪：此指联络两经而斜行的络脉。

［51］缪刺：即左病刺右，右病刺左的刺络法。详见《缪刺论》。

［52］留瘦不移，节而刺之：指邪留不去，形瘦不复，针刺时当有节制，切勿过强刺激。王冰："病气淹留，形容减瘦，证不移易，则消息节级，养而刺之。"杨上善："留，久也。久瘦有病之人，不可顿刺，可节量刺之。"

［53］上实下虚，切而从之，索其结络脉，刺出其血，以见通之：吴昆："若上部实而下部虚，此络脉结邪也，则切其脉而从其经，索求其结络之脉，刺出其瘀壅之血，以见血为通也。"又，结，《黄帝内经太素》作"经"。以见通之，《针灸甲乙经》作"通其气"。可参。

［54］手指及手外踝上五指留针：王冰："错简文也。"因此句与上文文义不顺，王说似是，故不译。

## 【语译】

黄帝问：我听了夫子有关九候的道理，觉得多而广博，难以尽述。我希望再听些主要的理论，以便嘱咐子孙，流传后世。我一定会把那些刻骨铭心的话记下来，藏于肺腑，通过歃血的仪式接受它，不敢随便泄露，使它合于天道，有始有终，上应日月星辰节气之数，下配四时五行。就五行来说有盛有衰，就四时来说冬阴夏阳，那么人怎样才能够和这些自然规律相适应呢？希望你能讲一讲其中的方法。

岐伯说：你问得好极了，这是天地间的至理！黄帝说：希望听你谈一谈天地间的至理，使它合于人的形体，通利血气，决断死生。怎样运用？岐伯说：天地至数，是从一开始，至九终止。一代表天，二代表地，人生天地之间，所以用三代表人。依据三的基础衍化，三三为九，与九野之数对应，所以脉有三部，每部各有三候，根据它去决定死生，诊断百病，调和虚实，祛除疾病。

黄帝说：什么叫作三部？岐伯说：有下部，有中部，有上部，而每部又各有三候，三候是以天地人来代表的，但必须确切指出三部九候的部位和意义，才能算得到了其中的真谛。上部的天，是指额两侧的动脉。上部的地，是指两颊巨髎穴处动脉。上部的人，是指两耳前耳门穴处的动脉。中部的天，是手太阴的寸口脉。中部的地，是指手阳明合谷穴处动脉。中部的人，是指手少阴经神门穴处动脉。下部的天，是指足厥阴经五里穴处动脉，女性取太冲穴处动脉。下部的地，是指足少阴太溪穴处动脉。下部的人，是指足太阴经箕门穴处动脉。因此下部的天可以用来诊察肝脏之气，下部的地可以用来诊察肾脏之气，下部的人可以用来诊察脾胃之气。

黄帝说：那么中部的三候是怎样的呢？岐伯说：中部也有天地人三候。中部之天可以用来诊察肺脏之气，中部之地可以用来诊察胸中之气，中部之人可以用来诊察心脏之气。黄帝说：上部的三候又是怎样的呢？岐伯说：上部也有天地人三候。上部之天可以用来诊察头角之气，上部之地可以用来诊察口齿之气，上部之人可以用来诊察耳目之气。总之，三部之中，各有天，各有地，各有人。三候为天，三候为地，三候为人，三三相乘，合为九候。脉有九候，以应地之有九野。地之有九野，以应人之有九脏：肝、肺、心、脾、肾五神脏，胃、大肠、小肠、膀胱四形脏，合为九脏。如果五脏败坏，气色必见枯槁，必然要死亡。

黄帝说：诊察的方法怎样？岐伯说：一定得先测度病人形体的肥瘦，来调和其气的虚实。气实的用泻法，气虚的用补法。还得去掉血脉里的瘀滞，然后再调和气的虚实，无论治疗什么病，以平和为常态。

黄帝说：怎样决断死生呢？岐伯说：形体盛而脉反细，气短而呼吸低微，是危证。形体瘦而脉反大，胸中气胀闷的，也主死。形体和脉势相称的主生，脉搏错杂不相协调的主病。如果三部九候都失其常度的主死。上下左右之脉搏如杵舂米，参差不齐，说明病情很严重。上下左右之脉失去了协调，以至于不可计其至数的，是死候。中部的脉，虽然独自调和，而上部下部众脉已失其常的，也是死候。中部的脉较上下两部偏少的，也是死候。目眶内陷的，是精气衰竭的现象，也会死亡。

黄帝说：怎样才知病的所在呢？岐伯说：九候之中，有一部独小、或独大、或独急疾、或独迟、或独滑、或独涩、或独陷下，都是有病的现象。用左手按在病人足内踝上五寸处，用右手指当踝上微微弹动，其牵动的传感范围在五寸以上，而有力，这样就是无病；如果其气来急，应手却恽恽然无力，这样就是有病；应手缓慢无力的，是病态；上下不能达五寸，弹之不能应手者，是死候。如果肌肉脱陷，脉搏不能去来的，也是死候。中部之脉忽快忽慢，经气已经散乱的，也是死候。脉代而钩的，是病在络脉。九候之间，应该相互协调，上下如一，不得互相参差。如九候之中，有一候不相接应的，就是病态；有二候不相接应的，病就重了；有三候不相接应的，病就危险了。所谓不相接应，就是上中下三部不能一致。诊察病脏，可以知道死生的时间。一定得先了解正常的脉象，然后才能知道什么是病脉。见了真脏脉，至其不胜之时，就会死亡。足太阳经气绝，两足不能屈伸，死亡的时候，目睛必然上翻。

黄帝说：冬阴夏阳是指什么呢？岐伯说：九候的脉象，都是沉细悬绝的，为阴，好像冬令一样，这样的病在夜半死。如都是盛疾搏数的，为阳，好像夏令一样，这样的病在日中死。寒热交作的，死在平旦。内热和外表有热的，死在日中。风病，死在日夕。水病，死在夜半。如果脉象忽疏忽密、忽慢忽快，是脾气内绝，死在辰戌丑未的时辰，即日乘四季的时候。假如形肉已脱，即便是九候调顺，也是死的征象。七诊之脉虽然出现，而九候顺于四时，也不会死亡。所以不死的病，如风病和病程历经一月往上的久病，虽见了类似七诊的病脉，而实际上与七诊的病脉并不相同，所以说不是死候。若有七诊的脉象，而脉候又见衰败的现象，这是死征，死的时候，必发呃逆嗳气。治病的时候，一定得详问病人开始得病时的情况，与现在的证候。然后切循他的脉搏，观察他的经络浮沉，以及上下逆顺。如脉来流利的不病，脉不往不来的，就是死候；久病肉脱，皮肤贴附骨上的，也是死候。

黄帝说：那可治的疾病，应怎样治疗？岐伯说：病在经的，刺其经。病在孙络的，刺其孙络使之出血。属血病而身有疼痛的，就刺其经与络。如果病邪留在联络两经的斜行络脉之间，就用右病刺左，左病刺右的缪刺法治之。倘久病体瘦，证候并不变易的，应该酌情刺之。上实下虚的，应该先切循其脉随后再行针刺，并要寻求络脉郁结的所在，刺出其血，以通其气。眼睛上视的，是太阳经气不足。目上吊而凝滞的，是太阳经气已绝。这是判断生死的要诀，不可不仔细体察。

## 【评介】

三部，指人体上、中、下三个诊脉部位。九候，指每部分天、地、人三候，三部共计九候。本篇专题论述了三部九候的诊脉法，故篇名曰《三部九候论》。

本篇论述三部九候的部位及其所候脏腑形证、三部九候诊脉法及其临床意义和原理，最后论述了不同的病变当采用不同的针刺方法。

三部九候脉诊法是一种遍身诊脉法，因临床应用不便，自《难经》以后，逐渐被独取寸口诊脉法取代，故现在临床已经不用。现实中医诊法的三部九候与本篇的三部九候，是名同实异。今之三部九候，是指《难经·十八难》

所说的“三部者，寸关尺也。九候者，浮中沉也”。本篇之诊脉法虽已不用，但其内容是研究脉学的重要资料。而且本篇精神仍值得后人借鉴。

本篇以“天地之至数，合于人形血气”立论，根据自然界有天、地、人以应九野，认为人体亦当有上、中、下三部，部有三候合为九候。反映“人与天地相参”的整体观。

本篇以三部九候各脉之间是否相协调，作为诊脉要领。三部九候协调相得谓健康无病，三部九候相失谓有病，“三部九候皆相失者死”，说明人体是一个有机的整体。

在诊断上，本篇指出脉诊必须结合全身情况，进行综合分析，才能作出正确诊断。强调了四诊合参的重要性。这一观点，至今仍是临床诊断疾病必须遵循的原则。

本篇以天人相应观点，指出了疾病死亡时间，即阳病死于阳盛之时，阴病死于阴盛之时，阴阳交争之病死于阴阳出入之时，从而说明人的疾病受着自然界的影响。现代生物钟学说也认为生物的生命活动与自然界的变化有同步的节律，证明了中医学中人与自然相应这一基本观点的科学性。

# 卷第七

## 经脉别论篇第二十一

**【原文】**

黄帝问曰：人之居处动静勇怯[1]，脉亦为之变乎？岐伯对曰：凡人之惊恐恚劳[2]动静，皆为变也。是以夜行则喘出于肾，淫气病肺[3]。有所堕恐，喘出于肝，淫气害脾。有所惊恐，喘出于肺，淫气伤心。度[4]水跌仆，喘出于肾与骨，当是之时，勇者气行则已，怯者则着[5]而为病也。故曰：诊病之道，观人勇怯骨肉皮肤，能知其情，以为诊法也。故饮食饱甚，汗出于胃[6]。惊而夺精，汗出于心[7]。持重远行，汗出于肾。疾走恐惧，汗出于肝。摇体劳苦，汗出于脾。故春秋冬夏，四时阴阳，生病起于过用，此为常也。食气[8]入胃，散精[9]于肝，淫气于筋[10]。食气入胃，浊气[11]归心，淫精于脉。脉气[12]流经，经气归于肺，肺朝百脉[13]，输精于皮毛[14]。毛脉和精[15]，行气于府[16]。府精神明[17]，留于四藏[18]，气归于权衡[19]。权衡以平，气口成寸，以决死生[20]。饮[21]入于胃，游溢精气[22]，上输于脾。脾气[23]散精，上归于肺，通调水道[24]，下输膀胱。水精四布，五经并行[25]，合于四时五藏阴阳，揆度以为常也[26]。太阳藏[27]独至[28]，厥喘虚气逆，是阴不足阳有余也，表里[29]当俱泻，取之下俞[30]。阳明藏独至，是阳气重并[31]也，当泻阳补阴，取之下俞[32]。少阳藏独至，是厥气也，跷前卒大[33]，取之下俞[34]。少阳独至者，一阳之过[35]也。太阴藏搏者，用心省真[36]，五脉气少，胃气不平，三阴[37]也，宜治其下俞[38]，补阳泻阴。一阳独啸，少阳厥也[39]，阳并于上，四脉争张[40]，气归于肾，宜治其经络，泻阳补阴。一阴[41]至，厥阴之治也，真虚痟心[42]，厥气留薄[43]，发为白汗[44]，调食和药，治在下俞[45]。帝曰：太阳藏何象[46]？岐伯曰：象三阳[47]而浮也。帝曰：少阳藏何象？岐伯曰：象一阳也，一阳藏者，滑而不实也。帝曰：阳明藏何象？岐伯曰：象大浮也。太阴藏搏，言伏鼓[48]也。二阴[49]搏至，肾沉不浮也。

【注释】

［1］勇怯：此指体质之强弱。另说此指性格之勇怯。然据文义，以第一种解释为切。

［2］恚劳：恚，怒也。劳，此指劳神。

［3］夜行则喘出于肾，淫气病肺：张志聪："肾属亥子，而气主闭藏，夜行则肾气外泄，故喘出于肾，肾为本，肺为末，肾气上逆，故淫伤于肺也。"淫气，指妄行逆乱之气。病，伤也，害也。

［4］度：同渡。

［5］着：此指气血瘀滞，留着不去。

［6］饮食饱甚，汗出于胃：马莳："饮食入胃太过于饱，食气蒸迫，故汗出于胃。"张琦："汗为阴液，由阳气外泄，饱食胃满气溢，故胃津外出。"按，不论何因致脏腑气升腾散泄均多见汗出。其理下文皆同。

［7］惊而夺精，汗出于心：张志聪："血乃心之精，汗乃血之液，惊伤心气，汗出于心，故曰夺精。"王冰："惊夺心精，神气浮越，阳内薄之，故汗出于心。"

［8］食气：即食物。

［9］精：即水谷精气。

［10］淫气于筋：流溢精气于筋而养之。淫，流溢滋养之义。

［11］浊气：即水谷精气。

［12］脉气：与下句"经气"义同，均指经脉之气，即气血。

［13］肺朝百脉：朝，朝会、会合之义。百脉，指全身的经脉。意为肺会通百脉，全身的气血都要流经于肺。

［14］输精于皮毛：指肺通过百脉把气血输布全身，外达皮毛。

［15］毛脉合精：毛脉，此指气血，因肺主气，其华在毛，心主血，在体合脉。毛脉合精，即言气血相合。此说亦通。

［16］行气于府：指气血运行于经脉中。气，指气血。府，经脉也。

［17］府精神明：指经脉中的气血运行正常。精，气血。神明，运行正常。

［18］留于四藏：指气血流行于心肝脾肾四脏。

［19］气归于权衡：指气血运行保持着协调平衡。

［20］权衡以平，气口成寸，以决死生：意为肺朝百脉主治节，全身气血运行是否协调平衡，皆可从手太阴肺经所过之处的气口脉得到反映，因此可

以气口脉搏之变化判断疾病轻重死生。成寸，因气口出其长寸余，故曰气口成寸。

[21]饮：水饮。

[22]游溢精气：意为消化水饮，吸收水精。游溢，即浮游涌溢，实指消化、吸收的过程。

[23]脾气：指脾的运化功能。

[24]通调水道：即疏通调节水道。水道，指宣发肃降水液的通道。

[25]五经并行：即水精并行于五经。五经，五脏之经脉也。

[26]合于四时五藏阴阳，揆度以为常也：旧读误，此句当断为“合于四时，五藏阴阳，揆度以为常也。”指随着四时五脏阴阳之变化，经脉作出相应的调节，从而维持着水谷精气的正常运行和输布。揆度，测度调节之义。另说此句是言肺在水液代谢中的调节作用。可参。

[27]藏：指脏腑所属的经脉。

[28]独至：张琦：“谓一经之气独盛也。”

[29]表里：表里两经也。此指太阳与少阴两经。

[30]下俞：指足经在足部的腧穴。下同。此处指足太阳膀胱经的束骨穴和足少阴肾经的太溪穴。

[31]重并：指阳邪传入阳明，两阳相合，故重并。

[32]下俞：此处指足阳明胃经的陷谷穴和足太阴脾经的太白穴。

[33]跷前卒大：跷，阳跷脉。卒大，突然而大。阳跷脉前为足少阳脉，故跷前卒大是言少阳气盛。

[34]下俞：此处指足少阳胆经的足临泣穴。

[35]一阳之过：即少阳经气太过。一阳，少阳也。

[36]太阴藏搏者，用心省真：搏，指脉象搏指强劲有力，即下文所谓“伏鼓”。省，察也。真，真脏脉。

[37]三阴：太阴也。

[38]下俞：此处指足太阴脾经的太白穴和足阳明胃经的陷谷穴。

[39]一阳独啸，少阳厥也：啸，盛也。《新校正》：“详此上明三阳，此言三阴，今此再言少阳而不及少阴者，疑此一阳乃二阴之误也。又按全元起本此为少阴厥，显知此即二阴也。”从之。

[40]四脉争张：四脉，指心肝肺脾四脏之经脉。争张，失和也。

[41]一阴：厥阴也。

[42]真虚痟心：真虚，真气虚。痟，音渊，酸痛也。

[43]薄：通搏，搏结之义。

［44］白汗：白与魄古通用，白汗，即魄汗。然魄汗有二解，一说指自汗，一说指因情绪变化而汗出。另说白汗指大汗出。据文义似大汗出为切。

［45］下俞：此处指足厥阴肝经的太冲穴。

［46］象：脉象。

［47］三阳：太阳。

［48］伏鼓：张景岳："伏鼓者，沉伏而鼓击，即坚搏之谓。"即脉虽沉伏而搏指有力。

［49］二阴：少阴也。

**【语译】**

黄帝问：人的居住环境、劳累程度、强弱及性格的不同，经脉血气也要随之发生变化吗？岐伯说：一般人的惊恐、恼怒、劳累，或动或静，经脉血气都要受到影响。所以夜有远行，喘促出于肾脏，气逆妄行，就要伤害肺脏。因为堕坠，喘促出于肝脏，气逆妄行，就要伤害脾脏。因为大惊，喘促出于肺脏，逆而妄行，就会伤害心脏。倘或渡水、跌仆，喘促出于肾脏和骨。在这样的情况下，身体强壮的，气能流畅而不滞留，假如身体衰弱，邪气就会滞留为害。所以说，诊病之法，就要观察人的身体强弱，肌肉筋骨皮肤的形态，从而了解病的由来，作为诊病的方法。

所以饮食过饱，必然汗出而伤胃。受惊而影响精气的时候，会汗出伤及心脏。持负重物远行，必然汗出伤及肾脏。惊走恐惧，必然汗出伤及肝脏。颠倒动摇劳累的时候，必然汗出伤及脾脏。所以春秋冬夏四时阴阳变化，生病的原因，多是由于体力、饮食、劳累、精神等超出常度，这是规律。

食物进入胃里，经过消化，一部分精微疏散到肝脏，滋养着周身的筋络；一部分精气注入心脏，滋润着血脉。脉气流行在经脉里，上归于肺，肺会合百脉以后，就把精气输送到皮毛。气血相合，流注到大经脉，气血运行协调而流注于心肝脾肾。但精气的敷布，还要保持协调平衡，而脏气的情况，通过气口的脉象表现出来，并以此判断疾病的轻重和死生。

水液进入胃里，浮游漫溢精气，上行输送到脾脏；脾脏散布水之精华，又向上输送到肺；肺气通调水道，下行输入到膀胱。这样，气化水行，精气四处散布于周身，流行在五脏经脉里，并合于四时。五脏阴阳动静的变化，以此为测度常规。

太阳经脉独盛，就要出现气虚上逆、喘息等症状。这是阴不足阳有余的缘故，应该表里都用泄法：取膀胱经的下俞束骨穴和肾经下俞的太溪穴。如果阳明经脉独盛，是阳气盛极，应该泻足阳明的陷谷穴，补足太阴的太白穴。

如果少阳经脉独盛，就要发生厥气，所以阳跷脉前的少阳经，猝然盛大，应该取少阳经的足临泣穴。少阳经脉独盛，就说明少阳太亢。太阴经脉独盛，则应该省察确切。如果是五脏脉气减少，胃气不能平和，那是太阴太过的缘故，应该补足阳明的陷谷穴，泻足太阴的太白穴。如果二阴经脉独盛，这是少阴厥逆，阳并越于上，心脾肝肺的脉气争张的缘故。病气归附肾脏，应该治其经络的表里，泻足太阳经穴昆仑、络穴飞扬，补足少阴经脉复溜，络穴大钟。如果一阴经脉独盛，是厥阴经脉所主，真气已虚，心酸痛，逆气留止迫于正气，自汗不止，要调节饮食，再配合药物来治疗。如用针刺，取厥阴经的太冲穴。

黄帝说：太阳经脉主内脏的脉象怎样？岐伯说：太阳经脉象如三阳经脉那样极盛而浮大。黄帝说：少阳经脉主内脏的脉象怎样？岐伯说：少阳经脉象与一阳经脉一样，脉象是滑而不实的。黄帝说：阳明经脉主脏之象怎样？岐伯说：脉象大而且浮。太阴经脉搏动，其脉象沉伏而搏击鼓指；二阴经脉搏动，为肾脉沉而不浮的现象。

## 【评介】

因为本篇所论经脉之内容，与论述经脉的一般常论不同，故篇名曰《经脉别论》。

本篇首先论述了居处环境、劳逸动静、性情勇怯、体质强弱、情志变化等，均是影响经脉气血运行和脏腑功能活动的重要因素，这些因素如若“过用”，皆可引起经脉失其常度、脏腑功能紊乱。这是中医病因病理学的重要内容，对于临床的辨证论治有重要的指导意义。文中以喘、汗为例，揭示同一病症，因致病原因不同，其病机、病脏也不相同，此乃脏腑辨证方法的具体运用，反映了《内经》以脏腑分证的学术思想。文中关于汗出不同病机的论述，为临床对汗证的辨证论治提供理论依据。文中又提出了“生病起于过用”这一重要发病学观点，不论对养生还是临床辨证论治，都有重要的指导意义。所谓“过用”，即是超越常度，违背了事物发展的正常规律。如四时六气过用则为六淫，再如生活起居、饮食劳逸、精神情志等过用均可成为致病因素。有关具体内容，《内经》诸多篇章之中均有论述，可以互相参阅。

本篇继之又论述了经脉在饮食物消化、吸收以及精气输布和糟粕排泄的生化过程中的作用，并指出寸口脉诊的临床意义。此段原文阐明了脏腑的某些生理功能以及脏腑之间、脏腑与筋、脉、皮毛之间的生理关系，是藏象学说的重要内容。后世中医许多生理、病理学观点是在此基础上形成。篇中“食气入胃，浊气归心……以决死生”，与《五藏生成篇》“气口独为五藏主”

的论述，是一脉相承的，均阐明诊脉独取寸口的原理。在此又特别强调了肺朝百脉的生理，此与“通调水道”功能合之，成为后世对肺的生理功能全面认识的理论基础。篇中“饮入于胃……五经并行”，是对人体水液代谢生理过程的高度概括，揭示了脾、肺、肾、膀胱等在水液代谢中的重要作用，对后世中医学的生理、病理、诊断、治疗等方面产生了极其深远的影响，至今这一论述仍是中医生理学中的重要内容。

本篇最后论述了三阴三阳经脉之气偏盛的脉象、病症和治法以及三阴三阳经脉的脉象特点。但在论六经独至的补泻时，未论少阳、厥阴。再论六经脉象时，少一阴，且言三阴、二阴脉象，无问句。可见此经文似有脱简。

## 藏气法时论篇第二十二

**【原文】**

黄帝问曰：合人形以法四时五行而治[1]，何如而从？何如而逆？得失之意，愿闻其事。岐伯对曰：五行者，金木水火土也，更贵更贱[2]，以知死生，以决成败，而定五藏之气，间甚[3]之时，死生之期也。帝曰：愿卒[4]闻之。岐伯曰：肝主春，足厥阴少阳主治，其日甲乙[5]，肝苦[6]急，急食甘以缓之。心主夏，手少阴太阳主治，其日丙丁，心苦缓，急食酸以收之。脾主长夏，足太阴阳明主治，其日戊己，脾苦湿，急食苦以燥之。肺主秋，手太阴阳明主治，其日庚辛，肺苦气上逆，急食苦以泄之。肾主冬，足少阴太阳主治，其日壬癸，肾苦燥，急食辛以润之，开腠理，致津液，通气也[7]。病在肝，愈于夏，夏不愈，甚于秋，秋不死，持于冬，起[8]于春，禁当风。肝病者，愈在丙丁，丙丁不愈，加[9]于庚辛，庚辛不死，持于壬癸，起于甲乙。肝病者，平旦慧，下晡甚，夜半静[10]。肝欲散，急食辛以散之，用辛补之，酸泻之[11]。病在心，愈在长夏，长夏不愈，甚于冬，冬不死，持于春，起于夏，禁温食热衣。心病者，愈在戊己，戊己不愈，加于壬癸，壬癸不死，持于甲乙，起于丙丁。心病者，日中慧，夜半甚，平旦静。心欲耎，急食咸以耎之，用咸补之，甘泻之[12]。病在脾，愈在秋，秋不愈，甚于春，春不死，持于夏，起于长夏，禁温食饱食湿地濡衣[13]。脾病者，愈在庚辛，庚辛不愈，加于甲乙，甲乙不死，持于丙丁，起于戊己。脾病者，日昳[14]慧，日出甚，下晡静。脾欲缓，急食甘以缓之，用苦泻之，甘补之[15]。病在肺，愈在冬，冬不愈，甚于夏，夏不死，持于长夏，起于秋，禁寒饮食寒衣。肺病者，愈在壬癸，壬癸不愈，加于丙丁，丙丁不死，持于戊己，起于庚辛。肺病者，下晡慧，日中甚，夜半静。肺欲收，急食酸以收之，用酸补之，辛泻之[16]。病在肾，愈在春，春不愈，甚于长夏，长夏不死，持于秋，起于冬，禁犯焠烪热食温炙衣[17]。肾病者，愈在甲乙，甲乙不愈，甚于戊己，戊己不死，持于庚辛，起于壬癸。肾病者，夜半慧，四季甚[18]，下晡静。肾欲坚，急食苦以坚之，用苦补之，咸泻之[19]。夫邪气之客于身也，以胜相加[20]，至其所生而愈[21]，至其所不胜而甚[22]，至于所生而持[23]，自得其位而起[24]。必先定五藏之脉，乃可言间甚之时，死生之期也。

肝病者，两胁下痛引少腹，令人喜怒，虚则目䀮䀮[25]无所见，耳无所闻，善恐如人将捕之，取其经[26]，厥阴与少阳，气逆，则头痛耳聋不聪颊肿。取血者[27]。心病者，胸中痛，胁支满，胁下痛，膺[28]背肩甲间痛，两臂内痛，虚则胸腹大，胁下与腰相引而痛，取其经，少阴太阳，舌下血者[29]。其变病，刺郄中血者[30]。脾病者，身重善肌[31]肉痿，足不收行，善瘈脚下痛[32]，虚则腹满肠鸣，飧泄食不化，取其经，太阴阳明少阴血者。肺病者，咳喘逆气，肩背痛，汗出，尻阴股膝髀腨胻[33]足皆痛，虚则少气不能报息[34]，耳聋嗌干，取其经，太阴足太阳之外厥阴内血者[35]。肾病者，腹大胫肿，喘咳身重，寝汗出憎风[36]，虚则胸中痛，大腹小腹痛，清厥[37]意不乐，取其经，少阴太阳血者。肝色青，宜食甘，粳米牛肉枣葵皆甘。心色赤，宜食酸，小豆犬肉李韭皆酸。肺色白，宜食苦，麦羊肉杏薤皆苦。脾色黄，宜食咸，大豆豕肉栗藿皆咸。肾色黑，宜食辛，黄黍鸡肉桃葱皆辛。辛散，酸收，甘缓，苦坚，咸耎。毒药[38]攻邪，五谷[39]为养，五果[40]为助，五畜[41]为益，五菜[42]为充，气味合则服之，以补精益气。此五者，有辛酸甘苦咸，各有所利。或散或收，或缓或急，或坚或耎，四时五藏，病随五味所宜也。

## 【注释】

［1］合人形以法四时五行而治：根据四时五行的生克制化规律，结合人体脏腑组织的生理、病理特点而确立相应的治疗原则。合，结合。法，取法、根据。治，治疗。

［2］更贵更贱：更，更立。贵、贱，指五行配五时，当旺之令为贵，非当旺之令为贱。高士宗："贵者，木旺于春，火旺于夏；贱者，木败于秋，火灭于冬。更贵更贱，生化迭乘，寒暑往来也。"

［3］间甚：间，病减轻。甚，病加重。

［4］卒：尽也，详尽也。

［5］肝主春，足厥阴少阳主治，其日甲乙：此意为以四时而言，足厥阴肝和足少阳胆共同主治于春季，即气旺于春。以日而言，用天干配日，足厥阴肝和足少阳胆共同主治于甲乙日，即气旺于甲乙日。下文类推。

［6］苦：病也。从生理特点解释有厌恶之义。

［7］开腠理，致津液，通气也：滑寿："此一句九字，疑原是注文。"据上文例，滑注可从。

［8］起：此指好转，痊愈。另说此指病复起。从前说为是，姑且从前注，下同。

［9］加：甚也，病加重之义。

［10］平旦慧，下晡甚，夜半静：指肝病患者早晨感到轻清爽快，傍晚病情加重，半夜的时候安静。下皆仿此。慧，清爽。下晡，即傍晚之时。静，安静。

［11］肝欲散，急食辛以散之，用辛补之，酸泻之：张景岳："木不宜郁，故欲以辛散之，顺其性者为补，逆其性者为泻，肝喜散而恶收，故辛为补，酸为泻。"故此补泻是针对五味顺逆脏腑生理特点而言，非指虚则补之，实则泻之的补泻法。下同。

［12］心欲耎，急食咸以耎之，用咸补之，甘泻之：马莳："心欲耎，惟咸为能耎坚，急食咸以耎之。惟其所欲在耎，此咸之所以为补也。惟其所苦在缓，此甘之所以为泻也，此乃因其性而治之耳。"

［13］濡衣：湿衣。

［14］日昳：指午后未时，此为土旺之时。昳，音迭。

［15］脾欲缓，急食甘以缓之，用苦泻之，甘补之：张景岳："脾贵充和温厚，其性欲缓，故宜食甘以缓之，脾喜甘而恶苦，故苦为泻，甘为补。"

［16］肺欲收，急食酸以收之，用酸补之，辛泻之：张景岳："肺应秋，气

主收敛，故宜食酸以收之，肺气宜聚不宜散，故酸收为补，辛散为泻。”张琦：“肺收则气肃，故酸补辛泻。”

[17]焠埃热食温炙衣：焠埃热食，指烧炙的食物。焠，音翠，烧也。埃，音哀，热也。温炙衣，高士宗：“火焙之衣也。”

[18]四季甚：四季，指一日中的辰、戌、丑、未四个时辰，为土旺之时。土克水，故病甚。

[19]肾欲坚，急食苦以坚之，用苦补之，咸泻之：张景岳：“肾主闭藏，气贵周密，故肾欲坚，宜食苦以坚之也。苦能坚，故为补，咸能软坚，故为泻。”

[20]以胜相加：指邪气侵袭人体，以所胜乘其所不胜。如火胜则肺病。加，乘也，恃强凌弱之义。

[21]至其所生而愈：指至其所生之时而愈。如脾病至金时而愈。

[22]至其所不胜而甚：指至其所不胜之时而病甚。如脾病至木时而甚。

[23]至于所生而持：指至生己之时而病情稳定，维持原状。如脾病至火时而持。

[24]自得其位而起：指至其本脏气旺之时病情好转向愈。如脾病至土时而起。

[25]䀮䀮：形容眼睛昏花，视物不清。

[26]取其经：指取其经穴以刺之。下同。此处指足厥阴肝经和足少阳胆经之经穴。

[27]取血者：指取其经以刺其出血。

[28]膺：胸也。

[29]舌下血者：刺舌下以放血。血者，刺其出血。下同。

[30]刺郄中血者：即刺郄中使其出血。郄中，一说指阴郄穴，一说指委中穴。姑且从委中穴。

[31]肌：《针灸甲乙经》《脉经》均作“饥”，从之。

[32]足不收行，善瘛脚下痛：疑断句有误，似当为“足不收，行善瘛，脚下痛。”不收，弛缓不收，瘛，筋脉拘挛。

[33]尻阴股膝髀腨胻：尻，尾骨部。阴，阴部。股，大腿。髀，股骨部、髋关节。腨，腓肠肌。胻，胫部。

[34]不能报息：张景岳：“报，复也。不能报息，谓呼吸气短，难以接续也。”

[35]太阴足太阳之外厥阴内血者：确义难明，疑有错简，张景岳：“外言前也”“内言后也”。马莳：“当取手太阴之经穴经渠；足太阳之外，足厥阴

之内，即足少阴脉也，亦取其经穴复溜，以出其血焉。”

[36]寝汗出憎风：盗汗恶风。

[37]清厥：清，冷也。清厥，冷厥，即四肢厥冷。

[38]毒药：药物的统称。

[39]五谷：指上文的粳米、小豆、麦、大豆、黄黍。

[40]五果：指上文的枣、李、杏、栗、桃。

[41]五畜：指上文的牛、犬、羊、猪、鸡。

[42]五菜：指上文的葵、韭、薤、藿、葱。

【语译】

黄帝问：结合人的形体，遵循四时五行的变化规律来主治疾病，怎样是顺？怎样是逆？得失的情况，我愿听一听。岐伯说：五行就是金木水火土，从它的交相生克变化里，就可以推知疾病的死生，治疗的成败，从而确定五脏之气的盛衰，疾病的轻重，死生的日期。

黄帝说：希望听你详尽地说一说。岐伯说：肝主春，足厥阴经和足少阳经作为主治。甲乙属木，所以肝旺甲乙日，肝性苦燥急，应该用甜味药以缓和它。

心主夏，手少阴经和手太阳经为主治。丙丁属火，所以心旺丙丁日，心性苦缓散，应该用酸味药来收敛它。

脾主长夏，足太阴经和足阳明经为主治。戊己属土，所以脾旺戊己日，脾性苦湿，应该用苦味药以燥其湿。

肺主秋，手太阴经和手阳明经为主治。庚辛属金，所以肺旺庚辛日，肺气恶于上逆，应该用苦味药以泄其气。

肾主冬，足少阴经和足太阳经为主治。壬癸属水，所以肾旺壬癸日，肾性苦于干燥，应该用辛润药来润养它。还要开发腠理，运行津液，而通行气道。

病在肝脏，到夏天则痊愈，假如夏天不愈，到秋天就会加重。秋天如果不死，就持续到冬天。明年春天，肝病逢到春木本气，就能痊愈，要注意不能遭受风邪。患有肝病的人，丙丁日会见好转。如果丙丁日不愈，到庚辛日病会加重，庚辛日不死，会持续到壬癸日，到甲乙日就会痊愈。患有肝病的人，在天刚亮的时候，会感到好些，到了傍晚的时候，病情就会加重，到了半夜的时候，则安静。肝病需要疏泄条达，应该用辛味药来疏散，若需要补的，就用辛味药来补肝，需要泻的，就用酸味药来泻肝。

病在心脏，到了长夏季节痊愈，假如长夏不愈，到冬天病就会加重。冬天如果不死，会持续到春天。到了夏天，就能逐渐好转。要注意不能温衣热食。患有心病的人，在戊己日会痊愈，如果戊己日不愈，到壬癸日病会加重。如壬癸日不死，持续到甲乙日，到甲乙日就会好转。患有心脏病的人，在中午的时候，就会感到清爽，到了夜半的时候，病情就加重，至天刚亮的时候，又会安静下来。心脏病需要缓软，应该用咸味药来柔软它，需要补的，采用咸味来补心，需要泻的，采用甜味来泻心。

病在脾脏，到了秋天就痊愈，假如秋天病不愈，到了春天就会加重。春天如果不死，就会持续到夏天。到了长夏就会痊愈。要注意禁忌冷食、饱食、或居湿地或穿湿衣等。患有脾病的人，在庚辛日会见好转，如庚辛日不愈，到甲乙日就要加重，如甲乙日不死，会持续到丙丁日，到戊己日就会痊愈。患有脾病的人，在午后未时，就会感到好些，到了天刚亮的时候，病情就会加重，到了傍晚时候，又会安静下来。脾脏病是需要舒缓的，应该用甜味药来缓和它，需要泻的，采用苦味药来泻脾，需要补的，采用甜味药来补脾。

病在肺脏，到了冬天就痊愈，假如冬天病不愈，夏天病就会加重，夏天如果不死，就会持续到长夏。到了秋天病就会痊愈。要注意禁忌冷饮冷食和衣服单薄。患有肺病的人，在壬癸日会见好，如果壬癸日不愈，到丙丁日病就会加重，如丙丁日不死，就会持续到戊己日，到庚辛日就会痊愈。患有肺病的人，在傍晚的时候，就会感到好些，在中午的时候，病情就会加重，半夜时，又会安静下来。肺脏病是需要收敛的，应该用酸味药来收敛，需要补的，采用酸味药来补肺，需要泻的，采用辛味药来泻肺。

病在肾脏，到了春天就痊愈，假如春天病不愈，到长夏之时病就会加重。长夏不死，就会持续到秋天，到了冬天就会痊愈，要注意禁忌煎炸烧烤等过热饮食及烘热过的衣服。患有肾病的人，在甲乙日会见好转，如甲乙日不愈，到戊己日病就会加重，如戊己日不死，就会持续到庚辛日，到壬癸日，就会有好转。患有肾病的人，在半夜的时候，就会感到爽慧，在辰戌丑未四个时辰病就会加重，到傍晚时感到平静。肾脏病需要增强肾气，应该用苦味药来资助它，需要补的，采用苦味药来补肾，需要泻的，采用咸味药来泻肾。邪气寄留在人身体，是以胜相克伐。逢所生之脏相应的时日病则痊愈。逢克己脏相应的时日病就加重。逢生己之脏相应的时日病就呈持续状态。逢到本脏当旺之时，病就会痊愈。但必须确定五脏相应的脉象，才可以推论病证轻重的时间和死生的日期。

患有肝病，则两胁下疼痛，并牵引少腹，使人多怒；如果肝虚，则两眼昏花，视物不清，两耳听不清声音，时常害怕，像有人追捕一样。治疗时应该取厥阴与少阳两经的经穴，如果肝气上逆，出现头目痛、耳聋、颊肿等症状，仍取厥阴、少阳两经之穴，刺出其血。

患有心病，表现为胸中疼痛，胁部撑胀，胁下痛，膺背两肩胛间痛；如果心虚，则表现胸腹胀大，胁下和腰背牵引作痛。治疗时，应该取少阴和太阳两经的经穴，并沉刺舌下出血，如病况发生他变，应刺委中出血。

患有脾病，表现为身体沉重，易饥饿，肌肉痿软，行路抬不起脚，好抽掣；如果脾虚，就感到腹胀肠鸣，泄泻完谷不化。治疗时，应该取太阴和阳明两经的经穴，再刺少阴经穴出血。

患有肺病，表现为咳喘气逆，肩背疼痛，出汗，尾骶及二阴、股部、膝部、腓肠、胫、足等处皆痛；如果肺虚，就会气短，不能深呼吸，耳聋，咽部干燥。治疗时取经穴，应该取太阴和太阳经脉之前，厥阴经脉之后，少阴经刺其出血。

患有肾病，表现为腹大胫肿痛，喘咳，身体沉重，盗汗，怕风；如果肾虚，就感到胸中痛，小腹痛，四肢逆冷，心中不乐。治疗时，应该取少阴和太阳经的经穴，刺出其血。

肝脏合青色，宜食甜味，粳米、牛肉、枣、葵菜这些食物都具甜味。心脏合赤色，宜食酸味，小豆、犬肉、李、韭菜这些都具酸味。肺脏合白色，宜食苦味，麦、羊肉、杏、薤这些都具苦味。脾脏合黄色，宜食咸味，大豆、猪肉、栗、藿这些都具咸味。肾脏合黑色，宜食辛味，黄黍、鸡肉、桃、葱这些东西都具辛味。食物中，味辛的有发散作用，味酸的有收敛作用，味甜的有缓和作用，味苦的有坚燥作用，味咸的有软坚作用。

各种药物是用来攻邪的，五谷是用来营养的，五果是作为辅助的，五畜之肉是用来补益的，五菜是用来充养的。将谷果肉菜的气味调和起来服食，可以补精养气。这五类东西包含了辛、酸、甘、苦、咸五味，而五味各有益处，或散、或收、或缓、或坚、或软。治病时就要结合四时五脏的相宜情况而恰当地加以利用。

## 【评介】

**藏气，指五脏之气。法时，取法于四时，即五脏之气与四时节律相因循。本篇根据五行的生克规律，论述了五脏的生理功能、病理变化以及治疗等与四时时令的密切关系，故篇名曰《藏气法时论》。**

**本篇首先以“合人形以法四时五行而治”立论，按照五行的生克规律，论述了五脏各自所主的时令以及五脏疾病的进退、间甚、死生的变化规律，治疗原则和禁忌等问题。继而又列举了五脏的虚实病证，并提出了针刺治疗的原则和方法。最后论述了五色、五味、五气、五谷、五果、五畜、五菜与**

五脏之间的关系，并提出了“四时五藏，病随五味所宜也”这一选择药食的重要原则。本篇是五行学说在生理、病理、诊断、治疗等方面具体运用。

本篇以五脏病变的具体例证，说明了一年四季之更替，一月气候之变化，乃至一日阴阳之消长，均可直接或间接地影响疾病进退、间甚、转归和预后。揭示掌握四时五行之更替，是“以知死生，以决成败，而定五藏之气，间甚之时，死生之期”的关键所在。突出中医学理论中人与自然密切相关以及自然界的运动变化可影响人体生命活动的观点。这种人与自然相应理论，从现代科学角度观之，也是具有很强的科学性的。文中是以五行的生克理论推断五脏病变的愈、起、加、甚、持、死。这种推论未免机械，故不必过于拘泥，临证必须要综合观察、全面分析。

有关五脏虚实病证，《内经》诸多篇章之中均有论述，如《玉机真藏论》《平人气象论》《脉解篇》《灵枢·经脉》《灵枢·本藏》《灵枢·本神》《灵枢·邪气藏府病形》等。欲详知五脏虚实脉证，尚须诸篇参阅。

本篇以五味配五脏、列举各种食物以其所宜而补养五脏，这是我国食物疗法较早的记载。文中“气味合则服之，以补精益气”之说，揭示饮食不可偏嗜，这也是养生的一个重要原则，对于却病强身、保持健康有极其重要的意义。文中的“毒药攻邪”“五谷为养”是中医治疗学的重要原则。

本篇首末均讨论了五味与五脏的关系以及五味的性能，如甘缓、酸收、咸软、辛散、辛润、苦坚、苦泄、苦燥等，均属中药学的基本理论，对后世药物学的发展产生了深远的影响。如金元医家张元素用甘草缓肝之急，五味子敛心气，白术燥脾湿，黄芩泄肺热，知母、黄柏润肾燥等。其理论渊源无不与此有关。

# 宣明五气篇第二十三

## 【原文】

五味所入：酸入肝，辛入肺，苦入心，咸入肾，甘入脾，是谓五入。

五气所病：心为噫[1]，肺为咳，肝为语[2]，脾为吞[3]，肾为欠[4]为嚏[5]，胃为气逆为哕[6]为恐[7]，大肠小肠为泄，下焦溢为水[8]，膀胱不利为癃[9]、不约为遗溺，胆为怒，是谓五病。

五精所并[10]：精气并于心则喜，并于肺则悲，并于肝则忧，并于脾则畏[11]，并于肾则恐，是谓五并，虚而相并者也[12]。

五藏所恶：心恶热，肺恶寒，肝恶风，脾恶湿，肾恶燥，是谓五恶。

五藏化液：心为汗，肺为涕，肝为泪，脾为涎，肾为唾，是谓五液。

五味所禁：辛走气，气病无多食辛；咸走血，血病无多食咸；苦走骨，骨病无多食苦；甘走肉，肉病无多食甘；酸走筋，筋病无多食酸。是谓五禁，无令多食[13]。

五病所发：阴病发于骨[14]，阳病发于血[15]，阴病发于肉[16]，阳病发于冬[17]，阴病发于夏[18]，是谓五发。

五邪所乱[19]：邪入于阳则狂[20]，邪入于阴则痹[21]，搏阳则为巅疾[22]，搏阴则为喑[23]，阳入之阴则静[24]，阴出之阳则怒[25]，是谓五乱。

五邪所见[26]：春得秋脉，夏得冬脉，长夏得春脉，秋得夏脉，冬得长夏脉，名曰阴出之阳，病善怒不治[27]，是谓五邪，皆同命，死不治[28]。

五藏所藏：心藏神，肺藏魄，肝藏魂，脾藏意，肾藏志，是谓五藏所藏。

五藏所主：心主脉，肺主皮，肝主筋，脾主肉，肾主骨，是谓五主。

五劳所伤：久视伤血，久卧伤气，久坐伤肉，久立伤骨，久行伤筋，是谓五劳所伤。

五脉应象：肝脉弦，心脉钩[29]，脾脉代[30]，肺脉毛[31]，肾脉石[32]，是谓五藏之脉。

## 【注释】

[1]噫：嗳气。

[2]语：多言。

[3]吞：吞酸。

[4]欠：呵欠。

[5]嚏：喷嚏。

[6]哕：呃逆恶心干呕。

［7］为恐：《太素》无“为恐”二字。丹波元简：“疑为衍文。”从之。

［8］水：水肿病。

［9］癃：小便不利，点滴难出。

［10］五精所并：吴昆：“五精，五脏之精气也；并，合而入之也。五脏精气，各藏其脏则不病，若合而并于一脏，则邪气实之，各显其志。”

［11］畏：疑“思”之误，似当为“思”。

［12］虚而相并者也：马莳：“惟其本脏既虚，而余脏精气并之。”又，沈祖绵认为此句为注文误入正文。据上下文例，沈说可从。

［13］无令多食：沈祖绵：“无令多食句为注，窜入正文。”似是。

［14］阴病发于骨：肾属阴主骨，故曰阴病发于骨。

［15］阳病发于血：心属阳主血，故曰阳病发于血。

［16］阴病发于肉：脾属至阴主肉，故曰阴病发于肉。

［17］阳病发于冬：冬季阴胜，阴胜则阳病。

［18］阴病发于夏：夏季阳胜，阳胜则阴病。

［19］五邪所乱：张志聪：“此言正气为邪气所乱。”

［20］邪入于阳则狂：张景岳：“邪入阳分，则为阳邪，邪热炽盛，故病为狂。”

［21］邪入于阴则痹：张景岳：“邪入阴分，则为阴邪，阴盛则血脉凝涩不通，故病为痹。”

［22］搏阳则为巅疾：张景岳：“搏，击也。巅，癫也。邪搏于阳，则阳气受伤，故为癫疾。上文言邪入阳则狂者，邪助其阳，阳之实也，此言搏阳则为癫疾者，邪伐其阳，阳之虚也。故有为狂为癫之异。”另巅疾指头部疾患，如头痛、眩晕等，此说于义亦通。

［23］搏阴则为喑：张景岳：“邪搏于阴，则阴气受伤，故声为喑哑。阴者，五脏之阴也。”喑音阴，哑也。

［24］阳入之阴则静：阳主动，由阴出阳则人动，由阳入阴则人静。此属生理现象。

［25］阴出之阳则怒：正常时阴主静固守于内为阳用之。若不内守而外出阳分，使阳无所制，故躁动善怒。此属病理现象。

［26］五邪所见：马莳：“此言五脏之邪，有所见之脉也。”

［27］名曰阴出之阳，病善怒不治：《新校正》：“按阴出之阳病善怒，已见前条，此再言之，文义不伦，必古文错简也。”从之。

［28］皆同命，死不治：《太素》在“皆同”后断句，即“皆同，命死不治”。《甲乙经》则无“命”字。然据上下文例，疑此亦属注文误入正文。

［29］钩：王冰："如钩之偃，来盛去衰也。"

［30］代：更代，即更代于四时之中。张景岳："代，更代也，脾脉和软，分王四季，如春当和软而兼弦，夏当和软而兼钩，秋当和软而兼毛，冬当和软而兼石，随时相代，故曰代，此非中止之谓。"另外，代，又有至数分明之义。

［31］毛：轻虚而浮。

［32］石：沉坚如石。

**【语译】**

饮食五味摄入人体后，酸味入肝，辛味入肺，苦味入心，甘味入脾，咸味入肾，这是说五味的所入。

五脏之气各有它的症状表现：心气不舒则嗳气，肺气不调则咳嗽，肝气不达则多语，脾气不运则吞酸，肾气不调则呵欠喷嚏。胃气不降则上逆呃逆呕哕；大肠小肠为病则为泄泻；下焦水液泛滥溢于皮肤，则为水肿；膀胱之气不利，则小便不通而癃闭，如失其约束，就要遗尿；胆病就易发怒。这是说五脏六腑之病。

五脏之精气相交并，并于心则喜笑，并于肺则悲哀，并于肝则多怒，并于脾则苦思，并于肾则惊恐。这就是所谓的五并。

五脏各有厌恶：心厌恶热，肺厌恶寒，肝厌恶风，脾厌恶湿，肾厌恶燥。这就是所谓五恶。

五脏各有所化之液：心化为汗，肺化为涕，肝化为泪，脾化为涎，肾化为唾。这就是所谓五液。

五味各有禁忌：辛味走气，病在气不能多食辛；咸味走血，病在血不能多食咸；苦味走骨，病在骨不能多食苦；甜味走肉，病在肉不能多食甜味；酸味走筋，病在筋不能多食酸。这就是所谓五禁。

五病各有它发生的部分或季节：阴病发生在骨，阳病发生在血，阴病发生于肌肉，阳病发生在冬季，阴病发生在夏季。这就是所谓五发。

五脏受邪气所发生的逆乱：病邪入于阳，则发狂病；病邪入于阴，则发血痹之病；病邪入于阳，阳过盛，则为癫疾；阳邪入于阴，阴过盛则喑不能言；阳邪入阴则静；阴邪入阳则易怒。

五邪所见的脉象是：春天而表现出秋季的毛脉，夏天而表现出冬季的石脉，长夏而表现出春季的弦脉，秋天而表现出夏季的钩脉，冬天而表现出长夏的濡脉，这是阴阳不时的脉象，常病发怒而不治，五邪出现后有相同的结局，病不可治。

五脏各有所藏：心脏藏神，肺脏藏魄，肝脏藏魂，脾脏藏意，肾脏藏精。

这就是所谓五脏所藏。

五脏各有所主：心主血脉，肺主皮毛，肝主筋，脾主肉，肾主骨。这就是所谓五主。

过度的疲劳，各有所伤：长久地目视，则伤血；长久地卧睡，则伤气；久坐，则伤肉；长久地站立，则伤骨；长久地行走，则伤筋。这就是五劳所伤。

五脏的正常脉象是：肝脉应弦，心脉应钩，脾脉应代，肺脉应毛，肾脉应石。这就是五脏的脉象。

## 【评介】

宣明，宣扬阐明也。五气，五脏之气也。本篇主要根据五行的理论，阐述了五脏之气与各方面的关系，故以此名篇。因无问答之辞，故不称论，而称篇。下仿此。

本篇所论的五脏所恶、五脏化液、五脏所藏、五脏所主、五脉应象，皆属五脏的生理，是藏象学说的基本内容。所论的五气所病、五精所并、五病所发、五邪所乱、五邪所见、五劳所伤，皆属五脏的病理变化，是中医病因病理学的基本内容。所论五味所入、五味所禁，是中药学和治疗学的内容。所以说本篇的内容对后世藏象学说、病因病理学、诊断学、治疗学以及药物学的发展，奠定了一定的基础。如五味所入，成为后世药物归经和五味药用的理论根据之一。五味所禁，说明了五味可以养五脏，若过食，偏嗜亦会伤五脏。所以五味所禁成为后世临床治疗用药的基本原则之一。五脏所藏和五精所并，说明了人的精神活动是五脏功能的综合反映。五脏有病可见情志异常、情志太过又可损伤五脏，这是中医病因病理学的基本观点，所以临床神志方面的病变多着眼于五脏。关于神、魂、魄、意、志的概念见于《灵枢·本神》。五劳所伤、五邪所乱、五病所发、五藏所恶等精辟论述，至今仍有效地指导着临床实践。但学习时不可过于拘泥原文。至于五脏化液、五脏所主、五脉应象，至今仍是中医基础理论的重要内容。

篇中“胃为气逆为哕为恐……胆为怒”，据上下文例，似属衍文。关于“肺恶寒”“肾恶燥”，喜多村直宽认为：“寒燥二字疑互错。”可从。

# 血气形志篇第二十四

## 【原文】

夫人之常数[1]，太阳常多血少气，少阳常少血多气，阳明常多气多血，少阴常少血多气，厥阴常多血少气，太阴常多气少血，此天之常数[2]。足太阳与少阴为表里，少阳与厥阴为表里，阳明与太阴为表里，是为足阴阳也。手太阳与少阴为表里，少阳与心主[3]为表里，阳明与太阴为表里，是为手之阴阳也。今知手足阴阳[4]所苦[5]，凡治病必先去其血，乃去其所苦[6]，伺之所欲[7]，然后泻有余，补不足。欲知背俞[8]，先度其两乳间，中折之，更以他草度去半已，即以两隅相拄也[9]，乃举以度其背[10]，令其一隅居上，齐脊大椎，两隅在下，当其下隅者，肺之俞也[11]。复下一度，心之俞也[12]。复下一度，左角肝之俞也，右角脾之俞也。复下一度，肾之俞也。是谓五藏之俞，灸刺之度也。形乐志苦[13]，病生于脉，治之以灸刺。形乐志乐[14]，病生于肉，治之以针石。形苦[15]志乐，病生于筋，治之以熨引[16]。形苦志苦，病生于咽嗌，治之以百药[17]。形数惊恐，经络不通，病生于不仁[18]，治之以按摩醪药[19]。是谓五形志[20]也。刺阳明出血气[21]，刺太阳出血恶气[22]，刺少阳出气恶血[23]，刺太阴出气恶血，刺少阴出气恶血，刺厥阴出血恶气也。

【注释】

[1]常数：此指气血在经脉中分布的正常数量。

[2]天之常数：即先天禀赋的常数。

[3]心主：心包，又称心包络，此指手厥阴心包经。

[4]阴阳：指手足三阴三阳经。

[5]苦：病也。

[6]凡治病必先去其血，乃去其所苦：姚止庵："恶血留于经络，病为所苦，故欲去所苦，必先刺去其血也。"

[7]伺之所欲：伺，察也。所欲，指患者的喜恶。如痛而喜按者为虚，痛而拒按者为实。

[8]背俞：马莳："背俞，即下文五脏俞也。属足太阳膀胱经，以其在背，故总名曰背俞也。"

[9]先度其两乳间，中折之，更以他草度去半已，即以两隅相拄也：度，度量。隅，音于，角或边之义。柱，支也。此段文意为先用一根草量两乳间距离，再把两乳间距长的草从中点对折，再用一根与前草同样长度（两乳间距长）的草折去二分之一，用剩的二分之一与前草对折后两个边端相支撑，形成一个等边三角形。

[10]乃举以度其背：然后用等边三角形量病人背部。

[11]令其一隅居上，齐脊大椎，两隅在下，当其下隅者，肺之俞也：即用等边三角形一个角朝上和脊柱大椎穴相平，另外两个角在下，其下边左右两个角所处的位置就是肺俞穴。

[12]复下一度，心之俞也：度，指等边三角形的高度。此句意为再把等边三角形上角下移一度，置于肺俞穴连线中点处，其下边左右两个角所处的位置就是心俞穴。下文类推。然以上取五脏之俞的方法历代医家认为有误，或认为是另一家之法。现在仍沿用《灵枢·背腧》篇及《针灸甲乙经》的方法。

[13]形乐志苦：形，形体。乐，逸也，无劳也。志，精神情志活动。苦，忧愁思虑太过，即劳神过度。

[14]志乐：志闲。

[15]形苦：形体过于劳苦。

[16]熨引：熨，热敷疗法，即用药、酒、姜、葱等温熨以促进气血运行。引，指引导法。

[17]百药：《针灸甲乙经》作“甘药”。可参。

[18]不仁：肌肤麻木不仁。

[19]醪药：王冰：“谓药酒也。”又《针灸甲乙经》“药”作“醴”。可参。

[20]五形志：指五种因形体、精神情志失调引起的疾病。

[21]出血气：即出血出气。出血，针刺出血。出气，针刺以泻气外出，如针刺时摇大针孔、出针后不按闭针孔。下皆为是。

[22]恶气：即针刺时不宜泻气于外。恶，勿也。

[23]恶血：即针刺时不宜出血。

## 【语译】

人体经脉中气血分布的常规数是：太阳经常多血少气；少阳经常少血多气；阳明经常多气多血；少阴经常少血多气；厥阴经常多血少气；太阴经常多气少血。这就是人体先天禀赋的常规之数。

足太阳膀胱经和足少阴肾经为表里，足少阳胆经和足厥阴肝经为表里，足阳明胃经和足太阴脾经为表里。这是足部的三阴三阳联系。手太阳小肠经和手少阴心经为表里，手少阳三焦经和手厥阴心包经为表里，手阳明大肠经和手太阴肺经为表里。这是手部三阴三阳的表里关系。凡是治病，一定先刺去其瘀留之血，以减轻病人的痛苦；然后体察病人的意愿，适其所宜，泻其有余，补其不足。

要想了解五脏俞穴的部位，可先用一根草度量两乳间的距离，从正中对折，再用别的草量至对折后草的正中取齐，以支撑上草对折后的两端，成为一个等边三角形。这时，叫病人举起臂来，就用它来量病人的背部，使一个角在上，和脊背大椎穴相齐，其余两个角在下，下面两个角所在的地方，就是左右肺俞。再把上角下移至左右肺俞连线的中点，左右两角的位置是心俞。如上法将三角形下移之后，左角的位置是肝俞，右角的位置是脾俞。再如上法继续下移，左右两角的位置是肾俞。这就是五脏俞穴的部位，也是灸刺取穴的法度。

形体并无劳顿而情志苦恼的人，病常发生在经脉，治疗时应用灸刺。形体和情志都很安适的人，病生于肌肉，治疗时应用针石。形体劳苦而心志逸乐的人，病生于筋，治疗时应用药熨导引。形体和心志方面都劳顿不堪的人，病生于喉咽，治疗时应用甘药。形志屡受惊恐，经脉不能通畅，病生于麻木不仁，治疗时应用按摩和药酒。这就是所谓五种形志之病。刺阳明经，可以出血泻气；刺太阳经，只可出血，不可泻气；刺少阳经，只可泻其气，不宜伤血；刺太阴经，可以出气，不宜伤血；刺少阴经，只可泻气，不宜伤血；刺厥阴经，只可出血，不宜伤气。

## 【评介】

本篇主要讨论六经气血之多少和针刺的方法以及形志苦乐引起的不同病证和治法，故篇名曰《血气形志》。因无问答之辞，故不称论而称篇。

本篇首先讨论了三阴三阳经气血之多少以及互相间的表里关系，均系经络学说的重要内容。关于三阴经气血之多少与《灵枢》记载有别。《灵枢·五音五味》：“少阴常多血少气，厥阴常多气少血，太阴常多血少气。”《灵枢·九针》：“太阴常多血少气。”何说为是，难以定论，存疑待考。然多数注家认为应以本篇所载为正。可参。

本篇继而又描述了背部俞穴的取穴方法。但其取穴之法与《灵枢》《针灸甲乙经》《铜人针灸经》等书均不同。故张琦认为：“此误也。”张景岳：“其中未必无误，或古时亦有此别一家法也。仍当以前《背腧》篇（指《灵枢·背腧》篇）及《甲乙》等书者为是。”两说不同，存疑待考。

篇末主要讨论形志苦乐之证治，文中指因形志苦乐的不同，而产生了不同的病证，故采用不同的治疗方法。体现了中医学辨证论治的思想。有关七情、劳逸太过致病，还当参看《内经》的有关篇章。如《宣明五气篇》的五劳所伤、《阴阳应象大论》的七情与五脏的关系等。

篇末“刺阳明出血气……刺厥阴出血恶气也”一节，《新校正》认为：“此刺阳明一节，宜续前泻有余，补不足下，不当隔在草度法五形志后。”据上下文义，此说可从。

# 卷第八

## 宝命全形论篇第二十五

### 【原文】

黄帝问曰：天复地载，万物悉备，莫贵于人，人以天地之气生，四时之法成[1]，君王众庶[2]，尽欲全形，形之疾病，莫知其情，留淫日深，著于骨髓，心私虑之[3]。余欲针除其疾病，为之奈何？岐伯对曰：夫盐之味咸者，其气令器津泄[4]；弦绝者，其音嘶败；木敷者，其叶发[5]；病深者，其声哕[6]。人有此三者，是谓坏府[7]，毒药无治，短针无取，此皆绝皮伤肉，血气争黑[8]。帝曰：余念其痛[9]，心为之乱惑反甚，其病不可更代[10]，百姓闻之，以为残贼[11]，为之奈何？岐伯曰：夫人生于地，悬命于天，天地合气，命之曰人。人能应四时者，天地为之父母；知万物者，谓之天子。天有阴阳，人有十二节[12]；天有寒暑，人有虚实[13]。能经天地阴阳之化者，不失四时[14]；知十二节之理者，圣智不能欺也；能存八动之变[15]，五胜更立[16]；能达虚实之数[17]者，独出独入[18]，呿吟至微[19]，秋毫在目[20]。帝曰：人生有形，不离阴阳，天地合气，别为九野，分为四时，月有小大，日有短长，万物并至，不可胜量，虚实呿吟，敢问其方[21]？岐伯曰：木得金而伐，火得水而灭，土得木而达，金得火而缺，水得土而绝，万物尽然，不可胜竭[22]。故针有悬布天下[23]者五，黔首共余食，莫知之也[24]。一曰治神，二曰知养身，三曰知毒药为真[25]，四曰制砭石小大，五曰知府藏血气之诊。五法俱立，各有所先。今末世之刺也，虚者实之，满者泄之，此皆众工所共知也。若夫法天则地，随应而动，和之者若响，随之者若影[26]，道无鬼神，独来独往[27]。帝曰：愿闻其道。岐伯曰：凡刺之真[28]，必先治神，五藏已定，九候[29]已备，后乃存针，众脉[30]不见，众凶[31]弗闻，外内相得，无以形先[32]，可玩往来，乃施于人[33]。人有虚实，五虚勿近，五实勿远[34]，至其当发，间不容瞚[35]。手动若务[36]，针耀[37]而匀，静意视义，观适之变[38]，是谓冥冥，莫知其形[39]，见其乌乌，见其稷稷，从见其飞，不知其谁[40]，伏如横弩，起如发机[41]。帝曰：何如而虚[42]？何如而实[43]？岐伯曰：刺实者须其虚，刺虚者须其实，经气已至，慎守勿失，深浅在志[44]，远近若一[45]，如临深渊，手如握虎，神无营[46]于众物。

【注释】

[1]四时之法成：指人随着四时温暑凉寒、生长收藏的变化规律而生存立命。

[2]众庶：庶民百姓。

[3]心私虑之：私心虑之也，即我对此深感忧虑。

[4]其气令器津泄：指盐置于器皿中，其津液可渗泄于器皿之外。

[5]木敷者，其叶发：《太素》“敷”作“陈”，“发”作“落”。注云：“叶落者，知陈木之以蠹。”据文义，从此说。陈，陈旧，陈腐。另说“发”同“废”，亦通。

[6]哕：本指恶心干呕，此指病情严重情况下的呃逆、嗳气。

[7]坏府：败坏的脏腑。

[8]此皆绝皮伤肉，血气争黑：指皮肉伤败，气血枯竭，其色晦暗枯槁，毫无光泽。争黑，晦暗、枯槁、不泽也。另说此句应在“其声哕”句下，才与下文“人有此三者”贯通，可参。

[9]痛：疼痛也。《太素》“痛”作“病”，可从。

[10]心为之乱惑反甚，其病不可更代：疑断句有误，似当为“心为之乱惑，反甚其病，不可更代。”指心中烦乱疑惑，若治不得法，反会加重病情，可又没有更有效的治法来代替。

[11]残贼：残暴不仁。

[12]十二节：此指人身十二个大的关节，即两肩、两肘、两腕、两髋、两膝、两踝。

[13]天有寒暑，人有虚实：吴昆：“寒暑，天之阴阳消长也；虚实，人之阴阳消长也。”

[14]能经天地阴阳之化者，不失四时：王冰：“经，常也。言能常应顺天地阴阳之道而修养者，则合四时生长之宜。”

[15]八动之变：张景岳：“八风之变动也。”

[16]五胜更立：指五行相胜，有衰有旺，更替主时。

[17]数：理也。

[18]独出独入：意为掌握了上述道理，就能随心所欲，运用自如。独，独立。出入，此作自如解。

[19]呿吟至微：呿，音区，张口貌，此指呵欠。吟，呻吟。至微，极其微小。

[20]秋毫在目：即明察秋毫，历历在目。秋毫，喻微细。

[21]方：理也。

[22]不可胜竭：数之不尽也。竭，尽也。

[23]悬布天下：即悬挂告示，公布天下。

[24]黔首共余食，莫知之也：指老百姓只知种田交租纳税，剩余粮食维持生计，不懂得针刺的道理。黔首，黎民百姓。

[25]为真：为，作用。真，此指药物的性味。

[26]和之者若响，随之者若影：张景岳："如响应声，如影随形，得心应手，取效如神。"

[27]独来独往：运用自如。

[28]真：要领。

[29]九候：三部九候。

[30]众脉：此指五脏真气败绝的真脏脉。

[31]众凶：此指五脏真气败绝的危象。

[32]无以形先：指不能仅以表面现象作为诊断依据。无，勿也。

[33]可玩往来，乃施于人：王冰："玩谓玩弄，言精熟也。"吴昆："往谓病源，来谓变病，言精熟往时之病源及将来之变，乃可施针于人。"

[34]五虚勿近，五实勿远：五虚，指五脏精气虚。勿近，意为不要轻易用针刺治疗。五实，五脏邪气实。勿远，意为不要轻易放弃针刺治疗。

[35]至其当发，间不容瞚：指进针得气，抓住时机，即刻起针，不能有瞬间之误。发，出针。瞚，音义同瞬。

[36]手动若务：王冰："手动用针，心如专务于一事也。"务，指精神必须专一。

[37]耀：通跃，动也。

[38]静意视义，观适之变：即冷静细致地观察针气所至，形气所发生的变化。马莳："但针正在穴，吾必静其意志，潜视针下之妙，默观适然之变。"吴昆："适针气所至也。变，形气改易也。"

[39]是谓冥冥，莫知其形：张景岳："冥冥，幽隐也。莫知其形，言血气

之变不形于外，惟明者能察有于无，即所谓观于冥冥焉。”

[40]见其乌乌，见其稷稷，从见其飞，不知其谁：张景岳：“此形容用针之象，有如此者。乌乌，言气至如乌之集也。稷稷，言气盛如稷之繁也。从见其飞，言气之或往或来，如鸟之飞也。然此皆无中之有，莫测其孰为之主，故曰不知其谁。”

[41]伏如横弩，起如发机：指针刺时，气未至当留针候气如横弩待发，若气至当迅速出针如拔机发射。弩，音努，古时的机械弓。机，指弩机，即启动钩弦的机关。

[42]虚：此指泻法。

[43]实：此指补法。

[44]深浅在志：马莳：“或浅或深，在吾志以运之。”

[45]远近若一：指取穴无论远近，精神应该专一。

[46]营：此处作营求、涉务解。

## 【语译】

黄帝问：天地之间，万物俱全，然而没有什么东西比人更为宝贵的了，人是依靠天地之气而生存，随着四时规律成长的，无论是君王，还是庶民，都愿意保持形体的健康。但身体有了疾病，往往不知其所以，因此病邪就积留浸淫日深，留着骨髓之内，这是我内心所忧虑的。我想用针刺来解除他们的疾病痛苦，应该怎么办呢？

岐伯说：内在疾病，必有外在表现，比如盐贮藏在器具之中，常渗透于器具之外；琴弦将断的时候，会发出嘶破的声音；树木弊废，叶子就要落下来；如疾病到了深重阶段，人的声音就要发哕，并气败血黑。人有了这三种表现，说明脏腑已有严重破坏，药物和短针都已无效，这都是皮肉血气各不相得，所以病是不易治了。

黄帝说：我很惦念病人的苦痛，心里有些惶惑，治疗疾病，不得其法，反使病势加重，又没有更有效的方法替代。百姓闻悉后，认为我残忍不仁，怎么办才好呢？

岐伯说：人生活在大地之上，但生命依赖于天，天地之气相合，才产生了人。人如果能适应四时的变化，通晓万物的话，才可谓自然之子。天有阴阳，人有十二骨节，天有寒暑，人有虚实，能遵循天地阴阳的变化，不违背四时的规律，了解十二骨节的道理，就是所谓圣智也不能欺瞒。能够观察八风的变动，五行的衰旺，通达虚实的变化规律，洞晓病情，就能运用自如，哪怕极其细微的秋毫，也会了然在目。

黄帝说：人生有形体，离不开阴阳。天地之气相合，别为九野，分为四时。月份有大有小，白天有短有长，万物俱备，度量不尽，解除病人的痛苦，应该用什么方法呢？

岐伯说：木遇到金，就被折伐；火遇到水，就会熄灭；土遇到木，就要乏竭；金遇到火，就要熔化；水遇到土，就要阻遏。这五种制约，万物都是这样，举不胜举。有五种针法已向天下的众人公布了，但人们只顾饱食生计，哪顾及针法。五种针法：第一要调治精神，第二要修养形体，第三要了解药物的真正性能，第四要制定大小砭石以适应不同的疾病，第五要懂得脏腑血气的诊断方法。这五种针法俱备，各有所长。现在的针刺疗法，是末世针道。用补治虚，用泻治满，而这是人所共知的。如果能够取法天地之道，随着变化而施针疗，就能取得如响应声、如影随形的疗效。针刺规律并不神秘，是可以独立运用的。

黄帝说：我愿意听一听用针的道理。岐伯说：针刺的真谛，要先调治精神。待五脏已定，九候已明，然后下针。在针刺的时候，要观察五脏无胃气之脉，了解各种凶兆，同时还要色脉相参，不能仅看外形，必须达到纯熟的地步才能给人治病。虚实的关键是，见到五虚的症状，不能随意去泻，见到五实的症状，也不可轻易放弃而不泻，应该进针时，不能耽搁瞬间。在手捻针时，心不能顾念他事，持针要动作匀称，针者须静下心来，观察运针之气所到的变化，这种无形无象的变化，几乎是无迹可寻的。气之往来，好像乌鸟之群飞，如稷之繁，看到它的起飞，而不见气杂乱。行针前，像张弩之待发；在气应的时候，如扳动机括之迅速。

黄帝说：怎样刺虚？又怎样刺实？岐伯说：刺虚证，须用补法，刺实证，须用泻法。经气已至，慎重而不失时机。无论针刺深浅，应心中有数。取穴远近，精神专一。在行针的时候，像面临深渊那样谨慎，又像手握猛虎，不可大意。最重要的是神志集中，不为其他事物所干扰。

## 【评介】

宝，通保。保命，保持生命长久不夭。全形，健全形体，意指形神统一。本篇主要论述了天地之间，万物之中，莫贵于人。而人的生命活动与自然界息息相关，所以只有掌握了人与自然相应的规律，才能够保命全形，故篇名曰《宝命全形论》。

本篇首先阐明了人是自然的产物以及人的生命活动与自然界的运动变化密切相关的唯物观。因而针刺治病，只有掌握了“天地阴阳之化”“八动之变，五胜更立”等变化规律，才能达到“和之者若响，随之者若影”的疗效。

继而又提出了治疗疾病的五大要求，详尽地描述了进针、运针的具体方法。同时又强调了针刺不仅要具备精湛的技术，临症治疗时还必须精神专一，思想高度集中。

本篇特别指出作为医生必须掌握人与自然相应的规律，了解人体气血虚实与天地四时阴阳的关系，懂得养身的道理。同时还必须熟练掌握诊察人体脏腑气血阴阳病变的理论和各种方法，精通药物的性能，具备精湛的针刺技术和严谨认真的医疗作风。在针刺治疗时，要求医生全神贯注、诊断明确、运针得宜、善于把握病机。尤其以“如临深渊，手如握虎”的生动引喻，强调精神专一的重要性。以上所述，对于今日临床诊治疾病仍有很重要的现实意义。

## 八正神明论篇第二十六

**【原文】**

黄帝问曰：用针之服[1]，必有法则焉，今何法何则？岐伯对曰：法天则地，合以天光[2]。帝曰：愿卒[3]闻之。岐伯曰：凡刺之法，必候日月星辰，四时八正[4]之气，气定乃刺之。是故天温日明，则人血淖液[5]而卫气浮，故血易泻，气易行；天寒日阴，则人血凝泣而卫气沉。月始生，则血气始精[6]，卫气始行；月郭[7]满，则血气实，肌肉坚；月郭空，则肌肉减，经络虚，卫气去，形独居。是以因天时而调血气也。是以天寒无[8]刺，天温无疑，月生无泻，月满无补，月郭空无治，是谓得时而调之。因天之序，盛虚之时，移光定位，正立而待之[9]。故曰月生而泻，是谓藏[10]虚；月满而补，血气扬溢[11]，络有留血，命曰重实；月郭空而治，是谓乱经。阴阳相错，真[12]邪不别，沉以留止[13]，外虚内乱，淫邪乃起。帝曰：星辰八正何候？岐伯曰：星辰者，所以制[14]日月之行也。八正者，所以候八风之虚邪[15]以时至者也。四时者，所以分春秋冬夏之气所在[16]，以时调之也，八正之虚邪，而避之勿犯也。以身之虚，而逢天之虚[17]，两虚相感，其气至骨，入则伤五藏，工[18]候救之，弗能伤也，故曰：天忌[19]不可不知也。帝曰：善。其法星辰者，余闻之矣，愿闻法往古者。岐伯曰：法往古者，先知针经[20]

也。验于来今者，先知日之寒温，月之虚盛，以候气之浮沉，而调之于身，观其立有验也。观于冥冥者，言形气荣卫之不形于外，而工独知之，以日之寒温，月之虚盛，四时气之浮沉，参伍相合而调之，工常先见之，然而不形于外，故曰观于冥冥焉。通于无穷者[21]，可以传于后世也，是故工之所以异也，然而不形见于外，故俱不能见也。视之无形，尝之无味，故谓冥冥，若神仿佛[22]。虚邪者，八正之虚邪气也。正邪[23]者，身形若用力汗出，腠理开，逢虚风，其中人也微，故莫知其情，莫见其形。上工救其萌牙，必先见三部九候之气，尽调不败而救之，故曰上工。下工救其已成，救其已败。救其已成者，言不知三部九候之相失，因病而败之也。知其所在者，知诊三部九候之病脉处而治之，故曰守其门户[24]焉，莫知其情而见邪形也[25]。帝曰：余闻补泻，未得其意。岐伯曰：泻必用方，方[26]者，以气方盛也，以月方满也，以日方温也，以身方定也，以息方吸而内针[27]，乃复候其方吸而转针[28]，乃复候其方呼而徐引针[29]，故曰泻必用方，其气乃行焉。补必用员，员者行也，行者移也[30]，刺必中其荣[31]，复以吸排针[32]也。故员与方，非针也。故养神者，必知形之肥瘦，荣卫血气之盛衰。血气者，人之神，不可不谨养。帝曰：妙乎哉论也！合人形于阴阳四时，虚实之应，冥冥之期[33]，其非夫子孰能通之。然夫子数言形与神，何谓形？何谓神？愿卒闻之。岐伯曰：请言形，形乎形，目冥冥[34]，问其所病，索之于经[35]，慧然[36]在前，按之不得，不知其情[37]，故曰形。帝曰：何谓神？岐伯曰：请言神，神乎神[38]，耳不闻，目明心开而志先[39]，慧然独悟，口弗能言，俱视独见[40]，适若昏[41]，昭然独明，若风吹云，故曰神。三部九候为之原，九针之论不必存也。

**【注释】**

[1]服：王冰："服，事也。"

[2]合以天光：王冰："谓合日月星辰之行度。"天光，本指日月星之光辉，又称三光。此指日月运行的规律。

[3]卒：尽也，详尽之义。

［4］八正：此指立春、立夏、立秋、立冬、夏至、冬至、春分、秋分八个节气。

［5］淖液：似当为“淖泽”，即满溢濡润之义。

［6］精：张景岳：“精，正也，流利也。”

［7］郭：同廓。

［8］无：勿也。下同。

［9］移光定位，正立而待之：张景岳：“日月之光移，则岁时之位定，南面正立，待而察之，则气候可得也。”即根据日月运行的位置，以测定时岁的更替。如古人用圭表测量日影的长短，以定时序。

［10］藏：《新校正》：“按全元起本藏作减，藏当作减。”可参。

［11］扬溢：盈溢。

［12］真：指真气。

［13］沉以留止：指邪气深入，留止不去。

［14］制：此作测定解。

［15］八风之虚邪：张景岳：“八方之气以时而至，谓之八风，从所居之乡来者为实风，从所冲之方来者为虚风，实风主生长，虚风主杀害。”见《灵枢·九宫八风》篇。

［16］四时者，所以分春秋冬夏之气所在：王冰：“四时之气所在者，谓春气在经脉，夏气在孙络，秋气在皮肤，冬气在骨髓也。”吴昆：“所在，如正月二月人气在肝，三月四月人气在脾，五月六月人气在头，七月八月人气在肺，九月十月人气在心，十一月十二月人气在肾。经中言气之所在，不能尽同，此其一也。”二说互参。

［17］天之虚：指天地间虚邪。亦指气运不足，日月薄蚀，月廓亏空等。

［18］工：指医生。

［19］天忌：即天时的忌讳。此指不宜针刺的天时。

［20］针经：杨上善认为是上古医经。马莳：“针经者，即《灵枢经》也。”姑且从马注。

［21］通于无穷者：指知识渊博，通晓天地无穷道理的医生。

［22］仿佛：若有若无。张景岳：“其所以异于人者，以人俱不能见，而我独见之，明察秋毫，在于若无若有之际，故谓冥冥，若神仿佛。”

［23］正邪：张景岳：“正邪，即八方之正风……虽为正风，亦能伤人，故曰正邪，亦曰虚风耳。其中人也微，不若虚邪贼风之甚。故莫知其情形，而人不觉也。”

［24］门户：此指三部九候。

[25]莫知其情而见邪形也：指病情尚未显露于外，而医生已经发现病邪的形迹。

[26]方：杨上善："方，正也。气正盛时，月正满时，日正温时，身正安时，息正吸时，此五正，是内针时也。"

[27]内针：纳针。内，同纳，进也。

[28]转针：捻转针。

[29]引针：出针。

[30]补必用员，员者行也，行者移也：张景岳云"员，员活也。行者行其气，移者导其滞，凡正气不足，则营卫不行，血气留滞，故必用员以行之补之"。张志聪："补必用员者，员活其气之周行于外内也，经气周行，则移其真气之隆至矣。"两说互参。员，同圆，圆通之义。

[31]刺必中其荣：指刺必达到营分、血脉。

[32]排针：出针。

[33]冥冥之期：冥冥，玄奥微妙。期，规律。

[34]形乎形，目冥冥：张景岳："形乎形，见乎外也。目冥冥，见粗者，不见其精也。"

[35]问其所病，索之于经：张景岳："所病有因，可问而知，所在有经，可索而察。"

[36]慧然：清楚，明白。

[37]情：此指病情。

[38]神乎神：指神极其微妙。常言变化莫测谓之神。

[39]目明心开而志先：指目光敏锐、心灵聪慧、思维敏捷。

[40]俱视独见：张志聪："众人之所共视，而我独知之也。"

[41]适若昏：指如置于昏昧之中。适，至也，此作置解。

## 【语译】

黄帝问：用针的事宜，必然有一定法度，那么究竟遵循怎样的法度呢？岐伯说：这要取法天地阴阳，并遵循日月星辰的运行规律。

黄帝说：希望听你详尽地谈一谈。岐伯说：凡针刺之法，必须因袭日月星辰四时八正之气，气定了才能进行针刺。如果气候温和，日光明亮，那么人体血液就濡润而卫气浮盛，所以血易疏泄，气易运行。如果气候寒冷，日光阴晦，那么人体就血液滞涩而卫气沉潜。月亮初生的时候，人的血气精悍，卫气亦随之畅行；月亮正圆的时候，人的血气强盛，肌肉坚实；月亏无光的时候，人的肌肉消减，经络空虚，卫气不足，形体孤然独居。所以要顺着天时而调和血气。因此说，气候太严寒，不要行针刺；气候暖了，大胆行针，不要迟疑；月初生的时候，不要用泻法；月正圆的时候，不要用补法；月晦无光的时候，不要进行治疗。这就叫作顺应天时，因循时序，来确定气的盛虚，并依据日月的运行，等待治疗的最好时机。所以说，月初生时用泻法，这叫作减虚；月正圆时用补法，使血气充溢，经脉中血液留滞，这叫作重实；月晦无光的时候而用针刺，就会扰乱经气，这叫作乱经。这些都是阴阳相错，正气邪气不分，邪气沉伏留而不去，致使络脉外虚，经脉内乱，所以病邪就乘之而起。

黄帝说：星辰八正如何测候？岐伯说：察验星辰的方位，可以测定日月运行的分度；察验八节常气的交替，可以测出八风虚邪出现之时；四时的交替，可以分别春秋冬夏之气的所在而依时调理。顺着时序测候八节的病邪，可加以避免。假如身体虚弱，又遭受自然界的虚邪，两虚相感，邪气就会侵犯至骨，深陷可伤五脏。医生如懂得内在规律，可以及时施治，病人不致受到严重的伤害。所以说天时的宜忌，不可不通。

黄帝说：讲得好。关于取法于星辰的规律，我已经知道了。希望再听听怎样效法往古呢？岐伯说：要效法往古，要先懂得《针经》。要想把古人的针术验证于现实和将来，先要知道太阳的寒温，月亮的盈亏，借以测度气机的浮沉，并结合病人的情况进行操作，就会看到它即时的效验。所谓观于冥冥，就是说血气荣卫的变化并不显露于外，而医生却能通晓。这就是把太阳的寒温，月亮的盈亏，四时气候的浮沉等情况综合起来考察的结果。这样，医生就常能预见病情，然而疾病尚未显露于外，所以说这叫作观于冥冥。如果医生对疾病洞悉透达，就可以传流于后世，这就是良医的独特所在。不过是病情还没有显露出来，大家都不能发现罢了。看起来没有什么形象，尝起来没有什么味道，所以叫作冥冥，好像神秘莫测，隐约不定。

虚邪，就是四时八节的不正之气。正邪，就是因劳累出汗，腠理开而遭受了风侵袭的结果。正邪伤人轻微，所以一般医生，既不了解它的病情，也看不到它的病象。好的医生，注意治疗疾病的萌生，在三部九候之脉调和未败之时，就给以调治，所以病是容易痊愈的，所以称为良医。而庸劣的医生，却等病已形成后才治疗，认为三部九候之脉的混乱是由疾病发展所导致的。他所谓知道疾病的所在，只不过是知道三部九候病脉的所在部位罢了，所以说这等于把守门户，其原因就是不了解病机，而只会观察表面现象。

黄帝说：我听说针法有补有泻，但不懂它的内在意义。岐伯说：泻法必须掌握一个“方”字。所谓方，就是正。即病人之气正盛，月亮正圆，天气正温和，身体正安定的时候，要在病人正吸气的时候进针，再等到他正吸气的时候转针。还要等他正呼气的时候慢慢地拔出针来，所以说“泻必用方”，这样，引出邪气以后，正气流畅，病就会好了。补法必须掌握一个“圆”字。所谓“圆”，就是圆通气行的意思。行气就是导移其气以至病所，针刺时必须达到营分，还要在病人吸气时出其针。所谓圆与方，并不是针具形态，而是针刺法度。所以善用针的人，必须观察病人形体的肥瘦，和荣卫血气的盛衰，因为血气是人的神气，不可不谨慎调养。

黄帝说：你所讲的妙极了，把人的形体与阴阳四时结合起来，虚实的反应，无形的病况，要不是先生你，谁能讲得清楚呢？然而先生屡次说到形和神，究竟是什么？希望更详尽地听你说一说。

岐伯说：让我先讲形。所谓形，就是说还没有对疾病看得很清楚。询问病人的痛苦，再从经脉里去探索，即使突然出现在眼前，按寻而不可得，便不知道病情了。因为靠诊察形体，才能知道病情，所以叫作形。

黄帝说：那什么叫神呢？岐伯说：所谓神，就是微妙而莫测。就是耳不闻声，目光敏锐，心志开朗，依其心智领悟其中的道理，但这不是用言语所能表达的。有如都在观察，但只是自己看得真切，遇到很模糊杂乱的事情，也能昭然若揭，井然有序好像风吹云散，这就叫作神。这神的领会，是以三部九候脉法为依据的，能达到这种地步，九针之论，也就了然于心了。

## 【评介】

八正，指立春、立夏、立秋、立冬、夏至、冬至、春分、秋分八个节气。神明，指阴阳的变化。本篇首先论述了四时、八正、日月星辰的变化，及其与人体气血盛衰、针刺补泻的关系，继之又阐述了四诊的运用，应结合四时阴阳盛衰虚实的变化，故篇名曰《八正神明论》。

本篇提出“凡刺之法，必候日月星辰，四时八正之气，气定乃刺之”，其理是因为人体气血的盛衰受着天之寒暑、月之盈亏等自然变化的影响，故当“以因天时而调血气”。从而提出“天寒无刺，天温无疑，月生无泻，月满无补，月郭空无治”的针刺补泻时机和原则。这是因时制宜治疗原则的具体体现。根据现代物候学研究的进展，文中所论的针刺原则是有一定科学道理的。

本篇强调了诊病亦必须结合四时阴阳，同时还当四诊合参。又以“上工救其萌芽”“下工救其已成，救其已败”为例，阐发了早期诊断和早期治疗的重要意义。篇末阐述了形和神的含义。此处的形是指疾病的外在表现，文中指出疾病的内在变化，只有上工才能认识领悟。说明了作为医生必须具备渊博的医学理论和精湛的医疗技术。

关于本篇的“泻必用方”“补必用员”之说与《灵枢·官能》篇“泻必

用员”“补必用方”之论相反。诸多医家均对此作了注解，申明其义，但不尽人意。欲解“方”“员（圆）”之义，首先从两篇文字内容找答案。《灵枢·官能》：“泻必用员，切而转之，其气乃行。疾而徐出，邪气乃出。伸而迎之，遥大其穴，气出乃疾。补用方，外引其皮，盖其外门，左引其枢，右推其肤，微旋而徐推之，必端以正安以静，坚心无解，欲微以留，气下而疾出之，推其皮，盖其外门，真气乃存。”此段文字并不难理解，“方”“圆”显系针刺手法。似乎亦有针具形态的方圆在其中。而本篇的“方”“圆”的含义，文中自有其解：“岐伯曰：泻必用方，方者，以气方盛也，以月方满也，以日方温也，以身方定也，以息方吸而内针，乃复候其方吸而转针，乃复候其方呼而徐引针，故曰泻必用方，其气乃行焉。补必用员，员者行也，行者移也，刺必中其荣，复以吸排针也。故员与方，非针也。”由此可知，本篇“方”“圆”的含义，非常明确地指出是针刺补泻的时机。文中最后强调“故员与方，非针也”，是让读者理解此处“方”“圆”与《灵枢·官能》篇之“方”“圆”的针刺方法与针具形态有本质区别。

## 离合真邪论篇第二十七

### 【原文】

黄帝问曰：余闻九针[1]九篇，夫子乃因而九之，九九八十一篇，余尽通其意矣。经言气之盛衰，左右倾移，以上调下，以左调右，有余不足，补泻于荥输，余知之矣。此皆荣卫之倾移[2]，虚实之所生，非邪气从外入于经也。余愿闻邪气之在经也，其病人何如？取之奈何？岐伯对曰：夫圣人之起[3]度数[4]，必应于天地，故天有宿度，地有经水，人有经脉[5]。天地温和，则经水安静；天寒地冻，则经水凝泣；天暑地热，则经水沸溢；卒风暴起，则经水波涌而陇起[6]。夫邪之入于脉也，寒则血凝泣，暑则气淖泽[7]，虚邪因而入客，亦如经水之得风也，经之动脉，其至也亦时陇起，其行于脉中循循然[8]，其至寸口中手[9]也，时大时小，大则邪至，小则平[10]，其行无常处，在阴与阳，不可为度，从而察之，三部九候，卒然逢之，早遏其路[11]。吸则内针[12]，无令气忤[13]，静以久留，无令邪布，吸则转针，以得气为故，候呼引针，呼尽乃去[14]，大气[15]皆出，故命曰泻。帝曰：不足者补之奈何？岐伯曰：必先扪而循[16]之，切而散之[17]，推而按之[18]，弹而怒之[19]，抓而下之[20]，通而取之[21]，外引其门，以闭其神[22]，呼尽内针，静以久留，以气至为故，如待所贵，不知日暮，其气以至，适而自护[23]，候吸引针，气不得出，各在其处，推阖其门，令神气存，大气[24]留止，故命曰补。帝曰：候气[25]奈何？岐伯曰：夫邪去络入于经也，舍于血脉之中，其寒温未相得[26]，如涌波之起也，时来时去，故不常在[27]。故曰方其来也，必按而止之[28]，止而取之[29]，无逢其冲而泻之[30]。真气者，经气也，经气太虚，故曰其来不可逢[31]，此之谓也。故曰候邪不审[32]，大气已过[33]，泻之则真气脱，脱则不复，邪气复至，而病益蓄[34]，故曰其往不可追[35]，此之谓也。不可挂以发[36]者，待邪之至时而发针泻矣，若先若后者，血气已尽，其病不可下[37]，故曰知其可取如发机[38]，不知其取如扣椎[39]，故曰知机[40]道者不可挂以发，不知机者扣之不发，此之谓也。帝曰：补泻奈何？岐伯曰：此攻邪也，疾出以去盛血，而复其真气，此邪新客，溶溶[41]未有定处也，推之则前[42]，引之则止[43]，逆而刺之，温血[44]也。刺出其血，其病立已。帝曰：善。然真邪以合[45]，波陇不起，候之奈何？岐伯曰：审扪循三部九候之盛虚而调之，察其左右上下相失及相减者，审其病藏以期之[46]。不知三部者，阴阳不别，天地不分。地以候地，天以候天，人以候人，调之中府[47]，以定三部，故曰刺不知三部九候病脉之处，虽有大过且至[48]，工不能禁也。诛罚无过[49]，命曰大惑[50]，反乱大经[51]，真不可复，用实为虚，以邪为真，用针无义[52]，反为气贼[53]，夺人正气，以从为逆，荣卫散乱，真气已失，邪独内著，绝人长命，予人天殃，不知三部九候，故不能久长。因不知合之四时五行，因加相胜[54]，释邪攻正[55]，绝人长命。邪之新客来也，未有定处，推之则前，引之则止，逢而泻之，其病立已[56]。

**【注释】**

[1]九针：古医经。

[2]荣卫之倾移：张景岳："荣卫倾移，谓阴阳偏胜，虚实内生而为病。"

［3］起：立也，确立之义。

［4］度数：此指诊治法则。

［5］天有宿度，地有经水，人有经脉：王冰："宿，谓二十八宿。度，谓天之三百六十五度。经水者，谓海水、渎水、渭水、湖水、沔水、汝水、江水、淮水、漯水、河水、漳水、济水也，以其内合经脉，故名之经水也。经脉者，谓手足三阴三阳之脉。所以言者，以内外参合，人气应通，故言之也。"《灵枢·经水》"渎水"作"清水"。高士宗："天有二十八宿之度，人有十二经脉以应于天；地有十二经水，人有十二经脉以应于地。"

［6］陇起：涌盛高起。陇，同隆。

［7］淖泽：流溢滑润之义。

［8］循循然：次序貌。

［9］中手：《黄帝内经太素》无此二字。可从。

［10］小则平：张景岳："无邪则平和而小。"

［11］早遏其路：指及早治疗阻断邪气传变的路径。遏，阻止。

［12］内针：内，同纳，进也。

［13］气忤：气逆也。忤，音五，逆也。

［14］候呼引针，呼尽乃去：指待呼气时慢慢出针，呼气完毕，将针取出。

［15］大气：邪气。

［16］扪而循之：马莳："未用针时，必先扪而循之，谓以指扪循其穴，使气舒缓也。"王冰："扪循谓手摸。"

［17］切而散之：指用手指切按腧穴，使经气布散。

［18］推而按之：指用手指揉按腧穴周围的肌肤，使针道流利。

［19］弹而怒之：指用手指弹其腧穴，使经脉盈满胀怒。

［20］抓而下之：马莳："谓以左手爪甲，掐其正穴，而右手方下针也。"

［21］通而取之：指进针后令其经气畅通，而后施以针刺手法进行治疗。

［22］外引其门，以闭其神：指出针后，及时按闭针孔，不使经气外泄。门，指针门。神，此指经气。此句与下文"推阖其门，令神气存"义同。

［23］适而自护：王冰："适，调适也；护，慎守也。言气已平调，则当慎守，勿令改变，使疾更生也。"此与《宝命全形论》："经气已至，慎守勿失"义同。

［24］大气：此指正气。

［25］候气：此指察候邪气之往来。

［26］寒温未相得：张景岳："邪气寒，正气温，故不相得。"张志聪："寒温未相得者，真邪不合也。"即指正邪不合，彼此交争。

[27]不常在：指邪气行无定处。与上文“行无常”义同。

[28]方其来也，必按而止之：指邪气方来未盛之时，要用手切按留止邪气，阻止其传变。

[29]止而取之：指乘邪气留止之时，进行针刺以泻其邪。

[30]无逢其冲而泻之：无，勿也。逢，《针灸甲乙经》作“迎”，从之。冲，盛也。此句即言不要在邪气亢盛之时使用泻法。

[31]其来不可逢：此句与上文“无逢其冲”义同。即邪气亢盛，不可迎其势而泻之。

[32]审：审慎。

[33]大气已过：大气，此指邪气。过，去也。

[34]益蓄：指邪气蓄积不去，病情更加严重。

[35]其往不可追：指邪气已去不可再用泻法。

[36]不可挂以发：指邪气到时急速发针。

[37]下：去也。

[38]取如发机：机，启动弩弦的机关。此句即言进针之速如拨动弓弩之机一样敏捷。

[39]取如扣椎：椎，木椎。此句即言进针之钝如叩击木椎一样，动作迟疑，顽钝不入。

[40]机：此指针刺补泻的时机。

[41]溶溶：水流貌，此有流动不定之义。

[42]推之则前：指推针则病进。

[43]引之则止：指引针则病邪留止。引针，出针也。

[44]温血：热血。

[45]真邪以合：指正虚邪盛。张志聪：“盖邪正以合，则正气受伤，荣卫内陷，邪随正而深入，是以经脉无波陇之象。”

[46]审其病藏以期之：王冰：“审其病脏，以期其气而刺之。”

[47]中府：此指中焦脾胃。

[48]大过且至：指大邪将至。

[49]诛罚无过：张景岳解为“不知邪正虚实，而妄施攻击”。

[50]惑：迷乱。

[51]大经：即十二经脉。

[52]义：理也。

[53]反为气贼：意为反而助邪为害。

［54］因加相胜：一说此指四时五行及五运六气的胜负，六气主客加临的关系。一说此指助邪攻正。丹波元简："盖谓不知五胜之理反补之，此则加相胜者，乃释邪攻正也，与运气之义迥别。"据文义，姑且从后注。

［55］释邪攻正：即释放邪气，攻伐正气。

［56］邪之新客来也……其病立已：张琦："二十六字衍文。"可参。

**【语译】**

黄帝问：我听了九针九篇，而先生演绎为九九八十一篇，我已完全明白它的意义了。经中所说的气有盛衰，左右倾移，取上以调下，取左以调右，有余和不足可在五输穴补泻，这些我全已知道了。这都是荣卫之气倾移不平衡，或虚或实所造成的，并不是邪气从外侵入经脉的结果。现在我希望听听邪气侵入经脉的时候，其病的症状如何以及怎样取穴治疗？

岐伯说：圣人确立法则，必定要合乎自然。天有二十八宿三百六十五度，地有十二经水，人有十二经脉。天地温和的时候，经水就会安静；天寒地冻，经水就凝结；天气酷热，经水就沸溢；狂风暴起，经水就波涛汹涌。病邪侵入经脉，如属寒邪，就会使血行滞涩，如属热邪就会使血气濡润，风邪侵入经脉里，也像经水遭受风吹一样，经脉搏动，也有汹涌的现象。病邪在经脉中波动有序，在指下的感觉，时大时小，大是表示病邪盛，小是表示病邪平静。邪气流行，并无一定之处，或在阴，或在阳，不可揣度。顺势考察，必用三部九候的脉法。在考察时，如果突然触及病邪，就应遏绝病邪来路，早期治疗。治疗方法是：吸气时进针，进针时别让气逆，进针后要静候其气，留针要稍久一些，不使病邪散布。当吸气时捻转其针，以得气为目的。然后等到病人呼气时拔针，呼气尽时，针也就拔出了。这样，针下所聚的邪气都排除了，所以叫作泻。

黄帝说：不足之证，怎样用补法？岐伯说：一定得先循着经脉，上下扪摸，再用指头切按穴位，使邪气散开，然后推按皮肤，弹动穴位，使经脉盈满怒张，左手掐准穴位右手再下针，进针后等到脉气流通，再施以补泻手法，出针已毕，引皮使针孔闭合，从而让经气闭藏。进针是在病人呼气将尽时进行，安静地久留其针，以得气为目的。进针候气，要像期待贵物，不知天晚而久候。已经得气后，要谨慎地守护，等病人吸气的时候，拔出针，这样，使真气不致外泄。出针以后，推合针孔，使真气内存，针下所聚之正气不致外泄，这就叫作补。

黄帝说：进针以后，应该怎样候经气呢？岐伯说：邪气离开络脉而进入经脉，常寄留在血脉之中。或寒或温，还未与经气相合，所以脉象如波涛，时来时去，居无常处，所以说，在邪气刚来时，必须按住并制止它。制止以后再去治它，但不要正逢其冲势而用泻法。所谓真气，就是经脉之气。真气太虚，不要逢其大虚用泻法，就是这个道理。如果察验邪气时不够详细，针下所聚之气已过，这时再用泻法，就会使真气虚脱，虚脱后就不易恢复。这样，病邪就会再来，病就会加重了。所以说，邪气如已随经而去，就不能再追刺治疗，就是这个意思。所谓不可挂以发，就是要等待邪气到时急速发针。或先或后地进针，血气已虚，病就不易消退。所以说，懂得用针的，像拨动弩机一样，不善于用针的，就像敲击木锥，毫无响应。所以说，懂得机宜的，是间不容发，不懂机宜的，就是扣机也不能发动，说的就是这个意思。

黄帝说：怎样取穴补泻？岐伯说：这就是攻邪。应该急速刺出盛血，而恢复正气。因为病邪侵入，没有固定下来，退之就前进，引之则留止，逆经取刺，一定得先泻去其血。刺出其血，病就会好的。

黄帝说：讲得好！如病邪与真气结合以后，脉气表现不出波动来，那么怎样诊察？

岐伯说：这就要审慎地循按三部九候的虚实而去调治，察其左右上下等部位，有无不相称或减弱的，再进一步察明病在哪脏，等待气至，再行针刺。如果不懂得三部九候，阴阳不能辨别，上下不分，这样行针时不了解三部九候病脉的所在，有大病将至，医生不能制止它。针刺不当，这叫作“大惑”，会扰乱脏腑经脉，正气就不易恢复。把实证当作虚证，把邪气当作正气，用针没有法则，治疗反成危害，损伤病人正气，使顺证变成逆证，使荣卫散乱，正气脱失，邪气独留人体，误治致死，给人带来殃祸。所以，不懂得三部九候，是不能够长久以医立世的。不懂得配合四时五行，年加相胜的道理，释放邪气，攻伐正气，就能断绝病人的性命。病邪刚侵入人体时，并没有定着一处，推它就向前，引它就停止，迎其气而泻之，其病可立刻痊愈。

## 【评介】

真，正气也。邪，邪气也。本篇重点论述了正气与邪气的离、合同疾病的关系以及诊治的原则和方法，故篇名曰《离合真邪论》。

本篇首先论述了自然气候的变化对人体经脉的影响，指出了在邪正未合之时应及早治疗的原则，继之详细地阐述了针刺补泻的具体方法、宜忌与气候的关系，最后论述了正邪相合的诊察方法及针刺宜忌。本篇还强调了三部九候诊断方法的重要性。其内容为后世针灸学的发展奠定了基础。

关于针刺补泻的问题，散见于《内经》许多篇章之中，如《调经论》《针解》篇等均有论及，故当相互参阅。本篇所论的内容，使针刺补泻原则和方法已臻成熟。强调针刺要善于把握时机，应在邪气未盛之时，以“卒然逢之，早遏其路”。同时又强调在应用针刺补泻手法时，更要准确地掌握机宜。如文中言“待邪之至时而发针泻矣，若先若后者，血气已尽，其病不可下”，这就是“知机道者不可挂以发”的道理。这一观点对今天临床实践仍有着极其重要的现实意义。文中关于针刺补泻手法的具体论述，为后世临床研究针刺手法提供了可贵的资料。后人在此基础上，结合医疗实践对针刺手法有了很大的发展，系统地总结出呼吸补泻、提插补泻、捻转补泻、徐急补泻、迎随补泻、开合补泻以及烧山火、透天凉等针刺手法，从而丰富和发展了针刺技术。

## 通评虚实论篇第二十八

**【原文】**

黄帝问曰：何谓虚实？岐伯对曰：邪气盛则实，精气夺[1]则虚。帝曰：虚实何如？岐伯曰：气虚者肺虚也，气逆者足寒也，非其时[2]则生，当其时则死。余藏皆如此。帝曰：何谓重实？岐伯曰：所谓重实者，言大热病，气热脉满，是谓重实[3]。帝曰：经络俱实何如？何以治之？岐伯曰：经络皆实，是寸脉急而尺缓也[4]，皆当治之，故曰滑则从，涩则逆[5]也。夫虚实者，皆从其物类始，故五藏骨肉滑利，可以长久也[6]。帝曰：络气不足，经气有余，何如？岐伯曰：络气不足，经气有余者，脉口热[7]而尺寒也，秋冬为逆，春夏为从，治主病者[8]。帝曰：经虚络满何如？岐伯曰：经虚络满者，尺热满脉口寒[9]涩也，此春夏死秋冬生也。帝曰：治此者奈何？岐伯曰：络满经虚，灸阴刺阳；经满络虚，刺阴灸阳[10]。帝曰：何谓重虚？岐伯曰：脉气上虚尺虚[11]，是谓重虚。帝曰：何以治之？岐伯曰：所谓气虚者，言无常[12]也。尺虚[13]者，行步恇然[14]。脉虚[15]者，不象阴也[16]。如此者，滑则生，涩则死也。帝曰：寒气暴上，脉满而实者何如？岐伯曰：实而滑[17]则生，实而逆[18]则死。帝曰：脉实满，手足寒，头热，何如？岐伯曰：春秋则生，冬夏则死。脉浮而涩，涩而身有热者死。帝曰：其形尽满[19]何如？岐伯曰：其形尽满者，脉急大坚，尺涩而不应也，如是者，故从则生，逆则死。帝曰：何谓从则生，逆则死？岐伯曰：所谓从者，手足温也。所谓逆者，手足寒也。帝曰：乳子[20]而病热，脉悬小[21]者何如？岐伯曰：手足温则生，寒则死。帝曰：乳子中风热，喘鸣肩息[22]者，脉何如？岐伯曰：喘鸣肩息者，脉实大也，缓则生，急则死。帝曰：肠澼[23]便血何如？岐伯曰：身热则死，寒则生。帝曰：肠澼下白沫何如？岐伯曰：脉沉则生，脉浮则死。帝曰：肠澼下脓血何如？岐伯曰：脉悬绝[24]则死，滑大则生。帝曰：肠澼之属，身不热，脉不悬绝何如？岐伯曰：滑大者曰生，悬涩者曰死，以藏期之[25]。帝曰：癫疾[26]何如？岐伯曰：脉搏大滑，久自已；脉小坚急，死不治。帝曰：癫疾之脉，虚实何如？岐伯曰：虚则可治，实则死。帝曰：消瘅[27]虚实何如？岐伯曰：脉实大，病久可治；脉悬小坚，病久不可治。帝曰：形度骨度脉度筋度，何以知其度也[28]？帝曰：春亟治经络，夏亟治经俞，秋亟治六府[29]，冬则闭塞[30]。闭塞者，用药而少针石也。所谓少针石者，非痈疽之谓也[31]，痈疽不得顷时回[32]。痈不知所，按之不应手，乍来乍已[33]，刺手太阴傍[34]三痏[35]与缨脉各二[36]。掖[37]痈大热，刺足少阳[38]五，刺而热不止，刺手心主[39]三，刺手太阴经络者大骨之会[40]各三。暴痈筋緛[41]，随分而痛[42]，魄汗不尽，胞[43]气不足，治在经俞。腹暴满，按之不下，取手太阳经络者[44]，胃之募[45]也，少阴俞[46]去脊椎三寸傍五，用员利针[47]。霍乱，刺俞傍[48]五，足阳明及上傍[49]三。刺痫惊脉五[50]，针手太阴[51]各五，刺经太阳[52]五，刺手少阴经络傍者[53]一，足阳明[54]一，上踝五寸[55]刺三针。凡治消瘅仆击[56]，偏枯[57]痿厥，气满发逆[58]，甘肥贵人，则高梁[59]之疾也。隔塞闭绝，上下不通，则暴忧之病也。暴厥而聋，偏塞闭不通[60]，内气暴薄[61]也。不从内外中风之病[62]，故瘦留著[63]也。蹠跛[64]，寒风湿之病也。黄帝曰[65]：黄疸暴痛，癫疾厥狂，久逆之所生也。五藏不平，六府闭塞之所生也。头痛耳鸣，九窍不利，肠胃之所生也。

【注释】

[1]精气夺：精气，正气也。夺，损也、失也。

［2］时：此指相克之时，另说时指当旺之时，可参。

［3］重实：此指脉证俱实。重，复也。

［4］寸脉急而尺缓也：指寸口脉急疾而尺肤缓纵。寸，寸口。尺，尺肤。丹波元简："此节以脉口诊经，以尺肤诊络，盖经为阴为里，乃脉道也，故以脉口诊之；络为阳为浮而浅，故以尺肤诊之。"

［5］滑则从，涩则逆：滑、涩，指寸口脉与尺肤的滑涩。从，顺证。逆，逆证。

［6］故曰滑则从……可以长久也：丹波元简认为此三十一字有误，其云："疑是错简，若移于下文'滑则生，涩则死也'之下，则文理顺接焉。"

［7］脉口热：丹波元简："脉口热，依下文寒涩而推之，谓脉滑也。"据此，脉口热似作脉口热滑为切。热，似作数解。

［8］治主病者：马莳："即主病者而治之，何经有余则泻之，何经不足则补之。"主病者，即生病的经络。

［9］寒：似作迟解。

［10］灸阴刺阳，刺阴灸阳：张景岳："此正以络主阳，经主阴，灸所以补，刺所以泻。"

［11］脉气上虚尺虚：《新校正》："按《甲乙经》作脉虚气虚尺虚，是谓重虚。此少一虚字，多一上字。"从之。

［12］言无常：言语不相接续。张志聪："言无常者，宗气虚而语言无接续也。"

［13］尺虚：丹波元简："谓尺肤脆弱。"

［14］恇然：怯弱无力之貌。恇，音匡，怯也。

［15］脉虚：此指阴血不足，血脉空虚。

［16］不象阴也：一说阴之象有所不足。另说阴血不足则脉必然浮大无力，而不像沉细欲绝之阴脉。两注虽异，其意相同。

［17］滑：《脉经》作"顺滑"。从之。

［18］逆：《脉经》作"逆涩"。从之。

［19］其形尽满：形，形体。尽，皆也。满，实满。张景岳："此正言阳实阴虚之候也，阳有余，故其形尽满，脉当急大而坚，阴不足，故当尺涩而不应也。"另对此句还有众多注说，姑且从张注。

［20］乳子：指产妇。《说文解字》："人及鸟生子曰乳，兽曰产。"

［21］脉悬小：此指脉细小。

［22］肩息：抬肩呼吸。

［23］肠澼：即痢疾，又名滞下。

[24]悬绝：微细欲绝之脉。

[25]以藏期之：即根据五行的生克规律，结合所病之脏，判断死期。王冰："肝见庚辛死，心见壬癸死，肺见丙丁死，肾见戊己死，脾见甲乙死，是谓以脏期之。"

[26]癫疾：指癫痫病。

[27]消瘅：指消渴病。

[28]形度骨度脉度筋度，何以知其度也：王冰认为此属错简，观下文无答文，故从王冰说。

[29]春亟治经络，夏亟治经俞，秋亟治六府：指春季治病多取经脉的络穴，夏季治病多取经脉的腧穴，秋季治病多取六腑的合穴。亟音气，频繁之义。

[30]冬则闭塞：即冬时之气，闭藏于内。

[31]非痈疽之谓也：意为不包括痈疽一类的病在内。

[32]不得顷时回：指不能有顷时的迟疑徘徊。

[33]乍来乍已：此指痛无定时。

[34]手太阴傍：王冰："手太阴傍，足阳明脉，谓胃部气户等六穴之分也。"

[35]三痏：痏，针刺留下的瘢痕。此指针刺的次数。三痏，即三次。

[36]缨脉各二：王冰："缨脉，亦足阳明脉也，近缨之脉，故曰缨脉，缨谓冠带也。以有左右，故云各二。"缨脉，颈部两侧之动脉，即人迎、天突、气舍等穴。

[37]掖：同腋。

[38]足少阳：马莳："宜是胆经之渊液穴。"

[39]手心主：马莳："宜是天池穴。"

[40]大骨之会：王冰："大骨会，肩也，谓肩贞穴，在肩髃后骨解间陷者中。"

[41]緛：音软，本指衣服皱褶，此处作挛缩解。《广雅》："缩也。"

[42]随分而痛：张志聪："随分而痛者，在于分肉之处而痛，谓不肿痛于外而隐然痛于内也。"

[43]胞：膀胱。

[44]取手太阳经络者：马莳："取手太阳经之络穴支正。"

[45]胃之募：即足阳明胃经的募穴中脘。

[46]少阴俞：即肾俞穴。

[47]员利针：九针之一。详见《灵枢·九针十二原》。

[48]俞傍：指肾俞旁之志室穴。

[49]足阳明及上傍：指胃俞穴及其上部之胃仓穴。

[50]刺痫惊脉五：意为针刺痫惊病需要取五条经脉的穴位。

[51]手太阴：王冰注为鱼际穴；马莳、张景岳注为经渠穴。互参。

[52]经太阳：王冰注为足太阳承山穴；马莳、张景岳注为手太阳经穴阳谷。互参。

[53]手少阴经络傍者：王冰注为支正穴。马莳注为手少阴心经络穴通里，其络傍者则是手太阳小肠经之支正穴。张景岳注为手少阴之经穴灵台，互参。

[54]足阳明：王冰、马莳、张景岳均注为解溪穴。

[55]上踝五寸：王冰、张景岳均注为足少阳胆经的光明穴。马莳注为足少阴肾经的筑宾穴。互参。

[56]仆击：指卒然昏倒的中风病。

[57]偏枯：即半身不遂。

[58]气满发逆：指气喘满上逆之病证。

[59]高梁：膏粱。

[60]偏塞闭不通：指九窍闭塞不通。

[61]薄：迫也，搏也。

[62]不从内外中风之病：此句当断为“不从内，外中风之病”，指有的病不从内发，而外中风邪。

[63]瘦留著：指邪留着不去，而致形体消瘦。著，同着，附也。王冰：“外风中人，伏藏不去，则阳气内受，为热外燔，肌肉消烁，故留薄肉分消瘦，而皮肤著于筋骨也。”

[64]蹠跛：张志聪：“蹠，足也。跛，行不正而偏废也。”

[65]黄帝曰：疑衍文。

## 【语译】

黄帝问：什么叫虚实呢？岐伯说：邪气亢盛，就是实证，正气脱陷，就是虚证。

黄帝问：那么虚实的情况各是怎样的呢？岐伯说：所谓气虚，就是肺虚，所谓气逆，必定有足寒的症状。假如在不相克的时日就好治，如遇相克的时日，病人就会死的。其余各脏的虚实，也是一样。

黄帝问：什么叫作重实？岐伯说：所谓重实，是指大热病人，邪气甚热，脉象又极盛满，这就叫作重实。

黄帝说：经络俱实是怎样的情况？用什么方法治疗？岐伯说：所谓经络

俱实，是指脉口急而尺肤弛缓，经与络都应该治疗。所以说脉呈滑象象征着顺证，脉呈涩象意味着逆证。人体虚实的情况与万物是一样的，即五脏骨肉滑利，生命是可以久长的。

黄帝说：络气不足，经气有余的情况怎样？岐伯说：所谓络气不足，经气有余，是指脉口滑而尺肤却寒的情况。秋冬之时见这样的现象的，为逆；而在春夏之时，就为顺了。应治疗主病的经脉。

黄帝问：经虚络实的情况怎样？岐伯说：所谓经虚络实，是指尺肤热而脉口涩，这种现象，在春夏则死，在秋冬则生。

黄帝问：怎样治疗这种病呢？岐伯说：络实经虚的，灸阴经刺阳经；经实络虚的，刺阴经灸阳经。

黄帝问：什么叫作重虚？岐伯说：脉虚、气虚、尺虚，这就叫作重虚。黄帝问：怎样辨别呢？岐伯说：所谓气虚，表现为言语不能接续；所谓尺虚，表现为行步怯弱无力；所谓脉虚，是气血都弱，营阴不能应象。所有呈现上面这些现象的病人，脉象滑利的，可以生；如果脉象涩滞，就会死亡。

黄帝问：寒气暴然上攻，脉气盛满而实，它的变化怎样呢？岐伯说：脉实而有滑利之象的主生；如果脉实而有逆冷之象的主死。

黄帝问：脉象实满，手足皆寒，头部热，它的转化怎样呢？岐伯说：这种病人，在春秋的时候可生，若在冬夏的时候就会死。脉象浮而涩，脉涩而身又发热的也会死亡。

黄帝问：身形满胀的情况怎样？岐伯说：所谓身形满胀，是指脉搏急大而坚，尺肤却反涩滞，和脉不相适应，像这样，顺就可生、逆就会死。黄帝问：怎么叫顺则生、逆则死？岐伯说：所谓顺，就是手足温和；所谓逆，就是手足寒冷。

黄帝问：新产后而患热病，脉象悬小，它的转归怎样？岐伯说：足温暖的可生，如足寒冷，就会死亡。

黄帝问：产妇中风，出现喘息有声、张口抬肩的症状，它的脉象怎样？岐伯说：喘息而张口抬肩的，脉象一般实而浮大，但脉象和缓者可生，如果脉现小急，就会死亡。

黄帝问：痢疾便血的，其转归怎样？岐伯说：痢兼发热的则死，身寒不发热的则生。黄帝问：痢疾下白沫的，其转归怎样？岐伯说：脉沉则生，浮则死。黄帝问：痢疾而脓血俱下的，其转归又怎样呢？岐伯说：脉象小涩的则死，滑大的则生。黄帝问：如果身热，脉不小涩，又怎样呢？岐伯说：脉象滑大的可生，脉象涩小的，就死亡。至于死期，是根据克胜之日来定。

黄帝问：癫疾的转归怎样？岐伯说：脉象搏击粗大而滑的，经过一段时间可自行恢复。如果脉象小，而且坚急的，死不可治。黄帝问：癫疾之脉，虚实情况怎样？岐伯说：脉象虚缓的可治，而坚实的就会死亡。

黄帝问：消瘅病的虚实情况怎样？岐伯说：脉象实大的，病虽长久，可以治愈；假如脉象微小而坚，病的时间又较长，那就不可治了。

黄帝说：春季治病取用络穴，夏季治病取用各经的输穴，秋季治病就用六腑的合穴。冬季是闭塞的季节，在这个季节里，治病要多用药品，少用针石。但少用针石，不是指痈疽等病说的，痈疽等病，是刻不容缓的。痈毒初起，不知它发在何处，切按也不得其位，痛的地方又不固定，在这种情况下，可在手太阴之傍三刺，颈部左右各两刺。腋痈的病人，全身大热，应刺足少阳五次，针刺以后，如热仍不退，可刺手心主三次，刺手太阴经的络穴和肩贞穴各三次。急性痈肿，筋缩，随着痈肿的分肉而痛，痛得汗出不尽，这是由于膀胱经气不足，应该针刺其经的俞穴。

腹部突然胀满，按之坚实不下，应该取手太阳经的络穴支正，胃的募穴中脘，肾俞穴，还有志室穴，用员利针。霍乱，应针肾俞两傍的志室穴五次，足阳明胃俞及肾俞外两傍胃仓穴，刺三次。惊痫的刺法有五：针手太阴经的经渠穴五次；刺手太阳小肠经的阳谷穴五次；刺手少阴经络傍的支正穴一次；刺足阳明经解溪穴一次；刺足踝上五寸的筑宾穴三次。

凡诊治消渴、突然仆倒、半身不遂、痿厥、中满等病，首先知道，这常是肥胖富贵人，常食肥甘厚味而患的疾病。膈噎是气闭不行，上下不通，那是暴怒或忧虑所引起的病。突然厥逆，不知人事，耳聋，九窍不通，那是内气突然上迫所引起的病。有的病，不从内发，外中风邪，风邪留滞，肌肉消瘦，而留着于内。有的人行走足跛，那是由于受寒或是风湿而形成的病。

黄帝说：黄疸、骤然发生剧痛、癫狂、气逆等证，是由于经脉之气久逆于上所形成的。五脏不和，是由于六腑闭塞所形成的。头痛、耳鸣、九窍不通，是由于肠胃病变所形成的。

## 【评介】

通评，疏通评论。本篇论述了虚实的概念、机理以及各种实证的针治、预后等问题，故篇名曰《通评虚实论》。

本篇首先提出了“邪气盛则实、精气夺则虚”这一著名的病理学和辩证法观点，精辟地论述了虚实的基本概念和产生机理。故李中梓说：“此二语为医宗之纲领，万世之准绳。”继而论述了重实、重虚、五脏虚实、气血虚实、经络虚实等各种虚实病变的证候特点、脉象变化和预后，以及与四时五行的逆从关系。并且又论述了四时针刺的原则，以及痈、腹暴满、霍乱、惊痫等疾病的针刺治疗方法。同时又论述了消瘅、仆击、偏枯、痿厥、气满发逆、暴逆、黄疸、头痛耳鸣等疾病的病因病理等问题。

“邪气盛则实，精气夺则虚”是发生实证和虚证的基本原理，是对临床上错综复杂的各种虚实病证的高度概括，所以成为后世八纲辨证中的重要组成部分，也是中医病理学研究邪正斗争的纲领。本篇列举了几十种具体病证，以具体阐发虚实理论，在于说明虚实病证之广、病因之多，这就要求临床上除了把握虚实的总纲外，还必须很好地审证求因，详细辨证，方能治病求本，不犯虚虚实实之戒。所列病证的论述，也为后世临床研究这些病证提供了重要的资料。有关病证轻重顺逆的论述，总的精神是正气不虚为轻，易治，正气虚衰为重，难治；邪盛的病重，难治，邪轻的病轻，易治；脉证相从为顺，易治，脉证相反为逆，难治。脉有胃气为佳，无胃气为病危。又指出病证有阴阳盛衰的不同，因而在四时的表现也有轻重生死之别。这些观点至今仍有效地指导着临床实践。

有关肠澼一病，《内经》许多篇中都有论及，其表现主要有便血、下白沫、下脓血三种。可见此病即后世的痢疾病，其表现有三，也是痢疾的最初分类法。这种分法与当今之赤痢、白痢、赤白痢三种分类法是一致的，说明《内经》时代对痢疾已有较为详细的认识。

本篇所论针刺部位只言经或部位，而未言其穴，所以历代注说不一，多数医家注出了具体穴名，然各家所注之穴，多有异处，难以定论。而吴昆、张志聪、高士宗三家不从具体针刺穴位注。如吴昆言：“凡言经而不及其穴者，本经皆可取，不必拘其穴也；著某经傍者，非经非穴，取其孙络也；著其所在相去分寸而不及经穴者，略其穴名也。”诸注有异，存疑待考。

## 太阴阳明论篇第二十九

### 【原文】

黄帝问曰：太阴阳明为表里，脾胃脉也，生病而异者何也？岐伯对曰：阴阳异位[1]，更虚更实[2]，更逆更从[3]，或从内，或从外[4]，所从不同，故病异名也。帝曰：愿闻其异状也。岐伯曰：阳者，天气也，主外；阴者，地气也，主内。故阳道实，阴道虚[5]。故犯贼风虚邪者，阳受之；饮食不节起居不时者，阴受之。阳受之则入六府，阴受之则入五藏。入六府则身热不时卧[6]，上为喘呼；

入五藏则䐜满闭塞，下为飧泄，久为肠澼[7]。故喉主天气，咽主地气[8]。故阳受风气，阴受湿气[9]。故阴气[10]从足上行至头，而下行循臂至指端；阳气[10]从手上行至头，而下行至足。故曰阳病者上行极而下，阴病者下行极而上[11]。故伤于风者，上先受之；伤于湿者，下先受之。帝曰：脾病而四支不用何也？岐伯曰：四支皆禀气于胃，而不得至经[12]，必因于脾，乃得禀也。今脾病不能为胃行其津液[13]，四支不得禀水谷气，气日以衰，脉道不利，筋骨肌肉，皆无气以生，故不用焉。帝曰：脾不主时[14]何也？岐伯曰：脾者土也，治[15]中央，常以四时长[16]四藏，各十八日寄治[17]，不得独主于时也。脾藏者，常著[18]胃土之精也。土者生万物而法天地，故上下至头足，不得主时也[19]。帝曰：脾与胃以膜相连耳，而能为之行其津液何也？岐伯曰：足太阴者三阴[20]也，其脉贯胃属脾络嗌[21]，故太阴为之行气于三阴[22]。阳明者表也，五藏六府之海也，亦为之行气于三阳[23]。藏府各因其经[24]而受气于阳明，故为胃行其津液。四支不得禀水谷气，日以益衰，阴道不利，筋骨肌肉无气以生，故不用焉[25]。

**【注释】**

[1]阴阳异位：阴，足太阴脾。阳，足阳明胃。此句即言脾脏胃腑所居的部位以及所属的足太阴脾经和足阳明胃经循行的部位各不相同。

[2]更虚更实：杨上善：“春夏阳明为实，太阴为虚；秋冬太阴为实，阳明为虚，即更虚更实也。”更，更替。

[3]更逆更从：杨上善：“春夏太阴为逆，阳明为顺；秋冬阳明为逆，太阴为顺也。”高士宗：“春夏为阳而阴盛则逆，秋冬为从；秋冬为阴而阳盛则逆，春夏则从，是更逆更从也。”二注义皆通，然杨注之义更切，故从杨注。

[4]或从内，或从外：此指致病因素的来源。从内，指伤于饮食不节，起居不时。从外，指伤于贼风虚邪。

[5]阳道实，阴道虚：张景岳：“阳刚阴柔也。又外邪多有余，故阳道实；内伤多不足，故阴道虚。”

[6]不时卧：不能按时而卧，即不得眠。

[7]肠澼：即痢疾。另说此释作虚寒泄泻日久不愈，转变成为滑脱不禁水泻似妥。此说可参。

[8]喉主天气，咽主地气：张景岳："喉为肺系，所以受气，故上通于天；咽为胃系，所以受水谷，故下通于地。"高士宗："喉司呼吸，肺气所出，故喉主天气；咽纳水谷，下通于胃，故咽主地气。"

[9]阳受风气，阴受湿气：阴、阳，此指阴经、阳经。风为阳邪，湿为阴邪，同气相求，各从其类，故阳经易受风邪，阴经易受湿邪。

[10]阴气、阳气：指阴经之经气、阳经之经气。

[11]阳病者上行极而下，阴病者下行极而上：张志聪："此言邪随气转也。人之阴阳出入，随时升降，是以阳病在上者，久而随气下行，阴病在下者，久而随气上逆。"即指邪气侵袭经脉，随经脉之气的运行而传变。

[12]至经：《新校正》："按《太素》至经作径至，杨上善云：胃以水谷资四支，不能径至四支，要因于脾，得水谷津液，营卫于四支。"可从。径至，直接到达之义。马莳："四肢皆禀气于胃，而胃气不能自至于四肢之各经，必因于脾气之所运，则胃中水谷之气化为精微之气者，乃得至于四肢也。"

[13]津液：在此统指水谷精气。

[14]脾不主时：指脾不独主一时，非不主时。

[15]治：主也。

[16]长：长养。

[17]各十八日寄治：指脾寄旺于每季末的十八日。寄，寄居、依附之义。张志聪："春夏秋冬，肝心肺肾之所主也。土位中央，灌溉于四脏，是以四季月中，各王十八日，是四时之中皆有土气，而不独主于时也。"张景岳："考之历法，凡于辰、戌、丑、未四季月，当立春、立夏、立秋、立冬之前，各土王用事十八日，一岁共计七十二日。"

[18]著：通贮，贮藏之义。

[19]土者生万物而法天地，故上下至头足，不得主时也：张景岳："脾胃皆属乎土，所以生成万物，故曰法天地也。土为万物之本，脾胃为脏腑之本，故上至头，下至足，无所不及，又岂得独主一时而已哉。《平人气象论》曰：人无胃气曰逆，逆者死，脉无胃气亦死。此所以四时五脏，皆不可一日无土气也。"

[20]三阴：此指太阴。高士宗："厥阴为一阴，少阴为二阴，太阴为三阴。故足太阴者，三阴也。"

[21]嗌：咽也。

[22]太阴为之行气于三阴：指脾为胃行气于三阴。之，指胃。三阴，此指太阴、少阴、厥阴。

[23]亦为之行气于三阳：指脾也为胃行气于三阳。之，仍指胃。三阳，

此指阳明、太阳、少阳。

[24]经：指脾经。

[25]四支不得禀水谷气……故不用焉：丹波元简："四支不得禀水谷气以下二十八字，与上文复，正是衍文。"可从。阴道，即上文所言之脉道。

【语译】

黄帝问：太阴、阳明两经，互为表里，属于脾和胃的经脉而所发生的疾病不同，这是什么道理呢？岐伯回答说：脾属阴经，胃属阳经，二者经脉循行的部位不同，或虚、或实、或顺、或逆也各不相同；或病从内生，或病从外入，发病的原因又不同，所以病名也就相异了。

黄帝说：我愿听你说说它不同的病情。岐伯说：阳象天，主人体的外卫，阴象地，主人体的内质。外邪多有余，所以阳道常实；内伤多不足，所以阴道常虚。所以贼风虚邪伤人时，阳分首当其冲；而饮食不节，起居失调，阴分先受其害。外表受病，就传入六腑；阴分受病，就传入五脏。如果邪入六腑，就会发热，不能安眠，咳喘气粗；如果病在五脏，就会胀满塞阻不通，飧泄，或成为痢疾。喉是进行呼吸的，所以主天气；咽是管纳食的，所以主地气。阳分易感风邪，阴分易感湿邪。足三阴经脉，是由足上行至头，交手三阳经下行至手指；三阳之经脉，是由手上行至头，再下至足。所以阳经的病邪，先上行到头部终点，再向下行；阴经的病邪，先向下行到足部终点，再向上行。因此外感风邪，多在上部；外中湿气，多在下部。

黄帝问：脾病四肢就不能发挥正常作用，这是什么道理？岐伯说：四肢都禀受胃气的营养，但是胃气不能直达四肢经脉，必须依靠脾的运化，水谷精气才能布达于四肢，现在脾有病了，不能把胃中水谷精气输送出去，四肢因得不到水谷精气，营养日以衰弱，经脉不通，筋骨肌肉无以生化，所以四肢就不能发挥正常功用。

黄帝说：脾脏不主时季，是什么原因？岐伯说：脾属土而分治中央，它依从四时分旺于四脏，就是主四季之末各十八日，不得独主一个时季。因为脾脏的功用，是贮藏胃土水谷之精。土生养万物而遵循天地规律，所以脾土之精，从头至足，无处不到，所以不主一个时季。

黄帝说：脾和胃仅有一膜相连，为什么能够给胃行津液呢？岐伯说：足太阴脾经，就是三阴，它的经脉连络于胃，连属于脾，联系着咽喉，所以太阴经脉能够运输精气，入于手足三阴经；足阳明胃经，是足太阴脾经之表，是五脏六腑的营养源泉，所以脾也为胃行气于三阳，入于手足三阳经。五脏六腑都能借助脾经而接受阳明的水谷精气，因此说脾能为胃输送津液。

## 【评介】

太阴，指足太阴脾经和脾脏。阳明，指足阳明胃经和胃腑。本篇主要讨论了足太阴脾和足阳明胃的生理、病理以及相互间的关系。故篇名曰《太阴阳明论》。

首先讨论足太阴脾和足阳明胃互为表里，然生理特点上有阴阳之分、循行部位之别以及与四时相应的虚实、逆从之别，因而发病也不相同。同时又指出六淫和饮食起居不节的致病特点。继而又论述脾为胃行其津液的生理功能、脾与四肢的关系、脾不主一时的机理以及脾病的病机与病候。

有关脾胃的论述，是藏象学说的重要内容，突出了《内经》重视脾胃的观点，阐明了脾胃为后天之本的理论，对后世医学发展产生了重大影响，成为后世“脾胃学说”的理论渊源。李杲就是在这一理论的基础上，结合自己的临床实践所得，发展成为金元四大家之一的补土派，创立脾胃学说，并撰成著名的《脾胃论》，极大丰富了中医学中有关脾胃的理论，至今仍有很大的现实意义。

篇中“脾病而四支不用”“四支皆禀气于胃，而不得至经，必因于脾，乃得禀也”等论述从生理和病理的角度，阐明了脾主四肢、阳明主四肢的生理功能，对临床认识和治疗疾病具有重要的指导意义。如临床治疗肌肉痿弱不用的病证，多从脾胃入手，常可取得满意的疗效。《痿论》提出“治痿独取阳明”的原则，其理论根据就在于此。

篇中“脾与胃以膜相连耳，而能为之行其津液”等论述，说明脾胃在生理上的密切关系，揭示了胃主受纳、腐熟水谷，脾主运化水谷精微的生理功能。此外“津液”是指包括津液在内的水谷精气，非单指津液。

本篇提出的脾不独主一时而寄旺于四季，与《内经》其他篇所说的脾主长夏提法不同，但其基本精神是一致的，皆以脾属土、治中央，为万物之母立论，共同强调了脾土之气在整个生命活动中的重要地位，也是脾胃为后天之本的理论根据。

篇中“阳道实，阴道虚”是阴阳学说的一个基本观点，也是“实则阳明，虚则太阴”“实证责之于胃，虚证责之于脾”病理学说观点的理论根据。篇中“伤于风者，上先受之；伤于湿者，下先受之”之说，是中医的病因学有关六淫性质和致病特点的重要内容。以上的观点，对临床上的辨证论治有重要的指导意义。

篇中所论的犯贼风虚邪者，病入六腑，而饮食起居失调者，病入五脏，与《阴阳应象大论》“天之邪气，感则害人五藏；水谷之寒热，感则害人六府”，恰好相反。对此，张琦认为：“以形气言，邪气无形故入脏，水谷有形故入腑；以表里言，腑阳主外，故贼风虚邪从外而受，脏阴主内，故食饮不节从内而受。实则腑脏皆当有之，盖内外之邪，病情万变，非一端可尽，故广陈其义耳。”此说为是，所以当综合理解，不可独持一端。

## 阳明脉解篇第三十

### 【原文】

黄帝问曰：足阳明之脉病，恶[1]人与火，闻木音则惕然而惊，钟鼓不为动，闻木音而惊何也？愿闻其故。岐伯对曰：阳明者胃脉也，胃者土也，故闻木音而惊者，土恶木也。帝曰：善。其恶火何也？岐伯曰：阳明主肉，其脉血气盛，邪客之则热，热甚则恶火。帝曰：其恶人何也？岐伯曰：阳明厥[2]则喘而惋[3]，惋则恶人。帝曰：或喘而死者，或喘而生者，何也？岐伯曰：厥逆连[4]藏则死，连经则生。帝曰：善。病甚则弃衣而走，登高而歌，或至不食数日，逾垣[5]上屋，所上之处，皆非其素所能也，病反能者何也？岐伯曰：四支者诸阳之本也，阳盛则四支实，实则能登高也。帝曰：其弃衣而走何也？岐伯曰：热盛于身，故弃衣欲走也。帝曰：其妄言骂詈[6]不避亲疏而歌者何也？岐伯曰：阳盛则使人妄言骂詈不避亲疏而不欲食，不欲食故妄走也。

### 【注释】

[1]恶：厌恶也。
[2]厥：气逆也。
[3]惋：音义同郁。《针灸甲乙经》作“闷”。此指心中郁闷不舒。
[4]连：牵连、波及之义。
[5]逾垣：逾，越也。垣，墙也。
[6]詈：音利，骂也。

### 【语译】

黄帝问：足阳明经有病，厌恶见人和火，听到木音就惕然惊恐，对钟鼓的声音却没有反应。为什么唯独听到木音就害怕呢？我希望听听其中的道理。

岐伯说：足阳明是胃的经脉，在五行中属土，所以听到木音就害怕起来，那是土厌恶木相克的原因。黄帝说：讲得好。那么恶火又是为什么？岐伯说：阳明主肌肉，它的经脉血气充盛，外邪客留阳明经，就会发热，发热太甚，所以恶火。

黄帝问：阳明经发病时厌烦人，又是为什么？岐伯说：阳明经厥逆，就会发生喘促，心中烦闷，由于烦闷，所以厌烦人。黄帝说：有的厥逆喘促而死，有的虽然厥逆喘促，却还能生存，这是为什么？岐伯说：厥逆连及内脏，若喘促则死亡，如果厥逆仅连及于经脉，就是喘促也可以生存。

黄帝说：讲得好。有的人在阳明病重的时候，脱弃衣服乱跑，登高歌唱；或者几天不吃饭，跳墙上屋。所上之处，不是他平素所能够做到的，阳明经发病时，竟然能够做到了，这是为什么？岐伯说：四肢是诸阳的根本，阳气胜则四肢实，四肢实，所以能够登高。

黄帝问：病人脱弃衣服乱跑，是什么原因呢？岐伯说：身上热邪偏盛，就会脱弃衣服乱跑。

黄帝问：那诟言秽语，咒骂人时不避亲疏，有时又胡乱歌唱，这是为什么呢？岐伯说：阳气偏盛，就要使人神志昏乱，所以就骂人而不避亲疏并且胡乱歌唱，不思饮食，所以乱跑。

## 【评介】

因本篇主要解释了阳明经脉发生的病变，故篇名曰《阳明脉解》。

篇中指出了阳明经脉病证的临床表现主要有恶木、恶火、恶人、不食、弃衣而走、登高而歌等，并对其病理机制及预后作了解释。纵观全篇可知此属实证、热证，阳明多实多热是缘于“其脉血气盛”。此对临床实践有一定的指导意义，如张仲景治阳明病主要用白虎、承气类。本篇重点论述了由阳明热盛而发狂躁的精神病证，仍以清泻阳明实热为主要治法之一。

本篇大义，是对《灵枢·经脉》篇部分内容的解释，当互相参阅。

# 卷第九

## 热论篇第三十一

**【原文】**

黄帝问曰：今夫热病[1]者，皆伤寒[2]之类也，或愈或死，其死皆以六七日之间，其愈皆以十日以上者何也？不知其解，愿闻其故。岐伯对曰：巨阳者，诸阳之属也[3]，其脉连于风府[4]，故为诸阳主气也[5]。人之伤于寒[6]也，则为病热，热虽甚不死；其两感[7]于寒而病者，必不免于死。帝曰：愿闻其状。岐伯曰：伤寒一日[8]，巨阳受之，故头项痛腰脊强。二日阳明受之，阳明主肉，其脉侠鼻络于目，故身热[9]目疼而鼻干，不得卧也。三日少阳受之，少阳主胆[10]，其脉循胁络于耳，故胸胁痛而耳聋。三阳经络皆受其病，而未入于藏[11]者，故可汗而已。四日太阴受之，太阴脉布胃中络于嗌，故腹满而嗌干。五日少阴受之，少阴脉贯肾络于肺，系舌本，故口燥舌干而渴。六日厥阴受之，厥阴脉循阴器而络于肝，故烦满而囊缩[12]。三阴三阳，五藏六府皆受病，荣卫不行，五藏不通，则死矣。其不两感于寒者，七日巨阳病衰，头痛少愈；八日阳明病衰，身热少愈；九日少阳病衰，耳聋微闻；十日太阴病衰，腹减如故，则思饮食；十一日少阴病衰，渴止不满[13]，舌干已而嚏；十二日厥阴病衰，囊纵少腹微下，大气[14]皆去，病日已矣。帝曰：治之奈何？岐伯曰：治之各通其藏脉[15]，病日衰已矣。其未满三日者，可汗而已；其满三日者，可泄而已[16]。帝曰：热病已愈，时有所遗[17]者何也？岐伯曰：诸遗者，热甚而强食[18]之，故有所遗也。若此者，皆病已衰而热有所藏，因其谷气相薄[19]，两热[20]相合，故有所遗也。帝曰：善。治遗奈何？岐伯曰：视其虚实，调其逆从[21]，可使必已矣。帝曰：病热当何禁之？岐伯曰：病热少愈，食肉则复[22]，多食则遗，此其禁也。帝曰：其病两感于寒者，其脉应与其病形[23]何如？岐伯曰：两感于寒者，病一日则巨阳与少阴俱病，则头痛口干而烦满；二日则阳明与太阴俱病，则腹满身热，不欲食谵言；三日则少阳与厥阴俱病，则耳聋囊缩而厥[24]，水浆不入，不知人[25]，六日死。帝曰：五藏已伤，六府不通，荣卫不行，如是之后，三日乃死何也？岐伯曰：阳明者，十二经脉之长也，其血气盛，故不知人，三日其气乃尽，故死矣。凡病伤寒而成温[26]者，先夏至日者为病温，后夏至日者为病暑，暑当与汗皆出，勿止[27]。

**【注释】**

[1]热病：病名，指外感发热性疾病。

[2]伤寒：病名，此指广义的伤寒，即外感病的总称。

[3]巨阳者，诸阳之属也：巨阳，太阳也。此句指太阳统率诸阳。滑寿将“巨阳者……故为诸阳主气也”此二十一字移至下文“伤寒一日，巨阳受之”之下，丹波元简：“徐本同，文义顺承，为胜。”可参。

[4]风府：穴名，在项后正中入发际一寸处，属督脉经穴，为足太阳、督脉、阳维之会。

[5]为诸阳主气也：杨上善：“督脉，阳脉之海，阳维，维诸阳脉，总会风府，属于太阳，故足太阳脉为诸阳主气。”

[6]寒：凡指六淫邪气。

[7]两感：指表里阴阳两经同时感邪发病。如太阳与少阴两感，阳明与太阴两感，少阳与厥阴两感。

[8]一日：一日与下文的二日、三日……六日，皆指热病的传变次序，非具体之日数。下文日数仿此。

[9]身热：张景岳：“伤寒多发热，而独此云身热者，盖阳明主肌肉，身热尤甚也。”

[10]胆：《太素》《甲乙经》均作“骨”。丹波元简：“如阳明不云主胃，而云主肉，则理宜于少阳亦云主骨，盖太阳主皮肤，阳明主肉，少阳主骨，从外而内，殆是半表半里之部分，故改胆作骨，于义为长。”

[11]藏：此指三阴之里，即三阴经。

[12]烦满而囊缩：满，通懑，闷也。烦满，即烦闷。囊缩，指阴囊收缩，女子指阴户收缩。

[13]不满：丹波元简：“《甲乙经》《伤寒例》并无不满二字，上文不言

腹满，此必衍文。”可参。

[14]大气：王冰：“谓大邪之气。”

[15]治之各通其藏脉：指根据病变所在的脏腑经脉，分别给予调治。通，疏通调治之义。

[16]其未满三日者，可汗而已；其满三日者，可泄而已：三日，亦非具体之日数。未满三日，指邪在三阳之表。满三日者，指邪入三阴之里。汗，发汗。泄，泄热。汗、泄在此均系针刺之法。

[17]遗：指余热遗留不去。

[18]强食：勉强多食之义。

[19]薄：通搏，搏结之义。

[20]两热：指病之余热与谷食之热。

[21]逆从：偏义复词，指逆。

[22]复：指热病复发。

[23]脉应与其病形：指受邪的经脉和相应的症状。脉，此处指经脉，非指脉象。

[24]厥：指四肢厥冷。

[25]不知人：指神志昏迷，不省人事。

[26]温：指温热病。

[27]勿止：勿止汗。

## 【语译】

黄帝问道：现今所说的热病，都是伤寒之类，有的痊愈了，有的就死亡了，死亡常在六七日之间，痊愈都在十日以上，这是为什么？我不能理解，希望听一下其中的道理。

岐伯说：足太阳经，是诸阳的统领，它的经脉连于风府，所以能够为诸阳主气。人在伤于寒邪的时候，就要发热，热得虽然很厉害，也不会死；但假如相表里的阳经、阴经同时感受寒邪而发病，就必然死亡。

黄帝说：希望听听发病过程的症状。岐伯说：伤寒的第一天，太阳经受邪，所以头项痛，腰脊强紧不舒。第二天，病邪传到阳明。阳明经主肌肉，它的经脉挟鼻络于目，所以身大热，两眼控痛，鼻干，不能安卧。第三天，病邪传到少阳。少阳主胆，它的经脉循行于两胁，络于两耳，所以胸胁痛、耳聋。三阳经虽然都已受病，但还没有传到内脏，可以通过发汗来治疗。第四天，病邪传到太阴。太阴经脉分布于胃，络于咽，所以腹胀满、咽发干。第五天，病邪传入少阴。少阴经脉贯连肾而络肺，连系舌根，所以口燥、舌干而渴。第六天，病邪传入厥阴。厥阴经脉环绕阴器，络于肝，所以烦闷，阴囊回缩。如果三阴三阳经、五脏六腑都感受了病邪，荣卫不行，五脏不通，那就要死亡。

如果不是两经同时感于寒邪，到第七天，太阳经病邪就会衰减，头痛就会减轻；到第八天，阳明病减轻，身热也会逐渐消退；到第九天，少阳病减轻，耳聋好转而能听到声音；到第十天，太阴病减轻，腹胀消退恢复如初，开始有食欲；到第十一天，少阴病减轻，口不再渴，舌干症状消失，并有了喷嚏；到第十二天，厥阴病减轻，阴囊松缓，少腹拘急缓解，邪气全退了，病情趋向康复。黄帝又问：怎样治疗呢？岐伯回答说：应根据脏腑经脉的症状，随经分别施治，使其病日渐衰退。受病未满三天的，可以通过发汗使其痊愈；病已超过三天的，可以通过清泻使其痊愈。

黄帝说：热病已经恢复，常有余热不尽的情况，这是为什么？岐伯说：凡是余热不尽的，都是发热的高峰期时，勉强吃东西造成的。像这样，病虽然已经减轻，可是余热未尽，于是谷气与余热交结在一起，所以就有余热不退的现象。黄帝说：讲得好。那么怎样治疗余热呢？岐伯说：根据病的虚实，调理逆顺，病就会好的。黄帝说：患了热病有什么禁忌呢？岐伯说：热病稍微好转时，吃肉一类的东西，就会复发；如果饮食过量，常有余热不尽的遗留症状。这就是热病的禁忌。

黄帝说：如果表里两经同时感受寒邪，它的脉象和症状是怎样的呢？岐伯说：两感于寒的病人，第一天太阳和少阴二经同时发病，就有头痛、口干燥、烦闷而渴的症状；第二天阳明与太阴二经发病，出现腹满、发烧、不想吃东西、谵语的症状；第三天少阳与厥阴二经发病，出现耳聋、阴囊抽缩而厥逆的症状。发展到水浆不入，神志昏迷的情况，到第六天就得死亡。黄帝说：五脏都已损伤，六腑不通，荣卫不行，到了这种地步，三天之后死亡，这是为什么？岐伯说：阳明经是十二经的营养源泉，这一经气血充盛，病人神志昏迷，三天以后阳明经气耗尽，所以就死亡了。

凡伤于寒邪而变成温病的，在夏至以前发病的叫作温病，在夏至以后发病的叫作暑病，暑病应当发汗，使暑邪从汗而解，所以不能止暑汗。

## 【评介】

本篇系统地论述了外感热病的概念、病因、病理、临床表现、传变规律、治疗大法、预后及禁忌等问题，是论述外感热病的专篇，故篇名曰《热论》。

本篇的内容为后世外感病学的发展奠定了坚实的理论基础，特别是六经分证的方法以及外感病邪由表传里发展规律的认识，对后世临床实践起着极其重要的指导作用，至今仍有效地指导着外感病的辨证论治。东汉张仲景所撰《伤寒论》这一巨著就是在本篇的基础上，结合自身的临床实践而成的。它并对外感热病的循经、越经、直中等不同病变，以及合病、并病、六经证候等，作了进一步的发挥和充实，使本篇所论之六经病证得到丰富和完善，创立了更加系统的六经辨证纲领，从而奠定了中医学外感病学的基础。因此《伤寒论》与本篇有着极其密切的源流关系。

本篇所论述的热病、伤寒皆属外感病之总称。发热是外感病的基本特点，故热病是以病状命名的。以寒或风泛指外感邪气，是《内经》的一个特点，本篇中伤寒之寒即是也，故伤寒是以病因命名的。

本篇所言之日数，是指病变的一般传变次第和疾病发展的不同阶段，切不可理解为固定不变之日数。

本篇所论之六经病证，系循经络发病，且以足经为主，均属热证、实证。与《伤寒论》之三阳多属实热、三阴多属虚寒有明显的区别。

关于外感病之治疗，以“各通其藏脉”概之。通，指文中所言之汗和泄。体现了外感病以祛邪为主的思想。然此汗和泄，皆指针刺疗法，非指药物之发汗、攻下。但对药物治疗，仍有指导意义。对于其中的泄法，后世医家在临床实践的基础上，结合药物，将其发展成为泄热、攻下、利尿、通瘀等法，成为治疗外感的有效手段。

有关“热病已愈，时有所遗者”是缘于“热甚而强食之”以及热病禁忌的论述，指出热病必须注意饮食上的调理。《伤寒论》在此基础上对劳复、食复等都作了明确论述，并提出了较为具体的治疗方法。这些理论和方法，不仅对今日临床实践仍有重要的指导意义，而且也是研究我国古代护理学的重要资料。

本篇“五藏已伤，六府不通……三日其气乃尽，故死矣”之论，体现了《内经》对外感病，既重视邪气之盛，又不忘正气之虚，从邪正斗争来认识疾病的辨证思想。文中特别指出阳明之气衰尽是导致该病死亡之关键，体现了《内经》重视胃气的学术观点。此对后人颇有启发，如张仲景制方处处注意保胃气，存津液，即是这一观点的应用和发挥。

本篇的“不两感于寒者”系指外感病中病情比较简单、发病比较典型、没有合并证、预后比较良好的一类病证。而“两感于寒者”与此有质的区别。“两感于寒”非指单纯两经症状的相加，而是指起病急、发展快、预后差的一类病证。此类病证初起时既有表证，又有里证，随即迅速出现谵语、厥冷、水浆不入、神昏等危重之象，与临床所见某些急性热病出现急性休克的情况颇为一致。本篇以季节划分外感热病，对后世温病学形成和发展有一定的影响。

# 刺热篇第三十二

**【原文】**

肝热病者，小便先黄[1]，腹痛多卧身热，热争[2]则狂言及惊，胁满痛，手足躁[3]，不得安卧，庚辛甚，甲乙大汗[4]，气逆则庚辛死[5]，刺足厥阴少阳，其逆则头痛员员[6]，脉引冲头也[7]。心热病者，先不乐[8]，数日乃热，热争则卒心痛，烦闷善呕，头痛面赤无汗，壬癸甚，丙丁大汗，气逆则壬癸死，刺手少阴太阳。脾热病者，先头重颊痛，烦心颜[9]青，欲呕身热，热争则腰痛不可用俯仰，腹满泄，两颔痛，甲乙甚，戊己大汗，气逆则甲乙死，刺足太阴阳明。肺热病者，先淅然[10]厥，起毫毛，恶风寒，舌上黄身热，热争则喘咳，痛走胸膺背，不得大息[11]，头痛不堪，汗出而寒，丙丁甚，庚辛大汗，气逆则丙丁死，刺手太阴阳明，出血如大豆，立已[12]。肾热病者，先腰痛胻[13]酸，苦渴数饮身热，热争则项痛而强，胻寒且酸，足下热，不欲言，其逆则项痛员员淡淡[14]然，戊己甚，壬癸大汗，气逆则戊己死，刺足少阴太阳，诸汗者，至其所胜日汗出也[15]。肝热病者左颊先赤，心热病者颜先赤，脾热病者鼻先赤，肺热病者右颊先赤，肾热病者颐[16]先赤，病虽未发，见赤色者刺之，名曰治未病[17]。热病从部所[18]起者，至期而已[19]；其刺之反[20]者，三周[21]而已；重逆[22]则死。诸当汗者，至其所胜日，汗大出也[23]。

诸治热病，以[24]饮之寒水乃刺之，必寒衣之，居止寒处，身寒而止[25]也。热病先胸胁痛，手足躁，刺[26]足少阳，补足太阴，病甚者为五十九刺[27]。热病始手臂痛者，刺手阳明太阴而汗出止[28]。热病始于头首者，刺项太阳而汗出止。热病始于足胫者，刺足阳明而汗出止。热病先身重骨痛，耳聋好瞑[29]，刺足少阴，病甚为五十九刺。热病先眩冒而热，胸胁满，刺足少阴少阳。太阳之脉，色荣颧骨[30]，热病也，荣未交[31]，曰今且得汗，待时[32]而已。与厥阴脉争见者[33]，死期不过三日，其热病内连肾，少阳之脉色也[34]。

少阳之脉，色荣颊前，热病也，荣未交，曰今且得汗，待时而已，与少阴[35]脉争见者，死期不过三日。热病气穴[36]：三椎下间[37]主胸中热，四椎下间主鬲中热，五椎下间主肝热，六椎下间主脾热，七椎下间主肾热，荣在骶[38]也。项上三椎，陷者中也[39]。颊下逆颧为大瘕[40]，下牙车为腹满[41]，颧后为胁痛，颊上者鬲上也[42]。

**【注释】**

[1]小便先黄：丹波元简："据下文四脏之例，先字当在小便上。"可从，据下文文例，当作"先小便黄"。

[2]热争：张景岳："热入于脏，则邪正相争，故曰争。"即热争是指热邪与正气相争。下文皆是。

[3]躁：躁扰不宁。

[4]庚辛甚，甲乙大汗：指肝热病逢庚辛日病重，逢甲乙日大汗出而热退。因肝属木，庚辛为金，金克木，故病加重。甲乙为木，肝气旺时，故大汗出。吴昆："汗则阴阳和矣。"张志聪："大汗者，正胜邪而外出也。"此以五行理论推测疾病的转归。其余四脏热病仿此。

[5]气逆则庚辛死：指因病甚而肝气逆乱，又逢庚辛日，故死。其余四脏亦皆仿此。

[6]员员：张志聪："员员，周转也。"即眩晕。下同。

[7]脉引冲头也：指热邪循肝脉上冲于头。

[8]不乐：心中郁闷不悦。

[9]颜：指额部。

[10]淅然：身感寒冷之貌。

[11]大息：太息也，此指深呼吸。

[12]出血如大豆，立已：高士宗将此七字移到"肾热病者……刺足少阴太阳"之下，注云："承上文诸刺而言，若出针之时，出血如大豆，则邪热去，而经脉和，其病当立已。"丹波元简："余脏热病，不言出血，独于肺热病而言之，实为可疑。高说近是。"可参。

[13]胻：胫也。

[14]淡淡：水波动荡之貌。此指头晕目眩、摇晃不定。

[15]诸汗者，至其所胜日汗出也：张景岳："气王之日，即所胜也。王则胜邪，故汗出而病愈。"即此所胜之日，非五行之所胜，乃气旺胜邪之热，以五行而论属本脏气旺之日。又，高士宗："此衍文也。下文云：诸当汗者，至

其所胜日，汗大出也。误重于此。”可参。

［16］颐：腮部。

［17］治未病：有两个含义，即未病先防和既病防变，此属后者。

［18］部所：指五脏病色反映于面部的特定部位。如心颜、脾鼻、肾颐、肝左颊、肺右颊。

［19］至期而已：指至其当旺之日而病愈。

［20］刺之反：指针刺有误。张景岳：“反，谓泻虚补实也。”

［21］三周：张景岳：“三周者，谓三遇所胜之日而后已。”此所胜之日，乃指当旺之日。

［22］重逆：指治疗一误再误。

［23］诸当汗者，至其所胜日，汗大出也：所胜日，仍指本脏气旺之日，如肝旺于甲乙日，心旺于丙丁日等。又，《新校正》：“按此条文注二十四字，与前文重复，当从删去，《甲乙经》《太素》亦不重出。”可参。

［24］以：《针灸甲乙经》作“先”。从之。

［25］身寒而止：指热退身凉而病愈。

［26］刺：此指针刺之泻法。

［27］五十九刺：指刺治热病的五十九个穴。详见《水热穴论》。

［28］刺手阳明太阴而汗出止：吴昆：“不言孔穴而混言其经者，取穴不泥于一，但在其经酌之可也。汗出止者，经气和也。”

［29］好瞑：但欲寐也，即困倦嗜睡。

［30］色荣颧骨：指赤色现于颧骨部。色，指赤色。荣，表现之义。

［31］荣未交：《新校正》：“按《甲乙经》《太素》作荣未夭，下文荣未交亦作夭。”从之。荣未夭，指色泽尚未枯槁不泽。

［32］待时：指待其当旺之时。

［33］与厥阴脉争见者：张景岳：“今以太阳热病，与厥阴脉证争见者，阴阳俱病，当不过三日而死矣。”争见，并见也。又，张琦：“厥阴当作少阴。若与少阴脉争见，则是一日脏腑俱病，三日遍六经而死。”此说可参。

［34］少阳之脉色也：《新校正》：“旧本无少阳之脉色也六字，乃王氏所添。”《针灸甲乙经》《黄帝内经太素》《脉经》均无此六字，故从之。另说少阳当作少阴，可参。

［35］少阴：张琦作厥阴。从之。

［36］热病气穴：即治疗热病的腧穴。

［37］三椎下间：三椎下间以及下文的四椎、五椎、六椎、七椎下间，均指胸椎棘突下。马莳：“三椎下间名身柱，四椎下间无穴，五椎下间名神道，

六椎下间名灵台，七椎下间名至阳。”

［38］荣在骶：高士宗：“盖气为阳，主上，荣为阴，主下，若荣血之热病，其穴在脊骨尽处，故曰荣在骶也。”骶，骶尾骨部，似指长强穴。

［39］项上三椎，陷者中也：王冰：“此举数脊椎大法也。言三椎下间主胸中热者，何以数之？言皆当以陷者中为气发之所。”又，张景岳：“此取脊椎之大法也。项上三椎者，乃项骨三节，非脊椎也。三椎之下陷者中，方是第一节，穴名大椎。由此而下数之，则诸椎循次可得矣。”两说有异，确义难明，姑且从张说。

［40］颊下逆颧为大瘕：张志聪：“颊下为颐，如颊下之色，上逆于颧，是肾热乘肝，当为大瘕泄。”即颊下赤色上逆于颧部，病为大瘕泄。《难经・五十七难》：“大瘕泄者，里急后重，数至圊而不能便，茎中痛。”

［41］下牙车为腹满：牙车，指颊车，在颊下侧下颌骨部。张志聪：“如下于颊车，是肾热乘胃，当主腹满。”

［42］颧后为胁痛，颊上者鬲上也：鬲，同膈。张志聪：“逆于颧后，是热邪乘胆，当为胁痛。如逆于颊上者，是在膈上心肺之分也。”

## 【语译】

肝脏发生的热病，病人先见小便发黄，腹痛，身疲好卧睡，身体发热。热势亢盛，就要狂言惊悸，胁胀痛，手足躁扰不安，烦躁不得安卧。逢庚辛之日，病会加重。逢甲乙之日，会出大汗。如果病气逆乱，则庚辛之日就可死亡。治法当刺足厥阴和足少阴两经。如再肝气上逆，则头痛眩晕，这是热邪引向肝经上冲头部而致。

心脏发生的热病，病人首先有情绪低落，过几天热势渐起。热盛则心里烦热，恶心，头痛，面部发赤，无汗。逢壬癸之日，病就加重。逢丙丁之日，就会出大汗。若病气逆乱，逢壬癸之日，就可死亡。刺手少阴和手太阳两经。

脾脏发生的热病，病人先感到头重，颜面痛，心里烦闷，面部发青想呕吐，身体发热。热势亢盛，则感到腰痛以至不能俯仰，腹部胀满泄泻，两颌疼痛。逢甲乙之日，病当加重。逢戊己之日，就会出大汗。若气已逆乱，逢甲子之日，就会死亡。刺足太阴和足阳明两经。

肺脏发生的热病，先感到寒冷，皮毛粟起，怕风寒。舌上发黄，身体发热。热势亢盛，则发喘咳嗽，咳嗽时震得胸痛，牵连及背，不能深呼吸，头痛而不堪忍受，出冷汗。逢丙丁之日，病会加重。逢庚辛之日，就会出大汗。若病气逆乱，逢丙丁之日，就会死亡。当刺手太阴和手阳明两经，刺出血如豆大，病就可痊愈。

肾脏发生的热病，先感腰痛，小腿发酸，口燥渴，频频饮水，身体发热。热势亢盛，则头项痛而强直，小腿觉凉而酸，脚下热，不想说话。如肾气上逆，则会感到项痛迫急。逢戊己之日，病会加重。逢壬癸之日，便出大汗。如病气逆乱，逢戊己之日，就会死亡。治法当刺足少阴和足太阳两经。

肝热病人，左颊先见发红；心热病人，额上先见发红；脾热病人，鼻部先见发红；肺热病人，右颊先见发红；肾热病人，腮部先见发红。在疾病还没有发作的时候，见到面部的赤色，就给以针刺治疗，这叫作治未病。如果热病从所主的色部发起，至其所主之日，病就会好的。如果治反了，那就需要延至三旬才好。如果再误治了，那就一定会造成死亡。热病应当发汗。如及时正确治疗，到了所胜之日，就能够汗出而愈。

治疗各种热盛病，先给病人喝清凉的水，然后针刺；让病人穿单薄的衣服，住的地方也要凉爽。这样，等身上热退而有清爽感病就好了。

热病如果发现胸胁痛，手足烦躁不安，刺足少阳经、补足太阴经；若病较严重的，取用五十九穴针刺的方法。热病起于手臂并有疼痛的，刺手阳明、太阴两经，得汗而止。热病起于头部的，刺足太阳经，得汗而止。热病起于足胫的，刺足阳明经，得汗而止。热病如果病人先觉身体重、骨节痛、耳聋、好睡，就刺足少阴经；如病较重，用五十九穴针刺的方法。热病如先眩晕、胃热、胸胁胀闷的，就刺足少阴经和足少阳经。

太阳经脉的病，赤色显在两颧上，这是热病的象征。如果荣色未枯夭，只要使它得汗，待到其所主之时，病自然会好的。但如果同时又见厥阴经的脉证，那么死期就不会超过三天。热病向内累及肾脏，少阳经脉之病，赤色显在面颊前，这是热病的象征，如果荣色未枯夭，只要使它得汗，待到其所主之时，病自然会好的。但如果同时又见少阴经的脉证，那么死期就不会超过三天。

治疗热病的气穴，第三脊椎下面主泻胸中热，第四脊椎下面主泻膈中热，第五脊椎下面主泻肝热，第六脊椎下面主泻脾热，第七脊椎下面主泻肾热。营阴在骶部，至颈项三椎凹陷的中央。在此并可依次取各热病气穴。如赤色从颊下上逆于颧，为痢疾之病；赤色见于颊车的，为腹部胀满之病；赤色见于颧骨后部的，为胁痛之病。凡颜色见于颊上的，病都在膈上。

## 【评介】

本篇重点讨论了五脏热病的针刺方法，故篇名曰《刺热篇》。

本篇论述五脏热病的症状、色诊、愈期、预后、护理及针刺方法，并且又指出了根据热病始发症状的病位而确定刺法，以及热病五十九刺应用。同时又强调热病早期诊断和早期治疗的重要性。最后讨论治疗热病的气穴之取穴方法。

所论五脏热病的发病规律，是邪热先侵入经络，然后循经络侵入五脏，最后因病重而使正气逆乱，所以在症状的叙述上，据此分为三个阶段，即文中之先病、热争、气逆。关于预后推断，则是根据五行的生克理论推断的，即均是“至其所生而愈”，“至其所不胜而甚”，“自得其位而起”。关于治疗，以刺法为主，采用表里两经并刺法，以泻其邪热。

根据色诊，判断热病所在之脏，对临床实践有一定的参考价值。同时特别强调了治未病和正确治疗的重要性。关于“治未病”在《内经》中包括两个方面的内容。一指未病先防，如《四气调神大论》篇末所论；一指既病早治，如本篇所论“病虽未发，见赤色者刺之，名曰治未病。”《内经》的治未病思想对中医学发展产生了深远影响。如张仲景提出的“见肝之病，知肝传脾，当先实脾”，即源于本篇的治未病观点。时至今日中医学的治未病原则仍然指未病先防、既病早治两个方面。

关于热病“饮之寒水”“必寒衣之，居止寒处”，与现代医学的物理降温法意义是相同的，可谓是古代的物理降温法的记载。此属本篇对热病的护理方法。

篇末关于刺脊椎治热病和察面色辨胸腹疾病的论述中，有些内容，颇难理解，历代注家对此也曾有过怀疑。如王冰：“椎间所主神脏之热，又不正当其脏俞，而云主疗，在理未详。”但在临床上，有的尿道感染者，于第七胸椎棘突下至阳穴处，多有较剧之压痛，刺之每收疗效，此又说明这些穴位与内脏有一定的联系。所以有关内容尚有待于临床进一步验证。

# 评热病论篇第三十三

## 【原文】

黄帝问曰：有病温者，汗出辄[1]复热，而脉躁疾不为汗衰，狂言不能食，病名为何？岐伯对曰：病名阴阳交[2]，交者死也。帝曰：愿闻其说。岐伯曰：人所以汗出者，皆生于谷，谷生于精[3]，今邪气交争于骨肉而得汗者，是邪却而精胜也，精胜则当能食而不复热。复热者邪气也，汗者精气也，今汗出而辄复热者，是邪胜也，不能食者，精无俾[4]也，病而留者，其寿可立而倾也。且夫

《热论》[5]曰：汗出而脉尚躁盛者死。今脉不与汗相应，此不胜其病也，其死明矣。狂言者是失志，失志者死。今见三死[6]，不见一生，虽愈必死也。帝曰：有病身热汗出烦满，烦满不为汗解，此为何病？岐伯曰：汗出而身热者风也，汗出而烦满不解者厥[7]也，病名曰风厥[8]。帝曰：愿卒闻之。岐伯曰：巨阳主气，故先受邪，少阴与其为表里也，得热则上从之[9]，从之则厥也。帝曰：治之奈何？岐伯曰：表里刺之[10]，饮之服汤。帝曰：劳风[11]为病何如？岐伯曰：劳风法在肺下[12]，其为病也，使人强上冥视[13]，唾出若涕[14]，恶风而振寒，此为劳风之病。帝曰：治之奈何？岐伯曰：以救俯仰[15]。巨阳引精者三日[16]，中年者五日，不精者七日，咳出青黄涕。其状如脓，大如弹丸，从口中若鼻中出，不出则伤肺，伤肺则死也。帝曰：有病肾风[17]者，面胕痝然壅[18]，害于言[19]，可刺不？岐伯曰：虚不当刺，不当刺而刺，后五日其气必至[20]。帝曰：其至何如？岐伯曰：至必少气时热，时热从胸背上至头，汗出手热，口干苦渴，小便黄，目下肿，腹中鸣，身重难以行，月事不来，烦而不能食，不能正偃[21]，正偃则咳甚，病名曰风水[22]，论在《刺法》[23]中。帝曰：愿闻其说。岐伯曰：邪之所凑，其气必虚，阴虚者阳[24]必凑之，故少气时热而汗出也。小便黄者，少腹中有热也。不能正偃者，胃中不和也。正偃则咳甚，上迫肺也。诸有水气者，微肿先见于目下也。帝曰：何以言？岐伯曰：水者阴也，目下亦阴也，腹者至阴之所居，故水在腹者，必使目下肿也。真气[25]上逆，故口苦舌干，卧不得正偃，正偃则咳出清水也。诸水病者，故不得卧，卧则惊，惊则咳甚也。腹中鸣者，病本于胃也。薄[26]脾则烦不能食，食不下者，胃脘隔[27]也。身重难以行者，胃脉在足也。月事不来者，胞脉闭也，胞脉者属心而络于胞中，今气上迫肺，心气不得下通，故月事不来也。帝曰：善。

## 【注释】

[1]辄：音哲，即刻之义。

[2]阴阳交：指阳热之邪交结于阴分，阴精被劫，邪盛正衰的一种危重病证。

［3］谷生于精：指谷生精。张景岳：“谷气内盛则生精，精气外达则为汗。”即汗源于水谷所化之精气。

［4］俾：补益。《说文解字》：“俾，益也。”《针灸甲乙经》“俾”作“裨”。

［5］《热论》：指《灵枢·热病》，其云：“热病已得汗出，而脉尚躁，喘且复热，勿刺肤，喘甚者死。”又云：“热病已得汗而脉尚躁盛，此阴脉之极也，死。”另说，指上古《热论》。可参。

［6］三死：指三种死的征象，即不能食、脉躁盛、狂言失志。杨上善：“汗出而热不衰，死有三候：一不能食，二犹脉躁，三者失志。”

［7］厥：逆也，此指少阴之气逆。

［8］风厥：病名，马莳：“以其太阳感风，少阴气厥，名为风厥。”

［9］上从之：指太阳受邪发热，少阴之气受其影响，随之上逆。

［10］表里刺之：针刺太阳、少阴表里两经之腧穴。

［11］劳风：病名，杨上善：“劳中得风为病，名曰劳中，亦曰劳风。”张景岳：“劳风者，因劳伤风也。”

［12］法在肺下：法，《尔雅·释诂》：“常也。”下，此作处所解。此句即言劳风的受邪部位常在肺下。

［13］强上冥视：强上，指头项强直，难以俯仰。冥视，指目眩视物不清。

［14］唾出若涕：丹波元简：“古无痰字，此云唾出若涕，谓吐黏痰也。”

［15］以救俯仰：俯仰，此指难以俯仰，因头项强直和风热壅肺所致。此句意指治疗当宣肺气，发散风热。

［16］巨阳引精者三日：此断句有误，当为“巨阳引，精者三日。”巨阳引，指在太阳经取穴进行针刺以引导经气。精者，指少壮之年，与下文不精者指老年对应。

［17］肾风：病名。张志聪：“肾风者，因风而动肾脏之水，故又名风水。”

［18］面胕痝然壅：指面目浮肿。胕，浮肿。痝然，肿起貌。壅，目下壅如卧蚕状，即下眼睑浮肿。

［19］害于言：王冰：“妨害于言语。”即影响说话。

［20］其气必至：指病气来至。

［21］正偃：偃，音演，卧也。正偃，仰卧。

［22］风水：病名，即肾风。张景岳：“肾主水，风在肾经，即名风水。”高士宗：“肾受风邪，风行水涣，故病名风水。”

［23］《刺法》：王冰：“篇名，今经亡。”又，张景岳：“即水热穴论也。”

姑从王注。

[24]阳：此指阳邪。

[25]真气：此指心阳之气。

[26]薄：迫也。

[27]隔：阻隔。

## 【语译】

黄帝问道：有一种温病，在汗出以后，身体又发热，脉躁动，热势不因汗出而稍减，并且言语狂乱，不吃东西，这叫什么病呢？岐伯说：病名叫阴阳交，阴阳交是一种死证。黄帝说：希望听到它的道理。岐伯说：人体所以出汗，是由于水谷入胃化生精微。现在邪气和正气在骨肉之间交争而能够出汗，这是由于邪气退而精气胜。精气胜就应该有食欲，不再发热；热是邪气的标志，汗是精气的反映。现在汗出而又发热，说明邪气胜于正气。不能吃东西，精气无所补益，而津液缺乏，使热邪更盛。汗出而热留不退，病人的寿命也就危在旦夕了。《热论》里说过：汗出而脉仍躁动，是死证。现在脉象与出汗不相应，这是精气不能胜其病邪，死的征象是很明显的。至于言语狂乱，那是神志失常的缘故，而神志失常，也是死的征象。现在死征有了三种，而不见一线生机，那么即使有好转的现象，也是必定要死的。

黄帝说：有人患身体发热，汗出烦闷，烦闷不因汗出而解，这是什么病？岐伯说：汗出而身体发热的，是因为风邪，汗出而烦闷不解的，是因为病气之上逆，这个病名叫作风厥。黄帝说：希望听听其中的道理。岐伯说：太阳经主宰诸阳之气，是一身之表，所以容易先受病邪，而少阴和太阳为表里，如少阴受太阳发热的影响，从而随之上逆，便成为厥。黄帝说：怎样治疗呢？岐伯说：刺太阳和少阴两经的穴，并且内服汤药。

黄帝说：劳风这种病，是怎样的？岐伯说：劳风发病按常规是在肺下，它的症状，是头项强直、两目上翻、视物不明、吐痰如黏涕而黄、恶风寒战。黄帝说：怎样治疗呢？岐伯说：首先要救治俯仰不便，引太阳经的经气，精壮的三日可以见愈，中年人精气稍衰的，五日可见愈，老年或精气不足的七日可见愈。这种病人，咳出青黄色痰液，样子像稠脓，大如弹丸。这种稠痰应从口中或鼻中排除才好，如果不能咳出，就要伤肺，伤肺就会死亡。

黄帝说：有患肾风的病人，面部足背浮肿，目下壅起像卧蚕一样，影响到言语，像这样的病人，可以针刺吗？岐伯说：大虚的，不当用刺法，如已经用了刺法，病气必然会来的。黄帝说：病气来了会怎样？岐伯说：如病气来了，一定感到气短，时时发热，从胸背上至头部汗出，手热，口干烦渴，小便色黄，目下浮肿，腹中肠鸣，身体沉重，行动困难，如果病人是妇女则月经会停止，胸中烦闷而不想吃东西，不能仰卧，仰卧就咳嗽，这病叫作风水，在《刺法》篇里有详细的论述。

黄帝说：希望听一听这其中的道理。岐伯说：邪气侵犯人体，正气必然不足。阴不足，阳邪必然危害，所以短气，时时发热而汗出。小便色黄，是下腹内热。不能仰卧，是胃中不和。仰卧就咳嗽加重，是水气上迫肺脏。凡是有水气的病人，其预兆可在目下看出。黄帝说：为什么？岐伯说：水属于阴，目下也属于阴，腹部为至阴之处，所以腹中有水，目下必然发现微肿。心气上逆，所以口苦舌干，不能仰卧，仰卧就会咳出清水。凡是水气的病人，都不能仰卧，卧后会感到惊悸不安，而惊悸会使咳嗽加剧。腹中鸣响，是由于胃的缘故。水气迫脾就烦闷不想吃东西。食物不能下咽，是胃脘有阻隔。身体觉沉，难以行动，是胃的经脉下行于足的缘故。妇女月经不来，是因为胞宫之脉闭塞。胞脉属于心脏，而下络于胞宫，现在水气上逆逼迫肺脏，心气不得下通，所以月经就不来了。黄帝说：讲得好。

## 【评介】

本篇较详细地论述了阴阳交、风厥、劳风、风水诸病的病因、病机、症状、预后、治疗等问题。诸病皆因正气不足、外感邪气所致，且多有发热之状，多为外感热病之范畴，故篇名曰《评热病论》。评，议也，论也。

本篇以诸病为例证，阐明了人体正气强弱是疾病发生、发展、转归及预后凶吉的决定因素，从而提出“邪之所凑，其气必虚”这一精辟的论点。此与《刺法论》提出的“正气存内，邪不可干”的观点，成为中医发病学内因为主导的最基本的科学论断。

论述阴阳交病理机转时，指出了热病若汗出而脉静身凉，是正胜邪退病愈之征。若汗出而脉疾身热，是正衰邪盛病情严重的反映。这一观点成为后世判断外感热病转归预后的基本标准，至今仍有效地指导着临床实践。阴阳交属于温热病中的危重病证，其病机特点热邪炽盛、阴精衰竭，这是从邪正斗争的角度认识病情的严重性，从而强调了邪正双方的强弱存亡在外感疾病发展中的决定性作用。温病学中的治温宜“刻刻顾其津液”及“留得一分津液，便有一分生机”的理论，就是在邪盛与精虚这一辩证关系的启发下创立的，并由此结合临床实践，总结出了“热病以救阴为先，救阴以泄热为要”的基本治疗大法，制订了一系列相应的治疗措施，从而推动了温病学的发展。

对于文中的“必死”之证，不可过于拘泥，当灵活对待。如吴鞠通说：“经谓必死之证，谁敢谓生。然药之得法，有可生之理。”关于《内经》中所言的死证，皆当如此对待。本篇劳风一病，仅言“恶风而振寒”，未言发热。然既有恶风振寒，自然有发热症状。文中未言，似属省文。关于“精者三日，中年者五日，不精者七日”，说明疾病的痊愈与体质的强弱、年龄的大小、精气的盛衰有密切的关系。

本篇所论之风水证，系肾风不当刺而刺的变证。与《大奇论》《水热穴论》所说的风水证，虽均与肾有关，而证候稍异。此处之风水证，系肾阴虚而风热邪气伤肾所致，其主要症状，均是由于风邪扰动肾水，使水气上溢泛滥而成。病由风而动水，故名曰风水。从原文对肾风和风水的症状描述来看，两者皆属水肿病的初期或急性发作期，但有程度轻重之别。因皆有发热，故属于热病的范畴。

综合观之，全篇突出地体现了以邪正斗争为基础的发病学观点。还有一点应指出，本篇所论述的发热病，除感染性疾病所致的发热外，亦应包括其他恶性病的热证，如肿瘤发热、血液病发热等。

## 逆调论篇第三十四

### 【原文】

黄帝问曰：人身非常温也，非常热也[1]，为之热而烦满[2]者何也？岐伯对曰：阴气少而阳气胜，故热而烦满也。帝曰：人身非衣寒[3]也，中非有寒气也[4]，寒从中生[5]者何？岐伯曰：是人多痹气[6]也，阳气少，阴气多，故身寒如从水中出。帝曰：人有四支热，逢风寒如炙如火[7]者何也？岐伯曰：是人者阴气虚，阳气盛，四支者阳也，两阳相得[8]而阴气虚少，少水不能灭盛火，而阳独治，独治者不能生长[9]也，独胜而止[10]耳，逢风而如炙如火者，是人当肉烁[11]也。帝曰：人有身寒，汤火不能热，厚衣不能温，然不冻栗[12]，是为何病？岐伯曰：是人者，素肾气胜，以水为事，太阳气衰，肾脂[13]枯不长，一水不能胜两火[14]，肾者水也，而生于[15]骨，肾不生则髓不能满，故寒甚至骨也。所以不能冻栗者，肝一阳也，心二阳也，肾孤藏也[16]，一水不能胜二火[17]，故不能冻栗，病名曰骨痹，是人当挛节[18]也。帝曰：人之肉苛[19]者，虽近衣絮，犹尚苛也，是谓何疾？岐伯曰：荣气虚，卫气实也[20]，荣气虚则不仁[21]，卫气虚则不用[21]，荣卫俱虚，则不仁且不用，肉如故也[22]，人身与志不相有[23]，曰死。帝曰：人有逆气不得卧而息有音者，有不得卧而息无音者，有起居如故而息有音者，有得卧行而喘者，有不得卧不能行而喘者，有不得卧卧而喘者，皆何藏使然？愿闻其故。岐伯曰：不得卧而息有音者，是阳明之逆也，足三阳者下行[24]，今逆而上行，故息有音也。阳明者胃脉也，胃者六府之海，其气亦下行，阳明逆不得从其道，故不得卧也。《下经》[25]曰：胃不和则卧不安。此之谓也。夫起居如故而息有音者，此肺之络脉逆也，络脉不得随经上下，故留经而不行，络脉之病人也微，故起居如故而息有音也。夫不得卧，卧则喘者，是水气之客也，夫水者循津液而流也，肾者水藏，主津液，主卧与喘[26]也。帝曰：善。

**【注释】**

［1］非常温也，非常热也：意为患者虽有温或热的症状，但不是指一般的外感邪气引起的温热证。又，常，作“裳”解，与下文“衣”对应。此说可参。

［2］满：指闷也。

［3］衣寒：指因衣服单薄而感寒冷。

［4］中非有寒气也：中，指体内。寒气，指寒邪。意为不是外在的寒邪侵入体内。

［5］寒从中生：指患者自觉寒冷从体内而生。

［6］痹气：指气机闭阻。

［7］如炙如火：《新校正》：“按全元起本无如火二字，《太素》云如炙于火。当从《太素》之文。”从之。炙，烤也。此句形容发热甚。下同。

［8］两阳相得：高士宗：“是人有热者，乃阴气虚，阳气盛，身在内，四肢在外，故四肢者阳也。以气盛之阳，合四肢之阳，两阳相得。”马莳：“四肢者属阳，风亦属阳，一逢风寒，两阳相得。”张景岳：“四肢者，诸阳之本也。风者，阳气也，以四肢之热而逢风于外，是谓两阳相得。”据黄帝之问及下文病机，高马二注似于义欠通，张注似于义近，但确义未明。此句之意似指素体阴虚阳盛，又逢风寒，化热入里，内外两热相并，故曰两阳相得。

［9］独治者不能生长：指阳气独盛，阴气不能生长。吴昆：“不能生长，谓偏阳不能生阴也。”

［10］止：此指生机不全。

［11］肉烁：指肌肉消瘦。

［12］冻栗：寒冷战栗。

［13］肾脂：肾精。

［14］一水不能胜两火：高士宗："一水不能胜两火七字在下，误重于此。"从之，当删。

［15］生于：《针灸甲乙经》《黄帝内经太素》均作"主"。从之。

［16］肝一阳也，心二阳也，肾孤藏也：高士宗："肾水生肝木，肝为阴中之阳，故肝一阳也。少阴合心火，心为阳中之阳，故心二阳也。肾为阴中之阴，故肾孤脏也。"张琦："肝为相火，心为君火，肾孤脏也，犹言一水。"两注互补。

［17］一水不能胜二火：张景岳："肝有少阳之相火，心为少阴之君火，肾一水也。一水已竭，二火犹存，是阴气已虚于中，而浮阳独胜于外，故身骨虽寒而不至冻栗。"

［18］挛节：骨节拘挛。

［19］肉苛：指肢体肌肤顽麻不仁，沉重不用。张景岳："苛者，顽木沉重之谓。"

［20］荣气虚，卫气实也：卫气实，据下文当作"卫气虚"。又，丹波元简："下文云荣气虚则不仁，卫气虚则不用，荣卫俱虚则不仁且不用。则此七字不相冒，恐是衍文。"可参。

［21］不仁、不用：张景岳："不仁，不知痛痒寒热也。不用，不能举动也。"

［22］肉如故也：《黄帝内经太素》作"肉如苛也"。从改之。

［23］人身与志不相有：即形神相失也。身，形体。志，神也。此处具体指形体受到刺激，神不能感知，而神又不能支配形体运动。

［24］足三阳者下行：指足三阳经之经气，正常时皆下行。

［25］《下经》：王冰："上古经也。"

［26］主卧与喘：指主气喘不能平卧。

## 【语译】

黄帝问：人体不是因为一般的外感而发热并伴有烦闷的征象，这是因为什么？岐伯说：由于阴气少，阳气胜，所以发热而又烦闷。

黄帝说：人体如果不是因为衣服单薄，也没有寒气在外，可是寒状像从内部发生的，这是什么原因？岐伯说：这种人是有痹证而阳气闭阻，阳气少，阴气多，所以身体寒冷，像从冷水里出来一样。

黄帝说：有人四肢发热，一遇到风，热得如同火烤一样，这是什么缘故？岐伯说：这种人是阴气虚少，阳气偏盛，四肢属阳，两阳相合，以致阴气虚少，水少不能制约旺火，形成阳气独旺于外的现象。如果阳气独旺，阴水便不能生长，所以一遇到风就像火烤，病人肌肉必然会慢慢消瘦。

黄帝说：有一种病人，身体寒冷，即便入汤近火，仍不觉热，穿厚衣服，也不能使他温暖，然而严寒并不冻得寒战，这是什么病呢？岐伯说：这种人，素来肾气偏胜，常在水中谋生业，致使太阳气衰，肾脂枯耗不长。肾是水脏而主骨生髓，肾气不实，骨髓就不充满。之所以不寒战，是因为肝是一阳相火，心是二阳君火，肾是孤脏，一个肾水不能制胜心肝二火，所以虽然寒冷，但不战栗，病名叫作骨痹。这种病人必然骨节拘挛。

黄帝说：有一种病人，肌肉麻痹不仁，就是接触到衣服棉絮，也毫无知觉，这是什么病？岐伯说：荣气虚的，就会使皮肉麻木；卫气虚的，肢体就不能举动；荣卫都虚弱了，那就麻木不仁，而且不能举动，肌肉更加麻痹。如人的神志不能支配形体，那必然要死亡。

黄帝说：患肺气逆满的人，有不能平卧而呼吸有声的；有不能平卧，而呼吸没有声息的；有起居如常，而呼吸有声音的；有能平卧，一旦行动就气喘的；有不能平卧，不能行动而气喘的；有不能平卧，平卧就气喘的。所有这些情况，是哪个脏的病所导致的呢？希望能了解它的缘故。岐伯说：不能平卧而呼吸有声音的，是阳明经脉之气上逆。足三阳经脉之气是下行的，现在逆而上行，所以就呼吸不利而有声音。阳明是胃脉，胃是六腑之海，胃气也是下行的；如果胃气气逆，阳明经就不能再从其道下行，所以就不能平卧了。《下经》里曾说："胃不和则卧不安。"就是这个意思。若起居如常，而呼吸有声音的，这是肺的络脉不顺。络脉之气不能随着经脉之气上下，气机留于经脉，但络脉的病比较轻，所以起居如常但呼吸有声。若不能卧，卧就喘，是水气侵犯人体的原因，水气是循着津液流行的道路而运行的，肾是水脏，主司津液，又主纳气，所以气喘不能平卧，这是肾脏的病变。黄帝说：讲得好。

## 【评介】

逆调，逆其调顺也。张志聪："调，和也、顺也。言人之阴阳水火，营卫气血，表里上下，皆当和调，逆调则为病矣。"本篇论述了由于阴阳失调，水火不济、营卫俱虚、经络脏腑气机逆乱等引起的寒热、肉烁、骨痹、肉苛、喘息不得卧等病证的病因病机、临床表现等问题，所论病证皆属"逆调"为病，故篇名曰《逆调论》。

本篇重点论述了人体内环境在疾病发生、发展变化中的重要作用。

内环境本身失调可以形成许多疾病，文中所论的寒热、肉苛、喘息不得卧等病证皆属此类。篇首“非常温也，非常热也”，以及“中非有寒气也”，强调说明文中所论之寒热均系人体本身阴阳失调所为，非外感邪气所致。而肉苛之病则因营卫俱虚不能荣养肢体肌肤所成。喘息不得卧则主要因肺胃肾以及所属经络的功能失调所致。

内环境失调又可改变外感邪气的性质。文中以素体阴虚阳盛，又感风寒，其热加重，势如炙火，终致肉烁为例，说明阴虚阳盛之体，可使风寒外邪从热而化，故曰“两阳相得”。此观点对后世中医病因病理学的发展有了很大影响，如刘完素的六气皆从火化之说，《医宗金鉴》的“人感受邪气虽一，因其形脏不同，或从寒化，或从热化，或从虚化，或从实化，故多端不齐也”，章虚谷的“六气之邪，有阴阳不同，其伤人也，又随人身之阴阳强弱变化为病”之说等等，大大充实了病因病理学的内容，且用之临床均以得验。

文中以骨痹为例进一步说明了内环境的失调造成的病证有时是非常复杂的，以示临证必得详辨。骨痹一病，既有肾中阳气不足，又有肾中阴精亏虚。阳虚精亏髓空而寒水内侵，以致“人有身寒，汤火不能热，厚衣不能温”，“寒甚至骨”；阴虚难济相君二火，故虽寒而“不能冻栗”。此属典型的寒热虚实夹杂证。

篇末所论喘息不得卧，黄帝问有六，岐伯答仅三，对此历代注家见解有二。一者是以王冰、吴昆、马莳、张琦等为代表，认为此处经文有脱简，其中吴昆还补入三条。一者是以张景岳、张志聪等为代表，认为答虽仅三，然余三寓在其中，不必复答，非脱简也。然六症虽有相近之处，但其机制并非皆同，似以王冰等人注说为是。

# 卷第十

## 疟论篇第三十五

**【原文】**

黄帝问曰：夫痎疟[1]皆生于风，其蓄作[2]有时者何也？岐伯对曰：疟之始发也，先起于毫毛，伸欠[3]乃作，寒栗鼓颔[4]，腰脊俱痛，寒去则内外皆热，头痛如破，渴欲冷饮。帝曰：何气使然？愿闻其道。岐伯曰：阴阳上下交争，虚实更作，阴阳相移也[5]。阳并于阴，则阴实而阳虚，阳明虚则寒栗鼓颔也；巨阳虚则腰背头项痛[6]；三阳俱虚则阴气胜，阴气胜则骨寒而痛；寒生于内，故中外皆寒；阳盛则外热，阴虚则内热，外内皆热则喘而渴，故欲冷饮也。此皆得之夏伤于暑，热气盛，藏于皮肤之内，肠胃之外，此荣气之所舍也[7]。此令人汗空[8]疏，腠理开，因得秋气，汗出遇风，及得之以浴，水气舍于皮肤之内，与卫气并居。卫气者，昼日行于阳，夜行于阴，此气[9]得阳而外出，得阴而内薄[10]，内外相薄，是以日作[11]。帝曰：其间日[12]而作者何也？岐伯曰：其气之舍深，内薄于阴，阳气独发，阴邪内著，阴与阳争不得出，是以间日而作也。帝曰：善。其作日晏与其日早者[13]，何气使然？岐伯曰：邪气客于风府，循膂[14]而下，卫气一日一夜大会于风府，其明日日下一节[15]，故其作也晏，此先客于脊背也，每至于风府则腠理开，腠理开则邪气入，邪气入则病作，以此日作稍益晏也。其出于风府，日下一节，二十五日下至骶骨，二十六日入于脊内[16]，注于伏膂之脉[17]，其气上行，九日出于缺盆之中[18]，其气日高[19]，故作日益早也。其间日发者，由邪气内薄于五藏，横连募原[20]也，其道远，其气深，其行迟，不能与卫气俱行，不得皆出，故间日乃作也。帝曰：夫子言卫气每至于风府，腠理乃发，发则邪气入，入则病作。今卫气日下一节，其气之发也不当风府[21]，其日作者奈何？岐伯曰：此邪气客于头项循膂而下者也，故虚实不同，邪中异所，则不得当其风府也。故邪中于头项者，气至头项而病；中于背者，气至背而病；中于腰脊者，气至腰脊而病；中于手足者，气至手足而病。卫气之所在，与邪气相合，则病作。故[22]风无常府[23]，卫气之所发，必开其腠理，邪气之所合[24]，则其府也[25]。帝曰：善。夫风之与疟也，相似同类[26]，而风独常在，疟得有时而休[27]者何也？岐伯曰：风气留其处，故常在；疟气随经络沉以内薄，故卫气应乃作。帝曰：疟先寒而后热者何也？岐伯曰：夏伤于大暑，其汗大出，腠理开发，因遇夏气凄沧[28]之水寒，藏于腠理皮肤之中，秋伤于风，则病成矣。夫寒者阴气也，风者阳气也，先伤于寒而后伤于风，故先寒而后热也，病以时作，名曰寒疟。帝曰：先热而后寒者何也？岐伯曰：此先伤于风而后伤于寒，故先热而后寒也，亦以时作，名曰温疟。其但热而不寒者，阴气[29]先绝，阳气[30]独发，则少气烦冤[31]手足热而欲呕，名曰瘅[32]疟。

帝曰：夫经[33]言有余者泻之，不足者补之。今热为有余，寒为不足。夫疟者之寒，汤火不能温也，及其热，冰水不能寒也，此皆有余不足之类。当此之时，良工不能止，必须[34]其自衰乃刺之，其故何也？愿闻其说。岐伯曰：经言无刺熇熇[35]之热，无刺浑浑之脉[36]，无刺漉漉之汗[37]，故为其病逆未可治也。夫疟之始发也，阳气并于阴，当是之时，阳虚而阴盛，外无气[38]，故先寒栗也。阴气逆极，则复出之阳，阳与阴复并于外，则阴虚而阳实，故先热而渴。夫疟气者，并于阳则阳胜，并于阴则阴胜，阴胜则寒，阳胜则热。疟者，风寒之气不常[39]也，病极则复[40]。至[41]病之发也，如火之热，如风雨不可当也。故经言曰：方其盛时必毁，因其衰也，事必大昌[42]。此之谓也。夫疟之未发也，阴未并阳，阳未并阴，因而调之，真气得安，邪气乃亡，故工不能治其已发，为其气逆也。帝曰：善。攻之奈何？早晏何如？岐伯曰：疟之且发也，阴阳之且移也，必从四末始也[43]，阳已伤，阴从之，故先其时坚束其处[44]，令邪气不得入，阴气不得出，审候见之在孙络盛坚而血者皆取之[45]，此真往而未得并者[46]也。帝曰：疟不发，其应何如？岐伯曰：疟气者，必更盛更虚，当[47]气之所在也，病在阳，则热而脉躁；在阴，则寒而脉静；极[48]则阴阳俱衰，卫气相离，故病得休；

卫气集[49]，则复病也。帝曰：时有间二日或至数日发，或渴或不渴，其故何也？岐伯曰：其间日者，邪气与卫气客于六府，而有时相失[50]。不能相得，故休数日乃作也。疟者，阴阳更胜也，或甚或不甚，故或渴或不渴。帝曰：论[51]言夏伤于暑，秋必病疟，今疟不必应者何也？岐伯曰：此应四时者也。其病异形者，反四时也[52]。其以秋病者寒甚，以冬病者寒不甚，以春病者恶风，以夏病者多汗。帝曰：夫病温疟与寒[53]疟而皆安舍？舍于何藏？岐伯曰：温疟者，得之冬中于风，寒气藏于骨髓之中，至春则阳气大发，邪气不能自出，因遇大暑，脑髓烁，肌肉消，腠理发泄，或有所用力，邪气与汗皆出，此病藏于肾，其气先从内出之于外也。如是者，阴虚而阳盛，阳盛则热矣，衰[54]则气复反入，入则阳虚，阳虚则寒矣，故先热而后寒，名曰温疟。帝曰：瘅疟何如？岐伯曰：瘅疟者，肺素有热气盛于身，厥逆上冲，中气实[55]而不外泄，因有所用力，腠理开，风寒舍于皮肤之内、分肉之间而发，发则阳气盛，阳气盛而不衰则病矣。其气不及于阴，故但热而不寒，气内藏于心，而外舍于分肉之间，令人消烁脱肉，故命曰瘅疟。帝曰：善。

## 【注释】

[1]痎疟：各种疟疾的总称。

[2]蓄作：吴昆："蓄，病息邪伏也。作，病发邪动也。"蓄，休止。作，发作。另，蓄亦有蓄积之义，疟邪蓄积，方有日作，间日作，间二日作。

[3]伸欠：伸，伸展肢体，俗称伸懒腰。欠，呵欠。

[4]寒栗鼓颔：即寒冷战栗，鼓腮抖颔。颔，颌骨。

[5]阴阳上下交争，虚实更作，阴阳相移也：张景岳："阳气者，下行极而上；阴气者，上行极而下。邪气入之，则阴阳上下交争矣。阳虚则外寒，阴虚则内热，阳盛则外热，阴盛则内寒。邪之所在，则邪实正虚，故入于阴则阴实阳虚，入于阳则阳实阴虚。虚实更作者，以阴阳相移易也。"此言疟疾发作，先寒栗后壮热的发病机理。即邪正出入交争，阴阳虚实更替，交争于阳分则阳实阴虚，故壮热，交争于阴分则阴实阳虚，故寒栗，如此虚实更替，阴阳相移，使寒栗与壮热往来交替。

[6]痛：滑寿："此下当有少阳虚一节。"可从。似有脱简。

[7]此荣气之所舍也：指邪气伏藏于经脉之中，荣血之内。

[8]空：同孔。

[9]气：邪气。

[10]薄：迫也。

[11]是以日作：一日一作。

[12]间日：隔日。

[13]其作日晏与其日早者：指疟疾的发作时间逐日推迟和逐日提前。晏，迟也。

[14]膂：此指脊椎骨。

[15]日下一节：指邪气自风府穴循脊骨日下一节。一节，指脊椎的一节。这样卫气运行每昼夜大会于风府，然后下日与疟邪相遇一天比一天晚，故“其作日晏”。

[16]二十五日下至骶骨，二十六日入于脊内：《新校正》：“按全元起本二十五日作二十一日，二十六日作二十二日，《甲乙经》《太素》并同。”《灵枢·岁露论》：“卫气之行风府，日下一节，二十一日下至尾骶，二十二日入脊内。”此两说可参。骶骨，此指骶尾骨。

[17]伏膂之脉：指太冲脉。

[18]缺盆之中：《灵枢·本输》：“缺盆之中，任脉也，名曰天突。”即天突穴处。

[19]其气日高：指邪气逐日升高。

[20]募原：募通膜，故募原又称膜原，系指在胸腹腔、膈肌上下、脏腑之间的膏膜。

[21]不当风府：指邪气不在风府穴处。

[22]此邪气客于头项循膂而下者也……故：《新校正》：“按全元起本及《甲乙经》《太素》自此邪气客于头项下则病作故，八十八字并无。”丹波元简：“以下八十八字，《外台》有。此疑古注文。”可参。

[23]风无常府：指风邪侵入人体没有固定之部位。

[24]合：《诸病源候论》作舍。可参。

[25]则其府也：府，此指风邪所中之处。此句承上文“风无常府”而言，则风邪所中之处，即为风府。此府非指风府穴。又，《针灸甲乙经》《诸病源候论》作“则其病作”，可参。

[26]夫风之与疟也，相似同类：风，此指风证。此句即言风证与疟疾皆因于风，均有寒热症状，故言相似同类。

[27]风独常在，疟得有时而休：指伤于风邪的一般风证，其寒热之症，无有休时，故曰常在。常在，其义有二，一是风证寒热症状呈持续性，二是

风证四季皆有。伤于风邪之疟疾，其寒热之症则有休时。休时，其义亦有二，一是疟疾寒热症状有间歇，二是疟疾发病仅见于暑、秋之时。

［28］凄沧：寒凉之义。

［29］阴气：此指寒邪。

［30］阳气：此指风邪。

［31］悗：闷也。

［32］瘅：热也。

［33］经：古医经。

［34］须：《针灸甲乙经》作“待”。从之。

［35］熇：音贺，热甚也。熇熇，热势炽盛貌。

［36］浑浑之脉：指脉象混乱，滚滚而急。

［37］漉漉之汗：形容大汗淋漓。

［38］外无气：吴昆：“外无气，谓卫气并入于阴而表虚也。”

［39］不常：指疟疾发作时有休止。

［40］病极则复：指疟疾的发作是阴阳之气相并而盛极，盛极则复发。

［41］至：《黄帝内经太素》“至”字连上句，作“病极则复至”。从之。

［42］方其盛时必毁，因其衰也，事必大昌：指邪气方盛之时，刺之必毁伤正气。当邪衰退之际，乘机取之，可使邪去正安，故曰大昌。

［43］疟之且发也，阴阳之且移也，必从四末始也：杨上善：“夫疟之作也，必内阴外阳相入相并相移乃作，四肢为阳，脏腑为阴，疟之将作，阳从四肢而入，阴从脏腑而出，二气交争，阴胜为寒，阳胜为热。”马莳：“方疟之将发，阴阳将移，必从四末而移，四末者，手足之指也，四末为十二经井荥俞经合之所行，故阴阳相移，必从此始。”两说互补。且，将要之义。

［44］先其时坚束其处：杨上善：“疗之二气未并之前，以绳束四肢病所来处，使二气不得相通，必邪见孙络，皆刺去血。”坚束其处，《千金要方》：“紧束其手足十指。”张景岳：“坚束其处，谓四关之上也。”四关，指腕踝关节。

［45］在孙络盛坚而血者皆取之：指坚束其处，手足之孙络充盈坚实而隆起，在其上刺之出血。

［46］此真往而未得并者：张景岳：“真气自为往来，而邪则无能并也。”

［47］当：《针灸甲乙经》作“随”。可参。

［48］极：指病发至极。

［49］卫气集：指卫气与邪气相合。

[50]邪气与卫气客于六府，而有时相失：吴昆将此句改为“邪气客于六府，而有时与卫气相失”。丹波元简：“考上文，并无客于六府之说，疑是风府之讹。”似是。张志聪：“六府者，谓六府之募原也，六府之募原者，连于肠胃之脂膜也。相失者，不与卫气相遇也。”

[51]论：似指《生气通天论》和《阴阳应象大论》。

[52]其病异形者，反四时也：张景岳：“夏伤于暑，秋必病疟，此应四时者也。其于春夏冬而病疟者，则病形多异，正以四时之气，寒热各有相反，皆能为疟也。”

[53]寒：周学海：“寒似当作瘅。”下文所论只言温疟和瘅疟，未及寒疟，故周说似是。

[54]衰：此指阳气衰。

[55]中气实：指胸中之气实。

## 【语译】

黄帝问：疟疾的发生，都是由于感受风邪，它的间歇或发作都有一定的时间，为什么？岐伯说：疟疾开始发作的时候，寒先起于毫毛，继而身体神志疲倦伸欠频作，随之寒战，鼓颔击齿，腰脊疼痛，及至寒冷一过，继而内外发热，头裂痛，口烦渴，并喜欢冷饮。

黄帝说：是什么机理使病这样呢？岐伯说：这是阴阳上下交争，虚实更替相胜，阴阳偏胜偏衰的关系。阳气为阴所并，则阴气实而阳明虚。阳明经气虚了，就会发生寒战，以至两颔为之鼓动；太阳经气虚了，就会腰脊头项疼痛；三阳经气都虚了，则阴气胜，阴气胜就会骨节寒冷而且疼痛。寒从内生，所以内外都觉得冷；阳盛的时候，要生外热，阴虚的时候，要生内热，如果内外都发热了，就要呼吸急迫、口渴并喜欢冷饮。

这种病都发在夏天，是由暑邪所伤。热气过盛，藏在皮肤之内，肠胃之外，这是营气所处的部位。暑热，使人汗出而肉理空虚，腠理开泄，一遇秋天的肃杀之气，汗出时就会感受风邪；并且与水浴有关。这样，风邪水气停留在皮肤之内，与卫气相交并，疟疾就会发作。卫气白天行于阳分，夜间行于阴分，这种邪气并于阳就向外发散，并于阴则向内发展，所以每天都要发作一次。

黄帝说：疟疾隔日而发作，这是为什么？岐伯说：这是因为邪气所在的地方较深，已经迫近阴分，致使阳气独行，而阴邪滞留于内。这样，阴与阳相争而邪气得不到发散，所以隔日才发作一次。

黄帝说：讲得好。那有的疟疾发作时间每日向后推迟，有的疟疾发作时间每日提前，这又是什么原因？岐伯说：邪气侵犯风府，沿着脊骨两旁膂肉逐节下移，卫气运行一昼夜与邪气在风府交会，可是它每过一天向下移行一节。这样，卫气与邪气的交会一天比一天晚，发病的时间也就日以推迟。这是邪气客于脊背。卫气每当达到风府的时候，腠理开泄，腠理一开泄，则邪气侵入，邪气侵入，病就发作，这就是发病一天比一天晚的原因。卫气运行于风府，邪气逐日下移一椎，约经二十五日下至骶骨，二十六日又入脊内，注于太冲之脉，然后循太冲脉上行，至九日到达任脉的天突穴。因其气上行，所以病的发作就日以提前。至于隔日一发的，是因邪气内迫五脏，横连膜原，相离较远，邪气较深，循行较迟，不能与当日卫气同时相会，所以隔日才能发作。

黄帝说：你说卫气每到风府，腠理则开发，腠理开发，病邪因而侵入，而邪入病就会发作，现在卫气日下一节，并没在风府处，疾病却每天发作，这是为什么？岐伯说：以上是指邪气侵入头项，沿着脊椎骨下行的情况。人体有虚实的不同，而病邪所中的地方也不一样，这样，就不一定在风府才发病。所以邪中头项的，如卫气行至头项，与邪气合就能发病；邪中于背的，卫气行至背，与邪气合就能发病；邪中于腰脊的，卫气行至腰脊，与邪气合就能发病；邪中于手足的，卫气行至手足，与邪气合就能发病。总之，卫气所在之处，与邪气相合，就要发病。所以风邪善行数变，没有固定部位，只要卫气与之相应，腠理开泄，邪气停留的那个地方，就会发病。

黄帝说：以上讲得好。说起来，风邪和疟病，似乎是一样的。为什么风邪常年都存在而发病，而疟病却只有夏天才发病呢？岐伯说：风邪常留其处，疟气随经络循行，潜伏而向内部稽留，要到卫气和它相应时，病才能发作。

黄帝说：疟疾发作，先寒冷而后发热的，这是为什么？岐伯说：夏天感受暑气，汗大出，腠理开泄，此时如感受暑夏的清冷水寒之气，藏在皮肤里面，到秋天又伤了风邪，就形成疟疾。寒属阴，风属阳，先伤于寒而后伤于风，所以先寒而后热，这种病的发作有一定的时间，病叫作寒疟。

黄帝说：那么有一种疟病，是先热而后寒，这又是为什么？岐伯说：这是先伤于风邪，然后伤于寒邪所造成的。这种病发作也有一定的时间，病叫作温疟。

如只发热而不发寒的，这是病人阴气首先乏竭，阳气单独发作，所以在病发作时，就会感到气短烦闷，手足发热，想要呕吐，这种病叫作瘅疟。

黄帝说：医经上说有余的应当泻，不足的应当补。现在发热是有余，发冷是不足，然而疟疾的寒冷，就是用热汤和火，也不能使之温暖；等到发热时，就是用冰水，也不能使之寒凉。这种寒热，都属有余不足之类，但当它发热发冷的时候，就是良医也无法止住，必待冷热衰退时候，才可用针刺治疗，这是什么原因？希望听你讲讲这其中的道理。

岐伯说：医经上说，热势高峰期不能刺，脉搏混乱时不能刺，汗出淋漓时不能刺，这是因为病在逆行，所以不能治疗。疟疾在开始发作时，阳并于阴，这时是阳虚而阴实，所以先寒冷战栗。至阴气逆乱到了极点，又外出于阳，因此阴阳又相并于外，这时是阴虚而阳实，所以感到热而干渴。疟疾并于阳分则阳气胜，并于阴分则阴气胜，阴气胜则发寒，阳气胜则发热。疟疾是由于风寒戾气的变化无常，热到极点，则阴邪至；寒到极点，则阳邪至。疟疾发作的时候，热得像火的燃烧，寒得像风雨般不可抵御。所以医经上说，当邪气正盛的时候贸然行针，必然失败，待邪气衰退，治疗就可见效，就是这个意思。疟疾在未发作的时候，阴气未并于阳分，阳气未并于阴分，及时进行调治，正气才会平和，邪气才会消退。所以医生不能于正在病发的时候治疗，是因为正气和邪气逆乱的缘故。

黄帝说：讲得好！疟疾究竟怎样攻治？早晚发作应怎样判断？岐伯说：疟疾将要发作，阴阳也将相互移转，必然从四肢开始。阳气被伤，阴必胜，在阴阳之气还未相并的时候，以绳牢固地缚住四肢的末端，使邪气不能入，阴气不能出，两者不能相移；牢固地缚住以后，经过审察，看到孙络充实和郁血所在；都刺出其血，这样真气自如运行，而不致使邪气并入体内。

黄帝说：疟疾在不发作的时候，其反应如何？岐伯说：疟气是盛虚更替的，它随同邪气的所在而发作。病在阳分，就发热而脉搏躁疾；病在阴分，就发冷而脉搏沉静；发病达于极点，则阴阳之气都已衰竭，卫气和邪气相离，病就休止；但当卫气与邪气再会集时，病就重新发作。

黄帝说：疟疾的发作，有的隔二日，有的隔至数日；发作时有的口渴，有的不口渴，这是什么缘故？岐伯说：它之所以隔几天再发作，是因为邪气与卫气会于六腑之膜原，其时是相错的，不能相得，所以停几天才再发作。疟疾是阴阳更替相胜，或重些、或轻些，所以有的口渴，有的不口渴。

黄帝说：医经上说，夏天被暑气所伤，秋天就一定要得疟疾。可是现在有些疟疾，不一定这样，这是为什么？岐伯说：夏天被暑气所伤，秋天就一定得疟疾，这是指和四时发病规律相顺应而言的。那些特殊类型的疟疾与四时发病规律相反。那发于秋天的，寒冷较重；发于冬天的，寒冷不重；发于春天的，怕风；发于夏天的，多汗。

黄帝说：温疟和瘅疟，各居止在何处？停留在哪一脏？岐伯说：温疟是在冬天感受风邪，寒气留在骨髓，到春天阳气生发旺盛，邪气不能自行外出，遇到暑热，就会使人脑髓消烁、肌肉消瘦、腠理发泄，这时用力过度，邪气与汗就一齐外出。这种病是邪气先伏藏于肾，它发作的时候，是邪气从内而外出。这样的病，阴气虚而阳气偏盛，阳盛就会发热，盛极而衰，邪气又回复入于阴。邪入于阴，则陷气又虚，阳虚就又发冷。所以这种病是先热后寒，病名叫作温疟。

黄帝说：瘅疟是怎样？岐伯说：瘅疟由于肺平素有热，邪气盛于人体，气逆上冲，内在邪气实不能向外发泄，适逢劳力之后，腠理开泄，风寒寄留于皮肤之内、肌肉之间，因而发病。发病则阳气偏盛，阳气盛而不衰退，就会发热；由于邪气不累及于阴，所以只是发热而不恶寒。这种病，是邪气内藏于心，而外留于肌肉之间，能使人肌肉消瘦，所以叫作瘅疟。黄帝说：讲得好！

## 【评介】

本篇系统地论述了疟疾的病因、发病、病机、症状、分类、诊断、治则、治法等问题，是论疟之专篇，故篇名曰《疟论》。

本篇对疟疾的论述，阐明以下几个方面的问题。疟疾属于外感病的范畴，其主要病因是感受风邪、暑邪。其发病与季节气候密切相关，多发于夏秋两季。这和临床实际是相符的。其症状特点为寒热交替、蓄作有时，具体表现为寒战、高热、头痛、汗出热退、定时发作。其疟又可分多种类型。据发作时间分类，有日作、间日作、间二日作、间数日作之别。据证候特点分类，有“先寒而后热也，病以时作，名曰寒疟”，“先热而后寒也，亦以时作，名曰温疟”，“但热而不寒者，阴气先绝，阳气独发，则少气烦冤手足热而欲呕，名曰瘅疟”。其病机关键在于卫气与疟邪的交争离合，当两者相遇而抗争，则疟病发作，两者相离，则疟病休止。疟邪客于皮肤之内，肠胃之外，则当在经脉之中，随营血而运行。而卫气行于脉外，昼夜周行于身之阴阳各二十五度与营相会。故疟邪与卫气昼夜亦相合一次，故疟每日发作一次，如篇中曰：“卫气者，昼日行于阳，夜行于阴，此气得阳而外出，得阴而内薄，内外相薄，是以日作。”若疟邪舍深内薄于五脏，深藏膜原不能每日与卫相遇，于是疟有间日作、间二日作，乃至间数日而发作，如篇中曰：“其气之舍深，内薄于阴，阳气独发，阴邪内著，阴与阳争不得出，是以间日而作也”，“其间日发者，由邪气内薄于五藏，横连募原也，其道远，其气深，其行迟，不能与卫气俱行，不得皆出，故间日乃作也”。其寒热之状，决定于疟邪与卫气相搏于阴分，还是阳分，故篇中曰“并于阳则阳胜，并于阴则阴胜，阴胜则寒，阳胜则热”，“阴阳上下交争，虚实更作，阴阳相移也”。其发作时间或提早或延迟，亦决定于疟邪与卫气的相遇。综上所述，可知疟疾之发作，是疟邪与卫气的斗争表现。这一理论，对后世有重要的指导意义。历代医家治疟，凡初起都祛邪为主，而疟发日久，及素体虚弱者，则无不主张扶助正气，强调益气、补肾。篇中指出治疟的针刺原则，就是把握时机，在疟疾发作之前或发作之后进行治疗，可以制止发作。必须避开盛发之时。即治其未发及其已衰。从临床观之治疟之法甚多，然这一原则是得验之关键。不仅适用于针刺治疗，也适合于药物治疗。目前治疗疟疾，一般强调在发作前一小时至四小时进药或针刺，多可制止发作。关于"坚束其处"及刺孙络出血等疗法，后世医家有采用者，但今日临床基本不用，其疗效何如，有待临床实践予以证实。

本篇关于疟疾之作有日晏、日早，是由于疟邪客于风府，循脊骨和伏膂之脉上下移行，与卫相合而致这一病理解释，为后世诊治疟疾提供了依据，临床所见患有疟疾之人，脊柱间确有一定的压痛点，在压痛处，进行针刺或推拿，有一定的疗效。而且脊椎间的大椎、陶道、神道、至阳等穴，均为目前治疗疟疾的有效穴位。由此可知本篇关于日晏、日早的解释，是源于临床实践的。

本篇所论之疟疾，包括现代所指之疟，和一些类似疟疾的外感热病，所以《内经》所指疟疾，范围较为广泛。从临床表现看，只有寒疟与现代所称之疟相同，而温疟、瘅疟与之有明显的区别，特别是瘅疟与现代之疟毫无相似之处。

本篇篇中与篇末均论及了温疟、瘅疟，两处名称虽然相同，而从病机分析，实属不同之疾。故当前后对比参阅。

关于本篇"横连募原"的募原，属于半表半里少阳之分，正是邪正分争之所。故后世论疟，大多以少阳为主。如金元四大家以及后世医家，无不重视少阳，并以小柴胡汤之类作为治疟的要方。这均为"横连募原"之说对后世产生的重大影响。

## 刺疟篇第三十六

**【原文】**

足太阳之疟，令人腰痛头重，寒从背起，先寒后热，熇熇暍暍然[1]，热止汗出，难已，刺郄中[2]出血。足少阳之疟，令人身体解㑊[3]，寒不甚，热不甚，恶见人，见人心惕惕然[4]，热多汗出甚，刺足少阳。足阳明之疟，令人先寒，洒淅洒淅[5]，寒甚久乃热，热去汗出，喜见日月光火气乃快然，刺足阳明跗上[6]。足太阴之疟，令人不乐，好大息[7]，不嗜食，多寒热汗出，病至则善呕，呕已乃衰，即取之[8]。足少阴之疟，令人呕吐甚，多寒热，热多寒少，欲闭户牖[9]而处，其病难已[10]。足厥阴之疟，令人腰痛少腹满，小便不利如癃状，非癃也，数便[11]，意恐惧气不足，腹中悒悒[12]，刺足厥阴。肺疟者，令人心寒，寒甚热，热间[13]善惊，如有所见者，刺手太阴阳明。心疟者，令人烦心甚，欲得清[14]水，反寒多，不甚热，刺手少阴。肝疟者，令人色苍苍然[15]，太息，其状若死者，刺足厥阴见血。脾疟者，令人寒，腹中痛，热则肠中鸣，鸣已汗出，刺足太阴。肾疟者，令人洒洒然[16]，腰脊痛宛转[17]，大便难，目眴眴然[18]，手足寒，刺足太阳少阴。胃疟者，令人且病也[19]，善饥而不能食，食而支满腹大，刺足阳明太阴横脉[20]出血。疟发身方热，刺跗上动脉[21]，开其空[22]，出其血，立寒。疟方欲寒，刺手阳明太阴、足阳明太阴。疟脉满大，急刺背俞，用中针[23]傍伍胠俞[24]各一，适肥瘦出其血也。疟脉小实急，灸胫少阴[25]，刺指井[26]。疟脉满大急，刺背俞，用五胠俞背俞各一，适行至于血也[27]。疟脉缓大虚，便宜用药，不宜用针。凡治疟先发[28]，如食顷[29]乃可以治，过之则失时也。诸疟而脉不见，刺十指间出血，血去必已，先视身之赤如小豆者尽取之[30]。十二疟[31]者，其发各不同时，察其病形，以知其何脉之病也。先其发时如食顷而刺之，一刺则衰，二刺则知[32]，三刺则已，不已刺舌下两脉出血，不已刺郄中盛经[33]出血，又刺项已下侠脊者[34]必已。舌下两脉者，廉泉也。刺疟者，必先问其病之所先发者，先刺之[35]。先头痛及重者，先刺头上及两额两眉间出血。先项背痛者，先刺之。先腰脊痛者，先刺郄中出血。先手臂痛者，先刺手少阴阳明十指间[36]。先足胫酸痛者，先刺足阳明十指间[37]出血。风疟，疟发则汗出恶风，刺三阳经背俞[38]之血者。䯒[39]酸痛甚，按之不可，名曰胕髓病[40]，以镵针[41]针绝骨[42]出血，立已。身体小痛，刺至阴[43]。诸阴之井[44]无出血，间日一刺。疟不渴，间日而作，刺足太阳。渴而间日作，刺足少阳。温疟汗不出，为五十九刺[45]。

## 【注释】

[1]熇熇暍暍然：熇熇，见《疟论》注。暍，《集韵》："热也。"暍暍然，热盛之貌。

[2]郄中：即委中穴。在腘窝横纹中央处。

[3]解㑊：懈怠也。解，通懈。

[4]惕惕然：恐惧之貌。惕，惧也。

[5]洒淅洒淅：《外台秘要方》作"洒洒淅淅"，可从。恶寒之貌。

[6]足阳明跗上：即足背上的冲阳穴。

[7]大息：即太息。

[8]即取之：其后《针灸甲乙经》有"足太阴"三字。从之。

[9]户牖：门窗。

[10]其病难已：其后《针灸甲乙经》有"取太溪"三字。从之。

[11]数便：《黄帝内经太素》《诸病源候论》《外台秘要方》均作"数小便"。可从。

[12]悒悒：郁滞不畅。

[13]寒甚热，热间：《黄帝内经太素》《诸病源候论》均作"寒甚热间"。从之。间，轻也。

[14]清：冷也。

[15]苍苍然：面色发青之貌。苍，青也。

[16]洒洒然：寒冷貌。

[17]宛转：马莳："宛转，则难以转身也。"

[18]眴眴然：眴，音义同眩。眴眴然，目眩之貌。

[19]且病也：《黄帝内经太素》作"疸病也"。可参。

[20]横脉：王冰："横脉，谓足内踝前斜过大脉，则太阴之经脉也。"张志聪："横脉，脾胃之横络脉也。"吴昆："二经（脾胃）孙络之横者。"三注各异，姑从吴注。

[21]跗上动脉：指足阳明胃经的冲阳穴。

[22]空：同孔，此指针孔。

[23]中针：高士宗："中针，不大不小之针也。"

[24]傍伍胠俞：傍，即背俞之旁。伍胠俞，指位于背部五脏俞穴两旁胁胠处的魂户、神堂、魂门、意舍、志室五个穴位。

[25]胫少阴：王冰："胫少阴，是谓复溜。"

[26]指井：指，同趾。井，井穴。足少阴肾经之井穴是涌泉，位于足底。

然此言指井，故王冰认为是足太阳膀胱经之井穴，即至阴穴。王注可从。

[27]疟脉满大，急刺背俞，用五胠俞背俞各一，适行至于血也：《新校正》认为此二十二字与前文重复，当删。从之。

[28]治疟先发：指治疗疟当在发作之前施治。先发，即治先于疟发。

[29]食顷：即大约一顿饭的时间。

[30]身之赤如小豆者尽取之：指身上有赤如小豆的出血点，均用针刺出血之法。

[31]十二疟：六经疟、五脏疟、胃疟共计十二种疟。

[32]知：知其效也，指明显好转。

[33]盛经：指血盛充盈之经。

[34]项已下侠脊者：王冰认为是大杼、风门穴。杨上善认为是大杼、譩譆。张志聪认为是背俞、胠俞。以既在项下又夹脊观之，似以王冰为是。

[35]先刺之：王冰认为先刺项部的风池、风府，背部的大杼、神道。

[36]手少阴阳明十指间：张景岳："手少阴、阳明，皆以井穴为言。又刺十指间者，各随其所病之经也，亦取井穴。"张志聪："手少阴阳明十指间者，谓十指间之少冲、商阳也。"二注有异，据文义似以前说为是。

[37]足阳明十指间：马莳："足胫酸痛者，先刺足阳明胃经及足十指间之井穴。"张志聪："足阳明十指间者，足十指间之厉兑也。"二注不同，据文义似以马注为是。

[38]三阳经背俞：三阳，《针灸甲乙经》作"足三阳"，可从。王冰："三阳，太阳也。"三阳经背俞，指足太阳在背部的俞穴。

[39]骱：胫也。

[40]胕髓病：指邪深伏于骨髓之病。胕，通附。

[41]镵针：古时九针之一，头部臌大而锐，形如箭头。详见《灵枢·九针十二原》。

[42]绝骨：指悬钟穴，足少阳经之穴。

[43]刺至阴：《针灸甲乙经》《黄帝内经太素》均无"至阴"二字，今从之，删"至阴"，"刺"字连下句。

[44]诸阴之井：指手足三阴经之井穴。

[45]五十九刺：指治热病的五十九个腧穴。详见《水热穴论》。

## 【语译】

足太阳经的疟疾，使人腰痛，头重，寒冷从背部起，先寒后热，热势很壮盛，热止汗出。这种疟疾，不易痊愈。治疗方法是刺委中出血。

足少阳经的疟疾，使人身体疲乏倦怠，发冷发热都不很厉害。厌恶见人，见人就感到恐惧，发热的时候就比较长，汗出也多。治疗方法是刺足少阳经。

足阳明经的疟疾，使人先发冷，寒冷得厉害，寒冷多时又发热。热一退则汗出。这种病人，喜欢见日光火焰，遇热才感舒适。治疗方法是刺足阳明经足背上的冲阳穴。

足太阴经的疟疾，令人郁闷不乐，好叹气，不想吃东西，多寒热，汗出，病发作时就呕吐，呕吐后病势就衰减。治疗方法是刺足太阴经的穴位。

足少阴经的疟疾，使人呕吐得很厉害，寒热多发，热多寒少，总想紧闭着门窗独处室内。这种病不易痊愈。

足厥阴经的疟疾，使人腰痛，少腹胀满，小便不利，像是尿闭，但不是尿闭证，而小便淋漓不断，害怕，气不足，腹中郁滞不通畅。治疗方法是刺足厥阴经的太冲穴。

肺疟，使人心里感到发冷，冷极了就发热，发热稍重时容易害怕，像看到什么东西一样出现幻视。治疗方法是刺手太阴、手阳明两经的穴位。

心疟，使人心里烦热得厉害，愿意喝冷水，反而寒多，不太发热。治疗方法是刺手少阴经。

肝疟，使人面色苍青，常叹气，形状如同死人一般。治疗方法是刺足厥阴经络出血。

脾疟，使人寒冷，腹中疼痛，热发作会使人肠鸣，肠鸣后汗出。治疗方法是刺足太阴经。

肾疟，使人感到寒冷，腰脊疼痛，不能转动，大便不通畅，目眩晕，手足发冷。治疗方法是刺足太阳、少阴两经。

胃疟，使人发黄疸，感到饥饿而不想吃东西，食后则腹部膨大，支撑胀满。治疗方法是刺足阳明、太阴络脉出血。

疟疾在发作后身体刚热的时候，刺脚背上的动脉，开通经穴，放血，立时热就退了。如疟疾是刚要发冷，那就应该刺手阳明、太阴和足阳明、太阴了。疟疾病人脉搏满大而急，刺背部的俞穴，用中等针，靠近五俞各取一穴，酌量病人的肥瘦刺出其血。如病人脉搏小实而急，灸胫部的少阴穴，并刺足趾末端的井穴。

疟疾病人的脉搏缓大而虚的，适宜用药物治疗，不宜用针刺。凡是治疗疟疾，应在病发作之前一顿饭的时候，给予治疗，过了这个时间，就失去时机了。各种疟疾，如脉伏而不见的，刺十指之间出血，血去病邪就可止了；若先见皮肤上发出赤小豆般的红点，应该都用针刺去。上面的十二种疟疾，发作时间各不相同，观察病人的症状，就可以了解病是属于哪一经脉。如果在发作前一顿饭的时候就给以针刺，一次邪气就可以减退，两次可有明显好转，刺到三次，病就可以好了。如果不好，可刺舌下两脉出血。如再不好，可取委中血盛的经络，刺出其血，并刺颈项以下挟脊的背俞穴，这样一定会好的。上面所说的舌下两脉，指的是廉泉穴。

凡刺疟疾，一定得先问清病发作时首先发作的症状，先行针刺。如先发是头痛、头重，就先刺头上及两额两眉间出血。先发是项背痛的，就先刺项部背部。先发是腰脊痛的，就先刺委中出血。先发是手臂痛的，就先刺手少阴、阳明十指间的孔穴。先发是足胫酸痛的，就先刺足经阳明及十指间的孔穴。风疟，病发作时，汗出怕风，刺太阳经背部的俞穴出血。小腿酸痛，不能按触，这叫作附髓病，可用镵针，刺绝骨穴出血，痛就可以止住。身体觉得微痛，刺阴经的井穴，不可出血，应隔一天刺一次。疟疾口不渴而隔日发作的，刺足太阳经；如口渴而隔日发作的，刺足少阳经。温疟而汗不出的，采用针刺五十九热穴的方法。

## 【评介】

本篇根据经络脏腑理论将疟疾分为六经疟、五脏疟、胃疟等十二种疟疾，并着重阐述了这十二种疟疾的症状和治法，其治疗重点在于针刺，故名曰《刺疟篇》。

篇中“凡治疟先发，如食顷乃可以治，过之则失时也”之说，与《疟论》中的治疟取其未发或已衰的精神是一致的，均强调治疟必须把握时机，避其疟发正盛之时，其乃常法。然临证要知常达变，灵活掌握。如疟疾发作之时，出现皮肤紫斑，脉伏不见等，此乃阳热盛极困遏于内不得外达之危候，当须急救，此时可针刺十指间井穴出血等，使邪热外泄，邪衰正安。

篇中“令人先寒……喜见日月光火气乃快然”，张琦认为：“此与少阴节错简，当在足少阴其病难已之上，阴病多寒，喜见日月光火气者，阳虚故也。”篇中“令人呕吐甚……欲闭户牖而处”，张琦认为：“此阳明疟脱文也，胃逆则呕吐，阳盛故热多，阳明病恶人与火，故欲闭户牖而处。”对足阳明疟与足少阴疟，历代注家均随文而注，唯张琦有其独处，然观原文，其理难明，若从张说，两疟互易，其理则通，故张说为是，阳明少阴，互为错简，今当从之。

# 气厥论篇第三十七

## 【原文】

黄帝问曰：五藏六府，寒热相移[1]者何？岐伯曰：肾移寒于肝[2]，痈肿少气[3]。脾移寒于肝，痈肿[4]筋挛。肝移寒于心，狂隔中[5]。心移寒于肺，肺消[6]，肺消者饮一溲二，死不治。肺移寒于肾，为涌水[7]，涌水者，按腹不坚，水气客于大肠，疾行则鸣濯濯[8]如囊裹浆，水之病也。脾移热于肝，则为惊衄。肝移热于心，则死。心移热于肺，传为鬲消[9]。肺移热于肾，传为柔痓[10]。肾移热于脾，传为虚，肠澼死，不可治[11]。胞[12]移热于膀胱，则癃溺血。膀胱移热于小肠，鬲肠[13]不便，上为口糜[14]。小肠移热于大肠，为虙瘕[15]，为沉[16]。大肠移热于胃，善食而瘦入[17]，谓之食亦[18]。胃移热于胆，亦曰食亦。胆移热于脑，则辛頞[19]鼻渊，鼻渊者，浊涕下不止也，传为衄衊[20]瞑目[21]，故得之气厥也。

## 【注释】

[1]相移：相传。

[2]肝：《新校正》："按全元起本云：肾移寒于脾。"《针灸甲乙经》《黄帝内经太素》均作"脾"。从之，"肝"改作"脾"。

[3]痈肿少气：痈肿，此作浮肿解。张景岳："痈者，壅也。肾以寒水之气反传所胜，侵侮脾土，故壅为浮肿。"少气，张景岳："少气者，寒盛则阳虚于下，阳虚则无以化气也。"

[4]痈肿：此作痈病肿痛解。

[5]隔中：《灵枢·邪气藏府病形》篇："脾脉急甚为瘛疭，微急为隔中，食饮入而还出，后沃沫。"张琦认为隔中为"中焦之气隔而不通"。两说互补。

[6]肺消：病名。杨上善："心将寒气与肺，肺得寒发热，肺焦为渴，名曰肺消。"可见肺消是属消渴病之上消病。

[7]涌水：病名。张景岳："涌水者，水自下而上，如泉之涌也。水者阴气也，其本在肾，其末在肺，肺移寒于肾，则阳气不化于下，阳气不化，则水泛为邪，而客于大肠，以大肠为肺之合也。"

[8]濯濯：音浊，水流激荡之声。此指肠鸣水声。

[9]鬲消：病名，鬲，同膈。王冰：“心热入肺，久久传化，内为膈热消渴而多饮也。”张景岳：“膈消者，膈上焦烦，饮水多而善消也。按上文言肺消者因于寒，此言膈消者因于热，可见消有阴阳二证，不可不辨。”可见鬲消亦指消渴病之上消。

[10]痓：痓，音斥，同痉。指筋脉拘挛、项背强直的病变。柔痓，病名，痉病的一种，主要症状有头项强急，角弓反张，四肢抽搐，发热汗出等。姚止庵：“但比刚痉稍缓，故曰柔也。”详见《金匮要略·痉湿暍病脉证治第二》。

[11]传为虚，肠澼死，不可治：虚，张琦以为衍文，似可从。此句似断为“传为肠澼，死不可治”为宜。肠澼，痢疾。

[12]胞：指男性之精室，女性之女子胞。吴昆：“胞，阴胞也，在男则为精室，在女则为血室。”

[13]鬲肠：指小肠隔寒不通。鬲，同隔。

[14]口麋：麋，音义同糜。口麋，即口舌生疮糜烂。

[15]虙瘕：虙，音义同伏。瘕，腹中积块也。虙瘕，指沉伏在腹中的积块。

[16]沉：张志聪：“沉，痔也。”高士宗认为“沉”下当有“痔”字。可见“沉”在此指痔疮。

[17]入：《新校正》认为“入”当为“又”，读连下文，诸本皆从。唯姚止庵“入”作“人”。今从姚说。

[18]食亦：病名。张志聪：“亦，解㑊也。谓虽能食而身体懈惰。”即虽消谷善饥，而身体消瘦无力。

[19]辛頞：指鼻腔内有辛辣感。頞，音遏，鼻梁也。

[20]衄衊：指鼻出血。衊，音灭，《说文解字》：“污血也。”

[21]瞑目：羞明恶日，目闭不欲睁。

## 【语译】

黄帝问：五脏六腑的寒热互相转移的病情是怎样的呢？岐伯说：肾移寒于脾，就会发为痈肿和少气的病。脾移寒于肝，就会发为痈肿和筋挛的病。肝移寒于心，就会发为狂证和隔中不通的病。心移寒于肺，就会成为肺消，肺消病的症状，是饮水一分，小便要尿二分，这种病是死证，无法可治的。肺移寒于肾，成为涌水，涌水病的症状，是病人的腹部按之不大坚硬，水气客留大肠，走得快时，可以听到肠中濯濯的水声，像皮囊里裹着浆水一样，这种病，为水邪内聚。

脾移热于肝，就会成为惊恐和鼻衄。肝移热于心，就会死亡。心移热于肺，日久传变，就会成为膈消病。肺移热于肾，日久传变，就会成为柔痓病。肾移热于脾，日久传变，就会成为肠澼病，是无法治疗的。胞移热于膀胱，会发生尿闭尿血。膀胱移热于小肠，会肠道阻隔大便不通，热气上行，以致口疮糜烂。小肠移热于大肠，热散不结，成为伏瘕，或为痔疮。大肠移热于胃，会多吃饭而反消瘦，叫作食亦。胃移热于胆，也叫作食亦。胆移热于脑，则鼻腔内觉得辛辣而成为鼻渊，鼻渊的表现，是脓涕下流不止，日久传变，就会鼻中出血，目暗不明，这是气逆热气上行的缘故。

**【评介】**

本篇主要论述了五脏六腑寒热相移引起的多种病变，而这些病变皆属脏腑气机逆乱所致，故篇名曰《气厥论》。气，脏腑气机也。厥，逆也。本篇提出了“五藏六府，寒热相移”这一论点，并以病变例证予以论证。说明了脏腑有病可以相互影响，相互传变。提示我们在临床上必须全面掌握脏腑之间的生理、病理特点，只有这样才能把握脏腑疾病的传变规律，预测疾病的发展趋向，从而采取及时有效的治法，杜绝疾病的传变，收到预期的疗效。

## 咳论篇第三十八

**【原文】**

黄帝问曰：肺之令人咳何也？岐伯对曰：五藏六府皆令人咳，非独肺也。帝曰：愿闻其状。岐伯曰：皮毛者肺之合也，皮毛先受邪气，邪气以从其合[1]也。其寒饮食入胃，从肺脉上至于肺则肺寒，肺寒则外内合邪因而客之，则为肺咳。五藏各以其时受病，非其时各传以与之[2]。人与天地相参[3]，故五藏各以治时[4]感于寒则受病，微则为咳，甚者为泄为痛。乘秋则肺先受邪，乘春则肝先受之，乘夏则心先受之，乘至阴[5]则脾先受之，乘冬则肾先受之。帝曰：何以异之？岐伯曰：肺咳之状，咳而喘息有音，甚则唾血。心咳之状，咳则心痛，喉中介介[6]如梗状，甚则咽肿喉痹[7]。肝咳之状，咳则两胁下痛，甚则不可以转，转则两胠下满。脾咳之状，咳则右胁下痛阴阴[8]引肩背，甚则不可以动，动则咳剧。肾咳之状，咳则腰背相引而痛，甚则咳涎[9]。帝曰：六府之咳奈何？安所受病？岐伯曰：五藏之久咳，乃移于六府。脾咳不已，则胃受之，胃咳之状，咳而呕，呕甚则长虫[10]出。肝咳不已，则胆受之，胆咳之状，咳呕胆汁。肺咳不已，则大肠受之，大肠咳状，咳而遗失[11]。心咳不已，则小肠受之，小肠咳状，咳而失气，气与咳俱失[12]。肾咳不已，则膀胱受之，膀胱咳状，咳而遗溺。久咳[13]不已，则三焦受之，三焦咳状，咳而腹满，不欲食饮，此皆聚于胃，关于肺[14]，使人多涕[15]唾而面浮肿气逆也。帝曰：治之奈何？岐伯曰：治藏者治其俞[16]，治府者治其合[16]，浮肿者治其经[16]。帝曰：善。

**【注释】**

[1]邪气以从其合：指皮毛受邪而后影响与皮毛相合的肺脏。

[2]五藏各以其时受病，非其时各传以与之：各以其时，指五脏各自所主之时。非其时，指非肺所主之秋时。之，指肺。张志聪："是五脏各以所主之时而受病。如非其秋时，则五脏之邪，各传之与肺而为咳也。"又，张琦："传以与之者，传于肺也。脏腑受邪虽异，而咳则主肺，故传于肺则咳也。非其时三字衍。"两说义同，唯张琦以为"非其时"属衍文，此说可参。

[3]相参：参合通应。

[4]治时：乃指五脏所主之时令。

[5]至阴：指农历六月，即长夏，又称季夏。

[6]介介：梗阻不利之状。

[7]喉痹：病名，指咽喉肿痛不利一类的病。

[8]阴阴：即隐隐。

[9]涎：指涎沫稀痰。

[10]长虫：即蛔虫。

[11]遗失：《针灸甲乙经》《黄帝内经太素》均作"遗矢"，从之。矢，通屎。遗矢，大便失禁。

[12]失：此作出解。或解为失禁。

[13]久咳：泛指以上诸咳。

[14]此皆聚于胃，关于肺：此为以上诸咳之总结语。指五脏六腑皆令人咳，然咳嗽与肺胃的关系最为密切。关，作门户解。

[15]涕：此指痰。

[16]俞、合、经：此指五输穴的输穴、合穴、经穴。

## 【语译】

黄帝问：肺脏能使人咳嗽，为什么？岐伯回答说：五脏六腑都能使人咳嗽，不单是肺。黄帝说：希望听一听内在道理。岐伯说：皮毛和肺是相配合的，皮毛感受了寒气，寒气就会侵入肺脏。再有冷饮冷食摄入胃中，寒气从胃与肺连通的经脉上注于肺，肺也会因此受寒，这样，外内的寒邪互相结合，留止在肺脏，就会成为肺咳。五脏各在所主的时令受病，如不是肺所主的时令受病，就是五脏之病传给它。人是与天地相参合的。五脏各在它所主的时令中受了寒邪，便能得病，若轻微的，就是咳嗽；严重的，就成为泄泻、疼痛。在秋天是肺先受邪，在春天是肝先受邪，在夏天是心先受邪，在季夏的时候是脾先受邪，在冬天是肾先受邪。

黄帝问：那么这些咳嗽怎样来区别呢？岐伯说：肺咳的症状，是咳嗽的时候，喘息有声音，严重时，还会唾血。心咳的症状，是咳嗽时感到心痛，喉头如同有东西梗塞，严重时，咽喉肿痛有阻塞感。肝咳的症状，是咳时两胁下疼痛，严重则不能转侧，如转侧则两胁下满胀。脾咳的症状，是咳嗽时右胁痛，疼痛隐隐牵引肩背，严重时，不能运动，一动就要咳嗽。肾咳的症状，是咳嗽的时候，腰背互相牵扯作痛，严重时，就要咳吐黏沫。

黄帝说：六腑咳嗽的症状怎样？又是怎样受的病呢？岐伯说：五脏咳嗽，日久不愈，就要传移于六腑。如脾咳久而不愈，胃就要受病，胃咳的症状，是咳而呕吐，厉害的时候，可吐出蛔虫。肝咳久不见愈，胆就要受病，胆咳的症状，是咳嗽可吐胆汁。肺咳久不见愈，大肠就要受病，大肠咳的症状，是咳嗽时大便失禁。心咳久不见愈，则小肠受病，小肠咳的症状，是咳嗽时肛门失气，常常是咳嗽和失气并作。肾咳久不见愈，则膀胱受病，膀胱咳的症状，是在咳嗽的时候，小便失禁。以上所说的各种咳嗽，如果经久不愈，那么三焦就要受病，三焦咳的症状，是咳嗽而腹满，不想吃东西。这些咳嗽，都是寒邪聚合于胃，而症状是通过肺表现出来。使人多痰多涕，面目浮肿，气逆咳喘。

黄帝说：如何治疗？岐伯说：治疗五脏的咳嗽，要取输穴；治疗六腑的咳嗽，要取合穴；凡是由于咳嗽而致浮肿的，要取经穴。黄帝说：讲得好！

## 【评介】

**本篇从整体观念出发，系统地论述咳嗽的病因、病机、分类、症状、传变及治疗等问题，为论咳之专篇，故篇名曰《咳论》。**

**本篇提出“五藏六府皆令人咳”之论点，并以具体例证加以论证，说明**

咳虽属肺，然追其源可与五脏六腑皆有关，并以“此皆聚于胃，关于肺”之语表明了咳与肺胃的关系至为密切，此亦为“脾为生痰之源，肺为贮痰之器”这一病理学观点的理论渊源。同时又以天人相应的观点说明咳与自然界的季节、气候等息息相关。诸说充分体现了《内经》对疾病认识的整体观，为后世对咳嗽进行辨证论治提供了重要的理论根据。

本篇以具体实例说明了咳嗽之因不外乎外感和内伤两大因素这一重要的发病学观点，为后世对咳嗽一病的认识予以极大的启示，至今我们仍把咳嗽一病分为外感和内伤两大类，认为外感咳嗽是由于外感邪气所致，内伤咳嗽多由脏腑功能失调所致，并以此进行辨证论治。文中“外内合邪因而客之，则为肺咳”等论述，又提示了外感咳嗽与内伤咳嗽是相互影响，相互关联的。

本篇以脏腑经络理论为依据，根据咳嗽同时所见的兼症将咳嗽分为五脏咳、六腑咳，体现了脏腑辨证的精神，成为后世脏腑辨证治咳的理论渊源。

篇中“治藏者治其俞，治府者治其合，浮肿者治其经”的治疗原则体现了分经论治的针刺原则，这一点对后世辨证论治体系的形成有着重要的指导意义。

文中以五行配四时五脏的观点提出了“五藏各以其时受病”传至于肺而令人咳的论点，并以“乘秋则肺先受邪……乘冬则肾先受之”作了具体的论述，此论虽然反映了五脏与四时有着特殊的内在联系，但并非一成不变。即并非除秋季外，其他季节都是主时之脏先受邪而后波及于肺而咳。所以不能拘于文字之说，要理解其中之精神所在。这些论述说明咳嗽一病必然受到四时季节气候变化的影响，气候异常变化可引起咳嗽，亦可使咳嗽加重。

# 卷第十一

## 举痛论篇第三十九

**【原文】**

黄帝问曰：余闻善言天[1]者，必有验于人；善言古者，必有合于今；善言人者，必有厌[2]于己。如此，则道[3]不惑而要数极[4]，所谓明也。今余问于夫子，令言而可知，视而可见，扪而可得，令验于己而发蒙解惑，可得而闻乎？岐伯再拜稽首[5]对曰：何道之问也？帝曰：愿闻人之五藏卒痛，何气使然？岐伯对曰：经脉流行不止，环周不休，寒气入经而稽迟[6]，泣[7]而不行，客于脉外则血少，客于脉中则气不通，故卒然而痛。帝曰：其痛或卒然而止者，或痛甚不休者，或痛甚不可按者，或按之而痛止者，或按之无益者，或喘动应手[8]者，或心与背相引而痛者，或胁肋与少腹相引而痛者，或腹痛引阴股[9]者，或痛宿昔[10]而成积者，或卒然痛死不知人有少间复生者，或痛而呕者，或腹痛而后泄者，或痛而闭不通者，凡此诸痛，各不同形，别之奈何？岐伯曰：寒气客于脉外则脉寒，脉寒则缩蜷，缩蜷则脉绌急[11]，绌急则外引小络，故卒然而痛，得炅[12]则痛立止，因重中于寒，则痛久矣。寒气客于经脉之中，与炅气相薄则脉满，满则痛而不可按也，寒气稽留，炅气从上[13]，则脉充大而血气乱，故痛甚不可按也。寒气客于肠胃之间，膜原[14]之下，血不得散，小络急引故痛，按之则血气散，故按之痛止。寒气客于侠脊之脉[15]，则深按之不能及，故按之无益也。寒气客于冲脉，冲脉起于关元，随腹直上，寒气客则脉不通，脉不通则气因之，故喘动应手矣。寒气客于背俞之脉[16]则脉泣，脉泣则血虚，血虚则痛，其俞注于心，故相引而痛，按之则热气至，热气至则痛止矣[17]。寒气客于厥阴之脉，厥阴之脉者，络阴器系于肝，寒气客于脉中，则血泣脉急，故胁肋与少腹相引痛矣。厥气[18]客于阴股，寒气上及少腹，血泣在下相引，故腹痛引阴股。寒气客于小肠膜原之间，络血之中，血泣不得注于大经，血气稽留不得行，故宿昔而成积矣。寒气客于五藏，厥逆上泄[19]，阴气竭[20]，阳气未入，故卒然痛死不知人，气复反则生矣。寒气客于肠胃，厥逆上出，故痛而呕也。寒气客于小肠，小肠不得成聚[21]，故后泄腹痛矣。热气留于小肠，肠中痛，瘅热焦渴[22]则坚干[23]不得出，故痛而闭不通矣。帝曰：所谓言而可知者也，视而可见奈何？岐伯曰：五藏六府固尽有部[24]，视其五色，黄赤为热，白为寒，青黑为痛，此所谓视而可见者也。帝曰：扪而可得，奈何？岐伯曰：视其主病之脉，坚而血及陷下[25]者，皆可扪而得也。帝曰：善。余知百病生于气也，怒则气上，喜则气缓，悲则气消，恐则气下，寒则气收，炅则气泄，惊则气乱，劳则气耗，思则气结，九气不同，何病之生？岐伯曰：怒则气逆，甚则呕血及飧泄，故气上矣。喜则气和志达，荣卫通利，故气缓矣。悲则心系[26]急，肺布叶举[27]，而上焦不通，荣卫不散，热气在中，故气消矣。恐则精却[28]，却则上焦闭，闭则气还，还则下焦胀，故气不行[29]矣。寒则腠理闭，气不行，故气收矣。炅则腠理开，荣卫通，汗大泄，故气泄。惊则心无所倚，神无所归，虑无所定[30]，故气乱矣。劳则喘息汗出，外内皆越[31]，故气耗矣。思则心有所存，神有所归[32]，正气留而不行，故气结矣。

**【注释】**

[1]天：指自然界。

[2]厌：《说文解字》："厌，合也。"

[3]道：指自然界事物运动变化的规律。

[4]要数极：数，理也。要数，要理，真理。极，引作透彻、明达解。

[5]稽首：古时的跪拜礼仪，叩头触地而有短暂停留。

[6]稽迟：稽，留滞不行之义。《说文解字》："稽，留止也。""迟，徐行也。"

[7]泣：义同涩。

[8]喘动应手：喘，疑"揣"之误。解为揣之应手而动。指痛处跳动应手。

[9]阴股：指大腿内侧。

[10]宿昔：指病久不愈。

[11]绌急：绌，音触，屈曲也。急，拘急。绌急即收缩拘急之义。

[12]炅：音炯，热也。

[13]上：疑“之”字之误，当作“之”。

[14]膜原：见《疟论》“募原”之注。

[15]侠脊之脉：注说众多。杨上善认为是督脉；王冰认为是督脉和足太阳经；张志聪认为是冲脉；高士宗认为是五脏之俞穴；姚止庵认为是前脊肌肉等。按侠脊之脉，似指足太阳经。

[16]背俞之脉：指足太阳经。背俞，指五脏在背部足太阳经之俞穴。

[17]按之则热气至，热气至则痛止矣：滑寿：“以上十三字，不知何所指。”高士宗把此十三字移至上文“按之则血气散，故按之痛止”之下，丹波元简认为高氏移动原文后则“文脉贯通，极是”。似从高注为确。

[18]厥气：张景岳：“厥气，寒逆之气也。”

[19]厥逆上泄：指五脏之气厥逆向上而泄越。

[20]阴气竭：竭，音义同遏。即阴气阻遏于内。

[21]成聚：指小肠受盛水谷的功能。

[22]焦渴：唇焦口渴。

[23]坚干：大便干结。

[24]固尽有部：指五脏六腑在面部都主一定的分布部。张志聪：“五脏六腑之气色，皆见于面，而各有所主之部位。”

[25]坚而血及陷下：张景岳：“脉坚者，邪之聚也。血留者，络必盛而起也。陷下者，血气不足，多阴候也。”

[26]心系：指维系心之脉络。即以心为中枢与其他脏腑相联系的脉络。

[27]肺布叶举：“肺布”与“叶举”为互文。意为肺叶布举。姚止庵：“布者，胀也。举者，起也。”

[28]精却：却，却退之义。精却是指肾精不能上承反而下陷。

[29]气不行：《新校正》：“详气不行当作气下行也。”从之。

[30]心无所倚，神无所归，虑无所定：此三句是对心神不宁的生动形象地描述。

[31]外内皆越：越，散越。马莳：“夫喘则内气越，汗则外气越，故气以之而耗散也。”

[32]心有所存，神有所归：指精力集中，神归一处。

## 【语译】

黄帝问道：我听说善于谈论天道的，必能把天道验证于人；善于谈论往古的，必能把古事与现实联系起来；善于谈论他人的，必能合于自己。这样，才能对医学至道无所困惑而医技精妙至极，也可谓明达彻悟了。现在我要问你的是那些言而可知、视而可见、扪而可得的诊法，使我有所体验，启发蒙昧，解除疑惑，能够听到你的见解吗？岐伯再拜稽首回答说：你要问哪些道理呢？黄帝说：我希望听五脏突然作痛，是什么邪气使其这样呢？岐伯回答说：经脉中的气血，是周流全身、循环不息的，寒气侵入了经脉，经血就会运行迟缓，凝涩而不通畅。假如寒邪侵袭在经脉之外，血液必然减少；若侵入脉中，则脉气不通，就会突然作痛。

黄帝说：有的痛忽然自止；有的疼痛剧烈而不休；有的疼痛而拒按；有的揉按则痛止；有的虽加揉按而无效；有的腹部疼痛，用手揣按应手而动；有的痛时心与背牵引作痛；有的胁肋和少腹牵引作痛；有的腹痛放射到大腿内侧；有的疼痛日久不愈而成积气；有的忽然剧痛而昏死不知人事，少停片刻才苏醒；有痛而呕吐；有腹痛而又泄泻；有痛而大便不通。所有这些疼痛，表现各不相同，怎样加以区别呢？

岐伯说：寒气侵犯于脉外，则脉受寒，脉寒就收缩，收缩则脉屈曲，因而牵引小脉络，就会忽然间发生疼痛，但得温热，疼痛就会立止；假使再受寒气侵袭，疼痛则经久不愈。

寒气侵犯到经脉之中，与热气相互交迫，就会经脉满胀，满胀则痛势剧烈而不休止。寒气停留，热气跟随而来，冷热相搏，则经脉充溢满大，气血逆乱于中，就会痛势剧烈而拒按。

寒气侵入肠胃之间，膜原之下，血瘀不散，细小的脉络因之牵引而痛，以手揉按，则血气可以疏散，所以按之痛就停止。

寒气侵入了深腹部的侠脊之脉，即使重按，也不能达到病所，所以按之无效。

寒气侵入到冲脉，冲脉起于关元穴，循腹上行，寒客冲脉则脉不得流通，那么气机就因之而动，所以揣摸腹部就会应手跳痛。

寒气侵入到背俞穴，则血脉凝涩，血脉凝涩则血虚，血虚则疼痛。其背与心相连，所以牵引作痛，如以手按之则热，热气到达病所，痛就停止。

寒气侵入到厥阴脉，厥阴脉环络阴器并系于肝，寒气侵入脉中，血涩不得流畅，脉道迫急，所以胁肋与少腹牵引而痛。

寒气侵入到阴股，寒气上逆累及少腹，阴股之血凝涩，在下相引，所以腹痛连及阴股。

寒气侵入到小肠膜原之间，络血之中，血脉凝涩，不能贯注到大经脉，因而血气停留，不得畅通，这样日久就成积气了。

寒气侵入到五脏，则厥逆之气上壅，阴气太甚，阳气郁遏不得回复，所以忽然痛死，不知人事；如果阳气恢复则苏醒。

寒气侵入到肠胃，厥逆之气上逆，所以发生腹痛并且呕吐。

寒气侵入到小肠，小肠失其受盛作用，水谷不得停留，所以后泄而腹痛。

热气蓄留于小肠，肠中疼痛，发热干渴，大便坚硬干燥不得出，所以腹痛而大便闭结不通。

黄帝说：通过闻声视色的诊断方法如何呢？岐伯说：五脏六腑，在面部各有所属的部位，观察面部的五色，黄色和赤色为热，白色为寒，青色和黑色为痛，这就是视而可见的诊断方法。

黄帝说：通过扪摸就可了解病情的方法是怎样的？岐伯说：这要看主病的脉象。坚实充血以及陷下不足，这些可用手扪切而得知。

黄帝说：讲得好！我听说各种疾病是由于气机紊乱而发生的。如暴怒则气上逆，大喜则气缓散，悲哀则气消散，恐惧则气下陷，遇寒则气收聚，受热则气外泄，大惊则气散乱，过劳则气耗损，思虑则气郁结，这九种气机的变化，各不相同，都能导致什么病呢？岐伯说：大怒则气上逆，严重者，可以引起呕血和飧泄，所以气逆。欣喜气就和顺，营卫之气通利，所以气缓。悲哀过甚则心系急，肺叶布举，上中两焦不通，热气在内不散，所以气消。恐惧就会使精气衰退，精气下衰就要使上焦闭塞，上焦不通，还复于下焦，气郁下焦，就会胀满，所以气下。寒冷之气，能使经络凝涩，营卫之气不得运行，所以气收。热则腠理开发，营卫之气宣泄，汗大出，所以气泄。惊惧则心悸无所依附，神气无所归宿，心中疑虑不定，所以气乱。过劳则喘且汗出，内外发越消耗，所以气耗。思虑过度心气不伸，精神呆滞，气机滞而不能运行，所以气结。

## 【评介】

本篇列举了十四种疼痛，并对其病因病机、临床表现特点以及辨证要点等问题详细地进行了分析讨论，故篇名曰《举痛论》。

《新校正》云："按全元起本在第三卷，名《五脏举痛》。所以名举痛之义未详。按本篇乃黄帝问五脏卒痛之疾，疑举乃卒字之误也。"

临床上引起疼痛的原因颇多，外感六淫、内伤七情、饮食、劳倦等均可致痛，本篇则认为疼痛的病因主要是寒邪。原因之一，篇中是以寒为例论痛，其寒既包括外寒，又包括内寒。原因之二，临床上因寒致痛者居多。故《痹论》云："痛者，寒气多也，有寒故痛也。"后世病因学中的"寒性主痛"之说无不与此有关。且篇中并未排除其他因素致痛，故文中又提出"炅气相薄""炅气从之""热气留于小肠"等，即因热邪壅滞，故寒邪化热，导致气血运行受阻亦可致痛。

关于疼痛的病机，篇中提出了“寒气入经而稽迟，泣而不行，客于脉外则血少，客于脉中则气不通，故卒然而痛”，“脉泣则血虚，血虚则痛”等论点。这些论点极大地启发后人对疼痛病机的认识，从而提出“不通则痛，不荣则痛”的病理学观点，认为疼痛病机尽管极其复杂，然总不外乎因气血阻滞，不通而痛，或因气血不足，不荣而痛。文中“客于脉外则血少，客于脉中则气不通”实属互文，即言邪客于脉之内外，导致气血不通或气血衰少。

篇中根据疼痛特点和兼症以判断病变的部位和性质，开辟了疼痛鉴别诊断学的先河。尤其是篇中以疼痛的拒按喜按、疼痛对寒热之喜恶辨别疼痛性质，为疼痛病证的辨证论治奠定了坚实的理论基础，尽管疼痛涉及的病证繁多复杂，然从其性质而言总不离寒、热、虚、实几个方面。

篇末提出了“百病生于气”这一著名的发病学观点，认为许多疾病的发生，都是不同致病因素引起机体气机紊乱所致。并对情志过激、寒热偏盛、疲劳过度等因素导致脏腑气机失调，从而发生多种疾病的具体例证给予了充分的论证。其中以七情过激致病者居多，体现了精神因素在《内经》发病学中占有重要的位置。

篇末是论九气为病，唯“喜则气和志达，荣卫通利，故气缓矣”，似言生理。因为喜属良性刺激的精神反应，一般只能使人气机调畅，不会生病。然此亦提示过喜则会使气涣散不收而生病。

篇首所言“言而可知，视而可见，扪而可得”，以示诊病当须诸诊合参，方能发蒙解惑。

## 腹中论篇第四十

### 【原文】

黄帝问曰：有病心腹满，旦食则不能暮食，此为何病？岐伯对曰：名为鼓胀[1]。帝曰：治之奈何？岐伯曰：治之以鸡矢醴[2]，一剂知[3]，二剂已[4]。帝曰：其时有复发者何也？岐伯曰：此饮食不节，故时有病也。虽然其病且已，时故当病[5]，气聚于腹也。帝曰：有病胸胁支满者，妨于食，病至则先闻腥臊臭，出清液[6]，先唾血，四支清[7]，目眩，时时前后血[8]，病名为何？何以得之？岐伯曰：病名血枯[9]，此得之年少时，有所大脱血，若醉入房中，气竭肝伤，故月事衰少不来也。帝曰：治之奈何？复以何术？岐伯曰：以四乌鲗骨一藘茹[10]二物并合之，丸以雀卵[11]，大如小豆，以五丸为后饭[12]，饮以鲍鱼[13]汁，利肠中及伤肝[14]也。帝曰：病有少腹盛[15]，上下左右皆有根[16]，此为何病？可治不[17]？岐伯曰：病名曰伏梁[18]。帝曰：伏梁何因而得之？岐伯曰：裹大脓血，居肠胃之外，不可治，治之[19]每切按之致死。帝曰：何以然？岐伯曰：此下则因阴，必下脓血[20]，上则迫胃脘，生鬲，侠胃脘内痈[21]，此久病也，难治。居脐上为逆，居齐[22]下为从，勿动亟夺[23]。论在《刺法》[24]中。帝曰：人有身体髀股骱皆肿，环脐而痛，是为何病？岐伯曰：病名伏梁，此风根[25]也。其气溢于大肠而著于肓[26]，肓之原在脐下[27]，故环脐而痛也。不可动[28]之，动之为水溺涩[29]之病。帝曰：夫子数言热中消中[30]，不可服高梁芳草石药[31]，石药发瘨[32]，芳草发狂。夫热中消中者，皆富贵人也，今禁高梁，是不合其心，禁芳草石药，是病不愈，愿闻其说。岐伯曰：夫芳草之气美[33]，石药之气悍，二者其气急疾坚劲，故非缓心和人[34]，不可以服此二者。帝曰：不可以服此二者，何以然？岐伯曰：夫热气慓悍[35]，药气亦然，二者相遇，恐内伤脾，脾者土也而恶木，服此药者，至甲乙日更论[36]。帝曰：善。有病膺肿颈痛胸满腹胀，此为何病？何以得之？岐伯曰：名厥逆[37]。帝曰：治之奈何？岐伯曰：灸之则喑[38]，石[39]之则狂，须其气并[40]，乃可治也。帝曰：何以然？岐伯曰：阳气重上，有余于上，灸之则阳气入阴，入则喑；石之则阳气虚，虚则狂；须其气并而治之，可使全[41]也。帝曰：善。何以知怀子之且生[42]也？岐伯曰：身有病[43]而无邪脉[44]也。帝曰：病热而有所痛者何也？岐伯曰：病热者，阳脉[45]也，以三阳之动[46]也，人迎一盛少阳[47]，二盛太阳，三盛阳明，入阴也[48]。夫阳入于阴，故病在头与腹，乃䐜胀而头痛也。帝曰：善。

**【注释】**

[1]鼓胀：病名。主要以腹部胀满如鼓为特征，故曰鼓胀。为水邪积聚之证。

［2］鸡矢醴：古方名，是用鸡屎和酒制成的药酒。矢，通屎。杨上善："可取鸡粪作丸，熬令烟盛，以清酒一斗半沃之，承取汁。名曰鸡醴，饮取汗。"张景岳："鸡矢醴法，按《正传》云：用羯鸡矢一升，研细，炒焦色，地上出火毒，以百沸汤淋汁，每服一大盏，调木香、槟榔末各一钱，日三服，空腹服，以平为度。又按《医鉴》等书云：用干羯鸡矢八合，炒微焦，入无灰好酒三碗，共煎，干至一半许，用布滤汁，五更热饮，则腹鸣，辰巳时行二三次，皆黑水也，次日觉足面渐有皱纹，又饮一次，则渐皱至膝上而病愈矣。此二法，似用后者为便。"又云："鸡矢之性，能消积下气，通利大小二便，盖攻伐实邪之剂也。一剂可知其效，二剂可已其病。凡鼓胀由于停积及湿热有余者，皆宜用之。若脾肾虚寒发胀，及气虚中满等症，最所忌也，误服则死。"有关鸡矢醴，历代论述颇多，此不一一举之，录杨、张二注以供参考。

［3］知：见效。

［4］已：病愈也。

［5］时故当病：指时有饮食不节之故而原病复发。故，因也，即饮食不节之故。病，复发也。马莳："其愈后有腹胀者，特以饮食不节故耳。正以病将愈时，而饮食复伤，则邪气复聚于腹，所以为之再胀也。"又，张琦认为此处"有脱误或衍文"。高士宗则认为时当连上句，为"虽然其病且已时"。张、高二说可参。另有一说，"时"连上句，"故当病"连下句，即为"虽然其病且已时，故当病气聚于腹也。"此说于义亦通。

［6］出清液：吴昆认为是鼻流清冷鼻液。张景岳认为是口吐清液。两注有异，姑且从张注。

［7］清：冷也。

［8］前后血：指大小便出血。

［9］血枯：病名。杨上善："血枯病形有八：一、胸胁支满；二、妨于食；三、病将发，先闻腥臊臭气；四、流出清液；五、病先唾血；六、四支冷；七、目眩；八、大小便时复出血。有此八状，名曰血枯之病……月经衰少，或不复来，以成此血枯之病。"

［10］四乌鲗骨一藘茹：即四份乌鲗骨一份藘茹。乌鲗骨，即乌贼骨，又名海螵蛸。藘茹，即茜草。

［11］雀卵：张景岳："雀，即麻雀。雀卵，气味甘温，能补益精血。主男子阳痿不起，故可使多精有子，及女子带下、便溺不利。"

［12］为后饭：指先服药，后吃饭。

［13］鲍鱼：《本草纲目》："治女子血枯病伤肝、利肠。"

［14］利肠中及伤肝：即通利肠道，补益损伤的肝脏。

［15］盛：满也。

［16］有根：一指周围边缘清楚。吴昆："根，病之所穷止也。"一指根蒂连络周围。张志聪："上下左右皆有根，此病在血分，有络脉之连络于上下四旁也。"张说为是。

［17］不：同否。

［18］伏梁：病名。指腹部痞满肿块一类疾病。其病伏藏于腹中，如强梁之坚硬，故名伏梁。张景岳："伏，藏伏也；梁，强梁坚硬之谓。"

［19］不可治，治之：《针灸甲乙经》作"不可治之"。从之。张志聪："不可治者，不可治以按摩也。"

［20］此下则因阴，必下脓血：指伏梁发病之处的下部靠近前后二阴，若切按之必使脓血从下部二便排出。因，高士宗："犹依也。"阴，前后二阴。

［21］上则迫胃脘，生鬲，侠胃脘内痈：生，张琦作"至"，从之。侠，音义同挟。另《新校正》："按《太素》，侠胃作使胃。"可参。此句即言伏梁病位上靠近胃脘，若切按之则脓血上迫至膈挟胃，使胃脘和膈肌发生内痈。

［22］齐：同脐。

［23］勿动亟夺：吴昆："动，动胃气也，动大便也。亟，数也。夺，土郁夺之之夺，谓下之也。言勿得动胃气行大便而数夺之也。"

［24］《刺法》：古医经。

［25］风根：张景岳："风根，即寒气也，如《百病始生篇》曰：积之始生，得寒乃生，厥乃成积。即此谓也。"

［26］肓：音荒。此指肓膜，即肠外之脂膜。

［27］肓之原在脐下：指脐下之气海穴，又名脖胦、下肓。吴昆："原，源也。脐下，气海也，一名脖胦。"《灵枢》曰："肓之原名曰脖胦，此之谓也。"

［28］动：此指攻下之法。

［29］水溺涩：水溺，小便。涩，滞涩不利。

［30］热中消中：王冰："多饮数溲，谓之热中。多食数溲，谓之消中。"张景岳："热中，消中者，即内热病也。"热中消中，即指消渴病。

［31］高梁芳草石药：高梁，膏粱。芳草，指气味辛香燥烈的植物药。石药，指金石之类的矿物药。

［32］瘨：音义同癫，即癫证。《针灸甲乙经》作"疽"，可参。

［33］气美：指气味辛香燥烈。

［34］缓心和人：指性情和缓之人。

［35］慓悍：急疾峻猛。

［36］更论：《针灸甲乙经》作“当愈甚”。从之。

［37］厥逆：在此指阳热上逆之病。张琦：“阳以下行为顺，阳火壅盛，故名厥逆。”

［38］喑：失音。

［39］石：指砭石、针石。此作针刺解。

［40］气并：马莳：“必须其阳气从上而降，阴气从下而升，阴阳相并，然后治之，或灸或针，可使全也。”气并，即指阴阳两气相和。

［41］全：痊愈。

［42］怀子之且生：指怀孕至临产整个妊娠期。之，至也。

［43］身有病：病，指妊娠期出现的如恶心呕吐之类似病非病的生理反应。

［44］无邪脉：无病脉。

［45］阳脉：吴昆：“言阳脉受病也。”即三阳脉受病。又，张景岳：“阳脉者，火邪也。”即脉象为阳。两说皆通，姑且从吴注。

［46］三阳之动：指太阳、阳明、少阳之脉动甚。吴昆：“动，脉来动甚也。”

［47］人迎一盛少阳：指人迎脉比寸口脉大一倍，为病在少阳。下皆仿此。

［48］入阴也：《针灸甲乙经》无此三字。可参。

## 【语译】

黄帝问：有一种心腹胀满的病，早上进食后，到晚上就不想再吃东西，这是什么病？岐伯说：这种病叫作鼓胀。黄帝又问：怎样治疗？岐伯说：治疗用鸡矢醴，一剂就可见效，两剂病即痊愈。黄帝说：这种病有的复发，是什么缘故？岐伯说：这是由于饮食不节制，所以会复发，病虽然接近痊愈，但病气聚于腹中，所以是要复发的。

黄帝说：有一种患胸胁撑胀的病，妨碍饮食，发病时先闻到有腥臊气味，口吐清涎，吐血，四肢寒冷，目眩晕，大小便经常出血，这叫作什么病？因为什么得的？岐伯说：这种病叫作血枯，是在年少的时候，有过大出血病；或者大醉以后纵行房事，使经气耗竭，肝脏损伤，以至月经衰少，或停止不来。黄帝说：怎样治疗呢？用什么方法，使血气恢复呢？岐伯说：用四份乌贼骨、一份藘茹，两种药合并，用雀卵和为丸，制成如小豆大的丸药，每次五丸，先服药后吃饭，用鲍鱼汁送下，这样，可以利肠道，并能补益受伤的肝脏。

黄帝说：有一种患少腹盛满的病，上下左右都有根蒂，这是什么病？是否可以治疗？岐伯说：这种病叫作伏梁。黄帝说：伏梁病是因为什么得的呢？

岐伯说：少腹里裹着脓血，生在肠胃外面，不易治疗，在治疗时，每切按得重了，就可以致死。黄帝说：为什么会这样呢？岐伯说：这种病，下部靠近二阴，所以如重按则二便必下脓血。向上迫胃至膈，使胃脘内生痈。这是根深蒂固的久病，很难治。这种病，生在脐上，是逆证，生在脐下，是顺证，注意不要攻下涌上，详细的论述记载在《刺法论》中。

黄帝说：有人身体髀、股、胫都发肿，而且环脐疼痛，这是什么病？岐伯说：病名叫作伏梁，这是因为宿受风寒而发病的。风寒之气由大肠外溢，滞留在肠外的肓膜上，肓膜的根原在脐下气海处，所以要环脐疼痛。对这种病不可攻下，如果攻下不当，就要发生小便滞涩不通。

黄帝说：你屡次说患热中消中病的，不可吃厚味精粮，也不可以用芳草石药。因为吃了石药容易发疽，吃了芳草药物容易发狂。但那患热中消中之病的，多是富贵之人，禁忌吃厚味精粮，就不合他的心愿，不用芳草石药，病又不能治愈，希望能听到你的见解。岐伯说：芳香草药大多气美性燥，石类药物的性质多悍烈，这两类药物，都有辛温走窜而坚劲的性质，所以不能舒缓人的身心。黄帝说：为什么不可以服这两类药呢？岐伯说：热气本身是轻捷猛烈的，药物之气也是这样，两者相遇，就要损伤脾气，脾气属土，土恶木克，服用这类药物，逢到甲乙日，病会更加严重。

黄帝说：讲得好！有一种患膺肿颈痛、胸满腹胀的，这是什么病？病是怎样得的？岐伯说：病名叫作厥逆。黄帝说：怎样治疗？岐伯说：用灸法就会失音，用砭石法就会发狂，必须待其上下之气交合，才可以进行治疗。黄帝说：为什么？岐伯说：阳气重，则上部有余，如再用灸法，会阳盛入阴，阳入阴就会失音；如用砭石刺之，则阳气虚，虚则发狂。所以对这种病的处理，必须等待上下之气交合，然后治疗，才可以达到痊愈的目的。

黄帝说：讲得好！怎样可以知道妇女怀孕将要分娩呢？岐伯说：身似有病，但没有异常脉象。

黄帝说：病发热且身体有疼痛的地方，这是什么原因呢？岐伯说：凡是发热的病，皆见阳脉。三阳脉的动势，人迎比气口大一倍的，病在少阳；比气口大两倍的，病在太阳；比气口大三倍的，病在阳明。病邪由阳入阴，那么病就在头部与腹部，就会发生腹胀和头痛。黄帝说：讲得好！

## 【评介】

**本篇主要讨论了鼓胀、血枯、伏梁、热中、消中、厥逆等病的病因、病机、症状、治疗以及注意事项等。由于这些疾病皆生于腹中，故篇名曰《腹中论》。**

鼓胀一病，本篇所论较简，欲求详识，当需参阅有关鼓胀病的其他篇章，如《灵枢·水胀》："鼓胀何如？岐伯曰：腹胀身皆大，大与肤胀等也，色苍黄，腹筋起，此其候也……黄帝曰：肤胀鼓胀，可刺邪？岐伯曰：先泻其胀之血络，后调其经，刺去其血络也。"

篇中所言伏梁有二，一指久病邪留腹中引起少腹硬满，内裹大脓血，居肠胃之外，上下左右有根，不可切按之病；一指寒气内积，溢于大肠，著于肓膜脐下引起的身体髀股胫皆肿，环脐而痛之病。此外《灵枢》《难经》亦有伏梁之论。《灵枢·邪气藏府病形》："心脉……微缓为伏梁，在心下，上下行，时唾血。"《难经·五十六难》："心之积名曰伏梁，起脐上，大如臂，上至心下，久不愈，令人烦心。"均言伏梁，但病状颇异，故须详辨。然综合分析，伏梁似属痞块、积聚一类疾病。

王冰："多饮数溲，谓之热中。多食数溲，谓之消中。"张景岳："凡多饮而渴不止者，为上消；消谷善饥者，为中消。"据此篇中所言之热中、中消实属消渴病。热中为上消病，消中为中消病。有关消渴之病，《内经》许多篇中均有所论，欲得详解，诸篇参之。值得注意的是，本篇提出"夫热中消中者，皆富贵人也"，说明《内经》的作者非常确切地观察到，富贵人是热中的高发群体。"热中消中"是糖尿病的不同证型，多发于富贵阶层，从统计学而论，是非常客观的。

篇中谓"石之则阳气虚，虚则狂"，以示狂证虽阳热盛实者居多，然亦不乏阳虚不足者。

篇中提出鸡矢醴和四乌鲗骨一藘茹丸两首古代方剂，其中四乌鲗骨一藘茹丸现在临床上仍在使用，而鸡矢醴，虽然历代医家论述颇多，但今临床用之不多。据《素问汇粹》言，其时在民间仍有流传，常用治疗小儿消化不良之腹胀，每有良效。其法：将鸡矢白晒干，焙黄，研末或为丸，温开水送服。

# 刺腰痛篇第四十一

## 【原文】

足太阳脉令人腰痛，引项脊尻[1]背如重状[2]，刺其郄中[3]。太阳正经[4]出血，春无见血[5]。少阳令人腰痛，如以针刺其皮中，循循然[6]不可以俯仰，不可以顾[7]，刺少阳成骨[8]之端出血，成骨在膝外廉之骨独起者，夏无见血。阳明令人腰痛，不可以顾，顾如有见者[9]，善悲，刺阳明于骺前三痏[10]，上下[11]和之出血，秋无见血。足[12]少阴令人腰痛，痛引脊内廉，刺少阴于内踝上[13]二痏，春无见血，出血太多，不可复也[14]。厥阴之脉令人腰痛，腰中如张弓弩弦[15]，刺厥阴之脉，在腨踵鱼腹之外，循之累累然[16]，乃刺之，其病令人善言默默然不慧，刺之三痏[17]。解脉[18]令人腰痛，痛引肩，目𥆨𥆨然[19]，时遗溲，刺解脉，在膝筋肉分间郄外廉之横脉[20]出血，血变而止[21]。解脉令人腰痛如引带[22]，常如折腰状，善恐，刺解脉，在郄中结络如黍米[23]，刺之血射以黑，见赤血而已。同阴之脉[24]令人腰痛，痛如小锤[25]居其中，怫然肿[26]，刺同阴之脉，在外踝上绝骨之端[27]，为三痏。阳维之脉令人腰痛，痛上怫然肿，刺阳维之脉，脉与太阳合腨下间，去地一尺所[28]。衡络之脉[29]令人腰痛，不可以俯仰，仰则恐仆，得之举重伤腰，衡络绝，恶血归之，刺之在郄阳[30]、筋之间，上郄数寸[31]，衡居[32]为二痏出血。会阴之脉[33]令人腰痛，痛上漯漯然[34]汗出，汗干令人欲饮，饮已欲走，刺直阳之脉[35]上三痏，在跷上郄下五寸横居[36]，视其盛者出血。飞阳之脉[37]令人腰痛，痛上拂拂然[38]，甚者悲以恐，刺飞阳之脉，在内踝上五寸，少阴之前，与阴维之会[39]。昌阳之脉[40]令人腰痛，痛引膺，目𥆨𥆨然，甚则反折[41]，舌卷不能言，刺内筋[42]为二痏，在内踝上大筋前太阴后，上踝二寸所。散脉[43]令人腰痛而热，热甚生烦，腰下如有横木居其中，甚则遗溲，刺散脉，在膝前骨肉分间，络外廉，束脉为三痏[44]。肉里之脉[45]令人腰痛，不可以咳，咳则筋缩急，刺肉里之脉为二痏，在太阳之外，少阳绝骨之后[46]。腰痛侠脊而痛至头几几然[47]，目𥆨𥆨欲僵仆，刺足太阳郄中出血。腰痛上寒，刺足太阳阳明；上热，刺足厥阴；不可以俯仰，刺足少阳；中热而喘，刺足少阴，刺郄中出血。腰痛，上寒不可顾，刺足阳明；上热，刺足太阴；中热而喘，刺足少阴。大便难，刺足少阴。少腹满，刺足厥阴。如折不可以俯仰，不可举，刺足太阳。引脊内廉，刺足少阴[48]。腰痛引少腹控䏚[49]，不可以仰[50]，刺腰尻交者[51]，两髁胂上[52]，以月生死为痏数[53]，发针立已，左取右，右取左[54]。

【注释】

[1]尻：指脊骨尽端，即尾骨。

[2]如重状：如负重状。

[3]郄中：指委中穴。

[4]太阳正经：一说指昆仑穴，一说指委中穴。据《灵枢·经别》："足太阳之正，别入腘中。"此当指委中穴。

[5]春无见血：指春季不要刺其出血。无，通勿。王冰："太阳合肾，肾旺于冬，水衰于春，故春无见血也。"下皆仿此。

[6]循循然：吴昆："循循，渐也，言渐次不可以俯仰也。"

[7]顾：回首。

[8]成骨：指腓骨。

[9]如有见者：吴昆："如有见者，仲景所谓如见鬼状也。"张志聪："卒然见非常物。"

[10]骱前三痏：骱前，此指足三里穴。骱，音衡，足胫也，在此指胫骨。三痏，此作三次解。痏，音委，此指针刺的次数。下皆仿是。

[11]上下：指上巨虚、下巨虚两穴。

[12]足：《新校正》："此前少足太阴腰痛证并刺足太阴法，应古文脱简也。"可参。

[13]内踝上：指复溜穴。

[14]不可复也：张景岳："肾气不可复也。"

[15]腰中如张弓弩弦：形容腰痛且拘急强硬。

[16]在腨踵鱼腹之外，循之累累然：此指蠡沟穴处。张景岳："腨，腿肚也。踵，足跟也。鱼腹，腨之形如鱼腹也。腨踵之间，鱼腹之外，循之累累然，即足厥阴之络蠡沟穴处。"累累然，如串珠状。

[17]其病令人善言默默然不慧，刺之三痏：善，《新校正》："按经云善言默默然不慧，详善言与默默二病难相兼，全元起本无善字，于义为允。"从之，删"善"字，当为"言默默然不慧"，指沉默寡言，精神不爽。又，丹波元简："其病云云以下十五字，与前四经腰痛之例不同，恐是衍文。"可参。

[18]解脉：指足太阳之脉。因足太阳经脉起于目内眦，上额，交会于巅顶，入里络于脑，回出项后分两支夹脊下行。此如绳之分解，故曰解脉。又，《医学读书记》："详本篇举诸经腰痛，乃独遗带脉，而重出解脉，按带脉起止于少腹之侧，季胁之下，环身一周，如束带然，则此所谓腰痛如此带，常如折腰状者，自是带脉为病，云解脉者，传写之误也。"此说可参。

[19]目睆睆然：目不明也。睆，音荒，目昏暗，视物不清。

[20]在膝筋肉分间郄外廉之横脉：指在膝后腘窝筋肉间、委中穴外侧的委阳穴处。郄，郄中，即委中穴。

[21]血变而止：即刺之出血，其血由黑变赤为止。

[22]腰痛如引带：指腰痛犹如带子牵引一样。

[23]在郄中结络如黍米：在委中穴处有络脉结滞如黍米状。

[24]同阴之脉：指足少阳之别络。王冰："足少阳之别络也，并少阳经上行，去足外踝上同身寸之五寸，乃别走厥阴，并经下络足跗，故曰同阴脉也。"

[25]小锤：《黄帝内经太素》作"小针"。可参。

[26]怫然肿：肿胀之状。张景岳："怫然，怒意，言肿突如怒也。"

[27]绝骨之端：一说指足少阴经之绝骨穴。一说指足少阳经之阳辅穴。姑且从后说。

[28]脉与太阳合腨下间，去地一尺所：此指承山穴处。脉，承维脉也。

[29]衡络之脉：此指带脉。衡，通横。张志聪："此论带脉为病而令人腰痛也。衡，横也。带脉横络于腰间，故曰横络之脉。"

[30]郄阳：委阳穴。

[31]筋之间，上郄数寸：指殷门穴处。

[32]衡居：指殷门穴处横居隆起之血络。衡，通横。另，"衡居"似当连上句。

[33]会阴之脉：指督脉。因督脉出于会阴，上行背脊。

[34]漯漯然：汗出不断之貌。

[35]直阳之脉：督脉。

[36]跷上郄下五寸横居：王冰："跷为阳跷所在申脉穴，在外踝下也。郄下，则腘下也。言此刺处在腘下同身寸之五寸，上承郄中穴、下当申脉之位，是承筋穴，即腨中央如外陷者中也。太阳脉气所发，禁不可刺，可灸三壮。今云刺者，谓刺其血络之盛满者也。"即王冰认为是承筋穴处。

[37]飞阳之脉：《灵枢·经脉》："足太阳之别，名曰飞阳。去踝七寸，别走少阳。"

[38]拂拂然：高士宗："拂拂，怒貌，痛上拂拂而肿，如怒起伏。"

[39]内踝上五寸，少阴之前，与阴维之会：指筑宾穴。

[40]昌阳之脉：指足少阴肾经。马莳："昌阳，系足少阴肾经穴名，又名复溜，又名伏白。足少阴之脉，其直行者，从肾上贯肝膈，入肺中……其支者，从肺出络心，注胸中。故昌阳之脉令人腰痛，其痛引膺，以膺即胸之旁也。"

［41］反折：指腰部向后反折。

［42］内筋：指复溜穴。

［43］散脉：王冰："散脉，足太阴之别也，散行而上，故以名焉。"

［44］膝前骨肉分间，络外廉，束脉为三痏："束脉"当连上句。张景岳："膝前，膝内侧之前也。骨肉分间，谓膝内辅骨下廉，腨肉之两间也。络外廉者，太阴之络，色青而见者……此节云膝前骨肉分间，络外廉束脉，似指阳明经为散脉。而王氏释为太阴，若乎有疑，但本篇独缺太阴刺法，而下文有云上热刺足太阴者，若与此相照应，及考之地机穴，主治腰痛，故今从王氏之注。"

［45］肉里之脉：王冰："肉里之脉，少阳所生，则阳维之脉气所发也。"

［46］在太阳之外，少阳绝骨之后：王冰："绝骨之前，足少阳脉所行。绝骨之后，阳维脉所过。故指曰在太阳之外，少阳绝骨之后也。分肉穴，在足外踝直上绝骨之端，如后同身寸之二分筋肉分间，阳维脉气所发。"马莳："足少阳胆经有阳辅穴，又名分肉。"两说互参。

［47］几几然：强硬不舒之貌。

［48］腰痛上寒……刺足少阴：《新校正》："按全元起本及《甲乙经》并《太素》自腰痛上寒至此并无，乃王氏所添也。"可参。

［49］控胗：王冰："控，通引也。胗，谓季胁下之空软处也。"控，牵引也。胗，音秒。

［50］不可以仰：《新校正》："按《甲乙经》作不可以俯仰。"从之。

［51］腰尻交者：指下髎穴。

［52］两髁胂上：张志聪："两髁，即腰下两旁起骨。胂，即两髁骨上陇起肉也。"张景岳："谓腰髁骨下坚肉也。"两说互参。实指腰部之肌肉群。

［53］月生死为痏数：指根据月之圆缺变化确定针刺次数。王冰："月初向圆为月生，月半向空为月死，死月刺少，生月刺多。缪刺论曰：月一日一痏，二日为二痏，渐多之，十五日十五痏，十六日十四痏，渐少之。"

［54］左取右，右取左：即左痛刺右、右痛刺左之缪刺法。

**【语译】**

足太阳经脉发生病变，可引起腰痛，痛时项脊尾骶相互牵涉，并像背负重物一样，治疗时应该刺足太阳经的委中穴，并取刺出血。如果在春季，不要刺出血。

足少阳经脉病变所引起的腰痛，如同针刺皮肤一样，不敢深呼吸，不能俯仰，也不能转顾。治疗时应该刺成骨的上端阳陵泉出血，成骨在膝外侧突起处。如在夏季，不要出血。

阳明经脉病变所引起的腰痛，痛起来就不能转顾，假如转顾，常产生幻视，并有情绪低落，好悲伤。治疗时应该刺阳明经的三里穴，并取刺三次，以调和上下，刺之出血。如在秋季，不要出血。

足少阴经脉病变所引起的腰痛，疼痛时牵引脊背深处。治疗时应该刺少阴经的复溜穴两次。若在春天，不要出血，如果出血太多，就会虚而不易恢复。

厥阴经脉病变所引起的腰痛，腰中如同弓弦开张，有一些胀痛，拘急强硬。治疗时应该刺厥阴络脉。在腿肚与足跟中间鱼腹突出的外侧的蠡沟穴，循摸此处累累如串珠，在此进针。此病让人沉默寡言，精神不爽，取刺三次。

病发生于解脉而导致的腰痛，痛时会牵引到膺背部，眼睛模糊，常常遗尿。治疗时应该针刺解脉。解脉在膝后两筋之间郄中外廉的横脉处。要刺其出血，待到血色由紫黑变赤红才停止。

解脉而导致的腰痛，痛时腰间像牵拉束带，常常像折腰一样，并好惊恐。治疗时，应针刺解脉。解脉在委中部，取络脉结如黍米大处。刺的时候会有黑血射出，到血色变赤为止。

同阴之脉所引起的腰痛，痛起来好像小锤在里面，闷痛而肿胀。治疗时，应针刺同阴之脉，同阴脉在外踝上绝骨尽处的阳辅穴，要刺三次。

阳维之脉所引起的腰痛，痛处会闷胀肿起。治疗时应当刺阳维之脉，因为阳维脉与太阳经相合，取穴应在腿肚下，距离地面一尺许的部位。

衡络脉所引起的腰痛，不可以前俯后仰，仰就恐怕跌倒。这种病是由于用力举重，伤及腰部，因而衡络断绝，恶血归复。治疗时应该刺委阳、殷门两穴，要刺两次，使之出血。

会阴之脉所引起的腰痛，疼痛的部位上汗出不止，汗干后，使人口渴喝水，喝完水又想走动。治疗时应该刺会阴脉三次，在跷上郄下五寸横居处，血络盛满的地方，刺其出血。

飞阳之脉所引起的腰痛，疼痛的部位闷胀郁肿，厉害时会发生悲哀和恐惧现象。治疗时，应该刺飞阳之脉，在内踝上五寸，少阴之前，与阴维交会的地方。

昌阳脉所引起的腰痛，痛起来牵引胸部，眼睛模糊，严重时腰背反折，舌短卷缩，不能言语。治疗时应该刺筋内复溜穴两次。其穴在内踝上大筋之前，太阴后，即内踝上二寸处。

散脉所引起的腰痛，使人发热，热盛时会使人烦躁不安，腰的下面就像有条横木支撑，严重时遗尿不禁。治疗时应该刺散脉，这条脉在膝前骨肉分间，络于外缘小筋。刺三次。

肉里之脉所引起的腰痛，不能咳嗽，如果咳嗽，筋脉就抽缩挛急。治疗时应该刺肉里之脉，这条脉在太阳经的外侧，少阳经绝骨之端。刺两次。

腰痛牵连脊而一直痛到巅顶的，腰背强紧不舒，眼睛昏眩，像要跌倒。治疗时应该刺足太阳委中出血。如果腰痛的部位有寒冷的感觉，应该刺足太阳阳明；如果腰痛的部位有热的感觉，应该刺足厥阴；如果腰痛不可俯仰，应该刺足少阳；如果腰痛并伴有内热气喘，应该刺足少阴，并刺委中血络出血。

腰痛的部位感觉寒冷，不能四顾，刺足阳明；腰痛的部位感觉烦热，刺足太阴；腰痛并且内热气喘，刺足少阴；腰痛而又大便困难，刺足少阴；腰痛并少腹胀满，刺足厥阴；腰痛如折，不可以俯仰，不能举动，刺足太阳；腰痛牵引脊骨内缘，应该刺足少阴。

腰痛牵引少腹，季胁掣痛，不能向后仰，应该刺腰骶处的下髎穴，其穴在腰下两旁髁骨上坚肉处。刺法以月亮盈亏计算针刺次数，刺治后可见功效。针刺方法是，左部痛的，取右部穴；右部痛的，取左部穴。

## 【评介】

本篇论述了由于足太阳、少阳、阳明、少阴、厥阴等正经以及某些正经之别络和某些奇经等发生病变引起的腰痛病的临床表现、针刺法以及针刺部位等问题，故篇名曰《刺腰痛》。

篇中所论腰痛病，属不同经络受病所致，故各有其特点和不同的兼证。治疗上亦相应地采取不同的针刺方法和部位，充分体现了“同病异治”这一辨证论治的观点。

篇中的循经取穴法、对症取穴法、缪刺法以及根据四时更替与经气旺衰的关系决定针刺出血与否和按月之盈亏决定针刺次数等针刺方法，对后世针刺治疗学的发展有着重要指导意义。如篇中多次提及刺郄中，可见后世“腰背委中求”之要诀无不与此有关。

# 卷第十二

## 风论篇第四十二

**【原文】**

黄帝问曰：风之伤人也，或为寒热，或为热中，或为寒中，或为疠风[1]，或为偏枯[2]，或为风[3]也，其病各异，其名不同，或内至五藏六府，不知其解，愿闻其说。岐伯对曰：风气藏于皮肤之间，内不得通，外不得泄，风者善行而数变，腠理开则洒然[4]寒，闭则热而闷，其寒也则衰食饮[5]，其热也则消肌肉[6]，故使人怢栗[7]而不能食，名曰寒热。风气与[8]阳明入胃，循脉而上至目内眦，其人肥则风气不得外泄，则为热中而目黄；人瘦则外泄而寒，则为寒中而泣[9]出。风气与太阳俱入，行诸脉俞，散于分肉之间，与卫气相干[10]，其道不利，故使肌肉愤䐜[11]而有疡，卫气有所凝而不行，故其肉有不仁也。疠者，有荣气热胕[12]，其气不清，故使其鼻柱坏而色败，皮肤疡溃，风寒客于脉而不去，名曰疠风，或名曰寒热[13]。以春甲乙伤于风者为肝风，以夏丙丁伤于风者为心风，以季夏戊己伤于邪[14]者为脾风，以秋庚辛中于邪[14]者为肺风，以冬壬癸中于邪[14]者为肾风。风中五藏六府之俞，亦为藏府之风，各入其门户[15]所中，则为偏风。风气循风府而上，则为脑风。风入系头[16]，则为目风，眼寒。饮酒中风，则为漏风。入房汗出中风，则为内风。新沐[17]中风，则为首风。久风入中[18]，则为肠风飧泄。外在腠理，则为泄风[19]。故风者，百病之长也，至其变化乃为他病也，无常方[20]，然致[21]有风气也。帝曰：五藏风之形状不同者何？愿闻其诊及其病能[22]。岐伯曰：肺风之状，多汗恶风，色皏然白[23]，时咳短气，昼日则差[24]，暮则甚，诊在眉上[25]，其色白。心风之状，多汗恶风，焦绝[26]善怒吓[27]，赤色，病甚则言不可快[28]，诊在口[29]，其色赤。肝风之状，多汗恶风，善悲，色微苍，嗌干善怒，时憎女子，诊在目下，其色青。脾风之状，多汗恶风，身体怠惰，四支不欲动，色薄微黄，不嗜食，诊在鼻上，其色黄。肾风之状，多汗恶风，面痝然[30]浮肿，脊痛不能正立，其色炲[31]，隐曲不利[32]，诊在肌[33]上，其色黑。胃风之状，颈多汗恶风，食饮不下，鬲塞不通，腹善满，失衣[34]则䐜胀，食寒则泄，诊形瘦而腹大。首风之状，头面多汗恶风，当先风一日则病甚[35]，头痛不可以出内[36]，至其风日则病少愈。漏风之状，或多汗，常不可单衣，食则汗出，甚则身汗，喘息恶风，衣常濡[37]，口干善渴，不能劳事。泄风之状，多汗，汗出泄衣上，口中干，上渍[38]，其风不能劳事，身体尽痛则寒。帝曰：善。

**【注释】**

[1]疠风：指麻风病，又名大风、癞风、大麻风等。

[2]偏枯：半身不遂。然下文未论。故滑寿认为“偏枯”当作“偏风”。从之。

[3]风：此泛指下文的脏腑之风、脑风、目风、漏风、内风、首风、肠风、泄风等多种风证。

[4]洒然：恶寒之貌。

[5]衰食饮：饮食减少。

[6]消肌肉：肌肉消瘦。

[7]怢栗：恶寒战栗也。怢，音突。

[8]与：随也，从也。

[9]泣：泪也。

[10]相干：相搏。

[11]愤䐜：肿胀也。《广雅·释诂》：“䐜，盈也。”

[12]胕：同腐。

[13]或名曰寒热：丹波元简：“此衍文，诸注属强解。”《素问钞》删去此五字。从之。

[14]邪：《针灸甲乙经》作“风”，从之。按，伤于风，伤于邪，中于邪，三者义同。

[15]门户：指五脏六腑之俞穴。

[16]系头：指目系。即目与脑相关联之脉络。

[17]沐：《说文解字》：“濯发也。”即洗头。

[18]中：指肠胃。王冰：“风在肠中，上熏于胃，故食不化而下出焉。飧

泄者，食不化而出也。”

[19]泄风：王冰：“风居腠理，则玄府开通，风薄汗泄，故云泄风。”

[20]无常方：张志聪：“方，处也。言风邪之客于人，无常处。”

[21]致：《针灸甲乙经》《黄帝内经太素》均作“故”。可参。

[22]能：音义同态。

[23]色皏然白：指面色惨淡而白。皏，音捧，浅白色。

[24]差：同瘥，病情减轻之义。

[25]眉上：指两眉间之额顶部位，为肺在面部所主之区域。

[26]焦绝：张志聪：“唇舌焦而津液绝也。”另二说，一指焦躁烦乱，一指面色憔悴至极。此二说可参。

[27]吓：音赫。

[28]言不可快：指言语謇涩不利。

[29]诊在口：张志聪：“心和则舌能知五味，故诊验在口，口者，兼唇舌而言也。”

[30]痝然：肿起貌。痝，音忙。

[31]炲：音台，即煤烟灰。此形容色黑而暗。

[32]隐曲不利：隐曲，指前阴。隐曲不利，指性机能衰退和小便不利。

[33]肌：《黄帝内经太素》《针灸甲乙经》均作“颐”。从之。颐，面颊部。

[34]失衣：指身形病变，或过肿胀，或过消瘦，而与原来的衣服宽狭不相协调。

[35]当先风一日则病甚：指气候变化的前一天，病情加重。张景岳：“凡患首风者，止作无时，故凡于风气将发，必先风一日而病甚头痛。以阳邪居于阳分，阳性先而速也。先至必先衰，是以至其风日，则病少愈。”

[36]出内：离开室内。

[37]濡：湿也。

[38]上渍：指腰以上多汗如水浸渍。

## 【语译】

黄帝问：风邪伤害人体，有的发为寒热，有的发为热中，有的发为寒中，有的成为疠风，有的成为偏枯，所形成的疾病各不相同，有的侵入内部，达到五脏六腑之间，我不了解这其中的道理，希望听你谈谈。

岐伯说：风气侵害人体的皮肤之间，内不得疏泄、外不得发散。风性易动，变化多端，腠理开的时候，会使人觉得寒冷，腠理闭的时候，会使人觉得发热烦闷。发寒就会饮食减退，发热就会肌肉消瘦，所以使人战栗而不想吃东西，病名叫作寒热。

风气从阳明经入胃，循着经脉上行一直到目内眦。如其人是肥胖的，风邪之气就不易向外发泄，稽留时间长了，成为热中，眼睛发黄；如其人消瘦，阳气容易向外发泄，就会成为寒中，而不时流泪。

风气从太阳经脉侵入人体，行于各腧穴，散布在分肉之间，和卫气纠结在一起，这样，气道就不能通畅，所以肌肉就会肿起而形成溃疡。如因卫气有所凝滞而不运行，那么肌肉就会麻木不仁。疠风，是荣气受热而腐败，血气不清，致使鼻柱溃烂，面色败恶，皮肤溃疡败烂。因为风寒久留在经脉而不能去，所以叫作疠风。

在春季甲乙日伤于风的为肝风；在夏季丙丁日伤于风的为心风；在季夏戊己日伤于风的为脾风；在秋季庚辛日伤于风的为肺风；在冬季壬癸日伤于风的为肾风。

风邪侵入到五脏六腑的俞穴，就变成了五脏六腑的风证。风邪是乘袭脏腑各自的外在门户而内应发病的，常成为偏风。风邪侵入后，循着风府经脉上行至脑，就成为脑风；风入头中的目系，就成为目风；醉后感受风邪，就成为漏风；行房时汗出，感受风邪，就成为内风；刚洗完头，感受风邪，就成为首风；风邪久留肌腠，伤及脾胃，就成为肠风飧泄；至于外在腠理的，就成为泄风。风是引起各种疾病的首要因素，它变化无常，而且易发为其他疾病，没有一定的规律。但是致病的原因，归根到底来自风气的侵入。

黄帝说：五脏风证所表现的症状，都有哪些不同？希望听你谈谈诊察的要点和病状表现。

岐伯说：肺风的症状是多汗怕风，面色白，时而咳嗽气短，白天较轻，夜晚较重，诊察时要注意眉的上部，色白即是。

心风的症状是多汗怕风，形体憔悴，好发脾气，面有赤色。病重时，说话就不爽快。诊察要注意口腔，当见赤色。

肝风的症状是多汗怕风，好悲伤，面色苍青，咽喉干燥，容易发怒，厌恶女人。诊察时要注意目下，当见青色。

脾风的症状是多汗怕风，身体疲倦，四肢不愿活动，面色薄黄，不想吃东西。诊察时要注意鼻上，当见黄色。

肾风的症状是多汗怕风，面部浮肿，腰脊疼痛，不能长时间站立，面色黑的像烟炲，二便不通畅。诊察时要注意面颊，当见黑色。

胃风的症状是，颈上多汗怕风，食饮不下，咽部痞塞不通，腹满闷，发病后形体常不与衣服相协调，着凉腹部就会满胀，吃了凉的东西就要泄泻。

诊察时要注意病人形瘦腹大这一特点。

头风的症状是，头痛，面部多汗怕风，在天气剧变刮风的前一天病情加重，头痛得厉害，不愿出室内。到了刮风的那天，头痛的情况反而会减轻了。

漏风的症状是，汗出得多，常常不能穿单薄的衣服，一吃饭就出汗，甚至周身大汗，喘息怕风，衣裳常被汗水浸湿，口干而渴，经受不了劳累。

泄风的症状是，多汗常湿透衣裳，口中干燥，上身常濡湿，这种风病禁受不了劳累，周身疼痛并且发冷。黄帝说：讲得好。

## 【评介】

本篇论述了风邪的性质和致病特点以及风邪侵入人体引起各种风病的病机、症状、辨证要点等问题，为论风之专篇，故篇名曰《风论》。

马莳说："后世论风，当祖此篇。"可见本篇对风病论述之早，对后世影响之大，是毋庸置疑的。

本篇提出了著名的病因学观点"风者善行而数变""风者百病之长也"，并以各种具体风病例证进行了论述，同时又进一步说明了同是感受风邪，但由于患者体质、受邪时间、诱发因素、邪中部位等不同，会发生不同病理变化，形成各种风病。各种风病表现虽异，然均有"汗出恶风"一症。充分体现了《内经》发病学中的辨证思想。这些观点和论述为后世对风邪的性质、致病特点的认识以及对风病的辨证论治奠定了理论基础。

本篇对疠风病的病因、病机以及临床表现作了论述，除本篇外，其他篇章如《素问·长刺节论》《灵枢·四时气》等篇亦有论述。说明内经时代对麻风病已有一定的认识。

本篇所论之风病皆属外感风邪所致，虽然文中有内风、肝风、脾风等之名，然与后世所言的因脏腑功能失调引起的内风病证截然不同。

本篇论述之中存在前后不应之弊，如前言风中五脏六腑，而后只论五脏风与胃风，前文提到脑风、目风、内风、肠风飧泄等，后文却无论述。反映文中似有脱误之处。

本篇所论以春甲乙伤于风者为肝风之类，是以五行理论进行推断，然疾病发生与多方面因素有关，所以不能机械地理解。张景岳说："按本节以四时十干之风，分属五脏，非谓春必甲乙而伤肝，夏必丙丁而伤心也。凡一日之中，亦有四时之气，十二时之中，亦有十干之分。故得春之气则入肝，得甲乙之气亦入肝，当以类求，不可拘泥，诸气皆然也。"

# 痹论篇第四十三

## 【原文】

黄帝问曰：痹[1]之安生？岐伯对曰：风寒湿三气杂[2]至，合而为痹也。其风气胜者为行痹[3]，寒气胜者为痛痹[4]，湿气胜者为着痹[5]也。帝曰：其有五者何也？岐伯曰：以冬遇此[6]者为骨痹，以春遇此者为筋痹，以夏遇此者为脉痹，以至阴[7]遇此者为肌痹，以秋遇此者为皮痹。帝曰：内舍[8]五藏六府，何气使然？岐伯曰：五藏皆有合[9]，病久而不去者，内舍于其合[10]也。故骨痹不已，复感于邪，内舍于肾。筋痹不已，复感于邪，内舍于肝。脉痹不已，复感于邪，内舍于心。肌瘦不已，复感于邪，内舍于脾。皮痹不已，复感于邪，内舍于肺。所谓痹者，各以其时[11]重感于风寒湿之气也。凡痹之客五藏者，肺痹者，烦满喘而呕。心痹者，脉不通，烦则心下鼓[12]，暴[13]上气而喘，嗌干善噫，厥气[14]上则恐。肝痹者，夜卧则惊，多饮数小便，上为引如怀[15]。肾痹者，善胀，尻以代踵[16]，脊以代头[17]。脾痹者，四支解堕[18]，发咳呕汁，上为大塞[19]。肠[20]痹者，数饮而出[21]不得，中气喘争[22]，时发飧泄。胞[23]痹者，少腹膀胱按之内痛，若沃以汤[24]，涩于小便，上为清涕[25]。阴气[26]者，静则神藏，躁则消亡[27]，饮食自倍，肠胃乃伤[28]。淫气喘息，痹聚在肺[29]；淫气忧思，痹聚在心；淫气遗溺，痹聚在肾；淫气乏竭[30]，痹聚在肝；淫气肌绝[31]，痹聚在脾。诸痹不已，亦益内也[32]。其风气胜者，其人易已也。帝曰：痹，其时有死者，或疼久者，或易已者，其故何也？岐伯曰：其入藏者死，其留连筋骨间者疼久，其留皮肤间者易已。帝曰：其客于六府者何也？岐伯曰：此亦其食饮居处，为其病本[33]也。六府亦各有俞，风寒湿气中其俞，而食饮应之[34]，循俞而入，各舍其府也。帝曰：以针治之奈何？岐伯曰：五藏有俞，六府有合[35]，循脉之分，各有所发，各随其过，则病瘳也[36]。帝曰：荣卫之气亦令人痹乎？岐伯曰：荣者，水谷之精气也，和调于五藏，洒陈于六府[37]，乃能入于脉也，故循脉上下，贯五藏，络六府也。卫者，水谷之悍[38]气也，其气慓疾滑利[39]，不能入于脉也，故循皮肤之中，分肉之间，熏于肓膜[40]，散于胸腹，逆其气[41]则病，从其气则愈，不与风寒湿气合，故不为痹。帝曰：善。痹或痛，或不痛，或不仁，或寒，或热，或燥，或湿，其故何也？岐伯曰：痛者，寒气多也，有寒故痛也。其不痛不仁者，病久入深，荣卫之行涩，经络时疏，故不通[42]，皮肤不营，故为不仁。其寒者，阳气少，阴气多，与病相益[43]，故寒也。其热者，阳气多，阴气少，病气胜阳遭阴[44]，故为痹热。其多汗而濡者，此其逢湿甚也。阳气少，阴气盛，两气相感[45]，故汗出而濡也。帝曰：夫痹之为病，不痛何也？岐伯曰：痹在于骨则重，在于脉则血凝而不流，在于筋则屈不伸，在于肉则不仁，在于皮则寒，故具此五者，则不痛也。凡痹之类，逢寒则虫[46]，逢热则纵[47]。帝曰：善。

## 【注释】

[1]痹：闭也。此指病名。即因气血闭阻不通所致的疾病，称为痹证。

[2]杂：集也。与“合而为痹”之“合”义同。

[3]行痹：又名风痹。特点是肢节疼痛，游走不定。

[4]痛痹：又名寒痹。特点是肢节剧痛，遇热则轻，遇寒则甚。

[5]着痹：又名湿痹。特点是肢节酸重而痛，固定不移，或麻木不仁。

[6]此：指风寒湿邪。

[7]至阴：农历六月，即长夏，又名季夏。

[8]内舍：邪气入里，稽留体内。舍，留也，居也。

[9]合：指五脏所合的五体。即肝合筋、心合脉、脾合肉、肺合皮、肾合骨，又称外合。

[10]合：指五体所合的五脏。即筋合肝、脉合心、肉合脾、皮合肺、骨合肾，又称内合。

[11]各以其时：指五脏各自所主的时令。

[12]心下鼓：指心动悸不安。鼓，动也。

[13]暴：突然之义。

[14]厥气：上逆之气。

[15]上为引如怀：此颇难解。上，指腹部。引，《说文解字》：“开弓也。”弓开形圆。怀，怀孕。此句形容腹部胀满而大犹如怀孕之状。

[16]尻以代踵：尻，尾骶部。踵，足跟也。尻以代踵，指坐不能起。

[17]脊以代头：指脊柱弯曲高于头部以致头俯不能仰。

[18]四支解惰：即四肢懈惰。

[19]上为大塞：指上焦阻塞不通。塞，《黄帝内经太素》作“寒”。

[20]肠：指大小肠。

[21]数饮而出：指频频饮水，随即吐出。

[22]喘争：一说指腹中有气攻冲，腹中雷鸣，即肠鸣。一说指肠胃之气上迫于肺而致喘息气急。两说皆通，姑且从前说。另：“数饮而出不得，中气喘争”，古本断句似有误。应为：“数饮而出，不得中气，喘争”。

[23]胞：指膀胱。胞，通脬。

[24]若沃以汤：沃，浇灌也。汤，热水也。若沃以汤，形容热盛，感觉如同热水浇灌一样。

[25]上为清涕：指鼻流清涕。

[26]阴气：此指五脏精气。

[27]静则神藏，躁则消亡：张景岳：“人能安静，则邪不能干，故精神完固而内藏。若躁扰妄动，则精气耗散，神志消亡。”

[28]饮食自倍，肠胃乃伤：意为自行违背饮食规律，肠胃就会受损伤。倍，通背，违背之义。《荀子·天论》：“倍道而妄行，则天不能使之吉。”《汉书》：“信以结之，则民不倍。”

[29]淫气喘息，痹聚在肺：淫气，此指风寒湿邪。淫，在此亦有动词的含义，即浸淫也。指皮肌筋脉骨之五体痹日久不愈，风寒湿邪浸淫于里，痹聚于五脏，形成五脏痹。此句即言风寒湿浸淫入里，若见喘息者，是邪气痹聚于肺，形成肺痹。下皆仿此。

[30]乏竭：疲乏力竭。

[31]肌绝：肌肉消瘦。

[32]诸痹不已，亦益内也：指以上诸痹不已，病情会日益深重。益内，逐渐向内发展。

[33]病本：病之根源。

[34]食饮应之：指饮食不节内应之。

[35]五藏有俞，六府有合：为互文，即五脏六腑均有输穴和合穴。俞、合，此指五输穴中的输穴和合穴。

[36]循脉之分，各有所发，各随其过，则病瘳也：指循着各条经脉所属的部位，各有其发病的经脉，各随其发病经脉，针刺相应输穴或合穴，病就可以痊愈。过，过失也，指发病之经。瘳，音抽，病愈也。

［37］和调于五藏，洒陈于六府：此为互文。即和调洒陈于五脏六腑。《广雅·释诂》：“陈，布也。”洒陈，即敷布、布散之义。

［38］悍：勇猛、强劲之义。

［39］慓疾滑利：形容卫气运行迅速流利。慓，急也。

［40］肓膜：张景岳：“凡腔腹肉里之间，上下空隙之处，皆谓之肓……膜，筋膜也。”即指肉里及体腔空隙之间的筋膜。

［41］气：此指营卫之气。

［42］不通：《针灸甲乙经》《黄帝内经太素》均作“不痛”。从之。

［43］阳气少，阴气多，与病相益：指素体阳气不足，阴寒内盛，益加风寒湿邪，故寒也。病，指风寒湿邪。益，增加、助长之义。

［44］阳气多，阴气少，病气胜阳遭阴：指素体阳盛阴虚，虽感偏盛的风寒湿之阴邪，然阳胜于阴，其邪从热化，故为热痹。遭，《针灸甲乙经》作“乘”，从之。乘，胜也。病气胜阳遭阴，当断为病气胜，阳遭阴。

［45］两气相感：指体内偏盛之阴气与外感之湿邪相和。

［46］虫：《针灸甲乙经》《黄帝内经太素》均作“急”。从之。急，拘急。另一说虫为“痋”字，“痋”为“疼”之古字。

［47］纵：弛缓。

## 【语译】

黄帝问：痹病是怎样发生的？岐伯说：风、寒、湿三气杂合而至，侵袭人体而形成了痹证。偏重于风的，叫作行痹；偏重于寒的，叫作痛痹；偏重于湿的，叫作着痹。

黄帝说：痹病又可分为五种，都是什么？岐伯说：在冬天遇风寒湿而得此病的叫作骨痹，在春天得此病的叫作筋痹，在夏天得此病的叫作脉痹，在长夏得此病的叫作肌痹，在秋天得此病的叫作皮痹。

黄帝说：痹邪内留于五脏六腑的，是什么原因使它这样？岐伯说：五脏与筋、脉、肉、皮、骨是内外相应的。痹邪久留而不去，就会侵入它所相应的内脏。所以骨痹不愈，又感受了邪气，就内留于肾；筋痹不愈，又感受了邪气，就内客于肝；脉痹不愈，又感受了邪气，就内客于心；肌痹不愈，又感受了邪气，就内客于脾；皮痹不愈，又感受了邪气，就内客于肺。因此说痹这种病，是在五脏所主季节里感受风、寒、湿三气所形成的。

凡痹病侵入到五脏，表现是不同的。肺痹的症状是气上逆，烦闷，喘息而呕。心痹的症状是血脉不通，心烦而且心下鼓动，暴气上冲而喘，咽喉干燥，经常嗳气，逆气上乘于心，就令人惊恐。肝痹的症状是夜间睡眠多惊，好饮水，小便次数多，上引少腹，臌胀的情况像怀孕一样。肾痹的症状是浑身肿胀，躯体佝偻，坐而不能行，用尾骨着地，颈骨下倾，脊骨上耸。脾痹的症状是四肢倦怠无力，发渴，吐沫，胸部痞塞。肠痹的症状是常喝水即饮即吐，中气不运，腹中雷鸣，常发生飧泄。胞痹的症状是少腹膀胱处，按之有压痛，好像浸沃在热汤之中，小便涩滞，上部鼻流清涕。

人体的阴气，静则养神，躁动时就易于耗散。假如自行违背饮食规律，肠胃就要受伤。病邪泛滥而喘息迫促，说明痹气凝聚在肺；病邪泛滥而忧愁思虑，痹气凝聚在心；病邪泛滥而遗尿，痹气凝聚在肾；病邪泛滥而疲乏，痹气凝聚在肝；病邪泛滥而肌肉消瘦，痹气凝聚在脾。

各种痹病日久不愈，会越来越往人体的内部发展。如属于风气较胜的，病人容易痊愈。

黄帝问：痹病常常有死的，有长期疼痛的，有易于痊愈的，这是什么缘故？岐伯说：痹病如入于五脏，就会死亡；缠绵在筋骨之间的，疼痛就会长期不愈；如邪气只留在皮肤之间的，就容易痊愈。

黄帝说：痹病侵入到六腑是什么原因？岐伯说：饮食不节、居处失宜，是六腑痹的根本原因。六腑各有俞穴，风寒湿三气从外侵袭了一定的俞穴，而内伤于饮食，外内相应，病邪就循着俞穴而入，各自潜留其腑。

黄帝说：怎样用针刺治疗？岐伯说：五脏有输穴，六腑有合穴，循着经脉所属的部分，各有其发病的所在。随其发病部位而针刺，病就会痊愈。

黄帝说：荣气卫气也与风寒湿三气相合而成痹病吗？岐伯说：荣是水谷所化成的精气。它调和于五脏，散布在六腑，然后进入脉中，循着经脉的道路上下，起到贯通五脏、联络六腑的作用。卫是水谷所化成的悍气，卫气的性质，慓悍刚猛，运行急疾，不能进入脉中，所以只循行皮肤之中，腠理之间，上熏蒸于肓膜，布散于胸腹，如果违背营卫的运行规律，就会生病；但只要其气顺行，病就会好的。总之，荣卫之气是不与风寒湿之气相合的，所以营卫本身不能发生痹病。

黄帝说：讲得好！痹病有痛的，有不痛的，有麻木的，并有寒、有燥、有湿等不同的情况，这是什么原因？岐伯说：痛是寒气偏多，内外有寒，所以疼痛。如不痛而麻木不仁的，那是病程太长了，病邪深入，荣卫运行迟滞。经络空虚，所以不痛；皮肤得不到荣养，所以麻木不仁。寒盛的，是阳气少、阴气多。如热盛的，是阳气多、阴气少，阳遏于阴，所以痹热。如多汗而湿的，那是感受湿气太甚，阳气不足，阴气有余，阴气和湿气相感，所以多汗而湿。

黄帝说：痹病有不痛的，这是什么缘故？岐伯说：痹在骨的则身重；痹在脉则凝滞而不流畅；痹在筋则屈而不伸；痹在肌肉则麻木不仁；痹在皮肤则发寒；如果五种症状俱在，就会失去痛觉。凡痹病之类，遇到寒气就挛急疼痛，遇到热气就纵缓。黄帝说：讲得好！

## 【评介】

本篇系统地论述了痹证的病因、病机、症状、分类、治法以及预后等问题，是论述痹证的专篇，故篇名曰《痹论》。

篇首“风寒湿三气杂至，合而为痹”，明确指出痹证的病因是风寒湿邪，又指出其发病与季节有关。继而又提出“阴气者，静则神藏，躁则消亡，饮食自倍，脾胃乃伤”，“食饮居处，为其病本”，“风寒湿气中其俞，而食饮应之”，“逆其气则病，从其气则愈，不与风寒湿气合，故不为痹”等观点，说明饮食不节、起居失宜、劳逸过度等引起营卫失调、六腑不和、五脏受损等以致正气不足是痹证发生的内在因素。以上诸论充分体现了《内经》“邪之所凑，其气必虚”以及外因内因并重的发病学观点。可见本篇对痹证的认识已经相当系统和完善，所以这些观点在目前仍是指导临床实践的重要理论根据。

本篇以感邪种类轻重不同将痹证分为行痹、痛痹、着痹。以受邪部位不同分为五体痹、五脏痹、六腑痹。其前一种分类法至今仍沿用，目前将痹证分为行痹、痛痹、着痹和热痹四种。

本篇所论之痹证与现代《内科学》所论之痹证不同。现代所论之痹证病变部位虽涉及内脏，但主要在肢体关节，属本篇之五体痹。本篇之痹证，范围甚广，既包括现代《内科学》所论之痹证，又包括脏腑等全身性许多疾病，它是指感受风寒湿邪引起经络阻滞，营卫凝涩，脏腑气血运行不畅等一大类疾病。

篇中“以冬遇此者为骨痹……以秋遇此者为皮痹”，仅属理论上的论述，说明痹证的发生与季节气候密切相关。然临床痹证发病并非如此机械，往往是皮肉筋骨脉同时受邪而发病，但受风寒湿邪之轻重有别。另外除受风寒湿外，热邪亦是导致痹证发生的常见病因。

篇中指出五体痹日久不愈可形成五脏痹，以及“诸痹不已，亦益内也”，说明了痹证由表入里、由轻到重的发病规律。

篇中随经随病取穴的针刺法则，体现辨证论治的思想，亦为后人所宗。

# 痿论篇第四十四

**【原文】**

黄帝问曰：五藏使人痿[1]何也？岐伯对曰：肺主身之皮毛，心主身之血脉，肝主身之筋膜，脾主身之肌肉，肾主身之骨髓，故肺热叶焦[2]，则皮毛虚弱急薄著[3]，则生痿躄[4]也。心气热，则下脉厥而上，上则下脉虚，虚则生脉痿，枢折挈[5]，胫纵而不任地也。肝气热，则胆泄口苦筋膜干，筋膜干则筋急而挛，发为筋痿。脾气热，则胃干而渴，肌肉不仁，发为肉痿。肾气热，则腰脊不举，骨枯而髓减，发为骨痿。帝曰：何以得之？岐伯曰：肺者，藏之长也，为心之盖也，有所失亡[6]，所求不得，则发肺鸣[7]，鸣则肺热叶焦。故曰：五藏因肺热叶焦，发为痿躄。此之谓也。悲哀太甚，则胞络绝[8]，胞络绝则阳气内动，发则心下崩[9]数溲血也。故《本病》[10]曰：大经空虚，发为肌痹，传为脉痿。思想无穷，所愿不得，意淫于外[11]，入房太甚，宗筋[12]弛纵，发为筋痿，及为白淫[13]。故《下经》[14]曰：筋痿者，生于肝，使内[15]也。有渐[16]于湿，以水为事，若有所留，居处相[17]湿，肌肉濡渍，痹而不仁，发为肉痿。故《下经》曰：肉痿者，得之湿地也。有所远行劳倦，逢大热而渴，渴则阳气内伐[18]，内伐则热舍于肾，肾者水藏也，今水不胜火，则骨枯而髓虚，故足不任身，发为骨痿。故《下经》曰：骨痿者，生于大热也。帝曰：何以别之？岐伯曰：肺热者色白而毛败，心热者色赤而络脉溢[19]，肝热者色苍而爪枯，脾热者色黄而肉蠕动[20]，肾热者色黑而齿槁。帝曰：如夫子言可矣，论[21]言治痿者独取阳明何也？岐伯曰：阳明者，五藏六府之海，主润宗筋[22]，宗筋主束骨而利机关也[23]。冲脉者，经脉之海也，主渗灌溪谷[24]，与阳明合于宗筋[25]，阴阳揔宗筋之会[26]，会于气街[27]，而阳明为之长，皆属于带脉，而络于督脉。故阳明虚则宗筋纵[28]，带脉不引[29]，故足痿不用也。帝曰：治之奈何？岐伯曰：各补其荥[30]而通其俞[31]，调其虚实，和其逆顺，筋脉骨肉，各以其时受月[32]，则病已矣。帝曰：善。

【注释】

[1]痿：病名。即痿证，指肌肤枯萎，肢体弛缓，痿弱不用的一类病证。高士宗："痿者，四肢痿弱，举动不能，如委弃不用之意。"

[2]肺热叶焦：指肺中有热，灼伤津液以致肺叶焦枯。《针灸甲乙经》作"肺气热则叶焦"，并在"焦"字下又添"焦"字，连下句读。据下文文例，此说可以。

[3]急薄著：急薄，形容皮肤干枯不润，拘急不适。著，附也，指热留着肺，日久不去。"著"当连下句读。

[4]痿躄：指四肢痿废不用。即痿证的总称。躄，音壁，指下肢痿废不用。因痿证以下肢痿废者多见，故曰痿躄。

[5]枢折挈：形容关节弛缓如折不能提举活动。枢，指关节。折，断也。挈，提举。"挈"上疑脱"不"字。

[6]失亡：指心情不畅，犹如心爱之物亡失。

[7]肺鸣：指肺气不畅而致喘息有声。

[8]胞络绝：胞络，指心包络。绝，阻绝不通。

[9]心下崩：即心血下崩。崩，指大量出血。

[10]《本病》：古医经，已经亡佚。

[11]意淫于外：指邪念妄动于外。

[12]宗筋：一说指众筋所聚之处；一说指前阴；一说指男性阴茎。诸说均与义不符。宗筋，在此处指全身诸筋。

[13]白淫：指男子滑精，女子白带。

[14]《下经》：古医经，已亡佚。

[15]使内：指房事。

[16]渐：浸渍之义。

[17]相：《针灸甲乙经》作"伤"。从之。

[18]阳气内伐：张志聪："以阳热之气，内伐其阴，而热合于肾矣。"

[19]络脉溢：丹波元简："此以外候言，乃孙络浮见也。"即浅表血络充盈也。

[20]蠕动：张景岳："微动貌，又曰虫行貌。"

[21]论：吴昆："亦古论也。"即古医经。又，张景岳："即《根结》曰：痿疾者，取之阳明。"即指《灵枢·根结》篇。姑且从张说。

[22]主润宗筋：指阳明有润养诸筋的功能。

[23]宗筋主束骨而利机关也：指诸筋具有约束、连缀骨节使关节活动自如的功能。束，约束、连缀之义。机关，指关节。

[24]溪谷：《气穴论》："肉之大会为谷，肉之小会为溪。"

[25]宗筋：此指诸筋所聚之前阴部。下文"揔宗筋之会"之宗筋与此义同。

[26]阴阳揔宗筋之会：此句意为阴阳揔会于宗筋。阴阳，即阴阳经也，具体指足三阴经，足阳明经、足少阳经以及冲、任、督、跷九条经脉。揔，同总。

[27]气街：足阳明胃经之气冲穴也。在脐下五寸，旁开二寸处。

[28]宗筋纵：指诸筋弛纵不收。

[29]带脉不引：指带脉约束诸经的功能失常。引，收引也。此作约束解。

[30]荥：荥穴也。五输穴之一。

[31]俞：输穴也。五输穴之一。

[32]各以其时受月：指筋脉骨肉之痿，各在其相应之脏所主的时令，进行针刺治疗。此属根据五脏所主时令和五体受病情况所制的一种针刺方法。

## 【语译】

黄帝问：五脏都能使人发生痿病，这是什么原因？岐伯说：肺主全身的皮毛，心主全身的血脉，肝主全身的筋膜，脾主全身的肌肉，肾主全身的骨髓。所以肺脏有热，肺叶就会枯焦，皮毛也呈现虚弱急薄，严重的，就发生痿躄病。心脏有热，下行之脉就会逆而上行，以致上盛下虚，虚就形成脉痿，关节像折了一样，不能提举，足胫弛缓不能走路。肝脏有热，可使胆汁上泛而见口苦，筋膜干枯，筋膜一干枯，就会挛急，发生筋痿。脾脏有热，可使胃内津液干燥、口渴，肌肉麻木不仁，发为肉痿。肾脏有热，腰脊不能活动，骨枯髓减，发为骨痿。

黄帝说：痿证是怎样引起的呢？岐伯说：肺是五脏之长，又是心脏的华盖。遇有失意的事情，或欲望不能达到，肺伤后焦鸣有声，肺热津液焦枯，因此说：五脏就是因为肺热叶焦，不能布化津液，才发为痿躄的病。就是这个道理。悲哀太过，就会损伤包络，阳气乘机在内部扰动，致使常常尿血。所以《本病》篇说：大的经脉空虚，发为脉痹，最后变为脉痿。思虑太多，而愿望又达不到，邪念浮游在外，或房劳过伤，致使众筋弛缓，就发为筋痿，以至导致阳痿遗精、白带等病。所以《下经》说：筋痿病，是生于肝或入房过度引起的。内有湿热流连，在水中谋生业，又居潮湿之地，肌肉为湿所困，以致麻木不仁，就成为肉痿。所以《下经》说：肉痿病，是久居湿地引起的。

因为远行劳累，又遇到炎热天气，津亏口渴，阳气亢盛而干燥，于是热入肾脏。肾属水脏，现在水不能胜火热，就会骨枯髓空，以致两足不能支持身体，发为骨痿。所以《下经》说：骨痿的病，是由于大热伤阴津引起的。

黄帝问：怎样分别五痿证呢？岐伯说：肺脏热的，面色白而毛发败坏；心脏热的，面色红而孙络溢血；肝脏热的，面色青而爪甲干燥；脾脏热的，面色黄而肌肉蠕动；肾脏有热的，面色黑而牙齿枯槁。

黄帝说：你所说的道理是可取的。但医学经论上说：治疗痿证，应该独取阳明，这是什么道理？岐伯说：阳明是五脏六腑的源泉，能够润养众筋，众筋的功能，是约束骨骼以利关节。冲脉是经脉的源泉，它能渗透灌溉大小肌肉群落，与阳明合于前阴部。阴经阳经都在前阴部相聚，再复合于气街。阳明是它们的统领，都连属于带脉，而联络于督脉。所以阳明经脉不足，那么众筋就要弛缓，带脉也不能收引，就使足部痿弱而失去功用了。

黄帝问：那么怎样治疗呢？岐伯回答说：各自补荥穴而通输气，调和虚实逆顺。无论筋、脉、骨、肉，各在其当旺的月份，进行治疗，病就会好的。黄帝说：讲得好。

## 【评介】

本篇系统地论述了痿躄、脉痿、筋痿、肉痿、骨痿的病因、病机、症状、鉴别要点及治疗原则等问题，是论述痿证的专篇，故篇名曰《痿论》。

本篇认为痿证的形成主要是由于五脏有热，导致津枯、血虚、精亏、髓减，不能濡养皮肉筋骨血脉而成，或因阳明虚衰，气血不足，宗筋失润而成。并认为五脏有热主要是由于情志不遂、劳倦太过、入房太甚、湿浸化热、感热冒暑等因素所致。篇中又提出“肺者，藏之长也”，“五藏因肺热叶焦，发为痿躄”的论点，强调了“五藏使人痿”，尤以肺为关键。以上这些观点至今仍为临床对痿证进行辨证论治的重要理论根据。如目前《内科学》认为痿证的病因病机主要有肺热津亏，筋失濡润；湿热浸淫，气血不运；脾胃亏虚，精微不输；肝肾亏损，髓枯筋痿等。

篇中有“有渐于湿，以水为事……得之湿地也”，“有所远行劳倦，逢大热而渴……生于大热也”，表明造成痿证的外来邪气主要是湿和热。至今临床上仍持这一观点，例如用清热解毒、利湿化浊的甘露消毒丹加减治吉兰－巴雷综合征，每多得验。

本篇提出了治痿的三大原则。一是“治痿者独取阳明”，并从生理、病理两方面对其原理进行了论证。此观点强调治痿勿忘后天之本，后人受此启发，创造了许多调治阳明的方法，不仅用于针刺治疗，也用于药物治疗，不仅限于补阳明，而且提出泻、清、温、和、润等多种治法，大大地充实和完善了“取阳明”的具体内容。篇中“独取阳明”之“独”字，突出了治痿取阳明的重要，绝非只取阳明，不及其余。二是“各补其荥而通其俞，调其虚实，和其逆顺”，以一个“各”字明确表明了治痿既要重视后天之本的阳明，也要根据发病脏腑的不同，进行辨证论治。至于针刺穴位，亦不能仅限荥、输两类腧穴，循经取穴、近端取穴等皆可用之。三是“各以其时受月”，即根据痿证具体病情和脏腑所主的时令，选穴针刺，体现了“因时制宜”的原则。此对后世子午流注等治法有一定启示。

篇中关于五脏热证鉴别要点的论述，属于脏腑辨证的范畴。

## 厥论篇第四十五

### 【原文】

黄帝问曰：厥[1]之寒热者何也？岐伯对曰：阳气衰于下，则为寒厥[2]；阴气衰于下，则为热厥[3]。帝曰：热厥之为热也，必起于足下者何也？岐伯曰：阳气起[4]于足五指之表[5]，阴脉者集于足下而聚于足心，故阳气胜则足下热也。帝曰：寒厥之为寒也，必从五指而上于膝者何也？岐伯曰：阴气起于五指之里，集于膝下而聚于膝上，故阴气胜则从五指至膝上寒，其寒也，不从外，皆从内也[6]。帝曰：寒厥[7]何失[8]而然也？岐伯曰：前阴者，宗筋之所聚，太阴阳明之所合也。春夏则阳气多而阴气少，秋冬则阴气盛而阳气衰。此人者质壮，以秋冬夺于所用[9]，下气上争，不能复[10]，精气溢下[11]，邪气因从之而上也，气因于中[12]，阳气衰，不能渗营其经络，阳气日损，阴气独在，故手足为之寒也。帝曰：热厥[13]何如而然也？岐伯曰：酒入于胃，则络脉满而经脉虚，脾主为胃行其津液者也，阴气虚则阳气入，阳气入则胃不和，胃不和则精气竭，精气竭则不营其四支也。此人必数醉若[14]饱以入房，气[15]聚于脾中不得散，酒气与谷气相薄，热盛于中，故热遍于身内热而溺赤也[16]。夫酒气盛而慓悍，肾气有[17]衰，阳气独胜，故手足为之热也。帝曰：厥或令人腹满，或令人暴不知人[18]，或至半日远至一日乃知人者何也？岐伯曰：阴气盛于上则下虚，下虚则腹胀满，阳气盛于上则下气重上而邪气逆[19]，逆则阳气乱，阳气乱则不知人也。帝曰：善。愿闻六经脉之厥状病能[20]也。岐伯曰：巨阳之厥，则肿首头重[21]，足不能行，发为眴仆[22]。阳明之厥，则癫疾[23]欲走呼，腹满不得卧，面赤而热，妄见[24]而妄言[25]。少阳之厥，则暴聋颊肿而热，胁痛，骺[26]不可以运。太阴之厥，则腹满䐜胀，后不利[27]，不欲食，食则呕，不得卧。少阴之厥，则口干溺赤，腹满心痛。厥阴之厥，则少腹肿痛，腹胀泾溲不利[28]，好卧屈膝，阴缩肿，骺内[29]热。盛则泻之，虚则补之，不盛不虚，以经取之[30]。太阴[31]厥逆，骺急挛，心痛引腹，治主病者[32]。少阴厥逆，虚满呕变[33]，下泄清[34]，治主病者。厥阴厥逆，挛腰痛，虚满前闭[35]谵言，治主病者。三阴俱逆，不得前后[36]，使人手足寒，三日死。太阳厥逆，僵仆呕血善衄，治主病者。少阳厥逆，机关[37]不利，机关不利者，腰不可以行[38]，项不可以顾，发肠痈不可治，惊者死。阳明厥逆，喘咳身热，善惊衄呕血。手太阴厥逆，虚满而咳，善呕沫，治主病者。手心主少阴厥逆，心痛引喉，身热。死不可治。手太阳厥逆，耳聋泣出，项不可以顾，腰不可以俯仰，治主病者。手阳明少阳厥逆，发喉痹，嗌肿，痓[39]，治主病者。

## 【注释】

[1]厥：指气机逆乱，阴阳之气不相顺接所致的一类病证。此处之厥，指气逆所致足寒、足热之厥。

[2]寒厥：此指足寒逆冷。

[3]热厥：此指足热。

[4]起：《新校正》："起当作走。"可从。

[5]指之表：指，通趾。表，指外侧。下文"指之里"指足趾内侧。

[6]不从外，皆从内也：指寒非外感所致，皆由内所生。据此热亦如此。

[7]寒厥：此指手足寒冷。

[8]失：据下文，恐"如"字之误。

[9]夺于所用：夺，耗夺、损伤之义。此指肾之精气耗损。用，过用也，此指纵欲或劳累太过。

[10]下气上争，不能复：张景岳："精虚于下，则取足于上，故下气上争也。去者太过，生者不及，故不能复也。"

［11］精气溢下：指精气从下外泄。

［12］气因于中：杨上善："寒邪之气，因虚上乘，以居其中，以寒居中，阳气衰虚。"中，指中焦。

［13］热厥：此指手足发热。

［14］若：此作及解。

［15］气：此指谷气与酒气。

［16］故热遍于身内热而溺赤也：此句当断为二句，即"故热遍于身，内热而溺赤也"。

［17］有：《针灸甲乙经》作"日"。从之。

［18］暴不知人：指突然昏厥，不知人事。暴，突然。

［19］阳气盛于上则下气重上而邪气逆：张景岳："重，并也。邪气，气失常也。阳气盛于上，则下气并而上行，并则逆，逆则乱，阳气乱则神明失守，故暴不知人也。"

［20］六经脉之厥状病能：马莳："此言足六经之厥状病能也。"能，音义同态。

［21］肿首头重：似当作首肿头重。

［22］眴仆：眴，音义同眩。眴仆，眩晕仆倒。

［23］癫疾：癫狂之疾。

［24］妄见：指出现幻觉。

［25］妄言：胡言乱语。

［26］胻：胫也，此作腿解。

［27］后不利：指大便不利。

［28］泾溲不利：指小便不利。

［29］内：指内侧。

［30］不盛不虚，以经取之：指邪气不太盛，正气也不甚虚，就从本经取穴治疗。

［31］太阴：《黄帝内经太素》作"足太阴"。下文少阴、厥阴、太阳、少阳、阳明，《黄帝内经太素》亦均作足。从之。

［32］治主病者：治其受病之经也。即取受病之经的腧穴而治之。下皆为是。

［33］虚满呕变：虚满，因虚而致胀满也。下同。呕变，呕逆。

［34］下泄清：下泄清稀粪便。

［35］前闭：小便不通。

［36］不得前后：大小便不通。

[37]机关：关节。

[38]行：此作转动、活动解。

[39]痓：同痉。

## 【语译】

黄帝问：厥病有寒有热，是怎么回事？岐伯说：阳气衰于下，就是寒厥；阴气衰于下，就是热厥。

黄帝问：热厥所反应的热盛，一定先从足下发生，这是什么道理？岐伯说：阳气走足五趾的外侧，阴脉趋向于足下，而聚结在足心，所以阳胜了，足下就会发热。

黄帝问：寒厥所出现的寒象，一定先从足五趾处发生，然后上行到膝下，这是什么道理？岐伯说：阴气起于五趾里侧，而趋向于膝下聚集在膝上。所以阴气胜，逆冷就先起于五趾，上行到膝上，这种逆冷，不是从外侵入人体的寒气，而是由于内部阳虚而致。

黄帝问：寒厥是什么受损而形成的？岐伯说：前阴是众筋聚集的地方，也是太阴脾经和足阳明胃经的会合部位。一般来说，春夏阳气多而阴气少，秋冬阴气盛而阳气衰。患寒厥的人往往形体壮实，在秋冬阳气已衰的季节，过度劳伤，或房事不节，在下的阴气上越，与阳相争，阴气上争不能回复，精气泄，阴寒之气从而上逆，成为寒厥。寒邪之气，潜居在内，阳气就随之衰退，不能渗透营运于经络之中。阳气日以受损，只有阴气独盛，所以手足就发冷。

黄帝问：热厥是怎样形成的？岐伯说：酒入胃里，能使络脉中血液充盈，而经脉反见空虚。脾的功能，是帮助胃来输送津液的。阴气虚则阳气实，阳气实则胃气不和，胃气不和则水谷的精气衰减，精气衰减则不能营养四肢。这种病人，一定是经常醉酒，饱食后行房，所以邪气聚而不宣散，酒气与谷气两相迫结，酝酿成热而盛于内，所以全身发热，小便色赤。酒气盛而性烈，肾气日益衰退，而阳气独胜于内，所以手足就发热。

黄帝说：厥证有的使人腹满，有的使人突然不知人事，或者半天甚至一天才清醒，这是什么道理？岐伯说：阴气偏盛于上，那么下部就虚，下部虚，那么腹部就容易胀满。阳气偏盛于上，阴气也会并于上，而邪气上逆，邪气上逆阳气就紊乱，而阳气一旦紊乱，就会突然不省人事。

黄帝说：讲得好！我希望听听六经厥病的症状和体征。岐伯说：太阳经的厥病，头肿而沉重，在下是足不能行，发作则眼花昏倒。阳明经的厥病，就会成为癫疾，狂走叫呼，腹满，不能躺卧，卧躺面红发热，幻视或胡言乱语。少阳经的厥病，突然耳聋，颊部肿，发热，两胁疼痛，大腿不能运动。太阴经的厥病，腹胀满，大便不爽，不想吃东西，吃了就呕吐，不能安卧。少阴经的厥病，舌干，小便赤，腹满，心痛。厥阴经的厥病，少腹肿痛，胸腹胀满，小便不利，睡眠蜷缩，前阴缩而肿，足胫内侧发热。所有这些厥病，实证用泻法，虚证用补法，不实不虚的，就刺所病的本经主穴。

足太阴经厥逆，腿拘挛，心痛连及腹部，治主病之经。足少阴经厥逆，腹部虚满，呕逆，下泄清水，治主病之经。足厥阴经厥逆，筋挛，腰痛，腹部虚胀，小便不通，谵语，治主病之经。假如太阴、少阴、厥阴同时厥逆、大小便不通，并且手足逆冷，三天就会死亡。足太阳经厥逆，昏倒僵卧，吐血衄血，治主病之经。足少阳经厥逆，筋骨关节不便，腰部难以转侧，颈项难以盼顾，如若兼发肠痈，不可治疗，发惊而死。足阳明经厥逆，喘促咳嗽，身发热，惊恐慌乱，鼻衄呕血。

手太阴经的厥逆，胸腹虚满，咳嗽，好吐涎沫，治主病之经。手心主包络和手少阴心经厥逆，心痛连及咽喉，如身体发热，就会死亡，不可以治疗。手太阳经厥逆，耳聋，流泪，颈项不能回顾，腰不能俯仰，治主病之经。手阳明经和少阳经厥逆，发为喉痹，咽肿，颈项强直，治主病之经。

## 【评介】

厥，即厥证，是指脏腑经络阴阳失调，气机逆乱，升降失常所致一类病证。本篇主要讨论寒厥、热厥、昏厥以及十二经脉之厥的病因、病机、症状、治则以及预后等问题，是论厥之专篇，故篇名曰《厥论》。

有关厥的内容，在《内经》中可达40余篇，然集中系统地论厥，首推本篇。若想全面了解厥的内容，还需参看其他篇章。

本篇之厥证大致分为三类，一是指以足寒或手足寒为特征的寒厥和以足热或手足热为特征的热厥，二是指突然昏倒、不省人事的昏厥，三是指十二经脉经气厥逆所致的一类病证。

寒厥中的足寒是由于“阳气衰于下”所致。手足寒是由于纵欲劳累太过，耗伤精气，损及肾阳，秋冬之寒乘虚入侵而上犯中焦，克伐脾阳，终致脾肾阳虚，不能温养经络四肢，致使“阳气日损，阴气独在”所致。

热厥中的足热是由于“阴气衰于下”所致。手足热是由于醉饱入房，酒谷热气盛于中，肾中精气耗于下，终致阴虚阳盛，阴精不能濡润四肢，阴精日衰，“阳气独胜”所致。

由上可知寒厥、热厥，不论是何病因，最终都是由于人体本身的阴阳偏衰所致，所涉及的脏腑主要在肾，肾阳虚则为寒厥，肾阴虚则为热厥，所以原文特别提出“不从外，皆从内也”这一论点。

本篇所言之“热厥”与后世所言之“热厥”名称虽同，但内容有别，本篇之“热厥”是指阴虚阳亢所致的以“手足为之热”为临床特征的病证，仲景以后之“热厥”则是指外感热病中，邪热炽盛，壅遏于里，阳气被郁不能外达四肢所致的以手足逆冷为临床特征的病证，故仲景曰：“厥深者热亦深。”

暴不知人的昏厥，是由于气机失调，阴气盛于下，阳气逆乱于上所致的一类病证。篇中“或至半日远至一日乃知人者”之说，说明昏厥是暂时的，但在临床上亦有一厥不复的危候。篇中所言之“腹满”似属昏厥之兼症，因单纯的腹满一般不称为厥。

十二经脉之厥，主要是经脉之气逆乱所致，其临床表现与各经循行的部位以及所属脏腑的功能失常有关。所论的经脉厥逆病证，寒、热、虚、实皆有之，从症状上分析包括了临床上许多病证，可见其内容皆源于临床实践。这种以经分证的方法为后世的经络辨证作出了范例。

篇中指出的“盛则泻之，虚则补之，不盛不虚，以经取之”和“治主病者”等治疗原则，充分体现了辨证论治的精神，以示厥证的治疗亦须分清虚实，或补或泻，循经取穴，分经论治。

全篇论述为后人认识厥证提供了理论依据。

# 卷第十三

## 病能论篇第四十六

**【原文】**

黄帝问曰：人病胃脘痈者，诊当何如？岐伯对曰：诊此者当候胃脉，其脉当沉细，沉细者气逆，逆者人迎甚盛，甚盛则热，人迎者胃脉也，逆而盛，则热聚于胃口而不行，故胃脘为痈也。帝曰：善。人有卧而有所不安者何也？岐伯曰：藏有所伤及，精有所之寄，则安[1]，故人不能悬[2]其病也。帝曰：人之不得偃卧[3]者何也？岐伯曰：肺者藏之盖也，肺气盛则脉大，脉大则不得偃卧，论在《奇恒阴阳》[4]中。帝曰：有病厥[5]者，诊右脉[6]沉而紧，左脉[6]浮而迟，不然[7]，病主安在？岐伯曰：冬诊之，右脉固当沉紧，此应四时，左脉浮而迟，此逆四时，在左当主病在肾，颇关[8]在肺，当腰痛也。帝曰：何以言之？岐伯曰：少阴脉贯肾络肺，今得肺脉，肾为之病，故肾为腰痛之病也。帝曰：善。有病颈痈者，或石[9]治之，或针灸治之，而皆已，其真[10]安在？岐伯曰：此同名异等[11]者也。夫痈气之息[12]者，宜以针开除去之，夫气盛血聚者，宜石而泻之，此所谓同病异治也。帝曰：有病怒狂者，此病安生？岐伯曰：生于阳也。帝曰：阳何以使人狂？岐伯曰：阳气者，因暴折而难决[13]，故善怒也，病名曰阳厥[14]。帝曰：何以知之？岐伯曰：阳明者常动[15]，巨阳少阳不动，不动而动大疾[16]，此其候也。帝曰：治之奈何？岐伯曰：夺其食[17]即已，夫食入于阴，长气于阳[18]，故夺其食即已[19]。使之服以生铁洛为饮[20]，夫生铁洛者，下气疾[21]也。帝曰：善。有病身热解惰，汗出如浴，恶风少气，此为何病？岐伯曰：病名曰酒风[22]。帝曰：治之奈何？岐伯曰：以泽泻、术[23]各十分[24]，麋衔[25]五分，合以三指撮为后饭[26]。所谓深之细者，其中手如针也[27]，摩之切之[28]，聚者坚也，博者大也[29]。《上经》[30]者，言气之通天也。《下经》[30]者，言病之变化也。《金匮》[30]者，决死生也。《揆度》[30]者，切度之也。《奇恒》[30]者，言奇病也。所谓奇者，使奇病不得以四时[31]死也。恒者，得以四时死也。所谓揆者，方切求之也，言切求其脉理也。度者，得其病处，以四时度之也。

【注释】

[1]精有所之寄，则安：《黄帝内经太素》作“精有所倚则不安”。按文理推之，《黄帝内经太素》之说可从。倚，偏也，此似作偏虚解为切，因脏有所伤，精必受损。

[2]悬：避免、杜绝之义。

[3]偃卧：仰卧也。偃，音眼。

[4]奇恒阴阳：王冰：“上古经篇名，世本阙。”

[5]病厥：张志聪：“此论肾气逆而为病也。”

[6]右脉、左脉：指右、左寸口之脉。

[7]不然：《针灸甲乙经》作“不知”，从之。

[8]颇关：作关系、关联解。颇，偏也。

[9]石：砭石。

[10]真：《针灸甲乙经》作“治”。从之。

[11]异等：异类也。张志聪：“等，类也。”

[12]痈气之息：张景岳：“息，止也。痈有气结而留止不散者，治宜用针，以开除其气，气行则痈愈矣。”

[13]因暴折而难决：暴折，指突然遭受挫折，精神受到剧烈刺激。难决，难以决断也。此指精神抑郁，志不得伸。因此阳气被郁，逆而上行，故善怒。

[14]阳厥：因阳气郁而上逆所致，故曰阳厥。

[15]阳明者常动：指足阳明经所过之处，如大迎、下关、人迎、冲阳等处，脉动明显。尤其是人迎、冲阳处搏动更为明显。

[16]巨阳少阳不动，不动而动大疾：指足太阳和足少阳两经所过之处，如太阳经委中、昆仑等，少阳经听会、悬钟等，一般没有脉动现象，或动而不明显。今切之动且大而疾，此乃阳气厥逆之象。

[17]夺其食：指减少患者的饮食。

[18]食入于阴，长气于阳：脾属阴，饮食由脾之运化而成水谷之精，故曰食入于阴；水谷之精可助长阳气，故曰长气于阳。

[19]夺其食即已：因减少饮食可衰减过盛之阳气，故曰病已。

[20]生铁洛为饮：洛，通落。张景岳：“生铁洛即炉冶间锤落之铁屑，用

水研浸，可以为饮。其属金，其气寒而重，最能坠热开结，平木火之邪，故可以下气疾，除狂怒也。”

［21］下气疾：下，降也。气，上逆之阳气也。疾，速也。吴昆认为生铁落“寒而镇重，故下气速，气下则不厥逆矣”。

［22］酒风：又名漏风。参见《风论》。

［23］术：指白术。

［24］分：等份也。十分、五分皆指药物间的比例。

［25］麋衔：即麋衔草，又名薇衔。《本草经》：“味苦，平，治风湿痹，历节痛，惊痫吐舌，悸气贼风，鼠瘘痈肿。”

［26］三指撮为后饭：三指撮，以三指撮药末计算每次所服药量。后饭，指先服药，后吃饭。

［27］所谓深之细者，其中手如针也：指所谓深按而得细脉者，其脉应指细小如针。

［28］摩之切之：摩，按摩。切，循切。此指诊脉的手法。

［29］聚者坚也，博者大也：指脉气聚而不散者为坚脉，搏击于指下者为大脉。博，通搏。

［30］《上经》《下经》《金匮》《揆度》《奇恒》：马莳：“俱古经篇名，今皆失之。”

［31］不得以四时：即不与四时相应。

## 【语译】

黄帝问：有人患了胃脘痈肿病，用什么方法来诊断？岐伯说：诊断这种病，应当先测候胃脉，其趺阳脉必然沉涩，沉涩是胃气上逆，上逆则人迎脉盛大，盛大则有热。人迎是胃的动脉，由于趺阳脉沉涩，出现气逆现象，而人迎脉又盛，说明热聚结在胃口而不得散发，所以胃脘发生痈肿。

黄帝说：讲得好！有人睡眠不安宁，这是什么缘故？岐伯说：这是因为五脏有所损伤，精气无所依附，所以睡眠不能安宁。这种情况，人往往不可避免。

黄帝说：有人不能仰卧，这是什么缘故？岐伯说：肺是五脏华盖，肺内邪气充盛，那么经脉就胀大，就不能仰卧，详论在《奇恒阴阳》篇里。

黄帝说：有因气逆而病的，诊得右手脉沉而紧，左手浮而迟，不知道主要病变在哪里？岐伯说：在冬天诊察，右脉本应沉紧，这是和四时相适应的；而左手脉浮而迟，这就与四时相违反了。左手见浮迟脉，是肾脏有病，而关联于肺，腰部应感到疼痛。黄帝说：为什么这样说呢？岐伯说：少阴脉贯串肾脏，并络肺脏，冬天诊得浮迟之脉，这说明肾气不足，肾脏有病，所以才有腰痛之病。

黄帝说：讲得好！患有颈痈的病人，有的用砭石治疗，有的用针灸治疗，而都能痊愈，道理是什么？岐伯说：这是病名虽然一样，而病的类型却不同。如气结停聚而成的痈肿，应该用针灸开其穴，泻越去其气；若气盛血聚、脓已成熟的痈肿，应该用砭石排其郁血泻其脓，这就是所说的同病异治。

黄帝问：狂怒的病，是怎样产生的？岐伯说：因为阳气过盛。黄帝又问：阳气为什么使人发狂？岐伯说：阳气突然受挫，而难于疏解，所以容易发怒，病名叫作阳厥。黄帝说：怎么知道要发病呢？岐伯说：阳明经脉人迎是跳动的，太阳少阳经脉所过之处，其动是隐微的；如果这些部位的动脉突然搏动得太快，这就是阳厥善怒而狂的征兆。黄帝又问：怎样治疗呢？岐伯说：暂禁进食，就可痊愈。因为食物入胃，能够助长阳气，所以减少食物，阳明气衰，病就能好。再给他服用生铁落饮，生铁落攻下阳邪非常迅速。

黄帝说：讲得好。有病周身发热，四肢倦怠，汗多如洗浴，怕风，气短，这是什么病？岐伯说：病名叫作酒风。黄帝又问：怎样治疗？岐伯说：用泽泻、白术各十份，麋衔五份，配合研末，每次服三指撮，在饭前服下。

所谓沉伏而细小的脉，它应手像针一样；按摩循切它，脉气聚而不散，是坚脉；搏击于指下，是大脉。《上经》是讲人体气机与自然相应的；《下经》是讲疾病变化的；《金匮》是讲诊断疾病，决定死生的；《揆度》是讲切按脉象以诊断疾病的；《奇恒》是讲奇异之病的。所谓奇，就是不得四时之气而死亡；所谓恒，就是随着四时气候变化而致死亡。所谓揆，就是切按其脉而求它的致病原因；所谓度，就是诊断病之所在，结合四时逆顺而测度。

## 【评介】

**能，音义同态。病能，即疾病的症状、脉象等状态。本篇讨论了胃脘痈、卧不安、不得偃卧、腰痛、颈痈、阳厥、酒风七种疾病的病因、病机、病态、诊法、治则、治法等问题，并以此七种疾病为例，重点论述了临证观察和分析病态的方法和意义，故篇名曰《病能论》。**

**本篇以具体病证为例，阐明了诊病必须详辨病态，方能把握病情。此观点为中医诊断学的发展奠定了基础，虽然后世诊病的手段和技术不断地充实和完善，但辨病态以诊病的方法至今仍是中医诊断疾病的主要途径。**

**本篇尤其强调脉诊，详细地描述了各种病证的脉象，并提出脉诊对比法，即人迎与寸口脉之比，阳明常动与太阳、少阳不动之比。说明《内经》时代脉诊在诊断疾病中占有很重要的地位，而且诊脉的方法和技术已经相当丰富**

和精细。虽然遍身诊脉法后世已经很少应用，但全身脉诊合参的整体观仍指导着临床实践。

本篇以具体的病证为例，提出了“同病异治”这一著名的辨证论治观点，对后世医学的发展产生了极其深远的影响。所以中医学认为同一种疾病，由于所处的病程阶段不同，或所处的季节不同，或所处的地域不同，或患者体质不同等，会出现不同的证，因而应当分别采取不同的治疗方法。这种客观辩证地认识疾病的方法是中医学的一大特点。

本篇所论之“阳厥”，实属狂病。篇中“有病怒狂者，此病安生？岐伯曰：生于阳也……使之服以生铁洛为饮，夫生铁洛者，下气疾也”，阐明了狂病的病因、病机和治法方药等，这一论述一直指导着后世的临床实践。尽管后人对狂病的辨证论治不断地完善，然至今临床仍认为七情不遂是狂病主要病因之一，火热炽盛、扰乱神明是狂病的主要病机之一，清热泻火、镇静安神是狂病的主要治法之一，且生铁落饮治狂目前仍在使用，后人在此基础上又辅以清心化痰、镇静安神等药，创造出了若干个生铁落饮变方，疗效更验。

篇末“所谓深之细者……以四时度之也”一段文字，与前文不相连贯，并与篇目不符，历代多数认为此段属错简。

# 奇病论篇第四十七

## 【原文】

黄帝问曰：人有重身[1]，九月而喑[2]，此为何也？岐伯对曰：胞[3]之络脉绝[4]也。帝曰：何以言之？岐伯曰：胞络者系于肾，少阴之脉，贯肾系舌本，故不能言。帝曰：治之奈何？岐伯曰：无[5]治也，当十月复。《刺法》曰：无损不足，益有余，以成其疹[6]，然后调之[7]。所谓无损不足者，身羸瘦，无用镵石[8]也。无益其有余者，腹中有形而泄之，泄之则精出而病独擅[9]中，故曰疹成也[10]。帝曰：病胁下满气逆[11]，二三岁不已，是为何病？岐伯曰：病名曰息积[12]，此不妨于食，不可灸刺，积为导引服药[13]，药不能独治也。帝曰：人有身体髀股䯒皆肿，环脐而痛，是为何病？岐伯曰：病名曰伏梁，此风根也。其气溢于大肠而著于肓，肓之原在脐下，故环脐而痛也。不可动之，动之为水溺涩之病也[14]。帝曰：人有尺脉数甚[15]，筋急[16]而见，此为何病？岐伯曰：此所谓疹筋[17]，是人腹必急，白色黑色见[18]，则病甚。帝曰：人有病头痛以数岁不已，此安得之，名为何病？岐伯曰：当有所犯大寒，内至骨髓，髓者以脑为主[19]，脑逆[20]故令头痛，齿亦痛，病名曰厥逆。帝曰：善[21]。

帝曰：有病口甘者，病名为何？何以得之？岐伯曰：此五气[22]之溢也，名曰脾瘅[23]。夫五味入口，藏于胃，脾为之行其精气，津液[24]在脾，故令人口甘也，此肥美[25]之所发也，此人必数食甘美而多肥也，肥者令人内热，甘者令人中满，故其气上溢，转为消渴[26]。治之以兰[27]，除陈气[28]也。帝曰：有病口苦，取阳陵泉[29]，口苦者病名为何？何以得之？岐伯曰：病名曰胆瘅[30]。夫肝者，中之将也，取决于胆[31]，咽为之使[32]。此人者，数谋虑不决，故胆虚气上溢而口为之苦[33]，治之以胆募俞[34]，治在《阴阳十二官相使》[35]中。帝曰：有癃[36]者，一日数十溲，此不足也。身热如炭，颈膺如格[37]，人迎躁盛，喘息气逆，此有余也。太阴脉[38]微细如发者，此不足也。其病安在？名为何病？岐伯曰：病在太阴[39]，其盛在胃[40]，颇在肺[41]，病名曰厥，死不治，此所谓得五有余二不足[42]也。帝曰：何谓五有余二不足？岐伯曰：所谓五有余者，五[43]病之气有余也，二不足者，亦病气之不足也。今外得五有余，内得二不足，此其身不表不里[44]，亦正死明矣。帝曰：人生而有病颠疾[45]者，病名曰何？安所得之？岐伯曰：病名为胎病，此得之在母腹中时，其母有所[46]大惊，气上而不下，精气并居[47]，故令子发为颠疾也。帝曰：有病痝然[48]如有水状，切其脉大紧，身无痛者，形不瘦，不能食，食少，名为何病？岐伯曰：病生在肾，名为肾风。肾风而不能食，善惊，惊已[49]心气痿[50]者死。帝曰：善。

【注释】

[1]重身：指妇女怀孕。

[2]喑：音哑。

[3]胞：女子胞。即子宫。

[4]绝：阻绝不通。

[5]无：勿也。下同。

[6]疹：此指疾病。

［7］然后调之：《新校正》："按《甲乙经》及《太素》无此四字……此四字本全元起注文，误书于此，当删去之。"从之。

［8］镵石：镵，镵针，九针之一。石，砭石。

［9］擅：占据。

［10］所谓无损不足者……故曰疹成也：张琦："此节盖他经脱文。"篇中"无益其有余者，腹中有形而泄之"，文义不符，医理不通。故张注可从。

［11］气逆：喘息气逆。

［12］息积：古病名，似指肺气下降，肝气郁滞以致气久积不散的一种病。

［13］积为导引服药：指息积之病当用导引法和药物配合治疗。导引，指调整呼吸、吐浊纳清、运动肢体等一种用于保健和治疗的方法。

［14］帝曰：人有身体髀股䯒皆肿……动之为水溺涩之病也：此部分内容与《腹中论》同，注见该篇。

［15］尺脉数甚：尺脉，多数注家释为寸口尺部脉。然丹波元简："按《十三难》云脉数，尺之皮肤亦数。丁氏注：数，心也，所以臂内之皮肤热也。盖与此同义。"据《内经》寸口脉无寸、关、尺之分，当从丹波元简之说，尺脉数，当解为尺肤热、脉数。另，尺脉疑指尺泽脉。

［16］筋急：本指筋脉拘急，此似指静脉血管怒张。

［17］疹筋：筋之病。疹，病也。

［18］白色黑色见：指皮肤见白色或黑色。

［19］髓者以脑为主：张景岳："诸髓皆属于脑也。"即脑为髓之海。

［20］脑逆：指大寒至于骨髓，上逆于脑。

［21］帝曰：善：高示宗认为此三字为衍文。可从。

［22］五气：诸说不一。一指脾气，张志聪："五气者，土气也。土位中央，在数为五，在味为甘，在臭为香，在脏为脾，在窍为口。多食甘美，则臭味留于脾中，脾气溢而证见于外窍也。"二指五味之气，张景岳："五气，五味之所化也。"三指五谷之气，杨上善："五气，五谷之气。"四指五脏之气，马莳："五气者，五脏之气也。"五是吴昆注："五气，腥、焦、香、臊、腐也。"前三说义皆通，后二说似不妥。姑且从五味、五谷之气解。

［23］脾瘅：瘅，热也。脾瘅，病名，即以口甘为主症的脾热之病。

［24］津液：此指精气。

［25］肥美：指肥甘厚腻的食物。

［26］消渴：病名，以多饮、多食、多尿为其特征。

［27］兰：指佩兰，此药气味辛平芳香，具有醒脾化湿、清暑辟浊之功。

［28］陈气：指陈久甘肥不化之气。

[29]口苦，取阳陵泉：《新校正》："按全元起本及《太素》无口苦取阳陵泉六字，详前后文势，疑此为误。"张琦："六字衍文。"今从之。

[30]胆瘅：病名，指胆热气上溢而口苦之病。

[31]夫肝者，中之将也，取决于胆：《灵兰秘典论》："肝者，将军之官，谋虑出焉。胆者，中正之官，决断出焉。"张景岳："夫谋虑在肝，无胆不断，故肝为之中将，而取决于胆也。"又，《新校正》："按《甲乙经》曰：胆者，中精之府，五脏取决于胆，咽为之使，疑此文误。"可参。

[32]咽为之使：张景岳："足少阳之脉上挟咽。足厥阴之脉，循喉咙之后，上入颃颡。是肝胆之脉皆会于咽，故咽为之使。"

[33]数谋虑不决，故胆虚气上溢而口为之苦：马莳："数谋虑而不决断，故胆气以烦劳而致虚，胆气上溢，口为之苦。"又，胆虚，《针灸甲乙经》无"虚"字，可参。

[34]胆募俞：募俞，指脏腑在胸腹部的募穴和在背部的俞穴。胆的募穴是日月，在第七肋间隙，腹正中线旁开三寸五分处。胆的俞穴，在背部第十胸椎棘突下，旁开一寸五分处。

[35]《阴阳十二官相使》：古医经，已亡失。

[36]癃：指小便不利，点滴难出。

[37]颈膺如格：张景岳："颈言咽喉，膺言胸臆，如格者，上下不通，若有所格也。"即指咽喉胸膺阻塞不通如物阻格。

[38]太阴脉：指寸口脉。

[39]病在太阴：太阴，一说指脾，一说指肺，似以脾解于义为切。

[40]其盛在胃：指热盛于阳明胃。

[41]颇在肺：颇，倾也、偏也，在此以波及解。颇在肺，指波及于肺。

[42]五有余二不足：五有余，指身热如炭，颈膺如格，人迎躁盛，喘息，气逆。二不足，指癃而一日数十溲，太阴脉微细如发。

[43]五：《针灸甲乙经》无此字。从之。

[44]不表不里：张志聪："阳明者表也，外得五有余，不能行气于表之三阳矣。太阴主里，内得二不足，不能行气于里之三阴矣。此其身之表里阴阳皆为断绝，亦正死也明矣。"张景岳："五病者，邪气有余也。二病者，正气不足也。欲泻其邪，则阴虚于里。欲补其虚，则阳实于外。救里不可，治表亦不可。此不表不里之病，即阳证阴脉之类，有死而已，不能为也。"二注互参。此句似指患者既有外证，又有里证，治之补泻难施。

[45]颠疾：此指癫痫病。

[46]有所：《针灸甲乙经》作"数有"。可参。

[47]气上而不下，精气并居：张景岳：“惊则气乱而逆，故气上而不下，气乱则精从之，故精气并及于胎，令子为癫痫也。”

[48]痝然：肿起貌。此指面目浮肿。

[49]善惊，惊已：《针灸甲乙经》作“善惊不已”。可从。

[50]痿：此作衰解。

**【语译】**

黄帝问：妇人怀孕，九个月而出现音哑，这是什么病？岐伯说：是因为胞宫中的络脉，受到了阻塞。黄帝又问：为什么这样说呢？岐伯说：胞中络脉，连系于肾脏，而少阴肾脉，又是属于肾脏并系于舌本的，所以胞络受阻，说话就没有声音了。黄帝又问：怎样治疗？岐伯说：不需要治疗，等到十个月分娩后，自然会恢复。

《刺法论》篇说过，不要损不足，补有余，而误治成病。所谓不能损不足的意思，就是身体羸瘦的，不能用镵石治疗。不能补有余的意思，是腹中有固形之物而泻之，泻之则伤精，病块就会独占腹中，那就可能成为癥瘕一类的疾病。

黄帝问：有人患胁下胀满，气上逆，经过两三年不好，这是什么病？岐伯说：这种病，叫作息积，这不妨碍饮食。不要用灸法或针法治疗，因为是积气，应该用导引来疏通气机，或服用药物，但是不能单纯依靠药物治疗。

黄帝问：有人大腿、小腿都发肿，并环绕肚脐周围而痛，这是什么病？岐伯说：病名叫作伏梁。这种病，风邪是致病的主要因素，邪气溢于大肠外面，留着在肓膜，而肓膜的根源在肚脐以下，所以环绕脐部作痛。这种病不可攻下。假如攻下，就会导致小便困难。

黄帝问：有人尺脉急数、筋拘挛很明显，这是什么病？岐伯说：这种病叫作疹筋。患这种病，脘腹一定痛而拘紧如板状。如果皮肤上出现白或黑的颜色，病就更重些。

黄帝说：有人患头痛，数年不好，这是怎么得的？岐伯说：是某些部位冒犯寒气，寒气向内侵入骨髓，骨髓是以脑为主，寒邪上逆脑部，就会发生头痛和齿痛的症状，病名叫作厥逆头痛。黄帝说：讲得好！

黄帝问：病人嘴里发甜，是什么病？怎样得的？岐伯说：这是五谷之气泛溢，病名叫作脾瘅。五谷之气入口，贮藏于胃，再由脾脏运化输送于各个器官。脾的津液向上泛溢，所以令人口有甜味，这是饮食过于肥美所诱发的。产生这样病的人，大都是经常吃甘美厚味而且体形肥胖者。肥胖能够使人生内热，甜味能够使人胸部满闷，所以脾气向上泛滥，常转为消渴的病。应该以兰草治疗，兰草的功用，是能够辟除陈积蓄热之气。

黄帝说：病人嘴里发苦，是什么病？怎么得的？岐伯说：病名叫作胆瘅。肝为将军之官，胆是洁净之腑，五脏都取决于它，咽喉受它支配。患胆瘅的人，因为经常优柔寡断，情绪苦闷，胆汁向上泛溢，因此嘴里发苦。治疗时，刺胆募、胆俞二穴。它的治疗原则，载在《阴阳十二官相使》里。

黄帝问：有人小便不畅，滴沥不尽，一天数十次，这是不足的现象；身上发热像炭火，颈项和胸膺之间，像有东西阻格，人迎脉躁盛，发喘，气上逆，这是有余的病象。寸口脉细得像头发，这又是不足的征象。这是哪里有病？叫什么病？岐伯说：这种病本在太阴，病盛在胃，症状却偏重在肺，病名叫作厥。是无法治疗的死证。这是得了五有余、二不足的病。黄帝说：怎样叫五有余、二不足呢？岐伯说：所谓有余，就是病气有余的状态。所谓不足，就是病气不足的状态。现在外表有五种有余的脉证，内有两种不足的脉证，这种病人，既不能从表治，又不能从里治，所以是死证。

黄帝说：人生下来就患有癫痫病的，病名叫什么？怎样得的？岐伯说：病名叫作胎病。这是因为胎儿在母腹中时，其母曾大感惊恐，气逆于上而不下，精气聚在一起，所以使孩子生下来就患有癫痫病。

黄帝说：有人患浮肿，像有水气的样子，切按其脉，大而紧，身体不疼痛，形体也不消瘦，但不能吃东西，或者吃得很少，这叫什么病？岐伯说：这种病生于肾，病名叫作肾风，肾风不能吃东西，好惊恐，惊后如心气衰竭会死亡。黄帝说：讲得好！

## 【评介】

奇，异也。奇病，指异于一般的病。本篇主要讨论了子喑、息积、伏梁、疹筋、厥逆、脾瘅、厥、胎病、肾风等十种病的病因病机、临床表现、治法及预后。因为这十种病皆较奇特，不同于一般的疾病，故篇名曰《奇病论》。

本篇论述“子喑”一病，认为是胎体阻绝胞络，肾精不能上荣舌本所致，故不必治疗，待分娩后可自行恢复，体现古人对孕妇用药的慎重态度，此观点至今仍指导着临床实践。然《六元正纪大论》又曰：“黄帝问曰：妇人重身，毒之何如？岐伯曰：有故无殒，亦无殒也……大积大聚，其可犯也，衰其太半而止，过者死。”以示确有邪气在孕妇之体，亦当祛之。充分体现了顾正与祛邪的辩证统一观点，此成为后世治疗妊娠病的理论依据。

本篇所论的“息积”和“伏梁”二病，据症状分析，似属后世的积聚病。“疹筋”一病未论病机，历代注家均有所论，然观点不一。辨其病状，病初似属肾阴不足，水不涵木而筋急，日久阴损及阳，故肤见白色或黑色之寒象，终至阴阳俱损而病甚。然而依据“筋急而见”，又似指静脉怒张现象。“脾瘅”“胆瘅”二病，虽然《内经》将其列入奇病中，但从临床观之，确属常见病。脾瘅是因过食肥甘厚腻，脾胃郁热，湿浊之气上泛，以口中甜腻为主症的一种疾病，日久热甚伤阴，转为消渴病。胆瘅是情志不遂，肝郁化火，胆气上泛，以口苦为主症的一种疾病。脾瘅“治之以兰，除陈气也”，至今仍指导临床，颇有现实意义。今天临床治疗湿热壅脾，口甜苔腻之证，仍以佩兰之类的芳香化湿之品为主。篇中所论之“厥”，是一个虚实错杂的复杂病证，示以后人分析复杂重病的一个模式。所论之“胎病”，是中医学关于先天性疾病的最早论述，并对后世医学有着深远的影响，后世儿科学关于先天性癫痫的形成，皆据此立论。现代医学亦认为遗传因素是原发性癫痫发生的主要病因之一。胎病之论，也说明了《内经》时代已经重视妇女孕期卫生，强调精神愉快、环境安定的重要性，反映了《内经》的优生学观点。“肾风”一病，除本篇，他篇亦有所论，如《风论》《评热论》等篇，纵观可知，肾风病多由风邪袭肾所致，以面目痝然浮肿为特征。诸篇所论对后世认识水肿病有重要的指导意义。

篇中“无损不足，益有余，以成其疹”的观点，强调了临床上必须遵循“实则泻之，虚则补之”的治疗原则，切不可犯实实虚虚之戒。此乃《内经》治疗学的基本内容之一。

# 大奇论篇第四十八

## 【原文】

肝满肾满肺满皆实，即为肿[1]。肺之雍[2]，喘而两胠满[3]。肝雍，两胠[4]满，卧则惊，不得小便。肾雍，脚[5]下至少腹满，胫有大小[6]，髀骱大跛[7]，易偏枯[8]。心脉满大，痫瘛筋挛[9]。肝脉小急，痫瘛筋挛。肝脉骛暴[10]，有所惊骇，脉不至若喑[11]，不治自已。肾脉小急，肝脉小急，心脉小急，不鼓皆为瘕[12]。肾肝并沉为石水，并浮为风水[13]，并虚为死，并小弦欲惊。肾脉大急沉，肝脉大急沉，皆为疝[14]。心脉搏滑急为心疝[15]，肺脉沉搏为肺疝[16]。三阳急[17]为瘕，三阴急[17]为疝，二阴[18]急为痫厥[19]，二阳[20]急为惊。脾脉外鼓，沉为肠澼，久自已[21]。肝脉小缓为肠澼，易治。肾脉小搏沉，为肠澼下血，血温[22]身热者死。心肝澼亦下血，二藏同病者可治，其[23]脉小沉涩为肠澼，其身热者死，热见七日死。胃脉沉鼓涩，胃外鼓大，心脉小坚急，皆鬲[24]偏枯，男子发左，女子发右[25]，不喑舌转，可治，三十日起[26]，其从[27]者喑，三岁起[28]，年不满二十者，三岁死。脉至而搏，血衄身热者死，脉来悬钩[29]浮为常脉。脉至如喘[30]，名曰暴厥[31]，暴厥者不知与人言。脉至如数，使人暴惊，三四日自已。脉至浮合[32]，浮合如数[33]，一息十至以上，是经气予不足也[34]。微见[35]九十日死。脉至如火薪然[36]，是心精之予夺也，草干[37]而死。脉至如散叶[38]，是肝气予虚也，木叶落[39]而死。脉至如省客[40]，省客者脉塞而鼓[41]，是肾气予不足也，悬去枣华[42]而死。脉至如丸泥[43]，是胃精予不足也，榆荚落[44]而死。脉至如横格[45]，是胆气予不足也，禾熟[46]而死。脉至如弦缕[47]，是胞[48]精予不足也，病善言，下霜而死，不言，可治。脉至如交漆，交漆者左右傍至也[49]，微见三十日死。脉至如涌泉，浮鼓肌中，太阳气予不足也，少气味[50]，韭英[51]而死。脉至如颓土之状，按之不得[52]，是肌气[53]予不足也，五色先见黑白，垒发死[54]。脉至如悬雍[55]，悬雍者浮揣切之益大，是十二俞之[56]予不足也，水凝[57]而死。脉至如偃刀[58]，偃刀者浮之小急，按之坚大急，五藏菀熟[59]，寒热独并于肾也，如此其人不得坐，立春而死。脉至如丸滑不直手[60]，不直手者按之不可得也，是大肠气予不足也，枣叶生[61]而死。脉至如华[62]者，令人善恐，不欲坐卧，行立常听[63]，是小肠气予不足也，季秋而死。

【注释】

[1]肝满肾满肺满皆实，即为肿：马莳："此言肝肾肺经之满者，其脉必实，其证必肿也。满，胀满也。肿，浮肿也。"张景岳："满，邪气壅滞而为胀满也。此言肝肾肺经，皆能为满，若其脉实，当为浮肿。"二说互参。

[2]雍：同壅，壅滞阻塞。

[3]两胠满：胠，指腋下胁部。满，指症状之满胀。又，《黄帝内经太素》"胠"作"胁"。可参。

[4]胠：《针灸甲乙经》作"胁下"。可参。

[5]脚：《新校正》："脚当作胠，不得言脚下至少腹也。"可从。

[6]胫有大小：指两下肢粗细不一。胫，此处作下肢解。

［7］髀骱大跛：髀，大腿也。骱，小腿也。髀骱，统指下肢。

［8］偏枯：半身不遂。

［9］痫瘛筋挛：痫，癫痫也。瘛，瘛疭也，即抽搐。挛，拘挛。

［10］肝脉骛暴：指肝脉脉象急暴奔乱。骛，音务，《玉篇》："奔也，疾也。"

［11］脉不至若喑：姚止庵："不至者，脉体沉伏。喑，不能言也。惊骇之极，则脉伏而口不能言，惊去自已，不必治也。"

［12］瘕：病名，由气聚而致的痞块，有乍聚乍散的特征。

［13］肾肝并沉为石水，并浮为风水：张景岳："此言水病之有阴阳也。肾肝在下，肝主风，肾主水，肝肾俱沉者，阴中阴病也，当病石水。石水者，凝结少腹，沉坚在下也。肝肾俱浮者，阴中阳病也，当病风水。风水者，游行四体，浮泛于上也。"

［14］疝：王冰："疝者，寒气结聚之所为也。夫脉沉为实，脉急为痛，气实寒薄聚，故为绞痛为疝。"张景岳："脉急者挟肝邪，脉沉者在阴分，沉急而大，阴邪盛也。肝肾之脉络小腹结于阴器，寒邪居之，故当病疝。愚按：疝病乃寒挟肝邪之证，或结于少腹，或结于睾丸，或结于睾丸之左右上下，而筋急绞痛，脉必急搏者，多以寒邪结聚阴分，而挟风木之气也。"二说互参。

［15］心疝：病名。注见《脉要精微论》。

［16］肺疝：病名。是寒邪侵犯肺经引起的疝病。症见少腹与睾丸胀痛，小便不通。

［17］三阳急、三阴急：三阳，太阳也。三阴，太阴也。急，脉来急疾也，下同。

［18］二阴：少阴。

［19］痫厥：猝然昏倒，不省人事。

［20］二阳：阳明。

［21］脾脉外鼓，沉为肠澼，久自已：张景岳："沉为在里，而兼外鼓者，邪不甚深，虽为肠澼，久当自已。肠澼，下痢也。"

［22］血温：丹波元简："血温二字难解。"据下文"其脉小沉涩为肠澼，其身热者死"，"血温"二字疑为衍文。又，尤怡："温当作溢。"可参。

［23］澼亦下血，二藏同病者可治，其：十二字不可解。张琦："十二字衍文。"从之。

［24］鬲：同隔，隔阻不通。

［25］男子发左，女子发右：指偏枯病，男子发病在左侧，女子发病在右侧。因男属阳，左为阳之道，女属阴，右为阴之道。

[26]起：此指偏枯病愈。

[27]从：《玉版论要篇》："男子右为从，女子左为从。"故从指男子病发于右，女子病发于左。

[28]三岁起：三年病愈。

[29]悬钩：悬，丹波元简："悬乃悬空无根之象。"钩，洪脉。

[30]脉至如喘：张景岳："如气之喘，言急促也。"

[31]暴厥：病名，症见突然昏厥，不知人事。

[32]浮合：王冰："如浮波之合，后至者凌前，速疾而动，无常候也。"高士宗："浮合，浮合于皮肤之上，如汤沸也。"形容脉象浮泛急数无伦。

[33]浮合如数：张琦："四字衍文。"依下文"一息十至以上"，似指急疾脉。

[34]一息十至以上，是经气予不足也：张景岳："一息十至以上，其状如数，而实非数热之脉，是经气之衰极也。"予，给也。下同。

[35]微见：初见。

[36]脉至如火薪然：张景岳："如火薪然者，来如焰之锐，去如灭之速，此火脏无根之脉，而心经之精气与夺也。"薪，《黄帝内经太素》《脉经》均作"新"，吴昆："新然，火之初然，或明或灭也。"两者皆通，互参。依文义，似指脉来飘浮不定，脉律紊乱，脉至不分明。

[37]草干：吴昆："草干，冬也。草干而死者，寒水之令行，火受其克也。"实指秋末冬初野草干枯的时候。

[38]脉至如散叶：张景岳："如散叶者，浮泛无根也。"王冰："如散叶随风，不常其状。"

[39]木叶落：指深秋树木叶落的时候。

[40]脉至如省客：张景岳："省客，如省向之客，或去或来也。"

[41]脉塞而鼓：张景岳："塞者，或无而止，鼓者，或有而搏。"

[42]悬去枣华：张景岳："枣华之候，初夏时也，悬者华之开，去者华之落，言于枣华开落之时，火王而水败，肾虚者死也。"华，通花。

[43]脉至如丸泥：张景岳："丸泥者，泥弹之状，坚强短涩之谓。"

[44]榆荚落：张景岳："榆荚，榆钱也。春深而落，木旺之时，土败者死。"实指春末夏初榆钱脱落的时候。

[45]脉至如横格：张景岳："横格，如横木之格于指下，长而且坚，是谓木之真脏。"

[46]禾熟：张景岳："禾熟于秋，金令旺也，故木败而死。"

[47]脉至如弦缕：张景岳："如弦之急，如缕之细，真元亏损之脉也。"

[48]胞：张景岳：“胞，子宫也。命门元阳之所聚也。”吴昆：“胞，精室也。”即指男子之精室，女子之子宫。

[49]脉至如交漆，交漆者左右傍至也：张景岳：“交漆者，如泻漆之交；左右傍至，缠绵不清也。”

[50]少气味：张琦：“三字衍。”从之。

[51]韭英：吴昆：“韭至长夏而英，长夏属土，太阳壬水之所畏也，故死。”英，花也。指韭菜开花时。

[52]脉至如颓土之状，按之不得：王冰：“颓土之状，谓浮之大而虚软，按之则无。”

[53]肌气：此指脾气。

[54]五色先见黑白，垒发死：此断句有误，当为“五色先见黑，白垒发死”。垒，《脉经》作“藟”。从之。藟，指葛藤。张隐庵：“藟，葛之属。葛色白，发于春。”张景岳：“藟，虆同。即蓬虆之属。虆有五种，而白者发于春，木旺之时，土当败也。”

[55]脉至如悬雍：悬雍，《新校正》：“按全元起本悬雍作悬离。元起注云：悬离者，言脉与肉不相得也。”从之。实指浮大无根之脉。

[56]之：此下《针灸甲乙经》有“气”字。从之。

[57]水凝：冬至冰冻之时。

[58]脉至如偃刀：张景岳：“偃刀，卧刀也。浮之小急，如刀口也；按之坚大急，如刀背也。”

[59]菀熟：菀，同郁。熟，“热”之误也。又，《针灸甲乙经》“菀熟”作“寒热”，可参。

[60]脉至如丸滑不直手：张景岳：“如丸，短而小也。直，当也。言滑小无根而不胜按也。”

[61]枣叶生：张景岳：“枣叶生初夏，火旺则金衰，故死。”

[62]脉至如华：张景岳：“如华，如草木之华，而轻浮柔弱也。”华，同花。

[63]行立常听：指行走站立常自觉耳中有声。

## 【语译】

肝满、肾满、肺满并且都是实象的，即可以发生壅滞而肿。肺气壅滞，喘促，两胁胀满；肝气壅滞，两胁胀满，睡眠惊骇不安，小便不通；肾气壅滞，从胁下至小腹胀满，两侧胫部大小不一样，走路严重跛拐，容易发展成为偏枯的病。

心脉满而大，会出现癫痫，手足抽搐，筋脉拘挛。肝脉小急紧，会出现癫痫，手足抽搐，筋脉拘挛。如肝脉迅急，是突然受到惊骇，但脉搏时有间歇而沉伏，并且失音，不必治疗，气平会自然痊愈的。

肾脉小而急紧，肝脉小而急紧，心脉小急不能鼓击，都是瘕病。

肾脉、肝脉都见沉象为石水的病证。肾肝都见浮脉，便是风水的病证。如果肾肝都呈现虚象，是为死证。若都是弦象，就会发为惊病。

肾脉大而急沉，或肝脉大而急沉的，都是疝气病。

心脉搏击应手，滑而急紧，是心疝。肺脉搏击应手但见沉象，是肺疝。

太阳脉来紧张，是瘕病。太阴脉紧，是疝气。少阴脉紧，为痫厥。阳明脉急，说明是惊病。

脾脉搏击有力，而又见沉象的，为痢疾，时间长了自然会好的。肝脉小而缓的痢疾，容易治疗。肾脉小搏而沉又兼便血的痢疾，如血溢而身体发热，是死证。脉小而沉涩，为痢疾。假如身体发热，可以致死。发热太甚的，七天就会死亡。

胃脉沉涩，或者搏击应手，以及心脉小急坚硬，都可发为偏枯的病。如果男子发病在左侧，女子发病在右侧，说话不失语，舌头动转灵活，就可以治疗，大约经过三十天就能恢复。如果男子发病在右侧，女子发病在左侧，说话发不出声音，大约需要三年才能恢复。如果年龄不满二十岁发病，大约三年就要死亡。

脉来搏指，大而有力，衄血身体发热的，是死证。脉来如悬空无根，呈现微钩而浮之象的，这是衄血应有的常脉。

脉来振颤的，病名叫作暴厥。得暴厥的病人，一时不省人事，不能言语。脉来有数象的，使人暴惊。大约三四天就会自行恢复。

脉来浮而至数不分明，即太频数，在一呼一吸之间，脉搏跳动十次以上，这是经气不足的现象。轻者经过九十天就会死亡。脉来时像火燃起而飘忽不定，这是心脏的精气已经脱失，冬初草枯的时候就要死亡。脉来像散叶飘落一样，这是肝气虚极，树木叶落时死亡。脉来如省客而无定时，这是肾脏精气已经不足，枣树花开就会死亡。脉来时像泥丸一样，是胃的精气已经不足，在夏初榆籽落的时候死亡。脉来像有东西横格在指下，这是胆气已经不足，禾谷成熟的时候便要死亡。脉来如弦缕，这是胞络的经气已经不足，如病人语繁，大约到霜降季节便会死亡，如不爱说话，还可以治疗。脉来像交漆而混浊不清，左右旁至，轻者大约经过三十天就要死亡。脉来像泉水涌动一样，是太阳经脉的精气已经不足，韭菜开花时就要死亡。脉来像散土一样，重按不足，是肌肉的精气已经不足，黑色显现的，白藁发芽时就要死亡。脉来时悬离浮大无根，浮取揣摩就觉得愈摸愈大，这是十二俞穴的精气不足，到天寒水冻的时候就要死亡。脉来像仰卧的刀口，浮取脉小而急，重按脉大而坚，五脏郁热，寒热交并于肾脏，像这样的病人，不能坐，到立春时就要死亡。脉来像弹丸，滑不著手，按之不得，这是大肠的精气已经不足，到初夏枣树生叶的时候，就会死亡。脉来像草木之花一样，使人多恐惧，坐卧不安，行立经常听见声音，这是小肠精气的不足，大约到深秋的时候，就会死亡。

【评介】

本篇论述了肝、肾、肺经脉壅满的临床表现以及痫瘛筋挛、惊、瘕、石水、风水、疝、肠澼、偏枯、暴厥等病的脉象和预后，继而又讨论了心、肝、肾、胃、胆、胞、脾、十二经等精气不足的脉象、预后及死期等问题。所论的病证仍属临床少见之奇病，此为《奇病论》的扩大和补充，故篇名曰《大奇论》。

本篇主要是以脉论病，从脉象的变化来分析病变的机理，推测疾病的预后。据所论之精详，可知此为古人长期临床实践之体会，亦为后人研究脉诊提供了宝贵的资料，但其中有些内容，现在仍难以验证，尚有待于今后进一步探讨。

## 脉解篇第四十九

【原文】

太阳所谓肿腰脽痛[1]者，正月太阳寅，寅太阳也[2]，正月阳气出在上而阴气盛，阳未得自次也[3]，故肿腰脽痛也。病偏虚[4]为跛者，正月阳气冻解地气而出也，所谓[5]偏虚者，冬寒颇有不足[6]者，故偏虚为跛也。所谓强上引背[7]者，阳气大上而争，故强上也。所谓耳鸣者，阳气万物[8]盛上而跃，故耳鸣也。所谓甚则狂颠疾[9]者，阳尽在上而阴气从下[10]，下虚上实，故狂颠疾也。所谓浮[11]为聋者，皆在气也，所谓入中[12]为喑者，阳盛已衰，故为喑也[13]。内夺而厥，则为喑俳[14]，此肾虚也，少阴不至者，厥也[15]。少阳所谓心胁痛者，言少阳盛也，盛者心之所表也[16]，九月阳气尽而阴气盛，故心胁痛也。所谓不可反侧[17]者，阴气藏物也，物藏则不动，故不可反侧[18]也。所谓甚则跃[19]者，九月万物尽衰，草木毕落而堕，则气去阳而之阴[20]，气盛而阳之下长，故谓跃[21]。阳明所谓洒洒振寒[22]者，阳明者午也，五月盛阳之阴也[23]，阳盛而阴气加之，故洒洒振寒也。所谓胫肿而股不收者，是五月盛阳之阴也，阳者衰于五月，而一阴气上，与阳始争，故胫肿而股不收也。所谓上喘而为水者，阴气下而复上，上则邪客于藏府间，故为水也。所谓胸痛少气者，水气在藏府也，水者阴气也，阴气在中，故胸痛少气也。所谓甚则厥，恶[24]人与火，闻木音则惕然而惊者，阳气与阴气相薄[25]，水火相恶，故惕然而惊也。所谓欲独闭户牖[26]而处者，阴阳相薄也，阳尽而阴盛，故欲独闭户牖而居。所谓病至则欲乘[27]高而歌，弃衣而走者，阴阳复争，而外并于阳，故使之弃衣而走也。所谓客孙脉[28]则头痛鼻鼽[29]腹肿者，阳明并于上[30]，上者则其孙络太阴[31]也，故头痛鼻鼽腹肿也。太阴所谓病胀[32]者，太阴子也，十一月万物气皆藏于中，故曰病胀。所谓上走心为噫[33]者，阴盛而上走于阳明，阳明络属心[34]，故曰上走心为噫也。所谓食则呕者，物盛满而上溢，故呕也。所谓得后与气则快然如衰[35]者，十二月[36]阴气下衰，而阳气且出，故曰得后与气则快然如衰也。少阴所谓腰痛者，少阴者肾也，十月[37]万物阳气皆伤，故腰痛也。所谓呕咳上气喘者，阴气在下，阳气在上，诸阳气浮，无所依从，故呕咳上气喘也。所谓色色[38]不能久[39]立，久坐起则目䀮䀮[40]无所见者，万物阴阳不定未有主也，秋气始至，微霜始下，而方杀万物，阴阳内夺，故目䀮䀮无所见也。所谓少气善怒者，阳气不治[41]，阳气不治则阳气不得出，肝气当治而未得，故善怒，善怒者名曰煎厥[42]。所谓恐如人将捕之者，秋气万物未有毕去[43]，阴气少，阳气入，阴阳相薄，故恐也。所谓恶闻食臭者，胃无气，故恶闻食臭也。所谓面黑如地色者，秋气内夺[44]，故变于色也。所谓咳则有血者，阳脉伤也[45]，阳气未[46]盛于上而脉满，满则咳，故血见于鼻也。厥阴所谓㿗疝[47]，妇人少腹肿者，厥阴者辰也，三月阳中之阴[48]，邪在中，故曰㿗疝少腹肿也。所谓腰脊痛不可以俯仰者，三月一振荣华，万物一俯而不仰也[49]。所谓㿗癃疝肤胀[50]者，曰[51]阴亦盛而脉胀不通，故曰㿗癃疝也。所谓甚则嗌干热中者，阴阳相薄而热，故嗌干也。

## 【注释】

[1]肿腰脽痛：似作“腰肿脽痛”为切，下同。脽，音谁，《说文解字》：“尻也。”王冰：“脽，谓臀肉也。”肿，高士宗作“背”，可参。

[2]正月太阳寅，寅太阳也：王冰：“正月三阳生，主建寅，三阳谓之太阳，故曰寅太阳也。”高士宗：“太阳居三阳之首，正月建寅，为一岁之首，故正月太阳寅。寅，太阳也。”即正月月建在寅，属太阳。古人以十二时辰分配地平方位，观斗纲所指之方以定时令。正月斗纲指寅、二月指卯、三月指辰、四月指巳、五月指午、六月指未、七月指申、八月指酉、九月指戌、十月指亥、十一月指子、十二月指丑，称为月建。北斗星由七星组成，第一名魁、第五名衡、第七名杓，由此三星组成斗纲。在正月里，黄昏杓星指寅位，故云正月月建在寅。余仿此。

[3]阳未得自次也：自次，指自己应居的位次，即自己主时的位次。此句意为正月阳气初生，阴气尚盛，故阳气未到当旺的位次。因此太阳经气不足。

[4]偏虚：高士宗认为是偏枯。从之。

[5]所谓：高士宗认为此二字当在“病偏虚为跛者”之上。可参。

[6]冬寒颇有不足：指因冬寒所致，体内阳气颇有不足。

[7]强上引背：指颈项强硬牵引脊背。又，《黄帝内经太素》无“引背”二字，可参。

[8]万物：此指人类万物。张琦：“万物二字衍。”非是。

[9]狂颠疾：吴昆：“狂躁而巅痛也。”另说，颠，癫也。姑且从吴注。

[10]阳尽在上而阴气从下：张琦：“阳盛于上，阴陷于下。”

[11]浮：气逆上浮。

[12]入中：阳气入内。

[13]阳盛已衰，故为喑也：张景岳：“声由气发，气者阳也，阳盛则声大，阳微则声微。若阳盛已衰，故喑哑不能言也。”即指阳气盛极而衰，以致音哑不能言。

[14]内夺而厥，则为喑俳：张景岳：“精夺则气夺而厥，故声喑于上，体废于下。”内夺，精气内夺也。夺，耗也，损也。俳，通痱，即四肢迟缓不用。

[15]少阴不至者，厥也：指因肾虚，少阴肾经的经气不至而发生厥逆，出现喑俳之病。

[16]少阳所谓心胁痛者，言少阳盛也，盛者心之所表也：《黄帝内经太素》“盛”作“戌”。可从。杨上善：“手少阳脉络心包，足少阳脉循胁里，

故少阳病心胁痛也。戌为九月，九月阳少，故曰少阳也。戌少阳脉散络心包，故为心之所表。”

[17]反侧：指侧身转动。

[18]阴气藏物也，物藏则不动，故不可反侧也：九月阴气方盛，阴主藏主静，阴气盛则万物潜藏不动，少阳经气应之，故不能转侧。

[19]跃：王冰：“谓跳跃也。”

[20]气去阳而之阴：指阳气由阳分进入阴分，即由表入里。之，至也。

[21]气盛而阳之下长，故谓跃：吴昆：“气盛，气盛于阴也。之，往也。下，下体也。阳之下，谓阳气往下。如少阳之脉，出膝外廉，行于两足是也。长，生长也。阳为动物，长于两足，故令跃。”

[22]洒洒振寒：洒洒，寒栗貌。振寒，恶寒战栗。

[23]五月盛阳之阴也：指五月阳气盛极，阴气始生。之，至也，阴气始至。

[24]恶：厌恶也。下同。

[25]薄：通搏。

[26]牖：窗也。

[27]乘：登也。

[28]客孙脉：孙，指孙络。脉，指太阴经脉。客孙脉，指邪客于孙络和太阴经脉。

[29]鼻鼽：鼻塞流涕。

[30]阳明并于上：指阳明经的邪气上并于孙络和太阴经脉。

[31]孙络太阴：孙络，指阳明经之孙络。太阴，指足太阴脾经。

[32]病胀：指腹胀。

[33]噫：嗳气也。盖脾胃心三经有病皆可致噫，此则兼而言之。

[34]阳明络属心：杨上善：“阳明之正，上入腹里，属胃，散之脾，上通于心，故阳明络属心。”

[35]得后与气则快然如衰：指得大便与矢气就感到爽快，犹如病减。后，大便也。气，矢气也。衰，此指便后衰疲感。

[36]十二月：《黄帝内经太素》作“十一月”。从之。因上文云十一月，此当与上文同。

[37]十月：《黄帝内经太素》作“七月”。据下文文义，从之。

[38]色色：《黄帝内经太素》作“邑邑”。邑，同悒，忧虑惆怅之义。从之。

[39]久：《黄帝内经太素》无此字。可参。

［40］目眈眈：指眼睛模糊，视物不清。

［41］治：协调正常之义。

［42］煎厥：病名。疑是薄厥之误。《生气通天论》篇有“煎厥”“薄厥”之证。其云：“阳气者，烦劳则张，精绝，辟积于夏，使人煎厥……阳气者，大怒则形气绝，而血菀于上，使人薄厥。”而此篇：“肝气当治而未得，故善怒，善怒者名曰煎厥。”似是薄厥。

［43］未有毕去：有，《黄帝内经太素》作“得”。可参。

［44］秋气内夺：指秋气肃杀，内夺精气。

［45］阳脉伤也：张景岳：“上焦之脉伤也。”

［46］未：张琦：“未字衍。”从之。

［47］㿗疝：疝气的一种。症见睾丸肿大坚硬，重坠胀痛，或兼少腹痛。

［48］厥阴者辰也，三月阳中之阴：马莳：“厥阴者属木，为春三月，三月属辰，为五阳。”张景岳：“辰，季春也。五阳一阴，阴气将尽，故属厥阴。”即厥阴属木，应三月，三月月建在辰，故曰厥阴者辰也。三月阳气初生，阴气将尽，五阳一阴，故曰三月阳中之阴。

［49］三月一振荣华，万物一俯而不仰也：张景岳：“三月一振，阳气振也。”高士宗：“三月之时，振动发生，草木向荣而华秀……厥阴主三月，故厥阴经脉之病，腰脊痛不可以俯而复仰也。”

［50］㿗癃疝肤胀：㿗癃疝，病名。症见前阴肿痛，小便不利而皮肤肿胀。

［51］曰：吴昆认为当作“由”。从之。

## 【语译】

太阳经有腰部肿胀和臀部疼痛的病证，这是因为正月建寅，属于太阳。正月阳气升发在上面，而阴寒之气还盛，阳气不得以次畅行，所以腰椎部疼痛。所谓阳气偏虚为跛足的，是因为正月阳气解冻，地气上升，由于寒气的影响，体内阳气偏颇不足，所以阳气偏虚在一侧，从而发生跛足的症状。所谓头项强痛的，是因为阳气上升而亢争。所谓患有耳鸣的，是因为阳气盛上而跃，所以发生耳鸣。所谓狂癫的，是因为阳气尽在上部，阴气却在下面，下虚上实，所以发生狂癫病。所谓阳脉浮而耳聋，是因邪气上而不下。所谓阳气进入内部而喑哑不言的，是因为阳气已虚，所以发生失音不语的症状。内夺阴精过度，发为厥逆，成为失音不语的喑痱病，这是因为肾脏衰弱，少阴经气达不到舌根的缘故。少阴经气达不到，就成为厥逆的病。

少阳经所谓心胁痛的症状，是因为少阳属九月，月建在戌，戌是少阳脉，散络心包之表，发病时能够影响心经，而九月是阳气将尽，阴气方盛的时候，所以心胁部发生疼痛。所谓卧而不能转动的，是九月万物即将闭藏，物潜藏则不动，所以不能转动。所谓病重则挺跃的，是因为九月的季节，万物都渐衰败，草木凋零，人身之气也由阳入阴，如果气盛，阳气就会向下活动，所以叫作跃。

阳明经有所谓洒洒振寒的症状，这是因为阳明经月建在午，旺于五月，是阳极而阴生的时候。阳气盛而阴气相加，所以有洒洒然振寒的病状。所谓胫肿与两股不能屈伸的症状，这是五月里盛阳入阴的缘故。阳气在五月开始衰微，而一阴之气上升，阴与阳争，所以胫肿、两股不能屈伸。所谓上气喘逆而为水肿，是由于阴气从下上逆，阴邪客于脏腑之间，所以化水而成为喘逆病。所谓胸痛少气的，是由于水气停在脏腑之间，水液属阴气，停留体内，所以出现胸痛少气的病。所谓病甚则厥逆，厌恶人和火，听见击木的声音，就显出害怕的样子的，这是由于阳气和阴气交迫，所以发生惊惧的症状。所谓有的病人欲关闭门窗，独自居处，是因为阴气和阳气相交迫，阳气衰，阴气转盛，所以病人关门闭窗喜欢独居。所谓病至就要登高歌唱，弃衣乱跑，是由于阴阳相争，阴并于阳，邪气并于阳经，所以使病人弃衣乱跑、神志失常。所谓邪侵孙脉就发生头痛鼻塞、流涕、腹胀的，是由于阳明经的邪气，并行于上部的细小络脉和太阴脉。邪入上部的细小络脉，所以发生头痛、鼻塞流涕；邪入太阴脉，所以腹部发胀。

太阴经脉有所谓胀的症状，这是因为太阴经月建在子，旺于十一月，而十一月是万物收藏的季节，人体的阳气退藏在中，所以就有腹部胀满的症状。所谓上走心而为噫的，是由于阴气旺盛向上侵犯足阳明胃经，阳明的络脉上属于心，就会发生噫气的症状。所谓吃了食物而呕吐的，胃气盛满，向上溢出，所以就要呕吐。所谓病人大便及排气后，就极爽快的，是因为十一月阴气盛到极点，渐渐下衰，阳气升发，所以得大便或肛门排出积气，就会感到爽快而伴有衰疲感。

少阴经脉有所谓腰痛的病，这是因为少阴月建在申。七月万物阳气已衰，所以发生腰痛。所谓呕吐气逆而喘的，是由于阴气旺盛于下，阳气浮越于上，阳气浮而无根，就发生呕吐咳嗽气逆而喘的证候。所谓烦躁不能久坐久立，猛然站起则眼花缭乱，看不清东西的，是因为阴阳不能安定，万物未有所生，而秋天肃杀之气已来，微霜开始下降，万物方始凋零，阴阳内夺，所以眼睛模糊。所谓少气多怒的，是由于阳气逆乱，阳气不能外出，肝气郁结不得疏泄，所以容易发怒，病名叫作煎厥（似是薄厥）。所谓经常害怕如有人捉捕的，是由于秋气初降，万物的阳气还未尽去，阴气少，阳气入，阴阳相迫，所以经常害怕。所谓厌恶食物气味的，是由于胃失去了消化功能，所以就厌恶闻到食物气味。所谓面黑如地色的，是由于秋气耗散精华，所以面色就变了。所谓咳则有血的，是由于上部的络脉受了损伤，阳气充盛于上，血液充满，脉满就会咳嗽，所以就发生鼻出血的症状。

厥阴经脉有所谓癞疝，妇人少腹肿的症状，这是因为厥阴月建在辰。三月为阳中之阴，阴邪积聚于中，所以发生癞疝和少腹肿胀的病变。所谓腰痛不能俯仰的，是由于三月阳气鼓动，草木繁荣，枝叶下垂，呈现俯而不仰之势，也就会腰痛不可俯仰。所谓癞癃肤胀的，是因为厥阴气盛，阴胀不通，因而发生阴器肿、小便不通的病变。所谓咽喉发干热中的，是因为阴阳相迫，内热伤阴，所以使咽喉发干。

## 【评介】

脉解，解脉也，即解释经脉的病变。本篇主要根据三阴三阳经脉各有主时以及四时阴阳的消长变化来解释不同经脉的病证，故篇名曰《脉解篇》。

本篇将六经配属到四时的具体月份中，解释六经的发病规律。具体分属为：太阳为阳之首应正月寅，阳明为阳之极应五月午，少阳为阳之终应九月戌，太阴为阴中之至阴应十一月子，少阴为阴之初应七月申，厥阴为阴尽阳生应三月辰。此种以脏腑经络配属时令的方法可见于《内经》许多篇中，然具体内容不尽相同。如《六节藏象论》《诊要经终论》等篇各持一说。后人多持肝应春、心应夏、脾应长夏、肺应秋、肾应冬之观点。总之这些不尽相同的观点，尚须在临床实践中进一步地研究和探索。所以在认识疾病时不能如此机械套用，这仅仅反映因时制宜一个方面，临床上必须以辨证的观点，根据诸多因素分析疾病。例如马莳针对本篇太阳病发于正月，提出："膀胱诸证，岂尽在正月哉，特论与时相应之义，有如此耳。盖虚实在人，随时为病，不必尽在正月也。彼善养者，有实无虚，则时亦不能使之病矣。读者于此类经典，不以辞而害意斯可耳。后义仿此。"

本篇所论之阳明经脉症状与《阳明脉解篇》有许多相同之处，然其病理解释殊异，本篇从四时阴阳的变化对人体的影响予以解释，而《阳明脉解篇》是从脏腑经络本身的功能失调予以解释，欲详识此经病，当互参之。

本篇所论的六经病之症状，皆与经络循行的部位有关，为后世经络辨证提供了范例。

# 卷第十四

## 刺要论篇第五十

**【原文】**

黄帝问曰：愿闻刺要。岐伯对曰：病有浮沉[1]，刺有浅深，各至其理，无过其道[2]。过之则内伤[3]，不及则生外壅，壅则邪从之[4]。浅深不得，反为大贼[5]，内动五藏，后生大病。故曰：病有在毫毛腠理者，有在皮肤者，有在肌肉者，有在脉者，有在筋者，有在骨者，有在髓者。是故刺毫毛腠理无伤皮，皮伤则内动肺，肺伤则秋病温疟，泝泝然寒栗。刺皮无伤肉，肉伤则内动脾，脾动则七十二日四季之月，病腹胀烦不嗜食[6]。刺肉无伤脉，脉伤则内动心，心动则夏病心痛。刺脉无伤筋，筋伤则内动肝，肝动则春病热而筋弛[7]。刺筋无伤骨，骨伤则内动肾，肾动则冬病胀腰痛。刺骨无伤髓，髓伤则销铄胻酸[8]，体解㑊[9]然不去矣。

**【注释】**

[1]病有浮沉：指疾病的部位有深浅之分，浮为表，沉为里。

[2]各至其理，无过其道：指依据疾病部位的深浅，针刺深度要恰到好处，不要超越常规法度。道，法度之义。

[3]过之则内伤：超越了常规，就要造成内伤。

[4]壅则邪从之：壅，指气机壅滞，此指针刺过浅则不能透达气机而壅滞，使邪气随之而入。

[5]大贼：贼，害也。指形成大害。

[6]脾动则七十二日四季之月，病腹胀烦不嗜食：指脾所寄旺的七十二日，会发生腹胀，烦闷而不欲饮食的证候。七十二日，是脾不主时而旺四季之末十八日的学说。

[7]筋弛：筋脉弛缓不收。

[8]销铄胻酸：指骨髓消耗损伤而胫酸。铄，《说文解字》："消也。"胻，胫也。

[9]解㑊：解，同懈。懈㑊，意为懈怠疲乏，气力不支。

## 【语译】

黄帝说：希望听听针刺方面的要领。岐伯回答说：疾病部位有内外的分别，刺法有深浅的不同，针刺深浅要恰到好处，而不能超过应刺深度的标准。刺得过深了，就会内伤五脏；刺得过浅，又达不到病所，使外面气血壅滞，这样，邪气就会乘机侵入。所以针刺的浅深，如不恰当，反有很大的危害，在内会伤害五脏，要生大病。这是因为，疾病有在毫毛和腠理的，有在皮肤的，有在肌肉的，有在脉的，有在筋的，有在骨的，有在髓的。

所以刺毫毛腠理，不要损伤了皮肤。如皮肤受伤，就会影响内部的肺脏。肺受伤，到秋天就会患温疟，热厥病，发为战栗怕冷的症状。

刺皮肤不要损伤肌肉。如肌肉受伤，就会损害内部的脾脏。脾受伤后，就会在每季最后十八天当中，出现腹胀烦满、不想吃东西的症状。

刺肌肉不要损伤脉。如脉受伤，就会损害心脏。心受伤后，到夏天就会发生心痛的病。

刺脉不要损伤筋。如筋受伤，就会影响内部肝脏。肝受伤后，到了春天就会发生热性疾病，筋也会松弛。

刺筋不要损伤骨。如骨受伤，就会影响内部的肾脏。肾受伤后，到冬天就会发生腹胀腰痛的病证。

刺骨不要损伤髓。如髓受伤，髓便日渐消枯，以致下肢发酸，身体倦怠无力，经久不愈。

## 【评介】

刺要，指针刺的要领、针刺要道。本篇主要论述针刺深浅的有关理论，强调针刺深浅要依据病位的表里而恰到好处，病浅刺深或病深刺浅都会造成不良后果。

关于脾主四季之末十八日的理论，在本篇亦有所体现。此种学说本来是五脏配四季的牵强之论，因此，“脾动则七十二日四季之月，病腹胀烦不嗜食”之说就必然是有失科学的。

# 刺齐论篇第五十一

## 【原文】

黄帝问曰：愿闻刺浅深之分。岐伯对曰：刺骨者无伤筋，刺筋者无伤肉，刺肉者无伤脉，刺脉者无伤皮，刺皮者无伤肉，刺肉者无伤筋，刺筋者无伤骨。帝曰：余未知其所谓，愿闻其解。岐伯曰：刺骨无伤筋者，针至筋而去，不及骨也[1]。刺筋无伤肉者，至肉而去，不及筋也[2]。刺肉无伤脉者，至脉而去，不及肉也[3]。刺脉无伤皮者，至皮而去，不及脉也[4]。所谓刺皮无伤肉者，病在皮中，针入皮中，无伤肉也。刺肉无伤筋者，过肉中筋也[5]。刺筋无伤骨者，过筋中骨也[6]。此之谓反也[7]。

## 【注释】

[1]刺骨无伤筋者，针至筋而去，不及骨也：意为病在骨应针刺至骨，如针至筋而出，不触及骨的话，则骨病不愈而反伤筋。

[2]刺筋无伤肉者，至肉而去，不及筋也：病在筋应针刺至筋，如针至肉而出，不刺及筋的话，则筋病不愈而反伤肉。

[3]至脉而去，不及肉也：刺肉病不及肉，反伤脉。

[4]至皮而去，不及脉也：刺脉病不及脉，反伤皮。

[5]刺肉无伤筋者，过肉中筋也：指邪在肉，针至肉而止，不要透过肉而中筋。中，中伤。

[6]刺筋无伤骨者，过筋中骨也：指病在筋，针至筋而止，不要透过筋而中骨。

[7]此之谓反也：上文讨论过浅不及病位，此是进针过深而越其病位，故谓反。

## 【语译】

黄帝问：希望听听针刺时浅深的分度。岐伯说：针刺骨时，不要伤害筋；针刺筋时，不要伤害肌肉；针刺肉时，不要伤害脉；针刺脉时，不要伤害皮肤；针刺皮肤，不要伤害肌肉；针刺肉时，不要伤害筋；针刺筋时，不要伤害骨。

黄帝又说：我不知你所说的意思，请你解释一下。岐伯说：所谓针刺骨不要伤害筋，就是要刺骨者，不能针至筋即出针，否则没有触及骨；刺筋不能伤肉，就是要刺筋者，不能针至肉即出针，否则没有触及筋；刺肉不能伤脉，就是要刺肉者，不能针至脉即出针，否则没有触及肉；刺脉不能伤皮，就是要刺脉者，不能针至皮而出针，否则没有触及脉。

所谓针刺皮肤不要损伤肌肉，就是说病在皮肤中，就针入皮肤，不可针刺太过而伤害肌肉。所谓针刺肌肉不要去伤害筋，就是指只可针入病变的肌肉中，太过就会伤害筋。所谓针刺筋不要去伤害骨，就是只可针入病变的筋上，太过就伤害骨。这些都是针刺过当的情况。

**【评介】**

刺齐，指针刺深度与病位齐等。齐，或作剂，指针刺浅深的分剂，亦通。本篇主要论述针刺的深浅应与病位相宜。皮、脉、肉、筋、骨，分位层次渐深，其病时应把握层次而针达病所，不可超越，亦不可不及。此为针刺深浅的原则。

## 刺禁论篇第五十二

**【原文】**

黄帝问曰：愿闻禁数。岐伯对曰：藏有要害，不可不察，肝生于左[1]，肺藏于右[2]，心部于表[3]，肾治于里[4]，脾为之使[5]，胃为之市[6]。鬲肓之上，中有父母[7]，七节之傍，中有小心[8]，从之有福，逆之有咎[9]。刺中心，一日死，其动为噫[10]。刺中肝，五日死，其动为语。刺中肾，六日死，其动为嚏。刺中肺，三日死，其动为咳。刺中脾，十日死，其动为吞。刺中胆，一日半死，其动为呕。刺跗上中大脉，血出不止死[11]。刺面中溜脉，不幸为盲[12]。刺头中脑户，入脑立死[13]。刺舌下中脉太过，血出不止为喑[14]。刺足下布络中脉，血不出为肿[15]。刺郄中大脉，令人仆脱色[16]。刺气街中脉，血不出，为肿鼠仆[17]。刺脊间中髓，为伛[18]。刺乳上，中乳房，为肿根蚀[19]。刺缺盆中内陷，气泄，令人喘咳逆[20]。刺手鱼腹内陷，为肿。无刺大醉，令人气乱。无刺大怒，令人气逆。无刺大劳人，无刺新饱人，无刺大饥人，无刺大渴人，无刺大惊人。刺阴股中大脉[21]，血出不止死。刺客主人内陷中脉，为内漏为聋[22]。刺膝膑出液，为跛。刺臂太阴脉，出血多立死[23]。刺足少阴脉，重虚出血，为舌难以言[24]。刺膺中陷中肺，为喘逆仰息[25]。刺肘中内陷，气归之，为不屈伸。刺阴股下三寸内陷，令人遗溺[26]。刺掖下胁间内陷，令人咳。刺少腹膀胱溺出，令人少腹满[27]。刺腨肠内陷，为肿。刺匡上陷骨中脉，为漏为盲[28]。刺关节中液出，不得屈伸。

【注释】

[1]肝生于左：面南定位，肝赖左东木气而生。

[2]肺藏于右：肺于右西肃降之气而藏。

[3]心部于表：心为阳中之阳，而布于肌表。

[4]肾治于里：肾为阴中之阴，而治于里。

[5]脾为之使：指脾行谷气，以资四脏。

[6]胃为之市：指胃为五味聚散之地。

[7]鬲肓之上，中有父母：鬲肓，膈膜。父母，指心肺。

[8]七节之傍，中有小心：此二句不知所指，诸家众说纷纭，莫衷一是。详见评介。

[9]咎：过失，此作祸患解。

[10]噫：噫气。

[11]刺跗上中大脉，血出不止死：跗上，足背中阳穴处。大脉，指大动脉。血出不止必血脱，故死。

[12]刺面中溜脉，不幸为盲：溜脉，指与目相流通的脉。溜，同流。为盲，《针灸甲乙经》作“伤目”。

[13]刺头中脑户，入脑立死：脑户，穴位名，属督脉，在枕骨粗隆上缘，风府上一寸五分。针此穴不得入脑内。

[14]喑：指失音。

[15]刺足下布络中脉，血不出为肿：足下，足内下侧。布络，指此处脉络丛聚。血不出，指伤其脉络血聚于皮下而不出。

[16]刺郄中大脉，令人仆脱色：郄中，膝窝处。仆，昏仆。脱色，指面色苍白无血色。

[17]鼠仆：指小鼠。此为血肿如小鼠。

[18]伛：《说文解字》：“伛，偻也。”此指屈背如佝偻。

[19]中乳房，为肿根蚀：针刺误伤乳房而为肿。根蚀，指乳根由肿而

溃蚀。

[20]刺缺盆中内陷，气泄，令人喘咳逆：指针刺锁骨窝处过深，易伤及肺而气外泄，使人喘咳气逆。

[21]刺阴股中大脉：阴股，大腿内侧。中大脉，中伤大经脉。

[22]内漏为聋：张景岳："脓生耳底，是为内漏。"

[23]刺臂太阴脉，出血多立死：太阴脉，指手太阴肺经之脉。如伤此脉而出血过多，则造成即刻死亡。

[24]舌难以言：指舌强不便。

[25]喘逆仰息：喘满上逆，仰面而息。

[26]遗溺：尿失禁。

[27]少腹满：小腹部胀满而痛。

[28]刺匡上陷骨中脉，为漏为盲：匡，同眶。漏，流泪不止。盲，视物不明。

**【语译】**

黄帝说：希望听你讲讲禁刺的要领。岐伯说：五脏都有其要害部位，不可不注意。肝气生于左，肺气藏于右，心脏主管外表，肾脏治理体内，脾为五脏输送水谷精华，胃容纳水谷犹如集市，膈肓上有维持生命的气海，第七椎旁是心包络延及的位置。这些重要部位，在针刺时，遵循法则就有良效，违反了法则，就会给人造成灾患。

针刺如误中心脏，大约一日死，其异常表现是嗳气。如误中肝脏，大约五日死，其异常表现是妄语。如误中肾脏，大约六日死，其异常表现是喷嚏。如误中肺脏，大约三日死，其异常表现是咳嗽。如误中脾脏，大约十日死，其异常表现是吞咽不止。如误中胆，大约一日半死，其异常表现是呕逆。

刺足背上，如误伤大动脉，就会出血不止而死亡。刺面部，如误入溜脉，会使人失明。刺头部，如误伤脑户穴而入脑内，很快就会死亡。刺舌下廉泉穴，如中经脉太深，就会血流不止，以致失音。误刺伤了足下散布的络脉，血流不出，就会发肿。刺委中太深，误伤大脉，会使人晕倒，面色变白。刺气街穴，误伤血脉，血流不出，就瘀结为肿。刺脊骨间隙，误伤脊髓，会发生背曲佝偻。刺乳中穴，伤及乳房，就会肿起，生成蚀疮。刺缺盆穴太深，气外泄，会使人喘逆。刺手鱼腹太深，会使人体的局部发肿。

不可针刺大醉之人，针刺会使人气乱。不可针刺正在发怒之人，针刺会使人气逆。不可针刺过于疲劳的人，不可针刺过饱的人，不可针刺过于饥饿的人，不可针刺极度口渴的人，不可针刺受了极大惊吓的人。

针刺大腿内侧的穴位时，如误伤大动脉，就会流血不止而死。刺客主人穴过深时，如误伤络脉，会耳底生脓，使人耳聋。刺膝盖骨，如流出液体，会使人跛足。刺手太阳穴，误伤血脉，就会很快死亡。刺足少阳经脉，反复出血，会使肾气更虚，出现舌不灵活，难以说话。刺胸膺太深，伤及肺脏，会发为气喘上咳，仰面呼吸的疾病。刺尺泽、曲泽两穴太深，气便结聚于局部，会使臂部不能屈伸。刺大腿内侧下三寸肾的络脉太深，会使人遗尿。刺胁肋之间太深，会使人咳嗽。刺少腹部伤了膀胱，小便溢出，使人少腹胀满。刺小腿肚太深，会使局部发肿。刺眼眶骨上，伤了脉络，使人失明。刺腰脊或四肢的关节时，如体液流出，会使人不能转侧屈伸。

## 【评介】

刺禁，是指针刺的禁忌和注意事项，故以此名篇。

本篇首先指出“藏有要害，不可不察”，以指出针刺过程中注意要害部位的深浅和行针手法。其中首要事项为不可伤及五脏。并指明其他部位针刺不当所出现的不良后果，如伤及脑髓可导致死亡，舌体受伤可导致音哑，伤及郄中大脉可产生晕针，缺盆针刺过深可造成肺气胸。另外误刺还可导致某些后遗疾患，如乳根肿溃，耳底脓漏，各种血肿，背屈佝偻，跛行，尿失禁，流泪不止，视物不清等。还列举了多种情况下禁针的戒条，如大醉、大怒、大劳、大饱、大饥、大渴、大惊等，都应缓行针刺。本篇所论述的这些事例，均为古人的临床经验和教训，今天仍是我们必须遵从的法则。

关于“七节之傍，中有小心”的问题，历代注家颇不一致。《针灸甲乙经》及《黄帝内经太素》“小心”作“志心”。《黄帝内经太素》注云：“脊有三七二十一节，肾在下七节之傍，肾神曰志，五脏之灵皆名为神，神之所以任物，得名为心，故志心者，肾之神也。”王冰注：“小心为真心，神灵之宫室。”马莳注：“心在五椎之下，故背之中行有神道，开一寸五分为心俞，又开一寸五分为神堂，皆主于心藏神之义。然心之下有心包络，其形有黄脂裹心者，属手厥阴经，自五椎之下而推之，则包络当垂至第七节而止，故曰七节之傍，中有小心。盖心为君主，为大心，而包络为臣，为小心也。”吴昆注：“此言七节，下部之第七节也，其旁乃两肾所系，左为肾，右为命门。命门者，相火也，相火代君行事，故曰小心。”张景岳：“人之脊骨共二十一节，自上而下当十四节之间，自下而上是为第七节。其两旁者乃肾俞穴，其中则命门外俞也。人生以阳气为本，阳在上者谓之君火，君火在心。阳在下者谓之相火，相火在命门，皆真阳之所在也，故曰七节之傍，中有小心。”从以上诸家之论可见，对此经文的阐释颇见歧义。而分歧的关键在于对“七节”和

“小心”的理解。依经文意趣，马莳之说似义长，也与心脏的解剖位置相吻合。《黄帝内经太素》因作“志心”，故杨上善联系到肾，可参。吴昆、张景岳之论似臆说，并在此基础之上杜撰出自己的“命门”说，恐非经旨。

## 刺志论篇第五十三

### 【原文】

黄帝问曰：愿闻虚实之要。岐伯对曰：气实形实，气虚形虚，此其常也[1]，反此者病[2]。谷盛气盛，谷虚气虚[3]，此其常也，反此者病。脉实血实，脉虚血虚[4]，此其常也，反此者病。帝曰：如何而反？岐伯曰：气虚身热，此谓反也[5]。谷入多而气少[6]，此谓反也。谷不入而气多[7]，此谓反也。脉盛血少[8]，此谓反也。脉小血多，此谓反也。气盛身寒，得之伤寒[9]。气虚身热，得之伤暑[10]。谷入多而气少者，得之有所脱血，湿居下也[11]。谷入少而气多者，邪在胃及与肺也[12]。脉小血多者，饮中热也[13]。脉大血少者，脉有风气，水浆不入[14]，此之谓也。夫实者，气入也。虚者，气出也[15]。气实者，热也。气虚者，寒也。入实者，左手开针空也[16]。入虚者，左手闭针空也[17]。

### 【注释】

[1]气实形实，气虚形虚，此其常也：气实，指功能旺盛。形实，指形体充实健壮。气虚，指功能低下。形虚，指形体瘦弱。此其常，这是正常规律。

[2]反此者病：指形体充实而功能低下，或形体瘦弱而功能亢进的，是病理逆象。

[3]谷盛气盛，谷虚气虚：指食量大而气力大，食量小而气力小。

[4]脉实血实，脉虚血虚：指脉象实的血气实，脉象虚的血气也虚。

[5]气虚身热，此谓反也：气虚为阳不足，本应寒而身热，此为逆证。

[6]谷入多而气少：食量大而反气力小，为反常现象。

[7]谷不入而气多：谷食不进而气力亢进，也是反常的逆证。

[8]脉盛血少：脉势盛大而血亏之象。

[9]气盛身寒，得之伤寒：王冰：“伤，谓触冒也。寒伤形，故气盛身寒。”指伤于外寒，身虽寒而气不衰。

［10］气虚身热，得之伤暑：王冰："热伤气，故而虚身热。"指伤暑汗出阳越，身虽热而气衰。

［11］谷入多而气少者，得之有所脱血，湿居下也：张景岳："谷入多者，胃热善于消谷也。脱血者，亡其阴也。湿居下者，脾肾之不足，亦阴虚也。阴虚则无气，故谷虽入多而气则少矣。"

［12］谷入少而气多者，邪在胃及与肺也：张景岳："邪在胃则不能食，故谷入少。邪在肺则息喘满，故气多。"

［13］脉小血多者，饮中热也：高士宗："夫脉小血反多者，其内必饮酒中热之病，酒行络脉，故血多行于外，而虚于内，故脉小。"

［14］脉大血少者，脉有风气，水浆不入：张景岳："风为阳邪，居于脉中，故脉大。水浆不入，则中焦无以生化，故血少。"

［15］夫实者，气入也。虚者，气出也：王冰："入为阳，出为阴。阴生于内故出，阳生于外故入。"吴昆："言实者，是邪气入而实，虚者是正气出而虚。"张景岳："气入者，充满于内，所以为实。气出者，漏泄于中，所以为虚。"三家之说各异，以吴说近理。联系下文，其针刺方法，足证吴说为是。

［16］入实者，左手开针空也：治疗邪入而实的疾病，以左手协调开大针孔，使邪气外达。空，同孔。

［17］入虚者，左手闭针空也：丹波元简："据上文，虚者，气出也。入虚，当是出虚。"此应是正气外出而虚，治疗出针时，应以左手按揉针孔，以使针孔闭拒，勿使正气外泄。

## 【语译】

黄帝说：希望听你讲讲虚实的要领。岐伯说：气充实的，形体也充实，气不足的，形体也衰弱，这是常规；与此相反的，就是病态。纳谷多，气就充盛，纳谷少，气就不足，这是常规；与此相反的，就是病态。脉充实的，血液也充实，脉虚弱的，血液也不足，这是常规；与此相反的，就是病态。

黄帝问：怎样算是反常呢？岐伯说：正气虚而身体反发热的，这就是反常现象。吃东西多而正气不足，这是反常现象；谷食不入而气盛，这也是反常现象。脉充实，血不足，这是反常现象；脉虚弱而血多，这也是反常现象。

气盛而身上寒冷，这是受了寒邪伤害。气不足而身体发热，这是受了暑热伤害。吃东西多而气反少，这是由于失血之后，湿邪聚于下部。吃东西少而气反亢盛，表明邪气在胃和肺。脉小而血多，是饮酒多而中焦有热。脉大而血反少，是感受风邪，饮食不周所造成的。

所谓实，是说邪气侵入人体。所谓虚，是说正气耗散于外。邪气实，就会有热象；正气虚，就会有寒象。针刺治疗实证，应左手协调以开针孔；治疗虚证，应以左手配合闭合针孔。

【评介】

本篇名刺志的含义是指针刺时所要记取的要领，其中包括诊断要点和手法要点。志，同诘，作记取解。

本篇主要论述违反常规的病理表现，即气与形，谷与气，脉与血的虚实表现不合常态，从而阐明其内在的机理，并指明其补泻的手法。

本文“谷入多而气少者，得之有所脱血，湿居下也”，其中“湿居下也”，张景岳解为“脾肾之不足，亦阴虚也”，与经义难合，似是下焦不固尿多洞泄之病候。其中“谷入少而气多者，邪在胃及与肺也”，张景岳认为“邪在胃则不能食，故谷入少。邪在肺则息喘满，故气多”，联系《阳明脉解》篇“阳明厥则喘而惋……阳盛则使人妄言骂詈不避亲疏而不欲食，不欲食故妄走也”，其证候亦为食少而气多，且是阳明经逆乱，与本篇之论是否有内在联系，值得推敲。

## 针解篇第五十四

【原文】

黄帝问曰：愿闻九针之解[1]，虚实之道。岐伯对曰：刺虚则实之者，针下热也[2]，气实乃热也。满而泄之者，针下寒也[3]，气虚乃寒也。菀陈则除之者，出恶血也[4]。邪胜则虚之者，出针勿按[5]。徐而疾则实者，徐出针而疾按之[6]。疾而徐则虚者，疾出针而徐按之[7]。言实与虚者，寒温气多少也。若无若有者，疾不可知也[8]。察后与先者，知病先后也。为虚与实者，工勿失其法[9]。若得若失者，离其法也[10]。虚实之要，九针最妙者，为其各有所宜也。补泻之时者，与气开阖相合也[11]。九针之名，各不同形者，针穷其所当补泻也[12]。刺实须其虚者，留针阴气隆至，乃去针也。刺虚须其实者，阳气隆至，针下热乃去针也。经气已至，慎守勿失者，勿变更也[13]。深浅在志者，知病之内外也。近远如一者，深浅其候等也[14]。如临深渊者，不敢惰也[15]。手如握虎者，欲其壮也[16]。神无营于众物者，静志观病人，无左右视也[17]。义无邪下者，欲端以正也[18]。必正其神者，欲瞻病人目制其神，令气易行也[19]。所谓三里者，下膝三寸也。所谓跗之者，举膝分易见也[20]。巨虚者，跻足䯒独陷者[21]。下廉者，陷下者也[22]。帝曰：余闻九针，上应天地四时阴阳，愿闻其方，令可传于后世以为常也。岐伯曰：夫一天、二地、三人、四时、五音、六律、七星、八风、九野，身形亦应之，针各有所宜，故曰九针。人皮应天，人肉应地，人脉应人，人筋应时，人声应音，人阴阳合气应律，人齿面目应星，人出入气应风，人九窍三百六十五络应野。故一针皮，二针肉，三针脉，四针筋，五针骨，六针调阴阳，七针益精，八针除风，九针通九窍，除三百六十五节气，此之谓各有所主也。人心意应八风[23]，人气应天，人发齿耳目五声应五音六律，人阴阳脉血气应地，人肝目应之九。九窍三百六十五。人一以观动静天二以候五色七星应之以候发毋泽五音一以候宫商角征羽六律有余不足应之二地一以候高下有余九野一节俞应之以候闭节三人变一分人候齿泄多血少十分角之变五分以候缓急六分不足三分寒关节第九分四时人寒温燥湿四时一应之以候相反一四方各作解[24]。

【注释】

[1]九针之解：指对九针理论的阐释。

[2]刺虚则实之者，针下热也：指针刺虚证而使之实的，针下应有热的感觉。

[3]满而泄之者，针下寒也：邪气盛满而用泻法时，针下应有寒的感觉。泄，同泻。

[4]菀陈则除之者，出恶血也：菀陈，指体内郁阻陈旧之血气。除之，清除。出恶血，排除没有生气的恶血。

[5]出针勿按：指出针后不要按压针孔，以使邪有出路。

[6]出针而疾按之：出针后迅速按压针孔，以免正气外泄。

[7]徐按之：出针后缓慢揉按，以驱邪补正。

[8]若无若有者，疾不可知也：症状似有似无，疾病的性质和部位难以把握。

[9]工勿失其法：医工不要违背法度。

[10]若得若失者，离其法也：指得失不明，是偏离了法则依据。

［11］补泻之时者，与气开阖相合也：指补泻要依时而行，这样才能与人体气机开阖相符。《生气通天论》云：“平旦人气生，日中而阳气隆，日西而阳气已虚，气门乃闭。”补泻应依时序而符合开阖规律。

［12］针穷其所当补泻也：指针具的形态各异而多样化，且能完全适应各种疾病的补泻之法。穷，穷尽其法，此指完全具备了各种补泻方法。

［13］勿变更也：指守持一定之规，不要变更方法。

［14］浅深其候等也：此指浅与近等，深与远等。候，指远近浅深之候。等，尺度相当。

［15］不敢惰也：行针时医者精神不敢怠惰，如临深渊。

［16］欲其壮也：王冰：“壮，谓持针坚定也。”意为持针应坚而有力，如握虎之势。

［17］无左右视也：指医者刻意专心，精神集中。

［18］义无邪下者，欲端以正也：邪，同斜，指针刺时针体垂直，不要左右倾斜，才能进针端正。

［19］必正其神者，欲瞻病人目制其神，令气易行也：张景岳：“目者神之窍，欲正病者之神，必瞻其目，制彼精神，令无散越，则气为神使，脉道易行。”整句意为在行针刺时，应让病人守持精神意念，经气才会随针法而运行。《灵枢·本神》言“凡刺之法，先必本于神”，即此义。

［20］所谓三里者，下膝三寸也。所谓跗之者，举膝分易见也：王冰：“三里，穴名，正在膝下三寸，箭外两筋肉分间，极重按之，则足跗上动脉止矣，故曰举膝分易见。”吴昆：“跗，拊误。拊，重按也。拊之者，以物重按三里分也。盖三里趺阳，一脉相通，重按其三里，则趺阳之脉不动，其穴易辨。”丹波元简：“马、张、吴虽改字不同，其意本于王义，今考唯云所谓跗之者，举膝分易见也，而无按三里则趺上之脉止之说，则不可从，疑是跗上脱低字，之上脱取字。《灵枢·邪气藏府病形》篇云：‘三里者，低跗取之；巨虚者，举足取之。’而全本作‘低胕’可证也。”此段经文诸说不一。然以丹波元简之说极是。经意为取三里穴的方法，三里处如举膝则肌肉可起，低跗则肌肉稍下陷，所以说低跗、举膝则分易见。分，指三里之分位。

［21］巨虚者，跻足箭独陷者：巨虚，指上巨虚，足三里下三寸处。跻，同跷。跷足时上巨虚处则凹陷，以此定穴。

［22］下廉者，陷下者也：下廉，指下巨虚。陷下者，指凹陷的下方。下巨虚在上巨虚下三寸处。

［23］人心意应八风：心意，指意念。

［24］作解：从上文“人一以观动静”至此，为一段残缺错简之文。王

冰："此一百二十四字，蠹简烂文，义理残缺，莫可寻究，而上古书，姑且载之，以伫后之具本也。"《新校正》："详王氏云一百二十四字，今有一百二十三字，又亡一字。"

【语译】

黄帝说：希望听你讲讲九针的解释，还有对虚实的不同治疗方法。岐伯说：针治虚证必须用补的手法，如针下有热感，气实才有热感；针刺实证必须用泻的手法，如针下有凉感，邪气去才有凉感。血分有郁积已久，应该放出恶血。邪盛用泻法时，出针以后，不要按闭针孔以使邪气外泄。所谓"徐而疾则实"就是说慢慢地出针，出针后，迅速按闭针孔，这样正气就不致外泄。所谓"疾而徐则虚"就是说迅速地出针，出针后，不按闭针孔，使邪气得以外散。这里所说的虚实，是指气至时凉感和热感的多少而言，如果凉感或热感似有似无，疾病的虚实就难以断定。审察疾病的先后，是要认识病的标与本。掌握病的虚实，医工不要违背针法。假如得失无定，那就是偏离了针法。运用虚实的关键，是要灵活运用九针，因为九针各有适应证。掌握补泻的时间，应该与气的开阖相配合。所谓九针，是说针有九种名称，形状各不相同，九针是竭尽补泻之法而发挥其作用的。

刺实证，需要使之虚的，留针以待阴气盛至，然后去针。刺虚证，需要使之实的，应该待阳气盛至，针下有热的感觉，然后去针。谨慎守候，是说不要轻率地改变手法。针刺的深浅，是要了解疾病的内外。所谓针刺远近如一，是说不论病变深浅，其候气之法是相同的。所谓如临深渊，是说不要怠惰大意。所谓如手握虎，是说行针需要坚定有力。所谓精神专一，是说应平心静气地观察病人，不左右张望。所谓下针时，不能倾斜，是说一定要使针体垂直稳下。所谓施术时规正病人的神志，是说需要盯视病人的眼睛，来控制其精神活动，使经气容易运行。"三里"是膝下外侧三寸处的穴名，低跗或举膝，三里的分位很容易显现。巨虚上廉穴，当举足取之，在胫骨外侧独有一下陷处。巨虚下廉穴，则在陷中的下部。

黄帝说：我听说九针上应天地阴阳，希望听你讲讲其中的道理，使其传流后世，而作为治病的常规。岐伯说：一天、二地、三人、四时、五音、六律、七星、八风、九野，人的形体的各部分与这些是相对应的。而针具各有相适应的疾病，所以有九针之名。人的皮肤应天；人的肌肉应地；脉应人；筋应四时；人的声音与五音相应；人的阴阳与六律相合；人的牙齿面目像天上的星辰；人的呼吸像风；人的九窍、三百六十五络分布全身，像九野一样。所以第一种针刺皮，第二种针刺肌肉，第三种针刺脉，第四种针刺筋，第五种针刺骨，第六种针调和阴阳，第七种针补益精气，第八种针驱除风邪，第九种针疏通九窍，以应三百六十五节之气，这就是说九针各有它的功能。人的心意像八风；人的正气像天；人的发齿耳目，应五音六律；人的血气阴阳经脉应大地；人的肝目应九之数。（下为一百二十三字残缺粹文，不详，暂不译。）

**【评介】**

针解，是对九针理论和有关术语的注解。本篇为针术的阐释性文章，故以此名篇。

本文首先阐释了针刺虚实补泻的内在含义及病人的实际感受，以证实针刺的确切效果。并指明各种手法的操作规程，强调医者在施术时精神专注的重要意义。

有关文中的九针之应及“身形亦应之”，是古人取法于自然的思想。但一天、二地、三人、四时、五音、六律、七星、八风、九野，似是强合其数，与九针的不同形态及功用并不相涉。

## 长刺节论篇第五十五

**【原文】**

刺家不诊，听病者言[1]，在头头疾痛，为藏针之[2]，刺至骨病已，上无伤骨肉及皮，皮者道也[3]。阴刺，入一傍四处[4]。治寒热深专者，刺大藏[5]，迫藏刺背，背俞也[6]，刺之迫藏，藏会[7]，腹中寒热去而止，与刺之要，发针而浅出血。治腐肿者刺腐上[8]，视痈小大深浅刺，刺大者多血，小者深之，必端内针为故止[9]。病在少腹有积，刺皮髓以下[10]，至少腹而止，刺侠脊两傍四椎间[11]，刺两髂髎季胁肋间[12]，导腹中气热下已。病在少腹，腹痛不得大小便，病名曰疝，得之寒，刺少腹两股间，刺腰髁骨间，刺而多之[13]，尽炅病已[14]。病在筋，筋挛节痛，不可以行，名曰筋痹，刺筋上为故，刺分肉间，不可中骨也，病起筋炅病已止[15]。病在肌肤，肌肤尽痛，名曰肌痹，伤于寒湿，刺大分小分[16]，多发针而深之，以热为故，无伤筋骨，伤筋骨，痈发若变[17]，诸分尽热病已止。病在骨，骨重不可举，骨髓酸痛，寒气至，名曰骨痹，深者刺无伤脉肉为故，其道大分小分，骨热病已止。病在诸阳脉，且寒且热[18]，诸分且寒且热，名曰狂，刺之虚脉，视分尽热病已止。病初发岁一发[19]，不治月一发，不治月四五发，名曰癫病，刺诸分诸脉，其无寒者以针调之，病已止。病风且寒且热，炅汗出，一日数过，先刺诸分理络脉；汗出且寒且热，三日一刺，百日而已。病大风[20]，骨节重，须眉堕[21]，名曰大风，刺肌肉为故，汗出百日，刺骨髓，汗出百日，凡二百日，须眉生而止针。

【注释】

[1]听病者言：即听病人主诉。

[2]为藏针之：《新校正》："按全元起本云为针之，无藏字。"

[3]皮者道也：意为皮是进针的门户，各种刺法要注意保护皮肤为要。

[4]阴刺，入一傍四处：阴刺，《黄帝内经太素》作"阳刺"。《新校正》："按《甲乙经》：阳刺者，正内一，傍内四；阴刺者，左右皆卒刺之。此阴刺疑是阳刺也。"入一傍四处，指中间进一针，其上下左右各进一针。

[5]刺大藏：针刺五脏疾病。大藏，指五脏。

[6]迫藏刺背，背俞也：迫，临也，近也。迫藏刺背，临近五脏分位，针刺五脏在背部的俞穴。背俞，此指五脏在膀胱经的背俞穴。

[7]藏会：指五脏背俞为脏气会聚之处。

[8]治腐肿者刺腐上：《针灸甲乙经》及《黄帝内经太素》两"腐"字均为"痈"字。

[9]必端内针为故止：必须端正进针直达相应深度为止。

[10]刺皮髓以下："髓"字诸字书无证，诸家说法，莫衷一是，存疑。

[11]刺侠脊两傍四椎间：指针刺厥阴俞。

[12]刺两髂髎季胁肋间：髂髎，指髋上的居髎穴。季胁肋间，指京门穴。

[13]刺而多之：周学海《内经评文》云："多，疑是灸字。"周说极是，下句"尽炅病已"可证。

[14]尽炅病已：指寒疝针后加灸，待其尽有热感则病愈。炅，热也。

[15]病起筋炅病已止：病起，指病愈。筋炅，筋有热感。

[16]刺大分小分：大分，肉之大会。小分，肉之小会。

[17]痈发若变：指如伤其筋骨，或发为痈肿，或有其他病变。若，或也。

[18]且寒且热：寒热往来。

[19]病初发岁一发：病起始发作是每年只有一次。

[20]大风：又称大麻风、疠风，即麻风病，传染病的一种。

[21]须眉堕：麻风病的症状之一，须眉颓落，鼻柱溃烂。

【语译】

精于针术的医生来诊病，听病人自诉，病在头部，痛得很厉害，就给他针刺，刺头部的大骨，头痛停止，不伤及骨肉和皮，皮是针的出入道路。

阳刺的手法，即中间直刺一次，左右斜针四次，可以治寒热的疾患。病邪深入，而传入于脏的，可针刺五脏。邪气迫近五脏的，应该刺背俞，是因为背俞为脏气聚会的门户。针刺时，以腹中寒热已去为止。针刺的要点是拔针时要稍微出点血。

治疗痈肿腐烂溃脓时，针刺痈上，察看痈的大小深浅，刺大痈使之多出血，刺小痈应稍深，一定要以端直进针为准则。

少腹有积聚的病，应从腹皮以下平刺，向下直到少腹为止；然后再针刺第四椎间两旁的孔穴和髂骨两侧的居髎穴，以及季胁肋间等处的穴位，引导腹中热气下行，病就会好的。

小腹有病，疼痛并不得大小便，病名叫作疝。这种病，因于寒凉。应针刺腰部和髁骨之间，刺后并加灸治，待少腹全部发热，病就痊愈了。

病在筋，筋拘挛，关节痛，不能行动，病名叫作筋痹。刺在筋上为标准，刺筋要刺在肌肉相合的地方，不可刺伤骨，刺后如筋有热感，表示病趋向痊愈，就可停针。

病在肌肤，皮肤和肌肉尽痛的，叫作肌痹。这种病是受了寒湿。应针刺大分肉小分肉的穴位，针刺要深，要多针几处，以产生热感为准则。不要损伤筋骨，若伤害了筋骨，常发为痈肿或其他病变。假如针刺的大小分肉处都有热感，说明病趋向痊愈。

病在骨，便感到沉重，举动不便。感到骨髓酸痛，是寒气所致，病名叫作骨痹。应该深刺，以不刺伤脉和肌肉为准则。刺至大分肉小分肉之间，骨部感觉发热，则病趋向痊愈。

病从诸阳经脉发生，时寒时热，如诸分肉且寒且热的，这叫作狂病。针刺虚脉，观察各处分肉，都有了热感，说明病趋向痊愈，即可停针。狂病在初得的时候，每年发一次。如不及时治疗，就会发展到每月发作一次。再不治疗，就会发展到每月发作四五次了。这叫作癫病，应针刺大小分肉。如果无寒冷的征象，用针调理，病见好，就可停针。

因受风得病，时寒时热，热则汗出，一日发作数次。应先刺分肉皮肤和络脉。若依旧汗出，时寒时热，应该三天针治一次，治疗到一百天，病就会好的。

患疠风病，周身关节沉重，须眉脱落，这就叫作大麻风。以针刺肌肉为原则，使之出汗，治疗一百天。再针刺骨髓，仍应使之出汗，也治疗一百天，前后共二百天，直到须眉重新生长，才可止针。

## 【评介】

长刺节，长，有广泛之义。刺，针刺。节，《节卦·疏》："节者，制度之名。"此作针刺法度解。本篇广泛论述了多种疾病的针刺方法，故篇名曰《长刺节论》。

本文内容主要论述头痛、痈肿、少腹积、寒疝、筋痹、肌痹、骨痹、狂证、癫病、麻风等十余种疾病的发病情况和针刺治疗方法。并指出了针刺的具体手法和要领。

值得指出的是，我国对麻风病的发病，在《内经》时代就有了较充分的了解。本书《风论》云"疠者，有荣气热胕，其气不清，故使其鼻柱坏而色败，皮肤疡溃，风寒客于脉而不去，名曰疠风"，提出了麻风病的发病原因和详细表现。本文提出了对此病的针刺方法："刺肌肉为故，汗出百日，刺骨髓，汗出百日，凡二百日，须眉生而止针。"麻风病是危害人类健康的恶性传染病，直至近代人类才有了较有效的治疗方法，《内经》提出的治疗方法是走在前列的。

# 卷第十五

## 皮部论篇第五十六

**【原文】**

黄帝问曰：余闻皮有分部，脉有经纪，筋有结络，骨有度量，其所生病各异，别其分部，左右上下，阴阳所在，病之始终，愿闻其道。岐伯对曰：欲知皮部以经脉为纪者，诸经皆然[1]。阳明之阳，名曰害蜚[2]，上下同法[3]，视其部中有浮络者，皆阳明之络也[4]，其色多青则痛，多黑则痹，黄赤则热，多白则寒，五色皆见，则寒热也，络盛则入客于经[5]，阳主外，阴主内。少阳之阳，名曰枢持[6]，上下同法，视其部中有浮络者，皆少阳之络也，络盛则入客于经，故在阳者主内，在阴者主出，以渗于内，诸经皆然。太阳之阳，名曰关枢[7]，上下同法，视其部中有浮络者，皆太阳之络也，络盛则入客于经。少阴之阴，名曰枢儒[8]，上下同法，视其部中有浮络者，皆少阴之络也，络盛则入客于经，其入经也，从阳部注于经，其出者，从阴内注于骨。心主之阴，名曰害肩[9]，上下同法，视其部中有浮络者，皆心主之络也，络盛则入客于经。太阴之阴，名曰关蛰[10]，上下同法，视其部中有浮络者，皆太阴之络也，络盛则入客于经。凡十二经络脉者，皮之部也。是故百病之始生也，必先于皮毛，邪中之则腠理开，开则入客于络脉，留而不去，传入于经，留而不去，传入于府，廪[11]于肠胃。邪之始入于皮也，泝然起毫毛，开腠理；其入于络也，则络脉盛色变；其入客于经也，则感虚乃陷下；其留于筋骨之间，寒多则筋挛骨痛，热多则筋弛骨消，肉烁䐃破，毛直而败。帝曰：夫子言皮之十二部，其生病皆何如？岐伯曰：皮者脉之部也，邪客于皮则腠理开，开则邪入客于络脉，络脉满则注于经脉，经脉满则入舍于府藏也，故皮者有分部，不与而生大病也[12]。帝曰：善。

## 【注释】

[1]皮部以经脉为纪者，诸经皆然：皮部，指十二经脉循行分属的皮肤分部。它是以经脉循行为纲纪，每条经脉都是如此。

[2]害蜚：丹波元简："害蜚，即是阖扉，门扇之谓。"《灵枢·根结》："太阳为开，阳明为阖，少阳为枢。"据此，害蜚是阳明为阖的别称。

[3]上下同法：指手经与足经同法。

[4]皆阳明之络也：指阳明经循行部位浮现的络脉。

[5]络盛则入客于经：络脉邪盛则传入于经脉。

[6]枢持：枢，为门轴。枢持，转枢之义。少阳为枢的别称。

[7]关枢：关，门户。关枢是太阳为开的别称。

[8]枢儒：《灵枢·根结》："太阴为开，厥阴为阖，少阴为枢。"枢儒是少阴为枢的别称。

[9]害肩：厥阴为阖的别称。

[10]关蛰：太阴为开的别称。

[11]廪：此作感受解。

[12]不与而生大病也：不与，指不治疗。皮部最浅，如不治疗则内传而生大病。杨上善："在浅不疗，遂生大病。与，疗也。"

## 【语译】

黄帝说：我听说皮肤上有十二经脉分属的部位，脉的分布，纵横有序，筋的分布有结络，骨有大小长短。它们所生的疾病各不相同，诊别时要依据经脉在皮肤所分属的部位，以及左右上下，阴阳部位以及疾病的发展过程。希望听你具体地讲一讲。

黄帝说：要想知道皮肤上经脉的分属部位，是以经脉循行路线为序的，各经都是这样。阳明经的阳络，叫作"害蜚"。手足阳明经是一样的。看到其分部中有浮络的都属阳明的络脉。这些浮络是青色的，说明有痛；是黑色的，说明有痹气；是黄赤色的，说明有热；是白色的，说明有寒；如果五种颜色都存在，就是寒热相兼的病。络脉中的邪气盛了，就会向内侵入本经，络属阳主外，经属阴主内。

少阳经的阳络，叫作"枢持"，手足少阳经相同。视其分部中有浮络的，都属少阳经的络脉。络脉中的邪气盛了，就会向内侵入本经。所以在表的络脉主纳气血，在阴分的络脉主输出气血，表里渗透，所有经脉都这样。

太阳经的阳络，叫作"关枢"，手足太阳经相同。看到其分部中有浮络的，都属太阳经的络脉。络脉中的邪气盛了，就会向内侵入本经。

少阴经的阴络，叫作“枢儒”，手足少阴经是相同的。看到其分部中有浮络的，都属少阴经的络脉。络脉中的邪气盛了，就会向内侵入本经。如果邪气侵入本经时，从络脉注入于经；如从经中传出，就要从脉注入于骨。

厥阴经的阴络，叫作“害肩”，手足厥阴经是相同的。看到其分部中有浮络的，都属厥阴经的络脉。络脉的邪气盛了，就会向内侵入本经。

太阴经的阴络，叫作“关蛰”，手足太阴经是相同的。看到其分布中有浮络的，都属于太阴经的络脉。络脉中的邪气盛了，就要向内侵入本经。凡是十二经脉的络脉，都分属于皮肤各个部分。

因此说，各种疾病的发生，一定是先从皮肤开始。病邪中于皮就使腠理开泄，邪气因而侵入络脉，停留不去，就会向内传到经脉，再停留不去，就会传入肠胃。当病邪开始侵入皮的时候，会使人寒，毫毛粟起，腠理开泄。病邪侵入络脉时，会使络脉盛满，颜色改变。病邪侵入于经脉的时候，经脉可出现陷下的症状。若病邪留滞在筋骨之间，寒盛就会筋挛骨痛；热气盛了，就会筋痿骨消，肌肉败坏，皮毛焦枯。

黄帝说：你所说的皮肤十二部，发生病变都是怎样的？岐伯说：皮上是络脉分布的部位，邪气侵入于皮，则腠理开泄；而腠理开泄，邪气就会寄留于络脉；络脉盛满，邪气就会贯注于经脉；经脉盛满，邪气则进而留于腑脏。所以皮有十二经的分布，不及时治疗，就会发展为大病。黄帝说：讲得好！

**【评介】**

皮部，是指十二经脉在人体皮肤的分属部位，故称《皮部论》。

本文首先论述依据十二经分属皮部及皮部的络脉的色泽，判断疾病的寒热。又论述了手足三阳三阴开、阖、枢的意义，阐明了外邪由浅入深的传变过程。其中“皮者有分部，不与而生大病”，是《内经》早治疗、防病于未萌的思想体现。

## 经络论篇第五十七

**【原文】**

黄帝问曰：夫络脉之见也，其五色各异，青黄赤白黑不同，其故何也？岐伯对曰：经有常色而络无常变[1]也。帝曰：经之常色何如？岐伯曰：心赤，肺白，肝青，脾黄，肾黑，皆亦应其经脉之色也。帝曰：络之阴阳，亦应其经乎[2]？岐伯曰：阴络之色应其经[3]，阳络之色变无常[4]，随四时而行也[5]。寒多则凝泣[6]，凝泣则青黑[7]，热多则淖泽[8]，淖泽则黄赤[9]，此皆常色[10]，谓之无病。五色具见者，谓之寒热[11]。帝曰：善。

## 【注释】

[1]经有常色而络无常变：经有常色，是指经脉表里与相应的五脏有其恒常之色，即心赤，肺白，肝青，脾黄，肾黑。络无常变，指络脉的色泽变化无常。

[2]络之阴阳，亦应其经乎：指阴络阳络是否与经色相应。

[3]阴络之色应其经：阴络，指较深的络脉，其色与经相一致。

[4]阳络之色变无常：阳络，指表浅的络脉，其色变化无常。

[5]随四时而行也：指阳络之色随四季变化而变化。

[6]寒多则凝泣：寒气盛则气血凝滞。泣，疑为“沍”之误。沍，凝也。

[7]凝泣则青黑：表浅络脉遇寒凝滞就会呈青黑色。

[8]热多则淖泽：热盛则表浅络脉松缓润泽。淖，《说文解字》：“泥也。”此指皮肤松软。泽，润泽。

[9]淖泽则黄赤：皮肤松缓润泽则表浅络脉呈现黄赤色。

[10]此皆常色：这些随季节变化的色泽均为正常之色。

[11]五色具见者，谓之寒热：如果平时五色兼见，则为寒热往来之证。

## 【语译】

黄帝问：络脉浮现于外，它五色各异，有青黄赤白黑的不同表现，这是什么缘故？岐伯说：经脉的颜色是不变的，而络脉的变化是没规律的。

黄帝说：经脉的常色都是怎样的？岐伯说：心为赤色，肺为白色，肝为青色，脾为黄色，肾为黑色，这些都是与经脉主色相应的。

黄帝问：阴络和阳络，也与其经脉的主色相应吗？岐伯说：阴络的颜色，与其经脉相应，而阳络的颜色变化无常，它是随着季节的改变而变化的：寒冷过甚，血液就缓滞，因此呈现青黑的颜色；湿热过甚，血液就润泽，因此呈现黄赤的颜色。这都是正常的色泽，是无疾病的。如果五色都浮现于外，那是寒热病。黄帝说：讲得好！

## 【评介】

本文主要阐明经与络色泽的正常与异常情况，故名《经络论》。

其内容主要说明经色与五脏之色相应，是恒常不变的。阴络较深，与经色相一致。阳络较浅，常受四季气候的影响，其色泽也随之变化。寒冷时血凝而呈青黑色，炎热时皮肤松缓，血行旺盛而呈黄赤色，这均属常态不病之色。但平时五色具见，是寒热往来的表现。

## 气穴论篇第五十八

**【原文】**

黄帝问曰：余闻气穴[1]三百六十五以应一岁，未知其所，愿卒闻之。岐伯稽首再拜对曰：窘乎哉问也！其非圣帝，孰能穷其道焉，因请溢意尽言[2]其处。帝捧手逡巡而却曰[3]：夫子之开余道也，目未见其处，耳未闻其数，而目以明，耳以聪矣。岐伯曰：此所谓圣人易语，良马易御也。帝曰：余非圣人之易语也，世言真数开人意，今余所访问者真数，发蒙解惑，未足以论也。然余愿闻夫子溢志尽言其处，令解其意，请藏之金匮，不敢复出。岐伯再拜而起曰：臣请言之，背与心相控而痛，所治天突与十椎及上纪[4]，上纪者胃脘也，下纪者关元也。背胸邪系阴阳左右[5]，如此其病前后痛涩，胸胁痛而不得息，不得卧，上气短气偏痛，脉满起斜出尻脉，络胸胁支心贯鬲，上肩加天突，斜下肩交十椎下。藏俞五十穴[6]，府俞七十二穴[7]，热俞五十九穴[8]，水俞五十七穴[9]，头上五行行五，五五二十五穴[10]，中䏚两傍各五[11]，凡十穴，大椎上两傍各一，凡二穴[12]，目瞳子浮白二穴[13]，两髀厌分中二穴[14]，犊鼻二穴[15]，耳中多所闻二穴[16]，眉本二穴[17]，完骨二穴[18]，项中央一穴[19]，枕骨二穴[20]，上关二穴，大迎二穴，下关二穴，天柱二穴，巨虚上下廉四穴[21]，曲牙二穴[22]，天突一穴，天府二穴，天牖二穴，扶突二穴，天窗二穴，肩解二穴，关元一穴，委阳二穴，肩贞二穴，喑门一穴[23]，脐一穴，胸俞十二穴[24]，背俞二穴[25]，膺俞十二穴[26]，分肉二穴[27]，踝上横二穴[28]，阴阳跷四穴[29]，水俞在诸分[30]，热俞在气穴[31]，寒热俞在两骸厌中二穴[32]，大禁二十五[33]，在天府下五寸，凡三百六十五穴，针之所由行也。帝曰：余已知气穴之处，游针之居，愿闻孙络溪谷，亦有所应乎？岐伯曰：孙络三百六十五穴会，亦以应一岁，以溢奇邪[34]，以通荣卫，荣卫稽留，卫散荣溢，气竭血著，外为发热，内为少气，疾泻无怠，以通荣卫，见而泻之，无问所会。帝曰：善。愿闻溪骨之会也。岐伯曰：肉之大会为谷，肉之小会为溪，肉分之间，溪谷之会，以行荣卫，以会大气。邪溢气壅，脉热肉败，荣卫不行，必将为脓，内销骨髓，外破大䐃[35]，留于节凑[36]，必将为败。积寒留舍，荣卫不居，卷肉缩筋，肋肘不得伸，内为骨痹，外为不仁，命曰不足，大寒留于溪谷也。溪谷三百六十五穴会，亦应一岁。其小痹淫溢，循脉往来，微针所及，与法相同。帝乃辟左右而起，再拜曰：今日发蒙解惑，藏之金匮，不敢复出。乃藏之金兰之室[37]，署曰气穴所在[38]。岐伯曰：孙络之脉别经者，其血盛而当泻者，亦三百六十五脉，并注于络，传注十二络脉[39]，非独十四络脉[40]也，内解泻于中者十脉[41]。

## 【注释】

[1]气穴：即腧穴，又称孔穴、孔窍等。

[2]溢意尽言：畅其志而尽其言。即畅所欲言，言无不尽。

[3]捧手逡巡而却曰：捧手，两手相捧，表示恭敬。逡巡，《集韵》："行不尽也。"逡巡而却，退让谦恭之意。

[4]所治天突与十椎及上纪：《黄帝内经太素》"上纪"之下有"下纪"二字，下文所论为上纪下纪。天突，任脉经穴。十椎，即督脉的中枢穴，位于第十胸椎下。上纪为中脘穴，下纪为关元穴。

[5]背胸邪系阴阳左右：意为胸背部为手足阴阳经脉的交会处，故称邪系阴阳左右。邪，同斜。

[6]藏俞五十穴：指五脏的左右五输穴共计五十。

[7]府俞七十二穴：指六腑的五输穴外加原穴，左右共计七十二。

[8]热俞五十九穴：指可治疗热病的腧穴，共计五十九。见《水热穴论》篇。

[9]水俞五十七穴：治疗水病的腧穴，共计五十七。见《水热穴论》篇。

[10]头上五行行五，五五二十五穴：头上五行，指循行头顶的五条经脉，即中央督脉，两旁足太阳膀胱经，次两旁足少阳胆经。行五，每行五穴，故称五五二十五穴。

[11]中胎两傍各五：胎，同膂，指脊背两侧。各五，指五脏的背俞穴。

［12］凡二穴：一说指大椎之上两侧的天柱穴。一说大杼穴。但两穴下文载之，故所指不详。

［13］目瞳子浮白二穴：指瞳子髎、浮白二穴。

［14］两髀厌分中二穴：指环跳穴。

［15］犊鼻二穴：外膝眼。

［16］耳中多所闻二穴：指听宫穴。

［17］眉本二穴：指攒竹穴。

［18］完骨二穴：胆经的完骨穴。

［19］项中央一穴：指风府穴。

［20］枕骨二穴：又名窍阴穴，属胆经。

［21］巨虚上下廉四穴：指上巨虚和下巨虚，左右共四穴。属胃经。

［22］曲牙二穴：指颊车穴。

［23］喑门一穴：即哑门。

［24］胸俞十二穴：指俞府、彧中、神藏、灵墟、神封、步廊，左右共计十二。

［25］背俞二穴：指大杼穴。

［26］膺俞十二穴：指云门、中府、周荣、胸乡、天溪、食窦，左右共计十二穴。

［27］分肉二穴：诸说不一，存疑。

［28］踝上横二穴：指交信、跗阳二穴。

［29］阴阳跷四穴：指照海、申脉二穴，阴跷生于照海，阳跷生于申脉。

［30］水俞在诸分：治疗水病的五十七穴在诸分肉间。

［31］热俞在气穴：治疗热病的五十九穴在诸气会聚之处。

［32］寒热俞在两骸厌中二穴：指治疗寒热病的腧穴在两骸厌中，此二穴诸说不一，有认为指阳关者，有认为指阳陵泉者，有认为指环跳者，存疑。

［33］大禁二十五：指大肠经的五里穴。王冰："谓五里穴也。所以谓之大禁者，谓其禁不可刺也。《针经》曰：迎之五里，中道而止，五至而已，五往而脏之气尽矣，故五五二十五而竭其俞矣。盖谓此也。"

［34］以溢奇邪：溢，此作泛溢解。奇邪，泛指外邪。

［35］外破大腘：腘，《黄帝内经太素》作"䐃"，"䐃"为是。䐃，为肌肉之会。

［36］节凑：关节腠理。凑，同腠。

［37］金兰之室：指藏书之室。

［38］署曰气穴所在：以"气穴所在"署其书名。

[39]十二络脉：指十二正经之络脉。

[40]十四络脉：十二络脉外加任督二经之络脉。

[41]内解泻于中者十脉：指十四经脉中有散泻五脏的十脉。解，散也。十脉，指五脏之脉，左右共十。

【语译】

黄帝说：我听说人身有三百六十五个腧穴，与一年的天数相应，但不知道它们的位置，希望听你尽数讲解一下。岐伯叩首再拜回答说：这个问题一言难尽。如果不是圣帝，谁肯彻底推究这些道理？借此让我尽情地说明这些气穴之所在吧。黄帝拱手却步谦逊地说：先生讲的，对我很有启发，我的眼睛虽还没有看见所讲的穴位，耳朵虽还没有听到所讲的穴数，但是先生已经使我耳聪目明地领会了。岐伯说：这就是所谓圣人易语，良马易驭！黄帝说：我并不是你所说的圣人易语。世人常说，至理箴言启迪人意，今天我所访问的正是箴言至理，可以开蒙解惑，不在话下。然而我希望你尽意地把气穴部位都讲出来，使我了解它的精髓，那么我一定把所记的藏在金匮里，决不失掉它。

岐伯再拜回答说：那么我就谈一下吧！背部与胸部互相牵扯而痛，它的治疗方法，是取任脉的天突穴，督脉的中枢穴，以及中脘穴、关元穴。胸背阴经阳经会聚，其脉斜系阴阳左右，所以发病则胸部连及背部涩痛，胸胁痛使人不得呼吸，不能平卧，上气喘息、呼吸短促，或者偏痛。脉怒张，斜出于尻脉，络胸胁，支心贯膈，上肩胛，与任脉交会于天突穴，再斜下至肩，而交会于背部十椎下。

脏腧有五十个穴位，腑腧有七十二个穴位，热腧有五十九个穴位，水腧有五十七个穴位。另外头上有五行，每行五穴，五五共二十五穴；脊椎骨两侧两旁各有五穴，左右共十穴；大椎上两旁有二穴，目瞳子浮白各二穴，两侧髀枢中环跳二穴，犊鼻二穴，听宫二穴，攒竹二穴，完骨二穴，项中央风府一穴，窍阴二穴，上关二穴，大迎二穴，下关二穴，天柱二穴，上下巨虚四穴，地仓二穴，天突一穴，天府二穴，天牖二穴，扶突二穴，天窗二穴，肩井二穴，关元一穴，委阳二穴，肩贞二穴，哑门一穴，神阙一穴，胸腧十二穴，背腧二穴，膺腧十二穴，分肉二穴；内踝上之交信、外踝上之跗阳，左右共四穴；阴跷阳跷四穴；治水之腧穴在诸分；治热之腧穴在气分；治寒之腧穴在两骸厌中处；禁穴是五里。以上总共是三百六十五穴，是针刺的重要部位。

黄帝问：我已经知道气穴的所在，用针的部位，还希望听听孙络和溪谷，也各有所应吗？岐伯说：孙络溪谷与三百六十五穴内外相会，也和一岁相应。孙络的作用，是可以泻邪气，通调营卫。如果邪侵入人体，造成荣卫停滞，或是卫气消散，营气溢泻，导致气耗竭，血瘀滞，就会在外发热，在内短气，应急快用针泻其邪气，不要迟缓，以便荣卫流畅。只要见到以上情况，就用泻法，不要犹豫。

黄帝说：我希望再听听溪谷交会的情况。岐伯说：肌肉的大会合处叫谷，小会合处叫溪。肌肉之间，是溪谷的会合之处，可以通荣卫，也可以停留病气。如果外邪亢进，正气壅塞，脉热肉坏，荣卫不能通行，必将化脓，内使骨髓销烁，外使肌群大肉破损。如果邪气流连，必将成为败证。寒邪长久聚留而不去，荣卫不能正常循行，筋络为之卷缩，不能伸展，这样，在内可以成为骨痹，在外可以成为不仁，这是大寒留于溪谷所造成的。溪谷与三百六十五穴，也和一岁相应。如果属于小的痹气，积蓄日久，也能随脉往来为病，微针可以治疗，治法和一般刺法相同。

黄帝遣开左右，起身再拜说：今天听到你的发蒙之言，解除了我的疑惑，我把它藏在金匮里，决不轻易示人。随即把它藏于金兰之室，署名为“气穴所在”。岐伯说：孙络之脉与经脉的分别，在于其血盛就能够泻注，所以也有三百六十五脉，但都贯注于络脉，再转注于十二经脉，它不仅与十四经络相贯通，内部还有散泻五脏的左右十脉。

## 【评介】

气穴，是人体脏腑经络之气出入会合的孔窍。本文主要论述十四经三百六十五气穴所在，故以《气穴论》名篇。

本文内容主要介绍人体十四经腧穴的所在部位，以及溪谷之会与荣卫气血的运行，孙络络脉与气穴的生理病理关系等。

本篇开宗明义“气穴三百六十五以应一岁”，然后以局部分别相类不同腧穴的数目。将本文所列数目相加，其数与“三百六十五”相符。但其中重复者有之，单双穴计算也有误，这样则难与三百六十五相符。这可能是由于年代久远，相传多失，难以保存整体之貌；此外，本文的分类归纳方法也失之严谨，其统计方法没有系统化，也是主要原因之一。

# 气府论篇第五十九

**【原文】**

足太阳脉气所发者七十八穴[1]：两眉头各一，入发至项三寸半，傍五，相去三寸，其浮气在皮中者凡五行，行五，五五二十五，项中大筋两傍各一，风府两傍各一，侠脊以下至尻尾二十一节十五间各一，五藏之俞各五，六府之俞各六，委中以下至足小指傍各六俞。

足少阳脉气所发者六十二穴[2]：两角上各二，直目上发际内各五，耳前角上各一，耳前角下各一，锐发下各一，客主人各一，耳后陷中各一，下关各一，耳下牙车之后各一，缺盆各一，掖下三寸，胁下至胠，八间各一，髀枢中，傍各一，膝以下至足小指次指各六俞。

足阳明脉气所发者六十八穴[3]：额颅发际傍各三，面鼽骨空各一，大迎之骨空各一，人迎各一，缺盆外骨空各一，膺中骨间各一，侠鸠尾之外，当乳下三寸；侠胃脘各五，侠脐广三寸各三，下脐二寸侠之各三，气街动脉各一，伏兔上各一，三里以下至足中指各八俞，分之所在穴空。

手太阳脉气所发者三十六穴[4]：目内眦各一，目外各一，鼽骨下各一，耳郭上各一，耳中各一，巨骨穴各一，曲掖上骨穴各一，柱骨上陷者各一，上天窗四寸各一，肩解各一，肩解下三寸各一，肘以下至手小指本各六俞。

手阳明脉气所发者二十二穴[5]：鼻空外廉项上各二，大迎骨空各一，柱骨之会各一，髃骨之会各一，肘以下至手大指次指本各六俞。

手少阳脉气所发者三十二穴[6]：鼽骨下各一，眉后各一，角上各一，下完骨后各一，项中足太阳之前各一，侠扶突各一，肩贞各一，肩贞下三寸分间各一，肘以下至手小指本各六俞。

督脉气所发者二十八穴[7]：项中央二，发际后中八，面中三，大椎以下至尻尾及傍十五穴，至骶下凡二十一节，脊椎法也。

任脉之气所发者二十八穴[8]：喉中央二，膺中骨陷中各一，鸠尾下三寸，胃脘五寸，胃脘以下至横骨六寸半一。腹脉法也。下阴别一，目下各一，下唇一，龂[9]交一。

冲脉气所发者二十二穴[10]：侠鸠尾外各半寸至脐寸一，侠脐下傍各五分至横骨寸一，腹脉法也。

足少阴舌下，厥阴毛中急脉各一，手少阴各一，阴阳跷各一，手足诸鱼际脉气所发者，凡三百六十五穴也[11]。

【注释】

[1]足太阳脉气所发者七十八穴：杨上善所注为七十三穴，王冰所注为九十八穴，吴昆所注为九十一穴。足太阳膀胱经现有腧穴有名者有六十七穴，双侧合计为一百三十四穴。

[2]足少阳脉气所发者六十二穴：杨上善所注为五十二穴。足少阳胆经现存穴名四十四个，双侧八十八穴。

[3]足阳明脉气所发者六十八穴：杨上善所注为六十二穴。足阳明胃经现存穴名四十五个，双侧九十穴。

[4]手太阳脉气所发者三十六穴：手太阳小肠经现存穴名一十九个，双侧三十八穴。

[5]手阳明脉气所发者二十二穴：手阳明大肠经现存穴名二十个，双侧四十穴。

[6]手少阳脉气所发者三十二穴：手少阳三焦经现存穴名二十三个，双侧四十六穴。

[7]督脉气所发者二十八穴：与现存督脉经穴名之数相等。

[8]任脉之气所发者二十八穴：杨上善所注为十八穴。现存穴名二十四个。

[9]龂：同龈。

[10]冲脉气所发者二十二穴：依王冰所注为幽门、通谷、阴都、石关、商曲、肓俞、中注、髓府、胞门、阴关、下极共十一穴，双侧二十二穴。

[11]凡三百六十五穴也：从上文“足少阴舌下”至此，其文或不知所指，或言词驳杂，其数亦不相合，故诸家注释亦纷乱不一。

【语译】

足太阳经脉经气所发的有七十八个穴位：两眉头各一穴，入发至前顶，其中有神庭、上星、囟会，共长三寸半，从中至两傍，共五行，中行至外行相距三寸。其上浮于头部的经脉之气，共有五行，五五计二十五个穴位。下行至项中大筋两侧左右各有一穴，风府穴两傍各有一穴。自此下行至脊两旁，从大椎往下至尾骶，有二十一节，其中有十五个椎间，左右各有一个穴位。五脏的俞穴左右各有五个，六腑的俞穴左右各有六个，从委中穴下到足小趾左右各有六穴。

足少阳经脉气所发有六十二穴：两头角上各有二穴，自瞳孔直上发际内各有五穴，耳前角上各有一穴，耳前角下各有一穴，锐发下各有一穴，客主人穴左右各一，耳后陷中各有一穴，下关穴左右各一，耳下牙车之后各有一穴，缺盆中各一穴，胁下至软肋八个肋间各有一穴，髀枢中左右各有一穴，膝以下到足小趾和次趾，左右足各有六个腧穴。

足阳明经脉气所发有六十八穴：额颅发际旁各三穴，颧骨骨空中间各有一穴，大迎穴在骨空陷中左右各一穴，人迎穴左右各一，缺盆外骨空陷中各一穴，膺中骨中间各有一穴，挟鸠尾穴之外，正当乳下三寸，挟胃脘左右各有五穴，挟脐横开三寸左右各有三穴，下脐二寸，左右各有三穴，气街穴在动脉跳动处左右各一，伏兔上各有一穴，三里以下到足中趾，左右各有八个腧穴，它们分而去往趾间的空窍处。

手太阳经脉气所发有三十六穴：目内眦各有一穴，目外各有一穴，颧骨下各一穴，耳廓上各有一穴，巨骨穴左右各一，曲腋上各有一穴，柱骨上陷者中各有一穴，天窗上四寸处各有一穴，肩解部各有一穴，肩解下三寸处各有一穴，肘部以下至手小指端处，各有六个腧穴。

手阳明经脉气所发有二十二穴：鼻孔外侧和项上各有二穴，大迎穴在骨空中各有一穴，柱骨相会之处各有一穴，肩臂相会之处各有一穴，肘部以下至手大指侧的次指间，左右手各有六个腧穴。

手少阳经脉气所发有三十二穴：颧骨下面各有一穴，眉后各有一穴，角上各有一穴，下完骨后各有一穴，项中足太阳之前各有一穴，扶突穴左右各一，肩贞穴左右各一，肩贞穴下三寸，其间左右各有一穴，肘以下到手小指侧的次指端，左右各有六个腧穴。

督脉经气所发的有二十八穴：项中央有二穴，前发际后有八穴，面部中央有三穴，大椎以下至尻尾及旁有十五穴。从大椎至尾骶共二十一节，这是根据脊椎骨来寻找穴位的方法。

任脉经气所发有二十八穴：喉中央有二穴，膺中骨陷中各有一穴，鸠尾下三寸是上脘穴，上脘穴至脐中是五寸，脐中至横骨毛际是六寸半，每寸各有一穴，共计十四穴，这是腹部取穴的方法。下部前后二阴的中间，有会阴穴。目下各有一穴，唇下有一穴，外加龈交一穴。

冲脉经气所发的有二十二穴：挟鸠尾外两旁各横开半寸到脐部共有六穴，每穴各相距一寸，挟脐两旁各横开五分，而下至横骨部各有五穴，每穴各相距一寸，这是取腹部经脉穴位的方法。

足少阴经在舌下有二穴：厥阴在毛际中各有一急脉穴，手少阴各一穴，阴跷、阳跷各有一穴。手足的鱼际穴也是脉气所发的。以上共计三百六十五穴。

## 【评介】

气府，是指经脉之气交会出入之处，也是重要腧穴所在之处。本篇主要说明经脉之气所发腧穴的部位和数目，故以《气府论》名篇。

详考本篇所论手足三阳脉、督任二脉、冲脉、足少阴、足厥阴、手少阴、阴阳跷诸脉气所发者之数，相加乃得三百八十六穴。与其所言脉气所发三百六十五穴之数不符。诸家注释也颇不一致。马莳、张志聪等则强合三百六十五之数，其论亦不被称许。杨上善注云："总二十六脉，有三百八十四穴。此言三百六十五穴者，举大数为言，过与不及不为非也。三百八十四穴乃是诸脉发穴之义，若准明堂取穴不尽，仍有重取于此。"杨氏所言"过与不及"，其"过"是指穴名重出者，"不及"是指文中未提及之穴位。所以，文中除重出穴以外，单穴为五十一穴，双穴穴名为一百六十一，共计穴名为二百一十二个。

# 卷第十六

## 骨空论篇第六十

**【原文】**

黄帝问曰：余闻风者百病之始也，以针治之奈何？岐伯对曰：风从外入，令人振寒，汗出头痛，身重恶寒，治在风府，调其阴阳，不足则补，有余则泻，大风颈项痛[1]，刺风府，风府在上椎。大风汗出，灸譩譆[2]，譩譆在背下侠脊傍三寸所，厌之令病者呼譩譆，譩譆应手[3]。从风憎风，刺眉头。失枕在肩上横骨间[4]，折使揄臂齐肘正，灸脊中[5]。眇络季胁引少腹而痛胀，刺譩譆。腰痛不可以转摇，急引阴卵[6]，刺八髎与痛上，八髎在腰尻分间。鼠瘘寒热[7]，还刺寒府[8]，寒府在附膝外解营。取膝上外者使之拜[9]，取足心者使之跪。任脉者，起于中极之下，以上毛际，循腹里上关元，至咽喉，上颐循面入目。冲脉者，起于气街，并少阴之经，侠脐上行，至胸中而散。任脉为病，男子内结七疝，女子带下瘕聚。冲脉为病，逆气里急。督脉为病，脊强反折[10]。督脉者，起于少腹以下骨中央，女子入系廷孔[11]，其孔，溺孔之端也，其络循阴器合篡间[12]，绕篡后，别绕臀，至少阴与巨阳中络者，合少阴上股内后廉，贯脊属肾，与太阳起于目内眦，上额交巅上，入络脑，还出别下项，循肩髆内，侠脊抵腰中，入循膂络肾；其男子循茎下至篡，与女子等；其少腹直上者，贯脐中央，上贯心入喉，上颐环唇，上系两目之下中央。此生病，从少腹上冲心而痛，不得前后[13]，为冲疝。其女子不孕，癃痔遗溺嗌干。督脉生病治督脉，治在骨上，甚者在脐下营。其上气有音者治其喉中央，在缺盆中者。其病上冲喉者治其渐[14]，渐者上侠颐也。蹇膝伸不屈治其楗[15]。坐而膝痛治其机[16]。立而暑解，治其骸关[17]。膝痛，痛及拇指治其腘。坐而膝痛如物隐者，治其关。膝痛不可屈伸，治其背内。连骱若折，治阳明中俞髎。若别，治巨阳少阴荥。淫泺胫酸[18]，不能久立，治少阳之维，在外上五寸。辅骨上横骨下为楗，侠髋为机，膝解为骸关，侠膝之骨为连骸，骸下为辅，辅上为腘，腘上为关，头横骨为枕。

水俞五十七穴者，尻上五行，行五，伏兔上两行，行五，左右各一行，行五，踝上各一行，行六穴。髓空在脑后三分，在颅际锐骨之下[19]，一在龂基下，一在项后中复骨下，一在脊骨上空在风府上。脊骨下空，在尻骨下空。数髓空在面侠鼻，或骨空在口下当两肩。两髆骨空[20]，在髆中之阳。臂骨空在臂阳，去踝四寸两骨空之间。股骨上空在股阳，出上膝四寸。骱骨空在辅骨之上端。股际骨空在毛中动下。尻骨空在髀骨之后，相去四寸。扁骨有渗理凑，无髓孔[21]，易髓无空[22]。

灸寒热之法，先灸项大椎，以年为壮数[23]，次灸橛骨[24]，以年为壮数，视背俞陷者灸之，举臂肩上陷者灸之，两季胁之间灸之，外踝上绝骨之端灸之，足小指次指间灸之，腨下陷脉灸之，外踝后灸之，缺盆骨上切之坚痛如筋者灸之，膺中陷骨间灸之，掌束骨下灸之，脐下关元三寸灸之，毛际动脉灸之[25]，膝下三寸分间灸之，足阳明跗上动脉灸之，巅上一灸之[26]，犬所啮之处灸之三壮[27]，即以犬伤病法灸之[28]，凡当灸二十九处。伤食灸之，不已者，必视其经之过于阳者，数刺其俞而药之。

【注释】

[1]大风颈项痛：大风，指严重风邪侵袭，其主症为颈项痛。

[2]譩譆：音依嬉。穴位名，具体部位各家注释不一。依据文中文义，其取本穴的方法，是以寻找声音的共振点为准，可知本穴部位不太固定。

[3]譩譆在背下侠脊傍三寸所，厌之令病者呼譩譆，譩譆应手：这是取譩譆的方法，譩譆本是病者呼痛的呻吟声，以此定其穴名是因为取本穴时，首先在病者背下部距脊中线三寸处，用手按压，让病者呼譩譆之声，手下所出现与譩譆之声的共振点即是本穴所在之处。厌之，即压之。

[4]失枕在肩上横骨间：失枕，即落枕证。肩上横骨间，指可在肩上横骨间取穴治疗，如肩井穴、肩外腧等。

[5]折使揄臂齐肘正，灸脊中：揄，音于，又音投，《集韵》："揄，垂也。"此句意为让病人垂臂折肘，与肘端正呈水平位的脊背中央，用灸灸之。

[6]急引阴卵：急剧疼痛牵引睾丸。阴卵，指睾丸。

[7]鼠瘘寒热：瘰疬溃脓后形成的窦道似鼠洞，故称鼠瘘，并有寒热往来之症状。类似现代医学的淋巴结核化脓。

[8]寒府：杨上善："寒热府在膝外解之营穴也。名曰髋关也。"

[9]取膝上外者使之拜：拜，指膝部微屈，以使膝部骨缝张开。

[10]脊强反折：角弓反张。

[11]廷孔：指女性尿孔。

[12]合簒间：指会阴部。

[13]不得前后：不得大小便。

[14]渐：指大迎穴。

[15]楗：此指股骨。

[16]机：此指大转子。

[17]骸关：膝关节处。

[18]淫泺胫酸：指膝酸腿软。

[19]颅际锐骨之下：指颅后枕骨之下，此为风府穴。

[20]两髆骨空：髆，音搏，即肩胛骨。骨空，腧穴。

[21]扁骨有渗理凑，无髓孔：意为扁形骨有渗灌精血的纹理，而没有骨髓腔。孔，指腔孔。

[22]易髓无空：因扁骨没有空腔，靠渗透代之易髓。

[23]以年为壮数：根据病人的年龄为要灸的壮数。

[24]橛骨：即骶骨。

[25]毛际动脉灸之：指灸腹股沟处的气冲穴。

[26]巅上一灸之：指灸百会穴。

[27]犬所啮之处灸之三壮：治疗犬咬伤就在咬伤处灸三壮。

[28]即以犬伤病法灸之：随即再以治疗犬咬伤法进行灸治。

【语译】

黄帝问：我听说风邪是多种疾病的根源，如何用针刺来治疗？岐伯说：风邪从外侵入人体，使人寒战、出汗、头痛、身重、恶寒，治疗应取风府穴，以调和阴阳。若是正气不足的，就用补法；若是邪气有余的，就用泻法。假如感受了大的风邪，就会颈项痛，应刺风府穴。风府在颈椎第一椎上面。若因受大风而汗出，应灸譩譆穴。譩譆穴在背下脊椎旁开三寸处，医生用手按压，让病人呼譩譆的声音，当病人的呼声在手下产生共振时，此处就是譩譆穴。

遇风就怕的病人，应刺眉头的穴位。颈项强痛的疾患，应取肩上横骨之间的穴位。臂痛如折的，可使病人垂臂折肘，呈水平位，然后引两肘尖相合，寻找正当脊部中央的部位，给以灸治。

软肋季胁牵引脐下而痛胀的，刺譩譆穴。

腰痛不能转侧摇动，疼痛拘急牵引睾丸的，刺八髎穴和疼痛部位。八髎在腰骶骨间孔隙中。

得了鼠瘘病，寒热往来，应刺寒府穴，寒府在膝膑外旁的骨缝中。取膝上外侧的孔穴时，要使病人膝部微屈作揖拜的姿势；若取足心的涌泉穴则应使病人作跪的姿势。

任脉起源于中极穴的下面，上行至阴毛际，再循腹部正中上行通过关元穴，直到喉咙，再上颐，循面，最后进入目的承泣穴。冲脉起源于气街穴，与阳明经相并，侠脐左右上行，到胸中就分散了。任脉如发生病变，在男子则腹部聚结为七种疝病，在女子则为带下和瘕聚病。冲脉发生病变，就会气逆上冲，腹内拘急疼痛。

督脉发生病变，会使脊柱强硬拘挛反张。督脉的循行，是起于少腹下大骨中间。女子督脉循行入阴孔，阴孔就是尿道的外端。然后从这里分出一支别络，循着阴户会合于会阴部，绕行于肛门外面；再分支别行绕臀部到足少阴，与足太阳经的中络相合。少阴经从股内后缘而上，穿过脊柱而连属于肾脏，与足太阳经起于目内眦，上行至额，在巅顶交会，又向里联络于脑，复还出，下项，循着肩髆，内行挟脊，抵达腰中，入内，循膂络于肾而止。在男子，督脉则循阴茎，下至会阴，这与女子相同。不同的是，此后它从少腹直上，穿过脐中央，再向上通过心进入喉，又上行到颐，并环绕口唇，再上行系于两目之下。督脉发生病变，气从少腹直上冲心而痛，不能大小便，称为冲疝，如在女子，会出现不能怀孕，或小便不利，痔疮咽干等。督脉生了病，应从督脉治疗，取脊骨或横骨上毛际中的曲骨穴去治；病重就取脐下阴交穴治疗。

对于那气逆喘鸣有声的病人，应取廉泉穴和天突穴。如逆气上冲喉部，就取大迎穴，大迎穴在腮部。

对于行走困难，膝关节能伸不能屈的病人，治疗时，可取股部经穴；坐而膝痛的，可取刺大转子后的环跳穴；站立时，感到骨散解的，治疗时可取膝关节经穴；膝痛，痛而牵引到足大趾的，刺其膝后委中穴；坐后，膝痛如内有异物感，治疗时可取髀枢穴；膝痛不可屈伸的，治疗时可取背部足太阳经的穴位；如疼痛牵连小腿，有如折断，治疗时可取阳明中俞的陷谷穴；膝痛像离骨一样的，治疗时可取太阳经、少阴经的荥穴；膝部酸痛无力，不能久立的，治疗时可取少阳之络，穴在外踝上五寸处。

辅骨之上，横骨之下叫楗；挟髋骨相接的地方叫机；膝部关节叫骸关；挟膝两旁的高骨叫连骸；连骸下面叫辅骨；辅骨上面叫腘部；腘部上骨节动处叫关；项后部的横骨叫枕骨。

治水之腧有五十七个孔穴：骶骨上有五行，每行各五穴；伏兔上有两行，每行各五穴；又左右各一行，每行各五穴；足内踝上各一行，每行各六穴。髓穴在脑后三分，颅骨边际锐骨的下面，有一处在龈基的下面，有一处在项后伏骨的下面，有一处在脊骨上空的风府上面；脊骨下端之空，在骶骨下面的髓空；在面部侠鼻两旁有数处髓空，或骨空在口颊下，恰当两肩；两肩髃骨空在肩髃中的外侧；臂骨的骨空在外侧，离手踝四寸处两骨的中间；股骨上面的骨空在股外上至膝四寸的地方；骱骨的骨空在辅骨的上端；股际的骨空在阴毛中的动脉下面；髁骨的骨空在髀骨的后面相去四寸处。扁骨有血脉渗灌的纹理，没有髓孔。

灸寒热证的方法是：先灸项后的大椎穴，根据病人年龄来决定艾灸的壮数。次灸尾骶骨，也是以年龄为艾灸的壮数。看背俞有凹陷的地方用灸法，举臂肩上有凹陷的地方用灸法，两季胁间用灸法，足外踝上绝骨的阳辅用灸法，足小趾次趾间的侠溪穴用灸法，腨下凹陷处的承山穴用灸法，外踝后的昆仑穴用灸法，缺盆骨上切按坚动如筋的用灸法，膺中陷骨间的天突穴用灸法，掌束骨下用灸法，脐下三寸的关元穴用灸法，毛际边缘动脉处用灸法，膝下三寸的三里穴用灸法，足阳明经足跗上动脉处的冲阳穴用灸法，头顶上的百会穴用灸法。被犬咬的，可就犬所咬处灸三壮，再按着犬伤病法灸治。以上灸寒热的部位共有二十九处。伤食的，如用灸法不见好，一定要细察它的经脉经过阳侧的地方，多刺它的腧穴，同时配合药物治疗。

## 【评介】

骨空，指骨关节缝隙处的腧穴。因本篇所论疾病多取骨关节处的腧穴，故称《骨空论》。

本篇内容主要介绍风邪所致疾病的治疗方法以及取穴的具体手法，并指出了落枕、鼠瘘等多种疾病的治法，和任、督、冲三脉循行部位及病证的取穴治疗。

本文还指出了治疗水病五十七穴的部位、治疗寒热病所灸壮数的依据。文中还记述了犬咬伤的治疗方法，说明对于犬咬伤，《内经》时代已经积累了较丰富的经验。

# 水热穴论篇第六十一

**【原文】**

黄帝问曰：少阴何以主肾？肾何以主水？岐伯对曰：肾者至阴也，至阴者盛水也[1]，肺者太阴也，少阴者冬脉也，故其本在肾，其末在肺[2]，皆积水也。帝曰：肾何以能聚水而生病？岐伯曰：肾者胃之关也[3]，关门不利[4]，故聚水而从其类也。上下溢于皮肤，故为胕肿[5]。胕肿者，聚水而生病也。帝曰：诸水皆生于肾乎？岐伯曰：肾者牝藏也[6]，地气上者属于肾，而生水液也，故曰至阴。勇而劳甚则肾汗出，肾汗出逢于风，内不得入于藏府，外不得越于皮肤，客于玄府[7]，行于皮里，传为胕肿。本之于肾，名曰风水。所谓玄府者，汗空[8]也。帝曰：水俞五十七处者，是何主也？岐伯曰：肾俞五十七穴，积阴之所聚也，水所从出入也。尻上五行行五者，此肾俞。故水病下为胕肿大腹，上为喘呼，不得卧者，标本俱病[9]，故肺为喘呼[10]，肾为水肿，肺为逆不得卧[11]，分为相输，俱受者水气之所留也。伏兔上各二行行五者，此肾之街也。三阴之所交结于脚也。踝上各一行行六者，此肾脉之下行也，名曰太冲。凡五十七穴者，皆藏之阴络，水之所客也。帝曰：春取络脉分肉何也？岐伯曰：春者木始治，肝气始生，肝气急，其风疾，经脉常深，其气少，不能深入，故取络脉分肉间。帝曰：夏取盛经分腠何也？岐伯曰：夏者火始治，心气始长，脉瘦气弱，阳气留溢，热熏分腠，内至于经，故取盛经分腠，绝肤而病去者[12]，邪居浅也。所谓盛经者，阳脉也。帝曰：秋取经俞何也？岐伯曰：秋者金始治，肺将收杀，金将胜火，阳气在合，阴气初胜，湿气及体，阴气未盛，未能深入，故取俞以泻阴邪，取合以虚阳邪[13]，阳气始衰，故取于合。帝曰：冬取井荥何也？岐伯曰：冬者水始治，肾方闭，阳气衰少，阴气坚盛，巨阳伏沉，阳脉乃去，故取井以下阴逆，取荥以实阳气[14]。故曰：冬取井荥，春不鼽衄。此之谓也。帝曰：夫子言治热病五十九俞，余论其意，未能领别其处，愿闻其处，因闻其意。岐伯曰：头上五行行五者，以越诸阳之热逆也。大杼、膺俞、缺盆、背俞，此八者，以泻胸中之热也。气街、三里、巨虚上下廉，此八者，以泻胃中之热也。云门、髃骨、委中、髓空，此八者，以泻四支之热也。五藏俞傍五，此十者，以泻五藏之热也。凡此五十九穴者，皆热之左右也。帝曰：人伤于寒而传为热何也？岐伯曰：夫寒盛则生热也。

## 【注释】

[1]至阴者盛水也：王冰："阴者谓寒也。冬月至寒，肾气合应，故云肾者至阴也。水王于冬，故云至阴者盛水也。"

[2]其本在肾，其末在肺：肾为水之下源，肺为水之上源，肾脉从肾上贯膈，经肝入肺中，所以水病其本在肾，其末在肺。

[3]肾者胃之关也：胃为水谷之海，为水谷之所入，肾者主二阴，司二便，为水谷之所出，故肾为胃之关。关，此指代谢的门户。

[4]关门不利：关门，门户之义。不利，指门户的功能失调。关门不利，指肾代谢水液的功能不利。

[5]胕肿：同浮肿。

[6]肾者牝藏也：指肾为阴脏。牝，兽之雌者曰牝。

[7]玄府：指汗孔而言。

[8]汗空：空，同孔。

[9]标本俱病：因为肾为水之本，肺为水之末，标本俱病此指肾肺俱病。标，末也。

[10]肺为喘呼：肺水逆满则呼吸不利而喘呼。喘呼，呼呼而喘，不得平卧。

[11]肺为逆不得卧：肺气逆满而不得平卧。

[12]绝肤而病去者：绝肤，指针刺透过皮肤。病去，即病邪消散。

[13]虚阳邪：泻越阳邪。虚，此作泻解。

[14]实阳气：充实阳气。实，补也。

## 【语译】

黄帝问：少阴为什么主肾？肾又为什么主水？岐伯答：肾是至阴之脏，至阴是盛水之脏，所以说肾是主水的脏器。肺又主太阴，肾属少阴，这是因为少阴在冬季最旺，而冬季正是与水相应的。少阴之脉，它的根本在肾，它的标末在肺，肺肾两脏如不健全，都能够积水为病。黄帝又问：肾为什么能够积水而生病呢？岐伯说：肾就好比胃的关口门户，门户不灵活了，就会积聚水液，水液上下泛滥于皮肤，就会发生浮肿，浮肿就是水液积聚。

黄帝问：一切水病，都是由肾导致的吗？岐伯说：肾是阴脏，地气与肾相通而生为水液，所以称为至阴。假如自恃其勇，劳力过甚，就会出汗，当汗出的时候，遇到风邪，向内不得回到其脏，向外不能泄于皮肤，就会滞留在六腑，行于皮肤，最后形成浮肿。这种病是由肾的病变所导致的，又因感风而成，所以叫作风水。

黄帝问：治疗水病的穴位有五十七处，与何脏关系最密切？岐伯说：肾腧五十七穴，是阴气积聚的地方，也是水液出入的地方。骶上有五行，每行有五个穴，五五二十五穴，这是督脉和足太阳经脉所主的腧穴。所以有了水病，就会下见浮肿与腹部膨大，在上部则出现喘息急促，不能平卧，这是标本同病：喘呼属肺，水肿属肾。肺肾本是互相输应的，现在同时受病了，这就是由于水气稽留的关系。伏兔上各有两行，每行五个穴，这是肾气通行的道路。三条足阴脉交结于足部。足内踝上各有一行，每行有六个穴，这是肾脉下行的部分，叫作太冲。以上五十七个穴，都是脏的阴络，也是水液所停留的地方。

黄帝说：春天要取络脉分肉，为什么？岐伯说：春天木气生发，肝气呈现生机。肝气性急，它的变动像风一般迅速，经脉常深伏，而在春时，其气还少，不能深入到经脉，所以只能浅刺，取络脉分肉之间。

黄帝问：夏天要取盛经分腠，为什么？岐伯说：夏天火气生发，心气开始旺盛，虽然脉瘦气弱，但阳气充溢。热气熏蒸于分腠之间，向内进入经脉，所以应取盛经分腠。针刺只透过皮肤，病邪就会外出，这是由于病邪处于浅表的关系。所谓的盛经，就是阳脉。

黄帝问：秋天要取经输，为什么？秋天金气盛，肺出现了收敛之象。金气旺了，反要胜火，阳气在经脉的合穴。阴气刚旺，如湿邪侵犯人体，阴邪尚未太盛，还不能深入。所以应取输穴以泻阴邪，取合穴以泻阳邪，因阳气初衰，所以要取合穴。

黄帝问：冬天要取井荥，为什么？岐伯说：冬天水气盛，肾脏呈现出阳衰阴盛的气象。足太阳经气伏沉在骨，阳气随之下行，故取井穴以抑制阳逆太过，取荥穴以充实阳气。所以说冬取井荥，春不鼽衄，就是这个道理。

黄帝说：夫子所说治疗热病的五十九个腧穴，我已经懂得了它的意义，但还不能分清腧穴的部位，希望听一下其部位的所在和它们的作用。岐伯说：头上五行，每行五穴，能够泄越诸阳经上逆的热邪。大杼、膺俞、缺盆、背俞，这左右八个穴，可以泄除胸中的热邪。气街、三里、上巨虚、下巨虚，这左右八个穴，可以泄除胃中的热邪。云门、髃骨、委中、髓空，这左右八个穴，可以泄除四肢的热邪。五脏在背部的俞穴，两侧各五共十穴，用以泄五脏热邪。以上五十九个穴位，都是热邪所经过的，可以刺而泻之。

黄帝说：人受了寒邪，会转为发热，这是什么缘故？岐伯说：寒邪太盛，就会郁而发热。

## 【评介】

本篇的主要内容是论述治疗水肿病和热病的腧穴，故名《水热穴论》。

本篇首先从肾与肺对水液的代谢功能论起，说明肾与肺调节水液的功能紊乱则发生水肿病，其意在于说明水肿的发病机制。然后指出治疗水肿病的五十七穴。继而阐明春取络脉分肉，夏取盛经分腠，秋取经输，冬取井荥的不同意义。最后介绍了治疗热病的五十九穴。关于五十九穴，《内经》多篇有所论及，但其腧穴互有出入，读者宜详之。

# 卷第十七

## 调经论篇第六十二

**【原文】**

黄帝问曰：余闻刺法言，有余泻之，不足补之，何谓有余？何谓不足？岐伯对曰：有余有五，不足亦有五，帝欲何问？帝曰：愿尽闻之。岐伯曰：神有余有不足，气有余有不足，血有余有不足，形有余有不足，志有余有不足，凡此十者，其气不等也[1]。帝曰：人有精气津液，四支九窍，五藏十六部[2]，三百六十五节，乃生百病，百病之生，皆有虚实。今夫子乃言有余有五，不足亦有五，何以生之乎？岐伯曰：皆生于五藏也。夫心藏神，肺藏气，肝藏血，脾藏肉，肾藏志，而此成形。志意通，内连骨髓，而成身形五藏。五藏之道，皆出于经隧[3]，以行血气，血气不和，百病乃变化而生，是故守经隧焉。帝曰：神有余不足何如？岐伯曰：神有余则笑不休，神不足则悲。血气未并[4]，五藏安定，邪客于形，洒淅起于毫毛，未入于经络也，故命曰神之微[5]。帝曰：补泻奈何？岐伯曰：神有余，则泻其小络之血，出血勿之深斥，无中其大经，神气乃平。神不足者，视其虚络，按而致之，刺而利之，无出其血，无泄其气，以通其经，神气乃平。帝曰：刺微奈何？岐伯曰：按摩勿释[6]，著针勿斥[7]，移气于不足，神气乃得复。帝曰：善。有余不足奈何？岐伯曰：气有余则喘咳上气，不足则息利少气[8]。血气未并，五藏安定，皮肤微病，命曰白气微泄。帝曰：补泻奈何？岐伯曰：气有余，则泻其经隧，无伤其经，无出其血，无泄其气。不足，则补其经隧，无出其气。帝曰：刺微奈何？岐伯曰：按摩勿释，出针视之，曰我将深之，适人必革[9]，精气自伏[10]，邪气散乱，无所休息，气泄腠理，真气乃相得。帝曰：善。血有余不足奈何？岐伯曰：血有余则怒，不足则恐。血气未并，五藏安定，孙络外溢，则经有留血。帝曰：补泻奈何？岐伯曰：血有余，则泻其盛经出其血。不足，则视其虚经内针其脉中[11]，久留而视[12]，脉大[13]，疾出其针，无令血泄。帝曰：刺留血奈何？岐伯曰：视其血络，刺出其血，无令恶血得入于经，以成其疾。帝曰：善。形有余不足奈何？岐伯曰：形有余则腹胀泾溲不利[14]，不足则四支不用。血气未并，五藏安定，肌肉蠕动，命曰微风。帝曰：补泻奈何？岐伯曰：形有余则泻其阳经，不足则补其阳络。帝曰：刺微奈何？岐伯曰：取分肉间，无中其经，无伤其络，卫气得复，邪气乃索[15]。帝曰：善。志有余不足奈何？岐伯曰：志有余则腹胀飧泄，不足则厥。血气未并，五藏安定，骨节有动。帝曰：补泻奈何？岐伯曰：志有余则泻然筋血者[16]，不足则补其复溜。帝曰：刺未并奈何？岐伯曰：即取之，无中其经，邪所乃能立虚。

帝曰：善。余已闻虚实之形，不知其何以生。岐伯曰：气血以并，阴阳相倾，气乱于卫，血逆于经，血气离居，一实一虚。血并于阴，气并于阳，故为惊狂。血并于阳，气并于阴，乃为炅中。血并于上，气并于下，心烦惋善怒。血并于下，气并于上，乱而喜忘。帝曰：血并于阴，气并于阳，如是血气离居，何者为实？何者为虚？岐伯曰：血气者，喜温而恶寒，寒则泣不能流[17]，温则消而去之，是故气之所并为血虚，血之所并为气虚。帝曰：人之所有者，血与气耳。今夫子乃言血并为虚，气并为虚，是无实乎？岐伯曰：有者为实，无者为虚，故气并则无血，血并则无气，今血与气相失，故为虚焉。络之与孙脉俱输于经，血与气并，则为实焉。血之与气并走于上，则为大厥，厥则暴死，气复反则生，不反则死。帝曰：实者何道从来？虚者何道从去？虚实之要，愿闻其故。岐伯曰：夫阴与阳皆有俞会，阳注于阴，阴满之外，阴阳匀平，以充其形，九候若一，命曰平人。夫邪之生也，或生于阴，或生于阳。其生于阳者，得之风雨寒暑。其生于阴者，得之饮食居处，阴阳喜怒。帝曰：风雨之伤人奈何？岐伯曰：风雨之伤人也，先客于皮肤，传入于孙脉，孙脉满则传入于络脉，络脉满则输于大经脉，血气与邪并客于分腠之间，其脉坚大，故曰实。实者外坚充满，不可按之，按之则痛。帝曰：寒湿之伤人奈何？岐伯曰：寒湿之中人也，皮肤不收，肌肉坚紧，荣血泣，卫气去，故曰虚。虚者聂辟[18]

气不足，按之则气足以温之，故快然而不痛。帝曰：善。阴之生实奈何？岐伯曰：喜怒不节则阴气上逆，上逆则下虚，下虚则阳气走之，故曰实矣。帝曰：阴之生虚奈何？岐伯曰：喜则气下，悲则气消，消则脉虚空，因寒饮食，寒气熏满，则血泣气去，故曰虚矣。帝曰：经言阳虚则外寒，阴虚则内热，阳盛则外热，阴盛则内寒，余已闻之矣，不知其所由然也。岐伯曰：阳受气于上焦，以温皮肤分肉之间，今寒气在外，则上焦不通，上焦不通，则寒气独留于外，故寒栗。帝曰：阴虚生内热奈何？岐伯曰：有所劳倦，形气衰少，谷气不盛，上焦不行，下脘不通。胃气热，热气熏胸中，故内热。帝曰：阳盛生外热奈何？岐伯曰：上焦不通利，则皮肤致密，腠理闭塞，玄府不通，卫气不得泄越，故外热。帝曰：阴盛生内寒奈何？岐伯曰：厥气上逆，寒气积于胸中而不泻，不泻则温气去，寒独留，则血凝泣，凝则脉不通，其脉盛大以涩，故中寒。帝曰：阴与阳并，血气以并，病形以成，刺之奈何？岐伯曰：刺此者取之经隧，取血于营，取气于卫，用形哉，因四时多少高下。帝曰：血气以并，病形以成，阴阳相倾，补泻奈何？岐伯曰：泻实者气盛乃内针，针与气俱内，以开其门如利其户，针与气俱出，精气不伤，邪气乃下，外门不闭，以出其疾，摇大其道，如利其路，是谓大泻，必切而出，大气乃屈。帝曰：补虚奈何？岐伯曰：持针勿置，以定其意，候呼内针，气出针入，针空四塞，精无从去，方实而疾出针，气入针出，热不得还，闭塞其门，邪气布散，精气乃得存，动气候时，近气不失，远气乃来，是谓追之[19]。帝曰：夫子言虚实者有十，生于五藏，五藏五脉耳。夫十二经脉皆生其病，今夫子独言五藏。夫十二经脉者，皆络三百六十五节，节有病必被经脉，经脉之病皆有虚实，何以合之？岐伯曰：五藏者，故得六府与为表里，经络支节，各生虚实，其病所居，随而调之。病在脉，调之血；病在血，调之络；病在气，调之卫；病在肉，调之分肉；病在筋，调之筋；病在骨，调之骨。燔针劫刺[20]其下及与急者；病在骨，焠针药熨[21]；病不知所痛，两跷为上[22]；身形有痛，九候莫病[23]，则缪刺之[24]；痛在于左而右脉病者，巨刺之[25]。必谨察其九候，针道备矣。

## 【注释】

［1］其气不等也：指神、气、血、形、志盛衰不同。

［2］十六部：诸家对此解释不一。杨上善："九窍五脏以为十四，四肢合手足，故有十六部。"其后王冰、吴昆、张景岳均依此说。张志聪："十六部者，十六部之经脉也。手足经脉十二，跷脉二，督脉一，任脉一，共十六部。"高士宗："形体之十六部，谓两肘，两臂，两腘，两股，身之前后左右，头之前后左右也。"丹波元简认为："高胜于旧注。"详高氏之解亦有不足，十六部应将全身均包括在内，而且部与部之间有其明显界限。依此十六部应为头部、项部、胸背部、腹腰部，此为头颈与躯干四大部，另有肱部、尺部、手部左右共六部，股部、胫部、足部左右共六部，全身共计十六部。

［3］经隧：脉道。

［4］血气未并：指气血未逆乱。并，交并。

［5］神之微：神之微疾，指证候轻浅。

［6］按摩勿释：按摩时两手不要放松。

［7］著针勿斥：进针后不要深刺强刺。

［8］息利少气：指呼吸通畅但气虚。

［9］适人必革：适，临置。革，变易。此句意为针置于人体后则变易原来所说的手法，以取得心理疗效，因为言其深刺而实浅之。

［10］精气自伏：正气敛藏于内。精气，此作正气解。

［11］视其虚经内针其脉中：将针刺入虚经之中。内，同纳。

［12］久留而视：久留其针并密切观察。

［13］脉大：经脉充盈。

［14］泾溲不利：王冰："泾，大便。溲，小便也。"杨上善："有本经溲者，经即妇人月经也。"王注似是。

［15］邪气乃索：邪气消散。索，散也。

［16］泻然筋血者：杨上善："然筋当是然谷下筋。"

［17］泣不能流：泣，疑为"沍"之误。沍，凝滞之义。

［18］聂辟：诸注释不一。《灵枢·根结》篇有"肠胃聂辟"之说，一般解为皱折。此处依上下文理，似指气怯弱而不支。

［19］追之：指针补的方法。

［20］燔针劫刺：火针的一种用法，先进针，再燔烧针柄，此指用火针劫夺寒气。

［21］焠针药熨：焠针，即火针。焠，《玉篇》："火入水也。"烧灼后入冷

水激之曰焠。张景岳："此言焠针者，用火先赤其针而后刺之，不但暖也，寒毒固结，非此不可。"药熨，即用辛热药物热敷患处。

［22］病不知所痛，两跷为上：疾病麻木不仁而不知所痛者，取阴阳跷为上策之治。阳跷取膀胱经之申脉，阴跷取肾经之照海。

［23］身形有痛，九候莫病：身形有病痛而九候之脉象没有异常。

［24］缪刺之：左病刺右，右病刺左的方法，以刺大络为标准。

［25］巨刺之：左病刺右，右病刺左的方法，以刺大经为准。

**【语译】**

黄帝说：我听到刺法所述，有余的用泻法，不足的用补法。但是怎样是有余，怎样是不足呢？岐伯说：有余的有五种，不足的也有五种，你要问哪一种呢？黄帝说：希望全都听听。岐伯说：神有有余和不足，气有有余和不足，血有有余和不足，形有有余和不足，志有有余和不足。这十种情况，是气血不均衡的缘故。

黄帝问：人有精气、津液、四肢、九窍、五脏、十六部、三百六十五节，于是就发生各种疾病，而各种疾病的发生，各有虚实的不同，而先生只说有余有五种，不足的也有五种，它们究竟是怎样发生的？岐伯说：都是由于五脏发生的。心藏神，肺藏气，肝藏血，脾藏肉，肾藏志，因而生成了形体。志意通达，与内部骨髓互相联系，这就成了人的整个生命之体。五脏之间相互联系的通道，都是出自经脉，从而使血气得以运输通达。假如血气不能调和，各种疾病就会因此而发生。所以诊断治疗，首先要把握住经脉这一环节。

黄帝问：神有余和不足的症状是怎样的？岐伯说：神有余则喜笑不休，神不足则悲忧。如果血气未紊乱，五脏尚安定，病邪只是滞留在形体中，微有恶寒，起于肌表毫毛，尚未入于经络，这叫作轻微的神病。黄帝又说：治疗时怎样使用补泻之法呢？岐伯说：神有余的就刺它的小络之脉，使之出血，但不要深刺，更不要刺伤大的经脉，这样，神气就自然平调了。神不足的要用补法，看准那虚络，按摩以达病所，再配合以针刺，不使出血，也不使其气外泄，只是疏通它的经脉，神气就平调了。黄帝又问：针刺微邪应该怎样？岐伯说：按摩病处，不要释手，针刺时不向深推，导移正气，使之充足，神气就可得到恢复。

黄帝说：很好！气有余和不足的症状是怎样的？岐伯说：气有余就喘咳上逆，气不足则呼吸通利但气短。如果气血未紊乱，五脏尚安定，这时皮肤只是微病，其势尚轻，这叫作肺气微泄。黄帝又问：补泻的方法是怎样？岐伯说：气有余就泻它的经隧，但不要伤了它的经脉，不能使它出血，不能使它气泄。如气不足的，就要补它的经隧，不能使它经气走失。黄帝又问：针刺微病时应怎样？岐伯说：应按摩病处，不要释手，同时出示针具对病人说：我要深刺了，但进针时必得改为浅刺，这样病人的精气自然贯注于内，而邪气就散于浅表，无处留止；邪气从腠理发泄了，真气自然就恢复正常。

黄帝说：很好！血不足和有余的症状是怎样的？岐伯说：血有余就易发怒，血不足则恐惧。如果血气未逆乱，五脏还安定，只是孙络邪盛外溢，则经内有留血现象。黄帝又问：补泻的方法是怎样？岐伯说：血有余，就泻其充盛的经脉，使之出血；血不足，就补其虚弱的经脉。在进针后，留针时间就要稍长，并注视病人的脉体，如脉见充大，就要立刻拔针，不能使它出血。黄帝又问：刺留血的方法是什么？岐伯说：看准有留血的络脉，刺出其血，但注意不要让恶血流入经脉，而引起其他疾病。

黄帝说：很好！形有余和不足的症状是怎样的？岐伯说：形有余就腹胀，大小便不利；形不足则四肢不便。如果血气未逆乱，五脏还安定，仅是肌肉有些蠕动，这叫作微风。黄帝又问：补泻的方法是什么？岐伯说：形有余就泻阳经之气，形不足就补阳络之气。黄帝又问：如何针刺微风？岐伯说：刺其分肉间以散其邪，不要刺中经脉，也不要伤它的络脉，使卫气能够恢复，那么邪气就消散了。黄帝说：很好！志有余和不足的症状是怎样的呢？岐伯说：志有余就要腹胀飧泄，志不足就厥冷。如果气血未逆乱，五脏尚安定，只是骨节里有轻微病变。黄帝又说：补泻的方法是怎样的？岐伯说：志有余就刺泻然谷下筋出血，志不足就在复溜穴采取补法。黄帝又问：在邪气与血气尚未相并的时候，怎样刺呢？岐伯说：就发病部位临近取治，不要中它的经脉，病邪就可立即除去。

黄帝说：很好！我已经听到关于虚实的各种表现，但还不知道它们是如何产生的？岐伯说：是由于气血逆乱，以致阴阳盛衰失去平衡。这样，气乱于卫分，血逆行于经络，血气就离了本位，就形成了一虚一实的情况。如果血与阴邪相交并，气与阳邪相交并，就会发生惊狂的病证。如果血与阳邪相交并，气与阴邪相交并，就会发生内热的病证。如果血与邪气在人体上部相逆乱，气与邪气在人体下部相逆乱，就会使人心中烦闷、多怒。如果血逆乱于下，气逆乱于上，就会使人烦乱、健忘。黄帝说：血与阴邪交并，气与阳邪交并，像这样血气离了本位的情况，怎样才算是实，怎样才算是虚呢？岐伯说：血和气都是喜温暖而恶寒冷的，寒冷会使血气涩滞不能畅通，温暖就能使血气消融而易于运行，所以气若逆乱，就有血虚的现象；而血若逆乱，就有气虚的现象。

黄帝说：人体最重要的，就是血和气，现在您却说血逆乱、气逆乱都是虚，那么就没有实了吗？岐伯说：多余的就叫作实，不足的就叫作虚。因为气逆乱，血就无以生化，血逆乱，气就无以生化。血和气失掉了正常的生化关系，所以就成为虚了。大络和孙络里的血气，那是流注到经脉去的，如果血与气相交并，那就成为实了。如血和气交并后，循着经络上逆，就会发生大厥的病证，得了大厥病，就会突然昏死过去，如正气回复则生，否则就会死去。

黄帝说：实是从什么途径来的？虚又是从什么途径去的？关于虚实的关键，我希望听你讲一讲这其中的缘故。岐伯说：阴经和阳经，都有输入和会合的腧穴。阳经的气血，灌注到阴经，阴经气血充满后，就得以营养身形，这样阴阳平衡，从而充实人的形体，使九候的脉象也表现一致，就称为正常的人。凡邪气的产生，有生于阴分的，有生于阳分的。生于阳的，是受了风雨寒暑的侵袭；生于阴分的，是由于饮食不节、起居失常、喜怒无常等缘故。

黄帝说：风雨伤害人的情况是怎样呢？岐伯说：风雨的伤人是先侵入皮肤，然后传入孙脉，孙脉满再传到络脉，络脉满就注入经脉，血气和邪气相逆乱寄留在分肉腠理之间，其脉象坚大，所以说是实证。实证外有坚实充满之感，不能按压，按压就会发生疼痛。黄帝又问：寒湿伤人的情况是怎样的呢？岐伯说：寒湿伤人，会使皮肤不收，肌肉坚紧，营血凝涩，卫气耗散，所以说是虚证。病虚的人，常有恐怯的感觉，气不够用。如用手按敷，就会气温血脉流畅，所以就觉得舒服而不痛了。

黄帝说：很好！阴分发生的实证是怎样的？岐伯说：喜怒不加节制，就会使阴气上逆。阴气上逆，下部的阴气就要不足，阳气趋合，所以说是实证。黄帝又说：阴分发生的虚证是怎样的？岐伯说：如喜乐太过，就会使气散越；悲哀太过，就会使气消散。气消耗，血脉就虚了，若再吃了寒冷的饮食，寒气内充，就会使血涩滞而气耗散，所以说是虚证。

黄帝说：古经上所说的阳虚就产生外寒，阴虚就产生内热，阳盛就产生外热，阴盛就产生内寒。我已经听到了这种说法，但不知其所以然。岐伯说：诸阳都是受气于上焦的，它的功用是温养皮肤分肉之间。现在寒气侵袭于外，就会使上焦之气不能达于肌表，以致寒邪独留在外，所以出现恶寒战栗的症状。黄帝又说：阴虚产生的内热是怎么回事？岐伯说：如若劳倦过度，形体气力就会衰疲，水谷之气也会不足，结果上焦不能行气、下脘不通，胃气郁遏而生热，上熏胸中，所以阴虚会发生内热。黄帝又问：阳盛产生外热是怎样的呢？岐伯说：由于上焦不利，就使皮肤紧密，腠理汗孔闭阻不通，卫气不能发泄外越，所以就发生外热。黄帝又问：阴盛产生内寒是怎样的？岐伯说：由于厥逆之气向上，寒气积在胸中而不得下泄，就使阳气散去，而寒独留，因而血液凝涩，血液凝涩就使脉不通畅，其脉盛大而涩，所以成为内寒。

黄帝说：阴与阳相交并，血气相逆乱，病已经形成，刺治的方法应怎样？岐伯说：刺治这样的病证，应取其经脉刺之，并刺脉中营血和脉外卫气，同时还要观察病人形体的长短肥瘦和四时气候的不同，而采取相应的刺法。黄帝又说：邪气已经和血气相逆乱，病形已成，阴阳失去了平衡，这时补法和泻法怎样运用呢？岐伯说：泻实的方法是在邪气盛时进针，吸气时入针，从而开放邪气外泄的门户，呼气时出针，人的精气不受伤，邪气则会消退。针孔不能闭塞，以让邪气外泄。要摇大针孔，从而通利邪气外出的道路，这就叫作大泻。拔针时一定要急出其针，邪气就会退的。黄帝又问：补虚的方法又是怎样的？岐伯说：持针先不要急于刺入，必须安神定志，等待病人呼气之时下针，气出而针入。这样，针孔四周紧密，使精气没有地方泄去。待气正盛的时候迅速把针拔出，气入而针出。这样，针下的热气不能随针而出，闭塞精气外泄的门户，而邪气就会散去，人的精气就得以保存。针刺出入，要不失时机，使已得之气不致从针孔外泄，使未至之气能够引导而来，这就叫作补法。

黄帝说：你说虚实有十种，生于五脏，可是人身有十二经脉，能够产生各种病变，你仅仅谈了五脏，那十二经脉联络人体的三百六十五个气穴，每个气穴有病，必定波及经脉，经脉的病，又都有虚实，它们与五脏的虚实怎样能联系呢？岐伯说：五脏本来和六腑有表里关系，其经络和肢节，各有虚实的病证，这要审视病变的所在，随即进行调治。如病在脉，可以调治其血；病在血，可以调治其络；病在气，可以调治其卫；病在肌肉，可以调治其分肉间；病在筋，调治筋；病在骨，调治骨。要用火针劫刺病处拘急的部位；如病在骨，可用大针深刺，出针后，用药温熨病处；如病人麻木不仁或不知疼痛的确切部位，针刺阳跷阴跷二脉最好；如有疼痛，而九候的脉象没有变化，就用缪刺法治疗；如疼痛在左侧，而右脉见了病象，就要用巨刺法治疗。所以一定要谨慎审察病人九候的脉象，这样，针刺的方法就算完备了。

## 【评介】

调经，是应用针刺调理经脉之气。本文认为："五藏之道，皆出于经隧，以行血气，血气不和，百病乃变化而生，是故守经隧。"本文主要论述通过调节经气来治疗神、气、血、形、志虚与实的证候，故篇名为《调经论》。

本篇内容主要论述经脉在人体的重要作用和神、气、血、形、志有余不足的证候表现和治疗及具体手法的实施，阐明气与血并、风雨伤人、喜怒不节所致脏腑经脉病变的治疗手法，强调病人的体质、四时气候、疾病部位、虚实变化是制定针刺疗法的依据。

本文所论“阳虚则外寒，阴虚则内热，阳盛则外热，阴盛则内寒”，其机理与后世有所不同。后世所论，“阳虚则外寒”，其机理是人体本身阳气不足，生命之火虚衰，卫阳亦虚，阳气不能布达体表而失于温煦，从而表现为形寒肢冷的外寒证。而本文所说的情况是因为寒气在外，上焦不通，卫阳阻遏，而寒邪独留于外而形成的，实质上这种“外寒”并非虚寒，而是外感寒邪，寒束于外、阳郁于内的恶寒证候，它是外感寒邪早期的发热恶寒症状。而这种“外寒”，可随解表法汗出而解。

后世所论“阴虚生内热”，其机理是人体阴精绝对不足而阳气相对亢盛，阴不敛阳，虚火内生而出现口干、潮热、盗汗、舌红少苔、脉细数等，而本文所论是因为劳倦形衰，上焦不通，郁而发热和胃热熏于胸中而致，这实质上类似李东垣所说的“气虚发热”证。

后世所论“阳盛则外热”，是指外感热病阳盛的高热阶段，表现为大热口渴、汗出热不解、不恶寒反恶热，实质上是内外俱热，而本文所论是因为上焦不通，皮肤闭拒，玄府不通，卫气不得泄越而致，这实质上仍是恶寒发热的表实证阶段。

后世所论“阴盛则内寒”，是指一切脏腑实寒证，而本文所说仅限于寒气积于胸中，寒凝血脉不通而致。

本文以阴阳为纲，阐发寒热虚实，对后世产生了巨大影响。

# 卷第十八

## 缪刺论篇第六十三

**【原文】**

黄帝问曰：余闻缪刺[1]，未得其意，何谓缪刺？岐伯对曰：夫邪之客于形也，必先舍于皮毛，留而不去，入舍于孙脉，留而不去，入舍于络脉，留而不去，入舍于经脉，内连五藏，散于肠胃，阴阳俱感，五藏乃伤，此邪之从皮毛而入，极于五藏之次也，如此则治其经焉。今邪客于皮毛，入舍于孙络，留而不去，闭塞不通，不得入于经，流溢于大络，而生奇病[2]也。夫邪客大络者，左注右，右注左[3]，上下左右与经相干，而布于四末，其气无常处，不入于经俞，命曰缪刺。帝曰：愿闻缪刺，以左取右以右取左奈何？其与巨刺[4]何以别之？岐伯曰：邪客于经，左盛则右病，右盛则左病，亦有移易者，左痛未已而右脉先病，如此者，必巨刺之，必中其经，非络脉也。故络病者，其痛与经脉缪处，故命曰缪刺。帝曰：愿闻缪刺奈何？取之何如？岐伯曰：邪客于足少阴之络，令人卒心痛暴胀，胸胁支满，无积者，刺然骨之前出血，如食顷而已，不已，左取右，右取左，病新发者，取五日已。邪客于手少阳之络，令人喉痹舌卷，口干心烦，臂外廉痛，手不及头，刺手中指次指爪甲上，去端如韭叶各一痏[5]，壮者立已，老者有顷已，左取右，右取左，此新病数日已。邪客于足厥阴之络，令人卒疝暴痛，刺足大指爪甲上，与肉交者各一痏，男子立已，女子有顷已，左取右，右取左。邪客于足太阳之络，令人头项肩痛，刺足小指爪甲上，与肉交者各一痏，立已，不已，刺外踝下三痏，左取右，右取左，如食顷已。邪客于手阳明之络，令人气满胸中，喘息而支胠，胸中热，刺手大指次指爪甲上，去端如韭叶各一痏，左取右，右取左，如食顷已。邪客于臂掌之间，不可得屈，刺其踝后，先以指按之痛，乃刺之，以月死生为数[6]，月生一日一痏[7]，二日二痏，十五日十五痏，十六日十四痏[8]。邪客于足阳跷之脉，令人目痛从内眦始，刺外踝之下半寸所各二痏，左刺右，右刺左，如行十里顷而已[9]。人有所堕坠[10]，恶血留内[11]，腹中满胀，不得前后[12]，先饮利药[13]，此上伤厥阴之脉，下伤少阴之络，刺足内踝之下，然骨之前血脉出血，刺足跗上动脉，不已，刺三毛[14]上各一痏，见血立已，左刺右，右刺左。善悲惊不乐，刺如右方[15]。邪客于手阳明之络，令人耳聋，时不闻音，刺手大指次指爪甲上，去端如韭叶各一痏，立闻，不已，刺中指爪甲上与肉交者，立闻，其不时闻者，不可刺也。耳中生风者，亦刺之如此数，左刺右，右刺左。凡痹往来行无常处者，在分肉间痛而刺之，以月死生为数，用针者，随气盛衰，以为痏数，针过其日数则脱气，不及日数则气不泻，左刺右，右刺左，病已止，不已，复刺之如法，月生一日一痏，二日二痏，渐多之，十五日十五痏，十六日十四痏，渐少之[16]。邪客于足阳明之经，令人鼽衄上齿寒，刺足中指次指爪甲上，与肉交者各一痏，左刺右，右刺左。邪客于足少阳之络，令人胁痛不得息，咳而汗出，刺足小指次指爪甲上，与肉交者各一痏，不得息立已，汗出立止，咳者温衣饮食，一日已，左刺右，右刺左，病立已，不已，复刺如法。邪客于足少阴之络，令人嗌痛不可内食，无故善怒，气上走贲上[17]，刺足下中央之脉各三痏，凡六刺，立已，左刺右，右刺左。嗌中肿，不能内唾，时不能出唾者，缪刺然骨之前，出血立已，左刺右，右刺左。邪客于足太阴之络，令人腰痛，引少腹控䏚，不可以仰息，刺腰尻之解，两胂[18]之上，是腰俞，以月死生为痏数，发针立已，左刺右，右刺左。邪客于足太阳之络，令人拘挛背急，引胁而痛，刺之从项始数脊椎侠脊，疾按之应手如痛，刺之傍三痏，立已。邪客于足少阳之络，令人留于枢中痛，髀不可举，刺枢中以毫针，寒则久留针，以月死生为数，立已。治诸经刺之，所过者不病，则缪刺之。耳聋，刺手阳明，不已，刺其通脉出耳前者。齿龋，刺手阳明，不已，刺其脉入齿中，立已。邪客于五藏之间，其病也，脉引而痛，时来时止，视其病，缪刺之于手足爪甲上，视其脉，出其血，间日一刺，一刺不已，五刺已。缪传引上齿[19]，齿唇寒痛，视其手背脉血者去之，足阳明中指爪甲上一痏，手大指次指爪甲上各一痏，立已，左取右，右取左。邪客于手足少阴太阴足阳明之络，此五络皆会于耳中，上络左角，五络俱竭，令人身脉皆动，而形无知也，其状若尸，或曰尸厥[20]，刺其足大指内侧爪甲上，去端如韭叶，后刺足心，后刺足中指爪甲上各一痏，后刺手大指内侧，去端如韭叶，后刺手心主，少阴锐骨之端各一痏，立已，不已，以竹管吹其两耳，鬄其左角之发方一寸燔治[21]，饮以美酒一杯，不能饮者灌之，立已。凡刺之数，先视其经脉，切而从之，审其虚实而调之，不调者经刺之，有痛而经不病者缪刺之，因视其皮部有血络者尽取之，此缪刺之数也。

**【注释】**

[1]缪刺：指左病刺右、右病刺左的方法。缪，《释文》："缪本作谬。"《礼·大传》注："纰缪犹错也。"此处有交错之义。依下文所云："络病者，其痛与经脉缪处，故命曰缪刺。"故缪有交错之义。

[2]奇病：指病变在左，而表现在右，病变在右，而表现在左，故称奇病。

[3]邪客大络者，左注右，右注左：指邪气中于人体左侧，则通过大络注入右侧；中于人体右侧，则通过大络注入左侧。

[4]巨刺：缪刺的另一种方法，但须用长针中其经。

[5]痏：本作伤痕解，此为针刺次数。

[6]以月死生为数：每当阴历初二或初三，傍晚西方出现的月牙，称为新月，至十五日或十六日月满，称望月。由新月向望月的发展过程称为月生。望月以后的月象渐亏，至二十七日或二十八日，早晨东方所余留的月牙，称残月，由望月至残月的渐亏过程，称为月死。

[7]月生一日一痏：上半月随月生，针刺数每天增加一次。

[8]十六日十四痏：十五日后月亏，针刺数每天减少一次。

[9]如行十里顷而已：指如常人行十里的时间即可痊愈。

[10]堕坠：指跌仆损伤。

[11]恶血留内：指损伤瘀血滞留于内。

[12]不得前后：不得大小便。

[13]利药：通泻药物。包括利尿药和通泻大便的药物。

[14]三毛：足大趾爪甲后丛毛处。

[15]刺如右方：古书由右至左排版，右为上，刺如右方，即针刺如同以上的方法。

[16]渐少之：十五日以后针刺随月亏渐少。

[17]气上走贲上：气逆贲门而上。

[18]胂：音申，指夹脊肌肉。

[19]缪传引上齿：缪传，交错上传。引上齿，牵引或放射至上齿部。

[20]尸厥：假死证，亦即阳衰四逆重证。

[21]燔治：即烧制。

## 【语译】

黄帝问：我听说有缪刺针法，但不知它的意义，究竟什么叫作缪刺？岐伯回答说：邪气在侵袭人体时，必定先侵入皮毛，如果留而不去，就会进入孙络；留而不去，那就进入络脉；如果还留而不去，就要进入经脉，内连于五脏，分散到肠胃。这样一来，阴阳俱受侵害，五脏就要受伤，这是邪气先从皮毛而入，到达五脏的顺序。像这样，应当治其经穴。假如邪气侵入皮毛，并且到了孙络，邪气逗留不去，而络脉闭塞，流行不通，邪气不能传入经脉，于是流到大络，就会发生单侧的病变。当邪气进入大络以后，从左流注到右边，又从右流注到左边，上下左右与经脉相关联，而布散到四肢。邪气流窜，没有一定的地方，也不流入经俞，这就需要进行缪刺。

黄帝说：我希望听听缪刺左病取右，右病取左是什么道理，它和巨刺又有什么分别？岐伯说：邪气侵袭到经脉，左侧邪气盛，影响到右边发病，右侧邪气盛，影响到左边发病。但也有改变的情况，左边疼痛没好，而右脉已经开始有病。像这样的情况必须用巨刺法。但使用巨刺必定要邪气中于经脉，不是络脉。因为络病疼痛的部位与经脉的部位交互出现，所以必须用交叉用针的缪刺法。

黄帝说：我希望听听缪刺针法，如何取治？岐伯说：邪气侵入足少阴的络脉，使人突然心痛、急胀、胸胁部撑满。如果病人没有积聚，刺然谷穴出血，大约一顿饭的时间病就好了，不愈再采用左病取右、右病取左的方法。如果病属于新发，针刺五天，可痊愈。

邪气侵入手少阳的经络，会使人出现喉痹、舌卷、口干、心中烦闷、手臂外侧疼痛、手不能高举到头部等症状。应当刺手中指无名指上距离爪甲约韭菜叶那样宽处，左右各刺一次。壮年人立刻就好，老年人稍等一刻就好了。病在左，刺右边，病在右，刺左边。假使是新发病，几天的时间也就好了。

邪气侵袭足厥阴经络脉以后，使人突发疝气而急痛。刺足大趾爪甲上和肉相接处的大敦穴，左右各一次。男子立刻见好，女子片刻就好。刺的方法，就是病在左边取右边，病在右边取左边。

邪气侵入足太阳经络以后，使人头项痛、肩痛。刺足小趾爪甲上和肉相交接处的至阴穴。左右各一次，立刻就好。如果不好，改刺外踝下的金门穴各三次，左病刺右边，右病刺左边。

邪气侵入手阳明经络脉以后，使人胸中气满、喘息、胁部胀满、胸内发热。刺手大指旁边次指的爪甲上，距离顶端如韭菜叶宽处的商阳穴。左右各一次，左病取右边，右病取左边。约一顿饭的时间，就可痊愈。

邪气侵入臂掌络脉，关节不能弯曲，应当刺腕关节后。先用手指按住压痛之处，然后进针。要根据月亮的圆缺来决定用针的次数：月亮向圆时，初一是一针，初二是两针，逐日增加一针。至十五日月圆为十五针。十五日以后，月亮渐缺，日减一针，十六日十四针，逐日减少一针。

邪气侵入阳跷脉，会使人眼痛，这种病是从眼内角开始。这应当刺外踝下面半寸处的申脉穴。左右各二次，左病刺右边、右病刺左边，大约走十里路的时间就可以好了。

人由于跌伤，瘀血留在体内，就会腹中痛胀，大小便不通。先服用通利药物。这种病，属于上面伤了厥阴的经脉，下面伤了少阴的络脉，应当刺足内踝下面、然骨之前的血络使它出血，并刺足背上动脉处的冲阳穴。如果不见效，就再刺足大趾三毛上面的大敦穴，出血后，立刻就好。也是左病刺右边，右病刺左边。假如有好悲好惊和不乐的现象，和上述的刺法是一样的。

邪气侵入手阳明经络脉以后，会使人耳聋，常常听不到声音。这应当刺食指端距离爪甲上如韭菜叶宽处的商阳穴，左右各一次，立时可以恢复听觉。如不见效，改刺中指爪甲上和肌肉相交处的中冲穴，立刻就能听见声音。如果不能即时听见，就不可用针刺治疗了。耳内如风声的耳鸣，也可采取上述刺法治疗，左病刺右，右病刺左。

凡是痹证的疼痛往来无固定部位的，就在疼痛的分肉部分进行针刺。以月亏月盈的日期作为次数标准，用针时依据正气盛衰，来确定针刺次数，倘使针刺超过了应刺的日数，就会伤耗正气，如达不到应刺的日数，那么病气就不会泻除。左病刺右，右病刺左。病好就停止，不好仍采用上面的刺法。月亮开始向圆的初一刺一针，初二日刺两针，以后逐日增加一针，到十五日刺十五针，十六日则刺十四针，以后就逐日减少一针。

邪气侵入足阳明经络脉，会使人出现流鼻血、上齿寒冷等症状。刺足中趾次趾爪甲上，左右各一次。左病刺右边，右病刺左边。

邪气侵入足少阳经络脉以后，会使人出现胁痛、呼吸不利、咳嗽、出汗等症状。刺足小趾次趾爪甲上，左右各一次。这样，呼吸不畅的症状就会消失，出汗也会立刻停止。如有咳嗽的要注意衣服饮食的温暖，大约一天就好了。左病刺右，右病刺左，病就可以立刻见好。不好，按照上述的方法再行针刺。

邪气侵入足少阴经络脉以后，会使人咽痛，不能进食，无故发怒，气上逆至贲门。刺足心的涌泉穴，左右各三次，共六针，立刻就可见效。左病刺右，右病刺左。

咽喉肿不能咽唾液，也不能吐出唾液者，刺然骨前面的然谷穴，使它出血，会立即见效。刺法是左病刺右，右病刺左。

邪气侵入足太阴经络脉以后，会使人腰痛连及少腹，牵涉到季肋下面，不能挺胸呼吸。这应当刺腰尻部的骨缝当中脊两旁之肌肉上的八髎穴。以月的盈亏日数决定针刺的多少。刺完出针以后，会立即见效。刺法是左病刺右，右病刺左。

邪气侵入足太阳经络脉，会使人的背部拘急，牵引胁肋疼痛。进行针刺时，应当从项后数着脊椎，循脊骨两旁，寻找压痛点，在压痛点针刺，脊骨旁刺三针，会立即见效。

邪气侵入足少阳经的络脉以后，会使人髋关节处疼痛，大腿不能举动。这应当用极细的毫针，刺环跳穴。如寒太重，留针时间要长些。以月的盈亏日数决定针刺的次数，立刻就会见好。

治疗各经的疾病，用针刺的方法，如果经脉循行的部位并不疼痛，那是病变发生在络脉，就要用缪刺法。

耳聋证，刺手阳明。如不见效，就要改刺手阳明经脉走向耳前的听宫穴。

龋齿病，刺手阳明，如不见好，就刺入齿中取其恶血，可立即见好。

邪气侵入到五脏之间，其病变是经脉相引而痛，时发时止。看准病脉，缪刺相应的手足爪甲上，使其出血，隔日针刺一次，如一次不见好，连刺五次就好了。

如果疼痛交叉传导牵引上齿，出现齿唇痛的症状，要找病人手背上的络脉有瘀血的地方，刺出其血，然后刺足阳明经的中趾爪甲上和手大指次指爪甲上，各刺一次，立刻就好。左病取右，右病取左。

邪气侵入到手少阴、足少阴、手太阴、足太阴、足阳明等经的络脉，这五经的络脉都聚集在耳中，并上绕至左耳上面的额角，假使五条络脉的脉气全都衰竭，就会使人全身经脉都搏动，形体却失去知觉，像死尸一样，或叫作尸厥。这时应当刺病人的足大趾内侧爪甲上如韭菜叶宽处的隐白穴，然后刺足心的涌泉穴，再刺足大趾侧次趾的厉兑穴各一针，而后再刺手大指内侧距离顶端一个韭菜叶处的少商穴，和掌后锐骨端少阴经的神门穴各一针，会立刻见效。如不见效，再用竹管吹病人的两耳，可立刻见效。如仍不见效，把病人左边头角上的头发，剃下一方寸来，用火烧制，用好酒一杯冲服。如不能饮服，可灌入病人口中，可使其立时苏醒。

大凡针刺之法，要首先观察病人的经脉，顺经切循，详审它的虚实，而调其气血。不调的，就用巨刺法。如果有疼痛而经脉没有病变的，就用缪刺法。并且要看看皮部，如有血络瘀阻，就得把瘀血尽行放出，这就是缪刺的原则。

### 【评介】

缪刺，是右病刺之左、左病刺之右的方法。本篇主要论述经脉与络脉发病后因“其痛与经脉缪处”，而应用交错而刺的方法，故称《缪刺论》。

本篇首先论述了缪刺与巨刺的异同和适应证，阐明两种刺法的机理和意义。分别介绍了各经脉适合缪刺的病候和具体的缪刺方法。

本文还提出了针刺与药物相结合而治的方法，如跌仆瘀血，不得大小便，提倡先饮通利药物治其标，再用针刺散恶血治其本。对于尸厥的治疗，是《内经》所记载的宝贵资料之一。尸厥一证，类似现代医学的休克，是临床急证危证之一。本文首先指出了抢救尸厥的具体针刺技法和部位，又介绍了以竹管吹耳的方法及左角发饮的制作和服用方法，其特点是简便易行，为《内经》十三方之一。

本文还提出了以月死生之数决定针刺次数的理论，这实质上是在探讨天象对人体气血盛衰的影响，对后世子午流注学说的形成起到了思想上的先导作用。

## 四时刺逆从论篇第六十四

### 【原文】

厥阴有余病阴痹[1]，不足病生热痹[2]，滑则病狐疝风[3]，涩则病少腹积气。少阴有余病皮痹隐轸[4]，不足病肺痹，滑则病肺风疝，涩则病积溲血。太阴有余病肉痹寒中，不足病脾痹，滑则病脾风疝，涩则病积心腹时满。阳明有余病脉痹身时热，不足病心痹，滑则病心风疝，涩则病积时善惊。太阳有余病骨痹身重，不足病肾痹，滑则病肾风疝，涩则病积善时巅疾。少阳有余病筋痹胁满，不足病肝痹，滑则病肝风疝，涩则病积时筋急目痛。是故春气在经脉，夏气在孙络，长夏气在肌肉，秋气在皮肤，冬气在骨髓中。帝曰：余愿闻其故。岐伯曰：春者，天气始开，地气始泄，冻解冰释，水行经通，故人气在脉。夏者，经满气溢，入孙络受血，皮肤充实。长夏者，经络皆盛，内溢肌中。秋者，天气始收，腠理闭塞，皮肤引急[5]。冬者盖藏，血气在中，内著骨髓，通于五藏。是故邪气者，常随四时之气血而入客也，至其变化不可为度[6]，然必从其经气，辟除其邪，除其邪则乱气不生。帝曰：逆四时而生乱气奈何？岐伯曰：春刺络脉，血气外溢，令人少气；春刺肌肉，血气环逆[7]，令人上气；春刺筋骨，血气内著，令人腹胀。夏刺经脉，血气乃竭，令人解㑊[8]；夏刺肌肉，血气内却，令人善恐；夏刺筋骨，血气上逆，令人善怒。秋刺经脉，血气上逆，令人善忘；秋刺络脉，气不外行，令人卧不欲动；秋刺筋骨，血气内散，令人寒栗。冬刺经脉，血气皆脱，令人目不明；冬刺络脉，内气外泄，留为大痹；冬刺肌肉，阳气竭绝，令人善忘。凡此四时刺者，大逆之病[9]，不可不从也，反之，则生乱气相淫病焉[10]。故刺不知四时之经，病之所生，以从为逆，正气内乱，与精相薄，必审九候，正气不乱，精气不转[11]。帝曰：善。刺五藏，中心一日死，其动为噫。中肝五日死，其动为语。中肺三日死，其动为咳。中肾六日死，其动为嚏欠。中脾十日死，其动为吞。刺伤人五藏必死，其动[12]，则依其藏之所变候知其死也[13]。

【注释】

[1]厥阴有余病阴痹：厥阴有余，指厥阴经病气盛。阴痹，指阴气太盛发生的痹证，因为厥阴有余，是阴气太盛。

[2]不足病生热痹：厥阴阴气不足则阳盛，故生热痹。热痹，红肿热痛之痹。

[3]滑则病狐疝风：滑，脉滑。狐疝，疝气的一种，上下出入不定，如狐之出没无常，类似小肠疝气，直立时小肠坠入阴囊，平卧时，小肠回复于腹腔。风，泛指走窜不定的疾病。

[4]隐轸：轸，同疹。

[5]皮肤引急：指皮肤劲急。

[6]至其变化不可为度：指病邪在人体发展变化时，不可以常法度量。

[7]血气环逆：指血与气违背了正常的循行环转规律而逆乱。

[8]解㑊：解，同懈。解㑊是疲乏困顿之类的疾病。

[9]大逆之病：《新校正》："按全元起本作六经之病。"

[10]反之，则生乱气相淫病焉：乱气，指与四时相违之气。淫，盛也，过也。整句意为，刺不得法，使人体的气机遭到破坏，逆乱并相互偏盛偏衰而为病。

[11]精气不转：王冰："谓不逆转也。"

[12]其动：动，此指五脏受伤后的异常变动反应。

[13]依其藏之所变候知其死也：藏之所变候，指噫、语、咳、嚏欠、吞五种反应。死，指死期。

## 【语译】

厥阴之气太过，会发为阴痹；不足则会发为热痹。出现滑脉就要发生狐疝风；见涩脉则主少腹有积气。

少阴之气太过，会发生皮痹和隐疹；不足则会发生肺痹。见滑脉就要患肺风疝；见涩脉则会患积聚和尿血。

太阴之气太过，会发生肉痹和寒中；不足则会发生脾痹。见滑脉则患脾风疝；见涩脉则主患积聚，使人心有积而腹胀满。

阳明之气太过，会发生脉痹，身体常发热；而不足则会发生心痹。见滑脉就要患心风疝；而见涩脉则患积聚，使人时常惊恐。

太阳之气太过，会发生骨痹，身体沉重；不足则会发生肾痹。见滑脉就要患肾风疝；而见涩脉则有积聚，或使人经常患头部疾患。

少阳之气有余，会发生筋痹，胁部满闷；不足则会发生肝痹。见滑脉就要患肝风疝；见涩脉则主积聚，使人时常感到筋脉拘急和眼痛。

这是因为春气在经脉，夏气在孙络，长夏之气在肌肉，秋气在皮肤，冬气在骨髓。黄帝说：我希望听听这其中的缘故。岐伯说：春天，天气刚刚升发，地气也刚刚泄散，冻土已解，冰也融化，水流行而河道通，所以人身之气也在经脉。夏天，经脉满，气充盛，孙络得到了血的滋养，皮肤也就充实了。长夏经脉与络脉都很旺盛，能够充分地润泽肌肉。秋天天气开始收敛，人身的腠理闭塞，皮肤也随之收缩。冬天主闭藏，人身的血气收藏在内，附着于骨髓，贯通着五脏，所以邪气常常随着四时气血的不同而入侵人体。至于它们的具体变化，那是不可测度的。但是，在治疗方面，所有的病都必须顺着四时的经气来辟除病邪。这样，逆乱之气就不会产生了。

黄帝说：在治疗时，违反了四时气候变化规律，而使血气逆乱的情况是怎样的？岐伯说：春气在经脉，如果刺了络脉，血气就会向外散溢，使人气短；如刺肌肉，血气就会循行失常而逆乱，使人气逆；如刺筋骨，血气就会内著，使人腹胀。夏气在孙络，如果刺了经脉，血气就会衰竭，使人倦惰；如刺肌肉，血气就会内却不通，阳气不利，使人容易惊恐；如刺筋骨，血气就会逆上，使人容易发怒。秋气在皮肤，如果刺了经脉，就会气血上逆，使人健忘；如刺络脉，气就会虚损而不能卫外，使人嗜睡，不想活动；如刺筋骨，就会气血散乱于内，使人寒战。冬气在骨髓，如果刺了经脉，就会气血虚脱，使人目视不明；如刺络脉，就会血气外泄，使人出现大痹；如刺肌肉，就会阳气竭绝，使人记忆力减退。四时的各种刺法，凡是大逆之病，必须遵从。如果违反了，必定会产生逆乱之气而邪气泛滥。所以说，针刺不懂得四时经气的规律，以顺为逆，就会使正气内乱，邪气和真气相交迫。因此在诊断时，必须审察三部九候之脉。要使正气不致紊乱，真气不散。黄帝说：讲得好。

针刺五脏时，如刺中心脏，一天就要死亡，其反应是噫气；如刺中肝脏，五天就要死亡，其反应是多语；如刺中肺脏，三天就要死亡，其反应是咳嗽；如刺中肾脏，六天就要死亡，其反应是多喷嚏；如刺中脾脏，十天就要死亡，其反应是吞咽。总之，刺伤了人的五脏必死。以刺中后所出现的反应为依据，测知病人死亡的日期。

## 【评介】

四时刺逆从，是指刺法违逆或顺应四时规律。本篇主要讨论针刺顺应四时的道理，并阐明针刺违逆四时使人体气机逆乱的危害，故以此名篇。

本篇首先阐明三阴三阳六经之气有余、不足以及脉象滑、涩而呈现的相应病候表现，指出人体气机与四时阴阳升降的内在联系，四时邪气侵入人体的变化规律，违逆四时规律而刺所产生的各种病候，最后阐明针刺伤及五脏所出现病态反应和死期。

本文最后所论针刺失治伤及五脏所表现的症状，与《宣明五气篇》“五气所病”相同，其死期和症状与《刺禁论》篇相一致，但其死期与《诊要经终论》有出入。《内经》中多次论及此事，说明对此问题的高度重视。《诊要经终论》强调：“凡刺胸腹者，必避五藏。”本篇指出，“伤人五藏必死”。均说明古人在临床教训中所总结的这些经验是十分重要的。根据临床报道，针刺伤及心脏，会造成猝死。伤及肺脏，会导致肺气胸，其中亦有猝死者。伤及肝脾肾，会造成内出血，其中亦有死亡者。因此而论，“凡刺胸腹，必避五藏”，可称为临床针刺的戒律。

## 标本病传论篇第六十五

### 【原文】

黄帝问曰：病有标本[1]，刺有逆从[2]奈何？岐伯对曰：凡刺之方，必别阴阳，前后相应，逆从得施[3]，标本相移[4]，故曰有其在标而求之于标，有其在本而求之于本，有其在本而求之于标，有其在标而求之于本。故治有取标而得者[5]，有取本而得者[6]，有逆取[7]而得者，有从取[8]而得者。故知逆与从，正行无问[9]，知标本者，万举万当[10]，不知标本，是谓妄行。夫阴阳逆从标本之为道也，小而大，言一而知百病之害，少而多，浅而博，可以言一而知百也。以浅而知深，察近而知远，言标与本，易而勿及[11]。治反为逆[12]，治得为从[13]。先病而后逆者治其本，先逆而后病者治其本，先寒而后生病者治其本，先病而后生寒者治其本，先热而后生病者治其本，先热而后生中满者治其标，先病而后泄者治其本，先泄而后生他病者治其本，必且调之，乃治其他病，先病而后生中满者治其标[14]，先中满而后烦心者治其本[15]。人有客气有同气[16]。小大不利治其标[17]，小大利治其本。病发而有余，本而标之，先治其本，后治其标。病发而不足，标而本之，先治其标，后治其本。谨察间甚，以意调之，间者并行[18]，甚者独行[19]。先小大不利而后生病者治其本[20]。夫病传者，心病先心痛，一日而咳，三日胁支痛，五日闭塞不通，身痛体重，三日不已死，冬夜半，夏日中[21]。肺病喘咳，三日而胁支满痛，一日身重体痛，五日而胀，十日不已死，冬日入，夏日出。肝病头目眩胁支满，三日体重身痛，五日而胀，三日腰脊少腹痛胫酸，三日不已死，冬日入，夏早食。脾病身痛体重，一日而胀，二日少腹腰脊痛胫酸，三日背胎筋痛[22]小便闭，十日不已死，冬人定，夏晏食[23]。肾病少腹腰脊痛骺酸，三日背胎筋痛小便闭，三日腹胀，三日两胁支痛，三日不已死，冬大晨，夏晏晡[24]。胃病胀满，五日少腹腰脊痛骺酸，三日背胆筋痛小便闭，五日身体重，六日不已死，冬夜半后，夏日昳[25]。膀胱病小便闭，五日少腹胀腰脊痛骺酸，一日腹胀，一日身体痛，二日不已死，冬鸡鸣，夏下晡[26]。诸病以次相传[27]，如是者，皆有死期，不可刺。间一藏止[28]，及至三四藏者，乃可刺也[29]。

**【注释】**

[1]病有标本：标，末也，原指树的枝梢，此指疾病的终端表现。本，原指树的根部，此指疾病的发病原因或起始过程。另标本的含义在中医理论中是一对相对概念，其意义较广泛，详见评介。

[2]刺有逆从：指逆刺法和从刺法。

[3]逆从得施：逆刺法和从刺法得以施用。

[4]标本相移：移，是移易、变换之义。标本相移是指治标法和治本法依据不同情况而变换。即治疗手段灵活多变。

[5]治有取标而得者：取，取治、取法之义。得，得效。此句意为治疗有采取治标的方法而得效者。

[6]有取本而得者：有采取治本的方法而得效的。

[7]逆取：逆刺法。

[8]从取：从刺法。

[9]正行无问：正行，本指正确措施，此引申为大胆施使。无问，不用问人，意为不必迟疑。

[10]万举万当：指治疗万无一失。

[11]易而勿及：指理解标本之理较易，真正将它运用自如则难以达到。

[12]治反为逆：治反，应治标而治本，或应治本而治标。逆，违背规律。

[13]治得为从：施治相宜是顺从规律。

[14]先病而后生中满者治其标：先病，指疾病之本。中满，为疾病之标。治其标，指治疗中满。中满为中焦气机不运，虽为标，亦应先治之，以开达气机。

[15]先中满而后烦心者治其本：先中满，为疾病之本。烦心，为中满而致之标。治其本是治中满，以开达气机为要。

[16]人有客气有同气：同，《新校正》："按全元起本同作固。""固"为是。客气，指客留之气，即外邪。固气，指人体本身的气机紊乱，即内伤。

[17]小大不利治其标：小大不利，指小便大便不利。一般均为疾病的症

状，为病之标。治其标，指首先解除小便大便不利。

[18]间者并行：间者，指病情较轻者。并行，指标本同时治疗。

[19]甚者独行：甚者，指病情较重者。独行，先治其标或先治其本，不管标本，首先解除危及生命的证候。

[20]先小大不利而后生病者治其本：先小大不利，为病本。后生病，为病标。治其本，通利小便大便。

[21]冬夜半，夏日中：指因冬夏季节不同，死期时辰亦有别。

[22]背胆筋痛：胆，音义同膂。背胆筋，指背部两侧的筋肉。

[23]冬人定，夏晏食：人定，入夜更深人定时。晏食，晚饭时。

[24]冬大晨，夏晏晡：大晨，天刚亮时。晏晡，日偏西之时。晡，申时。

[25]日昳：指午后。

[26]下晡：申时以后。

[27]诸病以次相传：各种疾病按一定的次第相传变。

[28]间一藏止：《针灸甲乙经》无“止”字，并连下读。

[29]及至三四藏者，乃可刺也：《针灸甲乙经》作“间一脏及至三四脏者，乃可刺”，意为疾病传变过程中，间隔一脏或三四脏者，才是针刺的适应证。

## 【语译】

黄帝问：病有标病本病，刺法有逆治从治，这是怎么回事？岐伯说：针刺的方略，必须辨别病情属阴还是属阳，并将原发病和继发病的关系搞清，然后确定施行逆治还是从治，治标还是治本。所以说有的标病突出而治标，有的本病突出而治本，有的本病突出而治标，有的标病突出而治本。因此在治法方面，有治标而得效的，有治本而得效的，有反治而得效的，有正治而得效的。所以懂得了逆治与从治的法则，就可放手治疗而无所疑虑；懂得了治标和治本的法则，就能万无一失。如果不懂得标本，那就是胡乱治疗。

诊治中的阴阳和逆从取舍，是以标本为依据，掌握了这些知识，可以使人们对疾病的认识由小到大，举一而反三，从而了解各种疾病的害处；又可以以少及多，由浅到博，从一种疾病而推知各种疾病。从浅便能知深，察近便能知远。讲标与本的道理，容易理解，但真正运用自如，则难以做到。

相反而治的为逆治，相得而治的为从治。原发病而引起气血逆乱的，先治原发病；气血逆乱引起其他病变的，先治气血逆乱。先因寒邪致病而后发生其他病变的，应当先治其本；先患病而后生寒变的，也当先治其本病。先患热病而后发生其他病变的，应当治其本病；先热而后生中满的，应先治中满。先患病而后发生泄泻的，应先治其本病；先患泄泻而后又生其他病的，当先治疗泄泻，必须先把泄泻调治好，才可治疗其他病证。先患病而后发生中满的，应当先治其标病；先患中满证，而后又增加了心烦不舒的，应当先治其本病。人体疾病，有外在邪气客留，也有固有的内伤。大小便不利的，应当先治其标病；大小便通利的，应当先治其本病。如病发而表现为有余的实证，应当用本而标之的治法，即先治其本，后治其标；如病发而表现为不足的虚证，应当用标而本之的治法，即先治其标，后治其本。要谨慎地观察病情的轻重，用心治疗。病轻的可以标本兼治，病重的就要首先单独治疗主症，或治本或治标。先有大小便不利而致其他证候的，应首先从根本上解除大小便不利。

关于疾病的传变，心病是先发心痛，大约一天时间，病转到肺，就会出现咳嗽；三天内可见胁部撑痛；大约五天时间，可见大便闭塞不通，身体痛且沉重；如果再过三天时间不好，就会死亡。冬天是死在半夜，夏天是死在中午。

肺病先是喘咳，大约三天时间，可出现胁肋胀满疼痛；再过一天时间，可出现身重疼痛；大约五天时间，可出现肿胀；如果再过十天不好，就会死亡。冬天是死在日落的时候，夏天是死在日出的时候。

肝病先是头目眩晕，胁肋撑胀，三天时间可出现体重身痛；大约五天时间出现腹胀；大约三天时间，出现腰脊少腹疼痛，腿胫发酸；如果再过三天不好，就会死亡。冬天是死在日落的时辰，夏天是死在早餐时。

脾病先是身体疼痛沉重，一天之内出现胀闷；大约两天时间，出现少腹腰脊疼痛，腿胫发酸；大约三天时间，出现背脊筋痛，小便不通；如果再过十天不好，就会死亡。冬天是死在夜深人定时，夏天是死在吃晚饭的时候。

肾病则少腹腰脊疼痛，胫部发酸，三天之内，出现背脊筋痛，小便不通；大约三天时间，出现少腹满胀；大约三天时间，出现两胁撑痛；如果再过三天不好，就会死亡。冬天死在天亮之时，夏天死在晚饭之时。

胃病先是胀满，大约五天时间，出现少腹腰脊疼痛，胫部发酸；大约三天时间，就会身体沉重；如再过六天不好，就会死亡。冬天是死在半夜以后，夏天是死在午后。

膀胱病先是小便不利，大约五天时间，出现少腹胀满，腰脊疼痛，胫部发酸；大约一天时间，出现腹部满胀；大约一天时间，出现身体重痛；如果再过两天不好，就会死亡。冬天是死在半夜后，夏天是死在午后。

各种病证，按次序相互传变，像上述次序相传的，都有一定的死期，不可用刺法。如果是间脏相传或隔三四脏相传的，方可进行针刺治疗。

## 【评介】

本篇首先论述了疾病论治过程中的标本逆从理论，继而阐述了疾病的传变规律和预后，故以《标本病传论》命其篇名。

标本治法是《内经》中重要的治疗方略，其对后世临床治疗法则的制定思路影响至深。有关标本的含义，其涉及面较广，从某种意义上讲是属于一对相对概念，也可以说是矛盾的两个方面。如在发病过程中，人体正气为本，致病因素为标；病因为本，病状为标；先病为本，后病为标；原发病为本，继发病为标。从发病部位而论，脏腑为本，经脉为标；内脏为本，体表为标。甚至有病者为本、医者为标的理论。在临床治疗中，依据不同病情而确立标本先后的方略，以解决主要矛盾，有着极其重要的意义，因为它关系到治疗效果的好坏和治疗的成败。在一般情况下，疾病是以治本为主，但在某种特殊情况下，标上升为主要矛盾，不治其标甚至危及病人的生命。所以后世依据《内经》的宗旨提出了“急则治其标，缓则治其本”的原则。如本文所言“先病而后生中满者治其标”及“小大不利治其标”，就是其例。在现实临床上，无论中医西医，仍然遵循这种原则，如对高热、剧痛、便闭、脱血的急症处理，无不如此。因此，标本先后的理论是《内经》重要的思想精华。

本文的后半部分，是根据五行生克的理论，阐述五脏疾病的传变规律，并依此来判断其预后。从方法论而言，这种呆滞刻板的推论显然难以与临床实际相符，这也是五行学说的缺陷所在，读者自有分辨。

# 卷第十九

## 天元纪大论篇第六十六

**【原文】**

黄帝问曰：天有五行，御五位[1]，以生寒暑燥湿风[2]，人有五藏，化五气[3]，以生喜怒思忧恐[4]，论言五运相袭[5]而皆治之，终朞[6]之日，周而复始，余已知之矣，愿闻其与三阴三阳之候[7]奈何合之？鬼臾区稽首再拜对曰：昭乎哉问也。夫五运阴阳者，天地之道也，万物之纲纪，变化之父母，生杀之本始，神明之府也，可不通乎！故物生谓之化[8]，物极谓之变[9]，阴阳不测谓之神[10]，神用无方谓之圣[11]。夫变化之为用也[12]，在天为玄[13]，在人为道[14]，在地为化[15]，化生五味[16]，道生智[17]，玄生神[18]。神在天为风，在地为木[19]，在天为热，在地为火，在天为湿，在地为土，在天为燥，在地为金，在天为寒，在地为水，故在天为气，在地成形，形气相感而化生万物矣[20]。然天地者，万物之上下也；左右者，阴阳之道路也；水火者，阴阳之征兆也；金木者，生成之终始也。气有多少，形有盛衰，上下相召而损益彰矣[21]。帝曰：愿闻五运之主时也何如？鬼臾区曰：五气运行，各终朞日[22]，非独主时也[23]。帝曰：请闻其所谓也。鬼臾区曰：臣积考《太始天元册》[24]文曰：太虚寥廓，肇基化元[25]，万物资始，五运终天[26]，布气真灵，揔统坤元[27]，九星悬朗，七曜周旋[28]，曰阴曰阳，曰柔曰刚，幽显既位[29]，寒暑驰张[30]，生生化化，品物咸章[31]。臣斯十世[32]，此之谓也。

帝曰：善。何谓气有多少，形有盛衰？鬼臾区曰：阴阳之气各有多少，故曰三阴三阳也。形有盛衰，谓五行之治，各有太过不及也[33]。故其始也，有余而往，不足随之[34]，不足而往，有余从之[35]，知迎知随，气可与期[36]。应天为天符[37]，承岁为岁直[38]，三合为治[39]。帝曰：上下相召奈何？鬼臾区曰：寒暑燥湿风火，天之阴阳也，三阴三阳上奉之[40]。木火土金水火，地之阴阳也，生长化收藏下应之[41]。天以阳生阴长，地以阳杀阴藏。天有阴阳，地亦有阴阳。木火土金水火，地之阴阳也，生长化收藏。故阳中有阴，阴中有阳。所以欲知天地之阴阳者，应天之气，动而不息[42]，故五岁而右迁[43]，应地之气，静而守位[44]，故六朞而环会[45]，动静相召，上下相临[46]，阴阳相错，而变由生[47]也。帝曰：上下周纪，其有数乎[48]？鬼臾区曰：天以六为节，地以五为制[49]。周天气者，六朞为一备[50]；终地纪者，五岁为一周[51]。君火以明，相火以位[52]。五六相合而七百二十气，为一纪[53]，凡三十岁；千四百四十气，凡六十岁，而为一周[54]，不及太过，斯皆见矣[55]。帝曰：夫子之言，上终天气，下毕地纪，可谓悉矣。余愿闻而藏之，上以治民，下以治身，使百姓昭著[56]，上下和亲，德泽下流[57]，子孙无忧，传之后世，无有终时，可得闻乎？鬼臾区曰：至数之机，迫迮以微[58]，其来可见，其往可追，敬之者昌，慢之者亡，无道行私，必得夭殃，谨奉天道，请言真要[59]。帝曰：善言始者，必会于终，善言近者，必知其远，是则至数极而道不惑[60]，所谓明矣。愿夫子推而次之，令有条理，简而不匮[61]，久而不绝，易用难忘，为之纲纪，至数之要，愿尽闻之。鬼臾区曰：昭乎哉问！明乎哉道！如鼓之应桴，响之应声也。臣闻之，甲己之岁，土运统之[62]；乙庚之岁，金运统之；丙辛之岁，水运统之；丁壬之岁，木运统之；戊癸之岁，火运统之。帝曰：其于三阴三阳，合之奈何？鬼臾区曰：子午之岁，上见少阴[63]；丑未之岁，上见太阴；寅申之岁，上见少阳；卯酉之岁，上见阳明；辰戌之岁，上见太阳；巳亥之岁，上见厥阴。少阴所谓标也[64]，厥阴所谓终也[65]。厥阴之上，风气主之[66]；少阴之上，热气[67]主之；太阴之上，湿气主之；少阳之上，相火[68]主之；阳明之上，燥气主之；太阳之上，寒气主之。所谓本也，是谓六元[69]。帝曰：光乎哉道！明乎哉论！请著之玉版[70]，藏之金匮[71]，署[72]曰《天元纪》。

**【注释】**

[1]天有五行，御五位：天有五行之气，临治于东西南北中五个方位。

御，临驾治理。

［2］以生寒暑燥湿风：生，化育。寒暑燥湿风，此指五种正常自然气候。

［3］人有五藏，化五气：人有心肝脾肺肾五脏而化生五种气机。气，指五脏气机。

［4］以生喜怒思忧恐：五脏气机又产生喜怒思忧恐五种情感。

［5］五运相袭：运，行之不息也，《说文解字》："运，移徙也。"《韵会》："五运，五行气化流转之名。"五运，指木、火、土、金、水五行气化流转不息及运祚历数，此指司年之气。相袭，相承袭，相沿袭运行。

［6］朞：音基，匝时也，即周期。

［7］三阴三阳之候：指六气分主的三阴三阳，即风化厥阴，热化少阴，湿化太阴，火化少阳，燥化阳明，寒化太阳。实质上也是一年之中的六个时段，每个时段的气候气化特点。这六种气化，如时至气亦至，即一定时令表现出相应时令气候特点，便为天地间六元正气；如气化非其时，即气候违背了时令规律，则为邪气，会对人类万物产生不良影响。

［8］物生谓之化：生，产生、生长之义。物生，指生物界生命机制的正常运化，即自然界生态体系的正常维系过程。化，化育之义，亦指渐变和量变的过程，或称同化过程。

［9］物极谓之变：极，终也，尽也。物极，指万物发生发展生化生长的大限。变，变异之义，指万物的异化过程。万物发展到一个极限，则产生飞跃或反向而动，亦指突变和质变过程。如生之极则死，寒极则热，热极则寒，日中则昃，日满则亏等均是。

［10］阴阳不测谓之神：指阴阳变化莫测的内在机制称为神。神，玄机，灵动之机。

［11］神用无方谓之圣：神用，妙用、把握玄机而用。方，法也。无方，无定法之法，即随机应变。随机应变虽无定法，而实质是遵循了事物发展的内在规律。圣，超凡越俗之智。

［12］变化之为用也：指天地阴阳之间的玄微变化所产生的复杂作用。

［13］在天为玄：在天形成一种不可思议的力量。玄，幽也，微妙也。

［14］在人为道：在于人类则形成生命的法则。道，生命之道。

［15］在地为化：在大地则形成化育万物的机制。化，生化，化育。

［16］化生五味：化育机制产生了酸、苦、甘、辛、咸五味。

［17］道生智：生命之道产生了人类的高度智慧和智能。

［18］玄生神：上天的不可思议的力量，形成了神秘莫测的灵动之机。

［19］神在天为风，在地为木：神这种力量在天可化为风的机制，在地就

可化为木。意味着风气与木气相通。风，亦指春生之气。木，亦指木气，即植物界的生发长养之气。下文文例均类此。

［20］在天为气，在地成形，形气相感而化生万物矣：神这种力量，在天是以气的形式存在，在地是以形质的形式存在。气与形质相感应相交会生化则产生万物形色。

［21］上下相召而损益彰矣：上气下形相感召，万物折损增益之象则显露于外。

［22］五气运行，各终朞日：五运的循环运动，各主相应的周期。

［23］非独主时也：五运不是单独主时。

［24］《太始天元册》：一般认为是上古占候之书，已无存。

［25］太虚寥廓，肇基化元：太虚，指宇宙空间。寥廓，旷远无边。肇基化元，生化世界本原。肇，始也，启生也。基，物之始也。化，生化。

［26］万物资始，五运终天：万物开始资生，五行之气充满太空并周而复始地运行。

［27］布气真灵，揔统坤元：布化真灵之气，全面统摄着坤元之气。布，布化。真灵，真元生灵之气。揔，同总，作全面系统讲。统，统摄。坤元，大地原生之气。坤在八卦属阴而主地。

［28］九星悬朗，七曜周旋：九星，北极星加北斗七星，另一星似是招摇。此九星为天北极周围亮度最高之星。悬朗，因为此九星位于天北极周围，四季昼夜不没而似悬于北天空中，故称悬朗。另，据《中国古代科学史纲》记略，史书记载九星之说见《宋史·天文志》：北斗有七星，除人们所熟知的北斗七星外，尚有“第八曰弼星”和“第九曰辅星”。七曜，指日月与金木水火土五大行星。周旋，日月和五星各自循相应轨道旋转运动。

［29］幽显既位：幽，暗也。显，明也。既位，各就各位。

［30］寒暑驰张：指一年四季寒热温凉往来更替。

［31］品物咸章：品物，世界万物。咸，皆也，尽也。章，同彰，昭彰显露之义。

［32］臣斯十世：即“臣积家学十世于斯”的略语。斯，指示代词，指代上面谈的理论。

［33］各有太过不及也：天干纪运中，奇数阳干之年太过，偶数阴干之年为不及。

［34］有余而往，不足随之：指一个年运有余之年过后，接着为一个不及的年运随之。

［35］不足而往，有余从之：与上句义同，指年运太过与不及交替出现。

[36]气可与期：运气循行是按着固定的期限运转。

[37]应天为天符：指中运之气与六气中的司天之气相应相合，称为“天符”之年。

[38]承岁为岁直：岁直，又称岁会。指中运之气的五行属性与岁支的五行属性相同，称为“岁会”之年。

[39]三合为治：三合，指主岁的中运之气，还有司天之气，与年支的五行属性相合，称为“三合”，又称为“太乙天符”之年。

[40]上奉之：指天气承奉于上。

[41]下应之：指地气应奉于下。

[42]应天之气，动而不息：五运应天气而运转，永不休止。

[43]五岁而右迁：五岁，指五运的最小周期，每年一运，五年一个小周期。右迁，指自东向西运转轮回。面南定位，左东右西，左东而升，右西而降，为阴阳运行之理，故称右迁。

[44]应地之气，静而守位：六气应五运，司天在泉而守其位。

[45]六朞而环会：六朞，六年一周期，亦为六气的最小周期。环会，指三阴三阳的环周复会。

[46]动静相召，上下相临：阳居上而动，阴居下而静，上召下临，阴阳交感。

[47]阴阳相错，而变由生：相错，指阴阳错互而动。而变由生，指变化由此而生。

[48]上下周纪，其有数乎：上下，指天地之运气。周纪，指运行周期，亦指周期规律。数，指周期年数和天数。

[49]天以六为节，地以五为制：天之六气是六年一轮回，而每年又分为六个时段，故称天以六为节；地之五运是五年一轮回，而每年又分五个阶段，故称地以五为制。

[50]周天气者，六朞为一备：天之六气，六周年为一轮回。六朞，指六个年周期。一备，一个三阴三阳轮回周期。

[51]终地纪者，五岁为一周：地之五运，五岁为一周期。

[52]君火以明，相火以位：明，据王冰注改为“名”，似是。六气之中有君火相火之分，但君火不主火令，而由相火代之。王冰：“君火在相火之右，但立名于君位，不立岁气，故天之六气，不偶其气以行，君火之政，守位而奉天之命，以宣行火令尔。以名奉天，故曰君火以名。守位禀命，故云相火以位。”

[53]五六相合而七百二十气，为一纪：五六相合，指五运与六气相重合

完成一个“运”和“气”的周期，为三十年。计三十年之内有六个“运”周期和五个“气”周期，这样五六相合而形成一个“运气”小周期。七百二十气，是指七百二十个节气，它是一年二十四节气乘以三十年的得数。这三十年“运”与“气”的小轮回称为一纪。

[54]凡六十岁，而为一周：六十岁为一个甲子周期，也是“五运”与“六气”轮回的完整周期，故称一周，其间共一千四百四十个节气。

[55]不及太过，斯皆见矣：指六十年之内，气与运的太过和不及都显现出来了。

[56]使百姓昭著：让百姓都明白其中的道理。

[57]德泽下流：指医道的功德和恩惠流行而有益于百姓。

[58]至数之机，迫迮以微：至数，指运气轮回次数。机，内在机理。迫迮，切近。微，深奥。

[59]真要：真，真谛。要，要道。

[60]至数极而道不惑：穷极至数之理而精通内在规律。

[61]简而不匮：简单明了而不匮乏于理。匮，贫乏而无意趣。

[62]甲己之岁，土运统之：在干支甲子六十年之内，逢甲年和己年，均为土运统岁。故六十年之内，共有十二个土运年。下文文例类此。

[63]子午之岁，上见少阴：在干支甲子六十年之内，逢子年和午年，均为少阴司天。下文文例类此。

[64]少阴所谓标也：司天，以少阴为始，故称标。标，起始之义。

[65]厥阴所谓终也：司天，以厥阴为终。

[66]厥阴之上，风气主之：厥阴司天，由风气主令。

[67]热气：指暑气。

[68]相火：指火气。

[69]六元：指气候的六种本元。

[70]著之玉版：将它铭刻在玉版上。玉版，玉制版牍，古时用以记载重要文献。

[71]藏之金匮：藏，珍藏。金匮，珍藏重要文献的匣柜。匮，同柜。

[72]署：署名。

## 【语译】

黄帝问：天有五行，临治五方之位，因而产生寒、暑、燥、湿、风的气候变化。人有五脏化生五种气机，因而产生喜、怒、思、忧、恐。五运理论讲五运之气相承袭，都有其固定的顺序，到岁终的那一天是一个周期，然后重新开始。这些道理，我已经知晓，希望再听听五运与三阴三阳这六气是怎样结合的？

鬼臾区恭敬行礼回答说：你问得很明确啊！五运阴阳是天地间的规律，是一切事物的纲领，是千变万化的起源，是生长毁灭的根本，是天地造化的机制所在，难道可以不通晓它吗？因而说万物的生长称为化，生长发展到极点就叫作变，阴阳变化莫测叫作神，神变化无穷叫作圣。阴阳的变化作用，在天就是玄微之机，在人就是生命之理，在地就是万物的化育机制。地能够化生，就产生了五味；人的生命机制，产生了智慧；天的深奥不测，就产生了神明。而神明的变化，在天为风，在地为木；在天为热，在地为火；在天为湿，在地为土；在天为燥，在地为金；在天为寒，在地为水。在天为无形的气，在地为有形的质。形气相互感应，就能化生万物。天地上下是一切事物存在的基础，左右是阴阳升降的道路，水火是阴阳的征兆，金木之气，是生发成就之终始。大气有多少的不同，五行有盛衰的分别，形气相互感召，万物折损和增益之象就显现了。

黄帝说：我希望听听五运主四时的情况是怎样的。鬼臾区说：五气运行，各主相应的周期，并不是仅主四时的。黄帝又问：希望听你说说这其中的含义。鬼臾区说：我察考了《太始天元册》的载文，上面说：广阔无垠的太空，是化生的基源，万物依靠它开始成长，五运充满天宇。敷布真灵之气，统摄着万物生长之坤元。九星悬耀而明朗，七曜环绕而周旋。于是就有了阴阳的变化，也有了柔刚的分别。昼夜的明暗有了固定的分位，四时寒暑也更替有常。这样生化不息，万物形性昭彰。臣家中已经十世相传的，就是前面所讲的这些道理。

黄帝说：讲得好！什么叫作气有多少，形有盛衰呢？鬼臾区说：阴气和阳气各有多少的不同，所以说有三阴三阳之别。形有盛衰，是说五行主岁运，各有太过与不及。在开始时，如太过了，随之下一运便是不足；如开始是不足的，随之下一运便是太过。懂得有余不足的道理，也就可以推知气的来往。凡运气与司天之气相应而符合的叫作“天符”，与该岁的年支相符的叫作“岁直”，若运气与天气、年支相会合，那么就可以称作“治”。

黄帝说：上下感召是怎么一回事？鬼臾区说：寒、暑、燥、湿、风、火是天的阴阳，而人身的三阴三阳与它相应。木、火、土、金、水、火是地的阴阳，而生长化收藏的变化与它相应。天以阳生阴长，地以阳杀阴藏，天有阴阳，地也有阴阳，天地相合，则阳中有阴，阴中有阳。要了解天地之阴阳的根本原因。与天气相应的五运，是运动不息的，经过五年就右迁一步。与地气相应的六气，静而守位，所以经过六年才循环一周。动静上下相召，阴阳相互交错，于是变化就产生了。

黄帝说：上下运转，周而复始，也有定数吗？鬼臾区说：天以六气为节、地以五气为制。六气司天，需要六年方能循环一周，五运制地，需要五年才能循环一周。君火昭明，相火以位。五运和六气相合，计有七百二十个节气，共三十年，是为一纪。经过一千四百四十个节气，是为六十年甲子一周，而不及与太过就都可以显现出来了。

黄帝说：你以上所讲的，上说尽天气，下谈尽地纪，已经是极为详细了。我要把听到的藏在心里，上以治人民的疾苦，下以维护自身的健康，使它在百姓中家喻户晓，永远流传，使上下平安，德泽沐浴子孙，而无疾病之忧，能不能再讲给我听一听呢？鬼臾区说：五运六气相合的机制，近于微妙，它的变化，其来可察见，其往可寻求；重视这些变化规律，就可以避免疾病，忽视了它，就要得病，甚至于死亡。违背了自然规律，纵行私意，必然会遭到灾祸。必须谨慎地适应自然规律，请允许我讲讲它的真正要旨吧！

黄帝说：善讲起始，必然会领悟到结果；善讲浅近，必然知其深远意义。只有这样，五运六气的至理，才能达到深通不惑。希望你推进一步，使其有条有理，内容简要而不贫乏，并能久传不绝，容易运用，不会忘记，而且要有纲有纪。运气的要道，我希望全部了解其内容。鬼臾区说：你问得是多么高明啊，而运气的道理又是多么明确啊！就像鼓槌击鼓，声声相应。我曾听说：逢甲年和己年是土运统治，乙年和庚年是金运统治，丙年和辛年是水运统治，丁年和壬年是木运统治，戊年和癸年是火运统治。

黄帝说：五运六气与三阴三阳是怎样相合的呢？鬼臾区说：子年午年都是少阴司天，丑年未年都是太阴司天，寅年申年都是少阳司天，卯年酉年都是阳明司天，辰年戌年都是太阳司天，巳年亥年都是厥阴司天。年支阴阳的次序以子年为始，亥年为终。厥阴以风气为主，少阴以热气为主，太阴以湿气为主，少阳以相火为主，阳明以燥气为主，太阳以寒气为主，因为风热湿火燥寒是三阴三阳的本气，所以称为六元。黄帝赞叹道：精光至道，昭明大论，请铭刻在玉版上，藏在金匮中，题名叫作《天元纪》。

## 【评介】

**天元纪，是阐述运气的玄微深奥变化及生化万物的本元和纲纪，故以此名篇。大论，有理深而篇长的含义。**

**本文是详论“五运六气”的第一篇，连同后面的《五运行大论》《六微旨大论》《气交变大论》《五常政大论》《六元正纪大论》《至真要大论》称为“运气七篇”。此七篇全元起《素问训解》不载，《素问》于晋时已有亡佚，**

至唐时已缺第七卷共九篇。唐代中叶王冰整理编次《素问》时，发现了此七篇内容而补入，但宋代林亿等人认为七篇大论为他书之文，是王冰窜补《内经》之作，此说目前尚无定论。自唐以后，王冰注《素问》成为通行本，“运气七篇”已成为《内经》的重要内容，其不可分割性已被人们所认同。

“五运六气”的精神实质，是论述天文气象、地理生态的演化运行规律并以此影响人类万物的学说。它以阴阳五行学说为理论基础，以干支演绎为推算方法，将其纳入甲子周期的六十年之中，从而形成一个固定的程式和体系。它实质上是古人制定的一部医学历法。其内容涉及面颇广，天文、星象、气象、物候、历法、地理、生态无所不包，并且认为世界是物质的和运动的，而人类的生理病理及万物的生态时时刻刻在受其影响和制约。这种论断，有唯物论和辩证法的思想在其中。然而，其推算演绎方法，是由干支的阴阳属性和五行属性来决定气候及自然万物的发展趋向。这无形中就赋予了干支符号一种超自然的力量，使干支符号陷入了神秘和不可思议的境地。这无疑又是运气学说形而上学的一面。对于此，历代学者多有非议。

本篇内容主要阐明天地阴阳、五运之气是演化万物的自然法则，运气与万物的生化关系，五运六气的运转周期以及天干主运、地支主气的结合规律。

## 五运行大论篇第六十七

### 【原文】

黄帝坐明堂[1]，始正天纲[2]，临观八极[3]，考建五常[4]，请天师而问之曰：论言天地之动静，神明为之纪[5]，阴阳之升降，寒暑彰其兆[6]。余闻五运之数于夫子，夫子之所言，正五气之各主岁尔，首甲定运，余因论之[7]。鬼臾区曰：土主甲己[8]，金主乙庚，水主丙辛，木主丁壬，火主戊癸。子午之上，少阴主之[9]；丑未之上，太阴主之；寅申之上，少阳主之；卯酉之上，阳明主之；辰戌之上，太阳主之；巳亥之上，厥阴主之。不合阴阳[10]，其故何也？岐伯曰：是明道也[11]，此天地之阴阳也。夫数之可数者，人中之阴阳也，然所合，数之可得者也。夫阴阳者，数之可十，推之可百，数之可千，推之可万。天地阴阳者，不以数推，以象之谓也[12]。

帝曰：愿闻其所始也。岐伯曰：昭乎哉问也！臣览《太始天元册》文，丹天之气经于牛女戊分[13]，黅天之气经于心尾己分[14]，苍天之气经于危室柳鬼[15]，素天之气经于亢氐昴毕[16]，玄天之气经于张翼娄胃[17]。所谓戊己分者，奎壁角轸[18]，则天地之门户[19]也。夫候之所始，道之所生，不可不通也。

帝曰：善。论言天地者，万物之上下，左右者，阴阳之道路，未知其所谓也。岐伯曰：所谓上下者，岁上下见阴阳之所在也。左右者，诸上见厥阴，左少阴右太阳[20]；见少阴，左太阴右厥阴；见太阴，左少阳右少阴；见少阳，左阳明右太阴；见阳明，左太阳右少阳；见太阳，左厥阴右阳明。所谓面北而命其位，言其见也[21]。

帝曰：何谓下？岐伯曰：厥阴在上则少阳在下，左阳明右太阴[22]；少阴在上则阳明在下，左太阳右少阳；太阴在上则太阳在下，左厥阴右阳明；少阳在上则厥阴在下，左少阴右太阳；阳明在上则少阴在下，左太阴右厥阴；太阳在上则太阴在下，左少阳右少阴。所谓面南而命其位，言其见也[23]。上下相遘[24]，寒暑相临[25]，气相得则和，不相得则病[26]。帝曰：气相得而病者何也？岐伯曰：以下临上，不当位也[27]。

帝曰：动静何如？岐伯曰：上者右行，下者左行[28]，左右周天，余而复会也。帝曰：余闻鬼臾区曰：应地者静。今夫子乃言下者左行，不知其所谓也，愿闻何以生之乎？岐伯曰：天地动静，五行迁复，虽鬼臾区其上候而已，犹不能遍明。夫变化之用，天垂象，地成形[29]，七曜纬虚，五行丽地[30]。地者，所以载生成之形类也[31]。虚者，所以列应天之精气也[32]。形精之动，犹根本之与枝叶也，仰观其象，虽远可知也。帝曰：地之为下否乎[33]？岐伯曰：地为人之下，太虚之中者也[34]。帝曰：冯乎[35]？岐伯曰：大气举之也[36]。燥以干之，暑以蒸之，风以动之，湿以调之，寒以坚之，火以温之。故风寒在下，燥热在上，湿气在中，火游行其间，寒暑六入，故令虚而生化[37]也。故燥胜则地干，暑胜则地热，风胜则地动，湿胜则地泥，寒胜则地裂，火胜则地固矣。

帝曰：天地之气，何以候之？岐伯曰：天地之气，胜复之作，不形于诊也[38]。《脉诊》曰：天地之变，无以脉诊[39]。此之谓也。帝曰：间气[40]何如？岐伯曰：随气所在，期于左右[41]。帝曰：期之奈何？岐伯曰：从其气则和，违其气则病[42]，不当其位者病[43]，迭移其位者病[44]，失守其位者危[45]，尺寸反者死[46]，阴阳交[47]者死。先立其年[48]，以知其气[49]，左右应见[50]，然后乃可以言死生之逆顺。

帝曰：寒暑燥湿风火，在人合之奈何？其于万物何以生化？岐伯曰：东方生风，风生木，木生酸，酸生肝，肝生筋，筋生心。其在天为玄，在人为道，在地为化。化生五味，道生智，玄生神，化生气。神在天为风，在地为木，在体为筋，在气为柔，在藏为肝。其性为暄[51]，其德为和[52]，其用为动[53]，其色为苍，其化为荣，其虫毛，其政为散[54]，其令宣发[55]，其变摧拉[56]，其眚为陨[57]，其味为酸，其志为怒。怒伤肝，悲胜怒；风伤肝，燥胜风；酸伤筋，辛胜酸。

南方生热，热生火，火生苦，苦生心，心生血，血生脾。其在天为热，在地为火，在体为脉，在气为息，在藏为心。其性为暑，其德为显[58]，其用为躁[59]，其色为赤，其化为茂[60]，其虫羽，其政为明，其令郁蒸[61]，其变炎烁[62]，其眚燔焫[63]，其味为苦，其志为喜。喜伤心，恐胜喜；热伤气，寒胜热；苦伤气，咸胜苦。

中央生湿，湿生土，土生甘，甘生脾，脾生肉，肉生肺。其在天为湿，在地为土，在体为肉，在气为充，在藏为脾。其性静兼[64]，其德为濡，其用为化，其色为黄，其化为盈，其虫倮，其政为谧[65]，其令云雨，其变动注[66]，其眚淫溃[67]，其味为甘，其志为思。思伤脾，怒胜思；湿伤肉，风胜湿；甘伤脾，酸胜甘。

西方生燥，燥生金，金生辛，辛生肺，肺生皮毛，皮毛生肾。其在天为燥，在地为金，在体为皮毛，在气为成，在藏为肺。其性为凉，其德为清，其用为固，其色为白，其化为敛，其虫介，其政为劲[68]，其令为雾露，其变为肃杀[69]，其眚苍落[70]，其味为辛，其志为忧。忧伤肺，喜胜忧；热伤皮毛，寒胜热；辛伤皮毛，苦胜辛。

北方生寒，寒生水，水生咸，咸生肾，肾生骨髓，髓生肝。其在天为寒，在地为水，在体为骨，在气为坚，在藏为肾。其性为凛，其德为寒，其用为□，其色为黑，其化为肃，其虫鳞，其政为静，其令□□，其变凝冽，其眚冰雹，其味为咸，其志为恐。恐伤肾，思胜恐；寒伤血，燥胜寒；咸伤血，甘胜咸。五气更立，各有所先，非其位则邪，当其位则正[71]。帝曰：病生之变何如？岐伯曰：气相得则微，不相得则甚[72]。帝曰：主岁何如？岐伯曰：气有余，则制己所胜而侮所不胜[73]，其不及，则己所不胜侮而乘之[74]，己所胜轻而侮之[75]。侮反受邪，侮而受邪，寡于畏也。帝曰：善。

## 【注释】

[1]明堂：正宫庭堂。

[2]始正天纲：开始定正考建天纲。天纲，指天之纲纪，如日月运行轨道，九宫分野，斗纲月建，十二辰分位时应，星宿分属区划，四时方位等。

[3]临观八极：临，凭其处曰临。观，测候。八极，八方极远之处。

[4]考建五常：考，考定。建，建立。五常，五行规律。

[5]神明为之纪：神明，阴阳机变规律。纪，纲纪。

[6]阴阳之升降，寒暑彰其兆：阴阳的升降运动，是以寒热的形式表现出来的。

[7]首甲定运，余因论之：以天干首位甲来定其运，其余诸干依次论之。

[8]土主甲己：年干中逢甲逢己，则为土运所主。下文类推。

[9]子午之上，少阴主之：年支中逢子逢午，则为少阴司天。下文类推。

[10]不合阴阳：指五运六气所属的干支阴阳属性与方位干支的阴阳属性不相合。如少阴君火，太阳寒水之类皆是。

[11]是明道也：是阐明阴中有阳、阳中有阴的道理。

[12]不以数推，以象之谓也：阴阳的现象，不以数列举，而是以相对内涵而论。

[13]丹天之气经于牛女戊分：丹天之气，指天上的赤气，传说古人占天之时，发现有五色云气，互贯于天空。经于牛女戊分，牛女为二十八星宿中北方的两宿，约位于天球赤经三百至三百二十度之间。戊分，即北方的壁宿与西方的奎宿之间，约位于天球赤经零度至十五度之间。

[14]黅天之气经于心尾己分：黅天之气，为天空之黄气。心尾，为东方的心宿与尾宿，约位于天球赤经二百四十度至二百六十度之间。己分，即东方的角宿和南方的轸宿，约位于天球赤经一百八十度至二百度之间。

[15]苍天之气经于危室柳鬼：苍天之气，为天之青气。危室，北方的危宿和室宿，约位于天球赤经三百二十度至三百四十五度之间。柳鬼，南方的柳宿与鬼宿，约位于天球赤经一百二十度至一百四十度间。

［16］素天之气经于亢氐昴毕：素天，指天之白气。亢氐，东方的亢宿和氐宿，约位于天球赤经二百一十度至二百三十度之间。昴毕，西方的昴宿和毕宿，约位于天球赤经五十度至七十度之间。

［17］玄天之气经于张翼娄胃：玄天，指天之黑气。张翼，南方的张宿和翼宿，约位于天球赤经一百四十度至一百八十度之间。娄胃，西方的娄宿和胃宿，约位于天球赤经三十度至四十度之间。

［18］所谓戊己分者，奎壁角轸：指用奎宿和壁宿标定戊分，用角宿和轸宿标定己分。

［19］天地之门户：即戊分和己分，二十八宿的奎壁角轸。现在奎壁二宿位于天球赤经零度至十五度之间，而零度为黄赤交角的春分点；角轸二宿位于天球赤经一百八十度至二百度之间，一百八十度为黄赤交角秋分点。春分阳升阴降，秋分阴升阳降，故称天门地户。关于天门地户之说的解释颇多，然以张景岳之解为是，其于《类经图翼》云："予常考周天七政躔度，则春分二月中，日躔壁初，以次而南，三月入奎娄，四月入胃昴毕，五月入觜参，六月入井鬼，七月入柳星张，秋分八月中，日躔翼末，以交于轸，循次而北，九月入角亢，十月入氐房心，十一月入尾箕，十二月入斗牛，正月入女虚危。至二月复交于春分而入奎壁矣。是日之长也，时之暖也，万物之发生也，皆从奎壁始；日之短也，时之寒也，万物之收藏也，皆从角轸始。故曰春分司启，秋分司闭。夫既司启闭，要非门户而何？然自奎壁而南，日就阳道，故曰天门；角轸而北，日就阴道，故曰地户。"因此，张景岳之解正合天度，他解恐为臆说。

［20］诸上见厥阴，左少阴右太阳：指六气中厥阴司天，左间气是少阴，右间气是太阳。下文文例类此。

［21］所谓面北而命其位，言其见也：司天之位是居南而面北，所以六气上下左右所见就分明了。

［22］少阳在下，左阳明右太阴：少阳在泉，左间气是阳明，右间气是太阴。

［23］所谓面南而命其位，言其见也：在泉之位是居北而面南，其左右间气所见就分明了。

［24］上下相遘：指司天在泉阴阳遘合。

［25］寒暑相临：寒暑，泛指寒暑燥湿风六气。相临，指主气与客气相加临。

［26］气相得则和，不相得则病：主气与客气相临如其属性相宜则平和，不相宜则产生灾变。

[27]以下临上，不当位也：指客主加临，如主气生客气，虽为相得，但属于以下临上，仍是不当位。

[28]上者右行，下者左行：指六气迁徙方向情况，司天在泉加左右四间气呈一圆形，上半圆司天面北由左而右运行，下半圆在泉面南由右而左运行。实质是六气呈逆时针方向运转。

[29]天垂象，地成形：天象下垂而形成地之万物之形，日月五星为七曜，是阴阳五行在天之精象，天精下流，地气上应而化为万物之形。

[30]七曜纬虚，五行丽地：七曜，指日月和金木水火土五大行星。纬虚，东升西没沿着纬度在太虚之中运行。纬，东西曰纬。虚，太虚，太空。五行丽地，指五行生化万物，使大地色彩绚丽。

[31]地者，所以载生成之形类也：大地载负着生化而成的万类有形之物。

[32]虚者，所以列应天之精气也：太空之中布列着各种天阳之精气。

[33]地之为下否乎：大地是在宇宙的最下面吗?

[34]太虚之中者也：大地是在太空的中间。

[35]冯乎：冯，通凭，此作依靠解。意为大地如在太空中间，依靠什么支撑呢?

[36]大气举之也：大地在太虚之中是依靠大气托举。

[37]虚而生化：指自然空间空虚寓气才能生化。张景岳："凡寒暑再更而气入者六，非虚无以寓气，非气无以化生，故曰令虚而化生也。"

[38]天地之气，胜复之作，不形于诊也：天地之气，指司天在泉之气。胜复之作，指胜气与复气的相互作用。如本运不及，胜我之气常乘虚而至，此为胜气。胜极而衰，衰则本运之子气复至，此为复气。胜气和复气的发作没有一定规律，其于人体病形也不表现于脉搏。

[39]天地之变，无以脉诊：司天在泉的异常变化，不能依据脉诊测度。

[40]间气：指左右之间气。

[41]期于左右：测度左右手相应脉搏。期，测候。

[42]从其气则和，违其气则病：如脉气与主令之气相应，便为平和之脉，《至真要大论》："厥阴之至其脉弦，少阴之至其脉钩，太阴之至其脉沉，少阳之至大而浮，阳明之至短而涩，太阳之至大而长。至而和则平……"如果违背这种规律，则是病理表现。

[43]不当其位者病：指脉象与主令之气不一致，则为病脉。

[44]迭移其位者病：迭移其位，指当应之脉位相更迭。

[45]失守其位者危：张景岳："克贼之脉见，而本位失守也。"是一种危象。

[46]尺寸反者死：尺，尺泽脉。寸，寸口脉。尺寸反，指脉当应于寸者，反见于尺，当应于尺者，反见于寸，则为死证。

[47]阴阳交：此处按王冰解释是当应左脉反见于右手，当应右脉反见于左手。然“阴阳”二字不可解，姑存疑。

[48]先立其年：先确立年运及主气。

[49]以知其气：从而知道司天在泉之气。

[50]左右应见：左右间气相应的表现。

[51]其性为暄：暄，音宣，温暖，指春温之气。

[52]其德为和：德，道也，此指天道。和，平和，和调。风性应平和，而在肝应条达，方合天德。

[53]其用为动：风性主动。

[54]其政为散：政者，正也，指正行原则。散，疏泄宣发，《气交变大论》作“舒启”，与“散”义同。

[55]其令宣发：令，指令，即发挥的作用。宣发，宣泄发散。

[56]其变摧拉：变，变端，变故。摧拉，摧残折损之义。

[57]其眚为陨：眚，音生，灾异也。陨，坠堕。

[58]显：昭彰。

[59]躁：躁动。

[60]茂：蕃茂，茂盛。

[61]郁蒸：郁，盛也。蒸，热也。

[62]炎烁：炎热。

[63]燔焫：烧灼。

[64]静兼：静，静谧。兼，涵也，有涵养之义。

[65]谧：音密，静也，舒也。有舒静之义。

[66]动注：《气交变大论》作“骤注”，指暴泻如下注。

[67]淫溃：淫雨连绵而土崩。

[68]劲：刚劲。

[69]肃杀：萧瑟清肃。

[70]苍落：枯槁凋零。

[71]非其位则邪，当其位则正：气来不应时为邪，气来应其时为正。

[72]气相得则微，不相得则甚：指客主相遇，上下相临，气相得有病也轻微，不相得有病则甚。

[73]气有余，则制己所胜而侮所不胜：此句意在说明五行之气的制侮关系。凡本气有余，则可以克制我所胜之气，欺侮克我之气。

[74]其不及，则己所不胜侮而乘之：本气不足，克之者乘其不足而欺凌之。乘，有过克之义。

[75]己所胜轻而侮之：因本气不足，我所克者亦来克我。轻有以下凌上之义。侮，欺侮，此有反克之义。

## 【语译】

黄帝坐在明堂，开始定正天文经纬纲纪，观看八方地形，考察建立五行之常法，邀请岐伯并向他问道：经论说天地的动静，是以神明为法则；阴阳的升降，是由寒暑为其征兆。我曾听你讲过五运的规律，你所讲的仅仅是五运主岁，应以甲为首定运。我曾与鬼臾区商讨这个说法，鬼臾区认为：土运统甲己，金运统乙庚，水运统丙辛，木运统丁壬，火运统戊癸；子午两年是少阴司天，丑未两年是太阴司天，寅申两年是少阳司天，卯酉两年是阳明司天，辰戌两年是太阳司天，巳亥两年是厥阴司天。与你所讲的阴阳之例不相符合，这是什么缘故？岐伯说：这个道理是很明显的，因为五运六气是天地的阴阳！能够数得清的是人体内的阴阳，所以能相合，也数之可得，由十可以推到百，由千可以推到万。但是天地间阴阳，不能够以数来推算，而只能够以阴阳之象来推演。

黄帝说：我希望听到它是怎样开始的。岐伯说：您问得高明啊！我曾在《太始天元册》文中看到：天空当中赤色之气，横贯在牛女二宿与西北方戊位之间；黄色之气横贯在心尾二宿与东南方己位之间；青色之气横贯在危室二宿与柳鬼二宿之间；白色之气横贯在亢氐二宿与昴毕二宿之间；黑色之气横贯在张翼二宿与娄胃二宿之间。所谓戊位，就是奎壁二宿的所在，己位是角轸二宿的所在，奎壁二宿正值黄径春分之分位，角轸二宿正值黄径秋分之分位，所以是天地的门户。阳升阴降的开始，也就是天地阴阳之道的发端，这是不可不通晓的。

黄帝说：讲得好！经论说过，天地是万物的上下，左右是阴阳运行的道路，我不明白它的意义。岐伯说：所谓上下，是该年阴阳司天、在泉的位置。而左右，是司天的左右。凡是司天的位置上出现厥阴时，左面便是少阴，右面是太阳；出现少阴时，左面是太阴，右面是厥阴；出现太阴时，左面是少阳，右面是少阴；出现少阳时，左面是阳明，右面是太阴；出现阳明时，左面是太阳，右面是少阳；出现太阳时，左面是厥阴，右面是阳明。这是所说的居南面北来确定阴阳的位置，也就是阴阳在司天位置上的各种显现。

黄帝说：怎样叫作在泉呢？岐伯说：厥阴在司天的位置，那么少阳就在在泉的位置，左是阳明，右是太阴；少阴在司天的位置，那么阳明就在在泉的位置，左是太阳，右是少阳；太阴在司天的位置，那么太阳就在在泉的位置，左是厥阴，右是阳明；少阳在司天的位置，那么厥阴就在在泉的位置，左是少阴，右是太阳；阳明在司天的位置，那么少阴就在在泉的位置，左是太阴，右是厥阴；太阳在司天的位置，那么太阴就在在泉的位置，左是少阳，右是少阴。这是所谓居北面南而确定阴阳的位置，也就是阴阳在泉位置上的不同显现。上下相互交合，寒暑相互加临，其气相生的就和平，其气彼此相克的就会使人生病。

黄帝又说：有气彼此相生而使人生病的，这又是什么缘故呢？岐伯说：这是因为以下加临于上，位置不当啊！

黄帝说：司天、在泉的动静怎样？岐伯说：司天之气向右行，在泉之气向左行，左右旋转一周，六年又回到原来的位置。黄帝又说：我听鬼臾区说，与地相应的气多主静，现在你说在下者向左行，不知道是什么道理，希望听你讲一讲这是怎样发生的？岐伯说：天地是运动而又静止的，五行是循环流转的。鬼臾区虽然知道天运之候，却不了解左右的道理。在自然变化作用中，天孕育了万物之象，地生成了万物之形，日月五星纬向运行于天空，五行之气妆饰着大地，大地是负载有形物类的、天空是分布日月五星的，大地上的物类与天空上日月五星的运动，好像树的根干与枝叶一样地密切，我们仰观天象，虽然幽远，但可以测知。

黄帝问道：大地是不是在下面？岐伯说：大地是在人的下面，太空之中。黄帝又问：那么大地以什么为凭依呢？岐伯说：是太空的大气托浮着它。燥气使它干燥，暑气使它蒸发，风气使它运动，湿气使它润泽，寒气使它坚实，火气使它温和。风寒在下，燥热在上，湿气位于中央，火气游行其间。一年之中，六气交相出入，使得大地化生万物。所以燥气太过，则大地干燥；暑气太过，则大地炎热；风气太过，则大地万物皆动；湿气太过，则大地泥泞，寒气太过，则大地冻裂；火气太过，则大地坚实固密。

黄帝说：司天、在泉之气在脉搏上怎样诊察呢？岐伯说：天地间的六气，胜复变化，并不表现在人的脉搏上。《脉法》所说：天地的变化，不能以脉来诊察，就是这个意思。

黄帝说：间气怎样在脉搏上检查呢？岐伯说：随着间气的位置，可以测候左右的脉搏。黄帝又说：怎样测候呢？岐伯说：脉与气相应的为和平，脉与气相违的就会生病。不当其位的会生病，左右相反的会生病，见到相克之脉，病就危险，尺泽脉与寸口脉相反的就会死亡，阴阳交错会死亡。首先要确定该年的司天、在泉，从而知道它的左右间气，然后才可推测病的或死或生、或逆或顺。

黄帝说：天的寒暑燥湿风火，在人体怎样与之相合呢？它们对于万物又是怎样孕育生化的呢？岐伯说：六气的变化，其在天为玄幽之象，在人为生命之道，在地为生养之化。化能生五味，道能生智慧，玄能生神明。地有化生作用，从而产生了六气。东方是产生风的方位，风能使木气生长，木气能生酸味，酸味能够养肝，肝血能够养筋，而筋又能养心。神明在天，是为风，在五行是为木，在人体中是为筋，在性质是柔软，在五脏中是为肝。它的性质温暖，它的本质属于平和，它的功能属于运动，它的颜色属于苍青，它的变化属于荣美，它在动物中属于兽类，它在作用上属于发散，它在时令上属于宣发，它在变动上易受摧折，它的危害表现为陨坠，它在气味上属于酸类，它在情志上属于愤怒。发怒会损伤肝，悲哀的情绪能够抑制愤怒；风气能够伤肝，燥气能够克制风气；酸味太过会伤害筋，辛味能够克制酸味。

南方生热，热能使火气兴旺，火生苦味，苦味养心，心生血，血生养脾气。它在天的六气中为热，在地的五行中为火，在人体为血脉，在功用为生息，在内脏为心。它的性质属于暑热，它的本质属于显明，它的功能属于燥，它的颜色属于赤，它的化育属于繁茂，它在动物中属于鸟类，它在作用上属于明达，它在时令上属于盛热蒸腾，它在变动上易发燃烧，它的危害是发生火灾，它在气味上属于苦类，它在情志上属于喜乐。喜乐太过会损伤心，恐惧的情绪能够克制喜乐；过热会伤气，寒气能够克制热气；苦味太过能伤气，咸味能够克制苦味。

中央属土而生湿，湿能生土气，土气能产生甘味，甘味滋养脾气，脾气能养肌肉，肌肉强壮，可使肺气充实。所以它在六气中为湿，在五行中为土，在人体为肌肉，在功用能使形体充实，在内脏为脾。它的性质属于安静并能兼容，它的本质属于润泽，它的功能为化生万物，它的颜色属于黄，它的变化属于盈满，它在动物中属于倮虫一类，它的作用属于安静，它在时令上属于云雨，它在灾变上易发阴雨连绵，它的危害如同久雨浸淫，它在气味上属于甘类，它在情志上属于思虑。思虑太过会损伤脾，愤怒的情绪能够克制思虑；湿气会伤害肌肉，风气能够克制湿气；甘味太过，也会伤害脾，酸味能够克制甘味。

西方生燥，燥气能使金气旺盛，金气生辛味，辛味滋养肺气，肺气滋养皮毛，皮毛润泽又能滋生肾水。它在六气中为燥，在五行中为金，在人体为皮毛，在功用能使物体成就，在内脏为肺。它的性质属于清凉，它的本质属于清静，它的功用是加固，它的颜色属于白，它的变化属于收敛，它在动物中属于介虫，它的作用属于强劲，它在时令上属于雾露，它的变动能使万物肃杀，它为灾害是使草木凋落，它在气味属于辛，它在情志属于忧虑。忧虑太过会伤害肺，喜乐的情绪能够克制忧虑；热气太过会伤害皮毛，寒气能克制热气；辛味太过，也能伤害皮毛，苦味能克制辛味。

北方生寒，寒能使水气旺盛，水气产生咸味，咸味滋养肾气，肾气滋养骨髓，骨髓充实，又能养肝。它在六气中为寒，在五行中为水，在人体为骨，在功用方面能使物体坚固，在内脏为肾。它的性质属于冷，它的本质属于寒，它的功能属于收藏，它的颜色属于黑，它的变化属于万物肃静，它在动物中属于鳞介类，它的作用属于静止，它在时令上属于雪飞，它的变动是冰冻寒凝，它为灾害是冰雹非时而降，它在气味属于咸类，它在情绪属于恐惧。恐惧太过会伤害肾，思虑能够克制恐惧；寒气太过会伤害血脉，燥气能够克制寒气；咸味能伤害血脉，甘味能够克制咸味。五方之气，交替更换，各有先期而至的气候，气候不与时令相应是为邪气，气候与时令相应是为正气。

黄帝道：五气主岁的异常现象怎样？岐伯说：客主相遇，气相得有病也轻微，气不相得，有病则重。并且气太过不但克制自己所胜之气，还会欺侮胜己之气。假如气不及就会被胜过自己的乘机欺侮，还会受到自己所克制之气的轻易来犯。侮即反克，反克就是受邪，反克必定受邪，这是缺少畏怕所致。黄帝说：讲得好！

## 【评介】

五运行，是指五运之气运转的规律。天地五行之气运化人类万物，其化育机制依赖于五行的运转，故以此名篇。

本篇内容主要阐发五色之气经天与五运的关系，揭示六气司天在泉，左右间气的运转规律以及主客之气相得与不相得对人体的影响，并指出了五运六气的变化与人类万物的生态关系和灾变影响。

本文为五运六气学说的第二篇，其部分内容仍讨论五运六气的推演方法。其中有关五气经天的说法，其他古书亦有类似的记载，但大多似占天望气的内容。现代学者有人提出为地磁的变化，也有人认为是极光现象，尚难定论。关于天门地户的解释，历来众说纷纭，我们利用天球赤经较确切地标定二十八星宿的实际经度，证实了张景岳《类经图翼》所论的正确性。奎壁两宿处于春分点，而角轸处于秋分点。注释中是按现在的赤经度标定奎壁角轸，《内经》时代因岁差的缘故其春分点和秋分点与现在有出入，但仍接近奎壁角轸。所以天地之门户是指春分点和秋分点是无疑的。

关于本文的宇宙观，似乎受我国古代“宣夜说”的影响，认为大地及日月星辰均浮游于太虚之中。“七曜纬虚，五行丽地。地者，所以载生成之形类也。虚者，所以列应天之精气也。形精之动，犹根本之与枝叶也，仰观其象，虽远可知也。帝曰：地之为下否乎？岐伯曰：地为人之下，太虚之中者也。帝曰：冯乎？岐伯曰：大气举之也。”这种对天文宇宙的认识，在当时无疑已达到了相当的高度。

## 六微旨大论篇第六十八

### 【原文】

黄帝问曰：呜呼远哉！天之道[1]也，如迎浮云[2]，若视深渊，视深渊尚可测，迎浮云莫知其极。夫子数言谨奉天道[3]，余闻而藏之，心私异之，不知其所谓也。愿夫子溢志尽言其事[4]，令终不灭，久而不绝，天之道可得闻乎？岐伯稽首再拜对曰：明乎哉问天之道也！此因天之序[5]，盛衰之时[6]也。帝曰：愿闻天道六六之节盛衰何也？岐伯曰：上下有位，左右有纪[7]。故少阳之右，阳明治之[8]；阳明之右，太阳治之；太阳之右，厥阴治之；厥阴之右，少阴治之；少阴之右，太阴治之；太阴之右，少阳治之。此所谓气之标[9]，盖南面而待也[10]。故曰：因天之序，盛衰之时，移光定位[11]，正立而待之。此之谓也。少阳之上，火气治之，中见厥阴[12]；阳明之上，燥气治之，中见太阴；太阳之上，寒气治之，中见少阴；厥阴之上，风气治之，中见少阳；少阴之上，热气治之，中见太阳；太阴之上，湿气治之，中见阳明。所谓本[13]也，本之下，中之见也[14]，见之下，气之标也[15]，本标不同，气应异象[16]。帝曰：其有至而至[17]，有至而不至[18]，有至而太过[19]，何也？岐伯曰：至而至者和[20]；至而不至，来气不及也[21]；未至而至，来气有余也[22]。帝曰：至而不至，未至而至如何？岐伯曰：应则顺[23]，否则逆[24]，逆则变生，变则病。帝曰：善。请言其应。岐伯曰：物生其应也，气脉其应也[25]。

帝曰：善。愿闻地理之应六节气位[26]何如？岐伯曰：显明之右，君火之位也[27]；君火之右，退行一步，相火治之[28]；复行一步，土气治之[29]；复行一步，金气治之；复行一步，水气治之；复行一步，木气治之；复行一步，君火治之。相火之下，水气承之[30]；水位之下，土气承之；土位之下，风气承之；风位之下，金气承之；金位之下，火气承之；君火之下，阴精承之[31]。帝曰：何也？岐伯曰：亢则害，承乃制[32]，制则生化[33]，外列盛衰[34]，害则败乱，生化大病[35]。帝曰：盛衰何如？岐伯曰：非其位则邪[36]，当其位则正[37]，邪则变甚，正则微[38]。帝曰：何谓当位？岐伯曰：木运临卯，火运临午，土运临四季，金运临酉，水运临子，所谓岁会[39]，气之平也。帝曰：非位何如？岐伯曰：岁不与会也。帝曰：土运之岁，上见太阴；火运之岁，上见少阳、少阴；金运之岁，上见阳明；木运之岁，上见厥阴；水运之岁，上见太阳，奈何？岐伯曰：天之与会也。故《天元册》曰天符[40]。天符岁会何如？岐伯曰：太一天符之会也[41]。帝曰：其贵贱何如？岐伯曰：天符为执法，岁位为行令[42]，太一天符为贵人[43]。帝曰：邪之中也奈何？岐伯曰：中执法者，其病速而危；中行令者，其病徐而持[44]；中贵人者，其病暴而死[45]。帝曰：位之易[46]也何如？岐伯曰：君位臣则顺，臣位君则逆[47]。逆则其病近，其害速；顺则其病远，其害微。所谓二火[48]也。帝曰：善。愿闻其步[49]何如？岐伯曰：所谓步者，六十度而有奇[50]，故二十四步积盈百刻而成日[51]也。

帝曰：六气应五行之变何如？岐伯曰：位有终始[52]，气有初中[53]，上下不同[54]，求之亦异也。帝曰：求之奈何？岐伯曰：天气始于甲，地气治于子[55]，子甲相合，命曰岁立[56]，谨候其时，气可与期。帝曰：愿闻其岁，六气始终，早晏何如？岐伯曰：明乎哉问也！甲子之岁，初之气，天数始于水下一刻[57]，终于八十七刻半[58]；二之气，始于八十七刻六分，终于七十五刻；三之气，始于七十六刻，终于六十二刻半；四之气，始于六十二刻六分，终于五十刻；五之气，始于五十一刻；终于三十七刻半；六之气，始于三十七刻六分，终于二十五刻。所谓初六[59]，天之数也[60]。乙丑岁[61]，初之气，天数始于二十六刻[62]，终于一十二刻半；二之气，始于一十二刻六分，终于水下百刻；三之气，始于一刻，终于八十七刻半；四之气，始于八十七刻六分，终于七十五刻；五之气，始于七十六刻，终于六十二刻半；六之气，始于六十二刻六分，终于五十刻。所谓六二[63]，天之数也。丙寅岁[64]，初之气，天数始于五十一刻，终于三十七刻半；二之气，始于三十七刻六分，终于二十五刻；三之气，始于二十六刻，终于一十二刻半；四之气，始于一十二刻六分，终于水之下百刻；五之气，始于一刻，终于八十七刻半；六之气，始于八十七刻六分，终于七十五刻。所谓六三，天之数也。丁卯岁[65]，初之气，天数始于七十六刻，终于六十二刻半；二之气，始于六十二刻六分，终于五十刻；三之气，始于五十一刻，终于三十七刻半；四之气，始于三十七刻六分，终于二十五刻；五之气，始于二十六刻，终于一十二刻半；六之气，始于一十二刻六分，终于水下百刻。所谓六四，天之数也。次戊辰岁，初之气，复始于一刻，常如是无已，周而复始[66]。帝曰：愿闻其岁候[67]何如？岐伯曰：悉乎哉问也！日行一周[68]，天气始于一刻，日行再周，天气始于二十六刻，日行三周，天气始于五十一刻，日行四周，天气始于七十六刻，日行五周，天气复始于一刻，所谓一纪[69]也。是故寅午戌岁气会同[70]，卯未亥岁气会同，辰申子岁气会同，巳酉丑岁气会同，终而复始。帝曰：愿闻其用也。岐伯曰：言天者求之本[71]，言地者求之位[72]，言人者求之气交[73]。帝曰：何谓气交？岐伯曰：上下之位，气交之中，人之居[74]也。故曰：天枢[75]之上，天气主之；天枢之下，地气主之；气交之分，人气从之，万物由之。此之谓也。帝曰：何谓初中？岐伯曰：初凡三十度而有奇[76]，中气同法。帝曰：初中何也？岐伯曰：所以分天地也。帝曰：愿卒闻之。岐伯曰：初者地气也，中者天气也。帝曰：其升降何如？岐伯曰：气之升降，天地之更用也。帝曰：愿闻其用何如？岐伯曰：升已而降，降者谓天；降已而升，升者谓地。天气下降，气流于地；地气上升，气腾于天。故高下相召，升降相因，而变作[77]矣。

帝曰：善。寒湿相遘，燥热相临，风火相值[78]，其有间[79]乎？岐伯曰：气有胜复[80]，胜复之作，有德有化，有用有变[81]，变则邪气居之。帝曰：何谓邪乎？岐伯曰：夫物之生从于化[82]，物之极由乎变[83]，变化之相薄，成败之所由也。故气有往复[84]，用有迟速，四者之有，而化而变，风之来也[85]。帝曰：迟速往复，风所由生，而化而变，故因盛衰之变耳。成败倚伏[86]游乎中何也？岐伯曰：成败倚伏生乎动[87]，动而不已，则变作矣[88]。帝曰：有期乎？岐伯曰：不生不化，静之期也[89]。帝曰：不生化乎？岐伯曰：出入废则神机化灭[90]，升降息则气立孤危[91]。故非出入，则无以生长壮老已；非升降，则无以生长化收藏。是以升降出入，无器不有[92]。故器者生化之宇，器散则分之，生化息矣[93]。故无不出入，无不升降。化有小大，期有近远，四者之有，而贵常守[94]，反常则灾害至矣。故曰：无形无患[95]。此之谓也。帝曰：善。有不生不化乎[96]？岐伯曰：悉乎哉问也！与道合同，惟真人也[97]。帝曰：善。

【注释】

[1]天之道：自然规律。

[2]如迎浮云：如同迎望天上的浮云一样，变幻莫测。

[3]谨奉天道：谨慎地奉行自然法则。

[4]溢志尽言其事：溢志，畅开思想。尽言其事，把所有医事道理都讲清楚。

[5]因天之序：因，沿袭，顺承。天之序，自然发展规律以及自然气候寒热温凉的时序规律。

[6]盛衰之时：阴阳升降的时序法则。

[7]上下有位，左右有纪：司天在泉上下有其主位，左右间气有其运行条理。纪，《说文解字》："别丝也。"引申为条理。

[8]少阳之右，阳明治之：如少阳司天，右间气为阳明分治。下文文例类推。

[9]气之标：气，六气，即风火暑湿燥寒。标，标象。此指三阴三阳为气之标象，而六气为三阴三阳之本。

[10]盖南面而待也：所有这些均为面南居位进行观察所得的局面。

[11]移光定位：此指古代观测日影以定四时的方法。最初只是在地平面垂直立一标杆，一年四季测其影长。影最长日为冬至，影最短日为夏至。长与短居中之日为春分和秋分。最长点或最短点与居中点在标杆顶点所形成的夹角，即黄赤交角。后来应用圭表测定，圭表的构造逐世有所改进，其精密度逐渐提高。

[12]少阳之上，火气治之，中见厥阴：少阳司天为气之标，本为火气主治，与之相表里的厥阴为中见之气。下文类推。

[13]所谓本：所说的三阴三阳之本元。

[14]本之下，中之见也：本元之下，为中见之气。

[15]见之下，气之标也：中见之气下面又是此气的标象。

[16]本标不同，气应异象：由于标与本的不同，气之从化也有不同情况。《新校正》：“按《至真要大论》云，六气标本不同，气有从本者，有从标本者，有不从标本者。少阳太阴从本，少阴太阳从本从标，阳明厥阴不从标本从乎中。故从本者化生于本，从标本者有标本之化，从中者以中气为化。”

[17]至而至：前“至”指时至，后“至”指气至。意即到一定的时节，相应的气候特点也反映出来。

[18]至而不至：指时至而气不至。

[19]至而太过：又称未至而至，指时未至而气已至。

[20]至而至者和：时至气亦至则为平和之气。

[21]至而不至，来气不及也：时至而气不至，说明气运不足。

[22]未至而至，来气有余也：时未至而气已至，说明气运太过。

[23]应则顺：应，指至而至，即时与气相应，则和顺。与“至而至者和”义同。

[24]否则逆：否，指至而不至和未至而至，即时与气不相应。逆，不顺。

[25]物生其应也，气脉其应也：应，指至而至则和。时至气至，则万物生化，脉气条达。

[26]六节气位：又称六节六步，指六气于六步中分主之位。

[27]显明之右，君火之位也：显明，为日出之位，即正卯位，黄赤交角零度，春分时日出正当卯位。它的右边，是君火主治之。

[28]君火之右，退行一步，相火治之：在君火的右边，退行一步即是相火主治之位。退行一步，指顺时针方向运行一步。此为主气而论。

[29]复行一步，土气治之：再退行一步，则为太阴湿土主治之位。复行，指复退行。

[30]相火之下，水气承之：相火由水气承制。承，承袭之义。承之者，克我之行。这说明六气之中，维系着制约关系，以保持正常生化关系，即是生克制化的生态平衡。如这种关系受到破坏，则发生反常之变。

[31]君火之下，阴精承之：即阴精承制君火。五行五，六气六。六气俱二火，打破了原来五行生克的关系，故多一阴精制其阳火。

[32]亢则害，承乃制：亢，太过。一行太亢，所胜之行则承而制之。张景岳：“亢者，盛之极也。制者，因其极而抑之也。盖阴阳五行之道，亢极则乖，而强弱相残矣。故凡有偏盛，则必有偏衰，使强无所制，则强者愈强，弱者愈弱，而乖乱日甚。所以亢而过甚，则害乎所胜，而承其下者，必从而

制之。”

［33］制则生化：有制约，才有平衡，平衡而能生化。

［34］外列盛衰：盛而衰，衰而盛，是制化的外在表现。

［35］害则败乱，生化大病：过亢则害，害则败乱，生化机制受到损害。

［36］非其位则邪：非其位，指五运与五方不相合，即不当其位，则会发生邪乱。

［37］当其位则正：是指五运与五方相合，如木运临卯之属均是。正，平正无邪之谓。

［38］邪则变甚，正则微：如五运不当其位，其灾变就会严重；当其位则平调，有灾变也轻微。

［39］岁会：年运与岁支的五行属性相同的年份，称岁会年，六十年中共计八年。为丙子、己丑、丁卯、甲辰、戊午、己未、乙酉、甲戌。

［40］天符：中运之气与司天之气的五行属性相合的年份，称为天符年，六十年中共计十二年，为丙辰、丙戌、丁巳、丁亥、戊子、戊午、己丑、己未、戊寅、戊申、乙卯、乙酉。

［41］太一天符之会也：又称太乙天符之年，即这一年既是岁会年，又是天符年。六十年中共计四年，为戊午、乙酉、己丑、己未。

［42］天符为执法，岁位为行令：天符为执法，天符年为执法年，天道正行。岁位，与岁会同。行令，指气运依道而行，即气候平调。

［43］贵人：王冰：“贵人犹君主。”

［44］其病徐而持：徐，指发病缓慢。持，指疾病持久不愈。

［45］暴而死：发病急暴而有死亡危险。

［46］位之易：指主气客气易位。

［47］君位臣则顺，臣位君则逆：客气为君，主气为臣，因为客气在上，主气在下，这样则形成君上臣下的局面，则为顺。反之，客气臣在上而主气君在下，则为逆。

［48］二火：指君火和相火。

［49］步：指六气六步的日数及刻数。

［50］步者，六十度而有奇：主气中每气为一步，一年分为六步，每部的度数为六十度有余。古人把黄道周天定位为三百六十五点二五度，每一度实为太阳昼夜沿黄道运行的距离。一年有三百六十五又四分之一日，与黄道数是一致的。每日又分为一百刻，每刻十分。每年分六步，每步实为六十日零八十七点五刻。故称“步者，六十度而有奇”。

［51］二十四步积盈百刻而成日：二十四步为四年。每年三百六十五日，

又有四分之一日之余，四分之一日合二十五刻。二十四步，即四年中每年积累二十五刻而满一百刻，称为一日。故太阳历平年为三百六十五日，四年一闰，而为三百六十六日。此种历法又称“四分历”。

［52］位有终始：指地理应六气有开始与终止的时限。

［53］气有初中：指六气的每一步分前后两段，前段为初气，后段为中气。初气为地气用事，中气为天气用事。

［54］上下不同：指天气与地气各有分别。

［55］天气始于甲，地气治于子：天干用以纪天气，起于首干甲；地支用以纪地气，起于首支子。

［56］岁立：指首干甲与首支子相配合形成六十年花甲的第一组“甲子”，为甲子周期六十年的首年，故称岁立。

［57］初之气，天数始于水下一刻：指甲子之年的初之气开始于壶漏计时的水下一刻。

［58］终于八十七刻半：止于第六十日的八十七刻半。这样完成一步，即一年的六分之一。下文是以六十日零八十七刻半递增至二十四步，为四年完成一闰满百刻。

［59］初六：即六十年的第一个六步。下文六二、六三、六四，义同。

［60］天之数也：六气天时之数的始与终。

［61］乙丑岁：干支纪年第二岁。

［62］始于二十六刻：承接甲子年的二十五刻。每年推迟二十五刻至第四年满百刻。

［63］六二：第二个六步。

［64］丙寅岁：干支纪年第三岁。

［65］丁卯岁：干支纪年第四岁。

［66］周而复始：四年一闰，六步又从水下一刻开始。

［67］岁候：指岁气的测候，指不同年份的初气起始时间的测候。

［68］日行一周：太阳沿黄道运行一周，回归年一周。

［69］一纪：四年，指积满百刻的周期。

［70］寅午戌岁气会同：因为四年一周期，年支纪岁的十二年中有三年岁气六步起始和终止的时间是一致的。寅年、午年、戌年相同；卯年、未年、亥年相同；辰年、申年、子年相同；己年、酉年、丑年相同。

［71］言天者求之本：指求天气之本，即风、热、火、湿、燥、寒六气，又称六元。

［72］言地者求之位：指地之六步，因为六气是应地理位置而治。

［73］言人者求之气交：人居天地之间，天气在上，地气在下，人在上下交互之中。

［74］人之居：指人居于上下气交之中。

［75］天枢：指天气下流、地气上应的中枢。

［76］初凡三十度而有奇：初，指每步的初气，即每步的前半部分，合三十日四十三又四分之三刻。

［77］变作：变，指气候的各种变化。作，产生、发生之义。

［78］相值：相遇。

［79］间：作时间解。

［80］气有胜复：胜，太过。复，胜极而复。

［81］有德有化，有用有变：德，正常机制。化，生化、化育。用，作用、功用。变，变异、变端。

［82］物之生从于化：生，产生、生长。化，化育。万物的生发长养要依赖天地自然的化育机制。

［83］物之极由乎变：物之极，指万物发展的大限。万物发展的大限依赖自然的变异机制。

［84］气有往复：指气有往复循环。

［85］而化而变，风之来也：张景岳："但从乎化，则为正风之来。从乎变，则为邪风之来。"由于天地化和变的作用，六气便形成了。

［86］成败倚伏：成，指事物的正常发展。败，指事物的异常发展。倚伏，有相因、因袭之义。成败倚伏，指成败也可相互因果。

［87］成败倚伏生乎动：成败的相因在于事物内部的动变机制。

［88］动而不已，则变作矣：天地阴阳动而不止，变化之机自然就产生了。

［89］不生不化，静之期也：事物呈现相对的"沉死"之期，表现为不生不化，即是静之期。

［90］出入废则神机化灭：出入，指摄入和排泄。废，废止。神机，此指动物的生命。化，生化机制。灭，灭亡。整句意为：摄入和排泄机制如果废止，动物生命的生化机能也就灭亡了。

［91］升降息则气立孤危：升降，指吸收代谢。息，停止。气立，指植物的生长机制。孤危，死亡。

［92］升降出入，无器不有：升降出入的机制，有生机的事物必须具备。器，本指器物，王冰："包藏生气者，皆为生化之器。"

［93］器散则分之，生化息矣：生化之器散亡生气也就分解了，生化自然就停止了。

[94]四者之有，而贵常守：四者，指升降出入。贵，作关键解。常守，恒常守持，指保持正常。

[95]无形无患：患由形生，无形则无患。《老子》："吾所以有大患者，为吾有身。及吾无身，吾有何患。"

[96]有不生不化乎：王冰："言人有逃阴阳，免生化，而不生不化，无始无终，同太虚自然者乎？"

[97]与道合同，惟真人也：王冰："真人之身，隐现莫测，出入天地内外，顺道至真以生，其为小也入于无间，其为大也过虚空界，不与道如一，其孰能尔乎？"意为唯有真人，因能与道合一，故不生不化，不生亦不灭。

## 【语译】

黄帝问道：宇宙法则，真是太深远了，就好像仰观浮云，又好像俯视深渊，但深渊还可以测量，而迎浮云却不能知道它的终极何在。你常说，谨慎奉行天道，我听了以后，记在心里，但又充满了疑惑，不知其所以然。希望你尽情彻底地讲一讲，使它永不泯灭，长久流传。这些自然法则，可以讲给我听吗？岐伯行礼回答说：你问得很明确。所谓自然法则，就是自然的变化所显示出来的时序和盛衰。

黄帝说：我希望听听自然规律中的六六之节和时序的盛衰是怎样的呢？岐伯说：上下有一定的位置，左右迁移有一定顺序，所以少阳的右面由太阴所治，阳明的右面由太阳所治，太阳的右面由厥阴所治，厥阴的右面由少阴所治，少阴的右面由太阴所治，太阴的右面由少阳所治。这都是六气之标，要面向南方而等待它。所以说自然界的时序及盛衰，要靠观测日光移影来确定，说的就是这个道理。

少阳的上面是火气所治，所以中气是厥阴；阳明的上面是燥气所治，所以中气是太阴；太阳的上面是寒气所治，所以中气是少阴；厥阴的上面是风气所治，所以中气是少阳；少阴的上面是热气所治，所以中气是太阳；太阴的上面是湿气所治，所以中气是阳明。这是三阴三阳的本气，本气的下面是中气，中气之下，是六气之标。由于本标不同，所以六气所反映的现象也是不同的。

黄帝说：就时与气的到来而言，有时至而气至的，有时至而气不至的，有气先时而至的，这是什么原因？岐伯说：时至而气至的是和平之气，时至而气不至的是来气不及，时未至而气先至的是来气有余。黄帝又说：时至而气不至，时未至而气先至的怎样呢？岐伯说：时与气相应而来的，这叫作顺。时与气不能相应而来的，这叫作逆，逆就产生变化，产生变化就能致病。黄帝说：讲得好！希望你再讲一下什么叫作相应？岐伯说：万物与生长是相应的，大气与脉象是相应的。

黄帝说：好！希望听你讲讲关于地理应六气主时的位置是怎样的？岐伯说：春分以后是少阴君火的位置；君火的右边，后退一步是少阳相火主治的位置，再后退一步是太阴土气主治的位置，再后退一步是阳明金气主治的位置，再后退一步是太阳水气主治的位置，再后退一步是厥阴木气主治的位置，再后退一步是少阴君火主治的位置。相火主治之位的下面，有水气来制约它，水气主治之位下面，有土气来制约它，土气主治之位的下面，有风气来制约它，风气主治之位的下面，有金气来制约它，金气主治之位的下面，有火气来制约它，君火主治之位的下面，有阴精来制约它。黄帝又说：这是为什么？岐伯说：六气亢盛就产生危害，随之必有克制它的，只有加以克制，才能生化。六气各有盛衰，如果过度，就败坏生化之机而出现严重的危害。

黄帝说：那么，运气的盛衰又是怎样的呢？岐伯说：不合其位的是邪，恰当其位的是正，邪则变化多，正则变化微。黄帝又说：怎样叫作当位？岐伯说：例如木运遇卯年，火运遇午年，土运遇辰戌丑未年，金运遇酉年，水运遇子年，这就称为岁会，也就是平气。黄帝又说：不当其位怎样？岐伯说：那就是主岁的天干与地支不能相会于五方正位。

黄帝说：土运主岁而司天是太阴，火运主岁而司天是少阳或少阴，金运主岁而司天是阳明，木运主岁而司天是厥阴，水运主岁而司天是太阳，这些都是怎样分的？岐伯说：这是司天之气与主岁的运气相合，所以《天元册》中叫作天符。

黄帝又说：既是天符又是岁会的怎样？岐伯说：这叫作太乙天符的会合。

黄帝又说：它们之间有什么主次的分别呢？岐伯说：天符如同执法，岁会如同行令，太乙天符如同贵人。黄帝又问道：如属感受邪气而发病的，这三者有什么区别呢？岐伯说：感受执法之邪的，发病急而比较危险；感受行令之邪的，发病较缓而邪正呈相持状态；感贵人之邪的，发病急骤并容易死亡。黄帝说：六气的位置相互交换会怎样？岐伯说：君居臣位是顺，臣居君位是逆。逆则发病急近，它的危害迅速；顺则发病较慢，它的危害也小。所谓六气位置的变换，是指君火与相火说的。

黄帝说：讲得好！我希望听听每步的情况是怎样的？岐伯说：一步就是六十日多一点，所以二十四步以后，其余数积满一百刻，就成为一日。

黄帝说：六气与五行相应的变化怎样？岐伯说：气位都有始有终，每一气有初气，有中气，又有天气和地气的分别。所以推求起来也就不能统一了。黄帝又说：怎样推求呢？岐伯说：天气以甲为开始，地气以子为开始，甲与子相互组合，称为岁立，只要认真地推测四时的变化，就可以求得六气终始的会合。黄帝又说：我希望听听每年六气始终的早晚怎样？岐伯说：问得很明确啊！甲子的年份，初气开始于水下一刻，终止于八十七刻半；第二气开始于八十七刻六分，终止于七十五刻；第三气开始于七十六刻，终止于六十二刻半；第四气开始于六十二刻六分，终止于五十刻；第五气开始于五十一刻，终止于三十七刻半；第六气开始于三十七刻六分，终止于二十五刻。这就是六气第一周的始终刻分数。

乙丑的年份，第一气开始于二十六刻，终止于十二刻半；第二气开始于十二刻六分，终止于水下百刻；第三气开始于一刻，终止于八十七刻半；第四气开始于八十七刻六分，终止于七十五刻；第五气开始于七十六刻，终止于六十二刻半；第六气开始于六十二刻六分，终止于五十刻。这是六气第二周的始终刻分数。

丙寅的年份，初之气开始于五十一刻，终止于三十七刻半；第二气开始于三十七刻六分，终止于二十五刻；第三气开始于二十六刻，终止于十二刻半；第四气开始于十二刻六分，终止于水下百刻；第五气开始于一刻，终止于八十七刻半；第六气开始于八十七刻六分，终止于七十五刻。这是六气第三周的始终刻分数。

丁卯的年份，初之气开始于七十六刻，终止于六十二刻半；第二气开始于六十二刻六分，终止于五十刻；第三气开始于五十一刻，终止于三十七刻半；第四气开始于三十七刻六分，终止于二十五刻；第五气开始于二十六刻，终止于十二刻半；第六气开始于十二刻六分，终止于水下百刻。这是六气第四周的始终刻分数。再次轮回是戊辰年初气，重新从水下一刻开始，恒常依顺着上述次序，周而复始地循环不已。

黄帝问道：希望听听以年来计算又该怎样？岐伯说：问得真详细啊！太阳沿黄道循行第一周，六气开始于一刻，太阳循行第二周，六气开始于二十六刻，太阳循行第三周，六气开始于五十一刻，太阳循行第四周，六气开始于七十六刻，太阳循行第五周，六气又从一刻开始。这是六气五周的循环，叫作一纪。所以寅年、午年、戌年，六气始终的时刻相同；卯年、未年、亥年，六气始终的时刻相同；辰年、申年、子年，六气始终的时刻相同；巳年、酉年、丑年，六气始终的时刻相同。总之，六气是循环不已，终而复始。

黄帝说：我希望听你讲一讲六气的作用。岐伯说：说到天，当推求于六气，说到地，当推求于主时之六位，说到人体，当推求于天地气交之中。黄帝又说：什么叫作气交？岐伯说：天气降于下，地气升于上，天地气交之处，就是人类生存的地方。所以说天地中枢的上面，是属于天气所主，中枢的下面，是属于地气所主，而气交的部分，人气随之而来，万物也由此化生。黄帝又说：什么叫作初气、中气呢？岐伯说：初气三十度有零，中气也是这样。黄帝又说：有初气又有中气，这是为什么？岐伯说：这是分别天气与地气的根据。黄帝又说：我希望听你讲个究竟。岐伯说：初就是地气，中就是天气。

黄帝说：气的升降是怎样的？岐伯说：地气上升，天气下降，这是天地之气的相互作用。黄帝又说：希望听听它的作用。岐伯说：升后而降，这是天的作用；降后又升，这是地的作用。天气下降，气就下流于大地；地气上升，气就蒸腾于天空。所以上下相感召，升降互为承袭，因而就发生变化了。

黄帝说：讲得好！寒与湿相交，燥与热相临，风与火相遇，其中有时机吗？岐伯说：六气中有胜有复，而胜复的变化中，有机制与生化，有作用与变异，一旦有了变异，就会招致邪气的流连。

黄帝说：什么是邪呢？岐伯说：万物的生长都从顺于化，万物的终结都由于变。变与化的矛盾，是成长与毁灭的根源。所以气有往有返，作用有慢有快，四者的交替出现，就会出现化与变的过程，这就是风气的由来。黄帝说：慢快往返，是风气产生的原因，由化至变的过程，是随着盛衰的变化而进行的。但是成败，是依附潜伏于中，这是为什么？岐伯说：成败的相因依赖于动变机制，运动不止，就会发生变化。

黄帝说：有静止的时候吗？岐伯说：没有生，没有化，就是静止的时候。黄帝说：有不生不化的时候吗？岐伯说：凡动物之类，如果其摄入、排泄及呼吸等代谢停止，那么生命就会立即死亡；凡植物类，如果其升降停止，那么其生发长养消失而也就立即枯萎。因此说没有出入，就没有生长壮老死；没有升降，也就没有生长化收藏。所以有形之物，都具有升降出入之机。因此有形之物，是生化的所在。如果形体解散，生化也就熄灭了。因此任何具有形体的东西，没有不出入不升降的，只是有生化大小和时间早晚的分别而已。升降出入的存在重要的是要保持正常，假如违反了正常，就会遭受灾害。所以说：无形的东西，才能没有灾患。黄帝说：讲得好！那么有没有不生不灭的人呢？岐伯说：问得真详细啊！能与自然规律相融合，而协同其变化的，只有真人。黄帝说：讲得好！

## 【评介】

**六微旨，六气旨义深奥精微。本篇主要论述客主六气位时分步以及运气主岁主时的方法和道理，故以此名篇。**

**本篇的大段内容仍以讨论五运六气的推演方法和内在含义为主。如客气的司天在泉、左右间气的命位和分治过程；主气的六步主时推算；天符、岁**

会、太一天符的概念；天地气交，上下相临顺逆对人类万物的影响等。

本文的精髓是从某个角度阐发了世界的物质性和运动性。“成败倚伏生乎动，动而不已，则变作矣。”它鲜明地指出，物质世界的矛盾运动，决定了各种事物的发展。这种论断无疑是《内经》中唯物论的思想体现。

另一方面，本文以唯物论的思想观点，阐发了自然界生物体发生、发展的基本规律。“出入废则神机化灭，升降息则气立孤危。故非出入，则无以生长壮老已；非升降，则无以生长化收藏。是以升降出入，无器不有。”这意在说明，升降出入、新陈代谢是生物界存在的根本法则。

而本文最后的内容，由于受道家思想的影响，提出了不切事实和形而上学的观点。如其云：“有不生不化乎?”“与道合同，惟真人也。”这种观点显然又走向了自己唯物论思想的反面，陷入了唯心论的泥潭，使本文的思想性大为减色。

# 卷第二十

## 气交变大论篇第六十九

**【原文】**

黄帝问曰：五运更治，上应天朞[1]，阴阳往复，寒暑迎随，真邪相薄，内外分离[2]，六经波荡[3]，五气倾移[4]，太过不及，专胜兼并[5]，愿言其始，而有常名[6]，可得闻乎？岐伯稽首再拜对曰：昭乎哉问也！是明道也。此上帝所贵，先师传之，臣虽不敏，往闻其旨[7]。帝曰：余闻得其人不教，是谓失道，传非其人，慢泄天宝[8]。余诚菲德[9]，未足以受至道[10]；然而众子哀其不终[11]，愿夫子保于无穷，流于无极，余司其事，则而行之奈何？岐伯曰：请遂言之也。《上经》曰：夫道者，上知天文，下知地理，中知人事，可以长久。此之谓也。帝曰：何谓也？岐伯曰：本气位也[12]。位天者，天文也。位地者，地理也。通于人气之变化[13]者，人事也。故太过者先天[14]，不及者后天[15]，所谓治化而人应之也[16]。帝曰：五运之化，太过何如？岐伯曰：岁木太过，风气流行[17]，脾土受邪。民病飧泄食减，体重烦冤[18]，肠鸣腹支满，上应岁星[19]。甚则忽忽善怒，眩冒巅疾。化气不政，生气独治[20]，云物飞动，草木不宁，甚而摇落，反胁痛而吐甚，冲阳绝者死不治[21]，上应太白星[22]。

岁火太过，炎暑流行，肺金受邪。民病疟，少气咳喘，血溢血泄注下，嗌燥耳聋，中热肩背热，上应荧惑星[23]。甚则胸中痛，胁支满胁痛，膺背肩胛间痛，两臂内痛，身热骨痛而为浸淫[24]。收气不行，长气独明，雨水霜寒，上应辰星[25]。上临少阴少阳，火燔焫，水泉涸，物焦槁，病反谵妄狂越，咳喘息鸣，下甚血溢泄不已，太渊绝者死不治[26]，上应荧惑星。

岁土太过，雨湿流行，肾水受邪。民病腹痛，清厥意不乐，体重烦冤，上应镇星[27]。甚则肌肉萎，足痿不收，行善瘈，脚下痛，饮发中满食减，四支不举。变生得位[28]，藏气伏，化气独治之[29]，泉涌河衍，涸泽生鱼，风雨大至，土崩溃，鳞见于陆，病腹满溏泄肠鸣，反下甚而太溪绝者死不治[30]，上应岁星。

岁金太过，燥气流行，肝木受邪。民病两胁下少腹痛，目赤痛眦疡，耳无所闻。肃杀而甚，则体重烦冤，胸痛引背，两胁满且痛引少腹，上应太白星。甚则喘咳逆气，肩背痛，尻阴股膝髀腨骺足皆病，上应荧惑星。收气峻，生气下[31]，草木敛，苍干凋陨，病反暴痛，胠胁不可反侧，咳逆甚而血溢，太冲绝者死不治[32]，上应太白星。

岁水太过，寒气流行，邪害心火。民病身热烦心躁悸，阴厥上下中寒，谵妄心痛，寒气早至，上应辰星。甚则腹大胫肿，喘咳，寝汗出憎风，大雨至，埃雾朦郁，上应镇星。上临太阳[33]，则雨冰雪，霜不时降，湿气变物，病反腹满肠鸣，溏泄食不化，渴而妄冒，神门绝者死不治[34]，上应荧惑、辰星。

帝曰：善。其不及何如？岐伯曰：悉乎哉问也！岁木不及，燥乃大行，生气失应，草木晚荣，肃杀而甚，则刚木辟著[35]，柔萎苍干，上应太白星，民病中清，胠胁痛，少腹痛，肠鸣溏泻，凉雨时至，上应太白星，其谷苍[36]。上临阳明[37]，生气失政，草木再荣，化气乃急，上应太白、镇星，其主苍早[38]。复[39]则炎暑流火，湿性燥，柔脆草木焦槁，下体再生，华实齐化[40]，病寒热疮疡痱胗痈痤，上应荧惑、太白，其谷白坚[41]。白露早降，收杀气行，寒雨害物，虫食甘黄[42]，脾土受邪，赤气[43]后化，心气晚治，上胜肺金，白气乃屈[44]，其谷不成，咳而鼽，上应荧惑、太白星。

岁火不及，寒乃大行，长政不用[45]，物荣而下[46]，凝惨而甚[47]，则阳气不化，乃折荣美[48]，上应辰星，民病胸中痛，胁支满，两胁痛，膺背肩胛间及两臂内痛，郁冒朦昧，心痛暴喑，胸腹大，胁下与腰背相引而痛。甚则屈不能伸，髋髀如别，上应荧惑、辰星，其谷丹[49]。复则埃郁，大雨且至，黑气乃辱[50]，病骛溏腹满，食欲不下，寒中肠鸣，泄注腹痛，暴挛痿痹，足不任身，上应镇星、辰星，玄谷不成[51]。

岁土不及，风乃大行，化气不令，草木茂荣，飘扬而甚，秀而不实[52]，上应岁星，民病飧泄霍乱，体重腹痛，筋骨繇复[53]，肌肉瞤酸[54]，善怒，藏气举事[55]，蛰虫早附[56]，咸病寒中，上应岁星、镇星，其谷黅。复则收政严峻，名木苍凋[57]，胸胁暴痛，下引少腹，善大息，虫食甘黄，气客于脾，黅谷乃减，民食少失味，苍谷乃损，上应太白、岁星。上临厥阴[58]，流水不冰，蛰虫来见，藏气不用，白乃不复[59]，上应岁星，民乃康。

岁金不及，炎火乃行，生气乃用，长气专胜[60]，庶物以茂，燥烁以行，上应荧惑星，民病肩背瞀重，鼽嚏血便注下，收气乃后，上应太白星，其谷坚芒[61]。复则寒雨暴至，乃零冰雹霜雪杀物，阴厥且格，阳反上行[62]，头脑户痛，延及囟顶发热[63]，上应辰星，丹谷不成，民病口疮，甚则心痛。

岁水不及，湿乃大行，长气反用，其化乃速[64]，暑雨数至，上应镇星，民病腹满身重，濡泄寒疡流水，腰股痛发，腘腨股膝不便，烦冤足痿清厥，脚下痛，甚则跗肿，藏气不政，肾气不衡[65]，上应辰星，其谷秬[66]。上临太阴[67]，则大寒数举，蛰虫早藏，地积坚冰，阳光不治，民病寒疾于下，甚则腹满浮肿，上应镇星，其主黅谷。复则大风暴发，草偃木零，生长不鲜，面色时变，筋骨并辟[68]，肉瞤瘛，目视䀮䀮，物疏璺[69]，肌肉胗发，气并鬲中，痛于心腹，黄气乃损[70]，其谷不登，上应岁星。

帝曰：善。愿闻其时也。岐伯曰：悉哉问也！木不及，春有鸣条律畅之化[71]，则秋有雾露清凉之政[72]，春有惨凄残贼[73]之胜，则夏有炎暑燔烁之复[74]，其眚东[75]，其藏肝，其病内舍胠胁，外在关节。火不及，夏有炳明光显之化[76]，则冬有严肃霜寒之政，夏有惨凄凝冽之胜，则不时有埃昏大雨之复，其眚南，其藏心，其病内舍膺胁，外在经络。土不及，四维有埃云润泽之化[77]，则春有鸣条鼓拆之政[78]，四维发振拉飘腾之变[79]，则秋有肃杀霖霪之复[80]，其眚四维，其藏脾，其病内舍心腹，外在肌肉四支。金不及，夏有光显郁蒸之令，则冬有严凝整肃之应，夏有炎烁燔燎之变，则秋有冰雹霜雪之复，其眚西，其藏肺，其病内舍膺胁肩背，外在皮毛。水不及，四维有湍润埃云之化，则不时有和风生发之应，四维发埃昏骤注之变，则不时有飘荡振拉之复，其眚北，其藏肾，其病内含腰脊骨髓，外在溪谷踹膝。夫五运之政，犹权衡也[81]，高者抑之，下者举之[82]，化者应之，变者复之，此生长化成收藏之理，气之常也，失常则天地四塞矣。故曰：天地之动静，神明为之纪，阴阳之往复，寒暑彰其兆[83]。此之谓也。

帝曰：夫子之言五气之变，四时之应，可谓悉矣。夫气之动乱，触遇而作[84]，发无常会，卒然灾合，何以期之？岐伯曰：夫气之动变，固不常在，而德化政令灾变[85]，不同其候也。帝曰：何谓也？岐伯曰：东方生风，风生木，其德敷和[86]，其化生荣，其政舒启[87]，其令风，其变振发，其灾散落。南方生热，热生火，其德彰显[88]，其化蕃茂[89]，其政明曜[90]，其令热，其变销烁[91]，其灾燔焫[92]。中央生湿，湿生土，其德溽蒸[93]，其化丰备，其政安静，其令湿，其变骤注，其灾霖溃[94]。西方生燥，燥生金，其德清洁，其化紧敛，其政劲切，其令燥，其变肃杀，其灾苍陨[95]。北方生寒，寒生水，其德凄沧，其化清谧，其政凝肃，其令寒，其变凓冽，其灾冰雪霜雹。是以察其动也，有德有化，有政有令，有变有灾，而物由之，而人应之也。帝曰：夫子之言岁候，其不及太过，而上应五星。今夫德化政令，灾眚变易，非常而有也，卒然而动，其亦为之变乎[96]。岐伯曰：承天而行之，故无妄动，无不应也。卒然而动者，气之交变也，其不应焉。故曰：应常不应卒[97]。此之谓也。帝曰：其应奈何？岐伯曰：各从其气化也[98]。帝曰：其行之徐疾逆顺[99]何如？岐伯曰：以道留久[100]，逆守而小[101]，是谓省下[102]。以道而去，去而速来[103]，曲而过之[104]，是谓省遗过也[105]。久留而环[106]，或离或附[107]，是谓议灾与其德也[108]。应近则小，应远则大[109]。芒而大倍常之一，其化甚[110]；大常之二，其眚即发[111]也。小常之一，其化减；小常之二，是谓临视[112]，省下之过与其德也[113]。德者福之，过者伐之[114]。是以象之见也[115]，高而远则小[116]，下而近则大[117]，故大则喜怒迩，小则祸福远[118]。岁运太过，则运星北越[119]，运气相得，则各行以道[120]。故岁运太过，畏星失色而兼其母[121]，不及，则色兼其所不胜[122]。肖者瞿瞿，莫知其妙[123]，闵闵之当，孰者为良[124]，妄行无征，示畏侯王[125]。帝曰：其灾应何如？岐伯曰：亦各从其化也，故时至有盛衰[126]，凌犯有逆顺[127]，留守有多少[128]，形见有善恶[129]，宿属有胜负[130]，征应有吉凶[131]矣。帝曰：其善恶何谓也？岐伯曰：有喜有怒，有忧有丧，有泽有燥，此象之常也，必谨察之。帝曰：六者高下异乎[132]？岐伯曰：象见高下，其应一也[133]，故人亦应之。帝曰：善。其德化政令之动静损益皆何如？岐伯曰：夫德化政令灾变，不能相加也[134]。胜复盛衰，不能相多也[135]。往来小大，不能相过也[136]。用之升降，不能相无也[137]。各从其动而复之耳[138]。帝曰：其病生何如？岐伯曰：德化者气之祥，政令者气之章，变易者复之纪[139]，灾眚者伤之始[140]，气相胜者和，不相胜者病[141]，重感于邪则甚也。帝曰：善。所谓精光之论[142]，大圣之业，宣明大道，通于无穷，究于无极也。余闻之，善言天者，必应于人，善言古者，必验于今，善言气者，必彰于物，善言应者，同天地之化，善言化言变者，通神明之理，非夫子孰能言至道欤！乃择良兆而藏之灵室，每旦读之，命曰《气交变》，非斋戒不敢发，慎传也。

**【注释】**

[1]天朞：指周年之期。

[2]真邪相薄，内外分离：真气与邪气相交迫，内外不能相协调。

[3]六经波荡：六经动荡不安。

[4]五气倾移：五脏之气离乱偏盛偏衰。

[5]专胜兼并：王冰："专胜，谓五运主岁太过也。兼并，谓主岁之不及也。"

[6]常名：此指正常规律。

[7]往闻其旨：往，过去。闻，聆听。旨，旨义。

[8]慢泄天宝：慢，轻慢、轻视。泄，泄露。天宝，至贵之物。

[9]菲德：才德浅薄。

[10]至道：至上的理论。

[11]哀其不终：哀叹怜惜百姓因病不得尽终其天年之寿。

[12]本气位也：指五运六气各有司天在泉主时主岁之定位。

[13]人气之变化：此指人的生理病理所受运气的影响。

[14]太过者先天：天时未至而气先至，称为气运太过，即不至而至。

［15］不及者后天：天时已至而气未至，称为气运不及，即至而不至。

［16］治化而人应之也：治化，指运气主治时令所发生的气候变化。人应之，人因气候变化受到相应影响。

［17］岁木太过，风气流行：如木运太过，自然界风气就会流行为害。

［18］烦冤：烦闷。冤，音义同闷。

［19］上应岁星：与天上的岁星相应。岁星，即木星，五大星之一。古人测定它每十二年行天一周（实为十一点八六年），古人沿黄道以十二地支标定十二岁次，木星每年运行一岁次，故称岁星。

［20］化气不政，生气独治：化气，此指土气。不政，不能布政。生气，此指木气。

［21］冲阳绝者死不治：冲阳绝，指冲阳脉绝，意为冲阳脉已不搏动。冲阳脉指足跗动脉，足阳明胃经冲阳穴处。死不治，不可救治。

［22］太白星：即金星，五大行星之一。它是五大行星中亮度最大的一颗，光色银白，故称太白。太者，大也。

［23］荧惑星：即火星，五大行星之一。它光红如荧火，其视运动常出现进退留守等现象，即东西行退不定，令人生惑。故称荧惑。

［24］浸淫：指浸淫疮，脓湿流溢。

［25］辰星：即水星，五大行星之一。水星出没较规律，应辰较准，故称辰星。

［26］太渊绝者死不治：太渊绝，指寸口脉绝。寸口脉位于手太阴肺经太渊穴处，故称太渊。

［27］镇星：即土星，五大行星之一，又称填星。古人认为它二十八年运行一周天（实为二十九点四五年），如同每年坐镇二十八星宿的一宿，故称镇星。

［28］变生得位：张景岳："详太过五运，独此言变生得位者，盖土无定位，凡在四季中土邪为变，即其得位之时也。"指灾变生于四季得位之时。

［29］化气独治之：指土运气化独治。

［30］太溪绝者死不治：太溪绝，指内踝后动脉绝。此为足少阴肾经太溪穴处。

［31］收气峻，生气下：指收杀之气峻烈，生长之气下沉。

［32］太冲绝者死不治：太冲绝，指太冲脉绝。太冲脉，跗上动脉，在足厥阴肝经太冲穴处。

［33］上临太阳：指丙辰、丙戌之岁太阳司天，中运太过而又与司天同气，为天符，主水气太过。

[34]神门绝者死不治：神门脉绝，不可救治。神门脉，腕后尺动脉，在手少阴心经神门穴处。

[35]刚木辟著：刚木，指强硬的树木。辟著，高士宗："金气肃杀而甚，则刚木受刑。"辟，刑也。著，受也。

[36]其谷苍：指苍青色谷物。

[37]上临阳明：丁卯丁酉年阳明司天，丁年又为木运不及，阳明司天，其气为金，形成司天之气克中运的局面，谓称"天刑"。

[38]苍早：苍，此指植物。早，早凋。

[39]复：指复气。有回复或报复之义。凡本气不及，则克我之气侮而乘之，我所生之气又可胜克我之气，故我所生之气来复之。

[40]下体再生，华实齐化：草木早枯后下部又重新萌发，花与实同时化生。华，同花。实，果实。化，化育。

[41]其谷白坚：白色而坚实的谷物。

[42]虫食甘黄：指植物甘黄成实之时出现虫灾。

[43]赤气：指火气。

[44]白气乃屈：白气，金气。屈，不伸。白气乃屈，指金气退缩。

[45]长政不用：生长之气不得为用。

[46]物荣而下：植物繁荣之象下降。

[47]凝惨而甚：凝惨，此为寒冷之义。严寒收杀过盛。

[48]乃折荣美：折，损也。荣美，生物的繁荣盛美之象。

[49]其谷丹：赤色谷物。

[50]黑气乃辱：黑气，水气。辱，屈也。黑气乃辱，指水气不伸。

[51]玄谷不成：黑色谷物不能成实。玄，黑色。

[52]秀而不实：秀，《正韵》："禾吐华也。"秀而不实，指禾本植物只秀穗开花而不能成实结籽。

[53]筋骨繇复：《至真要大论》作"筋骨繇并"。繇，同摇。

[54]肌肉瞤酸：瞤，抽动。酸，酸楚。

[55]藏气举事：指收藏之气相争。

[56]蛰虫早附：蛰伏动物早潜。

[57]名木苍凋：名木，大树。苍，苍萎。

[58]上临厥阴：己巳、己亥之年，土运不及，而上临厥阴司天，木气为盛。

[59]白乃不复：金气不能形成复气。

[60]长气专胜：生发长养之气独胜。

[61]其谷坚芒：生有坚芒的谷物。

[62]阳反上行：阳气上逆。

[63]延及囟顶发热：延，漫延。囟顶，头顶囟门处。

[64]其化乃速：生化加速。

[65]肾气不衡：肾气失调。

[66]其谷秬：秬，音巨，黑黍。

[67]上临太阴：指辛丑、辛未太阴司天之年，太阳在泉，辛为水运，太阴湿土司天，太阳寒水在泉。在泉的寒水与水运同气，为同岁会之年，寒水大盛。

[68]筋骨并辟：指筋骨挛急而辟。

[69]物疏璺：璺，音问。本指陶器玉器的裂纹，此作分裂解。

[70]黄气乃损：黄气，土气。

[71]鸣条律畅之化：指春天风动木鸣的现象。

[72]雾露清凉之政：指雾露清寒的气候现象。

[73]残贼：指邪风。

[74]炎暑燔烁之复：炎暑形成复气。

[75]其眚东：指灾变发生于东方。

[76]炳明光显之化：指火气有余，烈日长行。

[77]埃云润泽之化：四方尘雾大地湿润。

[78]鸣条鼓拆之政：狂风大作树鸣而摧折。

[79]振拉飘腾之变：狂风飘腾的灾变。

[80]肃杀霖霪之复：寒气肃杀淫雨连绵的复气。

[81]犹权衡也：犹如权衡一样。权，秤锤。衡，秤杆。权衡为平衡之器，又有调节之义。

[82]高者抑之，下者举之：气势高的则平抑它，气势低的则抬举它。

[83]寒暑彰其兆：以寒暑为征兆昭彰于外。

[84]触遇而作：指非时灾变相逢发作。

[85]德化政令灾变：德化政令为四时和气。灾变，不和之气。

[86]敷和：敷布温和。

[87]舒启：舒展开发。

[88]彰显：彰明显现。

[89]蕃茂：繁荣茂盛。

[90]明曜：明亮光曜。

[91]销烁：炎热。

［92］燔焫：燃烧。

［93］溽蒸：潮湿蒸热。

［94］霖溃：阴雨连绵水湿漫地。

［95］苍陨：树木苍枯陨落。

［96］卒然而动，其亦为之变乎：上文言及自然气候的变化均上应五星，待五星出现突然的异常运动，是否也会导致气候的异常变化呢？卒，同猝。动，指五星的异常运行。

［97］应常不应卒：五星的常规性运动可以影响自然气候，突然的异常运行则不影响气候变化。常，规律。卒，同猝，不规律。

［98］各从其气化也：指五星对自然气候的影响是依据各自的五行属性发挥作用的。

［99］其行之徐疾逆顺：指行星在运行中出现的各种情况。古人观察行星的运动时发现，其在运行过程中有徐、疾、顺、逆、留、守、还等现象。实质上这仅是直觉，称为视运动。这种现象是由运行中的地球与运行中的行星的相对位置改变造成的。行星运行比正常情况慢时称为徐，比正常情况快时称为疾。行星正常应自西向东运行，自西向东运行称为顺，自东向西运行称为逆，出现停止状态称为留，留的时间较久称为守，出现方向改变而环行时称为还或返。

［100］以道留久：即行星“守”的现象，在原来的运行轨道上久久停留。

［101］逆守而小：逆守，指行星先逆行而后留守。小，指星光变弱变小。

［102］是谓省下：是省察下界君臣百姓的德与过。省，察也。

［103］以道而去，去而速来：以正常轨道运行，然后迅速反向回归。即出现“逆”的现象。

［104］曲而过之：指回归后又环曲前行。

［105］是谓省遗过也：是省察遗漏的过失。遗，遗留，遗漏。过，过失，罪过。

［106］久留而环：久留以后又呈环状运行。

［107］或离或附：离，指靠近其他星体后又离开。附，指靠近其他星体。此句应作“或附或离”。

［108］是谓议灾与其德也：两星若附若离是计议下方的灾与德。

［109］应近则小，应远则大：应，指五星对下方作出的反应。近，指近期。近期有反应的，则星光显小。远期有反应的则星光大。

［110］芒而大倍常之一，其化甚：星体的光芒比常规大一倍，对五气的影响就明显。化，本指生化，此指五星对五气所产生的影响。

［111］大常之二，其眚即发：光芒比常规大两倍，灾害即刻就发生。

［112］小常之二，是谓临视：光芒小常规两倍，是趋近视察。

［113］省下之过与其德也：省察下方的过失与功德。

［114］德者福之，过者伐之：有功德的就给予福祉，有过失的就给予惩罚。

［115］是以象之见也：指五星外象所见。

［116］高而远则小：高远的光芒小。

［117］下而近则大：低近的光芒大。

［118］大则喜怒迩，小则祸福远：光芒大的喜怒之情就在近期出现，光芒小的福祸之事就在远期发生。喜怒与祸福均为自然变化。迩，近也。

［119］岁运太过，则运星北越：岁运太过之年，则主岁之星越过常轨而偏北运行。

［120］运气相得，则各行以道：运气平和则主岁之星各自循常轨运行。

［121］岁运太过，畏星失色而兼其母：岁运太过之年，五行属性受克之星则失其本色而兼母星之色。如木运太过之年，则受木克制的土星则失其黄，而兼见土星之母火星之色。以此类推。畏星，指被克之星。

［122］不及，则色兼其所不胜：岁运不及之年，则主岁星兼见克我者之色。如木运不及之年，则木星兼见金星之色。

［123］肖者瞿瞿，莫知其妙：肖者，指贤者。瞿瞿，勤勤恳恳。莫知其妙，仍不知其中的奥妙。

［124］闵闵之当，孰者为良：闵闵，深远之义。当，精当。博大精深的道理，不知谁说为是。

［125］妄行无征，示畏侯王：如果五星妄行而没有气候的异常征兆，那是在警示侯王。

［126］时至有盛衰：指五星应时而至有盛有衰。

［127］凌犯有逆顺：凌犯，指行星在运行中对其他星体的逼近。一般而言，东行凌犯为顺，西行凌犯为逆。

［128］留守有多少：指五星留与守在时间上有长有短。

［129］形见有善恶：五星之形相现，有善恶的征兆。见，同现。

［130］宿属有胜负：五星运行至二十八宿所属的分野，依据生克命相有胜负之分。

［131］征应有吉凶：五星征兆有吉有凶。

［132］六者高下异乎：六者，指上文喜、怒、忧、丧、泽、燥而言。高下异乎，指此六者与五星高下有没有关系。

［133］象见高下，其应一也：五星的高下，反应是一样的。

［134］不能相加也：指德化政令灾变均有度而不能相加。

［135］不能相多也：指胜复盛衰各有其度而不能相多。

［136］不能相过也：指胜复之气往来大小不能超过其度。

［137］用之升降，不能相无也：用，指阴阳之用，意为阴阳升降之用。不能相无，意为必须具备。

［138］各从其动而复之耳：依据气动的情况而测知气复的情况。

［139］变易者复之纪：变易，是胜复之气的纲领。纪，纲纪。

［140］灾眚者伤之始：气候灾眚，是伤害的开始。

［141］气相胜者和，不相胜者病：张景岳："相胜，相当也。谓人气与岁气相当，则为比和而无病。不相当，则邪正相干而病生矣。"

［142］精光之论：博大精深之论。

## 【语译】

黄帝问道：五运交替而治，与在天之六气相应；阴阳往复，寒暑迁移；真气与邪气相交迫，使人体的表里分离，六经的血气为之波动，五脏之气也失去了平衡而互相倾移，出现了太过不及，专胜以及兼并现象，我希望你谈谈它起始的原理，和反映于人身的病证，能讲给我听吗？岐伯行礼后回答说：您问得很明确，这是应该讲明的道理，它是先帝所珍贵的，也是先师传授下来的，我虽不聪敏，但过去却听说过其中的意义。黄帝说：我听说遇到了适当的人而不教，就会失去传道的机会，如传授给不适当的人，则等于轻视宝贵的大道。我固然是才德菲薄，不配接受医学要道，但是我怜悯众人因疾病不终天命，因此希望你为了保护人们生息无穷，为了医道的永远流传，由我来主管其事，按照规矩去做，你看怎样呢？岐伯说：我尽量谈一下。《上经》说：所谓道，可以上知天文，下知地理，中知人事，并能保持长久，说的就是这个道理。黄帝又说：这又怎么讲呢？岐伯说：根本就在于推求天地人三气的位置。位天，就是司天的气象；位地，就是司地的六节；通晓人气的变化是人事。所以太过之气先天时而至，不及之气后天时而至，岁运变化，而人体也与之相应。

黄帝说：五运气化太过，是什么情况呢？岐伯说：岁木之气太过，就会风气流行，脾土受到它的侵害，人们因脾土失运多患飧泄、饮食减少、肢体沉重、烦闷、肠鸣、腹胀满等。木气太过，上应木星。如果风气过度地旺盛，人体就会骤然发怒，头眩，眼发黑并患头部疾病。这是土气不能行其政令、木气独胜的现象。因此，风气独盛，使天上的云物飞扬，地上的草木动摇不宁，甚至枝叶摇落，人就会发生胁痛，呕吐不止。冲阳脉绝的，死而不治。木盛必衰，则金胜之，所以反应在金星，就分外明亮。

岁火之气太过，就会炎热流行，肺金就要受到侵害，人们多患疟疾、呼吸少气、咳嗽气喘、吐血衄血、便血、水泻如注、咽干、耳聋、内热、肩背发热等。上应天的火星。如果火气过盛，在人体就会出现胸中疼痛，胁下胀满，胸膺部、背部、肩胛之间均感到疼痛，两臂内侧疼痛，身热骨痛，因而发生浸淫疮。这是金气不行、火气独旺的现象。火盛必衰，水气乘之，因而出现雨冰霜寒的变化。所以反应到水星，就显得光明。假如遇到少阴、少阳司天，火热之气就会更加亢盛，好像火烧一样，以致水泉干涸，植物焦枯，人发病，反见谵语狂乱，咳嗽气喘，呼吸有声，便血不止。太渊脉绝的，死而不治，这种病上应火星。

岁土之气太过，雨湿流行，肾水就要受到侵害，人们多患腹痛、手足逆冷、情志抑郁、身体沉重、烦闷等。土气太过，上应土星。如果土气过度旺盛，在人体就会肌肉萎缩，两足痿弱不能行走，行走则抽掣拘挛，脚跟痛，水邪蓄积于中，而生胀满、饮食减少，以致四肢不能举动。这是变气得位，水气无权，土气独旺的现象。因此泉水涌出、河水满溢，干枯的池塘也孳生了鱼类，甚则会发生急风暴雨，使堤岸崩溃，河水泛滥，陆地出现鱼类，在人就会患肚腹胀满、大便溏泄、肠鸣、泄泻不止等病证。如果太溪脉绝止，死而不治。水气受伤以后，木气就要来复，所以天上木星就分外地光明。

岁金之气太过，燥气流行，肝木就要受到侵害，人们多患两胁下及少腹疼痛、目赤痛、眼角溃疡、耳聋等。燥气过度亢盛，就会身体沉重、烦闷，胸痛牵引到背部，两胁胀满，痛连少腹。金气太过，上应金星。如果金气过度旺盛，人体就会喘息咳嗽，逆气，肩背疼痛，下连股、膝、髀、腨、骱、足等处疼痛，由于火气来复，所以上应火星光明。若是金气过峻，木气被它克制，草木收敛，绿叶干枯凋落，在疾病，多见急剧疼痛，胠胁痛得不能动转，咳嗽气逆，甚则吐血衄血。太冲脉绝止的，死而不治。因为金气盛，所以天上的金星光明。

岁水之气太过，寒气流行，心火从而受害，人们多患身热、心烦、焦躁心悸、虚寒厥冷、全身发冷、谵语心痛等。气候寒气早至。由于水气太过，所以天上的水星光明。如果水气过盛，在人体就会有腹水、足胫浮肿、气喘咳嗽、盗汗、怕风等病证，由于水气盛而大雨下降，尘雾迷蒙不清，土气来复，天上的土星就显得光明。如遇太阳寒水司天，则会冰雹霜雪不时下降，湿气太盛，致使万物变异。人们发疾病，多见肚腹胀满、肠鸣、溏泄、食物不化、渴而眩晕等症状。神门脉绝止的，死而不治。因为火不胜水，所以天上的火星暗，而水星却显得明亮。

黄帝说：讲得好。那么五运不及的怎样？岐伯说：问得真详细啊！岁木不及，燥气流行，生气不能及时而来，草木就要晚荣。金气亢盛，则坚硬的树木就会破折，柔嫩的枝叶都会萎落枯干。因为燥金之气盛，上应金星光明。人们多患中气虚寒、胠胁部疼痛、少腹痛、肠鸣、溏泄，在气候方面，凉雨时至。上应金星。谷物不收。如遇阳明司天，木气不能行其政令，土气兴起，草木再度旺盛，生化之气峻急，谷类不易结实。因为燥、土二气俱盛，所以天的金星、土星俱明。木气受克制，则火气来复，就会炎热如火，万物湿润的变为干燥，草木也都焦枯，枝叶从根部重新生长，以达到花实并见。在人体多患寒热、疮疡、痱疹、痈痤等疾病。与此相应，天上的火星、金星俱明，而五谷歉收，白露则提前下降，肃杀之气流行，寒雨非时，损害万物，甘黄的谷物为虫所食。人则脾土受邪，火气后起，心气旺迟，但等到火能胜金的时候，金气就会受到抑制，谷物不能成熟。在人体会出现咳嗽、流鼻涕等症状。与此相应，天上的火星、金星光明。

岁火之气不及，寒气流行。夏天生长之气不能行其政令，植物由茂盛转向零落。寒凉之气过甚，则阳气不能生化，因而万物的荣美被摧残。与此相应，天上的水星光明。人们多患胃痛，胁部胀满，两胁疼痛，胸膺部、背部、肩胛之间以及两臂内侧都感疼痛，气郁上冒，视物不清，心痛，突然失音，胸腹大，胁下与腰背互相牵引而痛，甚则屈不能伸，髋骨与股部好像裂开一样。因为火受水气制约，所以上应天的火星失明，水星光亮。五谷不成熟而色红。水气克火，则土气来复，于是土湿之气上蒸为云，大雨将至，水气受到抑制，在人多见大便溏泄，腹满，饮食不下，腹中寒冷，肠鸣和泻下如注，腹痛，突然拘挛，痿痹而足不能支持身体。与此相应，天上土星光明，水星失明。黑色之谷不能成熟。

岁土之运不及，风气流行，而化气就不能行其政令。草木茂盛，风盛飘扬，虽然外秀却不能结实。与此相应，天上木星明亮。在人们多患飧泄、霍乱、身体重、腹痛、筋骨动摇强直、肌肉瞤动发酸等，并时常发怒。寒水之气乘机而动，虫类早伏。人中气虚寒。与此相应，天上木星光明，土星失色。谷类色黄而不能结实。土受木气的克制，则金气来复，于是秋气当令，呈现出肃杀严峻之气，因此大树凋谢，在人体就会表现为胸胁突然疼痛，牵引少腹，频频叹气等。甘黄五谷被虫食。邪气客于脾土，黄色的谷类歉收，人们食欲不振，并感到没有滋味。金气胜木，青色之谷受害。与此相应，天上金星光明，木星暗淡。如遇厥阴司天，少阳在泉，则流水不能结冰，蛰虫又重新出现，寒水之气不能用事，金气也就不得复盛。与此相应，天上木星光明，人们也就康健了。

岁金之气不及，火气流行，木气得行政令，生长之气专胜，万物茂盛。但火气旺盛了，气候就会干燥烁热。与此相应，火星光明。人们多患肩背沉重、鼻流清涕、喷嚏、便血、泻下如注等。金气被制，所以秋收之气后至。与此相应，天上金星失明。谷类芒刺坚硬。金气被制以后，水气来复，于是寒雨暴至，不时降冰雹霜雪，杀害万物。人体阴气阻格，使阳气反而上行，以致头后部疼痛，连及脑顶，身体发热。与此相应，天上水星光明，红色谷类不能成熟，人们多患口中生疮，甚至出现心痛等症状。

岁水之气不及，湿气流行。水气不能制火，火气反行其令，生化迅速，暑雨屡降。与此相应，天上土星光明。人们多患腹部胀满，身体重，湿泄，疮疡脓液稀薄，腰股发痛，腘腨股膝部都不便利，烦闷，两脚痿弱，四肢清冷，脚下疼痛，甚则浮肿，这是冬藏之气不能行其政令，肾气失掉平衡。与此相应，天上水星失明，黑色的谷类歉收。如遇太阴司天，寒水在泉，寒气常常侵袭，虫类早伏，地面上凝积厚冰，阳光不温。人们多患下部寒疾，严重的出现腹满浮肿。与此相应，天上土星光明。黄色谷类成熟。由于水气被土气克制，则木气来复，就出现大风暴发，草类偃伏，木类凋零，风吹干裂，失去鲜泽。人的面色改变，筋骨拘急疼痛，肌肉跳动抽搐，两眼不清，物生裂纹，肌肉发出风疹。如果风气侵入膈中，就会心腹疼痛。这是木气太盛，土气受害，黄色的谷类歉收，与此相应，天上的木星光明。

黄帝说：讲得好。希望听一下五气与四时的关系怎样？岐伯说：问得真详细啊！木运不及的，如果春天有风动木鸣的化气，那么秋天就有雾露清凉的正常气候；如果春天反见寒冷伤害的金气，夏天就会有炎热如火燔烧的气候回复之气。它的灾害，往往发生在东方，在人体应在肝脏，其发病部位，内在胠胁，外在关节。

火运不及的，如果夏天有光明的化气，那么冬天就有严肃霜寒的正常气候；如果夏天反见惨凄寒冷的气象，那么就会经常有尘埃昏蒙和大雨的回复之气。它的灾害，往往发生在南方，在人体应在心脏，其发病部位，内在胸胁，外在经络。

土运不及的，如果四季月有埃尘云物润泽的化气，那么春天就有风动木鸣鼓拆之气候；如果四季月有暴风飞扬、草木摇折的异常现象，那么秋天也就有阴凉久雨不止的气象。它的灾害，往往发生在四隅，在人体应在脾脏，其发病部位，内在心腹，外在肌肉四肢。

金运不及的，如果夏天有显明湿蒸的化气，那么冬天就有严寒凝结整肃之气相应；如果夏天出现炎热、如火燔烧的变化，那么秋天就会有冰雹霜雪的回复之气。它的灾害，往往发生在西方，在人体应在肺脏，其发病部位，内在胸胁肩背，外在皮毛。

水运不及的，如果四季月有湿润埃云之化，那么就会时常有和风生发的感应；如果四季月有尘埃迷暗、暴雨如注的变化，那么就会时常有暴风飞扬、摇折草木的情况。它的灾害，往往发生在北方，在人体应在肾脏，其发病部位，内在腰脊骨髓，外在肌肉踹膝。五运之气的作用如同权衡一样，太过的就加以抑制，不及的就加以抬举，正常的气化，就有正常的感应，异常的气化，就有回复之气。这是自然常规，如果这些规律失常，则天地之气就会四塞不通了。所以说，天地的动静，受阴阳动变的支配，阴阳的往来，寒暑显示它的征兆，就是这个意思。

黄帝说：你讲五运之气的变化和四时相应的情况，可以说是很详尽了。但是，气的动乱，有所触犯才随时而发，而发生动变的时候，又没有一定的规律，突然灾害，怎样能先期知道呢？岐伯说：五运的变化，固然是没有一定的常规，然而它的德化政令和变异，是可以推测的。黄帝又说：这是什么道理呢？岐伯说：东方生风，风能使木气旺盛。它的特性是敷布和气，它的生化是使万物滋生繁荣，它的职能是使万物舒展开放，它的表现是风，它的变动是大风怒号，它的灾害是吹散万物而使之零落。南方生热，热能使火气旺盛，它的特性是光明显耀，它的生化是使万物繁茂，它的职能是明耀，它的表现是热，它的变动是火势炎炎，它的灾害是销烁万物。中央生湿，湿能使土气旺盛，它的特性是湿热，它的生化是使万物丰备，它的职能是使万物安静，它的表现是湿，它的变动是暴雨如注，它的灾害是久雨不止、土溃泥泞。西方生燥，燥能使金气旺盛，它的特性是清肃，它的生化是使万物收敛，它的职能是使万物由干而成强劲，它的表现是燥，它的变动是肃杀万物，它的灾害是使万物苍枯陨落。北方生寒，寒能使水气旺盛，它的特性是寒冷，它的生化是使万物清静，它的职能是使万物中外凝固严整，它的表现是寒，它的变动是酷寒，它的灾害是冰雪霜雹。所以观察其运动，有特性、有生化、有职能、有表现、有变动、有灾害，而万物与之相随，人也与之相应。

黄帝说：你已讲了五运的太过、不及，而上应五星的变化。现在特性、生化、职能、表现、灾害、变动，并不按常规发生而属于突然的变化，五运是否也会随之变动呢？岐伯说：如果五星是承袭天道而行，所以没有动变，那就与五星相应。突然而来的胜复变动，那是由于气候的交相变化，五星是和它不相应的。所谓五星应常规而不应突变，就是这个道理。黄帝又说：五星是怎样与岁运相应的呢？岐伯说：那就是各从其天运之气。

黄帝说：五星的运行有慢快逆顺的不同，这都说明了什么呢？岐伯说：

五星如果在运行的轨道上久留不前，光芒微小，这是察看所属分野中的情况；若五星逆行，去而速回，或者迂回而过，这就是察看是否还有遗漏和过错；若五星久留而回环旋转，似去似不去的，这是在它所属分野欲计议降灾和降福；近期有反应的则光芒小，远期有反应的则光芒大。若是星的光芒大于平常一倍，那气化就亢盛，大二倍的，那灾害就立即发作；小于平常一倍的，那气化就减退，小二倍的，叫作“临视”，好像是在察看在下的过与德，有德的降福，有过的降灾。所以五星的呈现，若是高而远，它的光芒就小；若是下而近，它的光芒就大。所以星的光芒大，就表示喜怒的感应期近，星的光芒小，就预示祸福的降临期远。岁运太过的时候，它的运星就向北越出常规，如运气相和，五星就各按它的道路而行。所以在岁运太过的时候，它所克制之星就会暗淡而兼见母星的颜色，若是岁运不及，则运星就兼见所不胜的颜色。总之，天的变化，道理是极精微而不易审察的，道理是很深，谁能了解它的奥妙呢？如果五星不循常轨而妄行，但又没有气候的反应，那是在警示侯王。

黄帝说：五星在灾害方面的征验怎样？岐伯说：也是各从岁运的气化而有所不同。所以岁时的更至有盛有衰，运星的运行有逆有顺，星的留守日期有长有短，星的征象有好有坏，星宿所属有胜有负，征验的反应有吉有凶。

黄帝说：星象的吉凶怎样？岐伯说：五星征象中是有喜有怒，有忧有丧，有泽有燥的不同，这是星象变化时常呈现的反应，应该慎重观察。黄帝说：星的喜、怒、忧、丧、泽、燥六种现象，运行位置的高低有什么不同吗？岐伯说：星象虽然可看出高低的不同，但在应验上却是一样的，所以在人身方面也是一样的。

黄帝说：讲得好。它们的德化政令动静损益都是怎样的？岐伯说：德化政令灾变都是固定的，是不能彼此相加或相减的，胜盛复就盛，胜衰复就衰，是不能增多的，胜复往来的日数，是不能彼此相越的，五行阴阳的升降，是互相结合而不是一方独无，这都是随着五气之动而与之相应的。

黄帝说：它对疾病的发生有什么影响？岐伯说：依规律而生化，是岁气祥和。四时政令，是岁气的征兆。变易，是回复的纲纪。灾害，是万物受伤的原因。人气和岁气相当的就平和，人气和岁气不相当的就生病，若再重感邪气，病就更要加重了。

黄帝说：讲得好。这真称得上是精微高深的理论、大圣的事业，宣明至理，通达推究而无止境。我听说，善于讲天道的，必定应验于人；善于讲古事的，必定验于现今；善于讲气化的，必定表现在万物上；善于讲感应的，就同天地的造化统一起来；善于讲生化与变动的，就要了解自然的奥妙。不是夫子，谁能谈论这样极精的道理呢？于是选择了一个好日子，把它藏在灵兰书室，每天清晨诵读它，将它命名为《气交变》，不斋戒不敢打开，非常谨慎地传于后世。

【评介】

气交变，指五运之气在上下气交过程中出现的各种变化，故以此名篇。

本文内容主要论述了五运之气太过与不及所引起的气候变化，以及气候变化对自然生态的影响。这些变化对人体生理病理也会产生相应的作用。文中阐发了五运之变与四时之化的关系，揭示了胜与复的变化规律，阐述了五运之气德化政令灾变的具体情况，并重点指出了五运变化与五星的关系。

本文对五星的论述颇繁细，我国对五星运行的认识和观察，在《内经》时代已达到相当的高度，并取得了辉煌的成就。如对五星运行顺、逆、留、守、环、返等天文现象的观察，均达到了相当精确的地步。《内经》运用这些天文科学成就来阐释五运六气学说，意在说明天体运行与人类万物有着密切的关系，这种思想是正确的。然而本文所采用的方法，则完全是占星术的内容，这就不可避免地把五星赋予神学色彩，从而失去了天文现象的科学性和真实性。这当然也有其历史的原因，因为古时的天文学，大部分夹杂着占星术的内容，包括《史记·天官书》及《淮南子·天文训》等等，均有这种思想倾向。《内经》的作者也未摆脱这种历史的局限，正确对待它方符合唯物史观。

## 五常政大论篇第七十

【原文】

黄帝问曰：太虚寥廓，五运回薄[1]，衰盛不同，损益相从[2]，愿闻平气何如而名？何如而纪[3]也？岐伯对曰：昭乎哉问也！木曰敷和[4]，火曰升明，土曰备化，金曰审平，水曰静顺。帝曰：其不及奈何？岐伯曰：木曰委和[5]，火曰伏明，土曰卑监，金曰从革，水曰涸流。帝曰：太过何谓？岐伯曰：木曰发生[6]，火曰赫曦，土曰敦阜，金曰坚成，水曰流衍。

帝曰：三气之纪，愿闻其候。岐伯曰：悉乎哉问也！敷和之纪，木德周行，阳舒阴布[7]，五化宣平，其气端[8]，其性随[9]，其用曲直[10]，其化生荣，其类草木，其政发散，其候温和，其令风，其藏肝，肝其畏清，其主目，其谷麻，其果李，其实核，其应春，其虫毛，其畜犬，其色苍，其养筋，其病里急支满，其味酸，其音角，其物中坚，其数八。

升明之纪，正阳而治[11]，德施周普[12]，五化均衡[13]，其气高，其性速，其用燔灼，其化蕃茂，其类火，其政明曜，其候炎暑，其令热，其藏心，心其畏寒，其主舌，其谷麦，其果杏，其实络[14]，其应夏，其虫羽，其畜马[15]，其色赤，其养血，其病瞤瘛，其味苦，其音徵，其物脉，其数七。

备化之纪，气协天休[16]，德流四政[17]，五化齐修[18]，其气平，其性顺，其用高下，其化丰满，其类土，其政安静，其候溽蒸，其令湿，其藏脾，脾其畏风，其主口，其谷稷，其果枣，其实肉，其应长夏，其虫倮，其畜牛，其色黄，其养肉，其病否，其味甘，其音宫，其物肤，其数五。

审平之纪，收而不争[19]，杀而无犯[20]，五化宣明[21]，其气洁，其性刚，其用散落，其化坚敛，其类金，其政劲肃，其候清切，其令燥，其藏肺，肺其畏热，其主鼻，其谷稻，其果桃，其实壳，其应秋，其虫介，其畜鸡，其色白，其养皮毛，其病咳，其味辛，其音商，其物外坚，其数九。

静顺之纪，藏而勿害，治而善下，五化咸整[22]，其气明，其性下，其用沃衍[23]，其化凝坚，其类水，其政流演，其候凝肃，其令寒，其藏肾，肾其畏湿，其主二阴，其谷豆，其果栗，其实濡，其应冬，其虫鳞，其畜彘，其色黑，其养骨髓，其病厥，其味咸，其音羽，其物濡，其数六。故生而勿杀，长而勿罚，化而勿制，收而勿害，藏而勿抑，是谓平气。

委和之纪，是谓胜生[24]，生气不政[25]，化气乃扬[26]，长气自平，收令乃早，凉雨时降，风云并兴，草木晚荣，苍干凋落，物秀而实，肤肉内充。其气敛，其用聚，其动緛戾拘缓[27]，其发惊骇，其藏肝，其果枣李，其实核壳，其谷稷稻，其味酸辛，其色白苍，其畜犬鸡，其虫毛介，其主雾露凄沧，其声角商，其病摇动注恐[28]，从金化也，少角与判商同，上角与正角同，上商与正商同，其病支废痈肿疮疡，其甘虫[29]，邪伤肝也，上宫与正宫同，萧飋肃杀则炎赫沸腾[30]，眚于三[31]，所谓复也，其主飞蠹蛆雉，乃为雷霆[32]。

伏明之纪，是谓胜长，长气不宣，藏气反布，收气自政，化令乃衡[33]，寒清数举，暑令乃薄，承化物生，生而不长，成实而稚[34]，遇化已老[35]，阳气屈伏，蛰虫早藏，其气郁，其用暴，其动彰伏变易[36]，其发痛，其藏心，其果栗桃，其实络濡[37]，其谷豆稻，其味苦咸，其色玄丹，其畜马彘，其虫羽鳞，其主冰雪霜寒，其声徵羽，其病昏惑悲忘，从水化也，少徵与少羽同，上商与正商同，邪伤心也，凝惨凛冽则暴雨霖霪，眚于九，其主骤注雷霆震惊，沉霒淫雨[38]。

卑监之纪，是谓减化，化气不令，生政独彰[39]，长气整[40]，雨乃愆[41]，收气平，风寒并兴，草木荣美，秀而不实，成而秕也，其气散，其用静定，其动疡涌分溃痈肿，其发濡滞，其藏脾，其果李栗，其实濡核，其谷豆麻，其味酸甘，其色苍黄，其畜牛犬，其虫倮毛，其主飘怒振发，其声宫角，其病留满否塞，从木化也，少宫与少角同，上宫与正宫同，上角与正角同，其病飧泄，邪伤脾也，振拉飘扬则苍干散落，其眚四维，其主败折虎狼[42]，清气乃用，生政乃辱。

从革之纪，是谓折收，收气乃后，生气乃扬，长化合德，火政乃宣，庶类以蕃，其气扬，其用燥切，其动铿禁瞀厥[43]，其发咳喘，其藏肺，其果李杏，其实壳络，其谷麻麦，其味苦辛，其色白丹，其畜鸡羊，其虫介羽，其主明曜炎烁[44]，其声商徵，其病嚏咳鼽衄，从火化也，少商与少徵同，上商与正商同，上角与正角同，邪伤肺也，炎光赫烈则冰雪霜雹，眚于七，其主鳞伏彘鼠，岁气早至，乃生大寒。

涸流之纪，是谓反阳[45]，藏令不举，化气乃昌[46]，长气宣布，蛰虫不藏，土润水泉减，草木条茂，荣秀满盛，其气滞，其用渗泄，其动坚止，其发燥槁，其藏肾，其果枣杏，其实濡肉，其谷黍稷，其味甘咸，其色黅玄，其畜彘牛，其虫鳞倮，其主埃郁昏翳[47]，其声羽宫，其病痿厥坚下，从土化也，少羽与少宫同，上宫与正宫同，其病癃闷，邪伤肾也，埃昏骤雨则振拉摧拔，眚于一，其主毛显狐狢，变化不藏。故乘危而行，不速而至[48]，暴虐无德，灾反及之，微者复微，甚者复甚，气之常也。

发生之纪，是谓启敕[49]，土疏泄，苍气达，阳和布化，阴气乃随，生气淳化，万物以荣，其化生，其气美，其政散，其令条舒[50]，其动掉眩巅疾，其德鸣靡启坼[51]，其变振拉摧拔，其谷麻稻，其畜鸡犬，其果李桃，其色青黄白，其味酸甘辛，其象春，其经足厥阴少阳，其藏肝脾，其虫毛介，其物中坚外坚，其病怒，太角与上商同，上徵则其气逆，其病吐利，不务其德则收气复，秋气劲切，甚则肃杀，清气大至，草木凋零，邪乃伤肝。

赫曦之纪，是谓蕃茂，阴气内化，阳气外荣，炎暑施化，物得以昌[52]，其化长，其气高，其政动，其令鸣显，其动炎灼妄扰，其德暄暑郁蒸，其变炎烈沸腾，其谷麦豆，其畜羊彘，其果杏栗，其色赤白玄，其味苦辛咸，其象夏，其经手少阴太阳，手厥阴少阳，其藏心肺，其虫羽鳞，其物脉濡，其病笑疟疮疡血流狂妄目赤[53]，上羽与正徵同，其收齐，其病痓，上徵而收气后也，暴烈其政，藏气乃复，时见凝惨，甚则雨水霜雹切寒，邪伤心也。

敦阜之纪，是谓广化，厚德清静，顺长以盈[54]，至阴内实，物化充成[55]，烟埃朦郁，见于厚土[56]，大雨时行，湿气乃用，燥政乃辟，其化圆，其气丰，其政静，其令周备，其动濡积并稸，其德柔润重淖，其变震惊飘骤崩溃，其谷稷麻，其畜牛犬，其果枣李，其色黅玄苍，其味甘咸酸，其象长夏，其经足太阴阳明，其藏脾肾，其虫倮毛，其物肌核，其病腹满四支不举，大风迅至，邪伤脾也。

坚成之纪，是谓收引，天气洁，地气明，阳气随，阴治化，燥行其政，物以司成，收气繁布[57]，化洽不终[58]，其化成，其气削，其政肃，其令锐切，其动暴折疡疰[59]，其德雾露萧飋，其变肃杀凋零，其谷稻黍，其畜鸡马，其果桃杏，其色白青丹，其味辛酸苦，其象秋，其经手太阴阳明，其藏肺肝，其虫介羽，其物壳络，其病喘喝胸凭仰息[60]，上徵与正商同，其生齐，其病咳，政暴变则名木不荣，柔脆焦首，长气斯救，大火流，炎烁且至，蔓将槁，邪伤肺也。

流衍之纪，是谓封藏，寒司物化，天地严凝，藏政以布，长令不扬，其化凛，其气坚，其政谧[61]，其令流注，其动漂泄沃涌，其德凝惨寒雰，其变冰雪霜雹，其谷豆稷，其畜彘牛，其果栗枣，其色黑丹黅，其味咸苦甘，其象冬，其经足少阴太阳，其藏肾心，其虫鳞倮，其物濡满，其病胀，上羽而长气不化也。政过则化气大举，而埃昏气交，大雨时降，邪伤肾也。故曰：不恒其德，则所胜来复[62]，政恒其理，则所胜同化[63]。此之谓也。

帝曰：天不足西北，左寒而右凉[64]。地不满东南，右热而左温[65]。其故何也？岐伯曰：阴阳之气，高下之理，太少之异也。东南方，阳也，阳者其精降于下[66]，故右热而左温。西北方，阴也，阴者其精奉于上[67]，故左寒而右凉。是以地有高下，气有温凉，高者气寒，下者气热，故适寒凉者胀[68]，之温热者疮[69]，下之则胀已[70]，汗之则疮已[71]，此凑理开闭之常，太少之异耳。帝曰：其于寿夭何如？岐伯曰：阴精所奉其人寿[72]，阳精所降其人夭[73]。帝曰：善。其病也，治之奈何？岐伯曰：西北之气散而寒之[74]，东南之气收而温之[75]，所谓同病异治也[76]。故曰：气寒气凉，治以寒凉，行水渍之[77]。气温气热，治以温热，强其内守[78]。必同其气，可使平也[79]，假者反之[80]。帝曰：善。一州之气，生化寿夭不同，其故何也？岐伯曰：高下之理，地势使然也。崇高[81]则阴气治之，污下[82]则阳气治之，阳胜者先天[83]，阴胜者后天[84]，此地理之常，生化之道也。帝曰：其有寿夭乎？岐伯曰：高者其气寿，下者其气夭[85]，地之小大异也[86]，小者小异，大者大异[87]。故治病者，必明天道地理，阴阳更胜，气之先后，人之寿夭，生化之期，乃可以知人之形气矣。

帝曰：善。其岁有不病，而藏气不应不用[88]者何也？岐伯曰：天气制之，气有所从也。帝曰：愿卒闻之。岐伯曰：少阳司天，火气下临，肺气上从，白起金用，草木眚，火见燔焫，革金且耗，大暑以行，咳嚏鼽衄鼻窒，曰疡，寒热胕肿。风行于地，尘沙飞扬，心痛胃脘痛，厥逆鬲不通，其主暴速。阳明司天，燥气下临，肝气上从，苍起木用而立，土乃眚，凄沧数至，木伐草萎，胁痛目赤，掉振鼓栗，筋痿不能久立。暴热至，土乃暑，阳气郁发，小便变，寒热如疟，甚则心痛，火行于槁，流水不冰，蛰虫乃见。太阳司天，寒气下临，心气上从，而火且明，丹起金乃眚，寒清时举，胜则水冰，火气高明，心热烦，嗌干善渴，鼽嚏，喜悲数欠，热气妄行，寒乃复，霜不时降，善忘，甚则心痛。土乃润，水丰衍，寒客至，沉阴化，湿气变物，水饮内稸，中满不食，皮㾓肉苛[89]，筋脉不利，甚则胕肿身后痈。厥阴司天，风气下临，脾气上从，而土且隆，黄起水乃眚[90]，土用革[91]，体重肌肉萎，食减口爽，风行太虚[92]，云物摇动，目转耳鸣。火纵其暴，地乃暑，大热消烁，赤沃下[93]，蛰虫数见，流水不冰，其发机速。少阴司天，热气下临，肺气上从，白起金用，草木眚，喘呕寒热，嚏鼽衄鼻窒，大暑流行，甚则疮疡燔灼，金烁石流。地乃燥清，凄沧数至，胁痛善太息，肃杀行，草木变。太阴司天，湿气下临，肾气上从，黑起水变，埃冒云雨，胸中不利，阴痿气大衰而不起不用[94]。当其时反腰脽痛，动转不便也，厥逆。地乃藏阴，大寒且至，蛰虫早附，心下否痛，地裂冰坚，少腹痛，时害于食，乘金则止水增，味乃咸，行水减也。

帝曰：岁有胎孕不育，治之不全，何气使然？岐伯曰：六气五类，有相胜制也，同者盛之，异者衰之，此天地之道，生化之常也。故厥阴司天，毛虫静，羽虫育，介虫不成；在泉，毛虫育，倮虫耗，羽虫不育。少阴司天，羽虫静，介虫育，毛虫不成；在泉，羽虫育，介虫耗不育。太阴司天，倮虫静，鳞虫育，羽虫不成；在泉，倮虫育，鳞虫不成。少阳司天，羽虫静，毛虫育，倮虫不成；在泉，羽虫育，介虫耗，毛虫不育。阳明司天，介虫静，羽虫育，介虫不成；在泉，介虫育，毛虫耗，羽虫不成。太阳司天，鳞虫静，倮虫育；在泉，鳞虫耗，倮虫不育。诸乘所不成之运，则甚也。故气主有所制，岁立有所生，地气制己胜，天气制胜己，天制色，地制形，五类衰盛，各随其气之所宜也。故有胎孕不育，治之不全，此气之常也，所谓中根也。根于外者亦五，故生化之别，有五气五味五色五类五宜也。帝曰：何谓也？岐伯曰：根于中者，命曰神机[95]，神去则机息[96]。根于外者，命曰气立[97]，气止则化绝[98]。故各有制，各有胜，各有生，各有成[99]。故曰：不知年之所加[100]，气之同异，不足以言生化。此之谓也。

帝曰：气始而生化[101]，气散而有形[102]，气布而蕃育[103]，气终而象变[104]，其致一也[105]。然而五味所资，生化有薄厚，成熟有少多，终始不同，其故何也？岐伯曰：地气制之[106]也，非天不生，地不长也。帝曰：愿闻其道。岐伯曰：寒热燥湿，不同其化也。故少阳在泉，寒毒不生，其味辛，其治苦酸，其谷苍丹。阳明在泉，湿毒不生，其味酸，其气湿，其治辛苦甘，其谷丹素。太阳在泉，热毒不生，其味苦，其治淡咸，其谷黅秬。厥阴在泉，清毒不生，其味甘，其治酸苦，其谷苍赤，其气专，其味正。少阴在泉，寒毒不生，其味辛，其治辛苦甘，其谷白丹。太阴在泉，燥毒不生，其味咸，其气热，其治甘咸，其谷黅秬。化淳则咸守，气专则辛化而俱治。故曰：补上下者从之[107]，治上下者逆之[108]，以所在寒热盛衰而调之。故曰：上取下取，内取外取，以求其过。能毒者以厚药[109]，不胜毒者以薄药[110]。此之谓也。气反者，病在上，取之下；病在下，取之上；病在中，傍取之。治热以寒，温而行之[111]；治寒以热，凉而行之[112]；治温以清，冷而行之[113]；治清以温，热而行之[114]。故消之削之[115]，吐之下之，补之泻之，久新同法。帝曰：病在中而不实不坚，且聚且散，奈何？岐伯曰：悉乎哉问也！无积者求其藏，虚则补之，药以祛之，食以随之[116]，行水渍之，和其中外，可使毕已。帝曰：有毒无毒，服有约[117]乎？岐伯曰：病有久新，方有大小，有毒无毒，固宜常制矣。大毒治病，十去其六[118]，常毒治病，十去其七，小毒治病，十去其八，无毒治病，十去其九，谷肉果菜，食养尽之[119]，无使过之，伤其正也[120]。不尽，行复如法[121]，必先岁气，无伐天和[122]，无盛盛，无虚虚[123]，而遗人夭殃，无致邪，无失正，绝人长命[124]。帝曰：其久病者，有气从不康，病去而瘠[125]，奈何？岐伯曰：昭乎哉圣人之问也！化不可代，时不可违[126]。夫经络以通，血气以从，复其不足，与众齐同，养之和之，静以待时，谨守其气，无使倾移，其形乃彰，生气以长，命曰圣王。故大要曰：无代化，无违时，必养必和，待其来复[127]。此之谓也。帝曰：善。

## 【注释】

[1]五运回薄：指五运往返循环，运动不息。回，即轮回运转之义。薄，同迫，及也，至也。

[2]损益相从：损为不及，益为太过。从，承袭相因之义。指五运太过不及相因而行。

[3]纪：此作条理解。

[4]敷和：敷和为敷布和畅之意，此为木气的平气。以下四气均为平气。

[5]委和：委，有缩之义。委和为木气不足。以下四气均为不足。

[6]发生：为木气太过。以下均为太过之名。发生，此指生发过旺。

[7]阳舒阴布：阳舒其气，阴布其精，意味着天地之气平调。

[8]其气端：指其气平正。端，正也。

[9]其性随：指其气平顺。随，顺也。

[10]其用曲直：指其用刚柔相济。

[11]正阳而治：火位应于南方，正当阳位，故称正阳而治。

[12]德施周普：指火德之施周全普遍。

[13]五化均衡：五种化育也均衡如一。

[14]其实络：指果实的筋络，即纤维质类。

[15]其畜马：《金匮真言论》“马”作“羊”。

[16]气协天休：土运之平气，能协同司天之化以成其善道。休，美善也。

[17]德流四政：指土气之德流散养育金木水火四行之政。

[18]五化齐修：使五行化育均衡治理。修，治也，理也。

[19]收而不争：争，夺也。收而不夺。

[20]杀而无犯：犯，伤害。与上文“收而不争”义同。指金气平和，秋以成实，为收杀之气自天而成，收而不夺其精，杀而不害其本。

[21]五化宣明：指五化宣畅显明。

[22]咸整：咸，皆也。整，均整。

[23]沃衍：指水分充沛。

[24]胜生：克伐生气。

[25]生气不政：指生气不能正常发挥。

[26]化气乃扬：化气扬散。

[27]緛戾拘缓：緛，缩也。戾，曲也。拘，拘急。缓，弛缓。

[28]注恐：注，泻注。恐，恐惧。

[29]其甘虫：此句义颇难解，且与下文文例不一，疑有讹衍。

[30]萧飋肃杀则炎赫沸腾：萧飋，同萧瑟，指秋风清肃万物萧条。炎赫沸腾，炎热蒸腾，此复气。

[31]眚于三：三为三宫，为五行成数。灾害发生在三宫。下文文例类此。

[32]乃为雷霆：指木气抑郁过甚而爆发，乃为雷霆。雷霆，古人认为天火之郁发也。

[33]化令乃衡：化令乃土气之令。衡，此作调节解，指土气可调节五气政令失和。

[34]成实而稚：稚，嫩小。结成籽实嫩小。

[35]遇化已老：指果实尚未成熟，而生化机制已尽。化，指土化之气。老，尽也。

[36]彰伏变易：彰，昭彰于外。伏，潜伏于内。此句意为物象或昭彰于外，或潜伏于内，变易无常。

[37]其实络濡：指果实的筋络和汁液。

[38]沉霒淫雨：霒，古阴字，云覆日也。此句为阴雨连绵之义。

[39]独彰：独自彰明。

[40]长气整：指火气平整均调。

[41]雨乃愆：愆，音谦。延期不至曰愆。由于土运不及，雨水不能如期而至。

[42]败折虎狼：指西方灾生，败折虎狼。虎狼为西方山陵之兽。

[43]铿禁瞀厥：铿禁，王冰："铿，咳声也。禁，谓二阴禁止也。"张景岳："铿然有声，咳也。禁，声不出也。"瞀，昏蒙。厥，厥逆。

[44]明曜炎烁：光明炎热。

[45]反阳：指阳气反常行令，水运不及而至。

[46]化气乃昌：指化气乃盛。

[47]埃郁昏翳：指自然界尘埃郁滞不散，天空昏暗。翳，掩也，障也。

[48]不速而至：即不期而至。

[49]启敕：敕，同陈。启发陈旧、去陈布新之义。

[50]条舒：达利之义，即条达舒畅。

[51]鸣靡启坼：鸣靡，鸣声靡靡。启，开也。坼，裂也。

[52]物得以昌：物得以蕃茂昌盛。昌，物遂其生也。

[53]狂妄目赤：精神狂妄，两目红赤。妄，指妄言妄动。

[54]顺长以盈：王冰："土性顺用，无与物争，故德厚而不躁，顺火之长育，使万物化气盈满也。"

[55]物化充成：万物化育之机充实。

［56］厚土：丘陵。

［57］收气繁布：收杀之气充盛。

［58］化洽不终：洽，润也。燥气太过，化润之气不得其终。不终，没有结果。

［59］疡疰：指疡溃湿注。疰，同注。

［60］胸凭仰息：胸凭之物而仰面喘。胸凭，因喘息而胸须依靠他物。

［61］谧：静谧。

［62］不恒其德，则所胜来复：其德失常，所胜之气来复。恒，常也。

［63］政恒其理，则所胜同化：政循其常理，所胜之气则与己同化。

［64］天不足西北，左寒而右凉："天不足西北"与下文"地不满东南"是古人根据上古神话传说形成的传统观念。认为天不足西北，故日月星辰东升而西落。地不满东南，故江河东流。见《淮南子·天文训》。高士宗："天为阳，阳气温热；地为阴，阴气寒凉。天不足西北，则西北方之阳少，故左右寒凉，地不满东南，则东南方之阴气少，故左右温热。"左寒而右凉，面南定位，西北之左为北方，其气寒；右为西方，其气凉。

［65］地不满东南，右热而左温：面南定位，东南之右为南方，其气热；左为东方，其气温。

［66］阳者其精降于下：此指自然天阳之精下降之理。

［67］阴者其精奉于上：地阴之精上奉。

［68］适寒凉者胀：适，作来到解，或作去往解。去往地势高的寒凉境地易发生胀满。寒则气机凝滞不通达，故胀。

［69］之温热者疮：之，去往之义。去往地势低的温热处，易生疮疡之证。

［70］下之则胀已：下，下导之法。用泻下和疏导的方法可使胀病痊愈。

［71］汗之则疮已：汗法可使阳气散越，故疮疡可痊愈。

［72］阴精所奉其人寿：指地势偏高的地域，为阴精所奉之处，此处人寿命较长。

［73］阳精所降其人夭：指地势偏低的地域，为阳精所降之处，此处人寿命较短。王冰："阴精所奉，高之地也。阳精所降，下之地也。阴方之地，阳不妄泄，寒气外持，邪不数中，而正气坚守，故寿延。阳方之地，阳气耗散，发泄无度，风湿数中，真气倾竭，故夭折。"

［74］西北之气散而寒之：王冰："西方北方人，皮肤腠理密，人皆食热，故宜散宜寒。"

［75］东南之气收而温之：王冰："东方南方人，皮肤疏，腠理开，人皆食冷，故宜收宜温。"

［76］所谓同病异治也：指西北方人和东南方人虽病相同，但因地域不同，而所采用的治疗方法不同。

［77］气寒气凉，治以寒凉，行水渍之：指西北方以寒治寒是用行水渍之的方法。王冰：“行水渍之，是汤漫渍也。”

［78］气温气热，治以温热，强其内守：指东南方以热治热是用强其内守的方法。强其内守，让病人内守精气，以不妄泄。

［79］必同其气，可使平也：指治疗方法必须与地域之气相同，才能使此地人气机平调。平，指病气平复。

［80］假者反之：假寒假热用反治法。

［81］崇高：指地势高的区域。

［82］污下：指地势低洼的区域。

［83］阳胜者先天：阳胜的地域气温先天时而至。先天，指气至先于天时。

［84］阴胜者后天：阴胜的地域气温后天时而至。后天，指气至后于天时。

［85］高者其气寿，下者其气夭：高寒区域人一般寿命较长，低热区域人一般寿命较短。

［86］地之小大异也：不管地域的大小，寿夭大都有区别。

［87］小者小异，大者大异：地域小差别也小，地域大差别也大。异，指夭寿差别。

［88］藏气不应不用：指脏气不与运气相应，相应的作用也不显现。

［89］皮痟肉苛：痟，音顽，《广韵》：“痹也。”《字汇》：“手足麻痹也。”皮痟，指皮肤麻痹不仁。肉苛，指肌肉萎缩。

［90］黄起水乃眚：黄起，皮肤黄染，指黄疸病。水，指水肿。眚，指病生。

［91］土用革：指土气作用变异。

［92］风行太虚：大风高作，行于太空。

［93］赤沃下：吴昆：“小便出血也。”张景岳：“赤沃下者，霖雨多热，受赤气也。”张志聪：“赤沃下者，虽沃若之，木叶亦焦赤而下落矣。”姚止庵：“赤沃下谓血水下流也。二便血及赤带之属。”诸说不一。根据文理，六气不时应为外感时病，似是流行血痢。

［94］阴痿气大衰而不起不用：阴痿，指阴器萎软不起不用。气大衰，阳气大衰。

［95］根于中者，命曰神机：根，指吸取营养之根。中，内也。根于中，根植于内，意为靠内部肠胃吸收营养。这是动物生存代谢的方式，称为神机。《六微旨大论》：“出入废则神机化灭。”张景岳：“物之根于中者，以神为之

主，而其知觉运动，即神机之所发也。”

[96]神去则机息：神，指动物的生命。机，指各种机能作用。神去则机息，生命没有了，各种机能作用也就停止了。

[97]根于外者，命曰气立：植根于外，由外部吸取营养的，命曰气立。气立，靠天地之升降而立，此为植物的生存方式。《六微旨大论》：“升降止则气立孤危。”张景岳：“物根于外者，必假外气以成立，而其生长收藏，即气化之所立也。”

[98]气止则化绝：外气一止，则生长收藏之化灭绝。

[99]各有制，各有胜，各有生，各有成：指世界万物的生态关系和各自的生存方式。

[100]年之所加：指运气年历中客主加临的情况。

[101]气始而生化：指气始动而生化始作。

[102]气散而有形：散，流散。有形，有形态表现。

[103]气布而蕃育：气布化而万物蕃生化育。

[104]气终而象变：气终，指气之终极。气终则万象皆变，物极谓之变即是此理。

[105]其致一也：指万物遵循同一法则。

[106]地气制之：地气制约它。

[107]补上下者从之：上，司天之气。下，在泉之气。上下不及，应顺其味以和之。

[108]治上下者逆之：上下太过，应逆其味而治之。

[109]能毒者以厚药：能，同耐。毒，此指药力。厚药，指气味厚而性峻烈之药。对药力耐受力强的人，可用厚药。

[110]不胜毒者以薄药：对不能耐受药力的人给以薄药。薄药，气味薄而药力平和之药。

[111]治热以寒，温而行之：治疗热病用寒性药，但要温服。

[112]治寒以热，凉而行之：治疗寒病用热性药，应待其凉而服之。

[113]治温以清，冷而行之：治疗温病以清泻之药，要冷服其剂。

[114]治清以温，热而行之：治疗清冷之病用温药，应趁其热而服用。清，寒证。

[115]消之削之：消，消散、宣泄之谓，以治无形之疾。削，消磨，攻除，逐下之谓，以治有形之疾。

[116]食以随之：指用饮食调补。

[117]约：指服药的宜忌和法度。

［118］大毒治病，十去其六：大毒，指毒副作用较大而且药力较猛之药。十去其六，十分病去其六分即可停止，以免毒性伤人。

［119］谷肉果菜，食养尽之：指最后采取各种饮食疗养的方法，尽除其病。

［120］无使过之，伤其正也：无论药物还是饮食，都要适可而止，不要越其法度，以免伤其正气。

［121］不尽，行复如法：疾病不能尽除，再如法复行治疗。

［122］必先岁气，无伐天和：必须首先确立岁气的太过和不及，宜补则补，宜泻则泻。不要干犯天之和气。

［123］无盛盛，无虚虚：第一个“盛”字为动词，是补之义。第一个“虚”字亦为动词，泻之义。整句意为不要补其盛，不要泻其虚。

［124］绝人长命：指因为治疗失误而使人早死。

［125］气从不康，病去而瘠：有人气虽顺，但不是很健壮。有人疾病去除后形体羸瘦。

［126］化不可代，时不可违：意指万物造化，不可以人力代之，勿用人的力量取代自然力量，四时规律也不可违背。

［127］必养必和，待其来复：治病用药要恰到好处，不要越其法度，到一定程度，要用保养和气的方法，等待正气平复。

**【语译】**

黄帝问道：广阔无垠的太空，五运循环不息，其有盛衰的不同，所以人体的盛虚也随之而异。我希望听听五运中的平气，是怎样立名，怎样来条理呢？岐伯回答说：你问得好啊！木的平气，称为敷和；火的平气，称为升明；土的平气，称为备化；金的平气，称为审平；水的平气，称为静顺。

黄帝说：五运不及是怎样呢？岐伯说：木运不及，称作委和；火运不及，称作伏明；土运不及，称作卑监；金运不及，称作从革；水运不及，称作涸流。

黄帝说：五运太过呢？岐伯说：木运太过，称作发生；火运太过，称作赫曦；土运太过，称作敦阜；金运太过，称作坚成；水运太过，称作流衍。

黄帝说：我想听听关于三气的各种变化情况。岐伯说：你问得很详细啊！木运平气敷和之年，木气之德施行，阳气舒发，阴气散布，五气宣发而平定，其气端正，其性能随顺，其作用曲直和柔，其化为生荣，其类为草木，其政为发散，其气候为温和，其令为风，其在脏应于肝，肝畏清肃的金气，肝在窍则主目，其在五谷为麻，其在果类为李，其在果实为核，其在四时应于春，其在虫类应于毛虫，其在畜类应于犬，其在色为青，精气充养的是筋，发病为腹中拘急支撑胀满，其味为酸，其在五音为角，其在物为中坚，其在数为五行成数八。

火运平气升明之年，正阳主治，火德普施周备，五气之化，平衡协调，其气上升，其性迅速，其作用为火烧燔灼，其化为繁华茂盛，其类为火，其政为光明照耀，其气候为炎暑，其令为热，其在脏应于心，心畏寒冷，心在窍则主于舌，其在五谷为麦，其在果类为杏，其在果实为丝络，其在四时应于夏，其在虫类应于羽虫，其在畜类应于马，其在色为赤，其精气充养血，其发病为掣动抽搐，其味为苦，其在五音为徵，其在物为脉络，其在数为五行成数七。

土运平气备化之年，土气协同，天道善化，以成其美，土德流行四季。五气之化皆治，其气平和，其性随顺，其作用高下相宜，其化为丰盛饱满，其类为土，其政静谧，其气候为湿热，其令为湿，其在脏应于脾，脾畏风气，脾在窍则主口，其在五谷为稷，其在果类为枣，其在果实为果肉，其在四时应于长夏，其在虫类应于倮虫，其在畜类应于牛，其在色为黄，其精气充养肌肉，其发病为痞塞不通，其在味为甘，其在五音为宫，其在物为皮肤，其在数为五行生数五。

金运平气审平之年，金气虽收而不相争，虽杀而不害，五气之化宣发畅明，其气清肃，其性刚劲，其作用为凋零散落，其化为坚紧，其类为金，其政强劲整肃，其气候为清冷急切，其令为燥，其在脏应于肺，肺畏火热，肺在窍则主鼻，其在五谷为稻，其在果类为桃，其在果实为壳，其在四时应于秋，其在虫类应于介虫，其在畜类应于鸡，其在色为白，精气充养皮毛，其发病为咳嗽，其在味为辛，其在五音为商，其在物为外部坚实，其在数为五行成数九。

水运平气静顺之年，水气闭藏而无害，其主治沉下，五气之化完整，其气明彻，其性沉下，其作用为灌溢，其化为凝坚，其类为水，其政长流不息，其气候为凝肃，其令为寒，其在脏应于肾，肾畏湿土之气，肾在窍则主前后二阴，其在五谷为豆，其在果类为栗，其在果实为汁液，其在四时应于冬，其在虫类为鳞虫，其在畜类为猪，其色为黑，精气充养骨髓，其发病为厥逆，其在味为咸，其在五音为羽，其在物为湿软部分，其在数为五行成数六。

所以生气主岁时不可肃杀，长气主岁时不可克罚，化气主岁时不可制抑，收气主岁时不可戕害，藏气主岁时不可抑遏，这就是平气。

木运不及的委和之年，木为金气所胜，称为胜生，木不及则生气不得施政，土气乃得发扬，长气自能平静，金的收气早临，因而凉雨时降，风云并起，草木繁荣来迟，易于干枯凋落，万物开花结实较快，其皮肉比较充实，其气为收敛，其作用为聚集，其变动为缩短、拘急、弛缓，其发病为惊吓，其在脏应于肝，其在果类应于枣与李，其在果实应于核与壳，其在谷类应于稷与稻，其味为酸与辛，其色为白与苍，其在畜类应于犬与鸡，其在虫类应于毛虫与介虫，其主时之气为雾露凄凉，其在声音为角与商，其发病为动摇惊恐，这是由于木运不及金化显现的缘故。因而少角之年与判商相同。上角与正角相同。上商与正商相同。其发病为四肢废而不用、痈肿疮疡，甘味之物易生虫，所发之病，乃是由邪气伤害肝脏所导致。上宫与正宫相同。凡萧瑟肃杀的金气过甚，则其后必有炎热沸腾的火气来复，灾害发生在东方三宫，这就是所谓的“复气”。火气来复，主飞虫、蠹、蛆虫及雉等，木气郁发，乃为雷霆。

火运不及的伏明之年，称为胜长，火不及则长气不得宣发，水之藏气反而施布，金不受制而收气自政，土之化气平衡，寒冷清凉的气候频频发作，暑热之气被迫而不行，万物承土气之化而生，但因火气不及，故生而不长，果实弱小，到了土之化气主令时，已经衰老。阳气被抑，蛰虫早藏，其气抑郁，其用暴烈，其动为显明与隐伏变幻无常，其发病为疼痛，其在脏应于心，其在果类应于栗与桃，其在果实应于丝络与汁液，其在谷类应于豆与稻，其味为苦与咸，其色为黑与赤，其在畜类应于马与猪，其在虫类应于羽虫与鳞虫，其主时之气为冰雪霜寒，其在声音为徵与羽，其发病为神昏、迷惑、悲哀、善忘，是由于火运不及，从水气之化的缘故。因而少徵之年与少羽相同。上商与正商相同。所发之病，乃是由邪气伤害心脏所导致。凡阴凝凄惨凛冽之气过盛，必有暴雨连绵，灾害发生在南方九宫。土气来复，主为骤雨倾泻，雷霆震惊，阴云不散，淫雨不停。

土运不及的卑监之年，称为减化，化气不得行令，木之生气反而独旺，火之长气平整，土之湿气不得施化，故雨水至期不降，金之收气自平，风寒并起，草木虽然繁荣华美，但秀不能成实，皆如糠秕，其气散发，其作用为沉静安定，其变动为疮疡痈肿，脓水溃流，破裂溃烂，其发病为湿滞不化，其在脏应于脾，其在果类应于李与栗，其在果实应于肉与核，其在谷类应于豆与麻，其在味为酸与甘，其在色为苍与黄，其在畜类应于牛与犬，其在虫类应于倮虫与毛虫，其主时之气为大风飘烈振发，其在声为宫与角，其发病为滞留胀满痞塞，是由于土运不及，从木气之化的缘故。少宫之年与少角相同。上宫与正宫相同。上角与正角相同。其发病为食谷不化的飧泄，是由邪气伤害脾脏所导致。凡木气过甚，则振拉飘扬，而苍干散落的金气来复，灾害发生在四隅。金气来复，主伤害虎狼等兽类，清凉之气乃得为用，木气的生政屈而不行。

金运不及的从革之年，称为折收，金运不及，故收气后期而至，木不受制，则生气乃得发扬，火之政得以宣发，万物因而繁茂，其气发扬，其作用为躁动急切，其变动为顿咳声嗾、昏闷厥逆，其发病为咳嗽喘促，其在脏应于肺，其在果类应于李与杏，其在果实应于壳与丝络，其在谷类应于麻与麦，其味为苦与辛，其色为白与赤，其在畜类应于鸡与羊，其在虫类应于介虫与羽虫，其主时之气为光明照耀，火炎灼烁，其在声为商与徵，其发病为喷嚏、咳嗽、鼻塞、衄血，是由于金运不及，从火气所化的缘故。因而少商之年与少徵相同。上商与正商相同。上角与正角相同。所发生的疾病，是由邪气伤害肺脏所导致。凡火炎炽盛的火气过甚，其后必有冰雪霜雹的水气来复，灾害发生在西方七宫。火气来复，主鳞虫猪鼠，岁寒之气早至，于是发生大寒。

水运不及的涸流之年，称为反阳，藏气不得施用，化气乃得昌盛，长气亦得宣布，蛰虫在外而不归藏，土润泽，水泉减少，草木条达茂盛，万物荣华秀丽，丰满旺盛，其气郁滞不畅，其作用为渗透发泄，其变动为坚而不行，其发病为干燥枯槁，其在脏应于肾，其在果类应于枣与杏，其在果实应于汁与肉，其在谷类应于麦与稷，其味为甘与咸，其色为黄与黑，其在畜类应于猪与牛，其在虫类应于鳞虫与倮虫，其主时之气为尘埃昏暗，其在声音为羽与宫，其发病为痿软厥逆、大便坚硬，是由于火运不及，从土气之所化的缘故。因而少羽之年与少宫相同。上宫与正宫相同。其发病为小便癃闭、大便秘结，是由邪气伤害肾脏所导致的。凡尘昏骤雨降下的土气过甚，则其后必有振拉摧拔的木气来复，灾害发生在北方一宫。风气来复，主毛虫狐貉等显现于外，万物变化不定，不得归藏。

因而五运不及之年，其所不胜之气，乘其孤危不足之时而得以施行，胜气不时而至，若胜气过甚，残害万物，则胜气反要受灾，凡胜气微者，复气则微，胜气甚者，复气则甚，这是胜复变化的正常规律。

木运太过的发生之年，称为启陈，土气疏散畅通，木气条达，阳和之气布化，阴气随行，生发之气和调布化，万物繁荣，其化为生发，其气为华美，其政为布散，其令为条达舒畅，其变动为振掉眩晕头痛，其德为风鸣散乱物体开裂，其变化为大风振拉摧拔，其在谷类应于麻与稻，其在畜类应于鸡与犬，其在果类应于李与桃，其在色为青黄白，其在味为酸甘辛，其征象应于春，其在经脉应于足厥阴与足少阳，其在脏应于肝与脾，其在虫类应于毛虫与介虫，其在物应于中外坚实部分，其发病为愤怒。太角与上商之年相同，若遇少阴君火及少阳相火司天之年，则气逆而不顺，发生呕吐下利等病。木气若恃强而不能行其功德，则己所不胜之金的收气来复，秋气刚劲急切，复甚则肃杀，凉气大至，草木凋谢飘零，邪气乃伤害肝脏。

火运太过的赫曦之年，称为蕃茂，阴气化育于内，阳气繁荣于外，火炎暑热之气施行布化，万物得以昌盛，其化为成长，其气为升腾，其政为运动不止，其令为宣鸣显露，其变动为炎灼妄扰，其功德为温暖暑热之气郁蒸，其变化为火热之气炽盛沸腾，其在谷类应于麦与豆，其在畜类应于羊与猪，其在果类应于杏与栗，其在色为赤白黑，其在味为苦辛咸，其征象应于夏，其在经脉应于手少阴、手太阳及手厥阴、手少阳，其在脏应于心肺，其在虫类应于羽虫与鳞虫，其在物体应于脉络与汁液，其发病为喜笑、疟病、疮疡、失血、狂妄、目赤。上羽与正徵之年相同。火被克则金不受制，故金之收气得与正常齐等，其发病为痓。上徵之年收气后延。火气过于暴烈，则火所不胜之水的藏气来复，时常有阴凝凄惨的气候，甚则雨水霜雹急迫寒冷，邪气乃伤害心脏。

土运太过的敦阜之年，称为广化，土之德性敦厚而清静，顺随火之长气，使物体盈满，土气有余则物体内部充实，由于土气太过，故烟雾尘埃出现于丘陵，大雨时常降下，湿气乃得为用，燥气因而退避，其化为圆满，其气为丰盛，其政为安静，其令为周备，其变动为湿气蓄积，其功德为柔和润泽，其化为雷霆风雨骤至，其在谷类应于稷与麻，其在畜类应于牛与犬，其在果类应于枣与李，其在色为黄黑青，其在味为甘咸酸，其征象应于长夏，其在经脉应于足太阴、足阳明，其在脏应于脾与肾，其在虫类应于倮虫与毛虫，其在物体应于肌与核，其发病为腹满，四肢不能举动。土气太过则土所不胜之木气来复，大风迅速而至，邪气乃伤害脾脏。

金运太过的坚成之年，称为收引，天气洁净，地气清明，阳气随顺，阴气施其治化，燥气为政，万物因而成熟，收气繁盛布化，湿气不得终尽，其化为成熟，其气为削减，其政为整肃，其令为锐利急切，其变动为折伤、疮疡流注不愈，其功德为雾露凄凉，其变化为肃杀凋零，其在谷类应于稻与黍，其在畜类应于鸡与马，其在果类应于桃与杏，其在色为白青赤，其在味为辛酸苦，其征象应于秋，其在经脉应于手太阴、手阳明，其在脏应于肺与肝，其在虫类应于介虫与羽虫，其在物体应于外壳与丝络，其发病为喘息有音、仰面呼吸。上徵之年与正商之年相同。金气被克则木不受制，故木之生气齐化，其发病为咳嗽。金气过于暴烈，则高大树木亦不能繁荣，柔脆的物体必上枯，金气过胜，则金所不胜之火的长气来复，炎热流行，灼烁即至，蔓草即将枯槁，邪气乃伤害肺脏。

水运太过的流衍之年，称为封藏，寒气主万物之变化，天地之气严寒阴凝，由于水之藏气施布，火气之长令不能发扬，其化为凛寒，其气为坚凝，其政为静谧，其令为流动灌注，其变动为漂浮泄泻浇灌涌流，其德为阴凝凄惨寒冷，其变化为霜雪冰雹，其在谷类应于豆与稷，其在畜类应于猪与牛，其在果类应于栗与枣，其在色为黑赤黄，其在味为咸苦甘，其征象应于冬，其在经脉应于足少阴、足太阳，其在脏应于肾与心，其在虫类应于鳞虫与倮虫，其在物体应于液汁充满，其发病为胀满。上羽之年，水气更甚，则火之长气不能施化。尘埃昏暗弥漫天地之间，大雨时常降下，邪气乃伤害肾脏。

所以说五运不能稳定地行其功德，恃强而侮其所不胜之气，则必相胜之气来复，若恒常行其功德，相胜之气亦能与之同化。就是这个意思。

黄帝说：天不足于西北，所以左边寒右边凉，地不满于东南，所以右边热而左边温，这是什么原因呢？岐伯说：天气的阴阳盛衰、地理的高下偏颇，是随四方疆域的不同，有多少之分。东南方属阳，阳气的精华自上而降于下，所以南方热而东方温。西北方属阴，阴气的精华自下而奉于上，所以北方寒而西方凉。因而地理有高下的区别，气候有温凉的不同，地理上高峻的则气候寒凉，地理上低下的则气候温热，所以到气候寒凉的地域，易受寒邪而发胀病，到气候温热的地域，易受热邪而发疮疡，用通下法则胀病可以治愈，用汗法则疮疡可以治愈，这不过是人体腠理开阖的一般规律，太过不及的差异罢了。

黄帝说：地域环境与人的寿夭有什么关系呢？岐伯说：西北地高气寒，阴精上奉气不妄泄，其人多长寿；东南地低气热，阳精下降，其人易夭折。黄帝说：好。这些地域性疾病，应当怎样治疗呢？岐伯说：西北地区，气候寒冷，人喜热食，阳热内郁，寒束其外，可以散其外寒，清其内热；东南地区，气候温暖，阳气耗散，人喜冷食，则多里寒证，可以收敛外泄，温其内寒。这就是所谓的“同病异治”的原则。所以说气候寒凉而有里热的，应当治以寒凉之法，并用热汤浸渍；气候温热而有里寒的，应当治以温热之法，并要强守精气，不使外泄。治疗方法必须与地域之气相同，才能使此地人气机平衡。若病情出现假象的，则以反治法治疗。黄帝说：好。在一州的范围内，人们的寿夭也各不相同，这是什么缘故呢？岐伯说：这是因为地势高低不同的关系。凡地势崇高之处，是阴气为主，地势低洼之处，是阳气为主，阳气为主则阳气盛，阳气盛则气候先天时而至，阴气为主则阴气盛，阴气盛则气候后天时而至，这是地理高下的正常情况和万物生化的一般规律。黄帝说：他们也有寿夭的不同吗？岐伯说：地势崇高的地区，人多长寿，地势低下的地区，人易夭折，不管地区范围大小，都是有差异的，地区范围小的有小差异，地区范围大的有大差异。必须明确气候规律、地理差别、阴阳盛衰、气至先后、寿夭不同、生化常规等各种情况，然后才可以通晓人的形态和气机的变化。

黄帝说：好。一年之中运气平和，并没有太过不及，而脏气不与之相应，也不能发挥正常的作用，这是什么原因呢？岐伯说：这是由于司天之气有所制约，脏气有所顺从的关系。黄帝说：我想听你详细地讲讲。岐伯说：少阳司天，相火下临于地，肺气上从于天气，于是金气从于天气，则草木受灾。若火气过甚则燔灼炎热，金性为之变革，而且受到损耗，炎暑流行，则易出现咳嗽喷嚏、鼻塞而衄血、鼻窒不通、疮疡、寒热、浮肿等病证。厥阴风木在泉，尘土飞扬，易出现心痛、胃脘痛、厥逆、胸膈不通等病证，当主变化急暴迅速。

阳明司天，燥气下临于地，肝气上从于天气，于是木气起用而确立，土乃受灾。若燥气过甚则凄冷之气常至，木被伤害而草类枯萎，则易出现胁痛、目赤、眩晕、摇动战栗、筋痿不能久立等病证。少阴在泉，火气暴热来临，地气当暑，阳气郁蒸，易出现小便变色、寒热如疟、甚则心痛等病证，火气流行于草木枯槁之时，流水不得结冰，蛰虫在外而不伏藏。

太阳司天，寒气下临于地，心气上从于天气，火气光明，火气起用则金气受灾。寒冷之气时起，甚则水结成冰。由于火气过旺，则易出现心中烦热、咽干喜渴、鼻塞喷嚏、喜悲数欠等。火热之气妄行过甚，寒水之气乃复，则霜不时降下，出现善忘，甚者出现心痛等病。太阳在泉，土乃湿润，水满而外溢，寒水客至，继之以湿土之气，阳沉之气化，万物变湿，则易出现水饮蓄积、中满不食、皮肤肌肉麻木不仁、筋脉不利，甚则浮肿、背后痈肿等。

厥阴司天，风气下临于地，脾气上从于天气，土气兴起而隆盛，出现黄疸，水肿病也继之而生。土之作用变革，出现体重肌肉萎缩、食欲减少、口味减退等。若风气行于太空，云物摇动，则目转耳鸣。少阳在泉，火气纵其暴虐之性，大地暑热，大热消烁万物，血痢下泻，蛰虫时常出现，流水不能结冰，其发病急速。

少阴司天，热气下临于地，肺气上从于天气，金气起而为用，则草木受灾。在人体则易喘促呕吐而寒热往来、喷嚏、衄血、鼻窒不通等。若热气过甚则大暑流行，甚则发疮疡等病，阳热烧灼金石。阳明在泉，气候燥而凉，凄凉之气时常来临，易发生胁痛、善太息等，由于肃杀之令行，草木乃发生变化。

太阴司天，湿气下临于地，肾气上从于天气，水气起而变化，则火气受灾。尘埃笼罩，云雨不断，则易出现胸中不舒、阴痿、阳气大衰、阴器不起不用等病证。若值土旺之时，反而腰与臀部疼痛、活动不便、厥逆。太阳在泉，阴气闭藏，大寒乃至，蛰虫乃早伏藏，心腹痞满疼痛，土地冻裂，冰结坚实，少腹疼痛，时常妨碍饮食。若乘金气之化，则金水相生，故积蓄之水增多，味乃变咸，流动之水减少。

黄帝说：在一年中，有的动物繁育，有的动物不能繁育，岁治之气有所不全，这是什么原因使它们这样呢？岐伯说：六气与五类动物之间，有相继而制约的关系，若物类的五行属性和六气五行属性相同的，生育就旺盛，不相同的，生育就衰退，这是自然界有关生化的一般法则。所以厥阴风木司天之年，毛虫安静，羽虫生育，介虫不育；厥阴风木在泉之年，毛虫生育，倮虫耗损，羽虫不育。少阴君火司天之年，羽虫安静，介虫生育，毛虫不育；少阴君火在泉之年，羽虫生育，介虫损耗不育。太阴湿土司天之年，倮虫安静，鳞虫生育，羽虫不育；太阴湿土在泉之年，倮虫生育，鳞虫损耗不育。少阳相火司天之年，羽虫安静，毛虫生育，倮虫不育；少阳相火在泉之年，羽虫生育，介虫耗损，毛虫不育。阳明燥金司天之年，介虫安静，羽虫生育，介虫不育；阳明燥金在泉之年，介虫生育，毛虫耗损，羽虫不育。太阳寒水司天之年，鳞虫安静，倮虫生育；太阳寒水在泉之年，鳞虫生育，羽虫耗损，倮虫不育。

凡六气与五运相克时，被克之气所应的虫类，生育不成的情况更甚。所以六气之主，皆能相互制约，岁运之立，皆有所生化，在泉可以制约己所胜之气，司天可以制约胜己之气，天主乎气，能制五色，地主乎质，能制五形，五虫之类的盛衰，各随其相应之气。所以有孕与不孕的区别，是由于岁制有所不全的缘故，这是五气变化的一般规律。所谓中根，就是指植根于内。植根于外的也有五类，所以生化有了区别，有五气，有五味，有五色，有五类，五类中又互有所宜。黄帝说：这是什么意思呢？岐伯说：动植物的生命，植根于内吸取营养的，叫作神机，神去后则生化之机即停息。植根于外而吸取营养的，叫作气立，气止后则生化灭绝。所以万物各有所制，各有所胜，各有所生，各有所成。因此说，不知道每年的岁运与岁气相加临的情况，运与气相同与不同的差别，不足以谈论生化的问题。就是这个意思。

黄帝说：万物之气的初起，便具有生化作用，气势逐渐扩散，产生一定的形态，由于气的布化，而能够发育生殖，气化到终极，物体则发生变易，万物遵循同一法则。然而五味的资生，生化有厚有薄，成熟有多有少，开始和终止也不相同，这是什么缘故呢？岐伯说：这是由于地气的制约，所以万物非天气而不能生，非地气不能长。黄帝说：我想听听其中的道理。岐伯说：寒热燥湿等不同之气，其气化作用各不相同。所以少阳在泉相火在下，则寒毒不能生，辛味不化，其治化应于苦酸，其谷类应于青色赤色。阳明在泉，燥金在下，则湿毒不生，酸味不化，其治化应于辛苦甘，其在谷类应于赤色与白色。太阳在泉，寒水在下，则热毒不能生，苦味不化，其治化应于淡咸，其在谷类应于黄色与黑色。厥阴在泉，风木在下，其气温，故清毒不能生，甘味不化，其治化应于酸苦，其在谷类应于青色与赤色，其气专一，其味纯正。少阴在泉，君火在下，则寒毒不能生，辛味不化，其治化应于辛苦甘，其在谷类应于白色与赤色。太阴在泉，湿土在下，则燥毒不生，咸味不化，气热者不化，其治化应于甘咸，其在谷类应于黄色与黑色。少阳在泉，其生化之气淳和，水火不相争，故咸味可以自守；厥阴在泉气化专一，其味纯正，金不受害，故与辛味都受到治化。

所以说，司天、在泉之气不及而病不足的，用补法时当顺其气，司天在泉之气太过而病有余的，调治时当逆其气，根据所在的寒热盛衰进行调治。所以说：无论上取、下取、内取、外取，都应探求病情。能够耐受毒药的，用气味俱厚、性较峻猛的药物治疗；不能耐受毒药的，用气味俱薄、性较缓和的药物治疗。就是这个道理。病情有本标不同的，气反常态的，病在上部，取治于下部；病在下部，取治于上部；病在中部，取治于旁侧。治热病用寒药，待温时服药；治寒病用热药，待凉时服药；治温病用凉药，待冷时服药；治凉病用温药，应热时服药。所以病积者用消法，病有形者用削法，病在上者用吐法，病在下者用通下法，病虚者用补法，病实者用泻法，久病新病都可以根据这些原则进行治疗。

黄帝说：病在内部而不实不坚，有时聚有时散，应当怎样治疗呢？岐伯说：你问得很详细啊！没有积的应当从内脏方面探求其病，虚的用补法，有邪的可以用药物祛除它，随后以饮食调养之，用水浴法渍其形体，调和内外，就可使病痊愈。

黄帝说：有毒的药物和无毒的药物，服用时有一定的宜忌吗？岐伯说：病有新久的不同，方有大小的区别，有毒药物和无毒药物，固然有一定的常规用法。凡毒性大的药物，病去十分之六，即勿再服，一般毒性的药物，病去十分之七，即勿再服，稍有毒性的药物，病去十分之八，即勿再服，无毒性的药物，病去十分之九，即勿再服，随后用谷、肉、果、菜等饮食加以调养，则病乃痊愈，而药物不可过用，以免损伤正气。邪气不尽者，可再用上法服用。用药时，必须首先明确当年岁气的盛衰情况，不可违逆天气与人气相应的规律，不可犯补其实、泻其虚的错误，给人造成祸殃。不可因用药不当而招致邪气侵害，损伤人体正气，断送了人的性命。

黄帝说：久病的人，有的气机已经顺从，而身体不得康复，病虽已愈而形体瘦弱的，应当怎样呢？岐伯说：你提的这个问题很高明！运气之主化，不能以人力去代替它，四时之有序，也不可违背它。若经络已经畅通，气血已经顺从，要使其不足的正气能够得到恢复，并与健康人一样，必须注意保养，使内外协调，静心等待天时，审守真气，不使其发生偏差，其形体就可以壮实，生气就可以长养，能做到这样的，就叫作“圣王”。所以《大要》上说不能以人力代替自然造化，不可违逆时序规律，必须注意保养，以待正气来复，就是这个意思。黄帝说：好。

## 【评介】

五常政，指五运的正常政令，因本篇主要论述五运六气主时所引起的自然界气候变化，以及气候变化对自然生态的影响和人类生理病理上产生的相应反应，故以此名篇。

本文内容首先论述五运平气、五运不及、五运太过等各自对气候的内在联系以及气候对人类万物的影响。揭示了地理高下、不同地域的气候差异以及气候差异与人寿命长短的关系。阐释了六气司天、在泉对自然万物的影响、与人体疾病的关系以及疾病的治疗原则和方法。

关于文中的“其数八”“其数七”“其数九”“其数六”均为五行成数。五行学说中运用数的理论即“生数”与“成数”。古人认为，天一生水，地六成之，天二生火，地七成之，天三生木，地八成之，天四生金，地九成之。五为土的生数，土没有成数，因为土为万物之母。这些数字，现在看来，貌似深奥，实为最简单的数字游戏，任何人也讲不出可信的道理，只能说是古时五行家的杜撰。

文中“天不足西北”“地不满东南”的说法，《阴阳应象大论》篇也有论述。有人认为是天地之学。实质上它既不是天文，也不是地理，而是取材于一个很古老的神话传说，《淮南子·天文训》中有较详细的记载。既然不是科学，用它来论证医学中的生理病理现象也不足为凭。不过本文对地理高下与人寿命长短的关系，认识较正确，这也是《内经》中地理医学的内容。地理环境对人类寿命的影响，已被现代科学所证实。

文中最后所论对疾病治疗的方法和原则，有较重要的指导意义，这也说明《内经》的临床治疗学，不但有坚实的临床基础，也有较完备的理论。

最值得现代人赞许的是本文最后所提出“化不可代，时不可违”，即“无代化，无违时”的哲学观点。要求人们不可以人力代替万物造化，不可用人的力量取代自然力量，也不要违逆自然时序。古人的这种遵循天地生态的自然观，其思想宗旨是积极的，对于现代人仍有十分重要的警示作用。

# 卷第二十一

## 六元正纪大论篇第七十一

【原文】

黄帝问曰：六化六变[1]，胜复淫治[2]，甘苦辛咸酸淡先后，余知之矣。夫五运之化，或从五气[3]，或逆天气[4]，或从天气而逆地气[5]，或从地气而逆天气，或相得[6]，或不相得，余未能明其事[7]。欲通天之纪，从地之理，和其运，调其化，使上下合德，无相夺伦[8]，天地升降，不失其宜，五运宣行，勿乖其政[9]，调之正味，从逆奈何？岐伯稽首再拜对曰：昭乎哉问也，此天地之纲纪，变化之渊源，非圣帝孰能穷其至理欤！臣虽不敏，请陈其道，令终不灭，久而不易[10]。帝曰：愿夫子推而次之，从其类序[11]，分其部主[12]，别其宗司[13]，昭其气数[14]，明其正化[15]，可得闻乎？岐伯曰：先立其年以明其气[16]，金木水火土运行之数，寒暑燥湿风火临御之化[17]，则天道可见，民气可调，阴阳卷舒[18]，近而无惑，数之可数者，请遂言之。帝曰：太阳之政[19]奈何？岐伯曰：辰戌之纪也。

太阳　太角　太阴　壬辰　壬戌　其运风，其化鸣紊启坼，其变振拉摧拔，其病眩掉目瞑[20]。

太角初正　少徵　太宫　少商　太羽终[21]

太阳　太徵　太阴　戊辰　戊戌同正徵[22]。其运热，其化暄暑郁燠，其变炎烈沸腾，其病热郁。

太徵　少宫　太商　少羽终　少角初

太阳　太宫　太阴　甲辰岁会同天符[23]　甲戌岁会同天符　其运阴埃，其化柔润重泽，其变震惊飘骤，其病湿下重。

太宫　少商　太羽终　太角初　少徵

太阳　太商　太阴　庚辰　庚戌　其运凉，其化雾露萧飔，其变肃杀凋零，其病燥背瞀胸满。

太商　少羽终　少角初　太徵　少宫

太阳　太羽　太阴　丙辰天符　丙戌天符　其运寒，其化凝惨凛冽，其变冰雪霜雹，其病大寒留于溪谷。

太羽终　太角初　少徵　太宫　少商

凡此太阳司天之政，气化运行先天[24]，天气肃，地气静，寒临太虚，阳气不令，水土合德，上应辰星镇星。其谷玄黅，其政肃，其令徐。寒政大举，泽无阳焰，则火发待时。少阳中治[25]，时雨乃涯，止极雨散，还于太阴[26]，云朝北极[27]，湿化乃布，泽流万物，寒敷于上，雷动于下，寒湿之气，持于气交。民病寒湿，发肌肉痿，足痿不收，濡泻血溢。初之气，地气迁[28]，气乃大温，草乃早荣，民乃厉[29]，温病乃作，身热头痛呕吐，肌腠疮疡。二之气，大凉反至，民乃惨[30]，草乃遇寒，火气遂抑，民病气郁中满，寒乃始。三之气，天政布，寒气行，雨乃降。民病寒，反热中，痈疽注下，心热瞀闷，不治者死。四之气，风湿交争，风化为雨，乃长乃化乃成。民病大热少气，肌肉萎足痿，注下赤白。五之气，阳复化，草乃长乃化乃成，民乃舒。终之气，地气正[31]，湿令行，阴凝太虚，埃昏郊野，民乃惨凄，寒风以至，反者孕乃死[32]。故岁宜苦以燥之温之，必折其郁气，先资其化源，抑其运气，扶其不胜，无使暴过而生其疾，食岁谷以全其真[33]，避虚邪以安其正。适气同异[34]，多少制之[35]，同寒湿者燥热化，异寒湿者燥湿化[36]，故同者多之，异者少之[37]，用寒远寒[38]，用凉远凉，用温远温，用热远热，食宜同法。有假者反常[39]，反是者病，所谓时也[40]。

帝曰：善。阳明之政奈何？岐伯曰：卯酉之纪也。

阳明　少角　少阴　清热胜复同，同正商[41]。　丁卯岁会　丁酉　其运风清热。

少角初正　太徵　少宫　太商　少羽终

阳明　少徵　少阴　寒雨胜复同，同正商。　癸卯同岁会　癸酉同岁会其运热寒雨。

少徵　太宫　少商　太羽终　太角初

阳明　少宫　少阴　风凉胜复同。　己卯　己酉　其运雨风凉。

少宫　太商　少羽终　少角初　太徵

阳明　少商　少阴　热寒胜复同，同正商。　乙卯天符[42]　乙酉岁会，太一天符[43]。其运凉热寒。

少商　太羽终　太角初　少徵　太宫

阳明　少羽　少阴　雨风胜复同，同少宫。　辛卯　辛酉　其运寒雨风。

少羽终　少角初　太徵　少宫　太商

凡此阳明司天之政，气化运行后天[44]，天气急，地气明，阳专其令[45]，炎暑大行，物燥以坚，淳风乃治，风燥横运[46]，流于气交，多阳少阴，云趋雨府，湿乃化敷。燥极而泽，其谷白丹，间谷命太者，其耗白甲品羽，金火合德，上应太白荧惑。其政切，其令暴，蛰虫乃见，流水不冰，民病咳嗌塞，寒热发，暴振溧癃闷[47]，清先而劲，毛虫乃死，热后而暴，介虫乃殃，其发躁，胜复之作，扰而大乱，清热之气，持于气交。初之气，地气迁，阴始凝，气始肃，水乃冰，寒雨化。其病中热胀，面目浮肿，善眠，鼽衄嚏欠呕，小便黄赤，甚则淋。二之气，阳乃布，民乃舒，物乃生荣。厉大至，民善暴死。三之气，天政布，凉乃行，燥热交合，燥极而泽，民病寒热。四之气，寒雨降。病暴仆，振栗谵妄，少气嗌干引饮，及为心痛痈肿疮疡疟寒之疾，骨痿血便。五之气，春令反行，草乃生荣，民气和。终之气，阳气布，候反温，蛰虫来见，流水不冰，民乃康平，其病温。故食岁谷以安其气，食间谷以去其邪[48]，岁宜以咸以苦以辛，汗之清之散之，安其运气，无使受邪，折其郁气，资其化源。以寒热轻重少多其制，同热者多天化，同清者多地化[49]，用凉远凉，用热远热，用寒远寒，用温远温，食宜同法。有假者反之，此其道也。反是者，乱天地之经，扰阴阳之纪也。

帝曰：善。少阳之政奈何？岐伯曰：寅申之纪也。

少阳　太角　厥阴　壬寅同天符　壬申同天符　其运风鼓[50]，其化鸣紊启坼，其变振拉摧拔，其病掉眩支胁惊骇。

太角初正　少徵　太宫　少商　太羽终

少阳　太徵　厥阴　戊寅天符　戊申天符　其运暑，其化暄嚣郁燠，其变炎烈沸腾，其病上热郁血溢血泄心痛。

太徵　少宫　太商　少羽终　少角初

少阳　太宫　厥阴　甲寅　甲申　其运阴雨，其化柔润重泽，其变震惊飘骤，其病体重胕肿痞饮[51]。

太宫　少商　太羽终　太角初　少徵

少阳　太商　厥阴　庚寅　庚申　同正商　其运凉，其化雾露清切，其变肃杀凋零，其病肩背胸中。

太商　少羽终　少角初　太徵　少宫

少阳　太羽　厥阴　丙寅　丙申　其运寒肃，其化凝惨凓冽，其变冰雪霜雹，其病寒浮肿。

太羽终　太角初　少徵　太宫　少商

凡此少阳司天之政，气化运行先天，天气正[52]，地气扰，风乃暴举，木偃沙飞，炎火乃流，阴行阳化，雨乃时应，火木同德，上应荧惑岁星。其谷丹苍，其政严，其令扰。故风热参布，云物沸腾，太阴横流，寒乃时至，凉雨并起。民病寒中，外发疮疡，内为泄满。故圣人遇之，和而不争。往复之作，民病寒热疟泄，聋瞑呕吐，上怫肿[53]色变。初之气，地气迁，风胜乃摇，寒乃去，候[54]乃大温，草木早荣。寒来不杀，温病乃起，其病气怫于上，血溢目赤，咳逆头痛，血崩[55]胁满，肤腠中疮。二之气，火反郁，白埃四起，云趋雨府，风不胜湿，雨乃零，民乃康。其病热郁于上，咳逆呕吐，疮发于中，胸嗌不利，头痛身热，昏愦脓疮。三之气，天政布，炎暑至，少阳临上，雨乃涯。民病热中，聋瞑血溢，脓疮咳呕，鼽衄渴嚏欠，喉痹目赤，善暴死。四之气，凉乃至，炎暑间化，白露降，民气和平，其病满身重。五之气，阳乃去，寒乃来，雨乃降，气门乃闭，刚木早凋，民避寒邪，君子周密。终之气，地气正，风乃至，万物反生，霿雾以行。其病关闭不禁，心痛，阳气不藏而咳。抑其运气，赞所不胜，必折其郁气，先取化源，暴过不生，苛疾不起。故岁宜咸辛宜酸，渗之泄之，渍之发之，观气寒温以调其过，同风热者多寒化，异风热者少寒化，用热远热，用温远温，用寒远寒，用凉远凉，食宜同法，此其道也。有假者反之，反是者病之阶[56]也。

帝曰：善。太阴之政奈何？岐伯曰：丑未之纪也。

太阴　少角　太阳　清热胜复同，同正宫。　丁丑　丁未　其运风清热。

少角初正　太徵　少宫　太商　少羽终

太阴　少徵　太阳　寒雨胜复同。　癸丑　癸未　其运热寒雨。

少徵　太宫　少商　太羽终　太角

太阴　少宫　太阳　风清胜复同，同正宫。　己丑太一天符　己未太一天符　其运雨风清。

少宫　太商　少羽终　少角初　太徵

太阴　少商　太阳　热寒胜复同。　乙丑　乙未　其运凉热寒。

少商　太羽终　太角初　少徵　太宫

太阴　少羽　太阳　雨风胜复同，同正宫。　辛丑同岁会　辛未同岁会　其运寒雨风。

少羽终　少角初　太徵　少宫　太商

凡此太阴司天之政，气化运行后天，阴专其政[57]，阳气退辟[58]，大风时起，天气下降，地气上腾，原野昏霿，白埃四起，云奔南极[59]，寒雨数至，物成于差夏[60]。民病寒湿，腹满身䐜愤胕肿，痞逆寒厥拘急。湿寒合德，黄黑埃昏，流行气交，上应镇星辰星。其政肃，其令寂，其谷黅玄。故阴凝于上，寒积于下，寒水胜火，则为冰雹，阳光不治，杀气乃行。故有余宜高，不及宜下，有余宜晚，不及宜早，土之利，气之化也，民气亦从之，间谷命其太也。初之气，地气迁，寒乃去，春气正，风乃来，生布万物以荣，民气条舒，风湿相薄，雨乃后。民病血溢，筋络拘强，关节不利，身重筋痿。二之气，大火正[61]，物承化，民乃和，其病温厉[62]大行，远近咸若，湿蒸相薄，雨乃时降。三之气，天政布，湿气降，地气腾，雨乃时降，寒乃随之。感于寒湿，则民病身重胕肿，胸腹满。四之气，畏火临，溽蒸化，地气腾，天气否隔，寒风晓暮，蒸热相薄，草木凝烟，湿化不流，则白露阴布，以成秋令。民病腠理热，血暴溢疟，心腹满热胪胀[63]，甚则胕肿。五之气，惨令已行，寒露下，霜乃早降，草木黄落，寒气及体，君子周密，民病皮腠。

终之气，寒大举，湿大化，霜乃积，阴乃凝，水坚冰，阳光不治。感于寒，则病人关节禁固，腰脽痛，寒湿推于气交而为疾也。必折其郁气，而取化源，益其岁气，无使邪胜，食岁谷以全其真，食间谷以保其精。故岁宜以苦燥之温之，甚者发之泄之。不发不泄，则湿气外溢，肉溃皮坼而水血交流。必赞其阳火，令御甚寒，从气异同，少多其判也，同寒者以热化，同湿者以燥化，异者少之，同者多之，用凉远凉，用寒远寒，用温远温，用热远热，食宜同法。假者反之，此其道也，反是者病也。

帝曰：善。少阴之政奈何？岐伯曰：子午之纪也。

少阴　太角　阳明　壬子　壬午　其运风鼓，其化鸣紊启坼，其变振拉摧拔，其病支满。

太角初正　少徵　太宫　少商　太羽终

少阴　太徵　阳明　戊子天符　戊午太一天符　其运炎暑，其化暄曜郁燠，其变炎烈沸腾，其病上热血溢。

太徵　少宫　太商　少羽终　少角初

少阴　太宫　阳明　甲子　甲午　其运阴雨，其化柔润时雨，其变震惊飘骤，其病中满身重。

太宫　少商　太羽终　太角初　少徵

少阴　太商　阳明　庚子同天符　庚午同天符　同正商　其运凉劲，其化雾露萧飔，其变肃杀凋零，其病下清。

太商　少羽终　少角初　太徵　少宫

少阴　太羽　阳明　丙子岁会　丙午　其运寒，其化凝惨凓冽，其变冰雪霜雹，其病寒下。

太羽终　太角初　少徵　太宫　少商

凡此少阴司天之政，气化运行先天，地气肃，天气明，寒交暑[64]，热加燥，云驰雨府[65]，湿化乃行，时雨乃降，金火合德，上应荧惑太白。其政明，其令切，其谷丹白。水火寒热持于气交而为病始也，热病生于上，清病生于下，寒热凌犯而争于中，民病咳喘，血溢血泄鼽嚏，目赤眦疡，寒厥入胃，心痛腰痛，腹大嗌干肿上。初之气，地气迁，燥将去，寒乃始，蛰复藏，水乃冰，霜复降，风乃至，阳气郁，民反周密，关节禁固，腰脽痛，炎暑将起，中外疮疡。二之气，阳气布，风乃行，春气以正，万物应荣，寒气时至，民乃和。其病淋，目瞑目赤，气郁于上而热。三之气，天政布，大火行，庶类番鲜[66]，寒气时至。民病气厥心痛，寒热更作，咳喘目赤。四之气，溽暑至，大雨时行，寒热互至。民病寒热，嗌干黄瘅，鼽衄饮发。五之气，畏火临，暑反至，阳乃化，万物乃生乃长荣，民乃康，其病温。终之气，燥令行，余火内格[67]，肿于上，咳喘，甚则血溢。寒气数举，则霧雾翳[68]，病生皮腠，内舍于胁，下连少腹而作寒中，地将易也。必抑其运气，资其岁胜，折其郁发，先取化源，无使暴过而生其病也。食岁谷以全真气，食间谷以辟虚邪。岁宜咸以耎[69]之，而调其上，甚则以苦发之；以酸收之，而安其下，甚则以苦泄之。适气同异而多少之，同天气者以寒清化，同地气者以温热化，用热远热，用凉远凉，用温远温，用寒远寒，食宜同法。有假则反，此其道也，反是者病作矣。

帝曰：善。厥阴之政奈何？岐伯曰：巳亥之纪也。

厥阴　少角　少阳　清热胜复同，同正角。　丁巳天符　丁亥天符　其运风清热。

少角初正　太徵　少宫　太商　少羽终

厥阴　少徵　少阳　寒雨胜复同。　癸巳同岁会　癸亥同岁会　其运热寒雨。

少徵　太宫　少商　太羽终　太角初

厥阴　少宫　少阳　风清胜复同，同正角。　己巳　己亥　其运雨风清。

少宫　太商　少羽终　少角初　太徵

厥阴　少商　少阳　热寒胜复同，同正角。　乙巳　乙亥　其运凉热寒。

少商　太羽终　太角初　少徵　太宫

厥阴　少羽　少阳　雨风胜复同。　辛巳　辛亥　其运寒雨风。

少羽终　少角初　太徵　少宫　太商

凡此厥阴司天之政，气化运行后天，诸同正岁[70]，气化运行同天[71]，天气扰[72]，地气正[73]，风生高远，炎热从之，云趋雨府，湿化乃行，风火同德，上应岁星荧惑。其政扰[74]，其令速，其谷苍丹，间谷言太者，其耗文角品羽[75]。风燥火热，胜复更作，蛰虫来见，流水不冰，热病行于下，风病行于上，风燥胜复形于中。初之气，寒始肃，杀气方至，民病寒于右之下。二之气，寒不去，华雪水冰[76]，杀气施化，霜乃降，名草上焦，寒雨数至，阳复化，民病热于中。三之气，天政布，风乃时举，民病泣出耳鸣掉眩。四之气，溽暑湿热相薄，争于左之上，民病黄瘅[77]而为胕肿。五之气，燥湿更胜，沉阴乃布，寒气及体，风雨乃行。终之气，畏火司令，阳乃大化，蛰虫出见，流水不冰，地气大发，草乃生，人乃舒，其病温厉。必折其郁气，资其化源，赞其运气，无使邪胜。岁宜以辛调上，以咸调下，畏火之气，无妄犯之。用温远温，用热远热，用凉远凉，用寒远寒，食宜同法。有假反常，此之道也，反是者病。

帝曰：善。夫子之言可谓悉矣，然何以明其应乎？岐伯曰：昭乎哉问也！夫六气者，行有次，止有位，故常以正月朔日平旦视之[78]，睹其位而知其所在[79]矣。运有余，其至先[80]，运不及，其至后[81]，此天之道，气之常也。运非有余非不足，是谓正岁[82]，其至当其时也[83]。帝曰：胜复之气，其常在也，灾眚时至，候也奈何？岐伯曰：非气化者，是谓灾也。帝曰：天地之数[84]，终始奈何？岐伯曰：悉乎哉问也！是明道也。数之始，起于上而终于下[85]，岁半之前，天气主之，岁半之后，地气主之[86]，上下交互，气交主之，岁纪毕矣[87]。故曰：位明气月[88]可知乎，所谓气也。帝曰：余司其事，则而行之，不合其数何也？岐伯曰：气用有多少[89]，化治有盛衰[90]，衰盛多少，同其化也[91]。帝曰：愿闻同化何如？岐伯曰：风温春化同[92]，热曛昏火夏化同，胜与复同[93]，燥清烟露秋化同，云雨昏暝埃长夏化同，寒气霜雪冰冬化同，此天地五运六气之化，更用盛衰之常也。帝曰：五运行同天化[94]者，命曰天符，余知之矣。愿闻同地化[95]者何谓也？岐伯曰：太过而同天化者三，不及而同天化者亦三，太过而同地化者三，不及而同地化者亦三，此凡二十四岁也。帝曰：愿闻其所谓也。岐伯曰：甲辰甲戌太宫下加太阴，壬寅壬申太角下加厥阴，庚子庚午太商下加阳明，如是者三。癸巳癸亥少徵下加少阳，辛丑辛未少羽下加太阳，癸卯癸酉少徵下加少阴，如是者三。戊子戊午太徵上临少阴，戊寅戊申太徵上临少阳，丙辰丙戌太羽上临太阳，如是者三。丁巳丁亥少角上临厥阴，乙卯乙酉少商上临阳明，己丑己未少宫上临太阴，如是者三。除此二十四岁，则不加不临[96]也。帝曰：加者何谓？岐伯曰：太过而加同天符，不及而加同岁会也。帝曰：临者何谓？岐伯曰：太过不及，皆曰天符，而变行有多少，病形有微甚，生死有早晏耳。帝曰：夫子言用寒远寒，用热远热，余未知其然也，愿闻何谓远？岐伯曰：热无犯热，寒无犯寒，从者和，逆者病，不可不敬畏而远之，所谓时兴六位[97]也。帝曰：温凉何如？岐伯曰：司气以热，用热无犯[98]，司气以寒，用寒无犯，司气以凉，用凉无犯，司气以温，用温无犯，间气同其主无犯[99]，异其主则小犯之，是谓四畏[100]，必谨察之。帝曰：善。其犯者何如？岐伯曰：天气反时，则可依时[101]，及胜其主则可犯[102]，以平为期，而不可过，是谓邪气反胜者。故曰：无失天信[103]，无逆气宜[104]，无翼其胜[105]，无赞其复[106]，是谓至治。

帝曰：善。五运气行主岁之纪，其有常数乎？岐伯曰：臣请次之。

甲子　甲午岁

上少阴火[107]　中太宫土运[108]　下[109]阳明金　热化二[110]，雨化五，燥化四，所谓正化日也。其化上咸寒[111]，中苦热，下酸热，所谓药食宜也。

乙丑　乙未岁

上太阴土　中少商金运　下太阳水　热化寒化胜复同，所谓邪气化日也。灾七宫[112]。湿化五，清化四，寒化六，所谓正化日也。其化上苦热，中酸和，下甘热，所谓药食宜也。

丙寅　丙申岁

上少阳相火　中太羽水运　下厥阴木　火化二，寒化六，风化三，所谓正化日也。其化上咸寒，中咸温，下辛温，所谓药食宜也。

丁卯岁会　丁酉岁

上阳明金　中少角木运　下少阴火　清化热化胜复同，所谓邪气化日也。灾三宫[113]。燥化九，风化三，热化七，所谓正化日也。其化上苦小温，中辛和，下咸寒，所谓药食宜也。

戊辰　戊戌岁

上太阳水　中太徵火运　下太阴土　寒化六，热化七，湿化五，所谓正化日也。其化上苦温，中甘和，下甘温，所谓药食宜也。

己巳　己亥岁

上厥阴木　中少宫土运　下少阳相火　风化清化胜复同，所谓邪气化日也。灾五宫[114]。风化三，湿化五，火化七，所谓正化日也。其化上辛凉，中甘和，下咸寒，所谓药食宜也。

庚午同天符　庚子岁同天符

上少阴火　中太商金运　下阳明金　热化七，清化九，燥化九，所谓正化日也。其化上咸寒，中辛温，下酸温，所谓药食宜也。

辛未同岁会　辛丑岁同岁会

上太阴土　中少羽水运　下太阳水　雨化风化胜复同，所谓邪气化日也。灾一宫[115]。雨化五，寒化一，所谓正化日也。其化上苦热，中苦和，下苦热，所谓药食宜也。

壬申同天符　壬寅岁同天符

上少阳相火　中太角木运　下厥阴木　火化二，风化八，所谓正化日也。其化上咸寒，中酸和，下辛凉，所谓药食宜也。

癸酉同岁会　癸卯岁同岁会

上阳明金　中少徵火运　下少阴火　寒化雨化胜复同，所谓邪气化日也。灾九宫[116]。燥化九，热化二，所谓正化日也。其化上苦小温，中咸温，下咸寒，所谓药食宜也。

甲戌岁会同天符　甲辰岁岁会同天符

上太阳水　中太宫土运　下太阴土　寒化六，湿化五，正化日也。其化上苦热，中苦温，下苦温，药食宜也。

乙亥　乙巳岁

上厥阴木　中少商金运　下少阳相火　热化寒化胜复同，邪气化日也。灾七宫。风化八，清化四，火化二，正化度也。其化上辛凉，中酸和，下咸寒，药食宜也。

丙子岁会　丙午岁

上少阴火　中太羽水运　下阳明金　热化二，寒化六，清化四，正化度也。其化上咸寒，中咸热，下酸温，药食宜也。

丁丑　丁未岁

上太阴土　中少角木运　下太阳水　清化热化胜复同，邪气化度也。灾三宫。雨化五，风化三，寒化一，正化度也。其化上苦温，中辛温，下甘热，药食宜也。

戊寅　戊申岁天符

上少阳相火　中太徵火运　下厥阴木　火化七，风化三，正化度也。其化上咸寒，中甘和，下辛凉，药食宜也。

己卯　己酉岁

上阳明金　中少宫土运　下少阴火　风化清化胜复同，邪气化度也。灾五宫。清化九，雨化五，热化七，正化度也。其化上苦小温，中甘和，下咸寒，药食宜也。

庚辰　庚戌岁

上太阳水　中太商金运　下太阴土　寒化一，清化九，雨化五，正化度也。其化上苦热，中辛温，下甘热，药食宜也。

辛巳　辛亥岁

上厥阴木　中少羽水运　下少阳相火　雨化风化胜复同，邪气化度也。灾一宫。风化三，寒化一，火化七，正化度也。其化上辛凉，中苦和，下咸寒，药食宜也。

壬午　壬子岁

上少阴火　中太角木运　下阳明金　热化二，风化八，清化四，正化度也。其化上咸寒，中酸凉，下酸温，药食宜也。

癸未　癸丑岁

上太阴土　中少徵火运　下太阳水　寒化雨化胜复同，邪气化度也。灾九宫。雨化五，火化二，寒化一，正化度也。其化上苦温，中咸温，下甘热，药食宜也。

甲申　甲寅岁

上少阳相火　中太宫土运　下厥阴木　火化二，雨化五，风化八，正化度也。其化上咸寒，中咸和，下辛凉，药食宜也。

乙酉太一天符　乙卯岁天符

上阳明金　中少商金运　下少阴火　热化寒化胜复同，邪气化度也。灾七宫。燥化四，清化四，热化二，正化度也。其化上苦小温，中苦和，下咸寒，药食宜也。

丙戌天符　丙辰岁天符

上太阳水　中太羽水运　下太阴土　寒化六，雨化五，正化度也。其化上苦热，中咸温，下甘热，药食宜也。

丁亥天符　丁巳岁天符

上厥阴木　中少角木运　下少阳相火　清化热化胜复同，邪气化度也。灾三宫。风化三，火化七，正化度也。其化上辛凉，中辛和，下咸寒，药食宜也。

戊子天符　戊午岁太一天符

上少阴火　中太徵火运　下阳明金　热化七，清化九，正化度也。其化上咸寒，中甘寒，下酸温，药食宜也。

己丑太一天符　己未岁太一天符

上太阴土　中少宫土运　下太阳水　风化清化胜复同，邪气化度也。灾五宫。雨化五，寒化一，正化度也。其化上苦热，中甘和，下甘热，药食宜也。

庚寅　庚申岁

上少阳相火　中太商金运　下厥阴木　火化七，清化九，风化三，正化度也。其化上咸寒，中辛温，下辛凉，药食宜也。

辛卯　辛酉岁

上阳明金　中少羽水运　下少阴火　雨化风化胜复同，邪气化度也。灾一宫。清化九，寒化一，热化七，正化度也。其化上苦小温，中苦和，下咸寒，药食宜也。

壬辰　壬戌岁

上太阳水　中太角木运　下太阴土　寒化六，风化八，雨化五，正化度也。其化上苦温，中酸和，下甘温，药食宜也。

癸巳同岁会　癸亥同岁会

上厥阴木　中少徵火运　下少阳相火　寒化雨化胜复同，邪气化度也。灾九宫。风化八，火化二，正化度也。其化上辛凉，中咸和，下咸寒，药食宜也。

凡此定期之纪[117]，胜复正化[118]，皆有常数[119]，不可不察。

故知其要[120]者，一言而终，不知其要，流散无穷，此之谓也。

帝曰：善。五运之气，亦复岁乎[121]？岐伯曰：郁极乃发[122]，待时而作也。帝曰：请问其所谓也？岐伯曰：五常之气[123]，太过不及，其发异也。帝曰：愿卒闻之。岐伯曰：太过者暴，不及者徐，暴者为病甚，徐者为病持。帝曰：太过不及，其数何如？岐伯曰：太过者其数成，不及者其数生，土常以生也。帝曰：其发也何如？岐伯曰：土郁之发，岩谷震惊，雷殷气交，埃昏黄黑，化为白气，飘骤高深，击石飞空，洪水乃从，川流漫衍，田牧土驹[124]。化气乃敷，善为时雨，始生始长，始化始成。故民病心腹胀，肠鸣而为数后，甚则心痛胁䐜，呕吐霍乱，饮发注下，胕肿身重。云奔雨府，霞拥朝阳，山泽埃昏，其乃发也，以其四气。云横天山，浮游生灭[125]，怫之先兆。金郁之发，天洁地明，风清气切，大凉乃举，草树浮烟，燥气以行，霿雾数起，杀气来至，草木苍干，金乃有声。故民病咳逆，心胁满引少腹，善暴痛，不可反侧，嗌干面尘色恶。山泽焦枯，土凝霜卤[126]，怫乃发也，其气五。夜零白露，林莽声凄，怫之兆也。水郁之发，阳气乃辟，阴气暴举，大寒乃至，川泽严凝，寒雰结为霜雪，甚则黄黑昏翳，流行气交，乃为霜杀，水乃见祥[127]。故民病寒客心痛，腰脽痛，大关节不利，屈伸不便，善厥逆，痞坚腹满。阳光不治，空积沉阴，白埃昏暝，而乃发也，其气二火前后。太虚深玄，气犹麻散，微见而隐，色黑微黄，怫之先兆也。木郁之发，太虚埃昏，云物以扰，大风乃至，屋发折木，木有变。故民病胃脘当心而痛，上支两胁，鬲咽不通，食欲不下，甚则耳鸣眩转，目不识人，善暴僵仆。太虚苍埃，天山一色，或气浊色，黄黑郁若，横云不起雨，而乃发也，其气无常。长川草偃，柔叶呈阴，松吟高山，虎啸岩岫，怫之先兆也。火郁之发，太虚肿翳[128]，大明不彰，炎火行，大暑至，山泽燔燎，材木流津，广厦腾烟，土浮霜卤，止水乃减，蔓草焦黄，风行惑言[129]，湿化乃后。故民病少气，疮疡痈肿，胁腹胸背，面首四支，䐜愤胪胀，疡痱呕逆，瘛疭骨痛，节乃有动，注下温疟，腹中暴痛，血溢流注，精液乃少，目赤心热，甚则瞀闷懊侬，善暴死。刻终大温，汗濡玄府，其乃发也，其气四。动复则静，阳极反阴，湿令乃化乃成。华发水凝，山川冰雪，焰阳午泽，怫之先兆也。有怫之应而后报也，皆观其极而乃发也，木发无时，水随火也。谨候其时，病可与期，失时反岁，五气不行，生化收藏，政无恒也。帝曰：水发而雹雪，土发而飘骤，木发而毁折，金发而清明，火发而曛昧，何气使然？岐伯曰：气有多少，发有微甚，微者当其气[130]，甚者兼其下[131]，征其下气而见可知也[132]。帝曰：善。五气之发，不当位者何也？岐伯曰：命其差[133]。帝曰：差有数乎？岐伯曰：后皆三十度而有奇也[134]。帝曰：气至而先后者何[135]？岐伯曰：运太过则其至先，运不及则其至后，此候之常也。帝曰：当时而至者何也？岐伯曰：非太过非不及，则至当时，非是者眚也。帝曰：善。气有非时而化者[136]何也？岐伯曰：太过者当其时，不及者归其己胜也。帝曰：四时之气，至有早晏高下左右，其候何如？岐伯曰：行有逆顺，至有迟速，故太过者化先天，不及者化后天。帝曰：愿闻其行何谓也？岐伯曰：春气西行，夏气北行，秋气东行，冬气南行[137]。故春气始于下，秋气始于上，夏气始于中，冬气始于标[138]。春气始于左，秋气始于右，冬气始于后，夏气始于前[139]。此四时正化之常。故至高之地，冬气常在，至下之地，春气常在，必谨察之。帝曰：善。

黄帝问曰：五运六气之应见，六化之正，六变之纪何如？岐伯对曰：夫六气正纪，有化有变，有胜有复，有用有病，不同其候，帝欲何乎？帝曰：愿尽闻之。岐伯曰：请遂言之。夫气之所至也，厥阴所至为和平，少阴所至为暄，太阴所至为埃溽，少阳所至为炎暑，阳明所至为清劲，太阳所至为寒雰，时化之常[140]也。厥阴所至为风府为璺启，少阴所至为火府为舒荣，太阴所至为雨府为员盈，少阳所至为热府为行出，阳明所至为司杀府为庚苍，太阳所至为寒府为归藏，司化之常[141]也。厥阴所至为生为风摇，少阴所至为荣为形见，太阴所至为化为云雨，少阳所至为长为番鲜，阳明所至为收为雾露，太阳所至为藏为周密，气化之常[142]也。厥阴所至为风生，终为肃；少阴所至为热生，中为寒；太阴所至为湿生，终为注雨；少阳所至为火生，终为蒸溽；阳明所至为燥生，终为凉；太阳所至为寒生，中为温。德化之常[143]也。厥阴所至为毛化，少阴所至为羽化，太阴所至为倮化，少阳所至为羽化，阳明所至为介化，太阳所至为鳞化，德化之常也。厥阴所至为生化，少阴所至为荣化，太阴所至为濡化，少阳所至为茂化，阳明所至为坚化，太阳所至为藏化，布政之常[144]也。厥阴所至为飘怒大凉，少阴所至为大暄寒，太阴所至为雷霆骤注烈风，少阳所至为飘风燔燎霜凝，阳明所至为散落温，太阳所至为寒雪冰雹白埃，气变之常也。厥阴所至为挠动为迎随，少阴所至为高明焰为曛，太阴所至为沉阴为白埃为晦暝，少阳所至为光显为彤云为曛，阳明所至为烟埃为霜为劲切为凄鸣，太阳所至为刚固为坚芒为立，令行之常[145]也。厥阴所至为里急，少阴所至为疡胗身热，太阴所至为积饮否隔，少阳所至为嚏呕为疮疡，阳明所至为浮虚，太阳所至为屈伸不利，病之常[146]也。厥阴所至为支痛，少阴所至为惊惑恶寒战栗谵妄，太阴所至为稸满，少阳所至为惊躁瞀昧暴病，阳明所至为鼽尻阴股膝髀腨骭足病，太阳所至为腰痛，病之常也。厥阴所至为緛戾，少阴所至为悲妄衄衊，太阴所至为中满霍乱吐下，少阳所至为喉痹耳鸣呕涌，阳明所至为皴揭，太阳所至为寝汗痉，病之常也。厥阴所至为胁痛呕泄，少阴所至为语笑，太阴所至为重胕肿，少阳所至为暴注瞤瘛暴死，阳明所至为鼽嚏，太阳所至为流泄禁止，病之常也。凡此十二变者，报德以德[147]，报化以化，报政以政，报令以令，气高则高[148]，气下则下，气后则后，气前则前，气中则中，气外则外，位之常[149]也。故风胜则动，热胜则肿，燥胜则干，寒胜则浮，湿胜则濡泄，甚则水闭胕肿，随气所在，以言其变耳。帝曰：愿闻其用也。岐伯曰：夫六气之用，各归不胜而为化，故太阴雨化，施于太阳；太阳寒化，施于少阴；少阴热化，施于阳明；阳明燥化，施于厥阴；厥阴风化，施于太阴。各命其所在以征之也。帝曰：自得其位何如？岐伯曰：自得其位，常化[150]也。帝曰：愿闻所在也。岐伯曰：命其位而方月可知[151]也。

帝曰：六位之气盈虚何如？岐伯曰：太少异也[152]，太者之至徐而常，少者暴而亡。帝曰：天地之气，盈虚何如？岐伯曰：天气不足，地气随之，地气不足，天气从之，运居其中而常先也[153]。恶所不胜，归所同和[154]，随运归从而生其病也[155]。故上胜则天气降而下，下胜则地气迁而上，多少而差其分[156]，微者小差，甚者大差，甚则位易气交易，则大变生而病作矣。《大要》曰：甚纪五分，微纪七分[157]，其差可见。此之谓也。帝曰：善。论言热无犯热，寒无犯寒。余欲不远寒，不远热奈何？岐伯曰：悉乎哉问也！发表不远热，攻里不远寒。帝曰：不发不攻而犯寒犯热何如？岐伯曰：寒热内贼，其病益甚。帝曰：愿闻无病者何如？岐伯曰：无者生之，有者甚之[158]。帝曰：生者何如？岐伯曰：不远热则热至，不远寒则寒至，寒至则坚否腹满，痛急下利之病生矣，热至则身热，吐下霍乱，痈疽疮疡，瞀郁注下，瞤瘛肿胀，呕鼽衄头痛，骨节变肉痛，血溢血泄，淋闷之病生矣。帝曰：治之奈何？岐伯曰：时必顺之，犯者治以胜也[159]。黄帝问曰：妇人重身，毒之何如[160]？岐伯曰：有故无殒，亦无殒也[161]。帝曰：愿闻其故何谓也？岐伯曰：大积大聚，其可犯也[162]，衰其太半而止，过者死[163]。帝曰：善。郁之甚者治之奈何？岐伯曰：木郁达之[164]，火郁发之[165]，土郁夺之[166]，金郁泄之[167]，水郁折之[168]，然调其气，过者折之[169]，以其畏也，所谓泻之[170]。帝曰：假者何如？岐伯曰：有假其气，则无禁也[171]。所谓主气不足，客气胜也[172]。帝曰：至哉圣人之道！天地大化运行之节[173]，临御之纪[174]，阴阳之政，寒暑之令，非夫子孰能通之！请藏之灵兰之室，署曰《六元正纪》，非斋戒不敢示，慎传也。

【注释】

[1]六化六变：指寒暑燥湿风火的正常生化和异常变化。养万物曰化，害万物曰变。

[2]胜复淫治：胜，六气反常所致的胜气。复，指复气。淫，指邪气。治，指平气。

[3]或从五气：五，《新校正》："详五气，疑作天气，则与下文相协。""天"字为是。

[4]或逆天气：指五运值岁之气与司天之气在五行属性上相违逆。

[5]或从天气而逆地气：五运值岁之气与司天之气相顺，而与在泉之气相违。

[6]或相得：指司天之气与五运值岁之气相生。

［7］余未能明其事：其中的内在机理我尚不明白。

［8］无相夺伦：伦，美也，次也。此作次序解。此句意为运与气不要相互破坏正常顺序。

［9］勿乖其政：乖，背也，逆也。指不要违背应时的政令。

［10］久而不易：永久不变。

［11］从其类序：依据五行属性把各种事物以类别梳理成一定次序。

［12］分其部主：分别部主。指六气司天在泉，左右间气，各有分位，各主其时。

［13］别其宗司：一年之中岁运岁气及各步各有主司。吴昆："宗司者，统者为宗，分者为司也。"

［14］昭其气数：指昭明每气每运所主的天数。

［15］明其正化：表明正化。正化，指六气之主时当位之所化。

［16］先立其年以明其气：先确立年份的年干与年支以明确主运主气的各种情况。

［17］临御之化：指御位加临的化生情况。御，司天主气。

［18］阴阳卷舒：卷舒，作屈伸解。阴阳卷舒，是指阴阳的升降。

［19］太阳之政：指太阳寒水值年布政的情况。

［20］太阳太角太阴壬辰壬戌其运风，其化鸣紊启坼，其变振拉摧拔，其病眩掉目瞑：太阳，是指太阳寒水司天的年份，即岁支为辰戌的年份。太角，是阳木主运的年份，即据五音建运，太少相生的理论，年干是壬。太阴，是在泉之气，与太阳寒水互为上下。壬辰壬戌，是干支纪年六十周期中的两个年份，这两个年份才是太阳寒水司天，太阴在泉，而且是阳木太角主运。其运风，指这一年为木运而主风。其化鸣紊启坼，因是阳木则风气太过，所以其化是鸣紊，紊，有紊乱之义。闭藏得木气则启坼，启坼，有开启破裂之义。其变振拉摧拔，变，是指风运太过引起的灾变，即振拉摧拔。其病眩掉目瞑，指风运太过之年常见眩掉目瞑的病变。下文文例类此。

［21］太角（初正）少徵太宫少商太羽（终）：这是壬辰壬戌两年的客运情况，每年中运为初运，则这两年的初运为太角。太角生少徵，少徵则为二运。少徵生太宫，太宫为三运。太宫生少商，少商为四运。少商生太羽，太羽为终之运。每运七十三天零五刻。下文文例类此。

［22］戊戌同正徵：戊年属火运太过，中运为太徵，戌年则为太阳寒水司天，其寒水克中运之火，这样中运之火太过则成为平气，所以同正徵。下文凡太过年言"同"者，均为此义。

［23］甲辰岁会（同天符）：指甲辰年为岁会年又是同天符年。下文文例

类此。

[24]气化运行先天：指气化的运行先天时而至。

[25]少阳中治：指主气的第三气。

[26]还于太阴：指进入第四气太阴用事。

[27]云朝北极：太阴司第四气，云会于北极之处。北极，王冰："雨府也。"

[28]地气迁：指上年的在泉之气迁移，由左间气当在泉之位。

[29]民乃厉：厉，指疫疠，即具有流行性传染性的疾病。

[30]民乃惨：惨，此指寒性疾病。

[31]地气正：地气得其正令。

[32]孕乃死：其时不孕或孕而不活。

[33]食岁谷以全其真：食用与岁气相应的谷食以保全真气。如上文的"其谷玄黅"，意为玄色与黅色谷物为太阳司天之年的岁谷。《五常政大论》："升明之纪……其谷麦"皆是。

[34]适气同异：张景岳："适，酌所宜也。气，司天在泉之气也。同异，运与气会有异同也。"适，也可作依据解。

[35]多少制之：依据异同的多少制定治疗法则。

[36]同寒湿者燥热化，异寒湿者燥湿化：吴昆："言上文十岁之中，其大运有与司天同寒者，有与在泉同湿者，则以燥热所化之品治之，燥治湿，热治寒也。其有与司天在泉异气者，是为运气平等，但以燥湿之品治之。所以然者，燥者治在泉之湿。湿为土，治司天寒水也。"

[37]同者多之，异者少之：指运气相同的，其气盛，可多用制约其气的药物。运气相异的，其气微，可少用制约其气的药物。

[38]用寒远寒：应用寒凉药物时，避开寒气主令之时。

[39]有假者反常：如时运与主气有异常变化，则反其常规而用之。

[40]反是者病，所谓时也：如违反这个规律就会发生疾病，即所谓四时变化为制定治法的依据。

[41]同正商：指丁年火运不及，与金运之平气年同。

[42]乙卯天符：指乙卯年为天符年。

[43]乙酉岁会，太一天符：指乙酉年为岁会年，又是天符年，故称太一天符。

[44]气化运行后天：指气化与运行后天时而至。

[45]阳专其令：指阳气独专其令。

[46]风燥横运：运，应作逆。

[47]癃闷：闷，同闭。

[48]食间谷以去其邪：食用间气所化之谷以去其邪气。

[49]同热者多天化，同清者多地化：张景岳："同者，言上文十年，运与天地各有所同也。"天化，司天气化。地化，在泉气化。

[50]风鼓：风气大作。

[51]胕肿痞饮：胕，同浮。痞，痞塞气机不通。饮，水泛之证。

[52]天气正：运气平和。

[53]怫肿：怫，郁也。此指郁满而肿。

[54]候：此指物候。

[55]血崩：王冰："今详崩字当作崩。"

[56]病之阶：阶，此作阶梯、门户解。

[57]阴专其政：阴气独专政令。

[58]阳气退辟：指阳气退却。

[59]云奔南极：云朝南极运行。南方极远之处曰南极。王冰："雨府也。"

[60]差夏：王冰："谓立秋之后一十日也。"

[61]大火正：指二之气，客气与主气均为少阴君火，得气化之正。

[62]温厉：指温疫。

[63]胪胀：指皮肤肿。一说腹胀。

[64]寒交暑：《新校正》："详此云寒交暑者，谓前岁终之气少阳，今岁初之气太阳，太阳寒交前岁少阳之暑也。"

[65]雨府：王冰指南北二极。其义未详。

[66]庶类番鲜：庶，众也。番，同蕃。此句意为万物蕃茂荣盛。

[67]余火内格：吴昆："余火内格者，五气相火，未得尽去，内与燥令格拒。"

[68]霿雾翳：指雾气弥漫，遮掩天地。

[69]耎：同软。

[70]正岁：指平气之年，无太过不及。

[71]同天：指生化同天气合。

[72]天气扰：风木之气司天，风气动而扰。

[73]地气正：指在泉之气平。

[74]其政扰：扰，有扰动之义。

[75]其耗文角品羽：此句义不详，待考。

[76]华雪水冰：指雪降、水冻为冰。华，同花。花雪，雪花。

[77]黄瘅：指黄疸。

[78]正月朔日平旦视之：指正月初一的早晨可以占测一岁之兆，见《灵枢·岁露论》。

[79]睹其位而知其所在：睹，观测。位，指风雨所来之位。知其所在，依据风雨所来之位，便知疾病发生的季节。详见《灵枢·岁露论》。

[80]运有余，其至先：运气太过，则先天时而至。

[81]运不及，其至后：运气不及，则后天时而至。

[82]正岁：指平气之年。

[83]其至当其时也：指时至而气至，即气候与节令相一致。

[84]天地之数：指司天在泉主气时间。

[85]起于上而终于下：起于司天而终于在泉。

[86]岁半之前，天气主之，岁半之后，地气主之：前半年司天之气主之，后半年在泉之气主之。

[87]岁纪毕矣：指一年的运气规律就结束了。

[88]位明气月：位明，明确司天在泉的分位。气月，指六气所主的十二个月。

[89]气用有多少：张志聪："谓六气之用有有余不足也。"

[90]化治有盛衰：指六气所化与所治有太过不及之别。

[91]衰盛多少，同其化也：衰盛多少，与季节的气化相同。

[92]风温春化同：风与温和春天的气化相同。

[93]胜与复同：指胜气与复气也和六气与四时之气化同的情况一样。

[94]五运行同天化：指中运之气与司天之气相符。

[95]同地化：指中运之气与在泉之气相合。

[96]不加不临：指没有下加和上临的年份。

[97]时兴六位：张志聪："兴，起也。此总言一岁之中，有应时而起之六位，各主六十日零八十七刻半，各有寒热温凉之四气，皆宜远而无犯之。"

[98]司气以热，用热无犯：主时之气为热的，用热药时则避免触犯它。

[99]间气同其主无犯：间气与主气相同的不要触犯。

[100]是谓四畏：指对寒热温凉的触犯而言。

[101]天气反时，则可依时：天气，指客气。时，指主时之气。天气反主时之气，则依主时之气。

[102]及胜其主则可犯：当客气胜其主气时，则可以触犯。

[103]无失天信：不要违背应时而至的主气与客气。天信，应时而至曰天信。

[104]无逆气宜：不要违逆六气之宜。

［105］无翼其胜：不要助长其胜气。翼，此为佐助、助长之义。

［106］无赞其复：不要助其复气。赞，助也。

［107］上少阴火：上，司天。少阴火，指少阴君火。

［108］中太宫土运：中，中运。中运为太宫土运。

［109］下：此指在泉。

［110］热化二：热化，为少阴君火司天的气化。二，一般认为是火的生数。

［111］其化上咸寒：司天气化所致疾病宜用咸寒。

［112］灾七宫：灾在第七宫。七宫，为九宫理论中的金位。下文文例类推。

［113］灾三宫：灾在第三宫。

［114］灾五宫：灾在第五宫。

［115］灾一宫：灾在第一宫。

［116］灾九宫：灾在第九宫。

［117］定期之纪：指干支六十周期纪年的各种运气的运转规律。

［118］胜复正化：胜气、复气、正常之气及正常生化。

［119］常数：指常规气数和运数。

［120］要：指运气要点。

［121］亦复岁乎：复，复气。岁，疑误。

［122］郁极乃发：指气运太过，所胜之气郁至极点则待时而发。

［123］五常之气：指五行恒常司运之气。

［124］田牧土驹：吴昆：“谓洪水漫衍之余，田土荒芜，但牧养而已。”

［125］云横天山，浮游生灭：指云气横出远处天山之际，亦浮亦游，生生灭灭。

［126］土凝霜卤：指大地盐碱如凝霜。

［127］水乃见祥：水可发出某些征兆。祥，作征象解。

［128］太虚肿翳：“肿”字疑误，当作“曛”字。

［129］风行惑言：指流言四起。灾变频作，自然异变，惑言风行。

［130］微者当其气：轻微的变化只在本气当令之时发作。

［131］甚者兼其下：严重的变化还要兼其下一气。

［132］征其下气而见可知也：张景岳：“征，证也。取证于下承之气，而郁发之微甚可知矣。”

［133］命其差：属于时间差异。

［134］后皆三十度而有奇也：后，指后至。三十度而有奇，指三十日零四

十三又四分之三刻。

[135]气至而先后者何：指气至与时至是否一致。

[136]气有非时而化者：指气至与自然物象反应不一致，说明气化非时。

[137]春气西行，夏气北行，秋气东行，冬气南行：春气生于东方而向西布化，夏气生于南方而向北布化，秋气生于西方而向东布化，冬气生于北方而向南布化。

[138]春气始于下，秋气始于上，夏气始于中，冬气始于标：张景岳："春气发生，自下而升，故始于下。秋气收敛，自上而降，故始于上。夏气长成，盛在气交，故始于中。标，万物盛长之表也，冬气伏藏，由盛而杀，故始于标。"

[139]春气始于左，秋气始于右，冬气始于后，夏气始于前：指人居中央，面南而立，左东右西，后北前南。

[140]时化之常：指六气至时的正常生化。

[141]司化之常：指六气主司的气化常规。

[142]气化之常：指六气长养万物的气化常规。

[143]德化之常：德，指生化之道。德化之常，指生化万物的常规。

[144]布政之常：指六气施政的常规。

[145]令行之常：指六气行令的常规。

[146]病之常：指六气异常变化诱发疾病的常规。

[147]报德以德：报，示意之谓。指六气对万物的影响，运化机制与物象是一致的。

[148]气高则高：指六气之位，与万象之位也是一致的。

[149]位之常：位，指病所。病位的所在决定于六气，这也是常规。

[150]常化：常规之化。

[151]命其位而方月可知：张景岳："命，命其名也。位，即上下左右之位也。方，方隅也。月，月令也。命其位则名次立，名次立则所直之方、所主之月，各有其应，而常变可知矣。"

[152]太少异也：指五音的太少不同。五音分太少，太为有余，少为不足。

[153]运居其中而常先也：张景岳："岁运居上下之中，气交之分，故天气欲降则运必先之而降，地气欲升，则运必先之而升也。"

[154]恶所不胜，归所同和：恶，畏也。指中运之气处于被司天或在泉所克制的地位。如与司天在泉之气相合，则气归之。

[155]随运归从而生其病也：张景岳："不胜者受其制，同和者助其胜，

皆能为病。故曰随运归从，而生其病也。”

［156］多少而差其分：《类经》及《素问吴注》“多”字上有“胜”字。指司天在泉之气迁降的多少，依其胜衰而有一定的差异。

［157］甚纪五分，微纪七分：五分与七分指差异的轻重，不是具体数字。

［158］无者生之，有者甚之：没有疾病的，可以产生；有疾病的，就更加严重。

［159］时必顺之，犯者治以胜也：指治疗时必须顺应四时之宜。犯者，指犯四时之气。治以胜，即以寒治其热，以热治其寒，以凉治其温等。

［160］妇人重身，毒之何如：妇女怀孕后，如何应用有毒副作用的药物治疗。重身，指怀孕。

［161］有故无殒，亦无殒也：故，指孕妇疾病。殒，落也，殁也，此指死亡。孕妇如有疾病在身，应用峻烈药治疗，一般孕妇和胎儿都不会有危险。王冰：“故，谓有大坚癥瘕，痛甚不堪，则治以破积愈癥之药。是谓不救必乃尽死，救之盖存其大也，虽服毒不死也。上无殒，言母必全。亦无殒，言子亦不死也。”

［162］大积大聚，其可犯也：大积大聚之有形之邪，是可以治疗的。犯，干犯，此指攻伐治疗。

［163］衰其太半而止，过者死：待疾病去其大半则停止治疗，过量则会出现死亡危险。因为大积大聚，须用有毒之药攻伐，故不可过量。《五常政大论》：“大毒治病，十去其六，常毒治病，十去其七。”即是此义。太半，即大半。

［164］木郁达之：木气郁滞的，应用条达的方法治疗。木，此指肝气。达，条达、疏泄之义。

［165］火郁发之：心火郁塞，就用发散的方法。

［166］土郁夺之：土气郁塞，应用劫夺攻下或涌吐的方法。土，指脾气胃气。

［167］金郁泄之：金气郁满，则应用宣泄的方法。金，指肺气。

［168］水郁折之：水气郁滞，应用折抑的方法。水，指肾气。折，现在的利水法。

［169］过者折之：太过的，则用折抑的方法。

［170］以其畏也，所谓泻之：王冰：“过者畏泻，故谓泻为畏也。”意为太过畏泻，故折之。

［171］有假其气，则无禁也：王冰：“正气不足，临气胜之，假寒热温凉，以资四正之气，则可以热犯热，以寒犯寒，以温犯温，以凉犯凉也。”假，凭借之义。

[172]主气不足，客气胜也：主气，主旺四时之气。客气，指六气加临之气。如主气不足，客气胜而当令，就出现了非时之气。

[173]天地大化运行之节：天地大化，自然万物造化之机。运行之节，运行节律。

[174]临御之纪：临，加临。御，主位。纪，纲纪。

**【语译】**

黄帝问道：六气的正常生化和异常变化，胜气复气，淫邪致病及其主治原则，甘苦辛咸酸淡，气味所化的情况，我已经知道了。关于五运主岁的气化，或与司天之气相顺，或与司天之气相逆，或与司天之气相顺而与在泉之气相逆，或与在泉之气相顺而与司天之气相逆，或岁运与司天相生，或岁运与司天相制，我还未能明了其中的道理。我想搞清司天在泉的要领，以协调运气之所化，使上下之功德能相互应合，不致破坏正常的秩序，天地升降，不失其宜，五运之气，不致违背其应时的政令，根据运气的顺逆情况，以五味调正，应当怎样呢？岐伯回答道：这个问题提得很高明啊！这是有关天气和地气的总纲，是万物变化的本源，若非圣明之帝，谁能够穷尽这些精深至理呢！我虽不敏达，愿意陈述其中的道理，使它永远不致灭绝，能长期流传而不被更改。黄帝说：希望先生把这些道理进一步推演，使其更加条理，根据干支的类属和一般的顺序，分析司天在泉等所主的部位，分别每年主岁之气与各步之气，明了司天岁运日数，及正化和变化情况等，可以听你进一步讲述吗？岐伯说：首先要确立纪年的干支，以明了主岁之气与金木水火土五运值年之数，及寒暑燥湿风火六气司天在泉的气化，则自然界的变化规律，就可以明确，人们可以根据这种规律调养身体，阴阳升降的道理，也就浅近易知，不易使人迷惑。关于它的一般理数可以加以推算的，我逐一地讲给你听。

黄帝说：太阳寒水值年施政的情况是怎样呢？岐伯说：太阳寒水施政在辰年与戌年。

壬辰年、壬戌年。太阳寒水司天；太阴湿土在泉；丁壬为木运，壬为阳年，故运为太角。木运之气为风，其正常气化为狂风乱鸣，大地龟裂，其反常变化为大风震撼摧毁折拔，其致病为头目眩晕，视物不明。

客运五步：初之运太角，二之运少徵，三之运太宫，四之运少商，终之运太羽。主运五步与客运相同，起于太角，终于太羽。

戊辰、戊戌年。太阳寒水司天；太阴湿土在泉；戊癸为火运，戊为阳年，故运为太徵。火运之气为热，其正常气化为温暑郁热，其反常变化为火炎沸腾，其致病为热邪郁滞。

客运五步：初之运太徵，二之运少宫，三之运太商，四之运少羽，终之运太角。主运五步：初之运少角，二之运太徵，三之运少宫，四之运太商，终之运少羽。

甲辰年、甲戌年，此二年既是岁会，又是同天符。太阳寒水司天；太阴湿土在泉；甲己为土运，甲为阳年，故运为太宫。土运之气为阴雨，其正常气化为柔软润泽，其反常变化为风飘雨骤震撼惊骇，其致病为湿邪下重。

客运五步：初之运太宫，二之运少商，三之运太羽，四之运少角，终之运太徵。主运五步：初之运太角，二之运少徵，三之运太宫，四之运少商，终之运太羽。

庚辰年、庚戌年。太阳寒水司天；太阴湿土在泉；乙庚为金运，庚为阳年，故运为太商。金运之气为凉，其正常气化为雾露萧瑟，其反常变化为肃杀凋零，其致病为津液干燥，胸背满闷。

客运五步：初之运太商，二之运少羽，三之运太角，四之运少徵，终之运太宫。主运五步：初之运少角，二之运太徵，三之运少宫，四之运太商，终之运少羽。

丙辰年、丙戌年，此二年均为天符。太阳寒水司天；太阴湿土在泉；丙辛为水运，丙为阳年，故运为太羽。水运之气为寒冷肃杀，其正常气化为寒风凛冽，凝敛凄惨，其反常变化为冰雪霜雹，其致病为大寒留滞于筋肉关节空隙处。

客运五步：初之运太羽，二之运少角，三之运太徵，四之运少宫，终之运太商。主运五步：初之运太角，二之运少徵，三之运太宫，四之运少商，终之运太羽。

逢辰年、戌年，太阳司天施政，其气太过，先天时而至，太阳寒水司天，其气肃厉，太阴湿土在泉，其气沉静，寒水之气临于太空，阳气不得施令，水土二气合德，上应于水星与土星。其在谷类，应于黑色与黄色者，其司天之政整肃，其在泉之令徐缓。由于寒水之政大起，阳气不得伸张，故水泽不升腾，火气郁而待时，方能舒发。主气少阳居中为三之气，因火气过盛，则应时之雨不降，四之气，在泉用事，雨水止而云散，气还于太阴主令之时，云会于北极雨府之处，湿气得布化，万物为之润泽，太阳寒气布于高空，少阴雷火动而在下，寒湿之气则持续于气交之中。人们易患寒湿之病，并出现肌肉痿弱、两足痿软不收、大便泄泻、血液外溢等症状。初之气，主气为厥阴风木，客气为少阳相火，温气大行，草木繁荣较早，人们易患疫疠病，温热病发作，出现身热、头痛、呕吐、肌肤疮疡等症状。二之气，主气为少阴君火，客气为阳明燥金，故凉气反而大行，阳气不得舒发，人们感到凄凉，草木因遇到寒凉之气，也不易生长，火气受到抑制，人们易患气郁不舒、腹中胀满等病，寒气开始发生。三之气，主气为少阳相火，客气为太阳寒水，司天之气布其政令，寒气大行，雨乃降下，人们易患寒病于外、热病于内，并出现痈疽、下利如注、心热烦闷等病证，若不急治，病多死亡。四之气，主气为太阴湿土，客气为厥阴风木，风湿二气，争于气交，湿得风气乃化为雨，万物乃得盛长、化育、成熟，人们易患大热少气、肌肉痿弱、两足痿软、下利赤白等。五之气，主气为阳明燥金，客气为少阴君火，阳气重新施化，草木之类又得盛长、化育而成熟，人们感到舒畅无病。终之气，主气为太阳寒水，客气为太阴湿土，在泉之气，得其正令，湿气大行，阴寒之气凝集太空，尘埃笼罩郊野，人们感到凄凉，若寒风骤至，则土气不胜，脾不得长养，虽有孕而多死。凡此太阳寒水司天之年，则火气郁而不行，宜食苦味以泻火，以燥治湿，以温治寒，必须折减其致郁之胜气，资助不胜之气，抑制中运与司天的太过之气，扶持被抑制的不胜之气，不要使运气暴过而发生疾病，应当食用得岁气的谷类以保全真气，避免虚邪贼风以安定正气。根据中运与司天在泉阴阳五行之气的同异，裁定药食性味的多少而制定治疗方法。运与气寒湿相同者，用燥热之品以化之；运与气寒湿不同者，用燥湿之品以化之。所以运与气相同者，其气胜，可多用制其气之品；运与气不同者，其气微，可少用制其气之品。凡用寒性药品时，应避开寒气主令之时；用热性药品时，应避开热气主令之时；用凉性药品时，应避开凉气主令之时；用温性药品时，应避开温气主令之时。用饮食调养时，也应遵照这个原则。这是就一般情况而言。若气候有反常变化时，就不必拘守这一原则。若不遵守这些规律，就会导致疾病的发生。

黄帝说：好。阳明燥金司天施政情况是怎样的呢？岐伯说：阳明燥金施政在卯年与酉年。

丁卯年为岁会，与丁酉年同为阳明燥金司天；少阴君火在泉；丁壬为木运，丁为阴年，故运为少角。木运不及，则克我之金的清气乃为胜气，胜气之后，则我生之火热来复，此二年胜复之气相同。由于木运不及，司天之燥金胜之，则金兼木化，反得其政，故同金运平气。凡此二年，运气为风，胜气为清，复气为热。

客运五步：初之运少角，客运与主运之气相同，气得正化，二之运太徵，三之运少宫，四之运太商，终之运少羽。主运五步与客运相同，起于少角，终于少羽。

癸卯年、癸酉年，此二年俱为同岁会。阳明燥金司天；少阴君火在泉；戊癸为火运，癸为阴年，故运少徵。火运不及，寒气乃为胜气，胜气之后，土之司天之金气得政，故同金运平气。凡此二年，运气为热，胜气为寒，复气为雨。

客运五步：初之运少徵，二之运太宫，三之运少商，四之运太羽，终之运少角。主运五步：初之运太角，二之运少徵，三之运太宫，四之运少商，终之运太羽。

己卯年、己酉年。阳明燥金司天；少阴君火在泉；甲己为土运，己为阴年，故运为少宫。土运不及，风气乃为胜气，胜气之后，金之凉气来复，此二年胜复之气相同。凡此二年，运气为雨，胜气为风，复气为凉。

客运五步：初之运少宫，二之运太商，三之运少羽，四之运太角，终之运少徵。主运五步：初之运少角，二之运太徵，三之运少宫，四之运太商，终之运少羽。

乙卯年，为天符；乙酉年，是岁会，又是太一天符。阳明燥金司天；少阴君火在泉；乙庚为金运，乙为阴年，故运为少商。金运不及，热气乃为胜气，胜气之后，寒气来复，此二年胜复之气相同。金运虽不及，但得司天之金气相助，故同金运平气。凡此二年，运气为凉，胜气为热，复气为寒。

客运五步：初之运少商，二之运太羽，三之运少角，四之运太徵，终之运少宫。主运五步：初之运太角，二之运少徵，三之运太宫，四之运少商，终之运太羽。

辛卯年、辛酉年。阳明燥金司天；少阴君火在泉；丙辛为水运，辛为阴年，故运为少羽。水运不及，土之雨气乃为胜气，胜气之后，木之风气来复，此二年胜复之气相同。凡此二年，运气为寒，胜气为雨，复气为风。

客运五步：初之运少羽，二之运太角，三之运少徵，四之运太宫，终之运少商。主运五步：初之运少角，二之运太徵，三之运少宫，四之运太商，终之运少羽。

逢卯年酉年，为阳明司天之政，其气不及，后天时而至，阳明燥金司天，其气急切，少阴君火在泉，其气盛明，金气不及，火气乘之，则阳明得专其令，炎暑之气大行，万物干燥而坚硬，和风主治，风气与燥气相兼而流行于气交之内，使阳气多而阴气少，云归于雨府，湿气敷布，干燥之气又变得润泽。其在谷类，应于白色与赤色，间谷则为借间气太过而得成熟者。金气不及，火气乘之，损伤属金之白色甲虫类及属火之羽虫类，金气与火气相合为德，上则应于金星与火星。其司天之政急切，其在泉之令猝暴，蛰虫不欲归藏，流水不得结冰。人们易患咳嗽，咽喉肿塞，寒热暴发，振动寒栗，大小便不通畅等。如果燥金清凉之气早至而急切，则属木的毛虫类乃死，如在泉之热气后至而急暴，则属金的介虫类乃受灾殃。胜气与复气发作急暴，正常的气候，被扰乱而不定，司天之清气与在泉之热气，持续于气交之内。初之气，主气为厥阴风木，客气为太阴湿土，阳明司天燥金用事，阴气开始凝集，天气肃厉，水乃结成冰，寒雨之气化。其发病为内热胀满，面目浮肿，善眠，鼻塞衄血，喷嚏呵欠，呕吐，小便黄赤，甚则淋沥不通。二之气，主气为少阴君火，客气为少阳相火，二火用事，阳气乃布，人们感到舒适，万物开始生长繁荣。若疫疠大行时，人们容易猝暴死亡。三之气，主气为少阳相火，客气为阳明燥金，司天之政乃布，凉气乃行，客气之燥与主气之热相互交合，燥气极则湿气复而润泽，人们易患寒热之病。四之气，主气为太阴湿土，客气为太阳寒水，水土气化，寒雨降下。发病为猝然仆倒，振动战栗，谵妄，少气，咽喉干燥而引饮，以及心痛，痈肿疮疡，疟疾寒冷，骨痿软，便血等。五之气，主气为阳明燥金，客气为厥阴风木，秋行春令，草木又得生长而繁荣，人们也平和无病。终之气，主气为太阳寒水，客气为少阴君火，在泉之气用事，阳气敷布，气反温暖，蛰虫出现，流水不得结冰，人们平安，阳气盛则易发温病。应当食用得岁气的谷类以安定正气，食用得间气的谷类以去邪气。本年当用咸味、苦味、辛味的药物以汗法、清法、散法进行治疗。安定其不及的运气，使其免受邪气的干犯，折损其致郁的脏气，资助其不胜之气的生化之源。根据寒热的轻重，决定药物用量的多少。若中运与在泉之热气相同时，应多用与司天凉气相同之品；若中运与司天之凉气相同时，应多用与在泉热气相同之品。用凉药时，应避开凉气主令之时；用热药时，应避开热气主令之时；用寒药时，应避开寒气主令之时；用温药时，应避开温气主令之时。用饮食调养时，也应遵照这个原则。这是就一般情况而言，若气候有反常变化时，就不必拘守这一原则，这是自然变化之道。若违背了它，就会扰乱天地阴阳的自然规律。

黄帝说：好。少阳相火司天施政情况是怎样的呢？岐伯说：少阳相火施政在寅年与申年。

壬寅年与壬申年，此二年俱为同天符。少阳相火司天；厥阴风木在泉；丁壬为木运，壬为阳年，故运为太角。木运之气为风气鼓动，其正常气化为风声紊乱，大地龟裂，其反常变化为大风震撼摧残折拔，其致病为头目眩晕，两胁支撑，神魂惊骇。

客运五步：初之运太角，客运与主运之气相同，气得正化，二之运少徵，三之运太宫，四之运少商，终之运太羽。主运五步与客运相同，起于太角，终于太羽。

戊寅年、戊申年，此二年俱为天符。少阳相火司天；厥阴风木在泉；戊癸为火运，戊为阳年，故运为太徵。火运之气为暑热，其正常气化为火盛热郁，其反常为火炎沸腾，其致病为热郁于上，血溢血泄，心痛。

客运五步：初之运太徵，二之运少宫，三之运太商，四之运少羽，终之运太角。主运五步：初之运少角，二之运太徵，三之运少宫，四之运太商，终之运少羽。

甲寅年、甲申年。少阳相火司天；厥阴风木在泉；甲己为土运，甲为阳年，故运为太宫。土运之气为阴雨，其正常气化为柔软厚重润泽，其反常变化为风飘雨骤震撼惊骇，其致病为身重浮肿，水饮痞满。

客运五步：初之运太宫，二之运少商，三之运太羽，四之运少角，终之运太徵。主运五步：初之运太角，二之运少徵，三之运太宫，四之运少商，终之运太羽。

庚寅年、庚申年。少阳相火司天；厥阴风木在泉；乙庚为金运，庚为阳年，故运为太商。金运之气为凉，其正常气化为雾露清冷急切，其反常变化为肃杀凋零，其致病则发于肩背与胸中。

客运五步：初之运太商，二之运少羽，三之运太角，四之运少徵，终之运太宫。主运五步：初之运少角，二之运太徵，三之运少宫，四之运太商，终之运少羽。

丙寅年、丙申年。少阳相火司天；厥阴风木在泉；丙辛为水运，丙为阳年，故运为太羽。水运之气为寒，其正常气化为凝敛凄惨，寒风凛冽，其反常变化为冰雪霜雹，其致病为寒气浮肿。

客运五步：初之运太羽，二之运少角，三之运太徵，四之运少宫，终之运太商。主运五步：初之运太角，二之运少徵，三之运太宫，四之运少商，终之运太羽。

逢寅年、申年少阳司天之政，其气太过，先天时而至，司天之气得其正化之位，其气扰动不宁，大风突然而起，草木卧倒，走石飞沙，炎火之气为之流行，岁半之前，为君火相火与太阴湿土行令之时，阴气流行，阳气布化，雨乃应时而降，木火相生，故同为功德，上应于火星与木星。其在谷类应于赤色与青色，其司天之政严厉，在泉之令扰动。所以司天之热与在泉之风相参而敷布，云物沸腾，流动不定，太阴湿土之气横行气交，寒气时而至，则凉雨并起。人们易患寒病于内，易出现外部发生疮疡、内为泄泻胀满等情况。所以聪明的人，遇到这种情况时，则调和而顺适它，不与之抗争。寒热之气，反复发作，人们易患疟疾，泄泻，耳聋，目瞑，呕吐，心肺气郁，肿胀而颜色改变等。初之气，主气为厥阴风木，客气为少阴君火，风气胜时则摇动不宁，主客二气木火相生，寒气乃去，气候大温，草木早期繁荣。有时寒气虽来但不能行其杀伐之令，温热病发生，其发病为气郁于上，血液外溢，目赤，咳嗽气逆，头痛，血崩，胁部胀满，皮肤肌腠生疮等。二之气，主气为少阴君火，客气为太阴湿土，火气反为湿土之气郁遏而不发，白色云埃四起，云气归于雨府，风气弱不胜湿土之气，则细雨绵绵，人们身体安康。其发病为热郁于上部，咳嗽气逆，呕吐，疮疡发生于内部，胸中与咽喉不利，头痛身热，神志昏愦不清，脓疮等。三之气，主气为少阳相火，客气亦为少阳相火，主客气同，司天之气施布政令，炎暑乃至，少阳相火上临，火气过甚，故雨水不降。人们易患热病在内，耳聋目瞑，血外溢，脓疮，咳嗽，呕吐，鼻塞衄血，口渴，喷嚏呵欠，喉痹，目赤等，往往突然死亡。四之气，主气为太阴湿土，客气为阳明燥金，凉气乃至，炎暑之气间时而化，白露降下，人们平和，其发病为胀满身重。五之气，主气为阳明燥金，客气为太阳寒水，阳气乃去，寒气乃至，雨水乃降，由于阳气敛藏，气门乃闭，刚硬的树木早为凋零，人们应避开寒邪，通晓养生之道者，居处周密，以避寒气。终之气，主气为太阳寒水，客气为厥阴风木，在泉之气得其正化之位，风气乃至，万物反而有生发之势，雾气流行。由于气机外泄，故出现二便不禁，自汗，心痛，阳气不得敛藏，咳嗽等。凡此少阳司天之年，必须抑制中运与司天的太过之气，赞助所不胜之气，折减其致郁的胜气，资助不胜之气的生化之源，则猝暴太过之气不能发生，重病就不致发作。所以本岁当用咸味辛味及酸味药物，用渗泄水渍发散等方法进行治疗，观察气候的寒热变化，以调治其太过之邪气。风热相同之年，应多用寒化之品；若风热不同之年，应少用寒化之品；用热性药品时，应避开热气主令之时；用温性药品时，应避开温气主令之时；用寒性药品时，应避开寒气主令之时；用凉性药品时，应避开凉气主令之时。用饮食调养时，也应遵照这个原则。这乃是一般的规律。若气候有反常变化时，就不必拘守这一原则，否则就会导致疾病的发生。

黄帝说：好。太阴湿土司天施政的情况是怎样的呢？岐伯说：太阴湿土施政在丑年与未年。

丁丑年、丁未年。太阴湿土司天；太阳寒水在泉；丁壬为木运，丁为阴年，故运为少角。木运不及，清气乃为胜气，清气之后，热气来复，此二年胜复之气相同。木运不及，无力克土，司天之土气得政，故同土运平气。凡此二年，运气为风，胜气为清，复气为热。

客运五步：初之运少角，客运与主运相同，气得正化，二之运太徵，三之运少宫，四之运太商，终之运少羽。主运五步与客运相同，起于少角，终于少羽。

癸丑年、癸未年。太阴湿土司天；太阳寒水在泉；戊癸为火运，癸为阴年，故运为少徵。火运不及，寒气乃为胜气，胜气之后，雨气来复，此二年胜复之气相同。凡此二年，运气为热，胜气为寒，复气为雨。

客运五步：初之运少徵，二之运太宫，三之运少商，四之运太羽，终之运少角。主运五步：初之运太角，二之运少徵，三之运太宫，四之运少商，终之运太羽。

己丑年、己未年，此二年俱为太乙天符。太阴湿土司天；太阳寒水在泉；甲己为土运，己为阴年，故运为少宫。土运不及，风气乃为胜气，胜气之后，清气来复，此二年胜复之气相同。土运虽不及，但得司天土气之助，故同土运平气。凡此二年，运气为雨，胜气为风，复气为清。

客运五步：初之运少宫，二之运太商，三之运少羽，四之运太角，终之运少徵。主运五步：初之运少角，二之运太徵，三之运少宫，四之运太商，终之运少羽。

乙丑年、乙未年。太阴湿土司天；太阳寒水在泉；乙庚为金运，乙为阴年，故运为少商。金运不及，热气乃为胜气，胜气之后，寒气来复，此二年胜复之气相同。凡此二年，运气为凉，胜气为热，复气为寒。

客运五步：初之运少商，二之运太羽，三之运少角，四之运太徵，终之运少宫。主运五步：初之运太角，二之运少徵，三之运太宫，四之运少商，终之运太羽。

辛丑年、辛未年，此二年俱为同岁会。太阴湿土司天；太阳寒水在泉；丙辛为水运，辛为阴年，故运为少羽。水运不及，雨气乃为胜气，胜气之后，风气来复，此二年胜复之气相同。由于水运不及，司天之土气胜之，则土兼水化，反得其政，故同土运平气。凡此二年，运气为寒，胜气为雨，复气为风。

客运五步：初之运少羽，二之运太角，三之运少徵，四之运太宫，终之运少商。主运五步：初之运少角，二之运太徵，三之运少宫，四之运太商，终之运少羽。

逢丑年、未年太阴司天之政，其气不及，后天时而至。阴专其令，阳气退避，时常有大风兴起，司天之气下降于地，在泉之气上腾于天，原野雾气昏暗，白色云埃四起，云奔于南极雨府，由于太阴湿土与太阳寒水主令，故寒雨频频降下，万物成熟于秋初。人们易患寒湿，腹部胀满，全身肿胀，浮肿，痞满气逆，寒气厥逆，筋脉拘急等。湿气与寒气相合为德，黄黑色尘埃昏暗，流行于气交之内，上则应于土星与水星。司天之政严肃，在泉之令寂静，其在谷类应于黄色与黑色。由于司天之阴气凝集于上，在泉之寒气积聚于下，寒水之气胜于火气，则为冰雹，阳光不得施治，阴寒肃杀之气乃行。所以对于谷物的种植，太过年高地丰收，不及年低地丰收，太过年应晚，不及年应早，这不仅要看土地条件是否有利，而且要根据气化的情况而定。人们对于养生之道，也必须适应这些情况，间谷则借间气之太过而得以成熟。初之气，主气为厥阴风木，客气亦为厥阴风木，春得气化之正，风气乃来，生发之气布化，万物繁荣，人们感到条畅舒适，由于湿气为风气所迫，降雨较迟，人们易患血液外溢，筋络拘急强直，关节不利，身体沉重，筋脉痿软等。二之气，主气为少阴君火，客气亦为少阴君火，主客二气相同，故火得气化之正，万物因而生化，人们也感到平和，其生病为温热与疫疠大行，远近患病皆相同。湿与热气相迫，雨水乃按时降下。三之气，主气为少阳相火，客气为太阴湿土，司天之气布化，湿气乃降，地气上升，雨水时常降下，寒气随之而来。如果感受寒湿之邪，则人们易患身体沉重浮肿，胸腹胀满等。四之气，主气为太阴湿土，客气为少阳相火，相火加临于主气之上，湿热合化，地气上升，与天气痞隔不通，早晚俱有寒风吹来，热气与寒气相迫，烟雾凝集于草木之上，湿化之气不得流动，则白露阴布，成为秋令。五之气，主气为阳明燥金，客气亦为阳明燥金，凄凉之气已行，寒露降下，霜乃早降，草木萎黄凋落，寒气侵及人体，善于养生的人们应居处周密。人们易患皮肤与腠理等部位的疾病。终之气，主气为太阳寒水，客气亦为太阳寒水，寒气大起，湿气大化，霜乃聚集，阴气凝结，水结成坚冰，阳光失治。感受寒邪，则人们易患关节强急，活动不灵，腰部与臀部疼痛等，乃是由于寒湿之气相持于气交所致。凡此太阴司天之年，必须折减其致郁的邪气，而取其不胜之气的生化之源，补益不及的岁气，不使邪气过胜，食用得岁气的谷类以保全真气，食用得间气的谷类以保养精气。所以本年宜用苦味的药物，用燥性以去湿，用温性以去寒，甚则用发泄的方法以去湿邪。如果不发不泄，湿气向外溢出，肌肉溃烂，皮肤破裂，则水血交相外流。必须赞助阳火之气，使其能抵御严寒，应根据岁运与岁气之属性的异同，以制定药物性味的多少。岁运与岁气同为寒性的，用热性之品；岁运与岁气同为湿性的，用燥性之品。运与气不同者，少用药品；运与气相同者，可多用。用凉性药品时，应避开凉气主令之时；用寒性药品时，应避开寒气主令之时；用温性药品时，应避开温气主令之时；用热性药品时，应避开热气主令之时。用饮食调养时，也应遵照这个原则。这乃是就一般情况而言。若气候有反常变化时，就不必拘守这一原则，这就是一般的规律，若不遵守这些规律，就会导致疾病的发生。

黄帝说：好。少阴君火司天施政的情况是怎样的呢？岐伯说：少阴君火施政在子年与午年。

壬子年、壬午年。少阴君火司天；阳明燥金在泉；丁壬为木运，壬为阳年，故运为太角。木运之气为风气鼓动，其正常气化为风声紊乱，大地龟裂，其反常变化为大风震撼摧毁折拔，其致病为胁下支撑胀满。

客运五步：初之运太角，客运与主运之气相同，气得正化，二之运少徵，三之运太宫，四之运少商，终之运太羽。主运五步与客运相同，起于太角，终于太羽。

戊子年为天符年，戊午年为太一天符年。少阴君火司天；阳明燥金在泉；戊癸为火运，戊为阳年，故运为太徵。火运之气为火炎暑热，其正常气化为温暖光曜郁热，其反常变化为火炎沸腾，其致病为热在上部，血液外溢。

客运五步：初之运太徵，二之运少宫，三之运太商，四之运少羽，终之运太角。主运五步：初之运少角，二之运太徵，三之运少宫，四之运太商，终之运少羽。

甲子年、甲午年。少阴君火司天；阳明燥金在泉；甲己为土运，甲为阳年，故运为太宫。土运之气为阴雨，其正常气化为柔软厚重润泽，其反常变化为风飘雨骤震撼惊骇，其致病为腹中胀满，肢体沉重。

客运五步：初之运太宫，二之运少商，三之运太羽，四之运少角，终之运太徵。主运五步：初之运太角，二之运少徵，三之运太宫，四之运少商，终之运太羽。

庚子年、庚午年，此二年俱为同天符。少阴君火司天；阳明燥金在泉；乙庚为金运，庚为阳年，故运为太商。金运虽太过，但被司天之火克，故同金运平气。金运之气为清凉急切，其正常气化为雾露萧瑟，其反常变化为肃杀凋零，其致病为清气在下。

客运五步：初之运太商，二之运少羽，三之运太角，四之运少徵，终之运太宫。主运五步：初之运少角，二之运太徵，三之运少宫，四之运太商，终之运少羽。

丙子年为岁会年，丙午年。少阳君火司天；阳明燥金在泉；丙辛为水运，丙为阳年，故运为太羽。水运之气为寒冷，其正常气化为凝敛凄惨，寒风凛冽，其反常变化为冰雪霜雹，其致病为寒气在下。

客运五步：初之运太羽，二之运少角，三之运太徵，四之运少宫，终之运太商。主运五步：初之运太角，二之运少徵，三之运太宫，四之运少商，终之运太羽。

逢子年午年少阳司天之政，其气太过，先天时而至，在泉之气肃杀，司天之气光明，初之气，客气之寒，与上年终气少阳之暑相交，司天之热气应时而降，金之燥气与火之热气相合为德，上应火星与金星。司天之政光明，在泉之气急切，其在谷类应于赤色与白色。水之寒气与火之热气相持于气交，为疾病发生的起因，热性病变发生在上部，凉性病变发生在下部，寒气与热气相互侵犯而争扰于中部，人们易患咳嗽气喘，血液上溢或下泄，鼻塞喷嚏，目赤，眼角溃疡，寒气厥逆入于胃部，心痛腰痛，腹部胀大，咽喉干燥，上部肿胀等。初之气，主气为厥阴风木，客气为太阳寒水，寒冷之气始至，蛰虫重又归藏，水结为冰，霜又降下，主气之风受客气之影响而凛冽寒冷，阳气因而被郁，不得宣发，人们反而居处周密，以避寒气，易患关节强硬、活动不灵，腰部与臀部疼痛等，初气之后，炎暑之气即将发生，可致内部与外部疮疡之病。二之气，主气为少阴君火，客气为厥阴风木，阳气乃得输布，风气乃得流行，春气属于正化之令，万物亦当繁荣，寒气虽然有时而至，但因主客二气均属阳，所以人们仍然感到平和。其发病为小便淋沥，目视不清，两眼红赤，气郁于上部则可发生热病。三之气，主气为少阳相火，客气为少阴君火，司天之气布化，主客二气皆为火，所以大热流行，万物蕃盛而鲜明，寒气有时而至。人们易患气厥逆而心痛，寒热交替发作，咳嗽气喘，目赤等。四之气，主气为太阴湿土，客气亦为太阴湿土，暑湿俱至，大雨时常降下，寒热交互而至。人们易患寒热，咽喉干燥，黄疸，鼻塞，衄血，水饮发作等。五之气，主气为阳明燥金，客气为少阳相火，少阳之烈火降临，暑气反而又至，阳热之气生化，万物又出现生长繁荣景象，人们感到安康，其发病为温病。终之气，主气为太阳寒水，客气为阳明燥金，燥气流行，由于燥金之收敛，使五之气的余火格拒于内，不得外泄，则肿于上部，咳嗽气喘，甚则血液外溢。若寒气时常发起，则雾气弥漫，其为病多发生于皮肤，邪气居于胁部，向下连及少腹而发生内部寒冷的病，至终气之末，则在泉之气将要改变。凡此少阴司天之年，必须抑制其太过的运气，资助岁气所胜之气，折减其郁而将发之气，先取所不胜之气的化源，不要使气暴太过而发生疾病。食用得岁气的谷类以保全真气，食用得间气的谷类以避虚邪。本年宜用咸味以软之，以调其上部，甚则用苦味以发之；用酸味以收之，以安其下部，甚则用苦味以泄之。应根据中运与岁气的同异，而制定用多或用少，中运与司天之气同为热者，用寒凉之气以化之；中运与在泉之气同为凉者，用温热之品以化之。用热性药物时，应避开热气主令之时；用凉性药物时，应避开凉气主令之时；用温性药物时，应避开温气主令之时；用寒性药物时，应避开寒气主令之时。用饮食调养时，也应遵照这个原则。这仅是就一般的情况而言。若气候有反常变化时，就不必拘守这一原则，这就是一般的规律。若不遵守这些规律，就会导致疾病的发生。

黄帝说：好。厥阴风木司天施政的情况是怎样的呢？岐伯说：厥阴风木值年在巳年与亥年。

丁巳年、丁亥年，此二年俱为天符年。厥阴风木司天；少阳相火在泉；

丁壬为木运，丁为阴年，故运为少角。木运不及，清气乃为胜气，胜气之后，热气来复，此二年胜复之气相同。凡此二年，运气为风，胜气为清，复气为热。

客运五步：初之运少角，客运与主运之气相同，气得正化，二之运太徵，三之运少宫，四之运太商，终之运少羽。

癸巳年、癸亥年，此二年俱为同岁会。厥阴风木司天；少阳相火在泉；戊癸为火运，癸为阴年，故运为少徵。火运不及，寒气乃为胜气，胜气之后，雨气来复，此二年胜复之气相同。凡此二年，运气为热，胜气为寒，复气为雨。

客运五步：初之运少徵，二之运太宫，三之运少商，四之运太羽，终之运少角。主运五步：初之运太角，二之运少徵，三之运太宫，四之运少商，终之运太羽。

己巳年、己亥年。厥阴风木司天；少阳相火在泉；甲己为土运，己为阴土，故运为少宫。土运不及，风气乃为胜气，胜气之后，清气来复，此二年胜复之气相同。由于土运不及，司天之木气胜之，则木兼土化，反得其政，故同木运平气。凡此二年，运气为雨，胜气为风，复气为清。

客运五步：初之运少宫，二之运太商，三之运少羽，四之运太角，终之运少徵。主运五步：初之运少角，二之运太徵，三之运少宫，四之运太商，终之运少羽。

乙巳年、乙亥年。厥阴风木司天；少阳相火在泉；乙庚为金运，乙为阴年，故运为少商。金运不及，热气乃为胜气，胜气之后，寒气来复，此二年胜复之气相同。金运不及，无力克木，司天之木气反而得政，故同木运平气。凡此二年，运气为凉，胜气为热，复气为寒。

客运五步：初之运少商，二之运太羽，三之运少角，四之运太徵，终之运少宫。主运五步：初之运太角，二之运少徵，三之运太宫，四之运少商，终之运太羽。

辛巳年、辛亥年。厥阴风木司天，少阳相火在泉，丙辛为水运，辛为阴年，故运为少羽。水运不及，雨气乃为胜气，胜气之后，风气来复，此二年胜复之气相同。凡此二年，运气为寒，胜气为雨，复气为风。

客运五步：初之运少羽，二之运太角，三之运少徵，四之运太宫，终之运少商。主运五步：初之运少角，二之运太徵，三之运少宫，四之运太商，终之运少羽。

逢巳年亥年厥阴司天之政，其气不及，后天时而至，为木运平气。厥阴司天，少阳在泉，司天之气扰动，在泉之气正化，司天之风气，生于高远之处，在泉之炎热自下而从之，云归于雨府，湿化之气流行，司天之风气与在泉之火气相合为德，上则应于木星与火星。司天之政扰动，在泉之令迅速，其在谷类应于青色与赤色，间谷则为借间气太过而得成熟者，风气燥气，火气热气，互为胜复，交替发作，蛰虫出现，流水不能结冰，热病生于人之下部，风病生于人之上部，风气与燥气则互为胜复，见于人体中部。初之气，主气为厥阴风木，客气为阳明燥金，寒气开始严厉，杀伐之气方来，人们易患寒病于右侧下方。二之气，主气为少阴君火，客气为太阳寒水，所以寒冷之气不去，雪花飘，水成冰，杀伐之气施化，霜乃降下，草类上部干焦，寒冷的雨水时常降下，若阳气来复则人们易患内部热证。三之气，主气为少阳相火，客气为厥阴风木，司天之政布化，大风时起，人们易患两目流泪，耳鸣，头目眩晕等。四之气，主气为太阴湿土，客气为少阴君火，暑湿湿热之气交争于司天之左间，人们易患黄疸病，以至于浮肿。五之气，主气为阳明燥金，客气为太阴湿土，燥气与湿气互为胜负，阴寒沉降之气乃得布化，寒气侵及人体，风雨流行。终之气，主气为太阳寒水，客气为少阳相火，由于少阳之烈火主令，阳气大化，蛰虫出现，流水不得结冰，地中阳气发泄，草类生长，人们感到舒适，其发病则为温热疫疠。凡此厥阴司天之年，必须折减其致郁之气，资助不胜之气的生化之源，赞助其不及的运气，不要使邪气太胜。本年宜用辛味以调治司天之风邪，用咸味以调治在泉之火邪，怕火之气，不可轻易触犯。用温性药时，应避开温气主令之时；用热性药物时，应避开热气主令之时；用凉性药物时，应避开凉气主令之时；用寒性药物时，应避开寒气主令之时。用饮食调养时，也应遵照这个原则。这仅是就一般的情况而言。若气候有反常变化时，就不必拘守这一原则，这就是一般的规律。若不遵守这些规律，就会导致疾病的发生。

黄帝说：好。先生讲的，可以说是很详尽了，然而怎样才能知道它是应或不应呢？岐伯说：你提的问题很高明啊！关于六气，其运行有一定的次序，其终止有一定的方位，所以通常在正月初一日出时进行观察，根据六气主时所在的位置，就可以知道其气是应或不应。中运太过的，其气先时而至，中运不及的，其气后时而至，这是自然气象的一般规律和六气的正常情况。中运既非太过亦非不及的平气之年，叫作“正岁”，其气正当其时而至。黄帝说：胜气和复气是经常存在的，灾害的发生，怎样能够测知呢？岐伯说：不属正常气化的，就属于灾害。

黄帝说：司天在泉之气时数的开始和终止是怎样的呢？岐伯说：你问得很详细啊！这才是真正了解运气的内在道理。司天在泉之数，开始于司天，终止于在泉，岁半以前，司天主其气，岁半以后，在泉主其气，天气地气相交之处，气交主其气，作为一年气数的纲领，都在于此。司天在泉所主之方位也就明白了，六气之应于十二月，就是六气分主六步的气数。黄帝说：我职掌这件事情，并按照这些原则去运用它，有时与实际的情况不完全符合，是什么原因呢？岐伯说：岁气有太过不及的差别，四时主治的气化也有盛衰的不同，盛衰的多少与一年的气化相同。黄帝说：同化是怎样的呢？岐伯说：风温与春季之气化同，热曛昏火与夏季之气化同，胜气与复气的同化也是一样的，燥清烟露与秋季之气化同，云雨昏暝埃与长夏之气化同，寒气霜雪冰与冬季之气化同，这就是天地间五运六气之所化，运气互有盛衰的一般情况。

黄帝说：五运值年与司天之气同化的，叫作“天符”，我已经知道了。我想听听五运与在泉之气同化是怎样的呢？岐伯说：岁运太过而与司天之气同化的有三，岁运不及而与司天之气同化的也有三，岁运太过而与在泉之气同化的有三，岁运不及而与在泉之气同化的也有三，属于这类情况的共有二十四年。黄帝说：我想听听这指什么呢？岐伯说：甲辰甲戌年中运太宫，为土运太过，下加太阴湿土在泉，壬寅壬申年中运太角，为木运太过，下加厥阴风木在泉，庚子庚午年中运太商，为金运太过，下加阳明燥金在泉，这是三种情况。癸巳癸亥年中运少徵，为火运不及，下加少阳相火在泉，辛丑辛未年中运少羽，为水运不及，下加太阳寒水在泉，癸卯癸酉年中运少徵，为火运不及，下加少阴君火在泉，这也是三种情况。戊子、戊午年中运太徵，为火运太过，上临少阴君火司天，戊寅戊申年中运太徵，为火运太过，上临少阳相火司天，丙辰丙戌年中运太羽，为水运太过，上临太阳寒水司天，这是三种情况。丁巳丁亥年中运少角，为木运不及，上临厥阴风木司天，乙酉乙卯年中运少商，为金运不及，上临阳明燥金司天，己丑己未年中运少宫，为土运不及，上临太阴湿土司天，这也是三种情况。除此二十四年之外的，就是中运与司天在泉不加不临的年份。黄帝说：加是什么意思呢？岐伯说：岁运太过而与在泉相加的是“同天符”，岁运不及而与在泉相加的是“同岁会”。黄帝说：临是什么意思呢？岐伯说：凡是岁运太过或不及与司天相临的，都叫作“天符”，由于运气变化太过不及的不同，病情变化则有轻重的差异，生死也有早晚的区别。

黄帝说：先生说“用寒远寒，用热远热”，我不明白其中的道理，还想听听怎样叫作“远”。岐伯说：用热性药品者不要触犯主时之热，用寒性药品者不要触犯主时之寒，适从这一原则，就可以平和，违背这一原则，就会导致疾病，所以对主时之气不可不谨慎地对待它，这就是所说的应时而起的六步之气。黄帝说：温凉寒热之法，应当怎样呢？岐伯说：主时之气为热的，用热性药品时不可触犯。主时之气为寒的，用寒性药品时不可触犯。主时之气为凉的，用凉性药品时不可触犯。主时之气为温的，用温性药品时不可触犯。

间气与主气相同的，不可触犯。间气与主气不同的，可以轻微触犯。由于寒热温凉四气，不可随意触犯，所以谓之“四畏”，必须谨慎地加以考察。黄帝说：好。什么情况下则可以触犯呢？岐伯说：天气与主时之气相反的，以主时之气为依据，客气胜过主气的，则可以触犯之，以达到平衡协调为目的，而不可使之太过，这是指邪气胜过主气者而言。所以说不要误了气候的常时，不要违背了六气之所宜，不可帮助胜气，不可赞助复气，这才是最好的治疗法则。

黄帝说：好。五运之气的运行与主岁之年，有一定的规律吗？岐伯说：让我把它排列出来，讲给你听吧：

甲子年、甲午年。

上为少阴君火司天；中为太宫土运太过；下为阳明燥金在泉。司天之气数为热化二，中运之气数为雨化五，在泉之气数为燥化四，凡不出现胜气的，就是所谓正化日。其气化致病时，司天热化所致宜用咸寒，中运雨化所致宜用苦热，在泉燥化所致宜用酸温，这就是所谓适宜的药食性味。

乙丑年、乙未年。

上为太阴湿土司天；中为少商金运不及；下为太阳寒水在泉。金运不及，则可出现热化的胜气与寒化的复气，丑年与未年相同，凡出现胜气复气的，就是所谓邪化日。灾变发生在西方七宫。司天之气数为湿化五，中运之气数为清化四，在泉之气数为寒化六，若不出现胜气复气的，就是所谓正化日。其气化致病时，司天湿化所致宜用苦热，中运清化所致宜用酸和，在泉寒化所致宜用甘热，这就是所谓适宜的药食性味。

丙寅年、丙申年。

上为少阳相火司天；中为太羽水运太过；下为厥阴风木在泉。司天之气数为火化二，中运之气数为寒化六，在泉之气数为风化三，凡不出现胜气复气的，就是所谓正化日。其气化致病时，司天热化所致宜用咸寒，中运寒化所致宜用咸温，在泉风化所致宜用辛凉，这就是所谓适宜的药食性味。

属于岁会年的丁卯年和丁酉年。

上为阳明燥金司天；中为少角木运不及；下为少阴君火在泉。木运不及，则可出现清化的胜气与热化的复气，卯年与酉年相同，凡出现胜气复气的，就是所谓邪化日。灾变发生在东方三宫。司天之气数为燥化九，中运之气数为风化三，在泉之气数为热化七，若不出现胜气复气的，就是所谓正化日。其气化致病时，司天燥化所致宜用苦小温，中运风化所致宜用辛和，在泉热化所致宜用咸寒，这就是所谓适宜的药食性味。

戊辰年、戊戌年。

上为太阳寒水司天；中为太徵火运太过；下为太阴湿土在泉。司天之气数为寒化六，中运之气数为热化七，在泉之气数为湿化五，凡不出现胜气复气的，就是所谓正化日。其气化致病时，司天寒化所致宜用苦温，中运热化所致宜用甘和，在泉湿化所致宜用甘温，这就是所谓适宜的药食性味。

己巳年、己亥年。

上为厥阴风木司天；中为少宫土运不及；下为少阳相火在泉。土运不及，则可出现风化的胜气与清化的复气，巳年与亥年相同，凡出现胜气复气的，就是所谓邪化日。灾变发生在中央五宫。司天之气数为风化三，中运之气数为湿化五，在泉之气数为火化七，若不出现胜气复气的，就是所谓正化日。其气化致病时，司天风化所致宜用辛凉，中运湿化所致宜用甘和，在泉火化所致宜用咸寒，这就是所谓适宜的药食性味。

庚午年、庚子年二年俱为同天符。

上为少阴君火司天；中为太商金运太过；下为阳明燥金在泉。司天之气数为热化七，中运之气数为清化九，在泉之气数为燥化九，凡不出现胜气复气的，就是所谓正化日。其气化致病时，司天热化所致宜用咸寒，中运清化所致宜用辛温，在泉燥化所致宜用酸温，这就是所谓适宜的药食性味。

辛未年、辛丑年二年俱为同岁会。

上为太阴湿土司天；中为少羽水运不及；下为太阳寒水在泉。水运不及，则可出现雨化的胜气与风化的复气，未年与丑年相同，凡出现胜气复气的，就是所谓邪化日。灾变发生在北方一宫。司天之气数为雨化五，中运之气数为寒化一，在泉之气数为寒化一，若不出现胜气复气的，就是所谓正化日。其气化致病时，司天热化所致宜用苦热，中运寒化所致宜用苦和，在泉寒化所致宜用甘热，这就是所谓适宜的药食性味。

壬申年、壬寅年二年俱为同天符。

上为少阳相火司天；中为太角木运太过；下为厥阴风木在泉。司天之气数为火化二，中运之气数为风化八，在泉之气数亦为风化八，凡不出现胜气复气的，就是所谓正化日。其气化致病时，司天火化所致宜用咸寒，中运风化所致宜用酸和，在泉风化所致宜用辛凉，这就是所谓适宜的药食性味。

癸酉年、癸卯年二年俱为同岁会。

上为阳明燥金司天；中为少徵火运不及；下为少阴君火在泉。火运不及，则可出现寒化的胜气与雨化的复气，酉年与卯年相同，凡出现胜气复气的，就是所谓的邪化日。灾变发生在南方九宫。司天之气数为燥化九，中运之气数为热化二，在泉之气数为热化二，凡不出现胜气复气的，就是所谓正化日。其气化致病时，司天燥化所致宜用苦小温，中运热化所致宜用咸温，在泉热化所致宜用咸寒，这就是所谓适宜的药食性味。

甲戌年、甲辰年二年既是岁会，又是同天符。

上为太阳寒水司天；中为太宫土运太过；下为太阴湿土在泉。司天之气数为寒化六，中运之气数为湿化五，在泉之气数亦为湿化五，凡不出现胜气复气的，就是所谓正化日。其气化致病时，司天寒化所致宜用苦热，中运湿化所致宜用苦温，在泉湿化所致宜用苦温，这就是所谓适宜的药食性味。

乙亥年、乙巳年。

上为厥阴风木司天；中为少商金运不及；下为少阳相火在泉。金运不及，则可出现热化的胜气与寒化的复气，亥年与巳年相同，凡出现胜气复气的，就是所谓邪化日。灾变发生在西方七宫。司天之气数为风化八，中运之气数为清化四，在泉之气数为火化二，若不出现胜气复气的，就是所谓正化日。其气化致病时，司天热化所致宜用辛凉，中运清化所致宜用酸和，在泉火化所致宜用咸寒，这就是所谓适宜的药食性味。

为岁会年的丙子年和丙午年。

上为少阴君火司天；中为太羽水运太过；下为阳明燥金在泉。司天之气数为热化二，中运之气数为寒化六，在泉之气数为清化四，凡不出现胜气复气的，就是所谓正化日。其气化致病时，司天热化所致宜用咸寒，中运寒化所致宜用咸温，在泉清化所致宜用酸温，这就是所谓适宜的药食性味。

丁丑年、丁未年。

上为太阴湿土司天；中为少角木运不及；下为太阳寒水在泉。木运不及，则可出现清化的胜气和热化的复气，丑年与未年相同，凡出现胜气复气的，就是所谓邪化日。灾变发生在东方三宫。司天之气数为雨化五，中运之气数为风化三，在泉之气数为寒化一，若不出现胜气复气的，就是所谓正化日。其气化致病时，司天雨化所致宜用苦温，中运风化所致宜用辛和，在泉寒化所致宜用甘热，这就是所谓适宜的药食性味。

戊寅年、戊申年二年俱为天符年。

上为少阳相火司天；中为太徵火运太过；下为厥阴风木在泉。司天之气数为火化七，中运之气数为火化七，在泉之气数为风化三，凡不出现胜气复气的，就是所谓正化日。其气化致病时，司天火化所致宜用咸寒，中运火化所致宜用甘和，在泉风化所致宜用辛凉，这就是所谓适宜的药食性味。

己卯年、己酉年。

上为阳明燥金司天；中为少宫土运不及；下为少阴君火在泉。土运不及，则可出现风化的胜气和清化的复气，卯年与酉年相同，凡出现胜气复气的，就是所谓邪化日。灾变发生在中央五宫。司天之气数为清化九，中运之气数为雨化五，在泉之气数为热化七，若不出现胜气复气的，就是所谓正化日。其气化致病时，司天清化所致宜用苦小温，中运雨化所致宜用甘和，在泉热化所致宜用咸寒，这就是所谓适宜的药食性味。

庚辰年、庚戌年。

上为太阳寒水司天；中为太商金运太过；下为太阴湿土在泉。司天之气数为寒化一，中运之气数为清化九，在泉之气数为雨化五，凡不出现胜气复气的，就是所谓正化日。其气化致病时，司天寒化所致宜用苦热，中运清化所致宜用辛温，在泉雨化所致宜用甘热，这就是所谓适宜的药食性味。

辛巳年、辛亥年。

上为厥阴风木司天；中为少羽水运不及；下为少阳相火在泉。水运不及，则可出现雨化的胜气与风化的复气，巳年与亥年相同，凡出现胜气复气的，就是所谓邪化日。灾变发生在北方一宫。司天之气数为风化三，中运之气数为寒化一，在泉之气数为火化七，若不出现胜气复气的，就是所谓正化日。其气化致病时，司天风化所致宜用辛凉，中运寒化所致宜用苦和，在泉火化所致宜用咸寒，这就是所谓适宜的药食性味。

壬午年、壬子年。

上为少阴君火司天；中为太角木运太过；下为阳明燥金在泉。司天之气数为热化二，中运之气数为风化八，在泉之气数为清化四，凡不出现胜气复气的，就是所谓正化日。其气化致病时，司天热化所致宜用咸寒，中运风化所致宜用酸和，在泉清化所致宜用酸温，这就是所谓适宜的药食性味。

癸未年、癸丑年。

上为太阴湿土司天；中为少徵火运不及；下为太阳寒水在泉。火运不及，则可出现寒化的胜气与雨化的复气，未年与丑年相同，凡出现胜气复气的，就是所谓邪化日。灾变发生在北方九宫。司天之气数为雨化五，中运之气数为火化二，在泉之气数为寒化一，若不出现胜气复气的，就是所谓正化日。其气化致病时，司天雨化所致宜用苦温，中运火化所致宜用咸温，在泉寒化所致宜用甘热，这就是所谓适宜的药食性味。

甲申年、甲寅年。

上为少阳相火司天；中为太宫土运太过；下为厥阴风木在泉。司天之气数为火化二，中运之气数为雨化五，在泉之气数为风化八，凡不出现胜气复气的，就是所谓正化日。其气化致病时，司天火化所致宜用咸寒，中运雨化所致宜用咸和，在泉风化所致宜用辛凉，这就是所谓适宜的药食性味。

乙酉年为太一天符年、乙卯年为天符年。

上为阳明燥金司天；中为少商金运不及；下为少阴君火在泉。金运不及，则可出现热化的胜气和寒化的复气，酉年与卯年相同，凡出现胜气复气的，就是所谓邪化日。灾变发生在西方七宫。司天之气数为燥化四，中运之气数为清化四，在泉之气数为热化二，若不出现胜气复气的，就是所谓正化日。其气化致病时，司天燥化所致宜用苦小温，中运清化所致宜用酸和，在泉热化所致宜用咸寒，这就是所谓适宜的药食性味。

丙戌年、丙辰年二年俱为天符年。

上为太阳寒水司天；中为太羽水运太过；下为太阴湿土在泉。司天之气数为寒化六，中运之气数为寒化六，在泉之气数为雨化五，凡不出现胜气复气的，就是所谓正化日。其气化致病时，司天寒化所致宜用苦热，中运寒化所致宜用咸温，在泉羽化所致宜用甘热，这就是所谓适宜的药食性味。

丁亥年、丁巳年二年俱为天符年。

上为厥阴风木司天；中为少角木运不及；下为少阳相火在泉。木运不及，则可出现清化的胜气和热化的复气，亥年与巳年相同，凡出现胜气复气的，就是所谓邪化日。灾变发生在东方三宫。司天之气数为风化三，中运之气数为风化三，在泉之气数为火化七，若不出现胜气复气的，就是所谓正化日。其气化致病时，司天风化所致宜用辛凉，中运风化所致宜用辛和，在泉火化所致宜用咸寒，这就是所谓适宜的药食性味。

戊子年为天符年、戊午年为太一天符年。

上为少阴君火司天；中为太徵火运太过；下为阳明燥金在泉。司天之气数为热化七，中运之气数为热化七，在泉之气数为清化九，凡不出现胜气复气的，就是所谓正化日。其气化致病时，司天热化所致宜用咸寒，中运热化所致宜用甘和，在泉清化所致宜用酸温，这就是所谓适宜的药食性味。

己丑年、己未年二年俱为太一天符年。

上为太阴湿土司天；中为少宫土运不及；下为太阳寒水在泉。土运不及，则可出现风化的胜气和清化的复气，丑年与未年相同，凡出现胜气复气的，就是所谓邪化日。灾变发生在中央五宫。司天之气数为雨化五，中运之气数为雨化五，在泉之气数为寒化一，若不出现胜气复气的，就是所谓正化日。其气化致病时，司天雨化所致宜用苦热，中运雨化所致宜用甘和，在泉寒化所致宜用甘热，这就是所谓适宜的药食性味。

庚寅年、庚申年。

上为少阳相火司天；中为太商金运太过；下为厥阴风木在泉。司天之气数为火化七，中运之气数为清化九，在泉之气数为风化三，凡不出现胜气复气的，就是所谓正化日。其气化致病时，司天火化所致宜用咸寒，中运清化所致宜用辛温，在泉风化所致宜用辛凉，这就是所谓适宜的药食性味。

辛卯年、辛酉年。

上为阳明燥金司天；中为少羽水运不及；下为少阴君火在泉。水运不及，则可出现雨化的胜气与风化的复气，卯年与酉年相同，凡出现胜气复气的，就是所谓邪化日。灾变发生在北方一宫。司天之气数为清化九，中运之气数为寒化一，在泉之气数为热化七，若不出现胜气复气的，就是所谓正化日。其气化致病时，司天清化所致宜用苦小温，中运寒化所致宜用苦和，在泉热化所致宜用咸寒，这就是所谓适宜的药食性味。

壬辰年、壬戌年。

上为太阳寒水司天；中为太角木运太过；下为太阴湿土在泉。司天之气数为寒化六，中运之气数为风化八，在泉之气数为雨化五，凡不出现胜气复气的，就是所谓正化日。其气化致病时，司天寒化所致宜用苦温，中运风化所致宜用酸和，在泉雨化所致宜用甘温，这就是所谓适宜的药食性味。

癸巳年、癸亥年二年俱为同岁会年。

上为厥阴风木司天；中为少徵火运不及；下为少阳相火在泉。火运不及，则可出现寒化的胜气与雨化的复气，巳年与亥年相同，凡出现胜气复气的，就是所谓邪化日。灾变发生在南方九宫。司天之气数为风化八，中运之气数为火化二，在泉之气数为火化二，若不出现胜气复气的，就是所谓正化日。其气化致病时，司天风化所致宜用辛凉，中运火化所致宜用咸温，在泉火化所致宜用咸寒，这就是所谓适宜的药食性味。

凡此五运六气之定期值年，胜气复气及正化邪化的不同变化，都有一定的规律可循，不可不加以考察。所以说，有关五运六气的问题，只要掌握了它的要领，一句话就可以道尽主题，不能掌握它的要领，则漫无边际，就是这个意思。

黄帝说：好！五运之气也会有复气之年吗？岐伯说：五运之气郁到极点，就要暴发，不过需要等待时机才能发作。黄帝说：请问其中的道理是什么呢？岐伯说：五运之气的太过年和不及年，其复气的发作是不相同的。黄帝说：我想请你详尽地讲讲。岐伯说：太过者，发作急暴，不及者，发作徐缓，急暴者，致病严重，徐缓者，致病迁延。黄帝说：太过与不及的气化之数是怎样的呢？岐伯说：气太过的，其气化之数为五行的成数，气不及的，其气化之数为五行的生数，唯有土运，不管太过不及，其气化之数，皆为生数。

黄帝说：五气郁而发作是怎样的呢？岐伯说：土气郁而发作的情况是：山谷惊动，雷声震于气交，尘埃黄黑昏暗，湿气蒸发则化为白气，疾风骤雨降于高山深谷，山崩石飞，山洪暴发，大水随之而至，河流湖泊泛滥漫延，土质破坏，水去之后，田土荒芜，只可牧畜而已。土郁发作，则土之化气得以敷布，喜降应时之雨，万物开始生长化成。湿气过胜，所以人们易患心腹部胀满，肠鸣，大便频数，甚则出现心痛，胁部胀满，呕吐霍乱，水饮发作，大便泻下如注，浮肿身重等。云气奔向雨府，早霞映于朝阳，山泽昏暗，发作时间多在四气之时。发现云雾横贯于山谷天际，或聚或散，忽生忽灭，浮动不定，乃是土郁将发的先兆。

金气郁而发作的情况是：天气静洁，地气明清，风清凉，气急切，凉气大起，草木之上飘浮着云烟，燥气流行，时常有雾气弥漫，肃杀之气至，草木干枯凋落，金气应声。所以人们易出现咳嗽气逆，心与胁部胀满牵引少腹部，经常急剧疼痛，不能转侧，咽喉干燥，面色如烟尘的恶象。山泽干枯，地面凝浮卤碱，这就是金郁开始发作的现象，发作时间多在五气之时。如果夜间降下白露，丛林深处风声凄凉，乃是金郁将发的先兆。

水气郁而发作的情况是：阳气退避，阴气骤起，大寒的气候乃至，川流冻结，寒冷的雾气结为霜雪，甚则雾气黄黑昏暗，流行于气交，而为霜雪肃杀之气，水气先出现某些征兆。所以人们易患寒气寄留而心痛，腰部与臀部疼痛，大关节活动不灵，屈伸不便，好厥逆，腹部痞满坚硬等。阳光不得主治，阴气聚积于空中，白埃昏暗，这就是水郁开始发作的现象，发作时间，多在君火与相火主时的前后。发现太空幽深云气散乱如麻，隐约可见，颜色黑而微黄，乃是水郁将发的先兆。

木气郁而发作的情况是：太空中尘埃昏暗，云物飘动，大风乃至，摧屋折树，树木之类发生变化。人们易患胃脘当心处疼痛，向上支撑两胁，咽喉隔塞不通，食饮难以咽下，甚则耳鸣，头目眩晕，两眼不辨人，多突然僵直仆倒。太空中尘埃苍茫，天空和山脉同色，或现浊气，色黄黑郁滞不散，云随横于空中，而雨水不降，这就是木郁开始发作的现象，发作的时间不固定。如果川野中的草皆低垂不起，树叶柔软翻背，高山之松风吹作响，虎叫于山崖峰峦之上，乃是木郁将发的先兆。

火气郁而发作的情况是：太空中有黄赤之气遮蔽，太阳光不明，火炎流行，大暑乃至，高泽似火燎，木材流出液汁，大厦烟气升腾，地面浮现霜卤，池水减少，蔓草焦枯干黄，风热炽盛，人间流言四起。湿之化气，乃后期而至。所以人们易患少气，疮疡痈肿，胁腹胸背、头面四肢胀满而不舒，生疮疡与痱子，呕逆，筋脉抽搐，骨节疼痛而抽动，泄泻不止，温疟，腹中急剧疼痛，血外溢，湿脓流注，精液乃少，目赤，心中烦热，甚则出现昏晕烦闷懊侬等症状，容易突然死亡。夜半，阳气来复，气候大温，大汗，这就是火郁开始发作的现象，发作的时间，多在四气之时。事物动极则静，阳极则阴，热极之后，湿气乃化乃成。花开之时又见水结成冰，山川出现冰雪，焰阳当空，正午光润，乃是火郁将发的先兆。

五气之郁，必有先兆，而后乃发生报复之气，都是在郁极的时候开始发作，木郁的发作，没有固定的时间，水郁的发作，在君、相二火主时的前后。审慎地观察时令，发病的情况是可以预测的，时令及岁气失常，则五运之气运行错乱，生长化收藏的政令，也就不正常了。

黄帝说：水郁而发为冰雹雪霜，土郁而发为飘雨，木郁而发为毁折，金郁而发为清爽明静，火郁而发为热气黄赤昏暗，这是什么原因造成的呢？岐伯说：六气有太过不及的不同，发作时有轻微和严重的差别，发作轻微的，只限于本气，发作严重的，则兼见其下承之气，预见其下承之气的变化，则气发的情况就可以知道了。黄帝说：好。五郁之气的发作，不在其应发之时，是什么道理呢？岐伯说：这属于时令的差异。黄帝说：这种差异，有日数吗？岐伯说：差异都在应发时之后三十日有余。黄帝说：主时之气，来时有先后的不同，是什么原因呢？岐伯说：岁运太过，气先时而至，岁运不及，气后时而至，这属于正常的气候。黄帝说：岁运之气，正当应至之时而来的，属于什么呢？岐伯说：没有太过和不及，则正当其时而至，否则就要发生灾害。

黄帝说：好。气有非其时而化的，是什么道理呢？岐伯说：太过者，其气化则正当其时，气不及的，其气化则归之于克己者之所化。黄帝说：四时之气，来时有早晚高下左右的不同，怎样测知呢？岐伯说：气的运行有逆有顺，气之至有快有慢。所以气太过的，气化先于天时，气不及的，气化后于天时。黄帝说：我想听听关于气的运行情况是怎样的呢？岐伯说：春气生于东而西行，夏气生于南而北行，秋气生于西而东行，冬气生于北而南行。所以春气自下而升于上，秋气自上而降于下，夏气始于中，冬气始于标。春气始于左，秋气始于右，冬气始于后，夏气始于前。这就是面南定位时，四时正常气化的一般规律。所以高原地带，气候严寒，冬气常在，低洼地带，气候温和，春气常在，必须谨慎地加以考察。黄帝说：好。

黄帝问道：五运六气变化之应体现于外的，其正常气化与反常的变化是怎样的呢？岐伯回答说：关于六气正常与反常的变化，有气化，有变化，有胜气，有复气，有作用，有病气，各有不同的情况，你想了解哪一方面的呢？黄帝说：我想听你详细地讲讲。岐伯说：我尽量地讲给你听吧。关于六气之所至，厥阴风木之气所至，则为平和；少阴君火之气所至，则为温暖；太阴湿土之气所至，则为尘埃湿润；少阳相火之气所至，则为炎热；阳明燥金之气所至，则为清凉刚劲；太阳寒水之气所至，则为严寒。这是四时正常气化的一般情况。

厥阴之气至为风行之府，为物体破裂而开启；少阴之气至为火化之府，为万物舒发繁荣；太阴之气至为雨化之府，为物体充盈圆满；少阳之气至为热化之府，为气化运行于外；阳明之气至为肃杀之府，为生发之气变更；太阳之气至为寒化之府，为阳气敛藏。这是六气司化的一般情况。

厥阴之气至，为万物发生，为和风飘摇；少阴之气至，为万物繁荣，为形象显现；太阴之气至，为万物化育，为湿化云雨；少阳之气至，为万物盛长，为蕃盛鲜明；阳明之气至为收敛，为雾露之气；太阳之气至为闭藏，为气机闭密。这是六气所化的一般情况。

厥阴之气至，为风气发生，气终则肃杀；少阴之气至，为热气发生，其中为寒化；太阴之气至，为湿气发生，气终则大雨如注；少阳之气至，为火气发生，气终为湿热交蒸；阳明之气至，为燥气发生，气终则为凉；太阳之气至，为寒气发生，其中为温化。这是六气德化的一般情况。

厥阴之气至，可促进毛虫类化育；少阴之气至，可促进羽虫类化育；太阴之气至，可促进倮虫类化育；少阳之气至，可促进有羽翼昆虫类化育；阳明之气至，可促进介虫类化育；太阳之气至，可促进鳞虫类化育。这是气化功德的一般情况。

厥阴之气至为生化而万物生发；少阴之气至为荣化而万物繁荣；太阴之气至为濡化而万物湿润；少阳之气至为茂化而万物茂盛；阳明之气至则万物坚实，故为坚化；太阳之气至为藏化而万物闭藏。这是六气施政的一般情况。

厥阴风木之气至，为大风怒狂，其气大凉；少阴君火之气至，为气甚温暖，火气亢盛则阴精承而制之，其气寒冷；太阴湿土之气至为雷雨剧烈，湿土亢盛则风气承而制之，其气为狂风；少阳相火之气至，为旋风及火热燔燎，火气亢盛则水气承而制之，其气为霜凝；阳明燥金之气至，为物体散落，金气亢盛则火气承而制之，其气温暖；太阳寒水之气至，为寒雪冰雹，寒水亢盛则土气承而制之，其气为白色尘埃。这是六气变常的一般情况。

厥阴风木之气至，为物体扰动，为随风往来；少阴君火之气至，为高明，空中有如焰火之黄赤；太阴湿土之气至，为阴气沉滞，为白色埃尘，为晦暗不明；少阳相火之气至，为虹电等光显，为赤色之云，为空中有黄赤之气色；阳明燥金之气至，为烟尘，为霜冻，为刚劲急切，为凄惨之声；太阳寒水之气至，为坚硬，为锋利，为挺立。这是六气行令的一般情况。

厥阴风木之气至而致病，为腹中拘急；少阴君火之气至而致病，为疮疡皮疹身热；太阴湿土之气至而致病，为水饮积聚，痞塞不通；少阳相火之气至而致病，为喷嚏呕吐，为疮疡；阳明燥金之气至而致病，为皮肤虚肿；太阳寒水之气至而致病，为关节屈伸不利。这是六气致病的一般情况。

厥阴之气至而致病，两胁部撑满胀痛；少阴之气至而致病，为易惊而惑乱，恶寒战栗，谵言妄语；太阴之气至而致病，为蓄积胀满；少阳之气至而致病，为易惊，躁动不安，昏晕闷昧，常突然发病；阳明之气至而致病，为鼻塞，尻阴股膝髀腨胫足等处发病；太阳之气至而发为腰痛。这是六气致病的一般情况。

厥阴之气至而致病，为筋脉缩短肢体反屈；少阴之气至而致病，为悲哀神妄，衄血；太阴之气至而致病，为腹内胀满，霍乱吐泻；少阳之气至而致病，为喉痹，耳鸣，呕吐；阳明之气至而致病，为皮肤粗糙皱裂而揭起；太阳之气至而致病，为卧则汗出，痉病。这是六气致病的一般情况。

厥阴之气至而致病，为胁痛，呕吐泄泻；少阴之气至而致病，为多言善笑；太阴之气至而致病，为身重浮肿；少阳之气至而致病，为急剧泻利不止，肌肉瞤动，筋脉抽搐，常突然死亡；阳明之气至而致病，为鼻塞喷嚏；太阳之气至而致病，为大便泻利，小便闭阻不通。这是六气致病的一般情况。

凡此十二变，六气作用为德者，则万物应之以德；六气作用为化者，则万物应之以化；六气作用为政者，则万物应之以政；六气作用为令者，则万物应之以令；气在上的则病位高；气在下的则病位低；气在后的则病位在后；气在前的则病位在前；气在中的则病位在中；气在外的则病位在外。这是六气致病所在的一般情况。所以风气胜者则动而不宁，热气胜者则肿，燥气胜者则干，寒气胜者则虚浮，湿气胜者则湿泻，甚则水气闭阻而为浮肿。随着六气所在之处，以知其病变的情况。

黄帝说：我想听听六气的作用是怎样的。岐伯说：关于六气的作用，各自归于被我所胜之气而为气化。所以太阴的雨化，作用于太阳；太阳的寒化，作用于少阴；少阴的热化，作用于阳明；阳明的燥化，作用于厥阴；厥阴的风化，作用于太阴。各随其所在的方位以显示其作用。黄帝说：六气自得其本位的，是怎样的呢？岐伯说：六气自得其本位的，是正常的气化。黄帝说：我想听听六气本位的所在。岐伯说：确立了六气所居的位置，就可以知道它所主的方向和时间了。

黄帝说：岁气六步之位的太过不及是怎样的呢？岐伯说：太过和不及之气是不相同的，太过之气，来时缓慢而时间持续较长，不及之气，来时急骤而随即消失。黄帝说：司天与在泉之气的太过不及是怎样的呢？岐伯说：司天之气不足时，在泉之气随之上迁，在泉之气不足时，司天之气从之下降，岁运之气居于中间，若在泉之气上迁则运气先上迁，司天之气下降则运气先下降，所以岁运之气的迁降，常在司天在泉之先。岁运不胜司天在泉之气时则相恶，岁运与司天在泉之气相和时，则同归其化，随着岁运与司天在泉之气所归从，而发生各种不同的病变。所以司天之气太过时，则天气下降，在泉之气太过时，则地气上迁，上迁下降的多少，随着天地之气胜之多少，存在着一定的差异，气微则差异小，气甚则差异大，甚则可以改变气交的时位，气交时位改变时则有大的变化，疾病就要发作。《大要》上说：差异大的有五分，差异小的有七分，这种差异就表现出来了。就是这个意思。

黄帝说：好。前面论述过用热药时，不要触犯主时之热，用寒药时，不要触犯主时之寒。我想治疗时不避热也不避寒，应当怎样呢？岐伯说：你问得很全面啊！发表时可以不避热，攻里时可以不避寒。黄帝说：不发表不攻里而触犯了主时之寒热会怎样呢？岐伯说：若寒热之气伤害于内，他的病就更加严重了。黄帝说：我想听听无病的人会怎样呢？岐伯说：无病的人，能够生病，有病的人病会更加严重。黄帝说：生病的情况是怎样的呢？岐伯说：不避热时则热至，不避寒时则寒至。寒至则发生腹部坚硬痞闷胀满，疼痛急剧，下利等；热至则发生身热，呕吐下利，霍乱，痈疽疮疡，昏冒郁闷泄下，肌肉瞤动，筋脉抽搐，肿胀，呕吐，鼻塞衄血，头痛，骨节畸形，肌肉疼痛，血外溢或下泄，小便淋沥，癃闭不通等。黄帝说：应当怎样治疗呢？岐伯说：主时之气，必须顺从之，触犯了主时之气时，可用相胜之气的药品加以治疗。

黄帝问道：妇女怀孕，若用峻烈药攻伐时，会怎样呢？岐伯回答说：有应攻伐的疾病存在，则母体不会受伤害，胎儿也不会受伤害。黄帝说：我想听听这是什么道理呢？岐伯说：虽然怀孕，而有大积大聚的，是可以攻伐的，但是在攻除大半时，就要停止攻伐，攻伐太过了就会引起死亡。

黄帝说：好。郁病之严重者，应当怎样治疗呢？岐伯说：肝木郁的，应当疏泄条达；心火郁的，应当发散；脾土郁的，应当劫夺；肺金郁的，应当宣泄；肾水郁的，应当折抑渗利。这样调整五脏的气机，气太过的，就要折服其气，因为太过则畏折，这就是所谓泻法。黄帝说：假借之气致病，应当怎样治疗呢？岐伯说：如果主气不足而有假借之气时，就不必依照“用寒远寒，用热远热”的禁忌。这就是所谓主气不足，客气胜之而有非时之气的意思。

黄帝说：圣人的至理太精深了，天地的变化，运行的节律，客主加临的纲纪，阴阳的治化，寒暑时令，不是先生谁能通晓它！我想把它藏在灵台兰室之中，署名为《六元正纪大论》，不经沐浴斋戒，不敢随意展示，审慎地传授它。

## 【评介】

六元正纪，指六气各种变化的运行规律。本篇内容主要论述六气司天在泉及五运值年值时的规律；运气运行对气候的影响；气候的变化对自然生态的促进和损害作用；气候变化对人体生理和病理的影响。

本篇篇幅较长，详细地说明了六十年六气司天在泉和中运之气化的一般规律，给我们布列了一张六十年一轮回的天文气象图，也给我们开具了一张六十年一周期的病理变化表和治则依据条目。对于古人所留下的这部分庞杂的资料，我们应认真对待，学习它，研究它，但又不可拘执其说。

关于本书提出的“妇人重身，毒之何如”的问题，《内经》认为“有故无殒，亦无殒”。值得指出的是，古人所说“毒之”的“毒”字，与现代药学中的“毒”字，其概念是有区别的。古人所说的“毒药”，包括现代中药的某些毒性药物，但最主要的是指那些药性峻烈的药物。如某些苦寒泻下的药物，古人均笼统地称其为“毒药”。对“妇人重身”而“毒之”的，大体上也是指的这类药物。如孕妇在临床上患大积大聚、大实大热之证，利用这类药物攻下和泻越，是可以的，但须慎重从事。对于孕妇而言，真正的毒性药物还是避免使用为宜。

本文提出的“木郁达之，火郁发之，土郁夺之，金郁泄之，水郁折之”的治疗原则，仍有重要的指导价值。

## 刺法论篇第七十二亡（补遗篇）

**【原文】**

黄帝问曰：升降不前，气交有变，即成暴郁，余已知之。如何预救生灵[1]，可得却乎？岐伯稽首再拜对曰：昭乎哉问！臣闻夫子言，既明天元，须穷法刺，可以折郁扶运，补弱全真，泻盛蠲余[2]，令除斯苦。帝曰：愿卒闻之。岐伯曰：升之不前，即有甚凶[3]也。木欲升而天柱窒抑[4]之，木欲发郁亦须待时，当刺足厥阴之井。火欲升而天蓬[5]窒抑之，火欲发郁亦须待时，君火相火同刺包络之荥。土欲升而天冲[6]窒抑之，土欲发郁亦须待时，当刺足太阴之俞。金欲升而天英[7]窒抑之，金欲发郁亦须待时，当刺手太阴之经。水欲升而天芮[8]窒抑之，水欲发郁亦须待时，当刺足少阴之合。

帝曰：升之不前，可以预备，愿闻其降，可以先防。岐伯曰：既明其升，必达其降也。升降之道，皆可先治也。木欲降而地皛[9]窒抑之，降而不入，抑之郁发，散而可得位，降而郁发，暴如天间之待时也，降而不下，郁可速矣，降可折其所胜也，当刺手太阴之所出，刺手阳明之所入。火欲降而地玄[10]窒抑之，降而不入，抑之郁发，散而可矣，当折其所胜，可散其郁，当刺足少阴之所出，刺足太阳之所入。土欲降而地苍[11]窒抑之，降而不下，抑之郁发，散而可入，当折其胜，可散其郁，当刺足厥阴之所出，刺足少阳之所入。金欲降而地彤[12]窒抑之，降而不下，抑之郁发，散而可入，当折其胜，可散其郁，当刺心包络所出，刺手少阳所入也。水欲降而地阜[13]窒抑之，降而不下，抑之郁发，散而可入，当折其土，可散其郁，当刺足太阴之所出，刺足阳明之所入。

帝曰：五运之至，有前后与升降往来，有所承[14]抑之，可得闻乎刺法？岐伯曰：当取其化源[15]也。是故太过取之，不及资之。太过取之，次抑其郁[16]，取其运之化源，令折郁气。不及扶资，以扶运气，以避虚邪也。资取之法令出《密语》[17]。

黄帝问曰：升降之刺，以知其要，愿闻司天未得迁正[18]，使司化之失其常政，即万化之或其皆妄。然与民为病，可得先除，欲济群生，愿闻其说。岐伯稽首再拜曰：悉乎哉问！言其至理，圣念慈悯，欲济群生，臣乃尽陈斯道，可申洞微[19]。太阳复布，即厥阴不迁正，不迁正气塞于上，当泻足厥阴之所流。厥阴复布，少阴不迁正，不迁正即气塞于上，当刺心包络脉之所流。少阴复布，太阴不迁正，不迁正即气留于上，当刺足太阴之所流。太阴复布，少阳不迁正，不迁正则气塞未通，当刺手少阳之所流。少阳复布，则阳明不迁正，不迁正则气未通上，当刺手太阴之所流。阳明复布，太阳不迁正，不迁正则复塞其气，当刺足少阴之所流。

帝曰：迁正不前，以通其要，愿闻不退[20]，欲折其余，无令过失，可得明乎？岐伯曰：气过有余，复作布正[21]，是名不退位也。使地气不得后化，新司天未可迁正，故复布化令如故也。巳亥之岁天数有余[22]，故厥阴不退位也，风行于上，木化布天，当刺足厥阴之所入。子午之岁，天数有余，故少阴不退位也，热行于上，火余化布天，当刺手厥阴之所入。丑未之岁，天数有余，故太阴不退位也，湿行于上，雨化布天，当刺足太阴之所入。寅申之岁，天数有余，故少阳不退位也，热行于上，火化布天，当刺手少阳之所入。卯酉之岁，天数有余，故阳明不退位也，金行于上，燥化布天，当刺手太阴之所入。辰戌之岁，天数有余，故太阳不退位也，寒行于上，凛水化布天，当刺足少阴之所入。故天地气逆，化成民病，以法刺之，预可平疴[23]。

黄帝问曰：刚柔二干[24]，失守其位，使天运之气皆虚乎？与民为病，可得平乎？岐伯曰：深乎哉问！明其奥旨，天地迭移，三年化疫，是谓根之可见[25]，必有逃门[26]。

假令甲子，刚柔失守[27]，刚未正，柔孤而有亏[28]，时序不令，即音律非从[29]，如此三年，变大疫也。详其微甚，察其浅深，欲至而可刺，刺之，当先补肾俞，次三日，可刺足太阴之所注。又有下位己卯不至，而甲子孤立者[30]，次三年作土疠[31]，其法补泻，一如甲子同法也。其刺以毕，又不须夜行及远行，令七日洁，清净斋戒。所有自来肾有久病者，可以寅时面向南，净神不乱，思闭气不息七遍，以引颈咽气顺之[32]，如咽甚硬物[33]，如此七遍后，饵舌下津令无数[34]。

假令丙寅，刚柔失守，上刚干失守，下柔不可独主之，中水运非太过，不可执法而定之，布天有余，而失守上正，天地不合，即律吕音异[35]，如此即天运失序，后三年变疫。详其微甚，差有大小，徐至即后三年，至甚即首三年，当先补心俞，次五日，可刺肾之所入。又有下位地甲子，辛巳柔不附刚[36]，亦名失守，即地运皆虚，后三年变水疠，即刺法皆如此矣。其刺如毕，慎其大喜欲情于中[37]，如不忌，即其气复散也，令静七日，心欲实，令少思[38]。

假令庚辰，刚柔失守，上位失守，下位无合，乙庚金运，故非相招，布天未退，中运胜来，上下相错，谓之失守，姑洗林钟，商音不应也，如此则天运化易，三年变大疫。详其天数，差有微甚，微即微，三年至，甚即甚，三年至，当先补肝俞，次三日，可刺肺之所行。刺毕，可静神七日，慎勿大怒，怒必真气却散之。又或在下地甲子乙未失守者，即乙柔干，即上庚独治之，亦名失守者，即天运孤主之，三年变疠，名曰金疠，其至待时也，详其地数之等差[39]，亦推其微甚，可知迟速尔。诸位乙庚失守，刺法同，肝欲平，即勿怒。

假令壬午，刚柔失守，上壬未迁正，下丁独然，即虽阳年，亏及不同，上下失守，相招其有期，差之微甚，各有其数也，律吕二角[40]，失而不和，同音有日，微甚如见，三年大疫，当刺脾之俞，次三日，可刺肝之所出也。刺毕，静神七日，勿大醉歌乐，其气复散，又勿饱食，勿食生物，欲令脾实，气无滞饱，无久坐，食无太酸，无食一切生物，宜甘宜淡。又或地下甲子，丁酉失守其位，未得中司，即气不当位，下不与壬奉合者，亦名失守，非名合德[41]，故柔不附刚，即地运不合，三年变疠，其刺法一如木疠之法。

假令戊申，刚柔失守，戊癸虽火运，阳年不太过也[42]，上失其刚，柔地独主[43]，其气不正，故有邪干，迭移其位，差有浅深，欲至将合，音律先同，如此天运失时，三年之中，火疫至矣，当刺肺之俞。刺毕，静神七日，勿大悲伤也，悲伤即肺动，而真气复散也，人欲实肺者，要在息气[44]也。又或地下甲子，癸亥失守者，即柔失守位也，即上失其刚也，即亦名戊癸不相合德者也，即运与地虚，后三年变疠，即名火疠。

是故立地五年，以明失守，以穷法刺[45]，于是疫之与疠，即是上下刚柔之名也，穷归一体也，即刺疫法，只有五法，即总其诸位失守，故只归五行而统之也。

黄帝曰：余闻五疫之至，皆相染易[46]，无问大小，病状相似，不施救疗，如何可得不相移易者[47]？岐伯曰：不相染者，正气存内，邪不可干，避其毒气[48]，天牝从来，复得其往[49]，气出于脑，即不邪干[50]。气出于脑，即室先想心如日[51]。欲将入于疫室，先想青气自肝而出，左行午东，化作林木。次想白气自肺而出，右行于西，化作戈甲。次想赤气自心而出，南行于上，化作焰明。次想黑气自肾而出，北行于下，化作水。次想黄气自脾而出，存于中央，化作土。五气护身之毕，以想头上如北斗之煌煌，然后可入于疫室。

又一法，于春分之日，日未出而吐之[52]。又一法，于雨水日后，三浴以药泄汗。又一法，小金丹方：辰砂二两，水磨雄黄一两，叶子雌黄[53]一两，紫金[54]半两，同入合中[55]，外固了，地一尺筑地实[56]，不用炉，不须药制，用火二十斤煅之[57]也，七日终，候冷七日取，次日出合子，埋药地中七日，取出顺日研之三日[58]，炼白沙蜜为丸，如梧桐子大，每日望东吸日华气[59]一口，冰水下一丸，和气咽之，服十粒，无疫干也。

黄帝问曰：人虚即神游失守位[60]，使鬼神外干[61]，是致夭亡，何以全真？愿闻刺法。岐伯稽首再拜曰：昭乎哉问！谓神移失守，虽在其体，然不致死，或有邪干，故令夭寿。只如厥阴失守，天以虚，人气肝虚，感天重虚，即魂游于上，邪干厥大气。身温犹可刺之，刺其足少阳之所过，次刺肝之俞。人病心虚，又遇君相二火司天失守，感而三虚，遇火不及，黑尸鬼犯之[62]，令人暴亡，可刺手少阳之所过，复刺心俞。人脾病，又遇太阴司天失守，感而三虚，又遇土不及，青尸鬼邪犯之于人，令人暴亡，可刺足阳明之所过，复刺脾之俞。人肺病，遇阳明司天失守，感而三虚，又遇金不及，有赤尸鬼干人，令人暴亡，可刺手阳明之所过，复刺肺俞。人肾病，又遇太阳司天失守，感而三虚，又遇水运不及之年，有黄尸鬼干犯人正气，吸人神魂，致暴亡，可刺足太阳之所过，复刺肾俞。

黄帝问曰：十二藏之相使，神失位，使神彩之不圆[63]，恐邪干犯，治之可刺，愿闻其要。岐伯稽首再拜曰：悉乎哉，问至理，道真宗[64]，此非圣帝，焉究斯源，是谓气神合道[65]，契符上天[66]。心者，君主之官，神明出焉，可刺手少阴之源[67]。肺者，相傅之官，治节出焉，可刺手太阴之源。肝者，将军之官，谋虑出焉，可刺足厥阴之源。胆者，中正之官，决断出焉，可刺足少阳之源。膻中者，臣使之官，喜乐出焉，可刺心包络所流[68]。脾为谏议之官[69]，知周[70]出焉，可刺脾之源。胃为仓廪之官，五味出焉，可刺胃之源。大肠者，传道之官，变化出焉，可刺大肠之源。小肠者，受盛之官，化物出焉，可刺小肠之源。肾者，作强之官，伎巧出焉，刺其肾之源。三焦者，决渎之官，水道出焉，刺三焦之源。膀胱者，州都之官，精液藏焉，气化则能出矣，刺膀胱之源。凡此十二官者，不得相失也。是故刺法有全神养真之旨，亦法有修真之道，非治疾也，故要修养和神也。道贵常存，补神固根，精气不散，神守不分，然即神守而虽不去[71]，亦能全真[72]，人神不守，非达至真[73]，至真之要，在乎天玄[74]，神守天息[75]，复入本元，命曰归宗[76]。

## 【注释】

[1]预救生灵：通过预测五运六气在不同年份的灾变情况，事先做好防病措施，而预救生灵。生灵，又称生民，指百姓生命。

[2]泻盛蠲余：泻越充盛，蠲除有余。蠲，音捐，除也。

[3]甚凶：指严重的灾害。

[4]天柱窒抑：天柱为金星在天的别称。五星在运行中因所处的位置不同，其称谓也不同。窒抑，阻隔抑制之义。

[5]天蓬：水星在天之别称。

[6]天冲：木星在天之别称。

[7]天英：火星在天之别称。

[8]天芮：土星在天之别称。

[9]地晶：金星在地之名。

[10]地玄：水星在地之名。

[11]地苍：木星在地之名。

[12]地彤：火星在地之名。

[13]地阜：土星在地之名。

[14]所承：指五运的相承关系。

[15]化源：指六气的生化本源。

[16]次抑其郁：张景岳："在取其致郁之化源，则郁气可折矣。"

[17]《密语》：即《玄珠密语》一书，本为王冰所作。此混入岐伯语中，故《内经评文》以之为衍文。又有以之为注文混入者。然本篇通常被认为是宋以后的伪作，此处亦可能是作者的疏忽而致的罅漏。

[18]迁正：迁，迁移。正，正位，此指六气的司天在泉。迁正是指上一年司天的左间气，迁为本年的在泉。亦即客气六步依年度逆时针方向轮回过程。

[19]洞微：深奥微妙。

[20]不退：即不退位。旧岁气有余，至新岁气之时，司天仍有当令之势，又称至而不去。

[21]布正：司天之气布其正令。

[22]天数有余：指司天之气至而不去。

[23]平痾：平，平复。痾，灾疾。

[24]刚柔二干：指阴干阳干。十天干中，奇数为阳干，偶数为阴干。阳干其气刚，阴干其气柔。

［25］根之可见：根，发病的根本。根之可见，指依据天地迭移的规律，可认识发病的原因。

［26］逃门：指逃避时疫的方法。

［27］刚柔失守：指阳干阴干主运，受上一年气运太过干扰而不能守其正位。

［28］刚未正，柔孤而有亏：张景岳："若上年癸亥，厥阴司天，木不退位，则甲子虽以阳年，土犹不正，甲子刚土未正于上，则己卯在泉，亦柔孤而有亏也。"

［29］音律非从：指因刚柔失守，与之相应的阳律阴吕也不能相从。

［30］下位己卯不至，而甲子孤立者：下位，指在泉之气。己卯，指己卯之气，即阳明燥金之气。不至，不能应时而至。甲子孤立，在上的甲子司天之气孤立无援。

［31］土疠：指土运之年所化的疫病。

［32］引颈咽气顺之：作伸颈咽气动作让它条顺。

［33］如咽甚硬物：如同吞咽较硬的食物。

［34］饵舌下津令无数：然后再咽下舌下津液无数次。饵，所食之物曰饵，此指吞食。

［35］律吕音异：十二律吕之音变异。律，古时的定音器，以竹管的长短来定音，分别声音的高低清浊，乐器的音调以之为准则。乐律有十二，分阴阳。阳为律，阴为吕。阳律六，分别是：黄钟、太簇、姑洗、蕤宾、夷则、无射。阴吕六，分别是：大吕、夹钟、仲吕、林钟、南吕、应钟。此为古医家把音乐引进医学的体现。

［36］下位地甲子，辛巳柔不附刚：下位地，指在泉之气。甲子，非甲子年，而是代表十干支。下位地甲子，即在泉的干支。辛巳柔不附刚，即在泉的干支为辛巳而柔不附刚。

［37］其刺如毕，慎其大喜欲情于中：刚针刺完毕，一定要避免大喜或情欲之事。

［38］心欲实，令少思：即欲实其心，要少思考问题。

［39］详其地数之等差：详，审察。地数，在泉之气。等差，气化规律的差异。

［40］二角：太角少角。

［41］非名合德：指不正常的合德。非名，非其名分。合德，指司天在泉依时就位，阴阳相合，上下相招，刚柔相济。

［42］阳年不太过也：指阳干执运而气不太过。

［43］柔地独主：癸亥年上失其刚，而柔地独主于下。

［44］人欲实肺者，要在息气：如欲使肺气充实，关键是闭气以补。张景岳："肺主气，息气乃可补肺，即闭气存神之道。"

［45］以穷法刺：以完全掌握刺法。

［46］染易：传染。

［47］如何可得不相移易者：如何使它不相互传染。

［48］正气存内，邪不可干，避其毒气：如果人的正气存于内，则邪气不会干犯人体，但要躲避毒邪的侵害。

［49］天牝从来，复得其往：天牝，马莳："天牝者，鼻也。"牝，畜之母也。鼻为天牝之义，似是鼻为吸取天气之母。此句意为邪气从鼻而来，还要使得其从鼻而往，以免遭毒害。

［50］气出于脑，即不邪干：气，指正气。让正气从脑而出，邪气即不干犯。

［51］即室先想心如日：临疫室之前先想自己的心脏如太阳一样。张景岳："日为太阳之气，应人之心。想心如日，即所以存吾之气，壮吾之神，使邪气不能犯也。"

［52］于春分之日，日未出而吐之：金刻本有"饮二盏吐之，不疫者也"。原注有"用远志去心，以水煎之，饮二盏吐之，不疫者也"。据此，"吐之"似是以药液漱口。一说为吐故纳新。

［53］叶子雌黄：指雌黄的质地层叠如叶片者。为上等品。

［54］紫金：金箔。

［55］同入合中：共同置入盒中。合，同盒。

［56］外固了，地一尺筑地实：此断句有误，应为"外固，了地一尺，筑地实"。外固，是指上文将药物装入盒中密封。了地一尺，了，《玉篇·了部》："了，挂也。"此指将装药密封后之盒离地一尺悬挂。筑地实，指在盒下筑土为炉使之坚实。然后即下文所说"不用炉，不须药制，用火二十斤煅之也，七日终"。

［57］用火二十斤煅之：火，指木炭。煅之，用炭火烧封土处。

［58］顺日研之三日：顺日运行方向研药三天。顺日，即顺时针方向。

［59］日华气：日出时精华之气。

［60］人虚即神游失守位：人的正气虚会使神气游离无所依附。

［61］使鬼神外干：鬼神，此指疫疠外邪。干，干犯。

［62］黑尸鬼犯之：黑，指水疫之气。黑尸鬼，指由水疫之气致死的尸腐之气，又称鬼疰之气。实指疫疠致死后，其病气仍可传染伤及他人。后青尸

鬼、赤尸鬼等均同此义。

[63]神彩之不圆：神彩，指精神状态。不圆，不丰满、不饱满之义。

[64]真宗：基本宗旨。

[65]气神合道：指人的正气与神志合于天地规律。

[66]契符上天：契，合也。契符，符合之义。上天，天之规律。

[67]手少阴之源：手少阴的原穴神门穴。

[68]心包络所流：指心包的荥穴劳宫。

[69]谏议之官：劝谏参议之官。

[70]知周：知情周备之义，因脾为谏议之官，必知情周备。

[71]虽不去：虽，同唯。不去，不离。

[72]全真：保全真气。

[73]至真：至，极也。真，真元。

[74]天玄：诸说不一，有指脐者，有指鼻者，有指口者，有指丹田者，并存其说。

[75]神守天息：神志守其天息。天息指胎息。指道家养生的方法。

[76]归宗：归返生命之宗。

**【语译】**

黄帝问道：岁气的左右间气，不得升降，气交反常，即可暴郁成邪，我已经知道了。怎样预防而挽救生灵疾患，得到一种退却郁气的办法呢？岐伯再拜回答说：你提的问题很高明！我听老师说过，明白了天地六元的变化，还必须深知刺法，它可以折减郁气，扶助运气，补助虚弱，保全真气，泻其盛气，除去余邪，而消除此种疾苦。黄帝说：我想听你详尽地讲讲。岐伯说：气应升而不得升时，便有严重的凶灾。厥阴风木欲升为司天之左间，遇金气过胜，而天柱阻抑之，则木气郁，木之郁气欲发，必须待其木气当位之时，在人体则应当刺足厥阴之井大敦穴。火欲升为司天之左间，遇水气过胜，而天蓬阻抑之，则火气郁，火之郁气欲发，必须待其火气当位之时，君火相火同样当刺心包络手厥阴之荥劳宫穴。太阴湿土欲升为司天之左间，遇木气过胜，而天冲阻抑之，则土气郁，土气欲发，必须待其土气当位之时，当刺足太阴之俞太白穴。阳明燥金欲升为司天之左间，遇火气过胜，而天英阻抑之，则金气郁，金之郁气欲发，必须待其金气当位之时，当刺手太阴之经经渠穴。太阳寒水欲升为司天之左间，遇土气过胜，而天芮阻抑之，则水气郁，水之郁气欲发，必须待其水气当位之时，应当刺足少阴之合阴谷穴。

黄帝说：间气应升而不能升的，可以预防，我想听听岁气之间气应降而不降的，是不是也可以先防呢？岐伯说：既然明白气升的道理，也必然能通达气降的道理。间气升降不前所致的疾患，都可以调治。厥阴风木欲降为在泉之左间，遇金气过胜，而地畾阻抑之，则木欲降而不得入，木被抑而郁，待郁气散则木可降而得位，气不得降而郁气发作，其暴烈和司天间气之郁待时发作相同，应降不得降，能够很快地形成郁气，降则可以折减其胜气，应当针刺手太阴之井穴少商与手阳明之合穴曲池。火欲降为在泉之左间，遇水气过胜，而地玄阻抑之，则火欲降而不得入，火抑而郁，待郁气散则火气可入，应当折减其胜气，散其郁气，当针刺足少阴之井涌泉穴与足太阳之合穴委中。太阴湿土欲降为在泉之左间，遇木气过胜而地苍阻抑之，则土欲降而不能下，土抑而郁，待郁气散则土气可入，应当折减其胜气，散其郁气，当针刺足厥阴之井穴大敦与足少阳之合穴阳陵泉。阳明燥金欲降为在泉之左间，遇火气过胜而地彤阻抑之，则金欲降而不能下，金被抑而郁，待郁气散金气可入，应当折减其胜气，散其郁气，针刺手厥阴心包络之井穴中冲与手少阳之合穴天井。太阳寒水欲降为在泉之左间，遇土气过胜，而地阜阻抑之，则土欲降而不能下，水被抑而郁，待郁气散则水气可入，应当折减其胜气，可以散其郁气，针刺足太阴之井穴隐白与足阳明之合穴足三里。

黄帝说：关于五运之太过不及，气至有先后，与升降往来，互有相承相抑，我可以听听其致病时所运用的刺法吗？岐伯说：应当取六气生化之源。所以气太过者取治它，气不及者资助它。太过取之，应据其致郁之次第以抑其郁气，取治于运气生化之源，以折减其郁气。不及资之，是用以扶助运气之不足，避免虚邪之气。资助与取治之法，出自《密语》一书。

黄帝问道：关于六气升降不前致病的刺法，我已知其大要，我想再听听司天之气未能迁于正位，使气化政令失常，也就是一切生化都失于正常，使百姓患病，可否使其预先解除，以救济人类，请你讲讲这个问题。岐伯再拜回答说：你问得很全面！这些至理箴言，是圣王仁慈，欲济救人类的疾苦，我一定详尽地陈述这些深奥微妙的道理。若上年司天的太阳寒水，继续施布其政令，则厥阴风木不能迁居于司天之位，厥阴不迁正则气郁塞于上，应当泻足厥阴脉气所流的荥穴行间。若上年司天的厥阴风木，继续施布其政令，则少阴君火不能迁居于司天之位，少阴不迁正则气郁塞于上，应当针刺手厥阴心包络脉气所流的荥穴劳宫。若上年司天的少阴君火，继续施布其政令，则太阴湿土不能迁居于司天之位，太阴不迁正，则气留居于上，应当针刺足太阴脉气所流的荥穴大都。若上年司天之太阴湿土，继续施布其政令，则少阳相火不能迁居于司天之位，少阳不迁正，则气闭塞而不通，应当针刺手少阳脉气所流的荥穴液门。若上年司天的少阳相火继续施布其政令，则阳明燥金不能迁居于司天之位，阳明不迁正，则气郁不能上通，应当针刺手太阴脉气所流的荥穴鱼际。若上年司天的阳明燥金继续施布其政令，则太阳寒水不能迁居于司天之正位，太阳不迁正，则气又闭塞不通，应当针刺足少阴脉气所流的荥穴然谷。

黄帝说：关于岁气应迁正而不能迁正的，我已经通晓了它的要点，还想听听关于岁气不退位的问题，想折减它的余气，不使其太过而有失，可以使我明白吗？岐伯说：若旧岁的岁气太过，继续居于正位，施布其政令，名叫不退位。使在泉之气，也不能后退而行间气之化，新岁的司天之气不能迁正，所以旧岁的岁气仍布化其本气的政令。如巳年与亥年，司天的气数有余，到了午年与子年，则厥阴风木之气不得退位，风气运行于上，木气布化于天，针刺足厥阴的合穴曲泉。子年与午年，司天的气数有余，到了丑年与未年，则少阴君火之气不得退位，热气运行于上，火的余气布化于天，针刺手厥阴的合穴曲泽。丑年与未年，司天的气数有余，到了寅年与申年，则太阴湿土之气不得退位，湿气运行于上，雨气布化于天，针刺足太阴的合穴阴陵泉。寅年与申年，司天的气数有余，到了卯年与酉年，则少阳相火之气不得退位，热气运行于上，火气布化于天，针刺手少阳的合穴天井。卯年与酉年，司天的气数有余，到了辰年与戌年，则阳明燥金之气不得退位，金气运行于上，燥气布化于天，针刺手太阴的合穴尺泽。辰年与戌年，司天的气数有余，到了巳年与亥年，则太阳寒水之气不得退位，寒气运行于上，凛冽的水气布化于天，针刺足少阴的合穴阴谷。所以说司天在泉之气，出现异常变化，就要导致人们的疾病，按照上述针法进行治疗，可以预先平定将要发生的疾病。

黄帝说：刚干与柔干，失守其位，能使司天与中运之气都虚吗？造成的疾病，能够使其平和吗？岐伯说：你提的这个问题很深刻！要明白其奥妙。司天在泉之气，逐年更迭迁移，若刚柔失守，其气被窒，三年左右，化而为疫。因此说，认识了它的根源，就知道有避除疫病的法门。

假如甲子年，刚柔失守，司天之刚气不得迁正，在泉之柔气亏虚，四时的气候，失去正常的秩序，相应的音律，不能相从，这样，在三年左右，就要变为较大的疫病。应审察其程度的微甚与浅深，当其将要发生而可刺之时，用针刺之，土疫易伤水脏，当先取背部之肾俞穴，以补肾水，隔三日，再刺足太阴脉之所注太白穴，以泻土气。又有在泉之气己卯不能迁正，而司天甲子阳刚之气，则孤立无配，三年左右，也可发作土疠，其补泻方法和上述一样。针刺完毕，不可夜行或远行，七日内，务须洁净，素食养神。凡是原来肾脏有旧病的人，可以在寅时，面向南方，集中精神，不胡思乱想，闭住气息，连做七次，伸直颈项，用力咽气，要像咽很硬的东西那样，这样连做七遍，然后吞咽舌下的津液，不拘其数。

假如丙寅年，刚柔失守，司天的刚干失守而不得迁正，在泉的柔干不能独主其令，丙虽阳干，亦不为太过，不可拘执常法来论定它。司天之气虽有余，但不得迁正其位，天地不相配合，阳律阴吕其音各异，天气运行失去正常的秩序，其后三年左右，就要变为疫病。视其发展程度的微甚和差异的大小，徐缓的可在三年后发生疾病，严重的可在三年之内发生疫病，水疫易伤心火，取背部的心俞穴，隔五日，再刺肾足少阴脉气所入的阴谷穴。又有在泉干支辛巳不能迁正附于上刚，也叫作失守，就会使运与在泉之气都虚，其后三年左右，变成水疠，其补泻刺法，和上述刺法相同。针刺完毕，慎发大喜及欲情动于中，如不加以禁忌，就会使精气再度耗散，应使其安静七日，心要踏实，要少思念。

假如庚辰年，刚柔失守，司天之位失守，在泉之位无所配合，乙庚为金运，上下不能相配合，上年阳明燥金司天之气不退，其在泉之火，来胜本年中运之金，其位相错，叫作失守，使太商阳律之姑洗与少商阴吕之林钟，不能相应，三年左右，就要变为大疫。审察天运的变化规律，及差异的微甚，差异微的疫气微，三年左右乃至，差异甚的疫气甚，也在三年左右疫气至，金疫易伤肝，取背部肝俞穴，隔三日，再刺肺手太阴脉气所行的经渠穴，以泻肺金。针刺完毕，可安静神志七日，慎不可大怒，大怒则使真气散失。又或在泉干支乙未失守，不得迁正，即下乙柔干不至，上庚刚干独治，也叫作失守，三年左右，变为疠气，名叫金疠，其发待机而作，审察其在泉变化规律的差异，推断其疠气之微甚，即可知道发病的迟速。凡是乙庚刚柔失位，其刺法都相同，肝应保持平和，不可发怒。

假如壬午年，刚柔失守，司天之壬不得迁正，在泉之丁孤独无配，壬虽阳年，不得迁正则亏，上下失守，配合的时间，其差异的微甚，各有一定之数，太角的阳律与少角的阴吕相失而不能配合，待上下得位之时，则律吕之音相同有日，根据其微甚的差异，三年左右便可发生大疫，木疫易伤脾土，取背部的脾俞穴，隔三日，再刺肝足厥阴脉气所出的大敦穴。行刺完毕，安静神志七日，不可大醉及歌唱娱乐，也不要过饱或吃生食，要使脾气充实，不可滞塞饱满，不可久坐不动，食物不可太酸，不可吃一切生的食物，宜食甘淡之味。又或在泉干支丁酉，不得迁正，失守其位，不能与中运司天之气相应，即下位不能奉合于上，也叫作失守，不能合德，因而为柔不附刚，即在泉之气，与中运不合，三年便可变为疫疠，其针刺方法，与上述之法相同。

假如戊申年，刚柔失守，戊癸虽然是火运阳年，不属火运太过，上失其刚，在泉之柔，独主无配，岁气不正，因而有邪气干扰，司天在泉之位，更迭变移，其差异有深浅，刚柔之位，将欲应合，阳律与阴吕必先应而同，像这样天运失去正常时位的，在三年之中，火疫流行，火疫易伤肺金，取背部的肺俞穴。针刺完毕，安静神志七日，且不可大悲伤，悲伤则动肺气，使真气再度散失，人们要使肺气充实，重要的方法是闭气养神。又或在泉干支癸亥失守，不得迁正，则司天之刚气无配，戊癸不能合德，也就是运与在泉之气俱虚，三年之后变为疠气，名叫火疠。

所以用五运之气，分立五年，以明刚柔失守之义，以赅尽针刺之法，所谓疫与疠，就是根据上下刚柔失守而定名的，虽有二名，全归一体，就是刺疫的方法，也只有上述五法，即汇总了诸刚柔之位失守的治疗，全归之于五行而统之。

黄帝说：我听说五疫流行发病，可互相传染，不论大人与小儿，症状表现都相似，若不用上法治疗，怎样能使它不至互相传染呢？岐伯说：五疫发病而不被感染的，是由于正气充实于内，邪气不能干犯，还必须避其毒气，邪气自鼻孔而入，又从鼻孔而出，正气出于脑，则邪气便不能干犯。所谓正气出于脑，就是说，在屋内先要集中精神，先设想自己的心像太阳一样。将要进入病室时，先想象有青气自肝脏发出，向左而运行于东方，化作森林树木。其次想象有白气自肺脏发出，向右而运行于西方，化作干戈金甲。其次想象有赤气自心脏而出，向南而运行于上方，化作火焰光明。其次想象有黑气自肾脏发出，向北而运行于下方，化作寒冷之水。其次想象有黄气自脾脏发出，存留于中央，化作黄土。有了五行之气护身之后，还要想象头上有北斗星的光辉照耀，然后才可以进入病室。

又有一种方法，在春分日，太阳尚未出时，运用吐气法，以吐故纳新。又有一种方法，在雨水节后，用药水洗浴三次，使汗液外泄，以驱除邪气。又有一种方法，小金丹方：辰砂二两，水磨的雄黄一两，叶子雌黄一两，紫金半两，一起放入盒中，外面封固，离地一尺悬挂，然后在药盒下用土筑一个坚实的围炉，不用火炉，不须其他药物炮制，用炭二十斤火煅即可，七天完毕，等到冷却，七日后取出，顺日行方向研之三日，炼白沙蜜做成药丸，像梧桐子那样大，每天清晨日初出时，向东吸取精华之气一口，用冰水送服药丸一丸，连同吸气一起咽下，服用十粒，便没有疫气触犯了。

黄帝问道：人体虚弱，就会使神气游离无主，失其常位，从而使邪气自外干扰，或导致夭亡，怎样才能保全真气呢？我想听听关于针刺救治的方法。岐伯再拜回答说：你提的这个问题很高明！神气虽然游离而失常位，但并没有离开形体，不至于使人死亡，若再有邪气侵犯，便会导致人短命而亡。例如厥阴司天不得迁正，天气因虚，若人体肝气素虚，感受天气之虚邪，谓之重虚，使神魂不得归藏而游离于上，邪气侵犯则大气厥逆，身体温暖的，尚可以针刺救治，先刺足少阳脉气所过的原穴丘墟，再刺背部肝脏的俞穴肝俞。人体平素心气虚弱，又遇到君火或相火司天不得迁正，若脏气复伤，感受外邪，谓之“三虚”，遇到火不及时，水疫之邪侵犯，使人突然死亡，可以先刺手少阳脉气所过的原穴阳池，再刺背部心脏的俞穴心俞。人体素病脾气虚弱，又遇到太阴司天不得迁正，若脏气复伤，感受外邪，谓之“三虚”，遇到土不及时，木疫之邪侵犯，使人突然死亡，可以先刺足阳明脉气所过的原穴冲阳，再刺背部脾脏的俞穴脾俞。人体素病肺气虚弱，又遇到阳明司天不得迁正，若脏气复伤，感受外邪，谓之“三虚”，遇到金不及时，火疫之邪侵犯，使人突然死亡，可以先刺手阳明脉气所过的原穴合谷，再刺背部肺脏的俞穴肺俞。人体素病肾气虚弱，又遇到太阳司天不得迁正，失守其位，若脏气复伤，感受外邪，谓之“三虚”，遇到水运不及之年，土疫之邪侵犯，伤及正气，人的神魂像被摄去一样，致使突然死亡，可以先刺足太阳脉气所过的原穴京骨，再刺背部肾脏的俞穴肾俞，以补本脏之气。

黄帝问道：十二脏器是相互为用的，若脏腑的神气失守其位，就会使神彩不能饱满，怕被邪气侵犯，可以用刺法治疗，我想听听关于这些刺法的要点。岐伯再拜回答说：你问得很详细啊！这些至要的道理、真正的宗旨，若不是圣明的帝王，岂能深究这些根源。这就是所谓气神合一的规律，符合司天之气。心的职能可喻为君王，神明由此而出，可以刺手少阴脉的原穴神门。肺的职能可喻为相傅，有治理与调节的作用，可以刺手太阴脉的原穴太渊。肝的职能可喻为将军，深谋远虑，由此而出，可以刺足厥阴脉的原穴太冲。胆的职能可喻为中正，临事决断，由此而出，可以刺足少阳脉的原穴丘墟。膻中的职能可喻为臣使，欢喜快乐，由此而出，可以刺心包络脉所流的荥穴劳宫。脾的职能可喻为谏议，智慧周密，由此而出，可以刺足太阴脉的原穴太白。胃的职能可喻为仓廪，饮食五味，由此而出，可以刺足阳明脉的原穴冲阳。大肠的职能可喻为传导，变化糟粕，由此而出，可以刺大肠手阳明脉的原穴合谷。小肠的职能可喻为受盛，化生精微，由此而出，可以刺小肠手太阳脉的原穴腕骨。肾的职能可喻为作强，才能技巧，由此而出，可以刺肾足少阴脉的原穴太溪。三焦的职能可喻为决渎，水液隧道，由此而出，可以刺三焦手少阳脉的原穴阳池。膀胱的职能可喻为州都，为津液储藏之处，通过气化，才能排出，可以刺膀胱足太阳脉的原穴京骨。以上这十二脏器功能作用，不得相失，因此刺法有保全神气调养真元的意义，也具有修养真气的作用，并不是只能单纯治疗疾病，所以一定要修养与调和神气。调养神气之道，贵在持之以恒，补养神气，巩固根本，使精气不能离散，神气内守而不得分离。只有神守不去，才能保全真气，若人神不守，就不能达到至真之道。至真的要领，在于天玄之气，神能守持天息，复入本元之气，叫作归宗。

【评介】

刺法论，是讨论因运气失常而发病者的针刺方法。故以此名篇。

本篇连同第七十三《本病论》，为世云《素问》遗篇。《新校正》云："详此二篇，亡在王注之前。按《病能论》篇末王冰注云：世本既缺第七二篇，谓此二篇也。而今世有《素问亡篇》及《昭明隐旨论》，以谓此三篇，仍托名王冰为注，辞理鄙陋，无足取者。"此两篇内容，为王冰以后的伪作，似成定论。后世注家多因其"辞理鄙陋"而不作收录。有收录者，亦附其后。

纵观本篇内容，仍以阐述运气学说为主，但其论有与原七篇大论不同者，如刚柔二干的上下配合问题，则不见于七篇大论中。观其文义虽浅稚，但其中亦不乏妙语，如"正气存内，邪不可干"，已成千古名言。在文中作者也结合了当时的医学成就，以作为运气学说的论证，丰富了运气学说的临床资料。本文对疫疠传染病的认识，已超出了《内经》的水平。"五疫之至，皆相染易，无问大小，病状相似"，认识到疫疠的传染性。"其不相染者，正气存内，邪不可干，避其毒气"，指明了人体正气在发病抗病中的主导地位，但"避其毒气"也是必要的防护措施，也说明《内经》作者认识到在疫病流行时，远离传染源的重大意义，这成为现代疫病流行时隔离措施的先导。另外文中还记述了几种防止传染的具体方法。其中小金丹的制作和服用方法，也是本文为后世留下的宝贵财富。

本文对疫疠鬼疰的论述，有助于后人对时疫传染性的认识，也符合某些烈性传染病的特点，但将其纳入运气的五行理论，又有失于刻板僵化。

本文的思想，有明显的道教修炼色彩，其方法也有吐纳气功的内容，读者宜详之。

## 本病论篇第七十三亡（补遗篇）

【原文】

黄帝问曰：天元九室[1]，余已知之，愿闻气交，何名失守？岐伯曰：谓其上下升降，迁正退位，各有经论[2]，上下各有不前，故名失守[3]也。是故气交失易位，气交乃变，变易非常，即四时失序，万化不安，变民病也。

帝曰：升降不前，愿闻其故，气交有变，何以明知？

岐伯曰：昭乎问哉！明乎道矣。气交有变，是为天地机[4]，但欲降而不得降者，地窒刑之[5]。又有五运太过，而先天而至者，即交不前，但欲升而不得其升，中运抑之[6]，但欲降而不得其降，中运抑之。于是有升之不前，降之不下者，有降之不下，升而至天者，有升降俱不前，作如此之分别，即气交之变，变之有异，常各各不同，灾有微甚者也。

帝曰：愿闻气交遇会胜抑之由[7]，变成民病，轻重何如？岐伯曰：胜相会，抑伏使然。是故辰戌之岁，木气升之，主逢天柱，胜而不前[8]。又遇庚戌，金运先天，中运胜之，忽然不前。木运升天，金乃抑之，升而不前，即清生风少，肃杀于春，露霜复降，草木乃萎。民病温疫早发，咽嗌乃干，四肢满，肢节皆痛。久而化郁，即大风摧拉，折陨鸣紊。民病卒中偏痹，手足不仁。

是故巳亥之岁，君火升天，主窒天蓬，胜之不前。又厥阴木迁正，则少阴未得升天，水运以至其中者。君火欲升，而中水运抑之，升之不前，即清寒复作，冷生旦暮。民病伏阳，而内生烦热，心神惊悸，寒热间作。日久成郁，即暴热乃至，赤风肿翳[9]，化疫，温疠暖作，赤气彰而化火疫，皆烦而躁渴，渴甚治之以泄之可止。

是故子午之岁，太阴升天，主窒天冲，胜之不前。又或遇壬子，木运先天而至者，中木遇抑之也。升天不前，即风埃四起，时举埃昏，雨湿不化。民病风厥涎潮，偏痹不随，腹满。久而伏郁，即黄埃化疫也，民病夭亡，脸肢府黄疸满闭[10]，湿令弗布，雨化乃微。

是故丑未之年，少阳升天，主窒天蓬，胜之不前。又或遇太阴未迁正者，即少阳未升天也，水运以至者。升天不前，即寒雰反布，凛冽如冬，水复涸，冰再结，暄暖乍作，冷复布之，寒暄不时。民病伏阳在内，烦热生中，心神惊骇，寒热间争。以成久郁，即暴热乃生，赤风气瞳翳，化成郁疠，乃化作伏热内烦，痹而生厥，甚则血溢。

是故寅申之年，阳明升天，主窒天英，胜之不前。又或遇戊申戊寅，火运先天而至。金欲升天，火运抑之，升之不前，即时雨不降，西风数举，咸卤燥生。民病上热，喘嗽血溢。久而化郁，即白埃翳雾，清生杀气，民病胁满悲伤，寒鼽嚏嗌干，手拆皮肤燥。

是故卯酉之年，太阳升天，主窒天芮，胜之不前。又遇阳明未迁正者，即太阳未升天也，土运以至。水欲升天，土运抑之，升之不前，即湿而热蒸，寒生两间。民病注下，食不及化。久而成郁，冷来客热，冰雹卒至。民病厥逆而哕，热生于内，气痹于外，足胫酸疼，反生心悸懊热，暴烦而复厥。

黄帝曰：升之不前，余已尽知其旨。愿闻降之不下，可得明乎？岐伯曰：悉乎哉问！是之谓天地微旨，可以尽陈斯道，所谓升已必降也。至天三年，次岁必降，降而入地，始为左间也。如此升降往来[11]，命之六纪者矣[12]，是故丑未之岁，厥阴降地，主窒地晶，胜而不前。又或遇少阴未退位[13]，即厥阴未降下，金运以至中[14]。金运承之，降之未下，抑之变郁，木欲降下，金承之，降而不下，苍埃远见，白气承之，风举埃昏，清躁行杀，霜露复下，肃杀布令。久而不降，抑之化郁，即作风躁相伏，暄而反清，草木萌动，杀霜乃下，蛰虫未见，惧清伤藏。

是故寅申之岁，少阴降地，主窒地玄，胜之不入。又或遇丙申丙寅，水运太过，先天而至。君火欲降，水运承之，降而不下，即彤云才见，黑气反生，暄暖如舒，寒常布雪，凛冽复作，天云惨凄。久而不降，伏之化郁，寒胜复热，赤风化疫，民病面赤心烦，头痛目眩也，赤气彰而温病欲作也。

是故卯酉之岁，太阴降地，主窒地苍，胜之不入。又或少阳未退位者，即太阴未得降也，或木运以至。木运承之，降而不下，即黄云见而青霞彰，郁蒸作而大风，雾翳埃胜，折损乃作。久而不降也，伏之化郁，天埃黄气，地布湿蒸，民病四肢不举，昏眩肢节痛，腹满填臆[15]。

是故辰戌之岁，少阳降地，主窒地玄，胜之不入。又或遇水运太过，先天而至也。水运承之，水降不下，即彤云才见，黑气反生，暄暖欲生，冷气卒至，甚即冰雹也。久而不降，伏之化郁，冷气复热，赤风化疫，民病面赤心烦，头痛目眩也，赤气彰而热病欲作也。

是故巳亥之岁，阳明降地，主窒地彤，胜而不入。又或遇太阴未退位，即少阳未得降，即火运以至之。火运承之不下，即天清而肃，赤气乃彰，暄热反作。民皆昏倦，夜卧不安，咽干引饮，懊热内烦，天清朝暮，暄还复作。久而不降，伏之化郁，天清薄寒，远生白气。民病掉眩，手足直而不仁，两胁作痛，满目𥇦𥇦。

是故子午之年，太阳降地，主窒地阜胜之，降而不入。又或遇土运太过，先天而至。土运承之，降而不入，即天彰黑气，暝暗凄惨，才施黄埃而布湿，寒化令气，蒸湿复令。久而不降，伏之化郁，民病大厥，四肢重怠，阴萎少力，天布沉阴，蒸湿间作。

帝曰：升降不前，晰知其宗[16]，愿闻迁正，可得明乎？岐伯曰：正司中位，是谓迁正位，司天不得其迁正者，即前司天以过交司之日[17]。即遇司天太过有余日也，即仍旧治天数，新司天未得迁正也。厥阴不迁正，即风暄不时，花卉萎瘁，民病淋溲，目系转，转筋喜怒，小便赤。风欲令而寒由不去，温暄不正，春正失时。少阴不迁正，即冷气不退，春冷后寒，暄暖不时。民病寒热，四肢烦痛，腰脊强直。木气虽有余，位不过于君火也。太阴不迁正，即云雨失令，万物枯焦，当生不发。民病手足肢节肿满，大腹水肿，填臆不食，飧泄胁满，四肢不举。雨化欲令，热犹治之，温煦于气，亢而不泽。少阳不迁正，即炎灼弗令，苗莠不荣，酷暑于秋，肃杀晚至，霜露不时。民病痎疟骨热[18]，心悸惊骇，甚时血溢。阳明不迁正，则暑化于前，肃杀于后，草木反荣。民病寒热鼽嚏，皮毛折，爪甲枯焦，甚则喘嗽息高，悲伤不乐。热化乃布，燥化未令，即清劲未行，肺金复病。太阳不迁正，即冬清反寒，易令于春，杀霜在前，寒冰于后，阳光复治，凛冽不作，雰云待时。民病温疠至，喉闭嗌干，烦躁而渴，喘息而有音也。寒化待燥，犹治天气，过失序，与民作灾。

帝曰：迁正早晚，以命其旨[19]，愿闻退位，可得明哉？岐伯曰：所谓不退者，即天数未终，即天数有余，名曰复布政，故名曰再治天也，即天令如故而不退位也。厥阴不退位，即大风早举，时雨不降，湿令不化，民病温疫，疵废风生，民病皆肢节痛，头目痛，伏热内烦，咽喉干引饮。少阴不退位，即温生春冬，蛰虫早至，草木发生，民病膈热咽干，血溢惊骇，小便赤涩，丹瘤瘮疮疡留毒[20]。太阴不退位，而取寒暑不时，埃昏布作，湿令不去，民病四肢少力，食饮不下，泄注淋满，足胫寒，阴萎闭塞，失溺小便数。少阳不退位，即热生于春，暑乃后化，冬温不冻，流水不冰，蛰虫出见，民病少气，寒热更作，便血上热，小腹坚满，小便赤沃，甚则血溢。阳明不退位，即春生清冷，草木晚荣，寒热间作，民病呕吐暴注，食饮不下，大便干燥，四肢不举，目瞑掉眩。

帝曰：天岁早晚，余以知之，愿闻地数[21]，可得闻乎？岐伯曰：地下迁正升天及退位不前之法，即地土产化[22]，万物失时之化也。

帝曰：余闻天地二甲子[23]，十干十二支。上下经纬天地[24]，数有迭移，失守其位，可得昭乎？岐伯曰：失之迭位者，谓虽得岁正，未得正位之司[25]，即四时不节，即生大疫。注《玄珠密语》云[26]：阳年三十年，除六年天刑，计有太过二十四年，除此六年，皆作太过之用，令不然之旨。今言迭支迭位，皆可作其不及也。

假令甲子阳年，土运太室，如癸亥天数有余者，年虽交得甲子，厥阴犹尚治天，地已迁正，阳明在泉，去岁少阳以作右间，即厥阴之地阳明，故不相和奉者也。癸巳相会，土运太过，虚反受木胜，故非太过也，何以言土运太过，况黄钟不应太室[27]，木既胜而金还复，金既复而少阴如至，即木胜如火而金复微，如此则甲己失守，后三年化成土疫，晚至丁卯，早至丙寅，土疫至也，大小善恶，推其天地，详乎太一。又只如甲子年，如甲至子而合，应交司而治天，即下己卯未迁正，而戊寅少阳未退位者，亦甲己下有合也，即土运非太过，而木乃乘虚而胜土也，金次又行复胜之，即反邪化也。阴阳天地殊异尔，故其大小善恶，一如天地之法旨也。

假令丙寅阳年太过，如乙丑天数有余者，虽交得丙寅，太阴尚治天也，地已迁正，厥阴司地，去岁太阳以作右间，即天太阴而地厥阴，故地不奉天化也。乙辛相会，水运太虚，反受土胜，故非太过，即太簇之管[28]，太羽不应，土胜而雨化，水复即风，此者丙辛失守其会，后三年化成水疫，晚至己巳，早至戊辰，甚即速，微即徐，水疫至也，大小善恶推其天地数，乃太乙游宫[29]。又只如丙寅年，丙至寅且合，应交司而治天，即辛巳未得迁正，而庚辰太阳未退位者，亦丙辛不合德也，即水运亦小虚而小胜，或有复，后三年化疠，名曰水疠，其状如水疫，治法如前。

假令庚辰阳年太过，如己卯天数有余者，虽交得庚辰年也，阳明犹尚治天，地已迁正，太阴司地，去岁少阴以作右间，即天阳明而地太阴也，故地下奉天也。乙巳相会，金运太虚，反受火胜，故非太过也，即姑洗之管[30]，太商不应，火胜热化，水复寒刑，此乙庚失守，其后三年化成金疫也，速至壬午，徐至癸未，金疫至也，大小善恶，推本年天数及太一也。又只如庚辰，如庚至辰，且应交司而治天，即下乙未未得迁正者，即地甲午少阴未退位者，且乙庚不合德也，即下乙未，干失刚，亦金运小虚也，有小胜或无复，后三年化疠，名曰金疠，其状如金疫也，治法如前。

假令壬午阳年太过，如辛巳天数有余者，虽交后壬午年也，厥阴犹尚治天，地已迁正，阳明在泉，去岁丙申少阳以作右间，即天厥阴而地阳明，故地不奉天者也。丁辛相合会，木运太虚，反受金胜，故非太过也，即蕤宾之管[31]，太角不应，金行燥胜，火化热复，甚即速，微即徐，疫至大小善恶，推疫至之年天数及太一。又只如壬至午，且应交司而治之，即下丁酉未得迁正者，即地下丙申少阳未得退位者，见丁壬不合德也，即丁柔干失刚，亦木运小虚也，有小胜小复。后三年化疠，名曰木疠，其状如风疫，法治如前。

假令戊申阳年太过，如丁未天数太过者，虽交得戊申年也，太阴犹尚治天，地已迁正，厥阴在泉，去岁壬戌太阳以退位作右间，即天丁未，地癸亥，故地不奉天化也。丁癸相会，火运太虚，反受水胜，故非太过也，即夷则之管[32]，上太徵不应，此戊癸失守其会，后三年化疫也，速至庚戌，大小善恶，推疫至之年天数及太一。又只如戊申，如戊至申，且应交司而治天，即下癸亥未得迁正者，即地下壬戌太阳未退位者，见戊癸未合德也，即下癸柔干失刚，见火运小虚也，有小胜或无复也，后三年化疠，名曰火疠也，治法如前，治之法可寒之泄之。

黄帝曰：人气不足，天气如虚，人神失守，神光不聚，邪鬼干人[33]，致有夭亡，可得闻乎？岐伯曰：人之五藏，一藏不足，又会天虚，感邪之至也。人忧愁思虑即伤心，又或遇少阴司天，天数不及，太阴作接间至，即谓天虚也，此即人气天气同虚也。又遇惊而夺精，汗出于心，因而三虚，神明失守，心为君主之官，神明出焉，神失守位，即神游上丹田[34]，在帝太一帝君泥丸宫[35]下，神既失守，神光不聚，却遇火不及之岁，有黑尸鬼见之，令人暴亡。人饮食劳倦即伤脾，又或遇太阴司天，天数不及，即少阳作接间至，即谓之虚也，此即人气虚而天气虚也。又遇饮食饱甚，汗出于胃，醉饱行房，汗出于脾，因而三虚，脾神失守，脾为谏议之官，智周出焉，神既失守，神光失位而不聚也，却遇土不及之年，或已年或甲年失守，或太阴天虚，青尸鬼见之，令人卒亡。人久坐湿地，强力入水即伤肾，肾为作强之官，伎巧出焉，因而三虚，肾神失守，神志失位，神光不聚，却遇水不及之年，或辛不会符，或丙年失守，或太阳司天虚，有黄尸鬼至，见之令人暴亡。人或恚怒，气逆上而不下，即伤肝也。又遇厥阴司天，天数不及，即少阴作接间至，是谓天虚也，此谓天虚人虚也。又遇疾走恐惧，汗出于肝，肝为将军之官，谋虑出焉，神位失守，神光不聚，又遇木不及年，或丁年不符，或壬年失守，或厥阴司天虚也，有白尸鬼见之，令人暴亡也。已上五失守者，天虚而人虚也，神游失守其位，即有五尸鬼干人，令人暴亡也，谓之曰尸厥[36]。人犯五神易位，即神光不圆也，非但尸鬼，即一切邪犯者，皆是神失守位故也。此谓得守者生，失守者死，得神者昌，失神者亡。

**【注释】**

[1]天元九室：天元，指天地六元之气。九室，指五星在天五室和在地五室，共十室。此言九室，以合九宫之数。

[2]各有经论：指运气篇章中上下升降、迁正退位等问题的论述。

[3]失守：指六气的不迁正、不退位等该当其位而不得。

[4]天地机：指天地气交运转之机。机，作机枢解。

[5]地室刑之：指五星在地室抑。刑，指胜气不退而刑之。

[6]中运抑之：指中运之气太过而抑所胜之气的升降。

[7]气交遇会胜抑之由：指气交相遇相会相胜相抑的原因。

[8]木气升之，主逢天柱，胜而不前：指逢辰逢戌的年份，太阳寒水司天，厥阴风木之气，应从上年在泉的右间，升为木年司天的左间，如遇天柱金气胜，则木气被克而升之不前。

[9]赤风肿翳：肿，有本作“瞳”，“瞳”为是。指赤风大作而翳目。

[10]脸肢府黄疸满闭：府，《内经评文》作“胕”，为是。胕，同浮。脸肢府，指颜面四肢浮肿。满闭，肿满小便不通。

[11]如此升降往来：指六气轮回运转。

[12]命之六纪者矣：指六气司天在泉上下左右间轮回一周的六年之数。

[13]少阴未退位：指少阴司天之气不退。

[14]金运以至中：指金运之气已至气交之中。

[15]腹满填臆：腹胀满而胸憋闷。臆，胸也。

[16]晰知其宗：晰，清楚、明白。宗，根本。此句为彻底明白了升降不前的根本原因。

[17]交司之日：指运气新旧主司的交替之日。是每年的大寒节。

[18]瘖疟骨热：瘖，同痎。骨热，又称骨蒸，虚热的一种症状。

[19]命其旨：命，《尔雅释诂》：“告也。”旨，《玉篇》：“意也。”此作意趣解。

[20]丹瘤瘮疮疡留毒：丹瘤，赤瘤。瘮，同疹。留毒，湿毒流火之类。留，同流。

[21]地数：指在泉的气数规律。

[22]地土产化：在泉地土生化。

[23]天地二甲子：张景岳：“言刚正于上，则柔合于下，柔正于上，则刚合于下。如上甲则下己，上己则下甲，故曰二甲子。”

[24]上下经纬天地：指天干地支配五运六气司天在泉之气。经纬，统领之义。

[25]虽得岁正，未得正位之司：指虽时得正位之至，而气不得至。张景岳：“应司天而不司天，应在泉而不在泉，是未得正位之司也。”

[26]注《玄珠密语》云：《玄珠密语》为王冰所著，从此句至“皆可作其不及也”，一般被认为是误入的注文。

[27]黄钟不应太窒：黄钟为六律之首，又为太宫之律。太窒为阳土之窒。不应太窒，指甲己之土失守。

［28］太簇之管：指羽音阳律，六律第二。

［29］太乙游宫：太乙，即太一，指北极星。游宫，古人将天北极分为九宫，中央一宫，为北极星之位，外围依四正四隅分八宫，再以北斗七星之“柄”为指针，观测年周期斗柄所指八宫方位，即太乙游宫。详见《灵枢·九宫八风》篇。

［30］姑洗之管：太商之律，六律第三。

［31］蕤宾之管：太角之律，六律第四。

［32］夷则之管：太徵之律，六律第五。

［33］神光不聚，邪鬼干人：张景岳：“神光，神明也。”邪鬼，指邪气，如鬼疰之气。

［34］上丹田：道家指两眉间为上丹田。

［35］帝太一帝君泥丸宫：张景岳：“人之脑为髓海，是谓上丹田，太乙帝君所居，亦曰泥丸君，总众神者也。”

［36］尸厥：此指尸鬼干人引起的暴亡。尸厥，又见于《缪刺论》篇。古者假死证名曰尸厥，详见《史记·扁鹊传》。

## 【语译】

黄帝说：关于天元九窒情况，我已经知道了，还想听听气交变化，怎样叫失守呢？岐伯说：说的是司天在泉迁正退位与左右间气升降的问题，司天在泉的迁正与退位，各有经文论述之，左右间气各有升降不前的反常现象，所以叫作失守。由于气交失守，不能移易其时位，气交就要发生异常变化，四时节令失序，万物生化不得平安，人类就要发生疾病。

黄帝说：关于升降不前，我想听听它的原因，气交发生变化，怎样才能知道呢？岐伯说：你提的问题很高明。必须明白其中的道理。气交的变化，乃是天地运转固有的规律，气欲降而不得降，是由于地之五气窒抑相胜所致。又有五运之气太过，先天时而至，使气交升降不前。岁气但欲升而不能升，是受中运的阻抑。于是有升之不前的，有降之不下的，有降之不下而升至天的，有升降俱不得前进的，作这样的分别，乃是由于气交的异常变化，因此，发生的灾害也就有轻有重了。

黄帝说：我想听听关于气交相遇相会相胜相抑的原因，灾变而为民病，其病情轻重是怎样的呢？岐伯说：气交有胜气相会时，是抑伏而使气交有变。因此在辰戌之年，厥阴风木应从上年在泉的右间，升为本年司天的左间，若遇到天柱金气过胜，则木气升之不前。又若遇到庚戌年，金运之气先天时而至，中运之胜气，乃使木气忽然升之不前。木气欲升天，金气抑制之，升而不前，则发生清凉之气，风气反而减少，肃杀之气行于春季，露霜再次降下，草木因而枯萎。人们易患温疫早发，咽喉干燥，两胁胀满，肢节皆痛等。木气不升，久而化为郁气，郁极则发，就要出现大风摧拉折损，鸣声紊乱。人们易患卒中，半身麻痹，手足不仁等。

因此在巳亥之年，少阴君火应从上年在泉的右间，升为本年司天的左间，若遇到天蓬水气过胜，则君火升之不前。又若遇到厥阴司天，未得迁居于正位，少阴君火不能升于司天的左间，这是由于水运在中间阻抑所致。少阴君火欲升为司天的左间，受到水运的阻抑，而升之不前，则清凉寒冷的气候再度发作，早晚都有冷气产生。人们易患阳气伏郁于内，而生烦热，心神惊悸，寒热交生等。君火不升，久而化为郁气，郁极则发，就要出现暴热，火热之风气聚积覆盖于上，化为疫气，温疠逢温暖之时乃作，由于火气暴露化为水疫，则可发生心烦而躁动口渴等，渴甚的可以泻其火热，则诸症可止。

因此在子午年，太阴湿土应从上年在泉的右间，升为本年司天的左间，若遇到天冲木气过胜，则土气升之不前。又若遇到壬子年，木运之气先天时而至，中运之气阻抑土气。土气升天不前，则风土埃尘四起，时常有埃尘昏暗，雨湿之气不得布化。人们易患风厥，涎液上涌，半身麻痹不可随意运动，腹部胀满等。土气不升，久而化为郁气，郁极则发，就要发生土气尘埃化为疫病，人们易患猝死，以及面部、四肢、六腑胀满闭塞，黄疸等。湿气不能布化，雨水就要减少。

因此在丑未年，少阳相火应从上年在泉的右间，升为本年司天的左间，若遇到天蓬水气过胜，则少阳相火升之不前。又或遇到太阴司天，未得迁正，则少阳相火也就不能升于司天的左间，这是由于水运已至而阻抑所致。少阳之气欲升为司天的左间，受到水运的阻抑升之不前，则寒冷的雾露反而布化，气候凛冽如同冬季，河水又干枯，冰再结，突然出现温暖的气候，接着就有寒气的布化，忽冷忽热，发作不时。人们易患阳气伏郁在内，烦热生于心中，心神惊骇，寒热交作等。相火不升，久而化为郁气，郁极则发，就要出现暴热，风火之气聚积覆盖于上，化为疫疠，变为伏热内烦，肢体麻痹而厥逆，甚则发生血液外溢的病变。

因此在寅申年，阳明燥金应从上年在泉的右间，升为本年司天的左间，若遇到天英火气过胜，则金气升之不前。又或遇到戊申戊寅年，火运之气则先天时而至。金气欲升为司天之左间，中运之火阻抑之，金气升之不前，则应时之雨不降，西风频作，土地干燥，咸卤产生。人们易患上部热病，出现气喘咳嗽、血液外溢等症状。燥气不升，久而化为郁气，郁极则发，就要出现白色埃雾，笼罩天空，清冷而生肃杀之气，人们易患胁下胀满，喜悲伤，伤寒鼻塞喷嚏，咽喉干燥，手部坼裂，皮肤干燥等。

因此在卯酉年，太阳寒水应从上年在泉的右间，升为本年司天的左间，若遇到天芮土气过胜，则太阳寒水升之不前。又或遇到阳明司天，未得迁正，则太阳寒水不能升于司天的左间，土运应时而至。寒水之气欲升于司天的左间，受到土运的阻抑，升之不前，则湿热相蒸，寒气发生于天地之间。人们易患泄泻如注、完谷不化等病。寒水不升，久而化为郁气，郁极则发，冷气又胜过客热之气，冰雹突降。人们易患厥逆呃逆，热病生于内，阳气痹阻于外，足胫酸疼，反而发生心悸懊侬烦热，出现暴烦而又厥逆等病。

黄帝说：六气升之不前，我已经完全明白了它的含义，我还想听听关于六气降之不下的问题。岐伯说：你问得很全面啊！这是天气与地气变化的精微奥旨，我可以全面讲述其中的道理。六气上升之后，必然还要下降。六气中的每一气，上升至天，居时三年，必然下降入地，成为地之左间，又在地居时三年。这样一升一降，往来共为六年，叫作六纪。因此，丑未之年，厥阴风木应从上年司天的右间，降为本年在泉的左间，若遇到地晶金气过胜，则厥阴风木降之不前。又后遇到少阴司天，不得退位，则厥阴风木不能降于在泉的左间，居中的金运则应时而至。金运居于司天之下而承其气，则厥阴风木，降之不下，其气被抑而变为郁气，木被金承，降之不下，则青色的尘埃远见于上，白气承之于下，大风时起，尘埃昏暗，清燥之气行杀令，霜露再次降下，肃杀之气施布其令。若木气日久不降，其气被抑制则化为郁气，就会发生风气与燥气伏郁，气才温暖而反见清冷，草木虽已萌芽生长，严寒霜冻又至，蛰虫不能出现，清冷之气常伤害脏气。

因此寅申之年，少阴君火应从上年司天的右间，降为本年在泉的左间，若遇到地玄水气过胜，则少阴君火不得降入地下。又或遇到丙申丙寅年，则水运太过，先天时而至。少阴君火欲降，水运居中承之，使君火不得降下，则赤色之云气始现，黑色云气反生，温暖的气候使万物舒展，又有寒雪降下，严寒发作，天云凄凉。少阴君火久伏而不降，则化为郁气，郁久必发，所以寒气过胜之后，又有热气发生，火风化为疫气，则人们易患面赤心烦、头痛目眩等，火气暴露之后，温病就要发作。

因此卯酉之年，太阴湿土应从上年司天的右间降为本年在泉的左间，若遇到地苍木气过胜，则太阴湿土不得降入地下。又或遇到少阳司天不得退位，则太阴湿土也就不能降入在泉的左间，或木运应时已至。木运居于司天之下而承其气，太阴湿土降之不下，则出现黄云而又有青色云霞显露，云气郁蒸而大风发作，雾气遮蔽，尘埃过胜，草木为之折损。若太阴湿土日久不降，伏而不布则化为郁气，天空出现尘埃黄气，地上湿气郁蒸，人们易患四肢不能举动、头晕眩、肢节疼痛、腹胀胸满等。

因此在辰戌年，少阳相火应从上年司天的右间，降为本年在泉的左间，若遇到地玄水气过胜，则少阳相火不得降入地下。又或遇到水运太过，则先天时而至。水运居中承之，相火欲降而不得，则赤云始见，黑气反而发生，温暖之气才欲发生，冷气又突然而至，甚则降下冰雹。若少阳相火日久不得降下，伏而不布则化为郁气，冷气之后随即又生热，火风之气化为疫气，人们易患面赤心烦、头痛目眩等，火气显露则热病即将发作。

因此在巳亥年，阳明燥金应从上年司天的右间，降为本年在泉的左间，若遇到地彤火气过胜，则阳明燥金不得降入地下。又或遇到太阳司天不得退位，则阳明燥金不能降入在泉的左间，或火运应时而至。火运居于司天之下而承其气，阳明燥金降之不下，则天气清冷而肃降，火气显露则温热反作。人们感到昏沉困倦，夜卧不安，易患咽喉干燥、口渴引饮、懊侬烦热等，早晚有大凉之气，而温热之气却又发作。若阳明燥金日久不降，伏而不布则化为郁气，天气清冷而薄寒，远处有白气发生。人们易患眩晕、手足强直、麻木不仁、两胁作痛、双目视物不清等。

因此在子午年，太阳寒水应从上年司天的右间，降为本年在泉的左间，若遇到地阜土气过胜，则太阳寒水不得降入地下。又或遇到土运太过，则先天时而至。土运居中承之，太阳寒水欲降而不得降下，则天空暴露黑气，昏暗凄惨，才出现黄色尘埃，而又湿气弥漫，寒气布化之后，又出现热化与湿化之令。若太阳寒水日久不得降下，伏而不布则化为郁气，人们易患大厥、四肢沉重倦怠、阴萎少力等，天气阴沉，热气与湿气交替发作。

黄帝说：关于间气升降不前的问题，我已经明白了它的意义，还想听听有关六气迁正的问题。岐伯说：值年的岁气，迁居于一年的中位，叫作迁正位。司天之气不得迁居于正位，就是上年司天之气超过了交司之日。也就是上年司天之气太过，其值时有余日，仍旧治理着本年的司天之数，所以使新司天不得迁正。巳亥年，若上年太阳不退位，则本年厥阴不得迁正，风木温暖之气不能应时施化而花卉枯萎，人们易患淋病、目系转、转筋、善怒、小便赤等。风气欲施其令而寒气不退，温暖的气候不得正时，则失去正常的春令。子午年，若上年厥阴不退位，则本年少阴不得迁正，冷气不退，春天先冷而后又寒，温暖之气不能应时施化。人们易患寒热、四肢烦痛、腰脊强直等。上年厥阴木之气虽有余，但其不退位的情况，不能超过主气二之气君火当令之时。丑未年，若上年少阴不退位，则本年太阴不得迁正，雨水不能及时降下，万物枯焦，应当生长发育的不能生发。人们易患手足肢节肿满、大腹水肿、胸满不食、飧泄胁满、四肢不能举动等。雨气欲布其令，但由于少阴君火仍居天位而治之，所以温暖之气化亢盛而缺少雨泽。寅申年，若上年太阴不退位，则本年少阳不得迁正，炎热的气候不得施布其令，植物的苗莠不能繁荣，少阳之气晚治，则酷暑见之于秋季，肃杀之气晚至，霜露不得应时而降。人们易患各种疟疾、骨蒸、心悸惊骇，甚则出现血液外溢等症状。卯酉年，若上年少阳不退位，则本年阳明不得迁正。因而少阳暑热之气施化于前，阳明燥金肃杀之气则见于后，草木反而繁荣，人们易患寒热，鼻塞喷嚏，皮毛脆折，爪甲枯焦，甚则出现喘嗽上气、悲伤不乐等症状。由于热化之令继续施布，燥令不行，也就是清冷急切之气不行，肺又要患病。辰戌年，若上年阳明不退位，则本年太阳不得迁正，致使冬季寒冷之令，反而改行于春季，肃杀霜冻之气在前，严寒冰雪之气在后，若阳光之气复得而治，则凛冽之气不得发作，雰云待时而现。人们易患温疠病，出现喉闭咽干、烦躁口渴、喘息有音等症状。太阳寒化主令，须待燥气过后，才能司天主治，若燥气过期不退，时令失去正常规律，对人们就会造成灾害。

黄帝说：对于迁正早晚的问题，你已将它的意义告知了我，我还想听听有关退位的情况，可以使我明白吗？岐伯说：所谓不退位，就是指司天之数不尽，也就是司天之数有余，名叫复布政，所以也叫再治天，是由于司天之气有余，依然如故而不得退位的缘故。厥阴风木不退位时，则大风早起，时雨不降，湿令不能施化，人们易患温疫，斑疵偏废，风病发生，出现肢节痛、头目痛、伏热在内而心烦、咽喉干燥、口渴引饮等症状。少阴君火不退位时，则温暖之气发生于春季，蛰虫早现，草木提前发芽，人们易患膈热咽干、血液外溢、惊骇、小便赤涩、丹瘤疹疮疡留毒。太阴湿土不退位时，则寒冷与暑热不时发生，尘埃昏暗弥布天空，湿令不去，人们易患四肢少力、饮食不下、泄泻如注、小便淋沥、腹满、足胫寒冷、阴痿、大便闭塞、小便失禁或小便频数等病症。少阳相火不退位时，则炎热的气候发生于春季，由于暑热在后期布化，故冬季温暖而不冻，流水不冰，蛰虫出现，人们易患少气、寒热交替发作、便血、上部发热、小腹坚硬而胀满、小便赤，甚则出现血液外溢等表现。阳明燥金不退位时，则春天发生清冷之气，草木繁荣推迟，寒气与热气相间发作，人们易患呕吐、暴注泄泻、饮食不下、大便干燥、四肢不能举动、头目眩晕等。太阳寒水不退位时，则春季寒冷，冰雹降下，阴沉之气昏暗覆盖，至二之气时，寒气尚未退去，人们易患寒痹厥逆、阴痿不用、小便失禁、腰膝皆痛等，温疠之发作推迟。

黄帝说：岁气司天的早晚，我已经知道了。还想听听在泉之数，你可以告诉我吗？岐伯说：地之三气，每年有一气迁正，一气升天，一气退位，其不得前进，便应于土地的生化，使万物的生化失于常令。

黄帝说：我听说天地二甲子，十干与十二支配合。司天在泉，上下相合而主治天地之气，其数能互相更移，有时失守其位，你可以使我明白吗？岐伯说：失其更移之正位的，就是说虽然已得岁时之正位，但是未得司正位之气，就会四时不节，发生大疫。

假如甲子年，本为阳年，而土运受到抑塞，如果上年癸亥年，司天的气数太过而有余，在时间上虽已交得甲子年，但厥阴风木仍居于司天之位，本年地气已经迁正，阳明在泉，去年在泉之少阳，已退为本年在泉的右间，这样，去年司天之厥阴不退位在上，本年在泉之阳明已迁正在下，因此两者不相奉和。由于在上之癸与在下之己反而相会，则本应太过的土运，却变虚而为木气所胜，所以就不是太过了，况且应于土运之黄钟，阳年不应受到抑塞，今木气既胜，则土之子金气来复，若少阴君火随之而至，则木之胜气随从君火之气，故金之复气乃微，这样，上甲与下己失守其位，其后三年则化成土疫，晚至丁卯年，早在丙寅年，土疫就要发作，发作的大小和善恶，可以根据当年司天在泉之气的盛衰及太乙游宫的情况去推断。又如甲子年，在上的甲与子相结合，交于司天以治天之位，而在下的己卯未得迁正，上年戊寅在泉之少阳不得退位，也属于上甲与下己未能合德，也就是土运不算太过，而木气也要乘虚克土，土之子金气又有复气，以反其邪气之化。司天在泉，阴阳属性不同，其变化为疫疠之气的大小善恶，和司天在泉失守其位的变化规律是一致的。

假如丙寅年，本为阳年太过，如果上年乙丑年司天的气数太过而有余，在时间上虽已交得丙寅年，但太阴湿土仍居于司天之位，本年地气已经迁正，厥阴在泉，去年在泉之太阳，已退为本年在泉的右间，这样，去年司天之太阴不退位在上，本年在泉之厥阴已迁正在下，因此，在泉的厥阴不能奉和于司天的气化。由于在上的乙与在下的辛相合，则本应太过的水运，却变虚而为土气所胜，所以就不是太过了，也就是太簇之律管，不应太羽之音。土胜而雨气施化，水之子木气来复为风化，这样，上丙与下辛失守其位而不得相会，其后三年则化成水疫，晚至己巳年，早在戊辰年，水疫甚者发作迅速，水疫微者发作徐缓，水疫发作的大小善恶，可以根据当年司天在泉之气的盛衰及太乙游宫的情况去推断，又如丙寅年，在上的丙与寅相合，交于司天以治天之位，而在下的辛巳未得迁正，上年庚辰在泉的太阳不得退位，也属于上丙与下辛未能合德，便使水运小虚而有小的胜气，或有小的复气，其后三年化而为疠，名叫水疠，其症状如水疫，治法同前。

假如庚辰年，本为阳年太过，如果上年己卯年司天的气数太过而有余，在时间上虽已交得庚辰年，但阳明燥金仍居于司天之位，本年地气已经迁正，太阴在泉，去年在泉的少阴已退为本年在泉的右间，这样，去年司天之阳明不退位在上，本年在泉之太阴已迁正在下，因此，在泉的太阴不能奉和于司天的气化。由于在上的己与在下的乙相会，则本应太过的金运，却变虚而为火气所胜，所以就不是太过了，也就是姑洗之律管，不应太商之音。火之胜气热化，则金之子水气来复，寒而制热，这样上庚与下乙失守其位而不得相会，其后三年化成金疫，迅速的至壬午年，徐缓的至癸未年，金疫就要发作，发作的大小善恶，可以根据当年司天之气的盛衰及太一游宫的情况去推断。又如庚辰年，在上的庚与辰相合，交于司天以治天之位，而在下的乙未未得迁正，也就是上年甲午在泉的少阴未得退位，也属于上庚与下乙未能合德，也就是下乙的柔干失于与上庚刚干的配合，使金运小虚而小有胜气，或虽有胜气而无复气，其后三年化为疫疠，名叫金疠，治法同前。

假使壬午年，本为阳年太过，如果上年辛巳年司天的气数太过而有余，在时间上虽已交得壬午年，但厥阴风木仍居于司天之位，本年地气已经迁正，阳明在泉，去年丙申在泉的少阳已退为本年在泉的右间，这样，去年司天之厥阴不退位在上，本年在泉之阳明已迁正在下，因此，在泉的阳明不能奉和于司天的气化。由于在上的辛与在下的丁相会，则本应太过的木运，却变虚而为金气所胜，所以就不是太过了，也就是蕤宾之律管，不应太角之音。金气行而燥气胜，木之子火气来复则热化，其后化成木疫，疫甚的发作迅速，疫微的发作徐缓，木疫发作的大小善恶，可以根据当年司天之数的盛衰和太乙游宫的情况去推断。又如壬午年，在上的壬与午相会，交于司天以治天之位，而在下的丁酉未得迁正，上年丙申在泉的少阳未得退位，也属于上壬与下丁未能合德，也就是下丁的柔干失于与上壬刚干的配合，也可以使木运小虚，并有小胜气与小复气，其后三年化而为疠，名叫木疠，其症状与风疫相似，治法同前。

假使戊申年，本为阳年太过，如果上年丁未年司天的气数太过而有余，在时间上虽已交得戊申年，但太阴湿土仍居于司天之位，本年地气已经迁正，厥阴在泉，去年壬戌在泉的太阳已经退为本年在泉的右间，这样，去年丁未司天之太阴不退位而仍在上，本年癸亥在泉之厥阴已迁正而在下，因此在泉的厥阴不能奉和于司天的气化。由于在上的丁与在下的癸相会，则本应太过的火运，却变虚而为水气所胜，所以就不是太过了，也就是夷则之律管，不应太徵之音。这样上戊与下癸失守其位而不得相会，其后三年则化为疫，迅速的至庚戌年要发作，发作的大小善恶，可以根据当年司天之气的盛衰及太乙游宫的情况而推断。又如戊申年，在上的戊与申相会，且应交于司天以治天之位，而在下的癸亥未得迁正，也就是上年壬戌在泉的太阳未得退位，属于上戊与下癸未能合德，即下癸的柔干失于与上戊刚干的配合，使火运小虚，有小胜气，或虽有胜气而无复气，其后三年化而为疠，名叫火疠，治法同前，其治法可以用寒法与泄法。

黄帝说：人的正气不足，天气又不正常，则神志失守，神光不得聚敛，邪气伤人，导致暴亡，我可以听听这是什么道理吗？岐伯说：人的五脏，只要有一脏不足，又遇上岁气不及，就要感受邪气。人若过度忧愁思虑就要伤心，又或遇少阴司天之年，天气不及，则间气太阴接之而至，这就是所谓天虚，也就是人气与天气同虚。又遇因惊而劫夺精气，汗出而伤心之液，因而形成三虚，则神明失守。心为一身之君主，神明由此而出，神明失守其位，则游离于上丹田，也就是泥丸宫下，神既失守而不得聚敛，却又遇到火运不及之年，必有水疫之邪发病，使人突然死亡。人若饮食不节，劳倦过度就要伤脾，又或遇太阴司天之年，天气不及，则间气少阳接之而至，这就是所谓天虚，也就是人气虚与天气虚。又遇饮食过饱，汗而伤胃之液，或醉饱行房，汗出伤脾之液，因而形成三虚，则脾之神志失守。脾的职能比之于谏议，智谋周密自此而出，神既失守其位而不得聚敛，却又遇土运不及之年，或已年或甲年失守其位而天地不能合德，或太阴司天不及之年，必有木疫之邪气发病，使人突然死亡。人若久坐湿地，或强力劳动而又入水则必伤肾脏。肾的职能是作强，一切伎巧都由此而出，由于人虚加以天气虚，因而形成三虚，使肾的神志失守，神志失守其位而不得聚敛，却又遇水运不及之年，或上辛与下丙不相符合，或上丙与下辛失守其位，或太阳司天不及之年，必有土疫邪气发病，使人突然死亡。人或愤怒，气上逆而不下，就要伤肝。又或遇厥阴司天，天气不及，则间气少阴接之而至，这就是所谓天虚，也就是天虚与人虚。又或遇急走恐惧，则汗出而伤肝之液。肝的职能，比之于将军，人的谋虑自此而出，神志失守其位而不聚敛，又遇木运不及之年，或丁年上丁与下壬不相符合，或上壬与下丁失守其位，或厥阴司天天气不及，必有金疫邪气发病，使人突然死亡。上述五种失守其位的，乃是由于天气虚与人气虚，致使神志游离失守其位，便会有五疫之邪伤人，使人突然死亡，名叫尸厥，人犯了五脏神志易位，就会使神光不圆，不但是疫邪，一切邪气伤人，都是由于神志失守其位的缘故。所以说，神志内守的就可以生，神志失守的就要死亡，得神者就会安康，失神者就要死亡。

## 【评介】

本病，是指发病的原因。本篇主要论述运气失常是发病的缘由，故以《本病论》名篇。

本文内容主要阐述六气升降不前，六气不得迁正、不得退位等气候异常变化所引起的各种疾病；五运失守所致的疫情灾害；五脏虚实与运气失常而发病的内在联系等。

本篇与《刺法论》同为《素问》亡篇，为王冰以后的伪托之作。两篇文字气象同出一辙。文中道教气息颇浓，部分辞理已近诡谲，所论运气已同数术。所以《新校正》评其为“辞理鄙陋，无足取者”，亦有一定道理。

# 卷第二十二

## 至真要大论篇第七十四

**【原文】**

黄帝问曰：五气交合，盈虚更作[1]，余知之矣。六气分治，司天地者[2]，其至何如？岐伯再拜对曰：明乎哉问也！天地之大纪，人神之通应[3]也。帝曰：愿闻上合昭昭，下合冥冥[4]奈何？岐伯曰：此道之所主，工之所疑[5]也。帝曰：愿闻其道也。岐伯曰：厥阴司天，其化以风；少阴司天，其化以热；太阴司天，其化以湿；少阳司天，其化以火；阳明司天，其化以燥；太阳司天，其化以寒。以所临藏位，命其病者也[6]。帝曰：地化奈何？岐伯曰：司天同候，间气皆然。帝曰：间气何谓？岐伯曰：司左右者，是谓间气也。帝曰：何以异之？岐伯曰：主岁者纪岁，间气者纪步[7]也。

帝曰：善。岁主奈何？岐伯曰：厥阴司天为风化，在泉为酸化，司气为苍化[8]，间气为动化[9]。少阴司天为热化，在泉为苦化，不司气化[10]，居气为灼化[11]。太阴司天为湿化，在泉为甘化，司气为黅化，间气为柔化。少阳司天为火化，在泉为苦化，司气为丹化，间气为明化。阳明司天为燥化，在泉为辛化，司气为素化，间气为清化。太阳司天为寒化，在泉为咸化，司气为玄化，间气为藏化。故治病者，必明六化分治，五味五色所生，五藏所宜，乃可以言盈虚病生之绪[12]也。

帝曰：厥阴在泉而酸化先，余知之矣。风化之行也何如？岐伯曰：风行于地，所谓本也，余气同法。本乎天者，天之气也，本乎地者，地之气也，天地合气，六节分而万物化生矣。故曰：谨候气宜，无失病机。此之谓也。帝曰：其主病何如？岐伯曰：司岁备物，则无遗主矣[13]。帝曰：先岁物何也？岐伯曰：天地之专精[14]也。帝曰：司气者何如？岐伯曰：司气者主岁同，然有余不足也。

帝曰：非司岁物何谓也？岐伯曰：散也[15]，故质同而异等也，气味有薄厚，性用有躁静，治保有多少[16]，力化有浅深[17]，此之谓也。

帝曰：岁主藏害何谓？岐伯曰：以所不胜命之，则其要[18]也。帝曰：治之奈何？岐伯曰：上淫于下，所胜平之[19]，外淫于内，所胜治之[20]。帝曰：善。平气何如？岐伯曰：谨察阴阳所在而调之，以平为期，正者正治，反者反治[21]。帝曰：夫子言察阴阳所在而调之，论言人迎与寸口相应，若引绳小大齐等，命曰平，阴之所在寸口何如[22]？岐伯曰：视岁南北[23]，可知之矣。帝曰：愿卒闻之。岐伯曰：北政之岁[24]，少阴在泉，则寸口不应；厥阴在泉，则右不应；太阴在泉，则左不应[25]。南政之岁[26]，少阴司天，则寸口不应；厥阴司天，则右不应；太阴司天，则左不应[27]。诸不应者，反其诊则见矣。帝曰：尺候何如？岐伯曰：北政之岁，三阴在下，则寸不应[28]；三阴在上，则尺不应[29]。南政之岁，三阴在天，则寸不应[30]；三阴在泉，则尺不应[31]。左右同。故曰：知其要者，一言而终，不知其要，流散无穷。此之谓也。

帝曰：善。天地之气，内淫[32]而病何如？岐伯曰：岁厥阴在泉，风淫所胜，则地气不明，平野昧，草乃早秀。民病洒洒振寒，善伸数欠，心痛支满，两胁里急，饮食不下，鬲咽不通，食则呕，腹胀善噫，得后与气[33]，则快然如衰[34]，身体皆重。岁少阴在泉，热淫所胜，则焰浮川泽，阴处反明。民病腹中常鸣，气上冲胸，喘不能久立，寒热皮肤痛，目瞑齿痛䪼肿，恶寒发热如疟，少腹中痛腹大，蛰虫不藏。岁太阴在泉，草乃早荣，湿淫所胜，则埃昏岩谷，黄反见黑，至阴之交。民病饮积，心痛，耳聋浑浑焞焞，嗌肿喉痹，阴病血见，少腹痛肿，不得小便，病冲头痛，目似脱，项似拔，腰似折，髀不可以回，腘如结，腨如别。岁少阳在泉，火淫所胜，则焰明郊野，寒热更至。民病注泄赤白，少腹痛溺赤，甚则血便。少阴同候。岁阳明在泉，燥淫所胜，则霿雾清瞑。民病喜呕，呕有苦，善大息，心胁痛不能反侧，甚则嗌干面尘，身无膏泽，足外反热。岁太阳在泉，寒淫所胜，则凝肃惨栗。民病少腹控睾，引腰脊，上冲心痛，血见，嗌痛颔肿。

帝曰：善。治之奈何？岐伯曰：诸气在泉，风淫于内，治以辛凉，佐以苦，以甘缓之，以辛散之。热淫于内，治以咸寒，佐以甘苦，以酸收之，以苦发之。湿淫于内，治以苦热，佐以酸淡，以苦燥之，以淡泄之。火淫于内，治以咸冷，佐以苦辛，以酸收之，以苦发之。燥淫于内，治以苦温，佐以甘辛，以苦下之。寒淫于内，治以甘热，佐以苦辛，以咸泻之，以辛润之，以苦坚之。

帝曰：善。天气之变何如？岐伯曰：厥阴司天，风淫所胜，则太虚埃昏，云物以扰，寒生春气，流水不冰。民病胃脘当心而痛，上支两胁，鬲咽不通，饮食不下，舌本强，食则呕，冷泄腹胀，溏泄瘕水闭，蛰虫不去，病本于脾。冲阳绝，死不治。少阴司天，热淫所胜，怫热至，火行其政。民病胸中烦热，嗌干，右胠满，皮肤痛，寒热咳喘，大雨且至，唾血血泄，鼽衄嚏呕，溺色变，甚则疮疡胕肿[35]，肩背臂臑及缺盆中痛，心痛肺䐜，腹大满，膨膨而喘咳，病本在肺。尺泽绝[36]，死不治。太阴司天，湿淫所胜，则沉阴且布，雨变枯槁，胕肿骨痛阴痹，阴痹者按之不得[37]，腰脊头项痛，时眩，大便难，阴气不用，饥不欲食，咳唾则有血，心如悬，病本于肾。太溪绝[38]，死不治。少阳司天，火淫所胜，则温气流行，金政不平。民病头痛，发热恶寒而疟，热上皮肤痛，色变黄赤，传而为水，身面胕肿[39]，腹满仰息，泄注赤白，疮疡咳唾血，烦心胸中热，甚则鼽衄，病本于肺。天府绝[40]，死不治。阳明司天，燥淫所胜，则木乃晚荣，草乃晚生，筋骨内变，民病左胠胁痛，寒清于中，感而疟，大凉革候，咳，腹中鸣，注泄鹜溏，名木敛，生菀于下，草焦上首，心胁暴痛，不可反侧，嗌干面尘腰痛，丈夫癞疝，妇人少腹痛，目昧眦，疮疡痤痈，蛰虫来见，病本于肝。太冲绝[41]，死不治。太阳司天，寒淫所胜，则寒气反至，水且冰，血变于中，发为痈疡，民病厥心痛，呕血血泄鼽衄，善悲时眩仆。运火炎烈，雨暴乃雹，胸腹满，手热肘挛掖肿，心澹澹大动，胸胁胃脘不安，面赤目黄，善噫嗌干，甚则色炲，渴而欲饮，病本于心。神门绝[42]，死不治。所谓动气，知其藏也。

帝曰：善。治之奈何？岐伯曰：司天之气，风淫所胜，平以辛凉，佐以苦甘，以甘缓之，以酸泻之。热淫所胜，平以咸寒，佐以苦甘，以酸收之。湿淫所胜，平以苦热，佐以酸辛，以苦燥之，以淡泄之。湿上甚而热，治以苦温，佐以甘辛，以汗为故而止。火淫所胜，平以酸冷，佐以苦甘，以酸收之，以苦发之，以酸复之，热淫同。燥淫所胜，平以苦湿，佐以酸辛，以苦下之。寒淫所胜，平以辛热，佐以甘苦，以咸泻之。

帝曰：善。邪气反胜，治之奈何？岐伯曰：风司于地，清反胜之，治以酸温，佐以苦甘，以辛平之。热司于地，寒反胜之，治以甘热，佐以苦辛，以咸平之。湿司于地，热反胜之，治以苦冷，佐以咸甘，以苦平之。火司于地，寒反胜之，治以甘热，佐以苦辛，以咸平之。燥司于地，热反胜之，治以平寒，佐以苦甘，以酸平之，以和为利。寒司于地，热反胜之，治以咸冷，佐以甘辛，以苦平之。帝曰：其司天邪胜何如？岐伯曰：风化于天，清反胜之，治以酸温，佐以甘苦。热化于天，寒反胜之，治以甘温，佐以苦酸辛。湿化于天，热反胜之，治以苦寒，佐以苦酸。火化于天，寒反胜之，治以甘热，佐以苦辛。燥化于天，热反胜之，治以辛寒，佐以苦甘。寒化于天，热反胜之，治以咸冷，佐以苦辛。

帝曰：六气相胜奈何？岐伯曰：厥阴之胜，耳鸣头眩，愦愦欲吐，胃鬲如寒，大风数举，倮虫不滋，胠胁气并，化而为热，小便黄赤，胃脘当心而痛，上支两胁，肠鸣飧泄，少腹痛，注下赤白，甚则呕吐，鬲咽不通。少阴之胜，心下热善饥，脐下反动，气游三焦，炎暑至，木乃津，草乃萎，呕逆躁烦，腹满痛溏泄，传为赤沃。太阴之胜，火气内郁，疮疡于中，流散于外，病在胠胁，甚则心痛热格，头痛喉痹项强，独胜则湿气内郁，寒迫下焦，痛留顶，互引眉间，胃满，雨数至，燥化乃见，少腹满，腰脽重强，内不便，善注泄，足下温，头重足胫胕肿，饮发于中，胕肿于上[43]。少阳之胜，热客于胃，烦心心痛，目赤欲呕，呕酸善饥，耳痛溺赤，善惊谵妄，暴热消烁，草萎水涸，介虫乃屈，少腹痛，下沃赤白。阳明之胜，清发于中，左胠胁痛溏泄，内为嗌塞，外发癞疝，大凉肃杀，华英改容，毛虫乃殃，胸中不便，嗌塞而咳。太阳之胜，凝溧且至，非时水冰，羽乃后化，痔疟发，寒厥入胃，则内生心痛，阴中乃疡，隐曲不利[44]，互引阴股，筋肉拘苛，血脉凝泣，络满色变，或为血泄，皮肤否肿，腹满食减，热反上行，头项囟顶脑户中痛，目如脱，寒入下焦，传为濡泻。

帝曰：治之奈何？岐伯曰：厥阴之胜，治以甘清，佐以苦辛，以酸泻之。少阴之胜，治以辛寒，佐以苦咸，以甘泻之。太阴之胜，治以咸热，佐以辛甘，以苦泻之。少阳之胜，治以辛寒，佐以甘咸，以甘泻之。阳明之胜，治以酸温，佐以辛甘，以苦泄之。太阳之胜，治以甘热，佐以辛酸，以咸泻之。

帝曰：六气之复何如？岐伯曰：悉乎哉问也！厥阴之复，少腹坚满，里急暴痛，偃木飞沙，倮虫不荣，厥心痛，汗发呕吐，饮食不入，入而复出，筋骨掉眩清厥，甚则入脾，食痹而吐[45]。冲阳绝，死不治。少阴之复，燠热内作，烦躁鼽嚏，少腹绞痛，火见燔焫，嗌燥，分注时止，气动于左，上行于右，咳，皮肤痛，暴喑心痛，郁冒不知人，乃洒淅恶寒，振栗谵妄，寒已而热，渴而欲饮，少气骨痿，隔肠不便，外为浮肿哕噫，赤气后化，流水不冰，热气大行，介虫不复，病痱胗疮疡，痈疽痤痔，甚则入肺，咳而鼻渊。天府绝，死不治。太阴之复，湿变乃举，体重中满，食饮不化，阴气上厥，胸中不便，饮发于中，咳喘有声，大雨时行，鳞见于陆，头顶痛重，而掉瘛尤甚[46]，呕而密默，唾吐清液，甚则入肾，窍泻无度。太溪绝，死不治。少阳之复，大热将至，枯燥燔爇，介虫乃耗，惊瘛咳衄，心热烦躁，便数憎风，厥气上行，面如浮埃，目乃瞤瘛，火气内发，上为口糜呕逆，血溢血泄，发而为疟，恶寒鼓栗，寒极反热，嗌络焦槁，渴引水浆，色变黄赤，少气脉萎，化而为水，传为胕肿，甚则入肺，咳而血泄。尺泽绝，死不治。阳明之复，清气大举，森木苍干，毛虫乃厉，病生胠胁，气归于左，善太息，甚则心痛否满，腹胀而泄，呕苦咳哕烦心，病在鬲中头痛，甚则入肝，惊骇筋挛。太冲绝，死不治。太阳之复，厥气上行，水凝雨冰，羽虫乃死，心胃生寒，胸膈不利，心痛否满，头痛善悲，时眩仆，食减，腰脽反痛，屈伸不便，地裂冰坚，阳光不治，少腹控睾，引腰脊，上冲心，唾出清水，及为哕噫，甚则入心，善忘善悲。神门绝，死不治。

帝曰：善。治之奈何？岐伯曰：厥阴之复，治以酸寒，佐以甘辛，以酸泻之，以甘缓之。少阴之复，治以咸寒，佐以苦辛，以甘泻之，以酸收之，辛苦发之，以咸耎之。太阴之复，治以苦热，佐以酸辛，以苦泻之，燥之，泄之。少阳之复，治以咸冷，佐以苦辛，以咸耎之，以酸收之，辛苦发之。发不远热，无犯温凉，少阴同法。阳明之复，治以辛温，佐以苦甘，以苦泄之，以苦下之，以酸补之。太阳之复，治以咸热，佐以甘辛，以苦坚之。治诸胜复，寒者热之，热者寒之，温者清之，清者温之，散者收之，抑者散之，燥者润之，急者缓之，坚者耎之，脆者坚之，衰者补之，强者泻之，各安其气，必清必静，则病气衰去，归其所宗，此治之大体也。

帝曰：善。气之上下何谓也？岐伯曰：身半以上，其气三[47]矣，天之分也，天气主之。身半以下，其气三[48]矣，地之分也，地气主之。以名命气，以气命处[49]，而言其病。半，所谓天枢也[50]。故上胜而下俱病者，以地名之。下胜而上俱病者，以天名之。所谓胜至[51]，报气屈伏而未发[52]也。复至则不以天地异名，皆如复气为法也。帝曰：胜复之动，时有常乎？气有必乎？岐伯曰：时有常位，而气无必也[53]。帝曰：愿闻其道也。岐伯曰：初气终三气，天气主之，胜之常也。四气尽终气，地气主之，复之常也。有胜则复，无胜则否[54]。帝曰：善。复已而胜何如？岐伯曰：胜至则复，无常数也，衰乃止耳。复已而胜，不复则害，此伤生也。帝曰：复而反病何也？岐伯曰：居非其位，不相得也。大复其胜则主胜之，故反病也。所谓火燥热也。帝曰：治之何如？岐伯曰：夫气之胜也，微者随之，甚者制之。气之复也，和者平之，暴者夺之。皆随胜气，安其屈伏，无问其数，以平为期，此其道也。

帝曰：善。客主之胜复奈何[55]？岐伯曰：客主之气，胜而无复[56]也。帝曰：其逆从何如？岐伯曰：主胜逆，客胜从[57]，天之道也。帝曰：其生病何如？岐伯曰：厥阴司天，客胜则耳鸣掉眩，甚则咳；主胜则胸胁痛，舌难以言。少阴司天，客胜则鼽嚏颈项强，肩背瞀热，头痛少气，发热耳聋目瞑，甚则胕肿血溢，疮疡咳喘；主胜则心热烦躁，甚则胁痛支满。太阴司天，客胜则首面胕肿，呼吸气喘；主胜则胸腹满，食已而瞀。少阳司天，客胜则丹胗[58]外发，及为丹熛疮疡[59]，呕逆喉痹，头痛嗌肿，耳聋血溢，内为瘛疭；主胜则胸满咳仰息，甚而有血，手热。阳明司天，清复内余，则咳衄嗌塞，心鬲中热，咳不止而白血出者死[60]。太阳司天，客胜则胸中不利，出清涕，感寒则咳；主胜则喉嗌中鸣。厥阴在泉，客胜则大关节不利，内为痉强拘瘛，外为不便；主胜则筋骨繇并，腰腹时痛。少阴在泉，客胜则腰痛，尻股膝髀腨胻足病，瞀热以酸，胕肿不能久立，溲便变；主胜则厥气上行，心痛发热，鬲中，众痹皆作，发于胠胁，魄汗不藏，四逆而起。太阴在泉，客胜则足痿下重，便溲不时，湿客下焦，发而濡泻，及为肿隐曲之疾；主胜则寒气逆满，食饮不下，甚则为疝。少阳在泉，客胜则腰腹痛而反恶寒，甚则下白溺白；主胜则热反上行而客于心，心痛发热，格中而呕。少阴同候。阳明在泉，客胜则清气动下，少腹坚满而数便泻；主胜则腰重腹痛，少腹生寒，下为鹜溏，则寒厥于肠，上冲胸中，甚则喘不能久立。太阳在泉，寒复内余，则腰尻痛，屈伸不利，股胫足膝中痛。帝曰：善。治之奈何？岐伯曰：高者抑之，下者举之，有余折之，不足补之，佐以所利，和以所宜，必安其主客，适其寒温，同者逆之，异者从之[61]。帝曰：治寒以热，治热以寒，气相得者逆之，不相得者从之[62]，余以知之矣。其于正味何如？岐伯曰：木位之主，其泻以酸，其补以辛。火位之主，其泻以甘，其补以咸。土位之主，其泻以苦，其补以甘。金位之主，其泻以辛，其补以酸。水位之主，其泻以咸，其补以苦。厥阴之客，以辛补之，以酸泻之，以甘缓之。少阴之客，以咸补之，以甘泻之，以咸收之。太阴之客，以甘补之，以苦泻之，以甘缓之。少阳之客，以咸补之，以甘泻之，以咸耎之。阳明之客，以酸补之，以辛泻之，以苦泄之。太阳之客，以苦补之，以咸泻之，以苦坚之，以辛润之。开发腠理，致津液通气也。帝曰：善。愿闻阴阳之三也何谓？岐伯曰：气有多少，异用也[63]。帝曰：阳明何谓也？岐伯曰：两阳合明[64]也。帝曰：厥阴何也？岐伯曰：两阴交尽[65]也。

帝曰：气有多少，病有盛衰，治有缓急，方有大小，愿闻其约奈何？岐伯曰：气有高下，病有远近，证有中外，治有轻重，适其至所为故[66]也。《大要》曰：君一臣二，奇之制[67]也；君二臣四，偶之制[68]也；君二臣三，奇之制也；君二臣六，偶之制也。故曰：

近者奇之，远者偶之[69]，汗者不以奇[70]，下者不以偶[71]，补上治上制以缓[72]，补下治下制以急[73]，急则气味厚[74]，缓则气味薄[75]，适其至所，此之谓也。病所远而中道气味之者[76]，食而过之[77]，无越其制度[78]也。是故平气之道，近而奇偶，制小其服[79]也。远而奇偶，制大其服[80]也。大则数少，小则数多[81]。多则九之，少则二之。奇之不去则偶之，是谓重方[82]。偶之不去，则反佐以取之[83]，所谓寒热温凉，反从其病也。

帝曰：善。病生于本，余知之矣。生于标者，治之奈何？岐伯曰：病反其本，得标之病[84]，治反其本，得标之方[85]。帝曰：善。六气之胜，何以候之？岐伯曰：乘其至也，清气大来，燥之胜也，风木受邪，肝病生焉。热气大来，火之胜也，金燥受邪，肺病生焉。寒气大来，水之胜也，火热受邪，心病生焉。湿气大来，土之胜也，寒水受邪，肾病生焉。风气大来，木之胜也，土湿受邪，脾病生焉。所谓感邪而生病也。乘年之虚，则邪甚也。失时之和，亦邪甚也。遇月之空，亦邪甚也。重感于邪，则病危矣。有胜之气，其必来复[86]也。帝曰：其脉至何如？岐伯曰：厥阴之至其脉弦，少阴之至其脉钩，太阴之至其脉沉，少阳之至大而浮，阳明之至短而涩，太阳之至大而长。至而和则平[87]，至而甚则病[88]，至而反者病[89]，至而不至者病[90]，未至而至者病[91]，阴阳易者危[92]。

帝曰：六气标本，所从不同奈何？岐伯曰：气有从本者，有从标本者，有不从标本者也。帝曰：愿卒闻之。岐伯曰：少阳太阴从本，少阴太阳从本从标，阳明厥阴，不从标本从乎中[93]也。故从本者化生于本[94]，从标本者有标本之化，从中者以中气为化也。帝曰：脉从而病反者，其诊何如？岐伯曰：脉至而从，按之不鼓[95]，诸阳皆然。帝曰：诸阴之反，其脉何如？岐伯曰：脉至而从，按之鼓甚而盛[96]也。是故百病之起，有生于本者，有生于标者，有生于中气者，有取本而得者，有取标而得者，有取中气而得者，有取标本而得者，有逆取而得者，有从取而得者。逆，正顺也[97]。若顺，逆也[98]。故曰：知标与本，用之不殆，明知逆顺，正行无问。此之谓也。不知是者，不足以言诊，足以乱经。故《大要》曰：粗工嘻嘻[99]，以为可知，言热未已，寒病复始[100]，同气异形，迷诊乱经[101]。此之谓也。夫标本之道，要而博，小而大，可以言一而知百病之害，言标与本，易而勿损[102]，察本与标，气可令调，明知胜复，为万民式[103]，天之道毕矣。帝曰：胜复之变，早晏何如？岐伯曰：夫所胜者，胜至已病，病已愠愠，而复已萌也。夫所复者，胜尽而起，得位而甚，胜有微甚，复有少多，胜和而和，胜虚而虚，天之常也。帝曰：胜复之作，动不当位，或后时而至，其故何也？岐伯曰：夫气之生，与其化衰盛异也。寒暑温凉盛衰之用，其在四维。故阳之动，始于温，盛于暑；阴之动，始于清，盛于寒。春夏秋冬，各差其分。故《大要》曰：彼春之暖，为夏之暑，彼秋之忿，为冬之怒，谨按四维，斥候皆归，其终可见，其始可知。此之谓也。帝曰：差有数乎？岐伯曰：又凡三十度也。帝曰：其脉应皆何如？岐伯曰：差同正法，待时而去也。《脉要》曰：春不沉，夏不弦，冬不涩，秋不数，是谓四塞。沉甚曰病，弦甚曰病，涩甚曰病，数甚曰病，参见曰病，复见曰病，未去而去曰病，去而不去曰病，反者死。故曰：气之相守司也，如权衡[104]之不得相失也。夫阴阳之气，清静则生化治，动则苛疾起，此之谓也。

帝曰：幽明何如？岐伯曰：两阴交尽故曰幽，两阳合明故曰明，幽明之配，寒暑之异也。帝曰：分至[105]何如？岐伯曰：气至之谓至[106]，气分之谓分[107]，至则气同[108]，分则气异[109]，所谓天地之正纪也。帝曰：夫子言春秋气始于前[110]，冬夏气始于后[111]，余已知之矣。然六气往复，主岁不常也，其补泻奈何？岐伯曰：上下所主，随其攸利[112]，正其味，则其要也，左右同法。大要曰：少阳之主，先甘后咸；阳明之主，先辛后酸；太阳之主，先咸后苦；厥阴之主，先酸后辛；少阴之主，先甘后咸；太阴之主，先苦后甘。佐以所利，资以所生，是谓得气。

帝曰：善。夫百病之生也，皆生于风寒暑湿燥火，以之化之变也[113]。经言盛者泻之，虚者补之，余锡[114]以方士，而方士用之尚未能十全，余欲令要道必行，桴鼓相应，犹拔刺雪污，工巧神圣，可得闻乎？岐伯曰：审察病机[115]，无失气宜，此之谓也。帝曰：愿闻病机何如？岐伯曰：诸风掉眩，皆属于肝[116]。诸寒收引，皆属于肾[117]。诸气膹郁，皆属于肺[118]。诸湿肿满，皆属于脾[119]。

诸热瞀瘛，皆属于火[120]。诸痛痒疮，皆属于心[121]。诸厥固泄，皆属于下[122]。诸痿喘呕，皆属于上[123]。诸禁鼓栗，如丧神守，皆属于火[124]。诸痉项强，皆属于湿[125]。诸逆冲上，皆属于火[126]。诸胀腹大，皆属于热[127]。诸躁狂越，皆属于火[128]。诸暴强直，皆属于风[129]。诸病有声，鼓之如鼓，皆属于热[130]。诸病胕肿，疼酸惊骇，皆属于火[131]。诸转反戾，水液浑浊，皆属于热[132]。诸病水液，澄彻清冷，皆属于寒[133]。诸呕吐酸，暴注下迫，皆属于热[134]。故大要曰：谨守病机，各司其属，有者求之，无者求之[135]，盛者责之，虚者责之[136]，必先五胜，疏其气血，令其调达，而致和平。此之谓也。

帝曰：善。五味阴阳之用何如？岐伯曰：辛甘发散为阳，酸苦涌泄为阴，咸味涌泄为阴，淡味渗泄为阳。六者或收或散，或缓或急，或燥或润，或耎或坚，以所利而行之，调其气使其平也。帝曰：非调气而得者，治之奈何？有毒无毒，何先何后？愿闻其道。岐伯曰：有毒无毒，所治为主，适大小为制也。帝曰：请言其制。岐伯曰：君一臣二，制之小也；君一臣三佐五，制之中也；君一臣三佐九，制之大也。寒者热之，热者寒之，微者逆之，甚者从之[137]，坚者削之，客者除之，劳者温之，结者散之，留者攻之，燥者濡之，急者缓之，散者收之，损者温之，逸者行之，惊者平之，上之下之，摩之浴之，薄之劫之，开之发之，适事为故。帝曰：何谓逆从？岐伯曰：逆者正治，从者反治，从少从多，观其事也。帝曰：反治何谓？岐伯曰：热因寒用，寒因热用[138]，塞因塞用，通因通用，必伏其所主，而先其所因[139]，其始则同，其终则异[140]，可使破积，可使溃坚，可使气和，可使必已[141]。

帝曰：善。气调而得者何如？岐伯曰：逆之从之，逆而从之，从而逆之[142]，疏气令调，则其道也[143]。帝曰：善。病之中外何如？岐伯曰：从内之外者，调其内[144]；从外之内者，治其外[145]；从内之外而盛于外者[146]，先调其内而后治其外；从外之内而盛于内者，先治其外而后调其内；中外不相及，则治主病[147]。

帝曰：善。火热复，恶寒发热，有如疟状，或一日发，或间数日发，其故何也？岐伯曰：胜复之气，会遇之时，有多少也。阴气多而阳气少，则其发日远；阳气多而阴气少，则其发日近。此胜复相薄，盛衰之节，疟亦同法。帝曰：论言治寒以热，治热以寒，而方士不能废绳墨而更其道也。有病热者寒之而热[148]，有病寒者热之而寒[149]，二者皆在，新病复起，奈何治？岐伯曰：诸寒之而热者取之阴[150]，热之而寒者取之阳[151]，所谓求其属也[152]。

帝曰：善。服寒而反热，服热而反寒，其故何也？岐伯曰：治其王气[153]，是以反也。帝曰：不治王而然者何也？岐伯曰：悉乎哉问也！不治五味属也。夫五味入胃，各归所喜，故酸先入肝，苦先入心，甘先入脾，辛先入肺，咸先入肾，久而增气，物化之常[154]也。气增而久，夭之由也[155]。帝曰：善。方制君臣何谓也？岐伯曰：主病之谓君[156]，佐君之谓臣[157]，应臣之谓使[158]，非上下三品之谓也[159]。帝曰：三品何谓[160]。岐伯曰：所以明善恶之殊贯也[161]。帝曰：善。病之中外何如[162]？岐伯曰：调气之方，必别阴阳，定其中外，各守其乡[163]，内者内治，外者外治，微者调之，其次平之，盛者夺之，汗之下之，寒热温凉，衰之以属，随其攸利，谨道如法[164]，万举万全，气血正平，长有天命。帝曰：善。

## 【注释】

[1]五气交合，盈虚更作：指五运之气上下相交，有余不足交替为用。

[2]六气分治，司天地者：六气分步而治，有司天在泉之分。

[3]天地之大纪，人神之通应：天地间的自然法则是人与神明连通而感应的。纪，纲纪，指自然法则。神，指神明，即阴阳动变之道。

[4]上合昭昭，下合冥冥：指司天之气昭昭而明，在泉之气冥冥而幽。

[5]道之所主，工之所疑：道，指自然规律。主，主宰。工，指医生。疑，难也，惑也。自然规律所主宰的，医士难以探明其微。

[6]以所临藏位，命其病者也：依据六气下临之分位所主的脏器，确立病患之所在。如木临东方，其脏为肝等。

[7]主岁者纪岁，间气者纪步：指司天在泉主岁之前后，依天支确立司天在泉，司天主前半年，在泉主后半年。左右间气纪其六步。

[8]苍化：苍青之化，木之象。

[9]动化：动行之化，风之象。

[10]不司气化：指君火不司气化。

[11]居气为灼化：居气，指少阴君火，为灼热之化。《新校正》："详少阴不曰间气，而言居气者，盖遵君火无所不居，不当间之也。"

[12]盈虚病生之绪：指虚实疾病产生的端绪。

[13]司岁备物，则无遗主矣：根据所掌握的每年司岁之气而备其相应的药物和食物，而疾病之主就无所遗失了。

[14]天地之专精：指所备之物要得天地之专精。《六元正纪大论》："食岁谷以全其真。"岁谷，得是岁天地之专精，故能全真气。

[15]散也：指非专精之物而气散。

[16]治保有多少：治，治病。保，保养。多少，指药力的大小。

[17]力化有浅深：药力的作用有深有浅。

[18]则其要：则，遵循。要，原则。

[19]上淫于下，所胜平之：司天之气害于下，用所胜之气平调。

[20]外淫于内，所胜治之：在泉之气为害，用所胜之气治之。

[21]正者正治，反者反治：以热治寒为正治，以热治热为反治。

[22]阴之所在寸口何如：少阴、厥阴、太阴司天在泉反应在寸口的情况。

[23]视岁南北：视，本指观察，此作依据解。岁，指岁阴，又称岁星，即木星。南北，指黄道的南北。古人认为木星十二年绕天球一周。又把天球一周用十二地支标定为十二岁次，木星每年沿黄道十二岁次运行一岁次。黄道以北六岁次，即申酉戌亥子丑；黄道以南六岁次，即寅卯辰巳午未。这就是把木星称为岁星的原因，岁星又称为太岁或岁阴。实质上岁阴是古人假设的反岁星。因为木星是自西向东逆时针方向运行，而十二岁次是顺时针方向运转。十二岁次与年支是一致的，而五运六气可根据年支推出六气的司天在泉。所以视岁南北可推算六气司天在泉情况。

[24]北政之岁：指岁星在黄道以北运行的六年，即申酉戌亥子丑六岁次。

[25]少阴在泉，则寸口不应；厥阴在泉，则右不应；太阴在泉，则左不应：北政之岁的六年中，酉年少阴在泉，寸口脉不应；申年厥阴在泉，则右寸脉不应；戌年太阴在泉，则左寸脉不应。

[26]南政之岁：指岁星在黄道以南运行的六年，即寅卯辰巳午未六岁次。

[27]少阴司天，则寸口不应；厥阴司天，则右不应；太阴司天，则左不应：南政之岁的六年中，午年少阴司天，寸口脉不应；巳年厥阴司天，则右寸脉不应；未年太阴司天，则左寸脉不应。

[28]北政之岁，三阴在下，则寸不应：北政之岁的六年，三阴在下的年份是酉、申、戌三年，寸口脉不应。在下，在泉。

[29]三阴在上，则尺不应：北政之岁的六年中，三阴在上的年份是亥、

子、丑三年，则尺脉不应。在上，司天。尺脉，尺泽脉。

[30]南政之岁，三阴在天，则寸不应：南政之岁的六年中，三阴在天的年份是巳、午、未三年，则寸脉不应。

[31]三阴在泉，则尺不应：南政之岁的六年中，三阴在泉的年份是寅、卯、辰三年，则尺脉不应。

[32]内淫：在泉之病，邪气内犯。

[33]得后与气：得以排出大便和肛门排气。

[34]快然如衰：快然，舒服的感觉。如衰，有如衰疲之感。意为大便坚涩不下，待其排出后得一种舒服而又衰疲的感觉。

[35]疮疡胕肿：此处胕肿同腐肿，即红肿而肉腐成脓。

[36]尺泽绝：指尺泽部动脉脉气绝。尺泽，手太阴肺经穴，在肘关节处。

[37]阴痹者按之不得：阴痹，部位较深的痹证。按之不得，有疼痛但按之找不到压痛部位。

[38]太溪绝：指太溪脉绝。太溪位于足内踝后，属肾脉。

[39]胕肿：同浮肿。

[40]天府绝：指天府脉气绝。天府，在腋下，属肺经。

[41]太冲绝：指太冲脉气绝。太冲，肝经穴。

[42]神门绝：指神门脉气绝。神门，心经穴。

[43]胕肿于上：指头面浮肿。

[44]隐曲不利：指房事不利。

[45]食痹而吐：痹，同闭。食痹而吐，噎膈之证。

[46]掉瘛尤甚：掉，摇摆不定。瘛，抽搐拘挛。尤甚，尤为严重。

[47]身半以上，其气三：身半以上，与天之气相应，即司天之气主之。其气三，指初之气、二之气、三之气。

[48]身半以下，其气三：身半以下，与地之气相应，在泉之气主之。其气三，指四之气、五之气、终之气。

[49]以名命气，以气命处：以司天、在泉、三阴三阳命气名，再以气名命其病位。

[50]半，所谓天枢也：天地气交，枢转于半空。枢，上下枢转之机。人体之半，当于脐部，此人体气交之枢。故脐旁有天枢之穴。

[51]胜至：指相胜之气至。

[52]报气屈伏而未发：报气，报复之气。屈伏而未发，暂时屈伏而未发作。

[53]时有常位，而气无必也：时令运转，有其必然性，故有常位。而气

至有胜有复有平，具有一定偶然性，故气无必也。

[54]有胜则复，无胜则否：有胜气必有复气，无胜气则无复气。

[55]客主之胜复奈何：客，指司天在泉左右间气。主，四时之岁之主气。此句意为客主胜复的情况如何。

[56]胜而无复：张景岳："客气动而变，主气静而常，气强则胜，时去则已，故但以盛衰相胜而无复也。"

[57]主胜逆，客胜从：王冰："客承天命，部统其方，主为之下，固宜只奉天命，不顺而胜，则天命不行，故为逆也。客胜于主，承天而行理之道，故为顺也。"

[58]丹胗：胗，同疹。丹胗，赤色疹。

[59]丹熛疮疡：熛，音标，《说文解字》："火飞也。"丹熛疮疡，指丹毒流火之类的外科急性感染。

[60]咳不止而白血出者死：白血，王冰："白血谓咳出浅红色血，似肉似肺者。"马莳："盖血出似唾，其色虽白，实谓之血。"张景岳："盖血竭于肺，乃为白涎白液，涎液虽白，实血所化。"张志聪："白血出者，血出于肺也。"近人李今庸云："而白血出者死，其而字疑为面字之坏文。"此说至确。此句应为："咳不止，面白血出者死。"

[61]同者逆之，异者从之：气相得而为病，为同。逆之，正治法。气不相得而为病，为异。从之，反治法。

[62]气相得者逆之，不相得者从之：气相得则以寒治热，以热治寒，此为逆治法，又称正治法。不相得则以寒治寒，以热治热，此为从治法，又称反治法。

[63]气有多少，异用也：指三阴三阳之气有盛有衰，其机制的作用也不同。

[64]两阳合明：这是说明"阳明"二字的含义为两阳合明。高士宗："有少阳之阳，有太阳之阳，两阳相合而明，则中有阳明也。"

[65]两阴交尽：意为"厥阴"的含义是两阴交尽。高士宗："由太而少，则终有厥阴，有太阴之阴，有少阴之阴，两阴交尽，故曰厥阴。"

[66]适其至所为故：制方用药以其药力恰好达到病之所在为原则。适，恰好之义。所，病之所在。故，常也，此作原则解。

[67]君一臣二，奇之制：君药一，臣药二，所组成的方剂，为奇数之制方。

[68]君二臣四，偶之制：君药二，臣药四，所组成的方剂，为偶数之制方。

[69]近者奇之，远者偶之：病位近者，用奇方治疗；病位远者，用偶方治疗。

[70]汗者不以奇：汗法不用奇方治疗。

[71]下者不以偶：下法不用偶方治疗。

[72]补上治上制以缓：病位在人体上部，其药力的制方原则应以缓为法度。

[73]补下治下制以急：病位在人体下部，其药力的制方原则应以峻急为法度。

[74]急则气味厚：药力峻急的药物气味较厚。厚，此指浓烈而言。

[75]缓则气味薄：药力缓慢平和的药物气味较薄。薄，淡。

[76]病所远而中道气味之者：之，似为“乏”字之误，病位远而进入人体的药物在中途就力乏了。远，指离口腔远。

[77]食而过之：吃饭前用药。

[78]无越其制度：不要超越奇偶制方的法度。

[79]近而奇偶，制小其服：病位近的，无论用奇方偶方，方制以小为原则。

[80]远而奇偶，制大其服：病位远的，无论用奇方偶方，方制以大为原则。

[81]大则数少，小则数多：方制大的药味少而药量大，小的药味多而量轻。

[82]重方：指奇方偶方的重复应用。

[83]反佐以取之：指大热治以大寒，大寒治以大热，寒热太甚，易与违性之气格拒，所以取与病性相同之药味佐之，其气相同而易入病所，如大寒治大热，稍佐热药以相从，这种方法称为反佐法。

[84]病反其本，得标之病：本，指风热火湿燥寒。标，指三阴三阳。病反其本，指寒病始于热，热病始于寒等。所以得标之病寒者始于热，病热者始于寒。

[85]治反其本，得标之方：治反其本，治寒本反用其热，治热本反用其寒，标之方即得。

[86]有胜之气，其必来复：意指有胜气，则必有复气。

[87]至而和则平：此指脉象表现和调的，是平，平为不病。

[88]至而甚则病：脉来虽为本气之脉，但表现甚为突出，则为病脉。如钩甚、滑甚等。

[89]至而反者病：脉来与本气相反则为病脉，如阳脉沉、阴脉浮者。

［90］至而不至者病：指时至而相应的脉象不至则为病脉。

［91］未至而至者病：指时未至而相应的脉象已至为病脉。

［92］阴阳易者危：王冰："不应天常，气见交错，失其恒位，更易见之，阴位见阳脉，阳位见阴脉，是易位而见也。"另，阴阳易，又指春夏阳升而见秋冬之脉，秋冬阴升而见春夏之脉。

［93］不从标本从乎中：张景岳："阳明为燥金，从燥而化，故燥为本，阳明为标。厥阴为风木，从风而化，故风为本，厥阴为标。但阳明与太阴为表里，故以太阴为中气，而金从湿土之化。厥阴与少阳为表里，故以少阳为中气，而木从相火之化。是皆从乎中也。"

［94］故从本者化生于本：六气从其本者则化生于本气。本，指风热火湿燥寒。

［95］按之不鼓：以手按脉，脉动不甚应手。鼓，鼓动。

［96］鼓甚而盛：应手明显而脉势盛大。

［97］逆，正顺也：逆，逆其病性而治，为正治，顺其病理之情。

［98］若顺，逆也：顺，顺其病性而治，如以热治热、以寒治寒，但于病理之情则为逆。

［99］粗工嘻嘻：粗工，指低劣医者。嘻嘻，指轻率不认真。

［100］言热未已，寒病复始：指粗工于寒热错杂之证无所适从。

［101］同气异形，迷诊乱经：对于同气为病而症状表现不同的，在诊断上就迷乱了。

［102］言标与本，易而勿损：掌握了标与本的规律，认识疾病就容易了，而不至于有损害。

［103］为万民式：式，作准则解。

［104］权衡：本指秤锤和秤杆，此指维持平衡的两个要素。

［105］分至：指二十四节气中的二分二至，即春分、秋分，冬至、夏至。

［106］气至之谓至：至，有两层含义，一是到来，二是终极。冬至日至北极而南，严寒之气到来，夏至日至南极而北，炎热之气到来。

［107］气分之谓分：气分，指气温由寒转暖、由热转寒的分界。之谓分，指春分和秋分而言。

［108］至则气同：指冬至前后和夏至前后，气温是一致的。即冬至和夏至前后其气温是一个持续阶段，故称气同。

［109］分则气异：指春分和秋分前后气温有明显变化。春分前气温偏低，春分后则明显上升。秋分前气温偏高，秋分后则明显下降。故称分则气异。

［110］春秋气始于前：王冰："初气四气，始于立春立秋前各一十五日为

纪法。”意为六气中的初气始于立春前十五日，第四气始于立秋前十五日。

[111]冬夏气始于后：王冰：“三气六气，始于立夏立冬后各一十五日为纪法。”意为六气中的第三气始于立夏后十五日，第六气始于立冬后十五日。

[112]攸利：攸，所也。攸利，所利。

[113]风寒暑湿燥火，以之化之变也：风寒暑湿燥火，如为六时之正气而不使人发病称之为化。如为六时之邪气使人发病，称之为变，又称为六淫。

[114]锡：本为“赐”之误，此处音义同赐。

[115]审察病机：审察疾病之机理。病机，指病因作用于人体后的整个病理过程。即发病机制，又称病理。

[116]诸风掉眩，皆属于肝：所有风证，不论内风与外风，有摇摆不定、眩晕等以动为主要症状的，均为肝病的范围，因为风气通于肝。

[117]诸寒收引，皆属于肾：所有寒证，不论内寒与外寒，有收敛、收引、蜷缩等症状的均为肾病的范围。因为水主寒，水气通于肾。

[118]诸气膹郁，皆属于肺：气，指气病。膹，同愤，为呼吸不畅。郁，郁闷滞满。这些均为肺的病变。肺主一身之气。

[119]诸湿肿满，皆属于脾：湿，指湿病。肿，浮肿、水肿。满，胀满。这些均为脾病范畴。脾主运化水液。

[120]诸热瞀瘛，皆属于火：所有热证，有昏闷不爽、抽搐的，属于火邪为病。瞀，音冒，又音务，此指昏闷。

[121]诸痛痒疮，皆属于心：痛，指痛证，为气血不通。痒，痒证，为血脉虚风所致。一说痒通疡。疮，阳疮为血脉实热，阴疮为血脉虚寒，均为心与血脉的病变。

[122]诸厥固泄，皆属于下：厥，各种厥逆证。固，二便禁闭不通。泄，各种泄泻、小便不禁。均为下焦肝肾的病变。

[123]诸痿喘呕，皆属于上：痿，各种痿证，为肺热叶焦所致。喘，咳喘气逆。呕，呕吐、呕血。这些均为上焦肺胃的病变。

[124]诸禁鼓栗，如丧神守，皆属于火：禁，口噤。鼓，鼓颔。栗，战栗。如丧神守，神不自持，神情烦乱不能自控。这些均为火郁于内而寒束于外的病变。

[125]诸痉项强，皆属于湿：痉，指关节凝结不得屈伸之病。项强，项背强直，不得转侧。此为湿邪之病。刘完素：“亢则害，承乃制，故湿过极，则反兼风化制之。”刘完素此解以五运亢害承制的理论注之，认为诸痉项强为以动为主的风证。后世吴昆、马莳、张景岳皆从此说。恐为强解。痉，指痉病，以关节强直为主症，非痉挛抽搐之病证。项强，为关节强直不能转侧。均为

湿邪凝滞关节所致。如同现代临床的风湿、类风湿、强直性脊柱炎等免疫性疾病之类，亦即《生气通天论》中“湿热不攘，大筋緛短”之证。

[126]诸逆冲上，皆属于火：逆，胃气上逆。冲上，指呕逆上冲。皆为火邪内郁。肝火内郁而冲上则呕血，胃火上逆则呕吐如喷。如脑部炎症，脑血管病出现的脑膜刺激征，呈喷射性呕吐。

[127]诸胀腹大，皆属于热：胀而腹大，腑气不通，则为热邪郁于内。如同后世的热结阳明之证。

[128]诸躁狂越，皆属于火：躁，躁动。狂，狂妄、狂乱。越，指语言及行为越其常理，如骂詈不避亲疏、逾垣上屋之类，皆为火盛而心神狂乱而致。

[129]诸暴强直，皆属于风：暴，暴然。强直，强直拘急，手足抽搐之类。风，为肝风内动。

[130]诸病有声，鼓之如鼓，皆属于热：鼓之，叩击之义。如鼓，有如鼓声。此为食积化热、热结旁流之类所致的腹胀满，叩之有如鼓声。

[131]诸病胕肿，疼酸惊骇，皆属于火：胕肿，同腐肿，指血热肉腐而成脓之类。疼酸惊骇，是血热肉腐的伴有症状，为病位酸痛难忍，触之则惊叫不已，如湿毒流火之类。此为火邪为患。

[132]诸转反戾，水液浑浊，皆属于热：转，转侧、扭转。反戾，反向曲戾，指角弓反张。水液混浊，指涕、泪、痰、涎、脓、小便等水液性分泌物、代谢物混浊不清。所有这些均为热邪为病。

[133]诸病水液，澄彻清冷，皆属于寒：所有水液性分泌物及代谢物，澄彻清冷的，均为寒邪为病。

[134]诸呕吐酸，暴注下迫，皆属于热：呕，呕吐。吐酸，吐出物酸腐秽臭。暴注，暴然下注，泻下急剧。下迫，下坠而便欲急迫，即里急后重。诸如此类，均为热迫肠胃。

[135]有者求之，无者求之：求，推求、寻求之义，指诊断过程。有、无，指所有具备或不具备的症状。

[136]盛者责之，虚者责之：盛、虚，指虚实之证候。责之，处理方法，此指治疗方略。

[137]微者逆之，甚者从之：病情轻微、证情单纯的，用正治法。病情严重、证情复杂的，用反治法。逆之，正治。从之，反治。

[138]热因寒用，寒因热用：此二句依上文所问“反治何谓”及下文文例，应改为“热因热用，寒因寒用”为是。热因热用，指热药或热的治法依就着热证去治疗。第一“热”字，为热药及热的方法。因，依就、依从之义。第二“热”字，为热证。用，应用，指方法的实施。下三句仿此。

[139]必伏其所主，而先其所因：必须制伏其主病或主症，而首先察明病因。

[140]其始则同，其终则异：始，指施治之始。同，指热因热用、寒因寒用的方法，因为药性与病性貌似相同。终，指治疗结果。异，仍为以寒治热、以热治寒，即药性与病性相异。这是因为反治法是依其假象而设方，实以真相而得效。

[141]可使必已：必已，病已。一说“必”字为“火”字篆体之误。

[142]逆而从之，从而逆之：泛指正治、反治或正反兼治。

[143]则其道也：则，遵循之义。道，法则。

[144]从内之外者，调其内：指病热，从内向外发展的，要调其内。因为内为本。

[145]从外之内者，治其外：从外向内发展的，治其外。因为外为本。

[146]从内之外而盛于外者：从内向外发展而外部症状较重的。

[147]中外不相及，则治主病：内外同病，但内病与外病没有病理上的联系，则治疗危害大的主病。

[148]有病热者寒之而热：有些热病用寒药治疗而热不已。

[149]有病寒者热之而寒：有些寒病用热药治疗而寒不已。

[150]诸寒之而热者取之阴：屡用寒药治疗热病，而热势不退者，应当用滋阴的方法治疗。因为这时是阴绝对不足而阳相对偏亢所形成的阴虚发热证。

[151]热之而寒者取之阳：用热药治疗寒病，而寒象不去的，是真阳不足，应补其真阳。因为这是肾火不足而虚寒内生之证。

[152]所谓求其属也：求其属，追究源本之义。属，主也。王冰：“言益火之源，以消阴翳；壮水之主，以制阳光。故曰求其属也。”

[153]王气：即旺气。

[154]久而增气，物化之常：指五味依其所属入五脏，应用时间久了，可增强脏气，这是万物生化的常规。

[155]气增而久，夭之由也：脏气久增，会造成脏气偏亢，这也是导致夭亡的因素。

[156]主病之谓君：方制之中，攻取主病的，称为君药。

[157]佐君之谓臣：其中辅佐君药发挥作用的称为臣药。

[158]应臣之谓使：应，协调。协从臣药以助君药的，称为使药。

[159]非上下三品之谓也：所说的君、臣、使，是指方制的主次药物和协调关系，与药学中的上、中、下三品不是同一概念。《神农本草经》把所有药物以上、中、下三品分别类列。《新校正》：“按神农云：上药为君，主养命以

应天；中药为臣，主养性以应人；下药为佐使，主治病以应地。”

［160］三品何谓：所说的上、中、下三品，其含义是什么。

［161］所以明善恶之殊贯也：上、中、下三品的分类方法，是标明药物平和与峻烈的特殊情况和一般情况。明，标明。善，指药物的平和作用与滋补作用。恶，指药物的峻烈作用和毒副作用。殊，特殊情况。贯，常也，指常规情况。

［162］病之中外何如：指上文所言“从内之外”“从外之内”等情况，其如何制方。

［163］各守其乡：守，守持、把握之义。乡，部位。

［164］谨道如法：谨，谨慎，此作顺从解。道，规律。如，遵从。法，法则。

**【语译】**

黄帝问道：五运之气，相互交合，太过不及，交替运作，我已明白了。关于六气分主司天在泉，其气来时是怎样的呢？岐伯再拜后回答说：你提的问题很高明啊！这是天地变化的法则，与人的神明相通应。黄帝说：我想听听司天之气应于昭明的天气，在泉之气应于幽冥的地气是怎样的呢？岐伯说：司天在泉之气，受自然规律的主宰，也常常是医者疑惑难明的问题。黄帝说：我想听听其中的道理。岐伯说：厥阴司天，气从风化；少阴司天，气从热化；太阴司天，气从湿化；少阳司天，气从火化；阳明司天，气从燥化；太阳司天，气从寒化。根据六气司天时所应的脏腑部位，确立疾病的所在。黄帝说：六气在泉时，其气化是怎样的呢？岐伯说：和司天的气化规律是一样的，间气也是这样。黄帝说：间气是怎样的呢？岐伯说：分主于司天与在泉左右间的叫作间气。黄帝说：它与司天在泉有什么区别呢？岐伯说：司天在泉为主岁之气，主一年的气化，间气则主一步的气化。

黄帝说：好。一岁中气化的情况是怎样的呢？岐伯说：厥阴司天则气从风化，在泉则味从酸化，司运则色从苍化，间气则气从动化。少阴司天则气从热化，在泉则味从苦化，不司岁运，居气则气从灼化。太阴司天则气从湿化，在泉则味从甘化，司运则色从黅化，间气则气从柔化。少阳司天则气从火化，在泉则味从苦化，司运则色从丹化，间气则气从明化。阳明司天则气从燥化，在泉则味从辛化，司运则色从素化，间气则气从清化。太阳司天则气从寒化，在泉则味从咸化，司运则色从玄化，间气则气从藏化。所以，作为治病的医生，必须明确六气所司之气化，五味与五色之所生，五脏之所宜，乃可以谈论气化太过不及与疾病发生之事。

黄帝说：厥阴在泉，味从酸化，我已经知道了。关于风化的运行是怎样的呢？岐伯说：风气运行于地者，为地气之本，其他各气，也和这一规律相同。凡气之本为司天者，为天之气，本为在泉者，为地之气，天气地气相互结合，一年之内，六步分治，而万物方能生化不息。所以说要仔细观察六气分司之时，不可贻误病机，就是这个意思。黄帝说：关于主治疾病的药物是怎样的呢？岐伯说：根据每年司岁之气以制备药物，就不会有所遗漏了。黄帝说：如何制备司岁气的药物呢？岐伯说：所制备的药物要得是岁之精专，即药物俱得该年天地之精。黄帝说：备制年司岁运的药物是怎样的呢？岐伯说：司岁运的药物与主岁气者相同，然而有太过不及的差别。黄帝说：非司岁的药物是怎样的呢？岐伯说：非司岁的药物，其气散而不专，所以司岁与非司岁的药物，虽然形质相同，但是有差异。药物的气味有厚薄的不同，功效应用有躁静的差别，治病保精各有多少，效能各有浅深。就是这个意思。

黄帝说：主岁之气，伤害内脏是什么道理呢？岐伯说：命用以脏气所不胜之气，是这个问题的要领。黄帝说：怎样治疗呢？岐伯说：司天之气淫胜于下的，以其所胜之气平调之，在泉之气淫胜于内的，以其所胜之气治之。黄帝说：好。岁气平和之年怎样呢？岐伯说：仔细地诊察阴阳所在而加以调治，以达到平衡的目的。正病者用正治法，反病者用反治法。

黄帝说：先生说仔细地诊察阴阳所在而加以调治，医论中说人迎脉与寸口脉相应，两脉如用绳索牵引一样，大小相等，叫作平脉。那么少阴、厥阴、太阴司天在泉反应在寸口脉应当怎样呢？岐伯说：观察岁属南政还是北政就可以明白了。黄帝说：我想听你详尽地讲讲。岐伯说：北政之年，少阴在泉，则寸口脉不应；厥阴在泉，则右寸不应；太阴在泉，则左寸不应。南政之年，少阴司天，则寸口不应；厥阴司天，则右寸不应；太阴司天，则左寸不应。凡是诸不应之脉，反其诊则脉见而应。黄帝说：在尺泽之脉候是怎样的呢？岐伯说：北政之年，三阴在泉，则寸部脉不应；三阴司天，则尺部脉不应。南政之年，三阴司天，则寸部脉不应；三阴在泉，则尺部脉不应。左右脉同法。所以说：明白了它的要领，一句话就可以完结，不明白它的要领，则漫无边际。就是这个意思。

黄帝说：好。司天在泉之气，淫胜于内而发病是怎样的呢？岐伯说：厥阴在泉之年，风淫所胜，则地气不明，平原旷野昏暗不清，草类提早结籽。人们易患洒洒然振栗恶寒，喜伸展频呵欠，心痛撑胀满闷，两胁部拘急，饮食不下，胸膈及咽部不通畅，食入则呕，腹部胀满，多嗳气，得大便通下或矢气后便觉得快然而衰疲，身体沉重。少阴在泉之年，热淫所胜，则热焰之气浮现于川泽之上，阴暗之处反见明亮。人们易患腹中雷鸣，气上冲胸，喘息不能久立，恶寒发热，皮肤疼痛，目视不清，齿痛，顴颜肿，恶寒发热如疟状，少腹中痛，腹大。蛰虫不得闭藏。太阴在泉之年，草类提早开花，湿淫所胜，则岩谷之中，尘埃昏暗，黄色反见于北方黑色之处，土气与水气相交。人们易患水饮积聚，心痛，耳聋，反应迟钝，咽肿喉痹，前阴病有出血之症，少腹肿痛，小便不通，气上冲头痛，目如脱出，项如外拔，腰如断折，髀部不能转动，膝部结滞不便，小腿肚如裂开。少阳在泉之年，火淫所胜，则郊野热气光明，寒热交替发作。人们易患泄泻如注，下利赤白，少腹痛，小便赤，甚则便血等。证候与少阴在泉相同。阳明在泉之年，燥淫所胜，则雾气清冷昏暗。人们易患喜呕，呕吐苦味，喜太息，心与胁部疼痛不能反侧，甚则出现咽干，面色如尘，身体干枯而不润泽，足部外侧反热。太阳在泉之年，寒淫所胜，则阴凝肃杀凄惨栗冽。人们易患少腹连及睾丸而痛，牵引腰脊，上冲心痛，以及失血、咽喉与颔部肿痛等。

黄帝说：怎样治疗呢？岐伯说：凡诸气在泉发生的疾病，风邪淫胜于内而发病，主治以辛凉，佐以苦味，用甘味以缓其急，用辛味以散其风。热邪淫胜于内而发病，主治以咸寒，佐以甘苦，用酸味以敛其阴气，用苦味以发泄其热。湿邪淫胜于内而发病，主治以苦热，佐以酸淡，用苦味以燥其湿，用淡味以渗其湿。火邪淫胜于内而发病，主治以咸冷，佐以苦辛，用酸味以敛其阴气，用苦味以发泄其火。燥邪淫胜于内而发病，主治以苦温，佐以甘辛，用苦味以泄其热。寒邪淫胜于内而发病，主治以甘热，佐以苦辛，用咸味以泻其邪，用辛味以润其燥，用苦味以坚其气。

黄帝说：好。司天之气变化是怎样的呢？岐伯说：厥阴司天之年，风淫所胜，则太空中尘埃昏暗，云雾扰动，寒冷的季节表现出春温之气，流水不得结冰。人们易患胃脘当心而痛，支撑两胁，胸膈咽喉不通畅，饮食不下，舌根强直，食下则呕吐，寒泄腹胀，溏泻，瘕聚，水闭不通等。蛰虫不伏藏。病本在于风邪伤脾。若冲阳脉绝者，乃脾之真气已脱，多属不治的死证。少阴司天之年，热淫所胜，郁热乃至，火行其政。人们易患胸中烦热，咽干，右胠部胀满，皮肤疼痛，恶寒发热，咳嗽喘息等。大雨时至。发生唾血泄血，鼻塞衄血，喷嚏，呕吐，溺色变，甚则疮疡浮肿，肩背臂臑及缺盆中痛，心痛肺胀，腹大胀满，喘咳等。病本在于热邪伤肺。若尺泽脉绝者，乃肺之真气已脱，多属不治的死证。太阴司天之年，湿淫所胜，则阴沉之气布于天空，雨水浸渍，草木枯萎。发生浮肿骨痛阴痹等病。阴痹病，按之不知痛处，腰脊头项疼痛，时时眩晕，大便难，阳痿不举，饥不欲食，咳嗽唾血，心下悬空不宁。病本在于湿邪伤肾。若太溪脉绝者，乃肾之真气已脱，多属不治的死证。少阳司天之年，火淫所胜，则温气流行，金之政令不得平静。人们易患头痛，发热恶寒而为疟疾，热在上部，皮肤痛，颜色变为黄赤，进一步传变则成为水病，身面浮肿，腹满，仰面喘息，泄泻如注，下利赤白，疮疡，咳嗽唾血，心烦，胸中热，甚则出现鼻塞衄血等症状。病本在于火邪伤肺。若天府脉绝者，乃肺之真气已脱，多属不治的死证。阳明司天之年，燥淫所胜，则树木繁荣推迟，草类生长较晚，筋骨发生变化。人们易患左胠胁部疼痛，寒凉之气感受于内，则发生疟疾，大凉之气改变气候，发生咳嗽，腹中雷鸣，溏泻等。大木收敛而不繁荣，郁于下部而不生发，草的上部焦枯。发生心胁急剧疼痛，不能转侧，咽干，面色如尘，腰痛，男子易患疝病，女子易患少腹疼痛，目视不清，眼角溃疡，痤疮痈疡等。蛰虫于伏藏时反而出现。病本在于燥邪伤肝。若太冲脉绝者，乃肝之真气已脱，多属不治的死证。太阳司天之年，寒淫所胜，则不当寒时寒气反至，水将结冰。血脉变化于内，发生痈疡，人们易患厥心痛，呕血，血泄，鼻塞衄血，喜悲，时有眩晕仆倒。若遇中运之火炎烈，则暴雨乃与冰雹俱下。发生胸腹胀满，手热，肘部拘挛，腋肿，心中跳动不宁，胸胁与胃脘部不得安静，面赤目黄，善嗳气，咽干，甚则色黑如炲，口渴欲饮等。病本在于寒邪伤心。若神门脉绝者，乃心之真气已脱，多属不治的死证。这就是所说的司天动气，以测知脏真的存亡。

黄帝说：好。怎样治疗呢？岐伯说：凡诸气司天，风气淫其所胜之土气，平以辛凉，佐以苦甘，以甘缓其急，以酸泻其邪。热气淫其所胜之金气，平以咸寒，佐以苦甘，以酸敛其阴气。湿气淫其所胜之水气，平以苦热，佐以酸辛，以苦燥其湿，以淡渗其湿。若湿郁于上而化为热者，治以苦温，佐以甘辛，以汗出病去为止。火气淫其所胜之金气，平以咸冷，佐以苦甘，以酸敛其阴气，以苦发泄其火，火退津伤者，再用酸以复其津。热淫所胜者与此相同。燥气淫其所胜之木气，平以苦温，佐以酸辛，以苦下其邪。寒气淫其所胜之火气，平以辛热，佐以甘苦，以咸泻其邪。

黄帝说：好。本气不足，邪气反胜，出现疾病时，怎样治疗呢？岐伯说：厥阴在泉，风气司于地而不胜，则清气反胜，用酸温之药以治邪，以苦甘佐之，用辛味之药平其正气。少阴在泉，热司于地而不胜，则寒反胜之，用甘热之药以治其邪，以苦辛佐之，用咸味之药平其正气。太阴在泉，湿司于地而不胜，则热反胜之，用苦冷之药以治其邪，以咸甘佐之，用苦味之药平其正气。少阳在泉，火司于地而不胜，则寒反胜之，用甘热之药以治其邪，以苦辛佐之，用咸味平其正气。阳明在泉，燥司于地而不胜，则热反胜之，用平寒之药以治其邪，以苦甘佐之，用酸味平其正气，以冷热平和为制方原则。太阳在泉，寒司于地而不胜，则热反胜之，用咸冷之药以治其邪，以甘辛佐之，用苦味之药平复正气。

黄帝说：六气司天时，邪气反胜，怎样治疗呢？岐伯说：厥阴司天，风化于天而不胜，则清气反胜，用酸温之药以治其邪，以甘苦佐之。少阴司天，热化于天而不胜，则寒气反胜，用甘温之药以治其邪，以苦酸辛佐之。太阴司天，湿化于天而不胜，则热气反胜，用苦寒之药以治其邪，以苦酸佐之。少阳司天，火化于天而不胜，则寒气反胜，用甘热之药以治其邪，以苦辛佐之。阳明司天，燥化于天而不胜，则热气反胜，用辛寒之药以治其邪，以苦甘佐之。太阳司天，寒化于天而不胜，则热气反胜，用咸冷之药以治其邪，以苦辛佐之。

黄帝说：六气相互为胜气是怎样的呢？岐伯说：厥阴风木为胜气时，发生耳鸣头眩，烦乱欲吐，胃部与膈部如有寒气等；大风时起，倮虫类不能滋生，发生胠胁部积聚不散，化而为热，小便黄赤，胃脘当心处疼痛，支撑两胁，肠鸣飧泄，少腹疼痛，泄泻如注，下利赤白，甚则呕吐，胸膈与咽喉不得通畅等。少阴君火为胜气时，发生心下烦热，善饥，脐下悸动，气行于三焦等；炎暑乃至，树木津液外流，草类枯萎；发生呕逆烦躁，腹满而痛，溏泻，变为血痢等。太阴湿土为胜气时，发生火气内郁，疮疡生于深部，脓液流散于外，病在胠胁等处，甚则心痛，热邪格拒，头痛喉痹项强，湿气独盛则湿气内郁，寒气迫于下焦，疼痛居于头顶，痛引眉间，有胃部胀满等表现；大雨频降，水生鳞虫类出现于陆地，燥化之令后期得行；发生少腹疼痛，腰及臀部沉重强急，腹内气行不便，易泄泻如注，足下温，头重，足胫浮肿，水饮发于内，浮肿起于上等。少阳相火为胜气时，发生热邪客胃，烦心心痛，目赤欲呕，呕吐酸水，易饥，耳痛，溺赤，喜惊恐，谵言妄语等；暴热消耗阴气，草木枯萎，水流干涸，介虫类退缩而不长；发生少腹痛，下利赤白等。阳明燥金为胜气时，则清凉之气生于内，左胠胁疼痛，便溏，内则发生咽喉闭塞，外则发生癞疝等；大凉肃杀之气，使草木花叶变色，毛虫类受害；发生胸中呼吸不畅，咽部闭塞，咳嗽等。太阳寒水之气为胜气时，则阴凝凛冽之气至，流水非时而结冰，羽虫类化育推迟；痔病、疟疾发作，寒冷之逆气犯胃，则内生心痛，阴中生疮，房事不利，阴部与大腿内侧相牵引，筋肉拘急，重滞，血脉凝涩，络脉颜色改变，或为大便泄血，皮肤痞塞不仁而肿胀，腹满，饮食减少，热气反而上行，头项囟顶脑户等处疼痛，目如脱出，寒邪入于下焦，则变为水泻等病。

黄帝说：六气为胜气发生疾病时，怎样治疗呢？岐伯说：厥阴风木为胜气致病，用甘凉之药物主治，以苦辛佐之，用酸味以泻其邪。少阴君火为胜气致病，用辛寒之药物主治，以苦咸佐之，用甘味以泻其邪。太阴湿土为胜气致病，用咸热之药物主治，以辛甘佐之，用苦味以泻其邪。少阳相火为胜气致病，用辛寒之药物主治，以甘咸佐之，用甘味以泻其邪。阳明燥金为胜气致病，用酸温之药物主治，以辛甘佐之，用苦味以泻其邪。太阳寒水为胜气致病，用甘热之药物主治，以辛酸佐之，用咸味以泻其邪。

黄帝说：六气互为复气时发病是怎样的呢？岐伯说：你问得很详尽啊！厥阴风木为复气时，发生少腹坚硬胀满，拘急暴痛等；草倒木卧，沙飞土扬，倮虫类不得繁荣；发生厥心痛，汗出，呕吐，饮食不下，食而复出，头目眩晕，清冷厥逆，甚则邪气入脾，为食痹呕吐等；若冲阳脉绝，为胃之真气已脱，多属不治而死。少阴君火为复气时，发生郁热内发，烦躁，鼻塞喷嚏，少腹绞痛，火炎燔灼，咽喉干燥，大小便时利时止等，阳气发动于左，上行于右而克肺金，发生咳嗽，皮肤痛，突然失音，心痛，郁冒不省人事，乃洒淅恶寒振栗，谵言妄语，寒去而发热，口渴欲饮，少气，胃痿，肠道隔塞大便不通，外部发生浮肿、呃逆嗳气等；火化之令后至，则流水不得结冰，热气大行，介虫类不复生化，发生痎疹疮疡，痈疽痤痔，甚则邪热入肺，出现咳嗽鼻渊等；若天府脉绝，为肺之真气已脱，多属不治而死。太阴湿土为复气时，则湿化之气数起，出现体重，腹内胀满，饮食不化，阴气上逆，胸中呼吸不畅，水饮发于内，咳嗽喘息有声等；大雨常降，鳞虫类出现于陆地；发生头项疼痛沉重，而眩晕抽搐尤甚，呕吐而欲安静独居，吐出清液，甚则湿邪入肾，出现大小便无度等；若太溪脉绝，为肾之真气已脱，多属不治而死。少阳相火为复气时，大热将行，万物燔灼枯燥，介虫类受到伤害；发生惊恐抽搐，咳嗽衄血，心热烦躁，大便频数，恶风，逆气上行，面色如浮尘，两目抽动，火气发于内，上炎为口疮糜烂，呕逆，热邪迫血外溢下泄，发生疟疾，恶寒战栗，寒极反热，咽喉络脉干燥，口渴引饮，颜色变为黄赤，少气脉萎，化为水病，变为浮肿，甚则热邪入肺，出现咳嗽血泄等；若尺泽脉绝，为肺之真气已脱，多属不治而死。阳明燥金为复气时，凉气大起，林木青老干枯，毛虫类受到危害；发生胠胁部病变，气归于左侧，好叹息，甚则心痛，脾塞胀满，腹胀泄泻，呕出苦味，咳嗽呃逆，心烦，病在胸膈之内，头痛，甚则病邪入肝，出现惊骇、筋脉拘挛等；若太冲脉绝者，为肝之真气已脱，多属不治而死。太阳寒水之气为复气时，厥逆之气上行，水结成冰，降下雨水冰雹，羽虫类乃死；出现心胃生寒，胸膈不通畅，心痛痞满，头痛喜悲，时时眩晕仆倒，饮食减少，腰部臀部反而疼痛，屈伸不利等；地冻裂，冰坚封，阳气不得施治；发生少腹疼痛连及睾丸，牵引腰脊，上冲心痛，唾出清水，呕逆嗳气，甚则邪气入心，出现好忘好悲等；若神门脉绝，为心之真气已脱，多属不治而死。

黄帝说：好。复气致病时怎样治疗呢？岐伯说：厥阴风木为复气致病，以酸寒之药主治，以甘辛佐之，用酸味以泻其邪，用甘味以缓其急。少阴君火为复气致病，以咸寒主治，以苦辛佐之，用甘味以泻其邪，用酸味以敛其津，用辛苦之药以发散之，用咸味以软之。太阴湿土为复气致病，以苦热之药主治，以酸辛佐之，用苦味以泻其邪，以燥性胜其湿，以渗泄利其湿。少阳相火为复气致病，以咸冷之药主治，以苦辛佐之，用咸味以软之，用酸味以敛其津，用苦辛之药发散其邪。发散之法，不避辛热药，不可触犯温凉药。少阴为复气致病时，治法与此相同。阳明燥金为复气致病，以辛温之药物主治，以苦甘佐之，用苦味以泄其邪，用苦味以通下之，用酸味以补之。太阳寒水为复气致病，以咸热之药主治，以甘辛佐之，用苦味以坚其气。

主治一切胜复之气致病，其原则是：气寒的用热法，气热的用寒法，气温的用清法，气冷的用温法，气散的用收法，气抑的用散法，气燥的用润法，气急的用缓法，坚硬的用软法，脆弱的用坚法，气衰的用补法，气强的用泻法，各自安定其气，使正气平静，则病气衰退，各归其所属之处，这就是治疗的大法。

黄帝说：气分上下，是指什么呢？岐伯说：身半以上，应于初气、二气、三气，为司天气主之分，由天气主之；身半以下，应于四气、五气、终气，为在泉气主之分，由地气主之。以司天在泉六步名称命其所主之气，以六气而命其相应之处，再以命其病变之证半，即天枢所处之部位。所以司天气胜而病生于下的，以在泉之气名之；在泉气胜而病生于上的，以司天之气名之。这是就胜气已至，而报复之气退伏未发者而言，若复气已至则不能以司天在泉之名以区别之，当以复气的情况为准则。

黄帝说：胜气与复气的动变，时间有规律吗？其气之来是必然的吗？岐伯说：时间有固定的位置，而胜气和复气却没有必然的规律。黄帝说：我想听听其中的道理。岐伯说：从初之气至三之气，由司天之气主之，是发生胜气常见的时位。从四之气至终之气，由在泉之气主之，是发生复气常见的时位。有胜气则有复气，没有胜气则没有复气。黄帝说：好。复气已去而又有胜气发生的，是怎样的呢？岐伯说：胜气至后则必有复气，没有固定的次数，待到气衰后则自行终止。复气去后，而又有胜气发生，若胜气之后，没有复气，则有灾害，这是由于生化被伤。黄帝说：复气反而致病，是什么原因呢？岐伯说：复气之来，不在其时位，主客之气不相得。大复之气胜，则主气胜之，所以反而致病。就是所谓火燥热的三气主气之时。黄帝说：怎样治疗呢？岐伯说：凡六气为胜气时，气微的则以随顺为原则，气甚的则以制伏为原则；六气为复气时，气缓和者用平调的原则，气暴者用劫夺的原则。都要随着胜气的微甚，以安其屈伏不伸之气，不管数之多少，以达到平和为目的，这就是一般的规律。

黄帝说：好。客气与主气，其胜复是怎样的呢？岐伯说：客气与主气，只有胜气而无复气。黄帝说：客气与主气的逆顺是怎样的呢？岐伯说：主气胜过客气者，则天气不得行令，故为逆；客气胜过主气者，则天气得行其令，故为顺。这是自然规律。黄帝说：客气与主气相胜而致病是怎样的呢？岐伯说：厥阴司天，客气胜则发生耳鸣，眩晕，甚则咳嗽；主气胜则发生胸胁痛，舌强难言。少阴司天，客气胜则发生鼻塞喷嚏，颈项强直，肩背闷热，头痛少气，发热，耳聋目瞑，甚则浮肿，血外溢，疮疡，咳嗽喘息；主气胜则发生心中烦热，烦躁，甚则胁痛，支撑胀满。太阴司天，客气胜则发生头面浮肿，呼吸气喘；主气胜则发生胸腹胀满，饭后闷瞀。少阳司天，客气胜则赤疹发生于外，及丹毒流火，疮疡，呕吐气逆，喉痹，头痛，咽喉肿，耳聋，血溢，内陷则瘛疭抽搐；主气胜则发生胸满，咳嗽，仰面呼吸，甚则咳血，两手发热。阳明司天，清气复胜而有余于内，则发生咳嗽，衄血，咽喉阻塞，心膈中热等，咳嗽不止，面白血出者，多属死证。太阳司天，客气胜则发生胸中呼吸不畅，出清涕，感于寒则出现咳嗽等；主气胜则发生咽喉中鸣等。

厥阴在泉，客气胜则发生大关节运动不利，内为痉挛强直拘急抽搐，外为运动不利；主气胜则发生筋骨摇动挛缩，腰部腹部时时疼痛。少阴在泉，客气胜则发生腰痛，骶股膝髀腨胫足部疾病，闷热酸痛，浮肿不能久立，大小便异常；主气胜则发生厥气上行，心痛发热，膈内及众痹之病发作，病生于胠胁部位，体汗不止，四肢厥逆。太阴在泉，客气胜则发生两足酸软，下肢沉重，大小便不时而下，若湿邪侵犯下焦，则发生水泻、浮肿与房事不行之疾；主气胜则发生寒气上逆胀满，饮食不下，甚则为疝气。少阳在泉，客气胜则发生腰痛腹痛而恶寒，甚则大便下白沫，小便白浊；主气胜则发生热反上逆而侵及于心，心痛发热，中焦格拒而呕吐。少阴在泉证候与此相同。阳明在泉，客气胜则发生清气动于下，少腹坚硬胀满，泄泻频繁；主气胜则发生腰部沉重，腹痛，少腹生寒，下如鹜溏，寒气逆于肠内，上冲胸中，甚则喘息不能久立。太阳在泉，寒气复胜而有余于内，则发生腰骶疼痛，屈伸不利，股胫足膝中痛等。

黄帝说：好。怎样治疗呢？岐伯说：气高上者，抑而下之；气陷下者，举而升之；气有余者，折而减之；气不足者，补而益之；佐以所利之品，和以所宜之物，必使主客之气清静安定；根据其气之寒温以治之，主客之气相同者，则用正治之法，主客之气相逆者，则用反治法治之。黄帝说：治寒病用热药，治热病用寒药，主客之气相得者，则逆其所胜之气，主客之气不相得者，则从其所不胜之气，这些原则我已经明白了。应如何运用其适应之味呢？岐伯说：主气厥阴木气主位时，泻用酸味，补用辛味。主气少阴少阳火气主位之时，泻用甘味，补用咸味。主气太阴土气主位之时，泻用苦味，补用甘味。主气阳明金气主位之时，泻用辛味，补用酸味。主气太阳水气主位之时，泻用咸味，补用苦味。客气厥阴风气胜时，补用辛味，泻用酸味，缓用甘味。客气少阴君火气胜时，补用咸味，泻用甘味，收用酸味。客气太阴湿气胜时，补用甘味，泻用苦味，缓用甘味。客气少阳相火气胜时，补用咸味，泻用甘味，软坚用咸味。客气阳明燥气胜时，补用酸味，泻用辛味，泄用苦味。客气太阳寒气胜时，补用苦味，泻用咸味，坚用苦味，润用辛味。总之，应达到开发腠理、和调津液、通畅气脉的目的。

黄帝说：好。我想听听阴阳各分为三是什么意思？岐伯说：三阴三阳之气各有多少的不同，其作用有一定的差异。黄帝说：阳明指的是什么呢？岐伯说：阳明就是太阳与少阳两阳相合而明的意思。黄帝说：厥阴指的是什么呢？岐伯说：厥阴就是太阴与少阴两阴交尽的意思。

黄帝说：正气有多少，病情有盛衰，治法有缓急，方制有大小，我想听听其中的法度是什么？岐伯说：病气有高下，病位有远近，证候有内外，治法有轻重，就是以药力恰好到达病所为原则。《大要》上说：君药一，臣药二，为奇方的组制；君药二，臣药四，为偶方的组制；君药二，臣药三，为奇方的组制；君药二，臣药六，为偶方的组制。所以说：病位近的用奇方，病位远的用偶方，发汗不用奇方，攻下不用偶方，病在上焦无论用补法或泻法，宜用缓方，而病在下焦，无论用补法或攻法，宜用急方，急方药的气味厚，缓方药的气味薄，所以能使药气适至病所，就是这个意思。若病位远、药之气味经中途而力乏者，当根据病位，食前服之，务使药之气味至其病所。所以平调气机之道，病位近的，无论用奇方或偶方，药剂宜小。病位远的，无论用奇方或偶方，药剂宜大。大则药味少而量重，小则药味多而量轻。多者可达九味，少者仅用二味。用奇方病不去时，则用偶方，谓之重方。用偶方病不去时，则可加与病性相同之药以反佐之，就是说寒热温凉之性，与病气相顺的意思。

黄帝说：好。病生于六气之本的，我已经知道了。生于三阴三阳之标的，应当怎样治疗呢？岐伯说：从本病推论，即可得知治标之方。黄帝说：好。六气为胜气的，怎样测候呢？岐伯说：乘其不及而至者为胜气。清气大来，为燥气之胜，风木受邪，病生于肝。热气大来，为火气胜，燥金受邪，病生于肺。寒气大来，为水气胜，火热受邪，病生于心。湿气大来，为土气胜，寒水受邪，病生于肾。风气大来，为木气胜，湿土受邪，病生于脾。就是说感受胜气之邪就要生病。遇到岁运不及之年，则邪甚。遇到四时之气不和时，邪亦甚。遇到月空之时，邪气也甚。若受邪之后，再次感邪，则病情危重。有了胜气，其后必然还有复气，这是自然规律。

黄帝说：六气为病其脉象的表现是怎样的呢？岐伯说：厥阴之气至，脉象为弦；少阴之气至，脉象为钩；太阴之气至，脉象为沉；少阳之气至，脉象大而浮；阳明之气至，脉象短而涩；太阳之气至，脉象大而长。脉来平和则气亦平和；脉至甚者为病；脉至与病情相反者为病；时令已至而脉不至者为病；时令未至而脉先至者为病；阴脉与阳脉更易其位者病危。

黄帝说：六气标本，所从不同，是怎样的呢？岐伯说：六气有从本的，有从标的。黄帝说：我想听你详尽地讲讲。岐伯说：少阳与太阴，标本属性相同，则从本；少阴与太阳，标本属性不同，则从本从标；阳明与厥阴，则不从标本，从乎中气。所以从本者，化生于本气；从标本者，或化生于本，或化生于标；从中气者，化生于中气。黄帝说：脉与病似同而实反，怎样诊察呢？岐伯说：脉来与病情相顺，但按之不甚搏指，诸似阳证者，都是这样。黄帝说：诸阴证与脉相反，其脉是怎样的呢？岐伯说：脉来与病情相顺，按之搏指而强盛有力。所以百病的产生，有生于本的，有生于标的，有生于中气的。有取治于本而得愈的，有取治于标而得愈的，有取治于中气而得愈的，有取治于标本而得愈的，有逆取而得愈的，有从取而得愈的。所谓逆其病气，为正治。所谓顺其病气，乃是反治。所以说：晓得标与本的道理，运用起来就不会有困难，明白了逆与顺的用法，就能够进行正确的治疗，而不会产生疑问。就是这个意思。不知道这些道理，不足以谈论诊法的问题，只会扰乱经旨。所以《大要》上说：粗浅的医生，草率而沾沾自喜，以为他们什么都懂得了，遇到病人时，刚刚说完是热证，而寒的证候又出现了。因为感受同一邪气，病的形证却有不同，不明乎此，则诊断时会迷惑，妄解经义，就是这个意思。关于标与本的道理，简要而广泛，由小而及大，抓住要点而得知百病。说明了标与本，对病情的分析就比较容易，而不至受损，考察了本与标，就能正确地调整气机，明白了胜气与复气的问题，就可以作为人们遵循的准则。有关自然变化规律的问题，义尽于此。

黄帝说：胜气和复气的变化，其早晚是怎样的呢？岐伯说：关于所胜之气，胜气至时则已发病，当病邪微微蕴积时，而复气已开始萌生。关于复气，是在胜气尽时开始发作，得其应时之位时则甚。胜气有微甚，复气有多少，胜气和缓者，则复气和缓，胜气虚衰者，则复气也虚衰，这是自然变化的常规。黄帝说：胜气与复气的发作，动有不当其时位的，或在时位之后而至，是什么缘故呢？岐伯说：六气的发生与变化，盛衰不同。寒暑温凉，盛衰的作用，表现于辰戌丑未四季月之时。所以阳气的发动，始于温时，盛于暑时；

阴气的发动，始于凉时，盛于寒时。春夏秋冬四季，存在着一定的时差。所以《大要》上说：春天的温暖，渐变为夏天的暑热，秋天的清凉，渐变为冬天的严寒，谨慎地考察四个季月的气候变化，侦察气候的回归，则气的终末，可以显现，气的开始，可以得知。就是这个意思。黄帝说：时差有一定的日数吗？岐伯说：约三十日的时间。黄帝说：其在脉象方面的反应是怎样的呢？岐伯说：时差与正时相同，待其时去则脉亦去。《脉要》上说：春脉而无沉象，夏脉而无弦象，冬脉而无涩象，秋脉而无数象，是天地之生机闭塞。春脉过沉的是病脉，夏脉过弦的是病脉，冬脉过涩的是病脉，秋脉过数的是病脉，脉象参杂不齐的是病脉，脉象互现的是病脉，时令未去而脉去的是病脉，时令已去而脉不去的是病脉，脉反其时的为死证。所以说：脉与气之相守，如秤杆与秤砣的关系一样，不得失于平衡。关于阴阳之气，清静和平则生化之机得治，动变则疾病发生。就是这个意思。

黄帝说：幽和明的含义是什么呢？岐伯说：太阴少阴两阴交尽叫作幽。太阳少阳两阳合明叫作明。幽和明配于阴阳，则寒暑有别。黄帝说：分和至是什么意思呢？岐伯说：寒暑之气至极叫作至。气温冷热相转折时叫作分。至时气候前后相同，分时气候前后有明显差异。所以冬至夏至春分秋分是天地气化的纲纪。黄帝说：先生说立春、立秋，气始于交节之前，立冬、立夏，气始于交节之后，我已经明白了。然而六气往来，其主岁之时，并不是固定不变的，对于补法和泻法的运用，应当怎样呢？岐伯说：司天在泉各有主时，随其所利，正其药味，是其主要的准则。左右间气之时，也同此法。《大要》上说：少阳主气之时，先甘而后咸；阳明主气之时，先辛而后酸；太阳主气之时，先咸而后苦；厥阴主气之时，先酸而后辛；少阴主气之时，先甘而后咸；太阴主气之时，先苦而后甘。佐以所利的药物，资助其生化之气，这就叫得气。

黄帝说：好。各种疾病的形成，都是由于风寒暑湿燥火六气的异常变化。医经上说：实证用泻法，虚证用补法。我把这些原则赐给方士们，而他们用后，还未能收到十全的效果。我想使这些至理要道势在必行，如桴与鼓之相应，如拔芒刺和洗污垢那样，能够达到工巧神圣般的高超境界，可以听你讲讲吗？岐伯说：要审慎地诊察病机，不可贻误气之所宜。就是这个意思。黄帝说：我想听听病机是怎样的呢？岐伯说：凡是风气振摇眩晕等证，都属于肝病。凡是寒气收敛缩引等证，都属于肾病。凡是气息满闷怫郁等证，都属于肺病。凡是湿气水肿胀满等证，都属于脾病。凡是热邪昏闷抽搐等证，都属于火。凡是疼痛疮疡等证，都属于心病。凡是厥逆，二便固涩或下泄等证，都属于下焦证候。凡是痿病，喘息，呕吐等证，都属于上焦证候。凡是口噤，鼓颔战栗，如神志丧失等证，都属于火。凡是关节强直的痉病项强等证，都属于湿。凡是逆气上冲的，都属于火。凡是胀满腹大等证，都属于热。凡是躁动不安，发狂不宁等证，都属于火。凡是突然身体强直的，都属于风。凡是腹胀叩之有声如击鼓者，都属于热。凡是腐肿酸痛惊骇等证，都属于火。凡是筋脉拘挛，角弓反张，水液浑浊等证，都属于热。凡是水液清冷澄澈的，都属于寒。凡是呕吐酸馊，急剧下泻而下坠里急的，都属于热。所以《大要》上说：谨慎地把握病机，根据疾病的属性，有者推求之，无者亦推求之，盛者责治之，虚者亦责治之，首先分辨五运五行更胜所致之病，疏通气血，使其调达至于和平。就是这个意思。

黄帝说：好。五味阴阳的作用和属性，是怎样的呢？岐伯说：辛味与甘味有发散作用的属阳，酸味与苦味有涌吐泻下作用的属阴，咸味有涌吐泻下作用的属阴，淡味有渗利作用的属阳。六者之中，或收敛，或发散，或缓和，或急剧，或燥湿，或润泽，或软坚，或坚实，根据其作用加以利用，调整气机，使其和平。

黄帝说：病有不用调气之法而得痊愈的，应怎样治疗呢？有毒与无毒的药物，哪种先用，哪种后用？我想听听其中的道理。岐伯说：有毒与无毒药物的使用，要根据疾病的需要去选择，根据病情的轻重，制定方剂的大小。黄帝说：请你谈谈其中的原则。岐伯说：君药一味，臣药二味，是小方的组成原则；君药一味，臣药三味，佐药五味，是中方的组成原则；君药一味，臣药三味，佐药九味，是大方的组成原则。寒病用热法，热病用寒法，病轻者逆其病气而治，病甚者从其病气而治，坚实者削弱之，客邪者驱除之，劳损者温养之，结滞者疏散之，留止者攻伐之，干燥者濡养之，拘急者缓和之，缓散者收敛之，虚损者温补之，安逸者动而行之，惊悸者平静之，病在上者上涌而散越之，病在下者攻下而泻之，或用按摩，或用汤浴，或用消蚀法，或用劫夺法，或用开泄法，或用发散法，要以适应病情为原则。黄帝说：什么叫作逆治法与从治法？岐伯说：逆治法，就是正治法，从治法就是反治法。顺逆药物的多少，要根据病情而定。黄帝说：反治法是什么意思呢？岐伯说：就是“热因热用，寒因寒用，塞因塞用，通因通用”等治法。必须求病之本而制伏它，当先求其病之所因。开始时药性与病情虽似相同，但最终就不同了。这种治法可以破除积聚，溃散坚结，使气机调和，疾病得愈。

黄帝说：好。通过调气而病得以痊愈的是怎样的呢？岐伯说：有逆治法，有从治法，有先逆而后从之法，有先从而后逆之法，疏畅气血，使其条达，治疗时要遵从发病规律。

黄帝说：好。内病与外病怎样治疗呢？岐伯说：内病而影响外部为病的，则调治其内；外病而影响内部为病的，则治其外；内病而影响外部为病，而且外部病盛的，先调治其内病而后治其外病；外病而影响内部为病，而且内部病盛的，先治其外病而后治其内病；内因与外因都不能确立的，则治其主要的见证。

黄帝说：好。火热之气复，而又寒冷发热，好像疟疾一样，或一日发作一次，或隔数日发作一次，是什么原因呢？岐伯说：胜气与复气相会之时，使阴阳之气有多有少，不相协调。若阴气多而阳气少的，则发作间隔的时间较远，若阳气多而阴气少的，则发作间隔的时间较近。这是由于胜气与复气相迫，阴气与阳气互有盛衰。疟疾病的发作，也是这个道理。

黄帝说：医论上说，治寒病当用热药，治热病当用寒药，方士们也不能废弃这些准则而加以变通。但有的患者，热证用寒药治疗而仍有热象，寒证用热药治疗而仍有寒象，寒热二证俱在，而且有新的证候出现，应当怎样治疗呢？岐伯说：凡是热证用寒治而反热的，应当取法于养阴；寒证用热治而反寒的，应当取法于补阳。以此取治寒热所从属的根本，就是所谓求其本质。

黄帝说：好。用寒药反而有热，用热药反而有寒，是什么原因呢？岐伯说：单治疾病的旺盛之气，没有照顾到脏腑的本气，所以有相反的结果。

黄帝说：不属于治旺气，而出现这种现象的，是什么原因呢？岐伯说：你问得很全面啊！不属于这种情况的，是由药品性味施治不当所致。五味入胃之后，各归其所喜之脏，所以酸味先入肝，苦味先入心，甘味先入脾，辛味先入肺，咸味先入肾。味入既久，则能增强脏气，这是物质生化的一般规律，若长久地增补脏气，则可使脏气偏盛，乃是导致灾祸的原因。

黄帝说：好。方制中的君臣是什么意思呢？岐伯说：治病的主药叫作君药，辅佐君药的叫作臣药，应于臣药的叫作使药，其含义不是药学理论中的上、中、下三品。黄帝说：上、中、下三品是什么意思呢？岐伯说：三品是用以区别药性善恶以及它们的常规情况和特殊情况的。

黄帝说：好。疾病是怎样辨别内外的呢？岐伯说：调气的方法是，必须分辨阴阳属性，确定内病外病，把握住发病部位，内病从内而治，外病从外而治，病微的调和之，其次平定之，病重的劫夺之，病在表者用汗法，病在里者用下法，选择药物寒热温凉的不同属性，随其所利，使病邪衰退。谨慎地遵照此法，则万举万全，气血平和，命长天寿。黄帝说：好。

## 【评介】

至真要，是作者认为本篇内容为至善至美之真理而视之为医之要道，故以此名篇。

本篇文字不但是《内经》的重点篇章，也是“运气七篇”中价值最高的内容。其中论述了六气胜复、司天在泉及客主之胜所致疾病的证候与治疗方略；标本中气对于诊断和临床治疗的重要意义；正治法和反治法的含义及临床运用的要领；六气于南政和北政期间对于脉象的影响及诊断意义；内外疾病的发展关系及主治兼治原则；六气为病及五脏病变的病机；方制构成的含义及方制与药性的关系；组方原则和药性分类的方法。

本文的南政北政问题，历代注家说法不一。首先是王冰，其以年干论之，认为土运为南政，其余木火金水为北政。其后张景岳宗其说。张志聪则持戊癸年火运为南政、其余四运为北政的说法。这几种认识虽有不同，但都以年干为基础作解，并认为运气六十年中，南政十二年，北政四十八年。所以吴谦在《医宗金鉴》中提出疑义说：“南政十二年，北政四十八年，总令人难解。”若以年干而论，后文许多问题则难以解释。实质上，南政北政是在年支的基础上形成的学说，为年支主气的内容，与年干主运没有关系。南政北政是岁星运行十二岁次过程中居黄道南北的称谓。文中“视岁南北”即是此义。因为岁星运行周天不足十二年，所以随时间的推移，差异越来越大，天文现象于此则不足为凭，其推论只有依靠年支符号为基础。故此，清人黄元御对南政北政的认识最合经旨，后面的许多问题也得到了圆满的解释。黄氏谈道：“天气十二年一周，则三年在北（亥、子、丑），三年在东（寅、卯、辰），三年在南（巳、午、未），三年在西（申、酉、戌）。在北则南面而布北方之政，是谓北政。天气自北而南升，故尺主在泉，而寸主司天，在南则北面而布南方之政，是谓南政。天气自南而北降，故寸主在泉，而尺主司天。六气以少阴为君。尺主在泉，故少阴在泉则寸不应；寸主司天，故少阴司天则尺不应；寸主在泉，故少阴司天则寸不应；尺主司天，故少阴在泉则尺不应。此南政北政之义也。”

本文所提出的组方原则和治疗大法，是古人临床用药的经验总结，对后世颇具指导意义。关于君臣奇偶问题，一般均以药味品数而解，清末人周学海认为是指药性的单骈而论。组方以药性单用的，为奇方；方制中以药性骈用的，则为偶方。细玩经文，周氏之说不无道理。如以品味之单骈而解，则“汗者不以奇，下者不以偶”颇难理解，也与临床实际不合。只有依周氏之说，才能得到圆满解决。

本文所论病机，是依据五运六气属性、发病特点以及与五脏的关系来论述的，总括了外感病的发病规律，以六气为病因、以五脏上下为发病部位分类阐发，对于临床实践有着重要的指导价值，这就是所谓病机十九条的内容。这部分论述是《内经》的重点，也是历代医家致力研究的课题。病机十九条，以火热之邪致病共九条，风寒湿各一条，五脏五条，上下各一。依此而论，火热之邪为病，在外感病中占据着十分重要的地位，这也切合临床实际。其后刘完素的“火热论”及用药善用寒凉的思想，即源于此。病机十九条关于六淫致病独缺燥邪，刘完素在其《素问玄机原病式》中补充了“诸涩枯涸，干劲皴揭，皆属于燥”一条。

本文所提出的反治法，即寒因寒用、热因热用、塞因塞用、通因通用，是中医临床治疗的一大特色，如用之得当，可奇兵制胜。它不但进一步发挥了同病异治、异病同治的思想，更进一步阐发了在疾病的治疗过程中，排除假象、认清实质的重要性。所以，本文又进一步指出“诸寒之而热者取之阴，热之而寒者取之阳”这一论点，颇具辩证法思想，对于后世治疗真阴不足与真阳不足有着重要的指导意义。后人依据此论所创制的六味地黄丸及八味丸和左归、右归等方，对于治疗肾阴亏和肾阳亏均取得了可喜效果。

对于方制的结构，本文首先提出“主病之谓君，佐君之谓臣，应臣之谓使”，为后世方剂学中的方义解释，提供了理论依据。并特别强调，方制的君臣佐使与药学的上中下三品是两种概念。君臣佐使是方制结构中药效主次之谓，而上中下三品是药学中标明药性善恶的分类方法，不可混同认识。

# 卷第二十三

## 著至教论篇第七十五

【原文】

黄帝坐明堂，召雷公而问之曰：子知医之道乎[1]？雷公对曰：诵而未能解，解而未能别，别而未能明，明而未能彰，足以治群僚[2]，不足治侯王[3]。愿得受树天之度[4]，四时阴阳合之，别星辰与日月光，以彰经术[5]，后世益明，上通神农，著至教疑于二皇[6]。帝曰：善。无失之，此皆阴阳表里上下雌雄相输应也，而道上知天文，下知地理，中知人事，可以长久，以教众庶[7]，亦不疑殆[8]，医道论篇，可传后世，可以为宝。雷公曰：请受道，讽诵用解[9]。帝曰：子不闻《阴阳传》乎？曰：不知。曰：夫三阳天为业[10]，上下无常[11]，合而病至，偏害阴阳[12]。雷公曰：三阳莫当[13]，请闻其解。帝曰：三阳独至者，是三阳并至[14]，并至如风雨，上为巅疾，下为漏病。外无期，内无正[15]，不中经纪[16]，诊无上下，以书别[17]。雷公曰：臣治疏愈，说意而已[18]。帝曰：三阳者，至阳[19]也，积并则为惊，病起疾风[20]，至如礔砺[21]，九窍皆塞，阳气滂溢[22]，干嗌喉塞。并于阴[23]，则上下无常，薄为肠澼。此谓三阳直心[24]，坐不得起，卧者便身全，三阳之病[25]。且以知天下，何以别阴阳，应四时，合之五行。雷公曰：阳言不别，阴言不理，请起受解[26]，以为至道。帝曰：子若受传，不知合至道以惑师教[27]，语子至道之要。病伤五藏，筋骨以消，子言不明不别，是世主学尽矣[28]。肾且绝，惋惋日暮[29]，从容不出，人事不殷[30]。

【注释】

[1]子知医之道乎：子，对雷公的称谓。知，知晓，此作深通解。医之道，指医学理论。

[2]群僚：指百官。

[3]侯王：指君王公侯等地位较高的统治者。

[4]树天之度：树，确立、建立之义。天之度，指天体运行的各自的轨道和度数。

[5]以彰经术：用以昭彰天文之经术。高士宗：“上古树八尺之臬，参日影之斜正长短，以定四时，故愿得受树天之度，以定四时之阴阳，即以四时阴阳，合之星辰日月，分别明辨，以彰玑衡之经术。”

[6]著至教疑于二皇：《新校正》：“按全元起本及《太素》疑作拟。”另，古“疑”与“拟”通。此句意为著至教的理论，其功绩可比拟于二皇。二皇，指伏羲、神农。

[7]以教众庶：用以教导众百姓。众庶，指众平民百姓。

[8]疑殆：怀疑之义。

[9]讽诵用解：讽，《说文解字》：“诵也。”讽诵，背诵。用解，研究理解。

[10]三阳天为业：张景岳：“此三阳者，统手足六阳为言。三阳在上，应天之气而卫乎周身。故曰天为业者，谓业同乎天也。”业，此为作用之义。

[11]上下无常：指经脉上下循行失其常度。

[12]偏害阴阳：害，《黄帝内经太素》作“周”。偏，同遍。指阴阳俱受侵害。

[13]三阳莫当：指三阳为害，其病势迅猛而不可阻挡。

[14]三阳并至：指以太阳为主的三阳病气合并而至。

[15]外无期，内无正：期，《广韵》：“信也。”信，作征兆解。正，常也，含此为规律之义。朱子云：“物以正为常。”

[16]不中经纪：指发病亦不合经脉规律。

[17]诊无上下，以书别：诊断上也无上下的标志作区别。书，志也，即标志之义。

[18]臣治疏愈，说意而已：疏愈，很少治愈。说意，言谈治病的道理。

[19]至阳：指阳之极。

[20]病起疾风：指病发如疾风。

[21]礔砺：同霹雳。

[22]滂溢：滂沱漫溢。

[23]并于阴：并，交并。指交并于阴。

[24]三阳直心：三阳病邪直中心脏。

[25]坐不得起，卧者便身全，三阳之病：卧者便身全，诸说不一，似不

可解，疑句读有误，应为：坐不得起，卧者便，身全三阳之病。

[26]阳言不别，阴言不理，请起受解：对于阴阳，我不能分辨也不能理解，请再细谈而使我领会其道理。

[27]师教：老师所教之理。

[28]是世主学尽矣：是，这、此之义。主学，指医学。尽，失传。

[29]惋惋日暮：终日不安。

[30]人事不殷：不涉繁扰之人事。

**【语译】**

黄帝临坐于明堂，召见雷公问道：你懂得医学的道理吗？雷公回答说：我诵读医书不能完全理解，有的虽能理解，但不能析别，有的虽能析别，但不能明彻其精微，有的虽明彻其精微，但不能加以发扬光大和应用，所以我的医术，只足以治疗一般官吏的病，不足以治疗侯王之疾。我很希望你能传授给我关于树立天之度数、参合四时阴阳、认识日月星辰之光的内容，以进一步阐发其道理，使后世更加明了，可以上通于神农，并让这些真知至理得到发扬，其功可比拟于二皇。黄帝说：好。不要忘记，这些都是阴阳表里上下雌雄相互联系相互应合的道理，就医学而言，必须上通天文，下通地理，中知人事，才能长久流传下去，用以教导众人，也不致发生疑惑，只有这样的医学论篇，才能传于后世，而作为宝贵的遗产。

雷公说：请把这些道理传授给我，以便背诵和理解应用。黄帝说：你没听说过《阴阳传》这部书吗？雷公说：不知道。黄帝说：三阳的作用，主卫护人一身之表，以适应天气的变化，若人之上下经脉的循行失其常度，合而病至，必使阴阳有所偏盛而为害。雷公说："三阳莫当"这句话，应当怎样理解？黄帝说：所谓三阳独至，实为三阳之气合并而至，并至则阳气过盛，其病机如风雨，犯于上则发为头顶部疾病，犯于下则发为大小便失禁的漏病。由于这种病变化无常，外无明显的气色变化可察，内无一定的征象可以预期，其病又不符合于一般的发病规律，所以在诊断时，也就无法分辨病变的上下。雷公说：我治疗这类病，很少治愈，谈谈道理而已。黄帝说：三阳有极盛之阳，若三阳之气积并而至，则发而为惊，病起迅如疾风，病至猛如霹雳，九窍皆为之闭塞，阳气滂溢，而咽干喉塞。若并于阴，病上下无常，如果迫于下，则发为肠道痢疾下泻。若三阳之气直冲心膈，人坐而不得起，卧下觉得舒适，这是三阳积并而至之病。由此而知，欲通晓人与天地相应的关系，必须知道如何辨别阴阳，及其上应天之四时、下合地之五行等道理。

雷公说：对于阴阳，我既不能辨别，更不能理解，请你再解释一下其中的精微，使我能更好地领会这一深奥的道理。黄帝说：你受老师的传授，若不知与至道相参合，反而会对老师所传授的道理产生疑惑，我现在告诉你至道的要点。若人患病伤及了五脏，筋骨日渐瘦削，如果像你所说的那样不能辨别，世上主宰生命的医学岂不失传了吗？例如肾气将绝，则终日心中惋惋不安，没有从容的表现，更不欲涉繁扰的人事往来。

【评介】

著至教，意为著述至要的医学道理以示教于人。故以此名篇。

本篇内容首先强调指出为医之道必须上知天文，下知地理，中知人事。继而阐发了三阳为病的一些情况。

纵观本篇内容，首尾不伦，似有脱简。且文义晦涩，难以为解。《新校正》云："按全元起本在《四时病类论》篇末。"然查《新校正》所录全元起本《素问》，篇目并无《四时病类论》。王冰在《素问注序言》中也谈道："世本纰缪，篇目重迭，前后不伦，文义悬隔……或问答未已，别树篇题，或脱简不书，而云世缺，重《经合》而冠针服；并《方宜》而为《咳篇》……退《至教》以先针。"据此可知，本篇在流传过程中已散乱不全。目前所见，是王冰迁移整理后的面貌。姑且简注，以待善本。

## 示从容论篇第七十六

【原文】

黄帝燕坐[1]，召雷公而问之曰：汝受术诵书者，若能览观杂学[2]，及于比类，通合道理，为余言子所长，五藏六府，胆胃大小肠脾胞膀胱，脑髓涕唾，哭泣悲哀，水所从行[3]，此皆人之所生，治之过失，子务明之，可以十全，即不能知，为世所怨[4]。雷公曰：臣请诵《脉经·上下篇》甚众多矣[5]，别异比类[6]，犹未能以十全，又安足以明之。帝曰：子别试通五藏之过[7]，六府之所不和，针石之败，毒药所宜，汤液滋味，具言其状，悉言以对，请问不知。雷公曰：肝虚肾虚脾虚，皆令人体重烦冤，当投毒药刺灸砭石汤液，或已或不已，愿闻其解。帝曰：公何年之长而问之少[8]，余真问以自谬[9]也。吾问子窈冥[10]，子言上下篇以对[11]，何也？夫脾虚浮似肺[12]，肾小浮似脾[13]，肝急沉散似肾[14]，此皆工之所时乱也[15]，然从容得之[16]。若夫三藏土木水参居[17]，此童子之所知，问之何也[18]？雷公曰：于此有人，头痛筋挛骨重，怯然少气[19]，哕噫腹满，时惊不嗜卧，此何藏之发也？脉浮而弦，切之石坚，不知其解？复问所以三藏[20]者，以知其比类[21]也。帝曰：夫从容之谓[22]也。夫年长则求之于府，年少则求之于经，年壮则求之于藏。今子所言皆失，八风菀熟[23]，五藏消烁，传邪相受[24]。夫浮而弦者，是肾不足也[25]。沉而石者，是肾气内著也[26]。怯然少气者，是水道不行，形气消索[27]也。咳嗽烦冤者，是肾气之逆也[28]。一人之气，病在一藏也。若言三藏俱行，不在法也[29]。雷公曰：于此有人，四支解堕[30]，喘咳血泄，而愚诊之[31]，以为伤肺，切脉浮大而紧，愚不敢治，粗工下砭石[32]，病愈多出血，血止身轻，此何物也？帝曰：子所能治，知亦众多，与此病失矣。譬以鸿飞，亦冲于天[33]。夫圣人之治病，循法守度，援物比类[34]，化之冥冥[35]，循上及下，何必守经[36]。今夫脉浮大虚者，是脾气之外绝，去胃外归阳明也[37]。夫二火不胜三水[38]，是以脉乱而无常也。四支解堕，此脾精之不行也。喘咳者，是水气并阳明[39]也。血泄者，脉急血无所行也。若夫以为伤肺者，由失以狂[40]也。不引比类，是知不明也。夫伤肺者，脾气不守，胃气不清，经气不为使，真藏坏决[41]，经脉傍绝，五藏漏泄[42]，不衄则呕，此二者不相类也[43]。譬如天之无形，地之无理，白与黑相去远矣。是失吾过[44]矣，以子知之，故不告子，明引比类从容[45]，是以名曰诊轻[46]，是谓至道也。

【注释】

[1]燕坐：燕，同宴，闲也。燕坐即安坐。

[2]览观杂学：阅读医学以外的杂论书籍。

[3]水所从行：水，指汗、涕、泪、唾、涎五液而言。水所从行，指五液依五脏的一定功能而运行。行，实指五脏对五液的分泌作用。

[4]即不能知，为世所怨：如不能通晓医学的内在规律，就难免出差错而为世人所抱怨。怨，责怪、怨恨之义。

[5]诵《脉经·上下篇》甚众多矣：诵，研读。《脉经》，此处为古医籍名，为《内经》以前的脉法书籍。甚众多矣，指研读的遍数较多。

[6]别异比类：别，分辨。异，不同。比，归纳。类，相同。

[7]子别试通五藏之过：别试，《新校正》：“按《太素》别试作诚别而已。”而今本《黄帝内经太素》作“试别”。通五脏之过，指通晓五脏病变。

[8]公何年之长而问之少：公，对雷公的称谓。为何你年龄较大而所问较幼稚。

[9]自谬：自责发问不当。

[10]窈冥：指深远幽微之奥理。

[11]子言上下篇以对：你以《脉经·上下篇》来回答我。

[12]脾虚浮似肺：张景岳：“脾本微耎，病而虚浮，则似肺矣。”意为脾之常脉本为微软之象，但脾之病脉则为虚浮之象而似肺脉。耎，同软。

[13]肾小浮似脾：张景岳：“肾本微沉，病而小浮，则似脾矣。”

[14]肝急沉散似肾：张景岳：“肝本微弦，病而急沉散，则似肾矣。”

[15]此皆工之所时乱也：这些均为医者时常发生错误的地方。

[16]从容得之：从容，指沉着冷静，审慎从事。得之，通过详辨而体察脉象。

[17]三藏土木水参居：三藏，指脾、肝、肾。土木水，指脾肝肾的五行属性。参居，差错而居。参，《增韵》：“差错也。”《韵会》：“丛立貌。”

[18]问之何也：意为不值发问。

[19]怯然少气：气虚的表现，气息低微而声怯，内心有害怕的感觉。

[20]三藏：指脾、肝、肾。

[21]比类：以象类比。

[22]从容之谓：即从容得之之谓。

[23]八风菀熟：八风，指八时八方之风。莞，同郁。熟，当为“热”字之误。

[24]传邪相受：指五脏邪气相传相受的情况。

[25]浮而弦者，是肾不足也：肾脉应微沉，浮为虚，弦脉则为子脏肝之脉，故为肾不足。

[26]沉而石者，是肾气内著也：脉沉而坚，是肾气内闭。著，附也，张景岳：“阴中无阳，则肾气不达，故内著不行也。”

[27]形气消索：索，散也。此句意为形弱气微而消散。

[28]咳嗽烦冤者，是肾气之逆也：肾气上逆而犯肺，出现咳嗽烦闷的症状。冤，同闷。亦为肾纳气之机失调。

[29]若言三藏俱行，不在法也：以上四证是一脏之病，若说是三脏俱病，则不在法度。俱行，俱病。法，法则、法度之义。

[30]四支解堕：四肢懈惰。

[31]而愚诊之：蒙昧诊察之义，谦辞。

[32]粗工下砭石：劣医用砭石治疗。

[33]譬以鸿飞，亦冲于天：此以鸿雁飞行为喻，虽能冲天而行，而难达天际。此指医道深奥，难以穷尽其理。

[34]循法守度，援物比类：遵循法则，守持方略，取物之象以比类。

[35]化之冥冥：化，指变化。冥冥，幽微莫测。

[36]何必守经：不必拘执一端。

[37]去胃外归阳明也：离开胃腑，外归阳明经脉。去，离也。

[38]二火不胜三水：吴昆："二火，犹言二阳，谓胃也；三水，犹言三阴，谓脾也。言脾太阴之气外归阳明，阳明不胜太阴，是以脉乱而失其常，常脉浮缓，今失而为浮大虚矣。"王冰："二火，谓二阳脏。三水，谓三阴脏。二阳脏者，心肺也，以在膈上故。三阴脏者，肝脾肾也，以在膈下故。然三阴之气，上胜二阳，阳不胜阴，故脉乱而无常也。"详上下文义，以吴昆之说为确。

[39]水气并阳明：指脾病不能运化水气而犯阳明胃。

[40]由失以狂：上文脾胃逆乱而病，若以为是伤肺，则是由失而狂。意为缘由不明地妄言。狂，妄。

[41]真藏坏决：真藏，此指脏器本身。真藏坏决，脏器实质病变。

[42]五藏漏泄：指五脏气机不能统摄。

[43]二者不相类也：指肺的病变与脾胃的病变大不相同。

[44]是失吾过：这种失误是我的过错。

[45]明引比类从容：明引事例以比类"从容"二字的含义。

[46]诊轻：轻，《黄帝内经太素》《类经》《素问吴注》均作"经"，为是。

## 【语译】

黄帝安坐，召雷公问道：你学习医术，诵读医书，或能广泛阅览群书杂论，并能取象比类，贯通融汇医学的道理。对我谈谈你的专长吧，五脏六腑、胆、胃、大小肠、脾、胞、膀胱、脑髓、涕唾，哭泣悲哀，五液的运行，这都是人体赖以生存的内在基础，而治疗中易于产生过失，你务必明了，治病时方可十全，若不能通晓，就不免要出差错，而为世人所怨。雷公回答说：我诵读过《脉经》上、下篇的内容已经很多遍了，但对辨别异同，取象比类，还不能十全，又怎能谈得上明了呢。

黄帝说：你试用你所通晓的理论，来解释五脏之所病，六腑之所不和，针石治疗之所败，毒药治疗之所宜，以及汤液滋味等方面的内容，说明其症状，并详细地作出回答，如果有不知道的地方，请提出来问我。雷公说：肝虚、肾虚、脾虚都能使人身体沉重和烦闷，当施以毒药、刺灸、砭石、汤液等方法治疗，然而有的能治愈，有的不愈，我想知道这应如何解释。黄帝说：你已经年长了，为什么提的问题这么幼稚呢？这可能是由于我的提问错误。我本来想问你比较深奥的道理，而你却用《脉经》上、下篇的内容来回答我。脾脉本宜微软，今病而现虚浮，与肺脉相似；肾脉本应微沉，今病而现小浮，与脾脉相似；肝脉本应微弦，今病而现急沉散，与肾脉相似。这些都是医生时常易于混乱的，然而如能从容不迫地去诊察，还是可以分辨清楚的。至于脾、肝、肾三脏，分居膈下，部位相近，这是小孩子都知道的，你问它有什么意义呢？

雷公说：在此有这样的病人，头痛，筋脉拘挛，骨节沉重，形怯少气，呕哕嗳气而腹满，时常惊骇，不欲卧，这是哪一脏所发的病呢？其脉象浮而弦，重按则坚硬如石，我不知应如何解释，所以再三问及三脏，以求如何比类辨析。黄帝说：这就是所谓从容练达。一般来说，老年人的病，应从六腑来探求，少年人的病，应从经络来探求，壮年人的病，应从五脏来探求，而你所谈的都不着边际，只讲脉证，不谈致病的根由，如外而八风郁热，内而五脏消烁，以及邪传相受等，这样就失去了对疾病全面的理解。脉浮而弦的，是肾气不足。脉沉而坚硬如石的，是肾气内著而不行。形怯少气的，是因为水道不行，而形气消散。咳嗽烦闷的，是肾气上逆所致。这是一人之气，其病在肾一脏，如果说是三脏俱病，是不符合诊病法则的。

雷公问：在此有这样的病人，四肢懈怠无力，气喘咳嗽而血泄，我冒昧地做了诊断，以为是伤肺，诊其脉浮大而紧，我未敢治疗，一个粗医治之以砭石，病愈，但出血多，血止以后，身体觉得轻快。这是什么病呢？黄帝说：你所能治的和所能知道的病，已是很多的了，但对这个病的诊断却错了。医学的道理是非常深奥的，好比鸿雁的飞翔，虽也能上冲天空，却飞不到浩渺的天际。所以圣人治病，遵循法度，引物比类，掌握变化于冥冥莫测之中，察上可以及下，不一定拘泥于常法。今见脉浮大而虚，这是脾气外绝，脉气离胃而外归于阳明经。由于二火不能胜三水，所以脉乱而无常。四肢懈怠无力，是脾精不能输布的缘故。气喘咳嗽，是水气泛溢于胃所致。血泄，是由于脉急而血行失其常度。假如把本病诊断为伤肺，是错误的说法。诊病不能引物比类，是知之不明。如果肺气受伤，则脾气不能内守，致胃气不清，经气也不为其所使，真脏坏绝，致经脉有所偏绝，五脏之气俱漏泄，不衄血则呕血，病在肺在脾，二者是不相类同的。如果不能辨别，就如天之无形可求，地之无理可循，黑白未免相距太远了。这个失误是我的过错，我以为你已经知道了，所以没有告诉你，由于诊病必须明晓引物比类，以求从容练达，所以叫作诊经，这是至精至确的道理所在。

## 【评介】

示从容论，是论述细心体察病情的内容。示，是示范、教导之义。从容，是冷静沉稳、审慎专心之义。本文意在强调，在诊察疾病的过程中，只有专心审慎，从容察验，才能诊断准确无误。因为在临床上相似证极易使人陷入困惑，如脾虚浮似肺，肾小浮似脾，肝急沉散似肾等。在这种情况下，如不审慎从事，精心诊察，则会做出错误的诊断。另外，脾胃损伤所致的喘咳，与肺伤所致的不衄则呕，其鉴别也必须具备同样高超的诊察技艺和专心致志的态度，才能有正确的诊断。

本篇还提出了“循法守度，援物比类”的诊断思想，意为既行有规矩，又灵活机动，给后人以可贵的启示。

# 疏五过论篇第七十七

## 【原文】

黄帝曰：呜呼远哉！闵闵乎若视深渊，若迎浮云，视深渊尚可测，迎浮云莫知其际。圣人之术，为万民式[1]，论裁志意，必有法则，循经守数，按循医事，为万民副[2]，故事有五过四德，汝知之乎？雷公避席再拜曰：臣年幼小，蒙愚以惑[3]，不闻五过与四德，比类形名，虚引其经[4]，心无所对[5]。帝曰：凡未诊病者，必问尝贵后贱，虽不中邪，病从内生，名曰脱营[6]。尝富后贫，名曰失精[7]，五气留连，病有所并[8]。医工诊之，不在藏府，不变躯形，诊之而疑，不知病名。身体日减，气虚无精，病深无气，洒洒然时惊，病深者，以其外耗于卫，内夺于荣[9]。良工所失，不知病情，此亦治之一过也。凡欲诊病者，必问饮食居处，暴乐暴苦，始乐后苦[10]，皆伤精气，精气竭绝，形体毁沮[11]。暴怒伤阴，暴喜伤阳，厥气上行，满脉去形。愚医治之，不知补泻，不知病情，精华日脱，邪气乃并，此治之二过也。善为脉者，必以比类奇恒从容知之[12]，为工而不知道，此诊之不足贵，此治之三过也。诊有三常，必问贵贱，封君败伤[13]，及欲侯王[14]。故贵脱势，虽不中邪，精神内伤，身必败亡。始富后贫，虽不伤邪，皮焦[15]筋屈，痿躄为挛。医不能严，不能动神[16]，外为柔弱，乱至失常，病不能移，则医事不行[17]，此治之四过也。凡诊者，必知终始，有知余绪[18]，切脉问名，当合男女[19]。离绝菀结[20]，忧恐喜怒，五藏空虚，血气离守，工不能知，何术之语。尝富大伤，斩筋绝脉，身体复行，令泽不息[21]。故伤败结，留薄归阳，脓积寒炅[22]。粗工治之，亟刺阴阳，身体解散，四支转筋[23]，死日有期，医不能明，不问所发，唯言死日，亦为粗工，此治之五过也。凡此五者，皆受术不通，人事不明[24]也。故曰：圣人之治病也，必知天地阴阳，四时经纪，五藏六府，雌雄表里，刺灸砭石、毒药所主，从容人事[25]，以明经道，贵贱贫富，各异品理[26]，问年少长，勇怯之理，审于分部，知病本始，八正九候，诊必副矣[27]。治病之道，气内为宝[28]，循求其理，求之不得，过在表里[29]。守数据治[30]，无失俞理，能行此术，终身不殆。不知俞理，五藏菀熟[31]，痈发六府。诊病不审，是谓失常，谨守此治，与经相明，《上经》《下经》，揆度阴阳，奇恒五中[32]，决以明堂[33]，审于终始[34]，可以横行[35]。

**【注释】**

[1]圣人之术，为万民式：圣人所创立的医学道术，为万民所遵循的理论依据。式，法也，用也，人所凭依也。

[2]按循医事，为万民副：察巡医事，以辅民生。按，察也。循，同巡。副，助也，辅也。

[3]蒙愚以惑：蒙昧而迷惑。

[4]比类形名，虚引其经：比类，比符类别。形，病形。名，病名。虚引，空引。经，指经论。整句意为，只能从疾病的症状与名称上，空引经论，而不明内在机理。

[5]心无所对：指无以对答。

[6]脱营：病名，指上层贵族脱势而贫贱后，心情抑郁而营血不生。

[7]失精：病名，指先富后贫，难为粗食之苦或衣食不继而出现脱精。张景岳：“尝富后贫者，忧煎日切，奉养日廉，故其五脏之精，日加消败，是谓

失精。”

[8]病有所并：并，逆乱，交并为患。

[9]内夺于荣：夺，脱陷。荣，同营。

[10]始乐后苦：由欢乐人生转为困苦。

[11]毁沮：毁伤。沮，坏也。

[12]比类奇恒从容知之：比类，比较归纳，以类相从。奇，异也，此指异常情况。恒，常也。从容知之，审慎细致地探知。

[13]封君败伤：指君王失势后心理上的损伤。

[14]及欲侯王：指有侯王之欲而不得，出现的失志情况。

[15]皮焦：焦，同憔。

[16]医不能严，不能动神：指医生不能严格限制病人的宜忌，又不能触动病人的精神使其很好地遵循。

[17]医事不行：医事规则不得施行。

[18]有知余绪：有，同又。余绪，指涉及事物的多种因素。此指与疾病相关的直接或间接因素。

[19]当合男女：要符合男女各自的特殊情况。

[20]离绝菀结：由亲情不幸而致的精神损伤。吴昆：“离，谓间其亲爱也。绝，谓断其所怀也。菀，谓思虑郁积也。结，谓怫郁不解也。”

[21]令泽不息：津液不得生息。泽，津液精气。息，生长繁育之义。

[22]脓积寒炅：脓液蓄积，寒热互作。炅，热也。

[23]四支转筋：四肢抽搐，角弓反张。转筋，筋骨扭曲。

[24]受术不通，人事不明：所接受的技术不通，人情世故不明。

[25]从容人事：指人情练达，老于世故。

[26]各异品理：指贵贱贫富各自生理心理及发病的特殊情况。品，品类。

[27]诊必副矣：指各种诊断方法都完备了。副，俱也。

[28]气内为宝：气内，气纳。治病能使病人摄纳精气为贵。宝，贵也，此作关键解。

[29]过在表里：过，病变。表里，指表里不协调。

[30]守数据治：守，把握、守持之义。数，法度。据，依凭。据治，据理以治。

[31]五藏菀熟：菀，同郁。熟，是为“热”字之误。菀熟，应为郁热。

[32]奇恒五中：指五脏的正常与异常。五中，又称五内，指五脏。

[33]决以明堂：以明堂为决断的标志。明堂，指鼻部。

[34]审于终始：审查疾病的发病原因和发病过程。

[35]横行：意即医道娴熟，畅行无阻。

**【语译】**

黄帝说：深远啊！大道精微，好像视探深渊，又好像迎看浮云，但渊虽深，尚可以测量，迎看浮云，却望不到其边际。圣人的医术，是万民学习的法式，论裁人的志意，必有法则，循遵医学的常规，把握其中的准则，审查医事，以辅民生，所以医事有五过和四德，你知道吗？雷公离开席位再拜回答说：我年幼小，蒙昧愚笨，不曾听说过五过和四德，虽然也能比类病形，但只是虚引经义而已，心里还是不能应对。

黄帝说：在未诊病前，应首先询问病人的生活道路。如果是先贵后贱，虽然没有感受外邪，也会病从内生，这种情况叫“脱营”。如果是先富后贫，发病叫作“失精”，是由于五脏之气留滞不运，郁积紊乱而为病。医生诊断这种病，病的初期，由于病不在脏腑，形体也无改变，医生常诊而疑之，不知是什么病。日久则身体逐渐消瘦，气虚而精亏，病势深重则气耗，阳气日虚，因洒洒恶寒而心怯时惊，病势日益深重，外耗卫气，内夺营血。即是良医，若不问明病人的情况，不了解致病原因，也不可能治愈，这是诊治上的第一个过失。

若想诊治疾病，一定要问病人的饮食和居住环境，以及是否有精神上的大喜大悲，突然忧苦，或先乐后苦等情况，因为这些情况都能损伤精气，使精气竭绝，形体败坏。暴怒则伤阴，暴乐则伤阳，气血厥逆而上行，气血漫溢，神气浮越，离决形体。庸医在诊治这种疾病时，既不能恰当地运用补泻治法，又不了解病情，致使精气日渐耗散，邪气郁积交并，这是诊治上的第二个过失。

善于诊脉者，必须将病之奇恒，比类辨别，从容分析，得知其病情，如果医生不懂得这个道理，他的诊治技术就不可称道，这是诊治上的第三个过失。

诊病有三个常识，即必须问其地位的贵贱，是否曾削爵失势，以及是否有侯王之欲而不得。这些人，虽然未中外邪，但由于精神已经内伤，身体必然败亡。先富后贫的人，虽未伤于邪气，也会发生皮毛憔悴枯槁，筋脉拘屈，足痿弱拘挛不能行走。对这类病人，医生如果不能严肃地对其开导，不能触动其精神深处，而对其柔弱顺从，任其发展，则必然紊乱而失常，使病情不能好转，医治也不能产生效果，这是诊治上的第四个过失。

凡诊治疾病，必须了解发病的过程，又要知道与病相关的各种事宜，在诊脉问证时，应结合男女在生理及脉证上的特点。如因亲爱之人分离而怀念，致情志郁结难解，及忧恐喜怒等，都可使五脏空虚，血气离守，医生如不知道这些道理，还有什么诊治技术可言。曾经大富大贵，一旦失去财势，必大伤其心神，致使筋脉严重损伤，形体虽依然能够行动，但津液已不再滋生了。若旧伤败结，致血气留聚不散，归于阳分，久则成脓，脓血蓄积，使人寒热交作。粗医治疗，由于不了解病情，反复刺其阴阳经脉，使其气血更虚，致身体懈怠散懒，四肢转筋，死期已不远了，医生对此既不能明辨，又不问其发病原因，只是说病已危重，这也是庸浅的医生，此为诊治上的第五个过失。

上述五种情况，都是由于医生受教不精，人情世故不明所造成的。所以说：圣人治病，必知天地阴阳的变化，四时寒暑的规律，五脏六腑之间的关系，经脉之阴阳表里，刺灸、砭石、毒药治病之所宜，并要人情练达，为事从容，以明诊治之常道，从病人的贵贱贫富，区分其体质及发病的各自特点，问其年龄之长幼，知其性情勇怯之理，审察病色出现的部位，以知其病之本始，并结合四时八风之理，以及三部九候脉象等进行分析，所以他的诊疗技术是完备的。治病的道理，应重视病人元气的强弱，以探求其理，如果求之不得，其病便是在阴阳表里之间。治病时应遵守气血多少及针刺深浅等常规，不要失去取穴的理法，能这样来进行医疗，则终生可不发生差错。如果不知取穴的理法，而妄施针石，可使五脏积热，痈发于六腑。若诊病不能详审周密，便是失常。若能谨守这些诊治法则，自会与经旨相明，能通晓《上经》《下经》之义，及如何揆测度量阴阳的变化，诊察奇恒之疾和五脏之病，而取决于明堂之色，审知疾病的始终等道理，这样，医道娴熟，而能遍行于天下。

## 【评介】

疏，是注疏解释条陈之义。五过，指医生在诊治过程中的五种失误。本文主要分别阐释临床上医生容易产生失误的五种情况，故以此名篇。

本篇主要阐述五过四德的问题。五过的第一过，是诊断上的失误，即病不在脏腑，不变躯形，但外耗于卫，内夺于荣，而医生不知病情。其二是由情志而致的精华日脱，而医生不知补泻。其三是不能比类奇恒，从容知之。其四是医生不懂得君王败落、王侯之欲不遂、贵而失势、富而落魄等政治及经济地位败绩给人造成的心理损伤，进而出现的病理变化。其五是医生不明男女情思、亲情不幸、家财破败等给人造成的情志损伤，进而导致脓积寒热的发病。

四德，是指医生所具备四种德行与才智。其一是必知天地阴阳，四时经纪，还要从容人事等。其二是要懂得治病之道，气内为宝的道理。其三是懂得守数据治，无失俞理的原则。其四懂得揆度阴阳，审于终始的诊断方法。

# 征四失论篇第七十八

## 【原文】

黄帝在明堂，雷公侍坐，黄帝曰：夫子所通书受事众多矣[1]，试言得失之意，所以得之，所以失之[2]。雷公对曰：循经受业，皆言十全[3]，其时有过失者，请闻其事解也。帝曰：子年少智未及邪？将言以杂合耶[4]？夫经脉十二，络脉三百六十五，此皆人之所明知，工之所循用[5]也。所以不十全者，精神不专，志意不理，外内相失，故时疑殆[6]，诊不知阴阳逆从之理，此治之一失矣。受师不卒[7]，妄作杂术[8]，谬言为道[9]，更名自功[10]，妄用砭石，后遗身咎[11]，此治之二失也。不适贫富贵贱之居[12]，坐之薄厚[13]，形之寒温，不适饮食之宜，不别人之勇怯，不知此类，足以自乱，不足以自明，此治之三失也。诊病不问其始[14]，忧患饮食之失节，起居之过度，或伤于毒，不先言此，卒持寸口，何病能中[15]，妄言作名，为粗所穷[16]，此治之四失也。是以世人之语者，驰千里之外[17]，不明尺寸之论，诊无人事[18]。治数之道，从容之葆[19]，坐持寸口，诊不中五脉[20]，百病所起，始以自怨，遗师其咎[21]。是故治不能循理，弃术于市[22]，妄治时愈[23]，愚心自得[24]。呜呼！窈窈冥冥[25]，熟知其道[26]！道之大者，拟于天地，配于四海，汝不知道之论，受以明为晦[27]。

## 【注释】

[1]通书受事众多矣：指通达书理，接受医事工作很多了。

[2]所以得之，所以失之：指学习和从医过程中的得失情况。

[3]循经受业，皆言十全：遵读医经学习医术，都说能达到完美的效果。

[4]子年少智未及邪？将言以杂合耶：是你年少智力没有达到成熟地步呢？还是综合分析各家学说的能力不够呢？邪，同耶。

[5]工之所循用：工，医者。循用，遵循应用。

[6]疑殆：疑，疑惑不明，指诊断错误。殆，危殆，指治疗上的错误。

[7]受师不卒：承师受术未卒业。卒，终也，毕也。

[8]妄作杂术：妄，伪也，乱也，此作胡乱解。杂术，指非正规医术，而是旁门左道。

[9]谬言为道：谎称医道。

[10]更名自功：吴昆："更名，变易其说也。自功，自以为功也。"

[11]后遗身咎：妄治后反为自身留下过错。咎，音旧，过失过错。

[12]不适贫富贵贱之居：不能调适各种人的生活起居环境。

[13]坐之薄厚：指居处条件的好坏。

[14]始：此指发病的最初原因。

[15]卒持寸口，何病能中：卒，猝。此作贸然解。中，此作诊得解。

[16]为粗所穷：指医理不明是因为被粗工妄言所困扰。

[17]世人之语者，驰千里之外：指医者之道术，可因世人之语而驰千里之外。

[18]不明尺寸之论，诊无人事：如不通尺寸之脉理，人情世故对诊断的意义更无从谈起。

[19]葆：同宝。

[20]五脉：指五脏之脉。

[21]遗师其咎：以老师教授不明为罪过。

[22]弃术于市：张景岳："如弃术于市，言见弃于众人也。"

[23]妄治时愈：在胡乱的治疗过程中也时有痊愈者。

[24]愚心自得：本为愚昧，反而沾沾自喜。

[25]窈窈冥冥：幽远深奥之义。

[26]熟知其道：王冰："今详熟当作孰。"道，指医学理论。

[27]受以明为晦：所接受的道理，本来很明白，却变得晦暗不清。

**【语译】**

黄帝驾坐明堂，雷公侍坐于旁，黄帝说：先生所通读的医书和所从事的医疗工作，已经很多了，你试谈一下医疗上的得失，为什么能成功，为什么会失败。雷公说：我遵循医经学习医术，书上都说可以得到十全的效果，但在医疗中还是有过失，请问这应怎样解释呢。

黄帝说：你是由于年岁轻智力没有达到成熟呢？还是对众人的学说缺乏分析呢？经脉有十二，络脉有三百六十五，这是人们所知道的，也是医生所遵循应用的。治病之所以不能收到十全的疗效，是由于精神不能专一，志意不够条理，将外在的脉证与内在的病情割裂开来，所以出现疑惑和危险。

诊病不知阴阳逆从的道理，这是治病的第一个过失。随师学习没有卒业，学术未精，乱用杂术，以谬言为真理，变易其说，而自以为功，乱施砭石，给自己遗留下过错，这是治病的第二个过失。治病不能适宜于病人贫富贵贱的生活特点、居处环境的好坏、形体的寒温，不能调理饮食之所宜，不区别个性的勇怯，不知道用比类异同的方法进行分析，这种做法，只能扰乱自己的思想，不足以自明，这是治病的第三个过失。诊病时不问病因，及是否曾有过忧患等精神刺激，饮食是否失于节制，生活起居是否超越正常规律，或者是否曾伤于毒，便仓促去诊视寸口，怎能诊中病情？只能是乱言病名，为粗率所困，这是治病的第四个过失。

所以，医者技术的优劣，可随世人的议论，传至千里之外。诊治疾病，如不通尺寸之脉理，不知参考人事，更不知比类从容为最宝贵的道理，只知诊察寸口，这样既诊断不中五脏之脉，更不知疾病的起因，便开始埋怨自己学术不精，继而归罪于老师传授不明。所以治病如果不能遵循医理，必为世人所厌弃，胡乱中偶然治愈不知是侥幸，反自鸣得意。可是医道之精微深奥，有谁能彻底了解呢？医道之大，可比拟于天地，配于四海，你若不能正确理解，则所接受的道理，虽很明白，必反成暗晦不明。

## 【评介】

征，是标明、明确之义。四失，指医生在诊治过程中的四种失误。本文所论内容，为使后人在诊治过程中有法可依，故以此名篇。

所谓四失，其一是指医生在诊断过程中精神不专，志意不理。其二是指受业不卒，妄作杂术。其三是指不适贫富贵贱之居，不知比类。其四为诊病不问其始，猝持寸口。诸如此类，均为医生在诊治过程中失误的主要原因。文中并以此告诫后人，医道之大，拟于天地，不深钻精研，不可以十全。

# 卷第二十四

## 阴阳类论篇第七十九

【原文】

孟春始至[1]，黄帝燕坐，临观八极[2]，正八风之气[3]，而问雷公曰：阴阳之类，经脉之道，五中所主[4]，何藏最贵[5]？雷公对曰：春甲乙青，中主肝，治七十二日，是脉之主时，臣以其藏最贵。帝曰：却念上下经阴阳从容[6]，子所言贵，最其下也[7]。雷公致斋七日，旦复侍坐。帝曰：三阳为经，二阳为维，一阳为游部[8]，此知五藏终始[9]。三阳为表，二阴为里[10]，一阴至绝作朔晦，却具合以正其理[11]。雷公曰：受业未能明。帝曰：所谓三阳者，太阳为经，三阳脉至手太阴，弦浮而不沉[12]，决以度，察以心，合之阴阳之论[13]。所谓二阳者，阳明也，至手太阴，弦而沉急不鼓，炅至以病皆死[14]。一阳者，少阳也，至手太阴，上连人迎，弦急悬不绝，此少阳之病也，专阴则死[15]。三阴者，六经之所主也，交于太阴，伏鼓不浮，上空志心[16]。二阴至肺，其气归膀胱，外连脾胃[17]。一阴独至，经绝，气浮不鼓，钩而滑[18]。此六脉者，乍阴乍阳，交属相并，缪通五藏[19]，合于阴阳，先至为主，后至为客[20]。雷公曰：臣悉尽意，受传经脉，颂得从容之道[21]，以合《从容》，不知阴阳，不知雌雄。帝曰：三阳为父，二阳为卫，一阳为纪[22]。三阴为母，二阴为雌，一阴为独使[23]。二阳一阴，阳明主病，不胜一阴，脉耎而动，九窍皆沉。三阳一阴，太阳脉胜，一阴不能止。内乱五藏，外为惊骇。二阴二阳，病在肺，少阴脉沉，胜肺伤脾，外伤四支。二阴二阳皆交至，病在肾，骂詈妄行，巅疾为狂。二阴一阳，病出于肾，阴气客游于心，脘下空窍，堤闭塞不通，四支别离。一阴一阳代绝，此阴气至心，上下无常，出入不知，喉咽干燥，病在土脾。二阳三阴，至阴皆在，阴不过阳，阳气不能止阴，阴阳并绝，浮为血瘕，沉为脓胕[24]。阴阳皆壮，下至阴阳，上合昭昭，下合冥冥，诊决死生之期，遂合岁首[25]。雷公曰：请问短期[26]。黄帝不应。雷公复问。黄帝曰：在经论中。雷公曰：请闻短期。黄帝曰：冬三月之病，病合于阳者，至春正月脉有死征，皆归出春[27]。冬三月之病，在理已尽，草与柳叶皆杀[28]，春阴阳皆绝，期在孟春。春三月之病，曰阳杀[29]，阴阳皆绝，期在草干[30]。夏三月之病，至阴不过十日，阴阳交，期在溓水[31]。秋三月之病，三阳俱起，不治自已。阴阳交合者，立不能坐，坐不能起。三阳独至，期在石水[32]。二阴独至，期在盛水[33]。

【注释】

[1]孟春始至：指正月开始到来。孟春，春季之首月。每季首月曰孟，第二月曰仲，第三月曰季。

[2]临观八极：观测八方极远之际。

[3]正八风之气：占候八方之风的正邪。

[4]五中所主：五中，指五脏，又称五内。所主，指五脏所主的时令。

[5]最贵：为主之义。

[6]上下经阴阳从容：张景岳："上下经，古经也。阴阳、从容其篇名也。帝谓念此经义，则贵不在肝，盖特其最下者耳。"

[7]子所言贵，最其下也：你所说的最贵，实为最下。

[8]三阳为经，二阳为维，一阳为游部：三阳，指太阳。经，指上下竖行的主干。二阳，指阳明。维，维系之义。一阳，指少阳。游部，游行于前后之间，因少阳在侧位，可通前达后。

[9]此知五藏终始：依据三阳脉的运行，可推五脏经脉的终始。

[10]三阳为表，二阴为里：三阳，似作三阴，指太阴，因太阴为三阴之表。《阴阳离合论》云"太阴为开"，故为表。二阴，指少阴肾，为水为寒，故主里。

[11]一阴至绝作朔晦，却具合以正其理：一阴，指足厥阴肝经，足厥阴为十二经之末，为阴尽而阳始。至绝，指十二经行尽。朔，阴历每月初一。晦，阴历每月的末日。朔晦为月象周期的终始之交，此喻足厥阴肝经为十二经脉的终始之交。

[12]三阳脉至手太阴，弦浮而不沉：三阳脉，指足太阳脉。至手太阴，到达手太阴寸口脉。弦浮而不沉，为足太阳于寸口的表现。

[13]合之阴阳之论：指参合阴阳的理论以诊察疾病盛衰。

[14]弦而沉急不鼓，炅至以病皆死：此指阳明脉如弦而沉急且不鼓于指，而热盛，则是死证。因阳明热盛脉应洪大应指。鼓，脉气鼓动应指明显。炅，热盛。

[15]专阴则死：王冰："专，独也。言其独有阴气而无阳气，则死。"

[16]伏鼓不浮，上空志心：杨上善："肺脉浮涩，此为平也。今见伏鼓，是肾脉也。足少阴脉，贯脊属肾，上入肺中，从肺出络心。肺气下入肾志，上入心神也。"空，同控。

[17]外连脾胃：此指肾经与脾胃相连属。胃与脾相表里，肾为胃之关。

[18]钩而滑：钩，指脉气来盛去衰。滑，此指钩脉兼滑象。

[19]交属相并，缪通五藏：交叉合并，互通五脏。缪，左右交互之义。

[20]先至为主，后至为客：王冰："脉气乍阴见阳，乍阳见阴，何以别之？当以先至为主，后至为客也。至，谓至寸口也。"

[21]颂得从容之道：颂，称颂。王冰则作诵解，其云："颂，今为诵也。"

[22]三阳为父，二阳为卫，一阳为纪：马莳："三阳者，即太阳也，太阳为表之经，复庇群生，尊犹父也。二阳者，即阳明也，阳明为表之维，捍卫诸部，所以为卫也。一阳者，即少阳也，少阳为表之游部，布络诸经，所以为纪也。"

[23]三阴为母，二阴为雌，一阴为独使：张景岳："太阴滋养诸经，故称为母。少阴属水，水能生物，故曰雌，亦上文二阴为里之义。使者，交通终始之谓，阴尽阳生，惟厥阴主之，故为独使。"

[24]脓胕：指脓肿腐烂。胕，同腐。

[25]岁首：指孟春始至，孟春为正月，正月朔日为岁首。《灵枢·岁露》中以正月朔日占八风吉凶。

[26]短期：指死期。

[27]出春：指春尽夏初之时。

[28]草与柳叶皆杀：诸家以为因春天草与柳叶萌生之时为病人之死期，故曰杀。

[29]阳杀：高士宗："春三月之病，阳气不生，故曰阳杀。杀，犹绝也。"

[30]期在草干：王冰："若不阳病，但阴阳之脉皆悬绝者，死在于霜降草干之时也。"

[31]濂水：吴昆："濂水，仲秋水寒之时也。"

[32]石水：王冰："石水者，谓冬月水冰如石之时也。"
[33]盛水：王冰："盛水，谓雨雪皆解为水之时，则正谓正月中气也。"

【语译】

立春之日，黄帝安坐，观看八方极远之际，候察八方之风，问雷公说：根据阴阳之类，经脉之道，五脏所主，你认为哪一脏最为可贵？雷公回答说：春为四时之首，属甲乙木，其色青，在脏主肝，肝木之气旺于春七十二日，此时也是肝脉主时，所以我认为肝脏为最可贵。黄帝说：我记得《上经》《下经》之《阴阳》《从容》等篇所说的，你认为最可贵的，却是其中最次要的。

雷公斋戒七日，早晨又侍坐于黄帝之旁。黄帝说：三阳为主干，二阳为维系，一阳游行前后，懂得这个道理，便可由此类推，而知五脏之终始。三阴为表，二阴为里，一阴为阴尽，阴尽则阳生，如月之朔晦，合于天地阴阳终始之理。雷公说：我所受教的内容还是不明白。黄帝说：所谓三阳是指太阳，太阳为经，太阳之脉至于手太阴寸口，弦浮而不沉，应根据常度进行决断，细心体察，并参合阳阳的理论。所谓二阳是指阳明，阳明之脉至于手太阴寸口，弦而沉急，不能鼓指，若见热盛，则为死证。所谓一阳，是指少阳，少阳之脉至于手太阴寸口，上连人迎，弦急而悬，其至不绝，这是少阳经的病脉，若见纯阴无阳的真脏脉，则主死。所谓三阴，是指太阴，肺主气而朝会百脉，为六经之所主，其脉气交于寸口，沉伏鼓动而不浮，肺脉上控至心。所谓二阴指少阴，肾与膀胱为表里，肾又为胃关，少阴之脉至于太阴寸口，其气内归于膀胱，外连于脾胃。一阴是厥阴，厥阴之脉独至于手太阴寸口，是有阴无阳，经气内绝，其脉气虽浮而不鼓指，如钩而滑。以上六种脉象，或阴脏而见阳脉，或阳脏而见阴脉，均见于寸口，故寸口脉可以交相合并，交叉连通五脏，联络阴阳。这些脉象，凡先至寸口的为主，后至寸口的为客。

雷公说：我竭尽心意，领受经脉内容，结合所诵读的从容之道，使之能合于《从容》，但我还不明白其中阴阳和雌雄的道理。黄帝说：三阳总领诸经，如父；二阳捍卫诸经，抵御外邪，如卫；少阳出入前后，为阳之交会，如纪。三阴滋养诸经，如母；二阴属水，水能生物，如雌；一阴是阴尽阳生，能交通阴阳，如独使。二阳一阴合病，是肝邪伤胃而阳明主病，二阳不胜一阴，则脉软而动，九窍不通利。三阳一阴合病，太阳经脉邪胜，一阴不能制止，因而内乱五脏，外为惊骇。二阴二阳合病，则病在肺，少阴脉沉，火邪胜肺伤脾，则四肢皆病。二阴二阳皆交至，其病在肾，病骂詈妄行，癫疾为狂。二阴一阳合病，病出于肾，阳气上行至心，脘下空窍如被堤坝阻塞不通，四肢不为所用。一阴一阳合病，脉来动而中止，则阴气至心，厥阴与少阳不能枢转阴阳，其病或在上，或在下，而无定处，食不知味，溲便不知，咽喉干燥，病在脾土。二阳胃腑，三阴肺脏及至阴脾土皆发病，则阴气不能入于阳分，阳气不能留止于阴分，阴阳互相隔绝，出现脉与证相反现象，如脉浮者病当在外为血瘕，脉沉者病当在内为脓肿。若阴阳之气皆壮盛，则亢而为害，渐下而为大病，在男子为阳道生病，在女子为阴器生病。脉之阴阳，上合天之昭昭，下合地之冥冥，欲知死生之期，必须参合岁首之气。

雷公说：请问疾病的死亡日期。黄帝没有回答。雷公又问。黄帝说：这些内容在经论中已有说明。雷公问：请讲给我听一听。黄帝说：冬三月的病，如果病合于阳分，到春天正月而脉象有死征的，则在春尽夏初阳盛阴衰之时死亡。冬三月的病，若死征悉见，于理已无生机，到草发芽和柳生叶之时死亡。若交春之后，脉阴阳皆绝，则死亡之期，当在正月。春三月的病，名叫阳杀，若脉阴阳皆绝，死期在草干之时。夏三月的病，若病在脾而有死征的，其死期不过十日，若阴脉见于阳，阳脉见于阴，则死期在晚秋水凉之时。秋三月的病，若太阳膀胱之脉俱起，可不治自愈。若阴阳交错合而为病，便立则不能坐，坐则不能起。若三阳之脉独至，则死期在水冰冻如石之时。若二阴之脉独至，则死期在正月雨水之时。

## 【评介】

阴阳，指三阴三阳经脉。类，指类别。本篇以阴阳相类的方法阐述了三阴三阳经脉的意义、脉证表现及所主死证的日期，故以此名篇。

本文相继论述了三阳和三阴各自的功能作用，其脉象反应于寸口的表现，阴阳交互或同见所主的证候，四季所起之病的死期。

本篇文理艰涩，许多论述所指不明，历代注家之解也颇不一致，姑待贤者以昭经旨。

# 方盛衰论篇第八十

## 【原文】

雷公请问：气之多少[1]，何者为逆，何者为从？黄帝答曰：阳从左，阴从右[2]，老从上，少从下[3]，是以春夏归阳为生，归秋冬为死[4]，反之，则归秋冬为生，是以气多少逆皆为厥[5]。问曰：有余者厥耶？答曰：一上不下，寒厥到膝，少者秋冬死，老者秋冬生[6]。气上不下，头痛巅疾[7]，求阳不得，求阴不审[8]，五部隔无征[9]，若居旷野，若伏空室，绵绵乎属不满日[10]。是以少气之厥，令人妄梦，其极至迷。三阳绝，三阴微，是为少气[11]。是以肺气虚则使人梦见白物，见人斩血借借[12]，得其时则梦见兵战。肾气虚则使人梦见舟船溺人[13]，气得其时则梦伏水中，若有畏恐。肝气虚则梦见菌香生草[14]，得其时则梦伏树下不敢起。心气虚则梦救火阳物[15]，得其时则梦燔灼。脾气虚则梦饮食不足，得其时则梦筑垣盖屋。此皆五藏气虚，阳气有余，阴气不足，合之五诊，调之阴阳，以在《经脉》[16]。诊有十度[17]，度人脉度、藏度、肉度、筋度、俞度。阴阳气尽，人病自具[18]。脉动无常，散阴颇阳[19]，脉脱不具，诊无常行[20]，诊必上下，度民君卿[21]，受师不卒，使术不明，不察逆从，是为妄行，持雌失雄，弃阴附阳[22]，不知并合，诊故不明，传之后世，反论自章[23]。至阴虚，天气绝；至阳盛，地气不足[24]。阴阳并交，至人之所行[25]。阴阳并交者，阳气先至，阴气后至。是以圣人持诊之道，先后阴阳而持之，奇恒之势乃六十首[26]，诊合微之事[27]，追阴阳之变，章五中之情[28]，其中之论，取虚实之要，定五度之事[29]，知此乃足以诊。是以切阴不得阳，诊消亡[30]，得阳不得阴，守学不湛[31]，知左不知右，知右不知左，知上不知下，知先不知后，故治不久。知丑知善，知病知不病，知高知下，知坐知起，知行知止，用之有纪，诊道乃具，万世不殆。起所有余，知所不足，度事上下，脉事因格[32]。是以形弱气虚死；形气有余，脉气不足死；脉气有余，形气不足生。是以诊有大方[33]，坐起有常，出入有行[34]，以转神明[35]，必清必净，上观下观，司八正邪[36]，别五中部[37]，按脉动静，循尺滑涩[38]，寒温之意，视其大小[39]，合之病能[40]，逆从以得，复知病名，诊可十全，不失人情，故诊之或视息视意[41]，故不失条理，道甚明察，故能长久。不知此道，失经绝理，亡言妄期[42]，此谓失道。

**【注释】**

[1]气之多少：此指阴阳之气的多少，多者为盛，少者为衰。

[2]阳从左，阴从右：阳左而升，阴右而降。人与自然相一致。

［3］老从上，少从下：张景岳：“老人之气，先衰于下，故从上者为顺；少壮之气，先盛于下，故从下者为顺。盖天之生气，必自下而升，而人气亦然也，故凡以老人而衰于上者，其终可知，少壮而衰于下者，其始可知，皆逆候也。”虽有张氏此解，而此二句之义亦颇难理解。

［4］是以春夏归阳为生，归秋冬为死：归，归从之义。春夏阳生，故归从阳气则生。归秋冬，指秋冬归阳，是逆其气，故死。

［5］逆皆为厥：逆四时阴阳之气则为厥。

［6］寒厥到膝，少者秋冬死，老者秋冬生：张景岳：“少年之阳不当衰而衰者，故最畏阴胜之时。老人阳气本衰，是其常也，故于秋冬无虑焉。”

［7］巅疾：指巅顶疾患。

［8］求阳不得，求阴不审：指阴阳之证俱求之不确。审，《说文》：“悉也。”此作确解。

［9］五部隔无征：五部，五脏。隔，气机阻隔。无征，无征象于外。

［10］绵绵乎属不满日：王冰：“绵绵乎，谓动息微也。身虽绵绵乎且存，然其心所属望，将不得终其尽日也。”

［11］少气：指阴阳俱衰。

［12］借借：狼藉错乱之谓。

［13］溺人：人被水淹。

［14］菌香生草：《脉经》《千金》作“园菀生草”。似是。

［15］阳物：王冰：“亦火之类。”

［16］《经脉》：指《灵枢》的篇目。

［17］十度：指脉、脏、肉、筋、俞各度阴阳。

［18］人病自具：王冰：“诊备尽阴阳虚盛之理，则人病自具知之。”

［19］散阴颇阳：散，散乱，消散。颇，偏颇，又作甚解。

［20］诊无常行：指诊法多变。

［21］度民君卿：度，揆度。指揆度民、君、卿各有别。

［22］持雌失雄，弃阴附阳：指诊断偏颇一端，顾此失彼。

［23］反论自章：反论，反常之论。自章，自明。章，同彰。

［24］至阴虚，天气绝；至阳盛，地气不足：关于至阴、至阳，诸家注解不一，有从脾、肺解者，有从天、地解者，但均不得其要，存疑。

［25］阴阳并交，至人之所行：阴阳并交，指阴阳交合协从。至人，大智之人。

［26］奇恒之势乃六十首：据王冰注为古书之名，已不存。

［27］诊合微之事：诊，诊察。合，参合，综合分析之义。微，细微。事，

各种情况。

[28]章五中之情：章，同彰。五中，五脏。

[29]定五度之事：五度，指上文所说的十度。

[30]诊消亡：指诊法不存。

[31]守学不湛：所掌握的知识不精湛。

[32]脉事因格：脉事，诊脉之事。格，格物穷理之义。此句意为穷极脉理。

[33]大方：大法。方，法也。

[34]坐起有常，出入有行：指医者有行为操守和规范。

[35]以转神明：转，运也。神明，指医生的思维。此指医生充分发挥自己的思维。

[36]司八正邪：司，把握。八正邪，指八方正风与邪风。

[37]别五中部：分别五脏分部。

[38]按脉动静，循尺滑涩：察验脉象的动静，切循尺肤的滑润与滞涩。

[39]视其大小：察二便。

[40]病能：病态。能，同态。

[41]视息视意：观察呼吸和神情。

[42]亡言妄期：似应作“妄言亡期”。

**【语译】**

雷公请教说：阴阳之气有多有少，什么是逆，什么是从呢？黄帝回答说：阳气自左而升，故其气从左，阴气自右而降，故其气从右，老年人之气先衰于下，故其气从上而下，少壮人之气先盛于下，故其气从下而上，所以春夏之病，见阳证阳脉者生，反之阳证阳脉如归于秋冬则死，相应，秋冬之病，见阴证阴脉者生，因此不论阴阳之气多少盛衰，若其气逆而不和，都能成为厥。

雷公问道：气有余的也能成厥证吗？回答说：阳气逆于上而不下行，则足胫寒冷至膝，少壮之人患此病，到秋冬则死，老年人患此病，在秋冬可生。若阳气上而不下，则见头痛巅顶疾患，这类厥证，本非阳盛，谓又非阴盛，故求阳不可得，求阴又不确，而是由于五脏之气隔绝，无显著征象可察，似置身于旷野一样，若伏居于空室一样，身无依凭，其生命绵绵一息，似乎不能终日。

所以少气所致的厥证，使人梦境怪诞虚妄，其厥盛极，则令人迷乱昏昧。

三阳之脉绝，三阴之脉微细，便是少气之候。所以肺气虚则使人梦见白色物品，或见杀人而流血狼藉，若得金旺之时，则梦见战争。肾气虚则使人梦见舟船倾覆而人溺水，若得水旺之时，则梦见潜伏于水中，似有畏恐之事。肝气虚则使人梦见蕈香草木，若得木旺之时，则梦见伏于树下而不敢起。心气虚则梦见救火及雷火，若得火旺之时，则梦见大火燃烧。脾气虚则使人梦见饮食不足，若得土旺之时，则梦见筑墙盖屋。这都是因五脏之气虚，阳气有余，阴气不足所致，应参合五脏的诊断，调和其阴阳，这些内容已在《经脉》中论述。

诊法有十度，就是揣测人的脉度、脏度、肉度、筋度、俞度。凡此十度，人身阴阳之理尽概括在内，人的疾病症状，俱见于此。脉的搏动本无常体，可能脉阴阳散乱而偏颇，也可能脉气脱陷，胃气不俱。故诊察时不能拘于一法。诊病时还必须上下参合，弄清病人是平民还是君王公卿，以知其体质。若对老师所传授的知识不能全面接受，医术便不会高明，诊病不能辨别逆从，这是妄行，必然持雌失雄，弃阴附阳，不知参合全面情况，所以诊断也不会明确，这样的医术，如传于后世，其谬误必然会显现出来。

若至阴虚，则天气竭绝；至阳盛，则地气不足。能使阴阳二气交会相济而无偏胜，唯有大智之人才能做到。阴阳二气交会相济，常是阳气先至，阴气后至。所以大智之人掌握诊病之道，都是守持阴阳先后，《奇恒之势》六十首已载明：诊断须参合各种微细情况综合分析，以求阴阳盛衰之变，明确五脏的病情，参合虚实的纲要，决定五度之事，知道这些才可以诊断。所以诊病时若切其阴而不了解其阳，这种诊法，必不能行于世；若只知其阳而不知其阴，这表明学术不够精湛；若知左不知右，知右不知左，知上不知下，知先不知后，则其医道不会长久。必须是能知丑又知善，知病又知不病，知高又知下，知坐又知起，知行又知止，使用起来才能非常条理，诊病之道，才算完备，这样的医道，可传万世而不致差错。

诊病时，见到其邪气有余，便应知其正气不足，能揆度病情的上下，脉理也可依此推求。形弱气虚的，为中外俱败，主死；形气有余，脉气不足的，常为死证；脉气有余，形气不足的，为脏气未衰，主生。医家诊病应有风范，起坐有常态，出入有品行，精神专注，保持清静，对病人上下观察，候八节八风之正邪，辨别五脏的部位，按其脉之动静，循摩其尺肤之滑涩寒温，察其大小便的变化，参合病之形状，便可得知病是逆是从，并又可得知病名，这样诊病可以十全，也不失人情，所以诊病或视其呼吸，或察其神情，均能不失条理，由于医道高明，诊察明确，故可以保持长久，若不知此道，则必然失乎经旨，绝乎情理，乱作诊断，妄决死生之期，这叫作失道。

**【评介】**

方盛衰，指阴阳相类相比而得其盛衰之势。方，可作比解。《易系辞》："方以类聚。"本篇主要论述阴阳之气多少、盛衰，故以此名篇。

本篇首先论述了阴阳盛衰与四季的关系，以及因气之多少而产生的厥证对于老少的不同影响。然而文中"老从上，少从下"似不可解。虽有张景岳的解释为参考，但其实质仍难以理解。即不知"从上"与"从下"和阴阳的关系如何。

本篇又出现了探讨梦境的理论。本文所论之梦境，是建立在五行学说的基础之上。即五脏气虚所得梦境，均与五脏的五行属性有关。以梦境附会五行属性，难免牵强。

本文还提出了诊有十度的观点。这种全面诊察、参伍运用的思想，在临床诊断上有较重要的意义。

## 解精微论篇第八十一

**【原文】**

黄帝在明堂，雷公请曰：臣授业传之，行教以经论[1]，从容形法[2]，阴阳刺灸，汤药所滋。行治有贤不肖，未必能十全。若先言悲哀喜怒，燥湿寒暑，阴阳妇女，请问其所以然者，卑贱富贵，人之形体所从，群下通使[3]，临事以适道术[4]，谨闻命矣。请问有毚愚仆漏[5]之问，不在经者，欲闻其状。帝曰：大矣。公请问：哭泣而泪不出者，若出而少涕[6]，其故何也？帝曰：在经有也。复问：不知水所从生，涕所从出也。帝曰：若问此者，无益于治也，工之所知，道之所生[7]也。夫心者，五藏之专精也[8]，目者其窍也，华色者其荣也，是以人有德也，则气和于目[9]，有亡，忧知于色[10]。是以悲哀则泣下，泣下水所由生。水宗者积水也[11]，积水者至阴[12]也，至阴者肾之精也。宗精之水[13]所以不出者，是精持之也[14]，辅之裹之[15]，故水不行也。夫水之精为志[16]，火之精为神[17]，水火相感，神志俱悲，是以目之水生也。故谚言曰：心悲名曰志悲。志与心精，共凑于目[18]也。是以俱悲则神气传于心精，上不传于志而志独悲，故泣出也。泣涕者脑也[19]，脑者阴也，髓者骨之充也[20]，故脑渗为涕。志者骨之主也，是以水流而涕从之[21]者，其行类也。夫涕之与泣者，譬如人之兄弟，急则俱死，生则俱生，其志以早悲，是以涕泣俱出而横行也。夫人涕泣俱出而相从者，所属之类也。雷公曰：大矣。请问人哭泣而泪不出者，若出而少，涕不从之何也？帝曰：夫泣不出者，哭不悲也[22]。不泣者，神不慈[23]也。神不慈则志不悲，阴阳相持，泣安能独来。夫志悲者惋，惋则冲阴，冲阴则志去目，志去则神不守精，精神去目，涕泣出也。且子独不诵不念夫经言乎，厥则目无所见[24]。夫人厥则阳气并于上，阴气并于下。阳并于上，则火独光[25]也；阴并于下，则足寒，足寒则胀也。夫一水不胜五火[26]，故目眦盲[27]。是以冲风，泣下而不止[28]。夫风之中目也，阳气内守于精，是火气燔目，故见风则泣下也。有以比之[29]，夫火疾风生乃能雨[30]，此之类也。

**【注释】**

[1]行教以经论：传授知识以经典理论为准。

[2]从容形法：一般认为是古经篇名。

[3]群下通使：群下，指众属下。通使，能通晓运用。

[4]临事以适道术：在临证时能恰当地运用这些医学知识。

[5]毚愚仆漏：毚，字书无此字，其音义不明。仆，王冰：“言不智狡见，顿问多也。漏，脱漏也，谓经有所未解者也。毚，狡也。愚，不智见也。仆，犹顿也，犹不渐也。”《新校正》：“按全元起本仆作朴”。

[6]若出而少涕：若，或也。涕，鼻液。

[7]道之所生：《素问识》以此为衍文。《素问吴注》《素问注证发微》《素问直解》“生”作“在”，在字义长。

[8]心者，五藏之专精也：王冰：“专，任也。言五脏精气，任心之所使，以为神明之府，是故能焉。”

[9]是以人有德也，则气和于目：德，同得。人有得则气和，气和则神悦于目。气和，指心理上的平衡状态。

[10]有亡，忧知于色：有亡，丧失之义。忧知于色，忧伤之情体现于神色。

[11]水宗者积水也：水宗，水之本源。积，贮也。积水，指水之贮备。

［12］至阴：指肾之精气。

［13］宗精之水：指肾精之水。

［14］是精持之也：持，守也，执也。精持之，指肾精守执于内。

［15］辅之裹之：束缚拘执之义。

［16］水之精为志：即肾藏水之精而又藏志。

［17］火之精为神：火，此指心阳之气。神，指心神。

［18］共凑于目：凑，渗灌之义。

［19］泣涕者脑也：泣涕为脑髓所化。脑，此指脑髓而言。

［20］髓者骨之充也：髓，泛指脑髓、骨髓而言。充，充养。

［21］水流而涕从之：水指泣而言。

［22］哭不悲也：哭而不悲，但哭而情不悲切。

［23］神不慈：慈，仁也，善也。

［24］厥则目无所见：在发生昏厥时，两眼发黑而无所见。

［25］火独光：火，心阳之气。独光，指心阳独亢。

［26］一水不胜五火：张景岳："一水，目之精也。五火，即五脏之厥阳，并于上者也。"

［27］目眦盲：眦，本指眼角，此指目闭而不能视物。

［28］是以冲风，泣下而不止：冲风，即两目迎风。在风吹于目时，往往流泪不止。

［29］有以比之：有如以此比之。比，喻也。

［30］火疾风生乃能雨：火疾，雷电。指雷电急作，风因而生才能下雨。

## 【语译】

黄帝坐在明堂，雷公问道：我接受你传授的医术，又向别人讲述，传授的知识以经论为依据。如《从容》《形法》等经典。其中阴阳之刺灸，以及汤药之所滋等理论，由于他们有的聪慧有的愚昧，在临证应用时未必能十全。在教的时候，先提出悲哀喜怒、燥湿寒暑、阴阳妇女等问题，让他们回答其中的道理，并讲述卑贱富贵，人形体之所能适从，使学者能完全通晓这些道理，并在临证时能恰当地运用，这一切我早已听你讲过了。现在想向你问一些粗愚浅陋的问题，这些问题，都不在经典中，我想知道其中的道理。黄帝说：你问的很广啊。

雷公请教说：哭泣而泪不出的，或虽然泪出而涕不出，这是什么缘故呢？黄帝说：在经书中已有记载。雷公又问：不知泪液是从何处所生，鼻涕是从何处而出。黄帝说：你问的这些问题，对治疗没有什么帮助，但却是医生必须知道的，因为这是人体的生理所在。心脏是人体五脏六腑之君主。五脏的精气均由心来统辖，目是心之外窍，光华色泽是心的外荣，所以当人有所得的时候，则人的神情和调显现于目，在失意的时候，则忧容见于色。所以人在悲哀之时便泪下，泪是水液所生。水之本源于体内积聚的水液，积聚的水液属至阴，至阴即肾之精。肾精之液本不能溢出，是由于有肾气来守持辅裹，故不得妄行。水之精气是志，火之精气是神，若水火相感，神志俱悲，则目中泪出。所以谚语说：心悲叫作志悲。肾志和心精均上聚于目。所以当神志俱悲之时，则神气传于心，精气上而不下行于肾，肾志独悲，便失去了主持水液的能力，故泪出。流泪和流涕皆出于脑，脑属阴，髓主充实于骨空而藏于脑，鼻窍通于脑，故脑之水液渗出为涕。肾志为骨之主，之所以泪出而涕亦随之而出，是因为它们属于同类。鼻涕和眼泪好像兄弟一样，危则同死，生则同存，故当肾志先悲时，鼻涕与眼泪俱出而横流。之所以人的鼻涕和眼泪齐出相从，是因为它们同属水液一类的缘故。

雷公说：道理很博大。请问有的人哭泣而不流泪，或虽流泪但甚少，鼻涕不随之而出，这是什么缘故呢？黄帝说：哭泣而不流泪的，是因为他并不悲伤。不流泪是由于他的神情并不慈柔。心神不慈则肾志亦不悲，心神与肾志相持，而不能相互交感，眼泪怎么能流出来呢？志悲则凄惨之意上冲于脑髓，上冲于脑髓则志去目，志去目则神不守精，精和神都离开目，则涕与泪不能禁止而流出。况且你不是读过和想过经书上所说的话吗？气厥则目无所见。当人气厥的时候，则阳气偏聚于上，阴气偏聚于下。阳气偏聚于上，则有阳无阴而火热亢于上；阴气偏聚于下，则独阴无阳而足寒冷，足寒冷则生胀满。由于一水不能胜五火，故目不能视物。所以迎风而流泪不止的，是因为风邪中于目，阳气内守于精，风与热相交，故迎风而泪出。有这样的比喻，天气火热炽盛而雷电交加，则风生而有雨，与此情况相类。

## 【评介】

解，为阐释之义。精微，此指肾水心火之精微。文章主要阐释肾水、心火与泣涕的关系，故以此名篇。

本文主要解释泣涕的生化来源和心肾所起的作用。泣涕均源于肾之精水，而泪由目出，涕为脑髓之所渗。当人神志悲伤，水火相感，神不能守精，志不能持水时，则涕泪俱下，以此揭示心神肾志对人情感的重要作用。

家大人未供奉内药院时，见从德少喜医方术，为语曰：世无长桑君指授，不得饮上池水，尽见人五藏，必从黄帝之脉书、五色诊候，始知逆顺阴阳，按奇络活人；不然者，虽圣儒无所从精也。今世所传《内经·素问》，即黄帝之脉书，广衍于秦越人、阳庆、淳于意诸长老，其文遂似汉人语，而旨意所从来远矣。客岁以试事北上，问视之暇，遂以宋刻善本见授曰：广其传非细事也，汝图之。从德窃惟吴儒者王光庵宾，尝学《内经·素问》于戴原礼，可一年所，即治病辄验。晚岁以其学授盛启东、韩叔阳。后被荐文皇帝，召对称旨，俱留御药院供御。一日入见便殿，上语次偶及白沟之胜，为识长蛇阵耳。启东以天命对，是不但慷慨敢言，抑学术之正见于天人之际亦微矣。秦太医令所谓上医医国，殆如此耶。故吴中多上医，实出原礼，为上古自来之正派，以从授是书也。家大人仰副今上仁寿天下之意甚切，亟欲广其佳本，公暇校雠，至忘寝食，予小子敢遂翻刻以见承训之私云。

嘉靖庚戌秋八月既望武陵顾从德谨识

# [附一]

## 素问八方

一、汤液醪醴

《素问·汤液醪醴论》说："黄帝问曰：为五谷汤液及醪醴奈何？岐伯对曰：必以稻米，炊之稻薪，稻米者完，稻薪者坚。帝曰：何以然？岐伯曰：此得天地之和，高下之宜，故能至完，伐取得时，故能至坚也。"

稻米，为现在的糯米，古代用糯米熬煮酿制以作汤液，作为五脏的滋养剂。糯米熬煮经发酵，便成醪醴，用作五脏的治疗剂。古代的这种汤液醪醴，对后世医学的发展，有深远的意义。剂型中的各种酒剂，都是从汤液醪醴发展而来的。

二、生铁洛饮

《素问·病能论》说："帝曰：有病怒狂者……治之奈何？岐伯曰：……使之服以生铁洛为饮，夫生铁洛者，下气疾也"。

"洛"与"落"通用。生铁落即炉冶间锤落之铁屑。"气疾"，丹波元简云："凡狂易癫眩，惊悸痫瘈，心神不定之症，宜概称气疾焉。"依此可知，"气疾"丹波元简解为"气之病"。而吴昆则认为生铁落"寒而镇重，故下气速"，"疾"字作速解。吴说为是。生铁落，其气寒而重，能坠热开结，平木火之邪，又能重镇心神，所以能治怒狂。

生铁落治怒狂有良效，现临床亦常用。由于怒狂多由恼怒伤肝，肝气不得宣泄，郁而化火，煎熬津液，结为痰火而成，故近世治疗多佐以化痰开窍之品。

三、左角发酒

《素问·缪刺论》说："邪客于手足少阴太阴足阳明之络，此五络皆会于耳中，上络左角，五络俱竭，令人身脉皆动，而形无知也，其状若尸，或曰尸厥……鬄其左角之发方一寸燔治，饮以美酒一杯，不能饮者灌之，立已。"

"尸厥"，病名。"燔"，焚烧也。"燔治"，即烧制为末。手足少阴太阴和足阳明五络，皆会于耳，上于额角。若邪气侵犯，五络闭塞不通，突然神志昏迷，不知人事，因其状如尸，故又称尸厥之症，但其全身血脉皆在搏动。可剃其左角之发约一方寸，烧制为末，以美酒一杯同服。如口噤不能饮，则灌之。

李时珍说："发为血余。"故发亦名血余。其性味苦涩微温，能治血病，为止血消瘀之良药，功能消瘀利窍，治血瘀阻塞，通利小便。酒性温热，功能温经散寒，活血通血脉，通达表里。所以本方具有通行经络，消瘀利窍，和畅气血等作用。五络通，气血行，阴阳调，则神志清。因血余功能止血消瘀，现常用作止血药，治疗吐血、衄血、血淋、崩漏等证。

四、泽泻饮

《素问·病能论》说："有病身热解惰，汗出如浴，恶风少气，此为何病？岐伯曰：病名曰酒风。帝曰：治之奈何？岐伯曰：以泽泻、术各十分，麋衔五分，合以三指撮为后饭。"

酒风，即《风论》所说的漏风病。主要症状是全身发热，身体倦怠无力，大汗如浴，恶风，少气。这是因为患者素常嗜酒积热伤脾，湿热内生所致。湿热伤筋，以致筋脉纵弛不收，身体懈惰倦怠无力；湿热郁蒸，则汗出如浴，汗多则卫气虚而恶风；热甚火壮，"壮火食气"，故气衰而少气。治疗用泽泻、白术各十分，麋衔五分，三药混合研末，每次三指撮，饭前空心服，温开水送下。

泽泻淡渗，能利水道，清湿热。白术苦温，能燥湿止汗。麋衔又名薇衔、鹿衔，为治风湿病药。本方对湿热内蕴，汗出恶风，筋缓身重体倦，有一定的疗效。

五、鸡矢醴

《素问·腹中论》说："黄帝问曰：有病心腹满，旦食则不能暮食，此为何病？岐伯对曰：名为鼓胀。帝曰：治之奈何？岐伯曰：治之以鸡矢醴，一剂知，二剂已。"

鸡矢醴，古方名，是以鸡屎晒干焙黄与酒共煎的药剂，关于此方组成用法历代论述不一。张景岳云："鸡矢之性，能消积下气，通利大小二便，盖攻伐实邪之剂也……凡鼓胀由于停积及湿热有余者，皆宜用之。若脾胃虚寒发胀及气虚中满等证，最所忌也，误服则死。"

鸡矢醴，民间有用于治小儿消化不良之腹胀者，有良效。用法，将鸡矢白晒干，焙黄，研末或制成丸剂，温开水送服。

六、乌鲗骨丸

《素问·腹中论》说："帝曰：有病胸胁支满者，妨于食，病至则先闻腥臊臭，出清液，先唾血，四支清，目眩，时时前后血，病名为何？何以得之？岐伯曰：病名血枯，此得之年少时，有所大脱血，若醉入房中，气竭肝伤，故月事衰少不来也。帝曰：治之奈何？复以何术？岐伯曰：以四乌鲗骨一藘茹二物并合之，丸以雀卵，大如小豆，以五丸为后饭，饮以鲍鱼汁，利肠中及伤肝也。”

血枯，即精血枯竭，月经闭止不来的病证。其成因，可由少年时有所大脱血，如吐、衄、崩、漏，失血过多，或因醉后行房，阴精尽泄，精血两伤，气亦耗散。肝主藏血，肾主藏精，肺主气。血亡精竭气耗，则肝、肾、肺三脏俱伤，以致清气不升，浊气不降，气逆于上，则见胸胁胀满，甚则妨碍饮食，常闻到腥臊气味及鼻流清涕等症状。血不归经则唾血，气不荣于身则四肢清冷，气血两虚则头目眩晕，气血逆乱则时常大小便出血。治疗可用乌鲗骨四分，藘茹一分，二药研末混合，以麻雀卵和丸，如小豆大。每次饭前服五丸，鲍鱼汤送下，取其通利肠中和补益受伤的肝脏之功效。

乌鲗骨，即乌贼骨，又名海螵蛸。气味咸温下行，主女子赤白漏下及血闭血枯。藘茹即茜草，气味甘寒，能止血治崩，又和血通经。麻雀卵气味甘温，能补益精血，主男子阳痿不举及女子带下，便溺不利。鲍鱼气味辛温，能通血脉益阴气，煮汁服之能同诸药通女子血闭。故本方具有补养精、气、血，强壮肺、肝、肾，活血通经的作用，所以能治血枯精亏诸证。

七、兰草汤

《素问·奇病论》说：“有病口甘者，病名为何？何以得之？岐伯曰：此五气之溢也，名曰脾瘅……治之以兰，除陈气也。”

瘅，是热病。脾瘅，即脾胃有热。它主要的症状就是口中时有甜味、舌苔腻。其成因多由吃肥甘厚味太过，以致脾胃湿热内蕴，故见口甘苔腻。治用一味兰草，煎汁内服，可以清热化湿，消胀除满。

兰草即佩兰。气味辛平芳香，能醒脾化湿，清暑辟浊。临床用佩兰适量，沏水代茶，治口甜苔腻久不除者，有良效。

八、小金丹

《素问·遗篇刺法论》说：“小金丹方：辰砂二两，水磨雄黄一两，叶子雌黄一两，紫金半两，同入合中，外固，了地一尺，筑地实，不用炉，不须药制，用火二十斤煅之也，七日终，候冷七日取，次日出合子，埋药地中七日，取出顺日研之三日，炼白沙蜜为丸，如梧桐子大，每日望东吸日华气一口，冰水下一丸，和气咽之，服十粒，无疫干也。”

本方的炼制方法，是将辰砂、雄黄、雌黄、紫金（金箔），放入乳钵中研细，倾入瓷罐中，外用盐泥封好，然后将封好的药罐离地一尺悬挂，在罐周围筑土为炉，不用烧饭的炉灶，另用桑柴或桑炭，烧七天，至第八日，候冷，把罐取出，将药刮出，入于另一罐，再埋于地下，以消除火热之气，埋七天，再取出，将药倾入钵中，研细，炼蜜为丸，如桐子大。服法：每晨当太阳初出时，面向东方，吸一口气，用冷水和气进下一丸，共服十粒，可免受疫疠的传染。

《素问·遗篇》是后人补入的，所载小金丹，恐亦是后人的方剂。本方的服法，虽是与道家的益气养生有关，但方中四味药物，特别是辰砂、雄黄，是避瘟防疫常用的药物。需注意其具有毒性。

# [附二]

## 全元起《素问训解》八卷本篇目

（依据《新校正》整理，括号内为王冰本名称）

卷一

平人气象论

决死生（三部九候论）

脏气法时论又于第六卷《脉要篇》末重出。

宣明五气篇

血气形志篇全元起并入《宣明五气篇》，王冰分为两篇。

经合（离合真邪论）

调经论

四时刺逆从论从“是故春气在经脉”至篇末。其上文字在第六卷。《新校正》未注明在何篇。

卷二

移精变气论

玉版论要

诊要经终论

八正神明论又与《太素·知官能》篇大意同，文势小异。

真邪论与卷一《经合》重。

皮部论含《经络论》及《标本病传论》。

气穴论

气府论

骨空论自“灸寒热之法”以下，在第六卷《刺齐》篇。

缪刺论

卷三

阴阳离合论

十二脏相使（灵兰秘典论）

六节藏象论

阳明脉解篇

五脏举痛（举痛论）

长刺节论

卷四

生气通天论

金匮真言论

经脉别论

通评虚实论

太阴阳明论

逆调论

痿论

卷五

五脏别论

汤液醪醴论

热论

刺热篇

评热篇

疟论

腹中论

厥论

病能论

奇病论

卷六

脉要精微论

玉机真脏论

刺禁（宝命全形论）

刺疟篇

刺腰痛篇《刺要论》在《刺齐》篇中

刺齐论含《刺要论》

刺禁论

刺志论

针解论

四时刺逆从论从“厥阴有余”至“筋急目痛”。其下文字在第一卷。《新校正》未注明在何篇，故《四时刺逆从论》卷一卷六重出。

卷七（亡）

卷八

痹论

水热穴论

从容别白黑（示从容论）

论过失（疏五过论）

方论得失明著（征四失论）

阴阳类论

方盛衰论

方论解（解精微论）

四时病类论（著至教论）新校正云：“按全元起本在《四时病类论》篇末。”详考全书全元起本篇题，并无“四时病类论”。存疑。

卷九

上古天真论

四气调神大论

阴阳应象大论

五脏生成篇

异法方宜论

气厥论与《厥论》相并。

咳论

风论

大奇论

脉解篇

# ［附三］

## 主要引用及参考书目


1.《黄帝内经太素》. 杨上善. 人民卫生出版社. 1955 年据兰陵堂仿宋嘉祐本影印本

2.《黄帝内经素问》. 王冰. 人民卫生出版社. 1963 年

3.《素问入式运气论奥》. 刘温舒. 清光绪六年尚德堂刻本

4.《素问玄机原病式》. 刘完素. 人民卫生出版社. 1983 年曹公寿、宗全和注释本

5.《灵枢经》. 人民卫生出版社. 1963 年

6.《素问注证发微》. 马莳. 清宣统二年锦章书局石印本

7.《素问吴注》. 吴昆. 清光绪二十四年新安程氏刻本

8.《类经》. 张介宾. 人民卫生出版社. 1982 年

9.《类经图翼》. 张介宾. 人民卫生出版社. 1957 年影印本

10.《内经知要》. 李念莪. 人民卫生出版社. 1956 年影印本

11.《素问集注》. 张志聪. 上海卫生出版社. 1957 年

12.《素问直解》. 高士宗. 人民卫生出版社. 1963 年

13.《素问识》. 丹波元简. 人民卫生出版社. 1955 年

14.《黄帝内经素问白话解》. 山东中医学院. 人民卫生出版社. 1958 年

15.《黄帝内经素问译释》. 南京中医学院. 上海科学技术出版社. 1959 年

16.《灵枢经校释》. 河北医学院. 人民卫生出版社. 1982 年

17.《黄帝内经素问校释》. 山东中医学院,河北中医学院. 人民卫生出版社. 1982 年

18.《黄帝内经素问校注语译》. 郭霭春. 天津科学技术出版社. 1981 年

19.《素问注释汇粹》. 程士德,王洪图,鲁兆麟. 人民卫生出版社. 1982 年

20.《五运六气》. 任应秋. 上海科学技术出版社. 1982 年

21.《内经时代》. 赵洪钧. 学苑出版社. 1985 年

22.《内经释义》. 北京中医学院. 上海科学技术出版社. 1962 年

23.《内经讲义》. 程士德,孟景春. 上海科学技术出版社. 1984 年

24.《针灸甲乙经校释》. 山东中医学院. 人民卫生出版社. 1983 年

25.《难经集注》. 王九思. 人民卫生出版社. 1984 年影印本
26.《阴阳五行》. 任应秋. 上海科学技术出版社. 1960 年
27.《内经选读》. 北京中医学院. 上海科学技术出版社. 1978 年
28.《素问疑识》. 李国卿等. 黑龙江人民出版社. 1989 年
29.《近代中西医论争史》. 赵洪钧. 安徽科学技术出版社. 1989 年
30.《十三经注疏》. 中华书局. 1980 年影印本
31.《说文解字》. 许慎. 中华书局. 1978 年影印本
32.《康熙字典》. 中华书局. 1980 年
33.《二十二子》. 上海古籍出版社. 1991 年